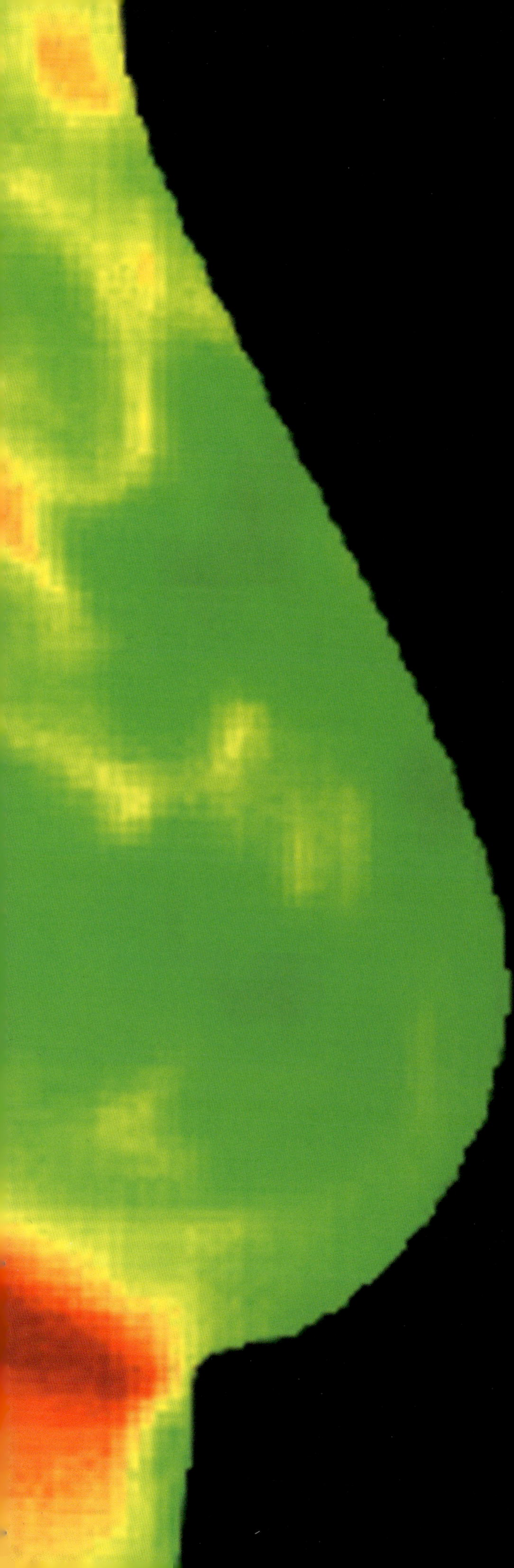

Física Médica em
MAMOGRAFIA

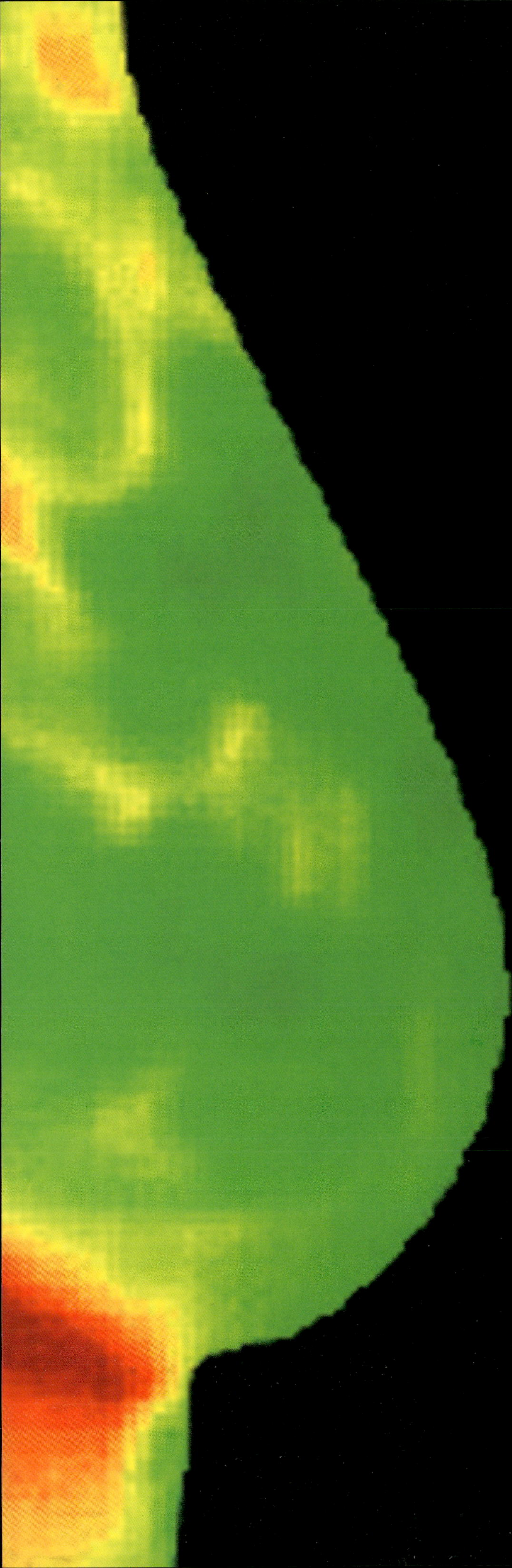

Física Médica em
MAMOGRAFIA

Capítulo 1

RADIAÇÕES IONIZANTES

Alcides Ferreira Santos

Neste capítulo vamos estudar as radiações, descrevendo suas origens, seus princípios, seus tipos e seus efeitos sobre o organismo humano. Para falarmos em radiações, temos que iniciar pelo estudo do átomo, que é condição fundamental para que possamos entender a origem das radiações, a formação dos raios X e os tipos de radiações.

Discutiremos o conceito e a origem das radiações provenientes das fontes geradoras de radiações e das fontes radioativas, tanto as artificiais, produzidas por aceleradores de partículas, como as fontes radioativas naturais, produzidas espontaneamente por núcleos radioativos instáveis. Você vai entender ou relembrar a estrutura do átomo, o conceito de orbital, os princípios de radioatividade e desintegração nuclear. Você também verá as formas e tipos de radiações, como alfa, beta, gama, raios X e pósitrons e quais as diferenças e semelhanças entre elas.

Você vai revisar

O que é fonte radioativa?

O que é fonte de radiação?

Quais as fontes naturais e artificiais de radiações?

Quais as principais fontes de radiação que atingem o homem?

O que é radioatividade?

O que são radiações corpusculares?

O que são radiações eletromagnéticas?

O que é radiação externa ou exposição?

O que é radiação interna ou contaminação?

O que são fontes de radiações abertas e fechadas?

Quais as aplicações das radiações na medicina?

Quais outras aplicações e fins das radiações?

ÁTOMO

Conceito de átomo

A visão macroscópica grosseira da matéria mostra cor, consistência e características físicas diferentes, porque são formados de átomos diferentes. Toda a matéria, quer seja orgânica ou inorgânica, é formada de átomos. O conjunto de átomos do mesmo tipo chama-se elemento e a combinação de átomos iguais ou diferentes forma as moléculas. A união de átomos diferentes em proporções determinadas forma os compostos químicos. A combinação de átomos iguais com elementos químicos em proporções diferentes, forma substâncias, também diferentes.

As formas como os átomos se combinam formando as moléculas, dependem de sua natureza e das propriedades que sua estrutura oferece. O átomo é a menor partícula estável que mantém as mesmas propriedades. O que caracteriza cada átomo é o seu peso molecular. As características químicas do átomo são definidas pelos elétrons das camadas mais externas, enquanto as propriedades físicas são definidas pelo núcleo do átomo.

O átomo é constituído por partículas elementares positivas e negativas que estão em equilíbrio, formando um conjunto neutro. A etimologia da palavra vem do grego, onde **a** significa "não" e **tomo** significa "corte", que corresponde dizer que o átomo é indivisível. Entretanto, o conceito de átomo indivisível foi modificado com as experiências de Rutherford, que demonstrou ser o átomo formado de um núcleo no centro (com prótons e nêutrons) e com os elétrons na periferia, conforme se demonstra na Figura 1-1. No conceito atual, o átomo pode ser

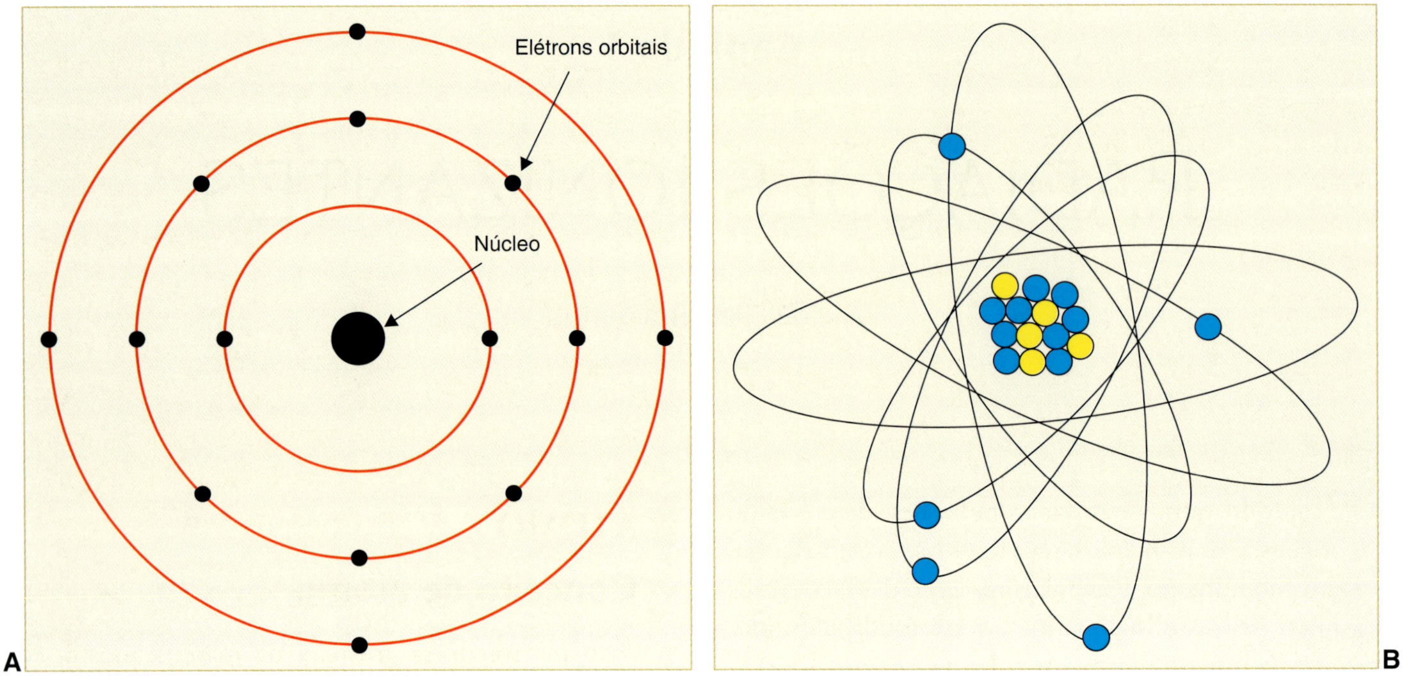

Fig. 1-1. (**A**) Representação esquemática do átomo de Bohr. (**B**) Modelo do átomo de carbono em 3ª dimensão mostrando os elétrons circulando em suas órbitas.

dividido em várias partículas menores carregadas (íons), que são instáveis e tendem a se ligarem a outras substâncias em busca da estabilidade, portanto, o átomo continua sendo a menor partícula indivisível que se mantém neutra e estável.

Dalton afirmou que toda a matéria é formada de átomos e que todos os átomos do mesmo elemento têm o mesmo peso e as mesmas propriedades químicas. Já os átomos de elementos diferentes têm propriedades físicas e químicas diferentes.

O modelo atômico de Dalton, que afirmava ser o átomo uma esfera compacta, indivisível e indestrutível, perdurou por mais de um século e criou a crença de que os elementos eram imutáveis. Esta teoria perdurou até a descoberta da radioatividade, que demonstrou que um átomo pode transformar-se em outro, como ocorre com os átomos instáveis da família do urânio.

Estrutura do átomo

Em 1911, o cientista britânico Ernest Rutherford idealizou um modelo no qual afirmava que o átomo era formado de um pequeno núcleo pesado com carga positiva e de vários elétrons com carga negativa circulando em torno desse núcleo, unidos pela força de atração. O número de elétrons é igual ao número de prótons e varia com o elemento químico, estando estes distribuídos em órbitas em torno do núcleo, com volume 10 mil vezes maior que este, chamadas eletrosfera.

Bohr defendeu a ideia de o átomo ser semelhante ao sistema solar, com um pequeno núcleo central circundado pelos elétrons dispostos em camadas, orbitando em trajetórias circulares.

Núcleo atômico

O núcleo atômico é formado por prótons e nêutrons (que têm massa), ocupando pequeno espaço no centro, onde concentra quase toda a massa, enquanto os elétrons estão na periferia ocupando um grande espaço, demonstrando que o átomo não é uma esfera compacta e sim um grande vazio. Assim mesmo, nas substâncias compactas densas existem enormes espaços vazios entre os átomos e moléculas que compõem as substâncias. Em física nuclear os prótons e nêutrons são chamados núcleons. Os prótons e nêutrons estão unidos por forças nucleares que são muito fortes e de alcance muito curto e mantêm o núcleo coeso, mesmo recebendo força de repulsão entre as cargas positivas dos prótons. Há relatos da presença de outra partícula nuclear chamada méson, que contribui para a estabilidade do núcleo.

Os prótons têm massa e carga elétrica positiva, enquanto os nêutrons têm massa igual a do próton, mas não têm carga elétrica. A soma dos prótons com os nêutrons (também chamada de núcleons), corresponde à massa atômica, representada por "A". Os nêutrons e prótons possuem aproximadamente a mesma massa, que é muito maior que a massa dos elétrons. Quando um átomo tem o núcleo com excesso de nêutrons torna-se instável e tende a se decompor espontaneamente ou decair, para alcançar uma configuração mais estável.

Cada átomo estável tem um número definido de prótons que equivale ao número de elétrons, para ser estável ou eletricamente neutro. Quanto maior for o número de prótons, maior será o número de elétrons que circulam em órbitas, contornando o núcleo. As cargas do átomo devem estar em equilíbrio na natureza. A carga positiva do núcleo deve ser equivalente às cargas negativas dos elétrons estacionários nas órbitas para manter o equilíbrio. Os elétrons sofrem a atração das cargas positivas do núcleo e estão presos a este pela energia de ligação.

O número de prótons é chamado de número atômico, graficamente representado por "Z", que também define as características físicas do elemento. O número de prótons presente no núcleo caracteriza o elemento e, se aumentar o número de prótons, muda o elemento. Estas características são imutáveis, mesmo perdendo elétrons.

Entretanto, se houver mudança no número atômico por emissão de partículas, haverá mudança do elemento químico e de suas características físicas e químicas. O número atômico é que determina a probabilidade que o elemento tem de se combinar com átomos de mesma ou de outras espécies, para formar as moléculas ou os compostos químicos.

Elétrons

Os elétrons são pequenas partículas com carga negativa e massa insignificante, que equivale a 1/1.850 da massa do próton. Os elétrons estão distribuídos em camadas orbitais e circulam em torno do núcleo, seguindo uma trajetória circular ou elíptica, sem ocupar o mesmo lugar ao mesmo tempo. Não ocupam o mesmo lugar, mesmo ocupando a mesma órbita, porque estão em movimento. Para dois elétrons ocuparem a mesma região no espaço, eles precisam ter *spin* ou campos magnéticos diferentes. Quanto mais elétrons o elemento possuir, mais camadas ele deve ter e mais complexa é a sua acomodação.

Os elétrons giram indefinidamente em torno do núcleo, sem ganhar ou perder energia, desde que tenha movimento ondulatório, com número inteiro de ondas. Cada camada tem número definido de elétron e suas propriedades químicas são definidas pelos elétrons das camadas mais externas.

Energia de ligação ou força eletrostática

A força eletrostática é a energia que prende os elétrons ao núcleo. Quanto mais próximo do núcleo, maior será a energia de ligação, que prende o elétron ao núcleo. Os elétrons das camadas mais próximas do núcleo possuem maior energia de ligação que os das camadas mais externas e maior é a energia necessária para retirá-los. Também as camadas fechadas ou estáveis têm maior energia de ligação do que as camadas incompletas e instáveis. Também, quanto mais afastado o elétron estiver do núcleo, maior será sua energia cinética e menor será sua energia de ligação, tendo grande importância no teor de energia na radiação X emitida.

Para os elementos de alto número atômico, a energia de ligação dos elétrons próximos ao núcleo atinge até 100 keV, enquanto a dos elétrons das camadas mais externas é de alguns eletronvolts. Como o núcleo tem carga positiva, exerce uma força de atração sobre os elétrons, que têm carga negativa e tendem a se chocar. No entanto, o movimento circular imposto pela energia de ligação impede que haja o choque entre eles.

Em seu movimento de rotação e translação, os elétrons giram em um sentido e criam um campo magnético que se comporta como um ímã. Outros elétrons giram em outro sentido, criando outro campo magnético *(spin)* que anula o primeiro, impedindo a repulsão entre os elétrons e mantendo-os em torno do núcleo.

Orbitais

Orbital é a região onde há maior probabilidade de se encontrar os elétrons. Cada camada ou nível representa uma ou mais órbitas e acomoda um número definido elétrons. É um conceito proveniente da teoria quântica do átomo, que designa um espaço em torno do núcleo, onde os elétrons circulam e há grande probabilidade de encontrá-los. O modelo atômico de Rutherford aperfeiçoado por Bohr e outros descrevem o átomo com sete camadas eletrônicas chamadas K, L, M, N, O, P e Q, cada uma com número fixo de elétrons que são, respectivamente, 2, 8, 18, 32, 32, 18 e 2 elétrons em cada camada, conforme o nível (Fig. 1-2).

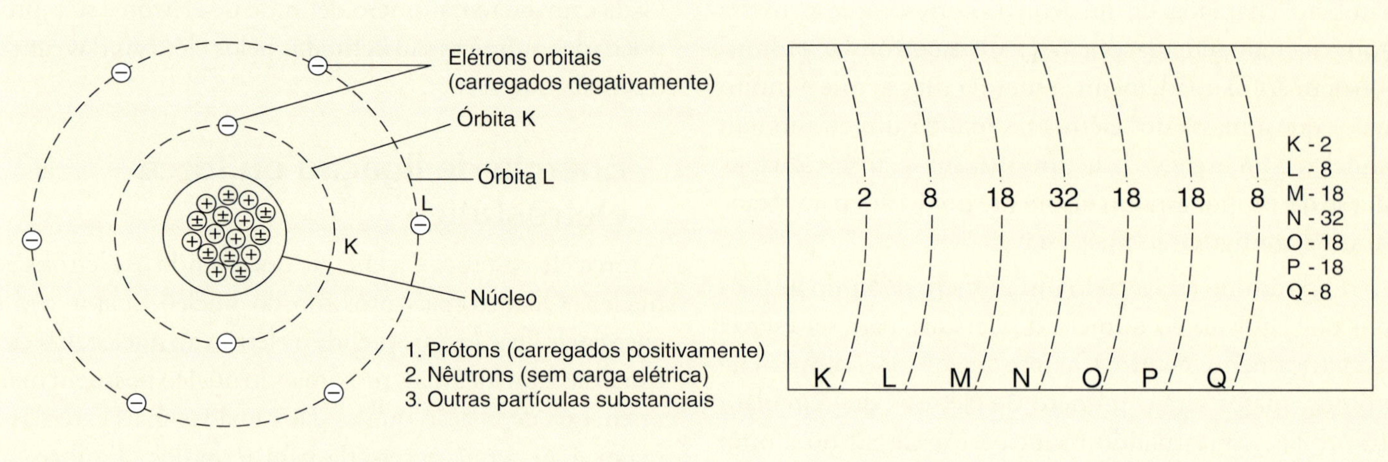

Fig. 1-2. Modelo didático das camadas mostrando a distribuição dos elétrons nas camadas. Os elétrons que estão presos pela energia de ligação, giram em torno do núcleo sem se chocar.

O modelo da mecânica quântica afirma que os elétrons estão dispostos em níveis com número fixo e definido de elétrons em cada subnível e que cada nível possui uma determinada energia. As camadas possuem os orbitais, que são esféricas ou alongadas, com diâmetros crescentes e concêntricas ao núcleo, contendo um ou até dois elétrons. A primeira camada (K) é circular, contendo apenas dois elétrons, enquanto as demais camadas, além da órbita circular, têm orbitais alongadas, orientadas segundo os eixos X, Y e Z, ocupando um espaço tridimensional. Os elétrons de cada camada possuem uma quantidade fixa de energia, podendo mudar de camadas, desde que ganhem ou percam energia.

Mudança de orbitais

Quando o elétron orbital da matéria absorve pouca energia transmitida por um elétron incidente, fica excitado e o ganho de energia o faz passar para um nível mais externo. Ao retornar ao lugar de origem, ele libera esta energia em forma de emissões eletromagnéticas (raios X, luz e raios infravermelhos). Este é o processo de excitação do elétron. A quantidade de energia emitida depende da diferença entre os níveis e do tipo do material. Este assunto será estudado no capítulo de produção de raios X.

Quando a energia recebida é maior que a energia de ligação (que liga o elétron ao núcleo), o elétron é arrancado do átomo, deixando um íon positivo. Este processo chama-se ionização. Quanto mais próximo o elétron estiver do núcleo, maior será a energia de ligação e mais energia será necessária para retirá-lo deste nível. O fato de um fóton incidente arrancar um elétron orbital de um átomo é chamado efeito fotoelétrico. A descoberta deste efeito rendeu ao cientista Albert Einstein o prêmio Nobel em 1921.

RADIAÇÕES

Conceito

A radiação é o transporte de energia em forma de onda eletromagnética (EM) ou de partículas, que se propagam de um ponto a outro, através do espaço ou da matéria, ou seja, é qualquer processo pelo qual ocorre a transferência de energia entre dois corpos sem necessidade de um meio físico. A radiação pode ser conceituada como uma forma de energia em trânsito que se propaga no meio, partindo de uma fonte até um alvo no qual será absorvida. Pode ser proveniente de equipamento de raios X (de uso industrial ou médico), de um equipamento de acelerador linear, do aparelho de micro-ondas ou de uma fonte de luz. Também pode ser uma forma de manifestação espontânea da natureza, nas radiações provenientes de fontes radioativas naturais como o urânio.

A emissão e a absorção da radiação ocorrem a nível de átomo e são emitidas em forma de espectro. Enquanto as radiações provenientes de fontes radioativas, tanto naturais quanto artificiais, são provenientes do núcleo e altamente energéticas, as radiações provenientes de fontes de radiação são produzidas a nível de elétrons e menos energéticas.

Radiação nuclear é o nome dado às partículas ou ondas eletromagnéticas emitidas pelo núcleo em sua acomodação interna, em busca de estabilidade. Os núcleos com excesso de nêutrons são instáveis e emitem radiações nucleares como alfa, beta e gama. A emissão se faz de forma espontânea como nos processos de ajustes que ocorrem nos núcleos grandes e instáveis, enquanto os raios X são produzidos a nível de eletrosfera, induzidos por arranjo dos elétrons do material alvo, quando bombardeado por um feixe de elétrons incidentes (por radiação de frenamento ou por radiação característica).

O perigo das radiações nos seres vivos reside no poder de ionização na matéria com formação de radicais livres que têm ação deletéria no organismo. No corpo humano existem receptores para calor, temperatura e pressão, mas não existem receptores específicos ou sensores orgânicos que denunciem a absorção das radiações pelo organismo. O indivíduo recebe exposição de diversas fontes e, mesmo em baixa dose, tem efeito cumulativo (estocástico) e só tardiamente surgem efeitos como leucopenia, alopecia e até câncer.

Os efeitos ocorrem em função do tamanho da partícula, da energia nela contida, da velocidade de desintegração e do tempo de exposição. As partículas maiores como a alfa, por serem muito grandes e pesadas, têm alto poder de destruição e ionização e baixo poder de penetração. As radiações eletromagnéticas, como os raios X e gama, que praticamente não têm massa, possuem grande poder de penetração e pequeno poder de ionização. Uma conotação prática é o emprego de radiações em radioterapia. Se o tumor for superficial, utilizam-se elétrons ou raios X com baixo poder de penetração. Se o tumor for mais profundo, os elétrons deverão ser mais energéticos; mas quando o tumor é intensamente profundo, necessita raios gama com fótons de alta energia, emitidos pelo cobalto ou por um feixe de elétrons emitidos por um acelerador linear.

Para uma fonte externa, a ordem de efeitos nocivos das radiações depende do tipo de radiação e aumenta na sequência como gama, beta e alfa e em função de sua energia e de sua massa, ocorrendo maior ou menor poder de penetração e/ou destruição.

Energia das radiações

A grandeza recomendada pelo Sistema Internacional para medir a energia das radiações é o Joule (J), mas por ser uma unidade muito grande, normalmente se utiliza o eletronvolts (eV), que corresponde a $1{,}6 \times 10^{19}$ J. O Joule é como a energia ou o trabalho produzido pela aplicação da força de um Newton a uma distância de 1 metro.

No caso dos raios X, utiliza-se a kVp (pico de quilovoltagem), porque quando se aplica uma voltagem de 30 kV, são emitidos raios com energia que varia de 1 até o pico de 30 keV. A kVp é definida como a energia dos fótons de raios que estão no pico ou na voltagem máxima aplicada ao tubo. Apenas uma pequena fração do feixe atinge o pico, ficando a maioria dos raios no feixe de energia intermediária, que são mais úteis na formação da imagem.

Fontes de radiações

São consideradas fontes de radiações ionizantes qualquer material ou equipamento que emita ou seja capaz de emitir radiações, desde que tenha energia suficiente para ionizar a matéria.

Podem ser **artificiais** como os equipamentos de raios X e os aceleradores lineares ou **naturais**, como os materiais radioativos de alto peso molecular, como o urânio. As radiações podem ter finalidade diagnóstica, como as radiações X, os raios gama e os pósitrons, e fim terapêutico como as radiações beta e gama e os elétrons acelerados usados na radioterapia. Também, as radiações têm finalidade beligerante nas armas nucleares (bomba atômica).

As **fontes de radiações** naturais mais importantes são os equipamentos geradores de raios X e os aceleradores lineares que usam a eletricidade como fonte de energia para acelerar os elétrons e gerar radiações. Os irradiadores de radioisótopos e as fontes de nêutrons fogem ao nosso objetivo. As fontes geradoras de radiações não são fontes radioativas, nem geram lixo atômico. Estas radiações podem ser reduzidas pela atenuação do feixe ou por blindagens. São desprovidas de perigo residual, porque só emitem radiações quando conectadas a um circuito elétrico e imediatamente após a interrupção da corrente elétrica, para a emissão de raios.

Fazem exceção, as fontes radioativas ou radioisótopos como o cobalto e o césio, que são gerados de forma artificial, bem como os isótopos radioativos usados em medicina nuclear. São núcleos estáveis, mas quando bombardeados por um feixe de nêutrons (no acelerador de partículas) aumentam sua massa e tornam-se radioativos, passando a emitir raios gama de alta energia (por desintegração) e têm longo tempo de meia-vida. Já os radiofármacos usados em medicina nuclear como fontes radioativas, mesmo emitindo radiações de baixa energia e com curto tempo de meia-vida, trazem pouco perigo para as pessoas. Estes radioisótopos artificiais ou nuclídeos são usados em medicina nuclear para o diagnóstico e o tratamento das doenças malignas.

As **fontes radioativas,** quer sejam naturais ou artificiais, estão em atividade constante e sempre emitindo radiações que, além de expor a população às radiações ionizantes, ainda geram rejeitos atômicos. As fontes radioativas respondem por 82% das radiações e são representadas por fontes fechadas como cobalto 60, césio 137 e inúmeros outros núcleons radioativos que estão constantemente emitindo radiações, necessitando ser totalmente seladas para proteger a população de seus efeitos.

RADIOATIVIDADE

Histórico

Em 1896, o francês Henri Antonie Becquerel, usando compostos urânicos que são fluorescentes, constatou que eles brilhavam de forma espontânea, até quando envolvidos em papel preto, e que tinham o poder de impressionar chapas fotográficas. Notou que os compostos emitiam raios com poder de penetração e tinham efeitos semelhantes aos raios X. Notou também que o fenômeno não dependia da temperatura, da pressão nem do estado físico.

Becquerel demonstrou que o número de raios era proporcional à concentração do urânio e que outros elementos tinham a mesma propriedade. Em 1898, a também cientista, Marie Curie, chamou as propriedades radioativas destes compostos de radioatividade. O casal Curie isolou e descobriu um novo elemento radioativo que chamou de polônio, em homenagem a sua terra natal. Posteriormente, isolaram o rádio. A cientista descreveu que esta forma de energia emitida por elementos naturais como urânio, rádio e polônio era capaz de provocar ionizações na matéria. Observou que os nuclídeos radioativos eram altamente energéticos e capazes de escurecer filmes, ionizar os gases e cintilar certos materiais. Marie Curie, juntamente com seu marido Pierre Curie e Becquerel, receberam o Prêmio Nobel de Física em 1903 e posteriormente foram usados seus nomes para batizar as unidades que quantificam as grandezas radioativas.

Sua descoberta levou ao descrédito a teoria atômica de Dalton, de que o átomo era uma esfera compacta, indivisível e imutável. Becquerel demonstrou que os núcleos atômicos podiam desintegrar-se, emitindo radiações, sobretudo alfa e beta, perdendo massa e transformando-se em outros elementos com características diferentes. Assim foi descoberta a radioatividade natural e foi dado o primeiro passo na medicina nuclear. Em 1897, Ernest Rutherford constatou que estas radiações eram de três tipos diferentes, que denominou de radiações alfa, beta e gama e tinham múltiplos efeitos:

- *Efeitos químicos:* a decomposição de sais de prata existentes nos filmes fotográficos.
- *Efeitos térmicos:* como o aumento do calor, demonstrando que um subproduto do urânio, chamado rádio, era 900 vezes mais ativo que este e que 1 grama de rádio libera 138 calorias por hora.
- *Efeitos luminosos:* os compostos urânicos são fluorescentes e provocam fluorescência em outras substâncias.
- *Efeitos elétricos:* a emissão de material radioativo ioniza o ar e todos os gases presentes no ambiente.

Conceito de radioatividade

Radioatividade (RA) é a propriedade que possuem certos núcleos atômicos instáveis de emitir partículas ou radiações eletromagnéticas (ondas-EM), de forma espontânea ou induzida transformando-se em outro núcleo menor e assim sucessivamente até se tornar estável.

O núcleo só é estável quando o número de prótons é igual ao número de elétrons e há equilíbrio de cargas elétricas. A maioria dos elementos na natureza é estável e permanece inalterada, mas alguns núcleos, por serem instáveis, decompõem-se de forma espontânea emitindo um ou mais tipos de partículas, especialmente alfa e beta, transformando-se em outro nuclídeo menor, cuja natureza depende do nuclídeo pai. As radiações são emitidas em velocidade variável, podendo ser em forma de partículas ou radiação eletromagnética e independe de fatores como temperatura e pressão. A desintegração pode ocorrer em um intervalo de tempo que varia de segundos até milhares de anos (Fig. 1-3).

A transformação atômica ocorre nos núcleos que têm excesso de nêutrons e prótons, e envolve emissão de uma partícula beta ou alfa, que é liberada pela desintegração do núcleo até tornar estável. Esta emissão reduz o número atômico do elemento pai, mas só reduz a massa atômica se emitir partículas alfa. A emissão alfa reduz a massa em quatro unidades, mas a emissão beta, pela pequena dimensão, não altera a massa do núcleo.

Pode ocorrer de forma espontânea na natureza ou artificial no laboratório (ciclotron), na produção dos radioisótopos. Quando se refere a um elemento químico potencialmente radioativo, o nome do elemento deve estar associado ao número de massa, que indica se o elemento é radioativo ou instável, como, por exemplo, o urânio 238 (Fig. 1-4).

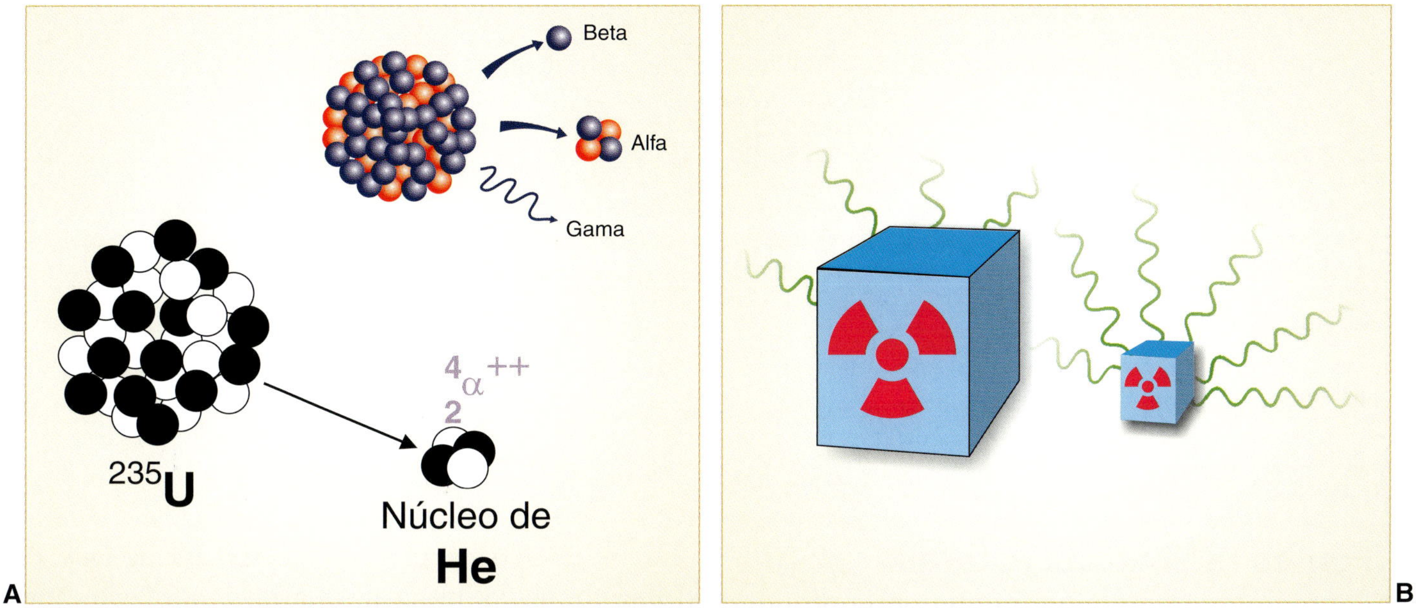

Fig. 1-3. (**A**) Átomo de urânio transformando-se e emitindo uma partícula alfa, de alto peso molecular, uma partícula beta e uma radiação eletromagnética (gama). (**B**) Símbolo das radiações ionizantes preconizado pela Comissão Nacional de Energia Nuclear, que simboliza um núcleo radioativo emitindo radiações.

A desintegração ocorre com átomos pesados e grandes (alto peso molecular), com número atômico superior a 82 que tendem a se transformar em outros elementos diferentes, menores e estáveis, finalizando no elemento chumbo. É a chamada desintegração, transmutação ou reação de decaimento e significa uma alteração na relação entre os prótons e nêutrons do núcleo. Assim ocorre com a família do urânio 238 (^{238}U), que emite radiações alfa e transforma-se em tório (^{234}Th), que também é radioativo e emite radiações beta. Este processo se faz em múltiplas etapas, sempre formando núcleos mais estáveis ou mais organizados que o anterior, mas ainda com imperfeições que serão corrigidas à proporção que emite radiações. Se forma uma série de elementos radioativos, a partir do núcleo pai e, após várias e sucessivas desintegrações, que levam milhares de anos, acaba no núcleo estável do chumbo (^{206}Pb) (Fig. 1-5).

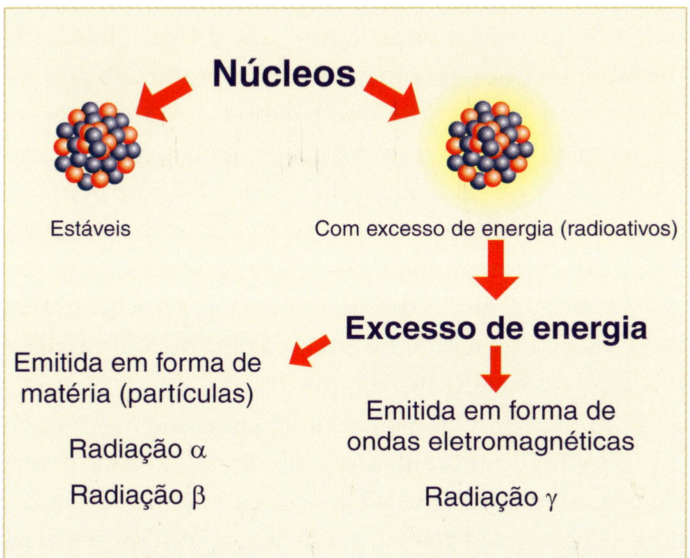

Fig. 1-4. Desintegração dos núcleos instáveis emitindo radiações em forma de partículas (alfa e beta) ou ondas eletromagnéticas (gama). Este fenômeno ocorre somente nos núcleos instáveis.

Há uma mudança de elemento porque o átomo filho é diferente do átomo pai, pois tem número atômico diferente. Vai perdendo nêutrons e caindo a massa atômica (A), até se tornar estável na natureza, com Z inferior a 82.

A desintegração ocorre de modo aleatório e imprevisível, fazendo-se ao mesmo tempo, mesmo para amostra do mesmo elemento. Entretanto, o número de decaimento por segundo tem relação direta com o número de átomos presentes na amostra, independente de seu tempo de existência. A probabilidade de decaimento por segundo é uma característica própria de cada radionuclídeo e denomina-se constante de decaimento, que tem relação com a meia-vida do material da amostra. Enquanto o ^{238}U leva bilhões de anos, o césio 137 leva 30,1 anos (ou 27 anos), o cobalto 60 leva 5,3 anos, o iodo 131 leva 8 dias e o nitrogênio leva apenas 7,4 segundos para se desintegrar (Fig. 1-3).

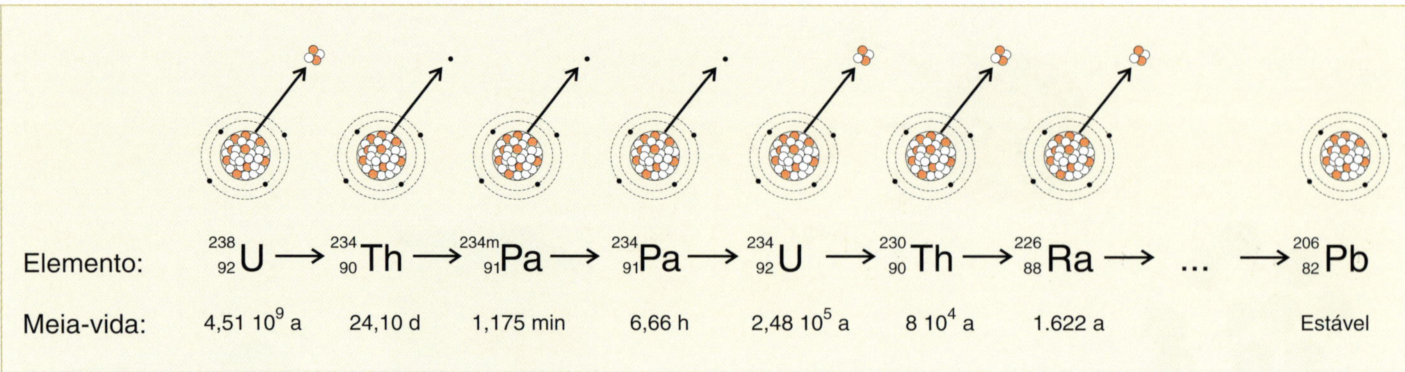

Fig. 1-5. Desintegração do material radioativo. Família do urânio 238, que vai se desintegrando. O átomo A emite radiações alfa ou beta e se transforma no átomo B. O novo átomo sofre nova desintegração e transforma-se no átomo C, e assim sucessivamente, até o núcleo se tornar estável (chumbo), o que leva milhões de anos.

Fontes radioativas naturais

As fontes naturais são materiais radioativos na natureza como a família do urânio 138 que estão sempre emitindo fótons, como raios gama, e radiações corpusculares, como alfa e beta, que se dispersam pelo ar, até serem absorvidas por um anteparo que tenha poder de detenção. São materiais instáveis, por haver desequilíbrio entre o número de prótons e nêutrons em seu núcleo.

Os principais tipos de radiações naturais que atingem o homem são emitidos por fontes naturais, como o radônio, que participa com 54%, pelos raios cósmicos, com 8%, pelo solo, com 8%, pela água e alimentos, com 11%, pelas fontes de radiação para radiodiagnóstico, que participam com 11%, pelas fontes radioativas de radiodiagnóstico, 14%, e pelos testes nucleares, com 3%. O radônio é um gás natural proveniente da desintegração do urânio (Quadro 1-1).

Raios cósmicos

As radiações cósmicas são radiações naturais, altamente energéticas, emitidas em forma de partícula ou radiações eletromagnéticas, principalmente os prótons, elétrons, nêutrons, raios gama e outros provenientes de material radioativos, que vêm do espaço sideral, do sol e das outras estrelas, do solo, das paredes de nossa casa, da água, dos alimentos ou dos materiais radioativos que estão dentro de nós mesmos, como o fósforo 32, o carbono 14 e o potássio 40.

Quadro 1-1. Fontes de radiações naturais que expõem o homem

Radônio	54%
Radiodiagnóstico	11%
Fontes radioativas	14%
Raios cósmicos	8%
Água e alimentos	11%
Testes nucleares	3%

A dose de raios cósmicos absorvida pelo homem é de 0,1 a 0,3 (até 50) mSv por ano dependendo da altura com relação ao nível do mar, da altitude e da composição do material da terra. A intensidade da radiação natural varia com o local, na dependência da composição dos elementos da terra, sendo maior próxima às rochas radioativas de Guarapari, no Espírito Santo, Poços de Caldas, em Minas Gerais, com suas minas de urânio ou areias monazíticas encontradas em certos locais.

Fontes radioativas artificiais

Apesar de a radioatividade ser um fenômeno espontâneo na natureza, os cientistas Irene Curie e Pierre Joliot demonstraram que o fenômeno pode ser produzido artificialmente em laboratório, que chamou de radioisótopos. Os radioisótopos são gerados artificialmente pelos reatores nucleares ou aceleradores de partículas, que bombardeiam substâncias estáveis com partículas aceleradas (nêutrons), transformando-as em outros nuclídeos instáveis que passam a emitir radiações. Estes novos nuclídeos têm meia-vida curta, tendo uso em medicina nuclear no diagnóstico e no tratamento das doenças.

Um radioisótopo é uma substância como a glicose ou um coloide (dextran, fitato ou albumina) e vários outros elementos químicos, que são marcados com material radioativo, e passa imediatamente a se desintegrar, emitindo radiações. Em medicina nuclear, radiofármaco é injetado no paciente e circula pelo sistema vascular, especialmente o linfático, e fixa-se em certos órgãos, que têm afinidade pelo fármaco. Em seu trajeto pelo corpo vai desintegrando e emitindo radiações gama ou pósitrons, cujas radiações são capturadas por uma câmara de cintilação, mostrando o metabolismo da célula, a forma e a estrutura do tecido, que são úteis no diagnóstico e até no tratamento.

Fármaco é uma droga ou molécula que, ao ser marcada por um radionuclídeo, dá origem a um radiotraçador ou um radiofármaco. Os fármacos são estáveis, mas quando bombardeados por prótons ou nêutrons tornam-se radioativos, com tempo de meia-vida curtas, e passam a emitir radiações gama ou pósitrons, largamente usados no diagnóstico de doenças cardíacas e no diagnóstico do câncer. A droga funciona como direcionadora, devendo ter afinidade pelo órgão que se quer estudar. A droga é absorvida pelo órgão ou células e, sendo radioativa, emite radiações gama, que são capturadas por uma câmara de cintilação (detector de radiação) e se forma uma imagem metabólica.

Um exemplo é o ^{99}Tc, impregnado um fármaco linfotrópico (coloide), que é usado no radiodiagnóstico das doenças linfáticas e na identificação do linfonodo-sentinela e na cintilografia dos vasos periféricos quando se injeta a albumina marcada com tecnécio para a avaliação das fístulas arteriovenosas das extremidades. Outro exemplo é o ^{131}I, que se fixa nas células tiroideanas, emitindo radiações gama e beta, sendo o primeiro usado no diagnóstico e o segundo na terapia das doenças da tiroide. Os radioisótopos também são intensamente usados na indústria, em pesquisas e na agricultura. Outros elementos radioativos emitem pósitrons, que são elétrons positivos de curtíssima meia-vida, que são úteis no diagnóstico do câncer.

Isótopos

São substâncias radioativas naturais ou artificiais que não têm relação com equipamentos geradores de radiações. Quanto à estabilidade, os núcleos podem ser estáveis e instáveis (radioativo). São variações do elemento químico original que emitem partículas e sofrem transmutação, decaindo ao longo do tempo. Quando o isótopo é radioativo, é chamado radioisótopo.

Estes nuclídeos têm o mesmo número de prótons (Z), mas com diferente número de nêutrons, ou seja, têm o mesmo número atômico, porém com diferente massa (A).

O que varia é o número de nêutrons. Os isótopos têm propriedades químicas semelhantes, já que possuem o mesmo número de elétrons, mas propriedades físicas diferentes, porque seus núcleos têm diferentes massas. Um exemplo é o urânio, que existe de duas formas ou com dois isótopos na natureza, ou seja, com diferente número de massa, mas mesmo número atômico e mesmo número de elétrons, por isso todos os isótopos apresentam igual comportamento químico (Fig. 1-6).

O urânio é o isótopo de maior tempo de vida média e maior radioatividade. Cada elemento estável tem um ou mais isótopos estáveis e vários instáveis como o hidrogênio, que é o elemento mais simples da natureza, com dois isótopos estáveis e um instável. O núcleo do 1H, que corresponde a 99%, é estável e tem um único próton e nenhum nêutron. O 2H (deutério), também estável, com um próton e um nêutron. Já o núcleo 3H (trítio) tem um próton e dois nêutrons. É instável ou radioativo e emissor beta. Todos têm o mesmo número de prótons (mesmo número atômico), mas com diferentes massas porque pode ter um, dois ou nenhum nêutron.

Desintegração ou decaimento

Desintegração é toda emissão radioativa que ocorre de forma espontânea nos nuclídeos instáveis, em busca da estabilidade. No processo de desintegração, os materiais radioativos liberam radiações alfa, beta e gama no ambiente até se tornarem estáveis. A velocidade de desintegração ocorre em função do tempo de meia-vida do elemento (T½). Estas

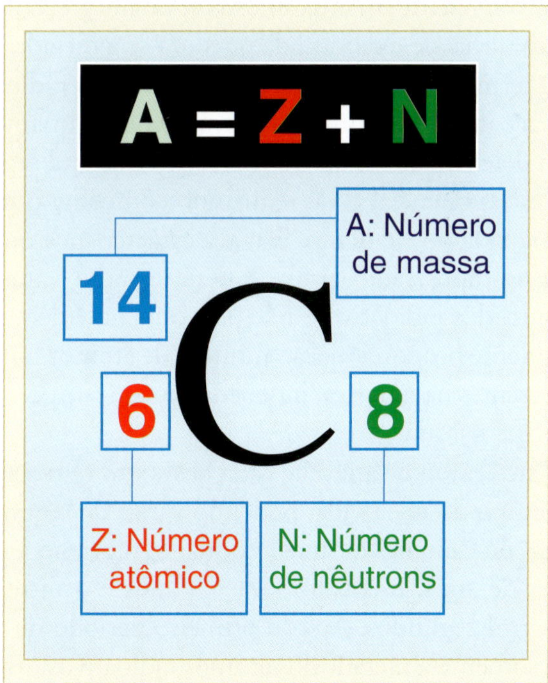

Fig. 1-6. Características químicas dos elementos, onde se mostra o número atômico representado por "Z" e a massa representada por "A". (Imagem cedida pela CNEN, modificada.)

desintegrações ocorrem em função do número de núcleos radioativos presentes na amostra e do tipo do material radioativo, sendo o urânio o elemento mais radioativo, com emissão de radiações altamente energéticas.

No processo de desintegração, o núcleo elimina o excesso de energia, lançando radiações no ambiente em forma de partículas, como raios alfa e beta, e radiações eletromagnéticas de alta energia, como raios gama. Com raríssimas exceções, a desintegração natural só ocorre em elementos pesados, com número atômico maior que 82, mas artificialmente podem ser produzidos radioisótopos com qualquer elemento químico (radioisótopos).

Em 1919, Rutherford colocou polônio (emissor de partículas alfa) em um recipiente contendo nitrogênio e após algum tempo notou a presença de oxigênio e prótons no recipiente. O bombardeio das partículas alfa sobre o nitrogênio produziu desintegração com formação do oxigênio e emissão de prótons.

No conceito moderno, prefere-se usar o termo transformação, mudando o conceito antigo de desintegração, que considera que o átomo está se destruindo. Na verdade, ocorre a transformação do núcleo que emite radiações alfa, beta e gama, para acomodar sua estrutura interna e estabilizar-se.

Tempo de meia-vida (T½) ou período de semidesintegração, é o período necessário para que a metade do material radioativo presente em uma amostra se desintegre, ou seja, o número inicial de radionuclídeos reduza-se à metade.

O termo é usado apenas para substâncias radioativas e nunca para os equipamentos de radiações. A quantidade de um determinado material radioativo diminui segundo uma lei exponencial e vai reduzindo conforme o tempo de meia-vida do elemento. Esta é a característica que distingue isótopos radioativos. A desintegração varia com cada nuclídeo radioativo, é fixo para cada nuclídeo, sendo diretamente proporcional ao número de átomos radioativos presentes na amostra, independente de temperatura e condições físicas.

Este tempo é variável e cada elemento tem seu próprio tempo de meia-vida, podendo variar de segundos a dezenas ou centenas de anos. Enquanto o urânio leva 4,5 bilhões de anos, o cobalto leva 5,3 anos e o nitrogênio apenas 7,4 segundos. Após o primeiro período de meia-vida, somente a metade dos átomos radioativos originais permanece radioativa. No segundo período apenas 1/4 da amostra inicial está presente e assim por diante, até não haver mais o radionuclídeo inicial (Quadro 1-2).

Quadro 1-2. Tabela de meia-vida de elementos radioativos

Tecnécio 99	6 horas
Fósforo 32	14,3 dias
Enxofre 35	87 dias
Carbono 14	5,730 anos
Cálcio 45	163 dias
Iodo 125	60,5 dias

Atividade ou transformação

Atividade se refere ao produto de desintegração de um material radioativo. É uma grandeza usada para descrever a desintegração das substâncias radioativas e traduz o número de partículas que se desintegra na unidade de tempo. A atividade é uma grandeza difícil de quantificar e exige detectores específicos e sensíveis, já que são emitidos vários tipos de radiações (alfa, beta e gama), por nuclídeos diferentes, com várias energias diferentes e em todas as direções.

Cada nuclídeo emite partículas em um nível de energia, sendo que o césio 137 emite uma partícula beta com raios gama associados a uma energia média de 660 keV, enquanto o cobalto 60 emite dois raios gama com energia de 1.100 e 1.300 keV.

A atividade é definida como a taxa de desintegração na unidade de tempo. É calculada pela fórmula $A = \gamma.N$, onde A é a atividade, γ é a constante de decaimento do material e N é o número de núcleos radioativos disponíveis para se desintegrarem.

Pelo Sistema Internacional, a unidade que expressa a atividade é o Becquerel (Bq), que substituiu a unidade antiga (até 1977) e muito grande, conhecida por Curie (Ci), sendo $1\ Ci = 3{,}7 \times 10^{10}$ Bq. Equivale dizer que o Curie corresponde à 37 bilhões de Becqueréis.

O Becquerel é a unidade de desintegração radioativa e corresponde a uma desintegração por segundo (1 Bq = 1 dps) e expressa a atividade da fonte radioativa. O Becquerel é a unidade usada para quantificar as radiações emitidas por todos os materiais radioativos, inclusive os radioisótopos artificiais ou nuclídeos usados em radiodiagnóstico, como tecnécio (^{99}Tc), rádiofármacos emissores de pósitrons e materiais radioativos artificiais, como cobalto (^{60}Co), usado em radioterapia, e isótopos radioativos, usados em radioimunoensaio.

EXPOSIÇÃO ÀS RADIAÇÕES

A exposição é um processo em que o indivíduo fica exposto às radiações contidas no ar, chamado kerma, simbolizado como kerma no ar (K^{ar}). Estes fótons no ambiente, com alto teor de energia, penetram no organismo e interagem com a matéria viva, sendo parcial ou totalmente absorvidos por esta matéria. A radiação pode ser emitida por toda e qualquer fonte de radiação artificial, como raios X e acelerador linear, ou por fontes de materiais radioativos, como bombas de cobalto, acidentes e explosões nucleares. Estão inclusos os radiofármacos usados em medicina nuclear.

A irradiação é a exposição de um objeto ou um corpo a quaisquer tipos de radiações. Pode ocorrer por contato direto, como na contaminação, ou exposição às radiações, mesmo com a fonte à distância. As principais fontes de exposição em humanos são os raios X, em radiodiagnóstico (15%), raios cósmicos (8%), outras atividades profissionais, testes e explosões nucleares. A dose em radiodiagnóstico representa 15% da exposição no homem. A dose absorvida depende da técnica empregada, do tipo de equipamento, do número de exposições obtidas, podendo variar entre os vários serviços, com maior efeito sobre os órgãos hematopoéticos e sobre as gônadas, por serem mais sensíveis.

As fontes de radiações ionizantes são os equipamentos de raios X, o acelerador linear e as fontes de material radioativo. No Brasil, a CNEN é responsável pela emissão de normas que regulamentam e controlam as fontes de radiação e as fontes radioativas no País e o limite de dose absorvida pelo paciente.

Radiação externa ou exposição

Exposição é o processo em que o indivíduo fica exposto e recebe radiações sem o contato físico direto com a fonte de radiação, que está afastada do corpo. Ocorre em radiografia para diagnóstico, fonte de radiação solar, radioterapia (inclusive a braquiterapia), radiações provenientes de fontes radioativas e na exposição por radiação de fuga pelo cabeçote da ampola de raios X.

As fontes radioativas podem ser seladas à radiação, sem contato direto ou provocar contaminação. Se a fonte não for selada, além de expor o indivíduo, pode também contaminar, se houver contato direto com a pele ou inalação. Fonte radioativa fechada ou selada, à exemplo da bomba de ^{60}Co ou ^{137}Cs, estão sempre emitindo radiações que expõem o indivíduo, não havendo a contaminação direta. Na fonte selada, o material radioativo fica contido em um recipiente fechado e não tem contato físico com o paciente ou com o indivíduo. A fonte selada não indica que ela seja blindada. Apenas impede que o material se espalhe.

Exposição por causas acidentais. São radiações emitidas por acidentes nucleares como Chernobyl, em que houve fuga de material radioativo pela usina nuclear. Também no acidente de Goiânia, em que uma bomba de césio (fonte selada) roubada de uma clínica foi violada, provocando contaminação externa na população, por contato direto com o material radioativo. Em ambos houve disseminação de material radioativo contaminando a natureza e irradiação nos seres vivos, provocando inúmeras mortes no período mediato e inúmeros cânceres e leucemias, que continuam surgindo ao longo do tempo.

Exposição de causas intencionais. São as bombas atômicas lançadas sobre Hiroshima e Nagasaki, com grande quantidade de material radioativo e alto poder de destruição, levando a milhares de mortes imediatas, seguidas de significante aumento tardio de incidência de malformações, processos leucêmicos e cânceres. Estão inclusos neste grupo as exposições decorrentes dos testes nucleares, feitos por vários países, na busca do domínio da tecnologia nuclear.

Bomba de cobalto

A bomba de cobalto (^{60}Co) é uma fonte radioativa selada, dotada de intensa atividade ($^{3.000}Ci$), colocada no interior de um cabeçote com blindagem de chumbo, envolvida por capa de aço ou de urânio exaurido, que são extremamente compactos. O cobalto tem duas energias na faixa de 1.100 e 1.300 keV. Na parte inferior do cabeçote existe uma janela da qual emerge um feixe de raios gama de alta energia. O sistema é munido de um colimador para estabelecer o formato e o tamanho do campo de radiação. No acidente de Goiânia em 1987, houve a contaminação de pessoas e objetos, porque uma bomba de césio estraviada de uma clínica foi violada e o contato fez-se direto com as pessoas. Os equipamentos geradores de raios X nunca geram contaminação e provocam a exposição, apenas quando em funcionamento.

Radiação interna ou contaminação

É resultante da entrada de material radioativo no corpo humano por contato direto com uma fonte não selada ou fonte aberta. Ocorre nos laboratórios onde se manuseiam com fontes abertas e formulam-se radioisótopos, que podem acidentalmente ter contato direto com as substâncias radioativas.

A contaminação externa ocorre quando o contato ocorre na pele, nos objetos, nos locais e nas pessoas, a exemplo do acidente com o césio em Goiânia. A fonte pode ser interna quando ocorre introdução em ferimentos abertos, absorção transdérmica, inalação, ingestão ou injeção, como ocorre em medicina nuclear.

Em medicina nuclear a fonte está dentro do indivíduo de forma sistêmica, quando se injeta material radioativo com finalidade de estudar o metabolismo ou a função de um órgão. Neste caso, a fonte passa a ser o próprio indivíduo. O elemento radioativo injetado no organismo segue um caminho crítico e fixa-se naquele órgão para o qual tem afinidade, que passa a ser o emissor de radiação. São exemplos a injeção de iodo 131 para diagnóstico e tratamento das doenças da tiroide, o mercúrio 197 no diagnóstico de tumores cerebrais e o sódio 24 no estudo das obstruções vasculares.

Rejeitos radioativos

Rejeito radioativo ou lixo atômico é qualquer material que contenha radionuclídeo e emita radiações em quantidade superior ao limite permitido pela CNEN. Todos os materiais radioativos geram lixo atômico e oferecem perigo à população até acabar a sua atividade. Os rejeitos radioativos gerados nos reatores nucleares ou materiais usados em medicina nuclear devem ser armazenados com o máximo de segurança, o que ocorre de forma espontânea, já que o processo não pode ser acelerado. O lixo atômico contém inúmeros isótopos radioativos que permanecem em atividade até se tornarem estáveis. Estes rejeitos radioativos de curta meia-vida devem ser acondicionados em recipientes contendo chumbo durante o tempo suficiente para que ocorra a desintegração total. Já os rejeitos de elementos de meia-vida longa devem ser colocados em blocos de concreto ou recipiente metálico altamente resistente, que retenha as radiações, ou em depósito subterrâneo de alta profundidade durante dezenas ou até centenas de anos até ocorrer a desintegração total, que depende do $T_{1/2}$ do elemento.

TIPOS DE RADIAÇÕES

As radiações como alfa, beta, gama e nêutrons têm origem no núcleo por acomodação de sua estrutura interna, para tornar-se estável. Já os raios X se originam a nível de elétrons, é semelhante a luz visível e não tem massa nem carga elétrica.

Quando um núcleo emite uma partícula alfa, seu número atômico diminui em duas unidades e seu número de massa em quatro unidades, consequentemente, o átomo se transforma em outro elemento químico mais leve. Na desintegração de partícula beta, a massa permanece a mesma, mas o número atômico aumenta em uma unidade e se transforma em outro elemento químico. A emissão gama, que não são partículas, não produz mudança na massa, no número atômico e nem muda o elemento químico.

Cada tipo de radiação tem uma energia diferente que também produzirá um efeito biológico diferente em função de sua massa e sua carga elétrica. A energia contida no raio depende da frequência (ciclo por segundo) e do comprimento de onda. Os raios de maior frequência têm menor comprimento de onda e maior poder de penetração, como os raios X e gama. Os raios de baixa frequência têm grande comprimento de onda e pouca energia, como acontece com ondas de rádio (Fig. 1-10).

Rutherford, utilizando uma fonte radioativa de polônio e duas placas metálicas eletrizadas, descobriu que o feixe se dividia em três diferentes tipos de radiação, que seriam detectados por uma tela fluorescente, e os denominou radiações alfa, beta e gama. Os raios que tinham carga elétrica negativa eram atraídos pela placa positiva, outros que tinham carga positiva sofriam atração pela placa negativa e outras eram neutras e não sofriam desvio (Fig. 1-7).

Partículas alfa

Características físicas. São formadas por dois prótons e dois nêutrons, ou seja, um núcleo do átomo de hélio que perdeu dois elétrons. Têm massa 4 e carga elétrica positiva +2, sendo atraídas por uma placa negativa, sofrendo pequeno desvio por ter maior massa. A partícula alfa é 7.500 vezes mais pesada que os elétrons, fazendo trajetória reta. Tem baixo alcance dependente da fonte emissora e vai perdendo energia para o meio, sendo detida por uma folha de papel, podendo alcançar até 5 cm de ar e penetrar 0,2 mm na camada superficial da pele.

A partícula alfa é um ionizante direto, com alto poder de ionização e com velocidade entre 3 a 30 mil km/s. Tem baixo alcance com baixo poder de penetração por ser uma partícula grande, mas com alto poder de destruição e ionização. Seu fator de qualidade é igual a 20 (20 vezes

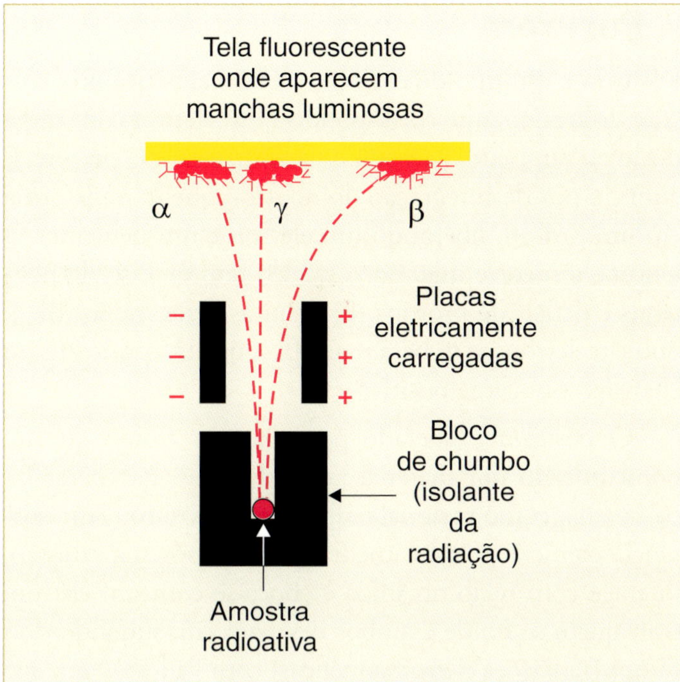

Fig. 1-7. As radiações alfa, beta e gama podem ser identificadas por sua trajetória em um campo elétrico. As radiações alfa, por terem carga positiva, são atraídas pelo polo negativo, sofrendo pequeno desvio por ter grande massa. As radiações beta, por terem carga negativa, são atraídas pelo polo positivo. Os raios gama, por não terem carga elétrica, não sofrem atração. Imagem do Feltro.

mais que os fótons). Sua emissão reduz a massa em 4 e o número atômico em 2, deixando o átomo mais leve. Pode ter energias e velocidades diferentes dependendo do nuclídeo emissor.

O dano biológico é mínimo porque as radiações alfa são facilmente absorvidas pelo ar ou pela camada superficial da pele. Caso um emissor alfa seja inalado ou ingerido, torna-se uma fonte importante de exposição interna e produz sério dano ao organismo.

Partículas beta

As partículas beta são idênticas aos elétrons em alta velocidade emitidos por desintegração pelo núcleo instável, em busca da estabilidade. É necessário que ocorra a transformação de um nêutron para um próton para eliminar um elétron, já que no núcleo não há elétrons. O fenômeno acontece quando o núcleo tem excesso de nêutrons e falta de prótons.

Características físicas. As partículas beta têm carga negativa, fazendo trajeto tortuoso no interior da matéria, sendo atraídas pela placa positiva com maior desvio. Por ter pequena massa, sofrem espalhamento com pouca perda de energia. Têm velocidade entre 70 a 300 mil km/s e médio poder de penetração (até 1 cm de alumínio 1 mm de chumbo), dependendo de sua energia. São ionizantes diretos, com efeito menor que as alfa e maior que o raio gama, com baixo poder de penetração e média capacidade de ionizar, podendo causar dano biológico no cristalino e na pele.

O alcance das partículas beta depende do nuclídeo emitente, podendo ser de 3 metros no ar e penetrar até 1,5 cm na pele. Mesmo com médio poder de penetração, as fontes beta devem receber blindagem entre a fonte e o operador, sendo os raios absorvidos por acrílico com 1-2 cm de espessura, com plástico, vidro ou alumínio. São usadas em medicina nuclear como radioterapia tópica, a exemplo da tiroide, onde o ^{131}I, que emite partículas beta com pequeno poder de penetração, tendo efeito local na destruição das células malignas da tiroide. Se inaladas ou ingeridas, tornam-se uma importante fonte de exposição interna.

Os emissores beta são o iodo 131, o samário 153, o estrôncio 89, o césio 137 e o trítio (isótopo H3 do hidrogênio).

Radiações gama

São radiações eletromagnéticas, emitidas por elementos radioativos instáveis na busca da estabilidade. Quando o núcleo desintegra por emissão alfa e beta, permanece um estado de excitação no núcleo. Esta energia excedente é liberada em forma de radiação gama. Por conseguinte, a emissão gama é uma consequência das radiações alfa e beta e nunca ocorre isoladamente. Não são partículas e sim ondas eletromagnéticas (EM) semelhantes à luz. São altamente energéticas e extremamente penetrantes, tendo mais energia que os raios X.

As radiações gama não têm massa nem carga elétrica, portanto não são desviadas por campo elétrico ou magnético. Têm origem no núcleo atômico e provêm da desintegração natural de elementos radioativos instáveis ou artificiais dos reatores nucleares ou bomba atômica.

As radiações gama têm baixo comprimento de onda e alta frequência, por conseguinte, com alta energia. Têm baixo poder de ionização, mas alto poder de penetração, atravessando 20 cm de aço, 5 cm de chumbo ou 1 metro de concreto. Necessitam de grande barreira para detê-las, podendo interagir por meio de encontros fortuitos com os elétrons orbitais do material, podendo ultrapassar grande espessura sem interagir. São mais bem atenuados pelos materiais densos como concreto, chumbo e aço e são fontes de radiações externas. Sua velocidade é 300 mil km/s, igual à luz, e radiações eletromagnéticas, sendo perigosas por determinar a destruição das células e dos tecidos e matar animais ou plantas (Fig. 1-8).

Raio X

O raios X é uma modalidade de radiação eletromagnética produzida por uma fonte artificial de radiação, alimentada por um gerador de alta voltagem. São produzidos nos equipamentos de raios X, quando se aplica uma diferença de potencial entre os polos. Um feixe de elétron desloca-se em alta velocidade partindo do catodo em direção do anodo. No impacto dos elétrons com o anodo ocorre freamento dos elétrons. Desta desaceleração brusca resulta a formação de calor e a emissão de raios X. O fenômeno depende da tensão e da corrente aplicada no tubo e do número atômico do material do anodo. Não há diferença física entre os raios X e raios gama, exceto quanto à sua origem. Enquanto os raios X provêm da desaceleração de elétrons ao se chocar com um anteparo metálico, os raios gama vêm das transformações dos núcleos atômicos.

Características físicas. Os raios X têm origem à nível de elétrons, não têm massa nem carga elétrica. São menos energéticos que os raios gama, mas têm o poder de penetrar no organismo, transfixando as partes moles de baixa densidade, sendo absorvidos pelas estruturas densas, como o osso. Têm médio poder de penetração e médio poder de ionização, sendo contidos por lâminas de chumbo, dependendo da tensão aplicada ao tubo. São um tipo de radiação ionizante, mas não é radioatividade e, à semelhança dos raios gama, só ionizam se fizer efeito Compton ou efeito fotoelétrico. Têm uso em radiodiagnóstico, sendo a principal fonte de contaminação em humanos (11%). Este tipo de radiação é tratado em capítulo à parte.

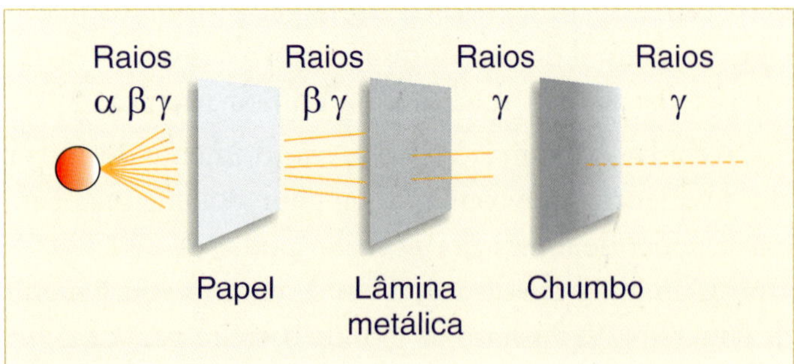

Fig. 1-8. Poder de penetração das radiações. As radiações alfa com baixo poder de penetração. As beta com médio poder de penetração, e as radiações gama são altamente penetrantes. Imagem cedida pela CNEN/IDR.)

Pósitron

Pósitron é um tipo de radiação eletromagnética proveniente do núcleo, que corresponde a um elétron com carga positiva, também chamada de antimatéria do elétron. É emitido por desintegração do nêutron que se transforma em um próton, liberando um elétron e um neutrino. O fenômeno ocorre quando o núcleo tem excesso de nêutrons e déficit de prótons. Existem as betas menos (β–), que são elétrons, e os beta mais (β+), que são pósitrons ou elétrons com carga positiva.

O pósitron é liberado por qualquer átomo que foi bombardeado por material radioativo (de alta energia) e passa atuar como material radioativo. O pósitron tem existência efêmera porque imediatamente após sua emissão, interage com meio orgânico e choca-se com um elétron, com quem se funde e ambos desaparecem, surgindo dois fótons (radiações eletromagnéticas) com 511 keV, que são lançados em sentidos diametralmente opostos. Este processo é chamado aniquilação ou formação de pares e ocorre com fótons de energia maior que 1.024 keV.

O pósitron tem aplicação na obtenção de imagens médicas chamadas PET (tomografia por emissão de pósitrons). São emitidos no processo de decaimento dos radioisótopos que marcaram constituintes orgânicos como oxigênio, carbono, nitrogênio ou estrógeno e especialmente a glicose marcada com flúor (18-DFG). Estes radiofármacos injetados no organismo têm tropismo por todos os tecidos, sendo mais intensamente absorvidos pelo órgão que usa a glicose como substrato e por se tratarem de componentes orgânicos, incorporam-se aos tecidos. Estes materiais radioativos emitem pósitrons, diferente dos demais radiofármacos que emitem radiações gama. Estes pósitrons se fundem com os elétrons do meio e em um processo chamado aniquilação, emitem dois fótons, que são detectados por uma câmara de cintilação ou *scan* de alta sensibilidade, formando uma imagem metabólica que permite avaliar a atividade glicolítica da célula. Esta avidez por glicose ocorre com mais intensidade de 8 a 15 vezes nas células neoplásicas, com relação às células normais e mostram alterações metabólicas, bem antes das alterações anatômicas mostradas pela TC ou ressonância magnética.

Elétrons. São partículas aceleradas produzidas por aceleradores lineares, com grande poder de ionização e médio poder de penetração, dependendo da tensão aplicada (4 a 12 mEv). São usados para aplicações de radioterapia superficial e no ELIOT (radioterapia intraoperatória). Têm carga negativa com massa insignificante (1/1.850 menor que o próton) (Quadro 1-3).

FORMAS DAS RADIAÇÕES

Quanto às formas, as radiações ionizantes podem ser classificadas em corpusculares como partículas alfa e beta, que possuem carga elétrica e têm massa e as radiações eletromagnéticas ou ondulatórias como luz, raios X e gama, que não têm massa nem carga elétrica. Viajam na mesma velocidade, diferindo somente no comprimento de onda e consequentemente na sua energia.

Radiações corpusculares

As radiações corpusculares são micropartículas originadas da desintegração nuclear de nuclídeos radioativos. Podem ser elétrons, prótons, nêutrons, deutério e outras partículas subatômicas como alfa e beta, que são emitidas por elementos radioativos, em alta velocidade. Transmitem energia cinética por meio de suas pequenas massas em alta velocidade e se caracterizam por ter carga elétrica, ter massa e ter velocidade em função dessa massa. A energia cinética da radiação corpuscular pode ser mensurada multiplicando a massa pela velocidade, sobre dois. E = ½M.V, onde M é a massa e V é a velocidade. As radiações corpusculares são representadas pelas partículas alfa, beta, pósitron e elétrons.

Radiações eletromagnéticas

As radiações eletromagnéticas (REM) são ondas que conduzem a energia através do espaço em forma de fótons como raios X e gama. Não possuem massa nem carga elétrica, por isso são indiretamente ionizantes.

São fótons que viajam com a velocidade da luz, em forma de onda com comprimento de onda e frequências diferentes. A frequência varia de poucos hertz até bilhões de hertz (ciclos por segundo) e, quanto maior for a frequência, menor será o comprimento de onda e maior será a energia dos fótons, a exemplo dos raios X. Energia de uma onda eletromagnética está na dependência do comprimento da onda e da frequência. Quanto menor o comprimento de onda e maior for a frequência, maior será a energia. As radiações de grande comprimento de onda, como ondas de rádio, têm baixa frequência e pouca energia.

Estão inclusos neste grupo todo o espectro desde ondas de rádio até raios X e gama, passando por infravermelho, luz visível e ultravioleta, que se diferenciam pela energia que conduzem, ou seja, pelo diferente comprimento de onda (λ) e frequência *(f)*, portanto com energias diferentes. A energia do fóton é em função da frequência e do comprimento de onda e sempre que a primeira aumenta, a segunda diminui e aumenta a energia cinética. E = f (Fig. 1-9).

A luz solar é um tipo de onda eletromagnética que emite luz de todas as cores do espectro. O espectro é uma representação gráfica da frequência de emissão de uma fonte de radiação. No espectro, a diferença está na energia contida em cada tipo de radiação.

Os raios X e a luz se formam da mesma maneira, ambos são ondas eletromagnéticas, sendo que a única diferença está na frequência das ondas e, consequentemente, no teor de energia contida nestes raios. Também as características físicas entre os raios X e gama são semelhantes, apenas os primeiros têm origem na eletrosfera e os últimos originam-se no núcleo.

Quadro 1-3. Propriedades físicas e químicas das radiações

Símbolo	Composição
Alfa	2P + 2N
Beta	Elétron
Gama	Onda EM
Pósitron	Elétron +
Raios X	Onda EM

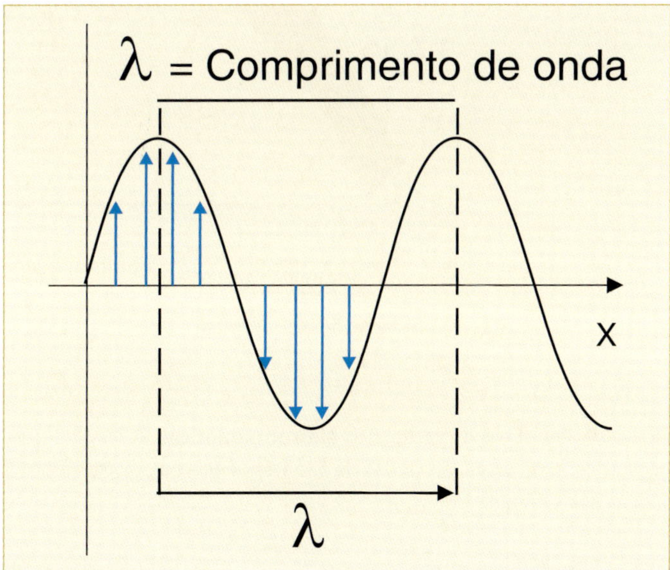

Fig. 1-9. O comprimento de onda (λ) é a distância entre dois pontos do pico superior da onda, enquanto (*f*) é a frequência desta onda na unidade de tempo (segundo). Quanto maior for a frequência, maior será a energia conduzida pela radiação. (Imagem cedida pela SAPRA.)

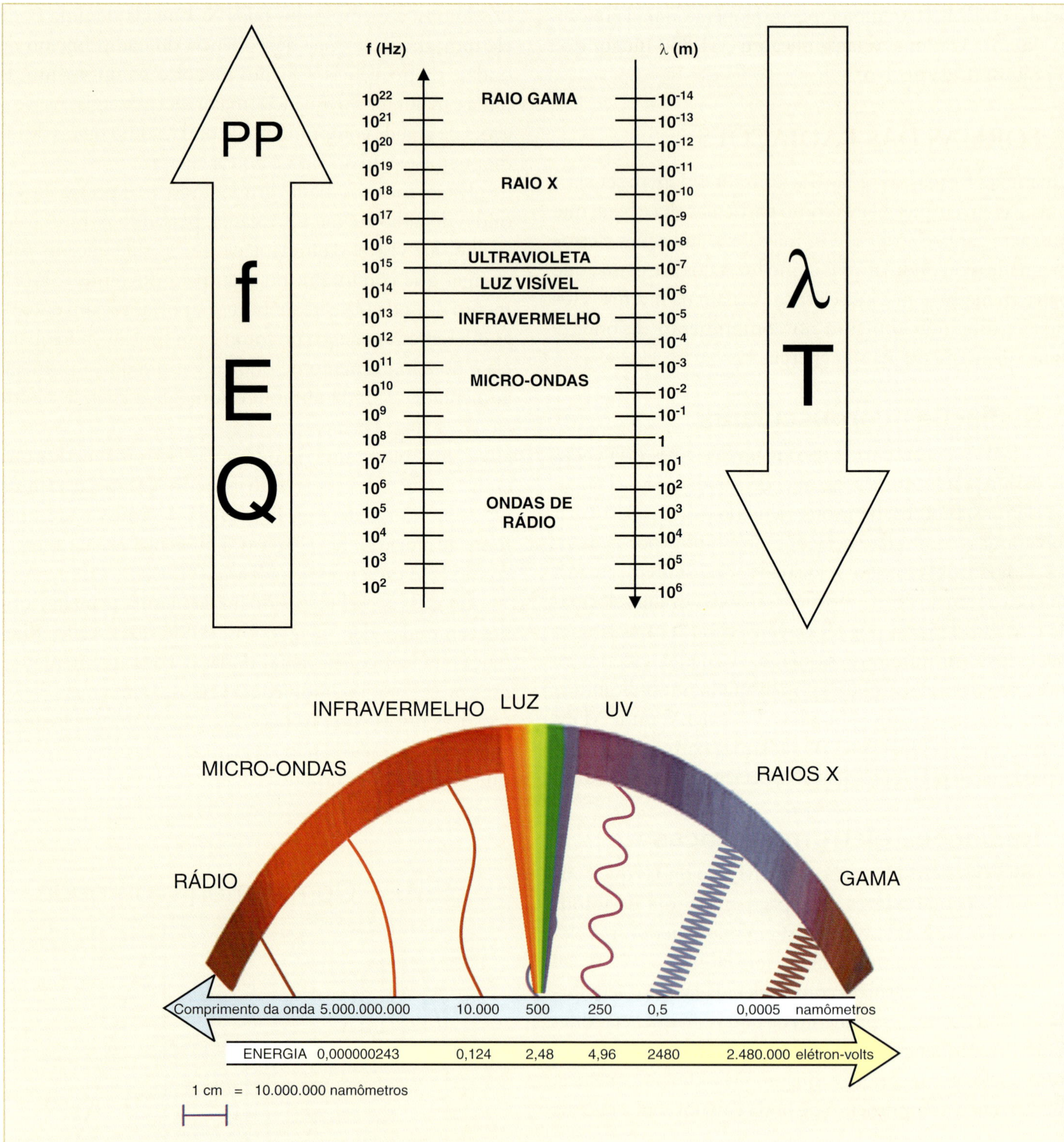

Fig. 1-10. Espectro de radiações eletromagnéticas. À medida que aumenta o comprimento de onda (ondas de rádio), diminui a frequência e possui menor energia. As ondas de alta frequência e baixo comprimento de onda (raios X e gama) são altamente energéticas.

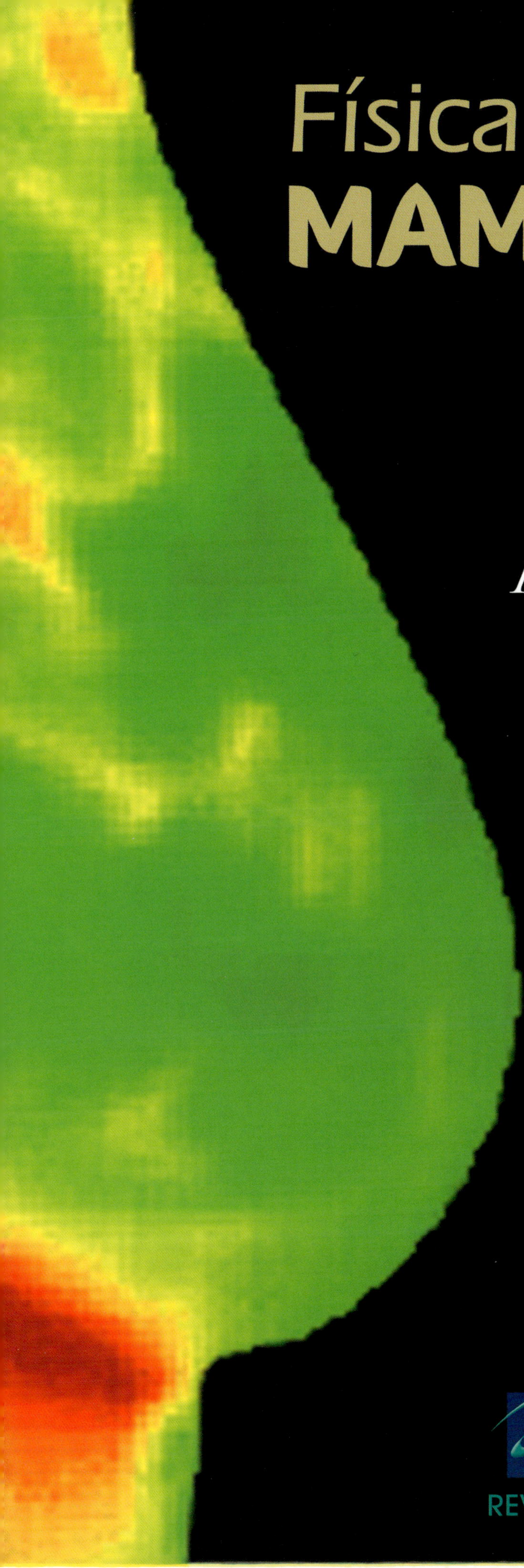

Física Médica em MAMOGRAFIA

Alcides Santos

REVINTER

Física Médica em Mamografia

ISBN 978-85-372-0299-9

Contato com o autor:
afsantos@terra.com.br

CIP-BRASIL. CATALOGAÇÃO-NA-FONTE
SINDICATO NACIONAL DOS EDITORES DE LIVROS, RJ

S235f

Santos, Alcides Ferreira
Física médica em mamografia / Alcides Ferreira Santos. - Rio de Janeiro : Revinter, 2010.
il.

Inclui índice e bibliografia
ISBN 978-85-372-0299-9

1. Mamografia. 2. Mamas - Imagem. 3. Mamas - Doenças - Diagnóstico. 4. Física médica. I. Título.

09-5150. CDD: 616.190757
CDU: 618.19-073

Livraria e Editora REVINTER Ltda.
Rua do Matoso, 170 – Tijuca
20270-135 – Rio de Janeiro – RJ
Tel.: (21) 2563-9700 – Fax: (21) 2563-9701
livraria@revinter.com.br – www.revinter.com.br

Dedico este modesto livro à minha esposa, Graça Sedícias, e aos meus filhos, Guilherme e Sheila, que se privaram da nossa convivência e sacrificaram tantas horas de lazer e convívio, permitindo que eu ficasse milhares de horas madrugada afora, pesquisando ou digitando textos e capturando figuras, com a finalidade de dar uma pequena contribuição à radiologia e à mastologia do meu País.

Alcides Ferreira Santos

AGRADECIMENTOS

Abro um espaço especial para agradecer aos patrocinadores que viabilizaram a edição deste livro que, por ser totalmente em quatro cores e impresso em papel *couché*, teve alto custo. Ao *Pyramid Medical Center* – LORAD e à Sociedade Brasileira de Mastologia. Um agradecimento especial à Revinter na pessoa do velho amigo Sergio Dortas, que muito contribuiu para concretizar este objetivo, fruto de cinco anos de pesquisas e trabalhos.

Muito obrigado.

Prefácio

A ideia deste livro nasceu após frequentar sucessivos cursos de controle de qualidade e de imagem mamária promovidos pelo Colégio Brasileiro de Radiologia, que se iniciaram na gestão do Prof. Hilton Koch, administrados pela Comissão de Mamografia do CBR, composta pelas Dras. Norma Maranhão, Radia Santos, Selma Bauab, Janice Lamas e pelos Drs.Dakir Duarte e José Kalaf, além do físico-doutor João Emilio.

A comissão motivou os profissionais e os convenceu da necessidade de dominarem os conhecimentos, não apenas sobre a interpretação dos achados mamográficos, mas também sobre a consciência de gerar uma imagem de qualidade com bom posicionamento, qualidade fotográfica e geométrica e da importância do controle de qualidade para fornecer uma imagem rica em informações e com baixa dose.

A ideia não é ensinar aos mestres da Física, porque Física é mais do que uma especialidade. É uma profissão extremamente complexa, apesar de linda e apaixonante, uma vez que tudo na vida, inclusive todo o funcionamento do nosso corpo, depende dos processos físicos. A finalidade é orientar os iniciantes e os futuros radiologistas e mastologistas, que pretendem obter os conhecimentos básicos de Física Médica, a executar e interpretar suas mamografias, bem como fornecer informações para os técnicos em radiologia, que são ávidos por fontes de informação, mas têm carência de publicações específicas neste assunto.

Também, oferecer aos profissionais que atuam com radiações ionizantes as noções básicas de proteção e segurança radiológica, que são requisitos indispensáveis para trabalhar com raios X, afastando ou minimizando os efeitos das radiações sobre si próprios, sobre o paciente e sobre o público.

É um manual em que se fala sobre princípios de Física Médica, discutem-se os aspectos gerais, dando enfoque apenas aos aspectos relacionados com a mamografia, sem envolver fórmulas complicadas que o médico não vai entender, porque nem sempre detém os conhecimentos básicos sobre logaritmos e equações complexas.

O conhecimento de Física Médica em radiologia é necessário para fornecer ao médico as informações sobre o sistema de formação da imagem, envolvendo a ampola de raios X, o gerador de alta tensão, os filtros, o *écran*, o filme, a qualidade da imagem e fornecer, também, parâmetros para detectar eventuais falhas no sistema e identificar o componente do sistema que é responsável por esta falha, para realizar os devidos ajustes.

Discutiremos os componentes que formam a ampola de raios X e todos os seus acessórios com a função específica de cada componente do equipamento, com ênfase para o mamógrafo, com suas peculiaridades. A produção dos raios X, sua interação com a matéria orgânica, especialmente seus efeitos sobre o indivíduo e seus descendentes. Estudaremos com detalhes a cadeia de formação, de processamento e de avaliação da imagem, bem como o manuseio do filme e dos químicos.

Dei ênfase à qualidade da imagem mamográfica, que é uma exigência no mundo moderno, já que a Vigilância Sanitária, revestida da filosofia do FDA, se preocupa muito com a qualidade dos serviços prestados à população, exigindo não apenas a habilitação legal, mas, sobretudo, a habilitação técnica dos profissionais. A Portaria 453/98, do Ministério da Saúde, exige, também, equipamentos apropriados e dedicados, envolvendo todos os aspectos, desde o fornecimento de boa imagem mamográfica até os aspectos de proteção e segurança do profissional, do trabalhador e do público contra os efeitos das radiações ionizantes.

A ideia de escrever um livro e plantar uma árvore está arraigada no espírito do homem, que almeja deixar algo de útil em sua rápida passagem pela vida.

Sendo fundador e proprietário da Clínica de Mama do Recife desde 1990, senti necessidade de colocar a imagem diagnóstica para dar resolubilidade, para caracterizar uma clínica, que, até então, não passava de um consultório médico. Em 1999, resolvi fazer os cursos básicos de Física Médica e notei uma carência, ou mesmo uma ausência, de publicações nacionais que pudessem servir de fonte de aprendizado.

Tive dificuldade em encontrar fontes de informação com as quais pudesse aprender os conceitos básicos sobre física das radiações, produção dos raios X e interação com a matéria, sobre a formação da imagem radiológica, o processamento da imagem e o manuseio de filmes radiográficos, enfim, todos os aspectos ligados direta ou indiretamente à imagem mamográfica.

Procurei entidades como a CNEN, onde fiz inúmeros cursos e tive acesso a apostilas e publicações. Procurei a Kodak, onde fiz cursos e obtive fontes de informação.

Tive o apoio da Sociedade de Radiologia de Pernambuco, onde participei de vários módulos de Física Médica e Radiomastologia, juntamente com os residentes de radiologia, com o apoio do Dr. Fernando Amaral, então coordenador de Educação Continuada.

Frequentei inúmeros cursos de controle de qualidade em mamografia, promovidos pelo Centro Regional de Ciências do Nordeste (CRCN-NE) e pela Comissão de Mamografia do CBR, que estimularam meu interesse pelo assunto e o desejo de trabalhar com radiações em minha clínica privada.

Tive a colaboração de vários colegas que cederam capítulos de livros, publicações diversas, teses de doutorado e monografias sobre o assunto. Adquiri livros que contêm capítulos sobre o assunto e fiz pesquisas nos *sites* da CNEN, IRD, SAPRA, Kodak, GE, Hologic, SBFM e tantos outros, que serviram como fonte de informação.

Finalmente, usando linguagem superficial, tentei resumir, em único volume, os conhecimentos adquiridos e consolidá-los em capítulos que vão facilitar o aprendizado dos conceitos básicos e indispensáveis aos residentes de radiologia, aos mastologistas e ginecologistas que demonstram interesse pelo aprendizado das radiações e pelo manuseio dos equipamentos responsáveis pela formação, processamento e avaliação da imagem mamográfica.

Algumas clínicas radiológicas, como a Unimama (João Pessoa) e a Clínica Boris Berenstein (Recife), foram úteis como locais de aprendizado e de treinamento na emissão dos laudos.

Agradeço a todos aqueles que, direta ou indiretamente, contribuíram com estímulos e subsídios científicos, especialmente personagens como os físicos João Emilio Peixoto e Vinícius Saitro de Barros, os Drs. Hilton Koch, Joana Marisa de Barros, Eulina Ramalho, Desdra Macedo e outros que me forneceram publicações e fontes de conhecimento.

Sou grato aos instrutores do CRCN-Recife, especialmente os Drs. Cláudio Meneses, Marcos Aurélio e Alfredo Lopes, de quem recebi muitos ensinamentos e me motivaram ao estudo da Física Médica.

Alcides Ferreira Santos

SUMÁRIO

Capítulo 17

Capítulo 18

Capítulo 19

Capítulo 20

Capítulo 21

Capítulo 22

Capítulo 23

Capítulo 24

Capítulo 25

Capítulo 26

Capítulo 27

Capítulo 28

As radiações eletromagnéticas ionizantes mais importantes são os raios X e gama pelo seu caráter ondulatório e pela ausência de carga e massa podem penetrar em um material, e percorrer grande espessura sem sofrer interação. A penetrabilidade destes raios é maior do que as partículas carregadas e a probabilidade depende da energia do fóton.

Algumas radiações eletromagnéticas apresentam dualidade onda-partícula, exibindo partículas com comportamento ondulatório e apresentando fenômenos como reflexão, refração e ondas eletromagnéticas se comportando como corpúsculos, seguindo trajetória curvilínea, obedecendo a um campo gravitacional, como se tivesse massa. É uma consequência da onda se comportando como partícula e vice-versa.

EFEITOS FÍSICOS DAS RADIAÇÕES IONIZANTES

Quanto aos efeitos físicos das radiações, elas podem ser divididas em ionizantes ou não ionizantes. As radiações eletromagnéticas ionizantes mais importantes são os raios X e gama pelo seu caráter ondulatório e ausência de carga. Por não ter massa nem carga, podem penetrar em um material, e percorrer grande espessura sem sofrer interação. A penetrabilidade destes raios é maior do que as partículas carregadas e a probabilidade depende da energia do fóton.

A radiação ionizante pode ser em forma de partículas ou radiação eletromagnética e pode causar ionização de forma direta ou indireta. Exemplos de radiação ionizante incluem as partículas alfa, beta, elétrons, raios gama, raios X e nêutrons. À medida que a radiação ionizante atravessa a matéria, são produzidos íons ao longo de sua trajetória. Estes raios interagem com a matéria provocando a ionização dos átomos e moléculas, com formação de radicais livres que induzem as mutações somáticas e genéticas, provocando dano ao organismo. A mensuração dos íons produzidos neste processo permite a detecção e a quantificação da radiação.

Ionização

A ionização é o evento mais importante da radiação e traduz-se pela capacidade de perder elétrons. É o processo que envolve a expulsão ou a adição de um elétron, deixando o átomo (ou molécula) carregado positivamente, e forma um par de íons, ou seja, um átomo positivo chamado cátion e um elétron negativo chamado ânion. Ocorre com radiação de alta energia e, por ser o átomo parte da molécula, pode haver quebra desta. São exemplos os raios X, gama, beta e nêutrons. Se não existisse a ionização, as radiações seriam desprovidas de risco para o ser humano e não necessitariam de proteção radiológica.

Quando uma radiação interage com um meio, transfere a este certa energia cinética. Se esta energia for suficiente para remover os elétrons do átomo, deixa-o carregado positivamente e emite radiação em forma de raios X, ionizando o átomo. Se a energia for apenas o suficiente para mudar o elétron de órbita, dizemos que houve apenas a excitação. Neste caso não ocorre ionização e a energia se transforma em raios infravermelhos, que geram calor em 99% e raios X em 1%, que são emitidos.

Ionização direta

Ocorre com partículas leves ou pesadas que possuem carga elétrica como alfa, beta, prótons, íons pesados que interagem diretamente com elétrons orbitais arrancando-os do campo coulombiano do núcleo, deixando o átomo positivo (cátion) e um íon negativo elétron (ânion). As partículas carregadas interagem com os átomos situados nas proximidades, devido a sua carga elétrica, e produzem grandes efeitos biológicos por transferir alto teor de energia para o meio.

Ionização indireta

Ocorre com partículas que não possuem carga elétrica, como as radiações eletromagnéticas (raios X, gama e nêutrons), não recebem atração nuclear e só ionizam se fizer efeito Compton ou efeito fotoelétrico. As radiações X e gama são menos ionizantes porque penetram mais, enquanto os raios alfa e beta são menos penetrantes e mais ionizantes. As radiações indiretamente ionizantes atravessam o material sem interagir e só são percebidas pelo material após ionizar e liberar elétrons.

Os raios X e gama podem ionizar diretamente, por interação com elétrons orbitais ou indiretamente, por interação pelo núcleo, que irá então emitir radiação capaz de provocar a ionização. O poder de ionização é inversamente proporcional à penetração. Assim as radiações alfa são altamente ionizantes e pouco ou nada penetrantes, ao contrário das gama, que são altamente penetrantes e pouco ionizantes.

RADIAÇÕES NÃO IONIZANTES

Radiação não ionizante é a capacidade que tem uma radiação de elevar os elétrons das camadas mais internas ao nível mais elevado de energia por um processo de excitação. Quando a energia liberada pelo raio, não é suficiente para ionizar o átomo e não há perda nem ganho de elétrons, portanto, não ocorre a ionização. A energia é transferida aos elétrons que pulam para as camadas mais externas sem arrancá-los do átomo, provocando apenas um processo de excitação. Um exemplo é o ultrassom, em que uma onda sonora em forma de onda mecânica, que depende do meio para se propagar, fornece energia, excita o meio, agita os elétrons, que mudam de camadas, mas apenas aumenta a temperatura.

Apesar da controvérsia, a radiação não ionizante pode provocar danos biológicos. Estão, neste grupo, as ondas de rádio, as ondas de radar, as micro-ondas, as ondas de TV, a luz visível, os raios *laser,* os raios infravermelhos e ultravioletas. As radiações ultravioletas (UV) emitidas pelo sol (UVA, UVB e UVC) têm diferentes energias e diferentes efeitos sobre a pele, provocando perda da elasticidade e manchas cutâneas.

Raios infravermelhos (IV). São radiações eletromagnéticas produzidas por instrumentos como forno elétrico ou aquecedores, que produzem o aquecimento no ambiente e nos objetos nele contido. São chamadas ondas térmicas e utilizadas na indústria para secar o revestimento de tintas e vernizes e conservar legumes e frutas. Emitidas próximo à faixa vermelha do espectro visível da luz, têm comprimento de ondas maior que a luz visível. São invisíveis a olho nu, mas podem ser vistas com o uso de instrumentos como binóculos e lunetas que transformam as ondas infravermelhas em luz visível e permitem enxergar no escuro.

Raios ultravioletas (UV). Correspondem a uma pequena parcela do espectro das radiações eletromagnéticas emitidas pelo sol. Têm comprimentos de onda entre 200 e 400 nm e situam-se entre os raios X e a luz visível. São divididos em UVA, UVB e UVC, que têm diferentes energias e todas estas frações exercem funções sobre o nosso organismo e sobre o planeta. São parcialmente absorvidos pelos gases das camadas atmosféricas, especialmente pelo ozônio, situado a cerca de 30 km de altitude. O ozônio filtra totalmente as UVC, parcialmente as UVB, mas permite totalmente a passagem dos raios UVA.

Entretanto, durante o pico do sol quente, as radiações UVB são pouco absorvidas pelos gases e têm ação deletéria sobre as pessoas. Também quando ocorre destruição das camadas absorventes da atmosfera (ozônio) e nas regiões altas das montanhas. Grande parte das radiações chegam à superfície da Terra, atingindo os indivíduos, determinando um efeito biológico como catarata precoce e câncer de pele. Podem ser produzidas por fontes artificiais, com o uso na icterícia do recém-nascido. As radiações ultravioletas são emitidas na faixa de energia próxima à luz visível. Não formam imagens visíveis e são absorvidas pelo vidro.

As radiações ultravioleta têm alta atividade química, tendo o poder de ionizar as emulsões contidas nos filmes fotográficos e radiográficos. Contribuem para a consolidação do organismo, em especial nos jovens, portanto, quando em pequenas doses, os raios violetas têm ação curativa.

Os raios UV, em pequenas doses, têm ação benéfica nos tecidos da pele, especialmente no jovem. Estimula a produção de vitamina D, que tem efeito na prevenção do raquitismo e da osteoporose, bem como na formação de melanina, que serve de proteção contra os próprios raios. Tem ação sobre o sistema nervoso central, estimulando um conjunto de funções vitais do organismo. Os raios ultravioletas têm também uso na medicina pela ação bactericida, sendo usados na esterilização dos materiais cirúrgicos.

A UVA é responsável pelo envelhecimento da pele e pelo bronzeamento pigmentar imediato, estimulando os melanócitos, e talvez pela formação do melanoma. Também a UVA é importante na modulação das funções imunológica das células sanguíneas. Já as UVB são responsáveis pela queimadura solar, pelo bronzeamento pigmentar tardio e pelo câncer de pele, inclusive o melanoma. São emitidos pelo sol e pelas câmaras de bronzeamento artificiais.

APLICAÇÕES DAS RADIAÇÕES

Introdução

O ser humano expõe-se às radiações naturais, especialmente as cósmicas, que vêm do éter, do solo, das rochas que contêm urânio radioativo, da água e dos alimentos que ele ingere e das radiações presentes no seu próprio corpo, como o cálcio 45, o carbono 14 e potássio 40 contidos em nosso sangue. Os alimentos vegetais como batata contém carbono 14. Em algumas localidades próximas às rochas ricas em urânio 238, o nível de radiação é maior. O urânio libera radioisótopos na atmosfera que se combinam com o ar, com a água e impregnam-se nas plantas e animais. Na superfície terrestre pode ser detectada energia proveniente de raios cósmicos e da radiação solar ultravioleta. Nas rochas encontramos elementos radioativos, como isótopos de urânio 238 e 235, rádio 226 e 228 e tório 232.

As radiações absorvidas de fontes naturais, somam-se àquelas absorvidas de fontes artificiais em radiodiagnóstico e têm efeito cumulativo. A partir de 1945, com o início da era nuclear, inúmeras explosões nucleares foram feitas como teste, afora várias bombas atômicas e vários acidentes nucleares, como Chernobyl, na Rússia, e o acidente com césio, em Goiânia, têm provocado contaminação externa, o que tem contribuído para a morte de dezenas de milhares de pessoas e para aumentar a incidência de câncer na humanidade.

As radiações são usadas em radiodiagnóstico para detectar as doenças e como tratamento dos tumores malignos, nos quais são utilizados raios X e raios gama, e no diagnóstico e tratamento das doenças, quando se usam raios gama ou feixe de elétrons em tumores.

Em radiodiagnóstico

Depois da descoberta dos raios X por Wilhelm Roentgen e da realização da radiografia da mão de sua esposa, Bertha, foi possível mostrar o interior do corpo e levar os médicos a acreditar que os raios X eram úteis no diagnóstico de várias doenças. A localização e o tamanho de uma fratura óssea, ou mesmo a presença de um cálculo renal já podiam ser diagnosticados e mais bem tratados. Entretanto, descobriram também que a exposição prolongada do paciente às radiações poderia causar danos à saúde.

Após a Segunda Guerra surgiram avanços em matéria de equipamentos, materiais radiopacos como contraste, acelerador linear para radioterapia e uso de materiais radioativos para o tratamento do câncer. Ao longo do tempo, os equipamentos foram aumentando a potência e melhorando a segurança radiológica. Com o advento dos sistemas de exposição automática e de intensificador de imagens em movimento, foi possível obterem-se imagens nítidas e que levaram ao surgimento da fluoroscopia. Utilizando contrastes opacos aos raios X, facilitou a identificação das alterações patológicas nas imagens dos órgãos do corpo.

Nos anos 1970, a radiologia incorporou os avanços da informática. Surgiu a tomografia computadorizada, que permitiu o estudo do corpo em cortes, pela formação de imagens criadas pela combinação milhares de informações analisadas por um computador.

No entanto, desde o início dos anos 1960, surgiram alternativas como o ultrassom (teve como base o sonar e o radar), que emite ondas mecânicas no estudo da função e morfologia dos órgãos. Estes equipamentos se tornaram importantes no exame nas gestantes, já que não utilizam radiação ionizante.

Nos anos 1980, surgiu a ressonância magnética, que utiliza o campo magnético intenso (método não ionizante) para produzir imagens também em cortes do corpo do paciente.

Medicina nuclear

Medicina nuclear é uma especialidade médica que se baseia na utilização de radiofármacos para estudar a fisiologia dos órgãos e sistemas, sendo utilizada para diagnóstico, quando se usam pósitrons e as radiações gama de baixa energia, e para tratamento quando se utilizam as radiações beta e gama de grande energia. Um exemplo clássico é o iodo 131, usado na cintilografia como diagnóstico das doenças tiroidianas pela emissão gama e como tratamento na emissão beta como braquiterapia no carcinoma de tiroide. Também o samário 153 como emissor beta no tratamento das metástases ósseas, para promover a recalcificação das metástases osteolíticas e aliviar as dores ósseas.

Na prática médica se aplica o uso das radiações em radioimunoensaio, em medicina nuclear, em radiodiagnóstico, em radioterapia e até na esterilização de instrumentos e materiais cirúrgicos, como cateteres, seringas, agulhas e compressas esterilizadas com radiações gama.

Os radioisótopos são utilizados em radiodiagnóstico e na terapia das doenças. A injeção de radioisótopos de vida curta e fraca radioatividade, que se acumula em certos órgãos ou tecidos segundo sua afinidade e seu metabolismo, passa a agir como fonte radioativa interna. Como o fármaco torna-se radioativo, pode ser rastreado em seu trajeto no interior do organismo, auxiliado por um detector de radiações chamado câmara de cintilação.

É o caso do iodo radioativo (^{131}I) para tiroide, que tem efeito diagnóstico como emissor gama e efeito terapêutico como emissor beta. Também é o caso do mercúrio (^{197}Hg) para tumores cerebrais, do tecnécio (^{99}Tc) para diagnósticos múltiplos, especialmente em linfonodos, e do sódio (^{24}Na), para obstruções vasculares. Também do enxofre coloidal, para diagnóstico das doenças hepáticas e da medula óssea ou como agregados de albumina, usada em mama, tumores pulmonares e outros.

O tecnécio 99 é uma boa fonte de emissão gama, com meia-vida de 6 h, que tem um espectro de energia de 140 keV, altamente usado em radiodiagnóstico e pesquisa de linfonodo sentinela. O ^{99}Tc é oriundo do decaimento do molibdênio por processo artificial e vinculado ao pirofosfato, para detectar áreas enfartadas. Permite fazer o mapeamento do órgão estudado e auxilia no diagnóstico da função deste órgão e na detecção precoce de doenças malignas.

Uma câmara de cintilação ou gamacâmara, que é um detector de radiação, capta os raios procedentes de cada órgão e mapeia uma área lesada ou enferma. O indivíduo passa a ter uma fonte interna, com efeito temporário, que depende da meia-vida biológica do radiofármaco, que é o tempo necessário para que a metade da droga seja eliminada pelas vias naturais.

Pesquisas

As radiações são utilizadas na instrumentação e no controle de equipamentos eletrônicos para indústrias, hospitais e nos materiais para reatores nucleares.

Agricultura

Os raios gama são usados para a preservação de alimentos, para determinar a absorção de fertilizantes e inseticidas pelos vegetais, no estudo do metabolismo do vegetal e na absorção de CO_2 durante a síntese de clorofila. As radiações gama emitidas por material radioativo como cobalto 60, irradiam os silos para esterilizar dos insetos e controlar os fungos, com a finalidade de conservar os cereais. Podem ser irradiados todos os produtos alimentícios como frutas e legumes para destruir a flora microbiana e retardar o amadurecimento, conduta de extrema importância nos produtos agrícolas. Também os gêneros alimentícios como pães, massas, carnes desidratadas e até fármacos fitoterápicos.

Como não há contato direto do cobalto com o alimento, não o torna radioativo, não produz contaminação, nem toxinas, entretanto, pode mudar o sabor, a cor e a textura do alimento, sem alterar o teor calórico. É uma atividade lícita regulamentada pela Resolução RDC nº 21 da ANVISA, sendo considerado um procedimento eficiente e seguro para o meio ambiente e para o trabalhador.

Indústria

As radiações são úteis para radiografar tubos metálicos, solda, medir sua espessura e possíveis fissuras por emissão e reflexão de raios gama. Detecta problemas em estruturas de concreto (gamagrafia), em que usa o iodo 132, para detectar defeitos, rachaduras, desgaste de peças metálicas e nas soldas. O uso de radioisótopos tem sido amplamente empregado em procedimentos de controle de qualidade. Na indústria de produtos fitoterápicos são utilizados para controle microbiológico da matéria prima e para eliminar ou reduzir a carga de fungos.

Geologia

No estudo da idade da Terra, as radiações são úteis para determinar a idade das rochas e fósseis, estudando as transformações químicas que ocorreram no passado, pelo estudo do carbono 14.

Produção de energia nuclear

Os reatores nucleares utilizam materiais radioativos na produção de calor, que se transforma em energia elétrica por meio de pares termoelétricos. A energia nuclear é a energia que mantém o núcleo unido, apesar das cargas serem positivas. É uma fonte importante de energia elétrica e imprescindível para os submarinos nucleares. Na França, 70% da matriz energética têm procedência nuclear, e no Japão, 33% do consumo energético é nuclear. No Brasil, menos de 5% da energia produzida vêm de fonte nuclear, exceto na cidade do Rio de Janeiro, onde 30% da energia consumida têm origem na usina atômica de Angra dos Reis. O Brasil é a 6ª maior reserva mundial de urânio e tem o domínio da tecnologia de enriquecimento do urânio que abastece as usinas termonucleares. A energia nuclear é uma fonte de energia limpa e barata, mas necessita de alto investimento e vigilância permanente, por estar sujeita a acidentes, como o de Chernobil na Ucrânia, e o do césio em Goiânia, além do incômodo rejeito nuclear que é gerado, que deve ser armazenado no interior de blocos de concreto ou de chumbo, durante tempo suficiente para ocorrer a desintegração total.

Capítulo 2

Efeitos Biológicos das Radiações

Alcides Ferreira Santos

INTRODUÇÃO

Quando Roentgen descobriu as radiações em 1895, mesmo por acaso, não tinha ideia da dimensão de sua descoberta, nem mesmo dos inúmeros benefícios e eventuais malefícios que podia trazer para o ser humano. Hoje, a radiação é um patrimônio imaterial da humanidade e tem sido extremamente útil no diagnóstico e no tratamento das doenças e em inúmeras outras atividades. Entretanto, o homem precisa entender suas propriedades e respeitar as leis da natureza para usufruir o máximo de seus benefícios, com o mínimo de malefícios. É imperativo o conhecimento dos princípios de proteção e segurança radiológica, para proteger o homem de hoje e as futuras gerações do efeito das radiações.

Toda a matéria é formada por átomos e a combinação destes forma as moléculas que, combinadas em bilhões, irão formam a célula. Consequentemente, as alterações em nível de átomos levam à alteração celular. As reações induzidas pelas radiações ocorrem em níveis de átomo e de moléculas, produzindo quebra de suas ligações, gerando radicais livres, que provocam lesão celular. O maior perigo das radiações reside na ionização, que gera radicais livres no organismo, que se combinam com as moléculas, alterando suas funções químicas.

Quando o ser humano é exposto às radiações ionizantes, ocorrem colisões de fótons com a matéria orgânica com transferência parcial ou total da energia do raio para o material do tecido irradiado. Esta energia dissipada no tecido provoca excitação ou ionização dos átomos e alterações na molécula a que pertence. O fenômeno de excitação é mais intenso, mas apenas produz calor, sem maiores consequências orgânicas. Entretanto, o fenômeno de ionização ocorre em nível de átomo e provoca a expulsão dos elétrons, levando à alteração desses átomos e das moléculas, com efeito danoso para o organismo.

Se o processo ocorre em célula viva, além da ionização, pode ocorrer dano genético como a quebra de ligação das moléculas intracelulares, com formação de radicais livres, de efeito tóxico para a célula. Se o dano não for reparado de forma adequada e eficaz, podem ocorrer alterações temporárias ou permanentes como impedir ou retardar a divisão celular, perda da função celular e até morte prematura da célula. As alterações ocorrem no nível do DNA, alterando o funcionamento da célula. Se ocorrer na célula somática, o efeito se manifesta no próprio indivíduo, mas se for germinativa, pode ser transmitido às gerações futuras.

Os danos celulares mais importantes estão relacionados com a produção de radicais livres, quando as radiações altamente energéticas são absorvidas pelos tecidos provocando alterações nas moléculas com quebras simples e duplas do DNA e induzindo mutações genéticas. O sistema imunológico, por meio de mecanismo enzimático ou molecular e do gen supressor P-53, tenta eliminar a mutação, reparando a célula lesada, bloqueando o ciclo celular ou programando a célula para a morte, o que nem sempre é possível.

As radiações podem **induzir** uma alteração genética em uma célula (indução carcinogenética) que detém um clone com potencial de crescimento e, quando estimulado por fatores **promotores,** estimula a divisão celular, que sofre **progressão** ao longo do tempo, dando origem a um tumor. É um processo chamado carcinogênese, que ocorre após décadas de evolução (Fig. 2-1).

TIPOS DE FENÔMENOS

Quando o indivíduo é exposto às radiações ionizantes, ocorre transferência de energia para o tecido irradiado. Os fótons se chocam com os elétrons, arrancando-os de sua órbita e os transformam em um íon negativo e deixam um íon positivo chamado cátion, que é um radical livre. Esta interação entre as radiações com a matéria viva é de natureza física e química e a energia absorvida pelos tecidos resulta em quebra de ligações químicas com alterações celulares e subsequentes efeitos biológicos.

Efeitos físicos

Os efeitos físicos são os primeiros a ocorrerem, acontecem em tempo infinitamente curto e devem-se à ionização dos átomos ou moléculas que compõem os tecidos e a quebra de ligações entre os átomos.

Os efeitos físicos ocorrem em função do tipo de raio e da transferência linear de energia para o tecido irradiado (dose). Assim, os raios X e gama, que têm alto poder de ionização e penetração, provocam efeitos nas estruturas mais profundas, enquanto os raios beta, com baixo poder de penetração, têm um alcance de 2 a 3 cm. Já os raios alfa, com alto poder de ionização e nenhuma penetração, têm efeitos apenas superficiais, mas com alto poder de destruição. Em caso de inalação ou ingestão de nuclídeos radioativos, têm efeito apenas na área de contato nas mucosas respiratória ou digestiva.

Efeitos químicos

Os efeitos químicos ocorrem em decorrência da quebra de ligações dos átomos e das moléculas. Sendo o corpo humano rico em água, a quebra das ligações da água resulta em formação de radicais livres, sendo alguns altamente tóxicos quando intracelulares, a exemplo do peróxido de hidrogênio. As interações se dão de forma direta quando a energia é absorvida pelo DNA ou de forma indireta quando a energia produz ionização de outras partículas que vão promover quebra de moléculas.

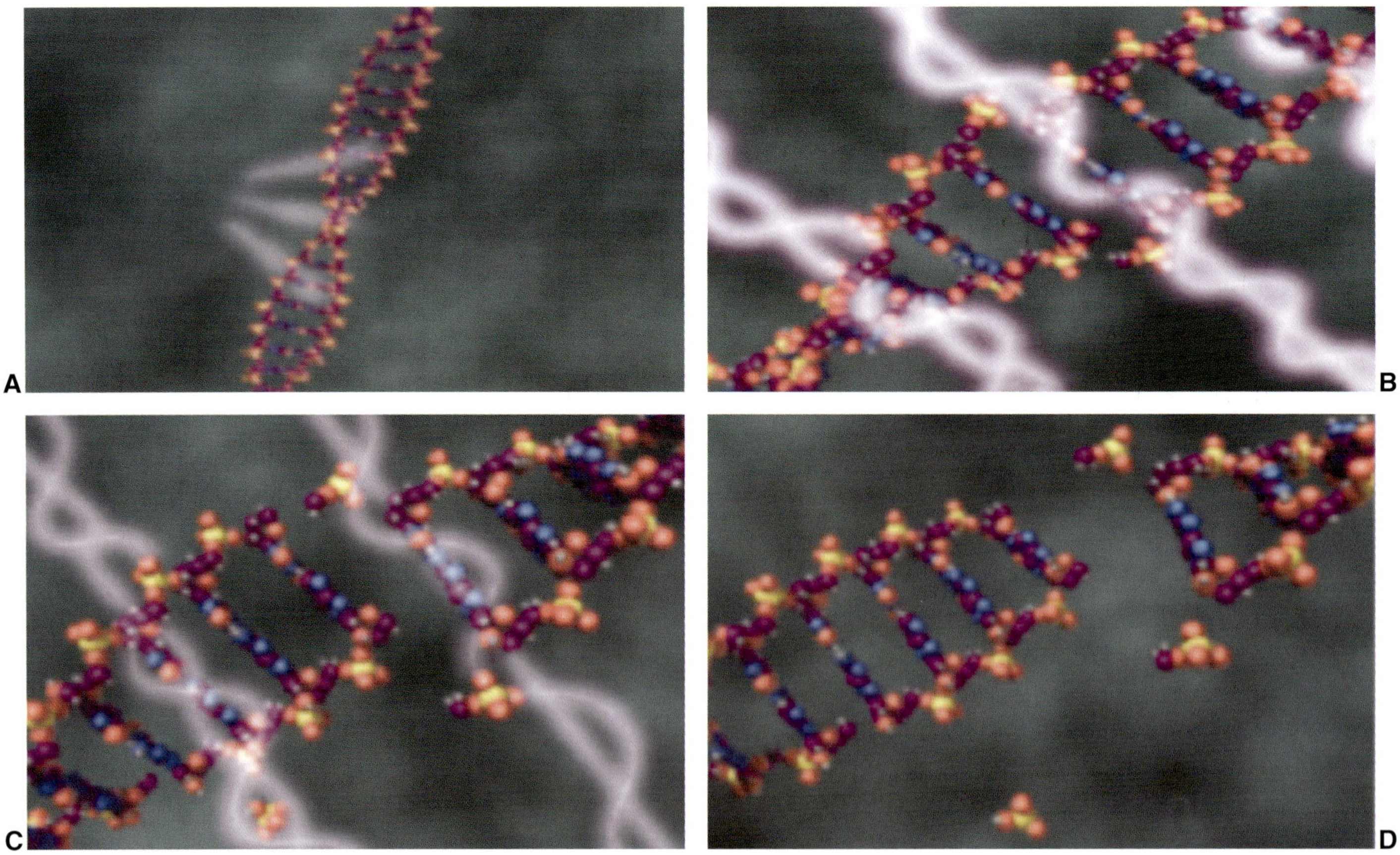

Fig. 2-1. Feixe de raios incidindo sobre a cadeia de DNA produzindo sua quebra. (Imagem cedida pela SAPRA.)

Como o corpo humano se constitui de 80% de água é considerado uma solução aquosa. Os fótons, ao interagirem com a molécula da água, podem quebrar suas ligações, liberando radicais livres que lesam o DNA. Da quebra das ligações da água resultam átomos de hidrogênio, hidroxila, elétron hidratado e peróxido de hidrogênio (H^+ OH^- H_2^+ e H_2O_2).

Estes radicais livres e produtos moleculares causam fenômenos bioquímicos no interior da célula com danos irreversíveis à membrana lipídica, às proteínas e aos ácidos nucleicos, e após período de latência variável e imprevisível, podem surgir doenças como leucemia ou câncer (Fig. 2-2).

EFEITOS BIOLÓGICOS DAS RADIAÇÕES

Definição

As radiações ionizantes são capazes de alterar as características físico-químicas das moléculas, cuja ação se faz em função da dose absorvida e do tipo de radiação e da forma de aplicação. A mesma dose recebida pelo órgão ou tecido tem efeito diferente se a exposição ocorreu de única vez, de forma fracionada ou se periodicamente. O tratamento radioterápico de 5.000 cGy, que a paciente recebe fracionado em 30 aplicações, poderia ser mortal, se aplicado de uma só vez. Também as radiações cósmicas naturais na ordem de 1 mGy por ano, que o homem acumula ao longo do tempo, seria mortal se aplicadas em dose única.

Os efeitos das radiações no organismo não são uniformes e dependem do órgão irradiado, do tipo de radiação e da sensibilidade de suas células. Também os efeitos variam com a dose e com a idade na qual o indivíduo é exposto. Em alta dose, o risco é linear e aumenta com a dose após um limiar, enquanto para baixa dose a relação não obedece a um limiar e ocorre ao acaso, mas a probabilidade de ocorrer o dano aumenta com a dose, porque o efeito é cumulativo.

A probabilidade de dano ao organismo nos indivíduos expostos à radiação ionizante guarda relação com a dose recebida pelo tecido ou com o corpo inteiro que, em função de vários fatores, determina a maior ou a menor probabilidade de dano. Assim, o risco depende da forma como aconteceu a exposição, ou seja, se aplicada de forma única ou fracionada, do tipo de radiação, da sensibilidade

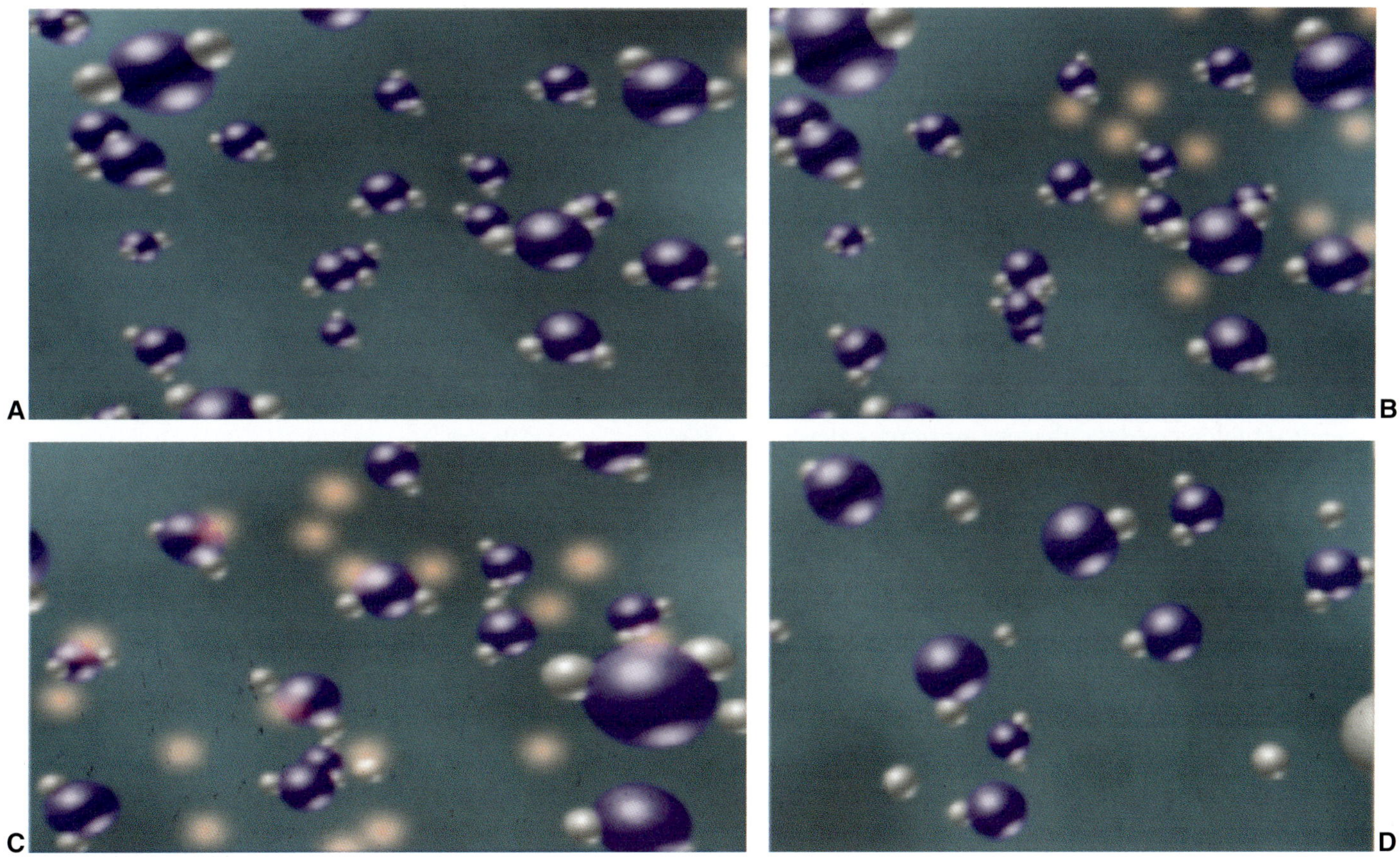

Fig. 2-2. Quebra das moléculas da água pelas radiações. (**A**) Moléculas da água. (**B**) Raios interagindo com as moléculas de água. (**C**) Ionização das moléculas de água. (**D**) Íons de H^+, OH^- e H_2O_2, gerados pela quebra das moléculas da água. (Imagem cedida pela Sapra.)

do tecido irradiado, da idade e do sexo do indivíduo, dos hábitos alimentares e até dos métodos utilizados.

A relação entre dose absorvida e probabilidade de induzir o câncer guarda relação linear para os raios de baixa energia. Significa afirmar que, para dose muito baixa, o risco de câncer é diretamente proporcional à dose absorvida, apesar de não haver comprovação científica. O LET (transferência linear de energia) é uma grandeza que quantifica a energia média depositada pela radiação por unidade de percurso. Depende do tipo de radiação e da sensibilidade do órgão irradiado, porque a mesma dose pode produzem efeitos biológicos diferentes. Uma fonte beta emissora e outra alfa emissora emitem a mesma soma de partículas, mas produzem efeitos biológicos diferentes, porque o fator ponderal das radiações é diferente. Também o efeito depende da sensibilidade do órgão irradiado às radiações.

Para radiações de alta energia com alto poder de transferência ou alto LET, que transferem muita energia para o material, a probabilidade de induzir o câncer é bem maior e varia com o quadrado da dose, o que foi demonstrado nas vítimas de Hiroshima e Nagasaki e repetido experimentalmente em laboratório. Por conseguinte, não é uma relação linear e sim quadrática, já que varia com o quadrado da dose. Para uma dose muito elevada, o estudo da evolução do câncer fica prejudicado pela alta frequência de mortes.

As radiações de alto LET e as partículas diretamente ionizantes induzem maiores danos por unidade de dose com relação aos raios de baixo LET e, mesmo fracionando as doses, aumentam os efeitos estocásticos.

FATORES QUE INTERFEREM NOS EFEITOS BIOLÓGICOS

Nos efeitos biológicos das radiações ionizantes, devem ser considerados o **tipo** e a **quantidade** das radiações na unidade de **tempo**, bem como o **sexo** e a **idade** do paciente e o **órgão** irradiado. O órgão é fundamental, já que cada órgão ou tipo de células tem uma sensibilidade diferente para a mesma dose. Também a mesma dose de radiação absorvida por pessoas diferentes pode apresentar respostas e danos diferentes, porque o efeito biológico ocorre em função da idade, do sexo e do estado físico do indivíduo.

Tipos de radiação

O tipo e a intensidade do dano biológico ocorrem em função do tipo de radiações, mas a extensão do dano varia também com a dose e com o tempo no qual a dose foi aplicada. As partículas alfa, que são 20 vezes mais agressivas que os raios X ou gama, causam maior dano que a mesma dose de outros tipos de radiações, porque os raios são totalmente absorvidos e toda sua energia é depositada no tecido.

Estado físico

O estado físico do irradiado tem influência na resposta do indivíduo à radiação. A pessoa bem nutrida é mais resistente e tem um maior poder de resposta aos raios, se comparada com a pessoa depauperada, imunodeprimida e mal alimentada, que tem menor defesa orgânica.

Fator idade

A resposta orgânica ocorre em função da idade. O idoso tem processo de reparação celular mais retardado, é imunologicamente incompetente e apresenta pior resposta com relação ao adulto jovem. A criança, que tem os órgãos relativamente maiores, apresenta maior metabolismo e os efeitos são mais intensos, se comparados com os que ocorrem no adulto. Na criança, as células são mais indiferenciadas, o processo mitótico é mais intenso e tornam-se mais sensíveis às radiações.

Fator sexo

A mulher é mais sensível às radiações e deve receber maior proteção do que o homem, porque, além das gônadas, as mamas e a tiroide que são radiosensíveis, afora a probabilidade de uma gravidez inicial, na qual o embrião é mais vulnerável aos efeitos das radiações. As células germinativas do ovário são mais sensíveis às radiações e a dose de 1,7 Gray (Gy) provoca esterilidade temporária, que surge em 3 meses e dura por 2-3 anos. A dose superior a 3 Gy provoca esterilidade permanente.

CARACTERÍSTICAS DAS RADIAÇÕES

Inespecíficas

Nenhuma doença é provocada exclusivamente por radiação ionizante, ficando difícil atribuir o dano à radiação, porque não se pode estabelecer uma relação entre a exposição e os efeitos. A carcinogênese pode ser induzida por agentes físicos, químicos ou biológicos e não existe diferença entre o câncer induzido por radiação e o câncer de outra etiologia. Mesmo que a paciente tenha sido irradiada, a doença pode ter outra etiologia, porque não existe marcador específico. Mesmo sabendo que a radiação contribui para o surgimento da doença, não se tem certeza se ela foi o agente etiológico.

Latência

Latência é o tempo decorrido entre o fenômeno inicial no tecido humano, quer seja efeito químico ou físico da radiação ionizante e o surgimento da doença. Este tempo é mutável, variando de segundo a décadas, dependendo do tipo, da intensidade de radiação e da sensibilidade do órgão irradiado. Assim, a radiodermite ocorre após 8 dias. A anemia ocorre com 30 dias e, se a dose absorvida for elevada, ocorre a morte entre 2 e 15 dias. Assim, nas explosões de Hiroshima e Nagasaki, o efeito iniciou-se após 2 anos, com pico máximo entre 6 e 12 anos e só se normalizou 25 anos após a exposição.

Reversibilidade

A radiação tem caráter reversível ao longo do tempo e com o tratamento clínico obtém-se a cura, dependendo da dose, sobretudo nas alterações funcionais da célula somática.

A célula possui mecanismos enzimáticos e imunológicos de reparo. Os danos produzidos por agentes físicos, químicos ou biológicos, mesmo os mais profundos ocorridos no DNA, podem ser reparados na dependência do tempo e da defesa imunológica do indivíduo.

A anemia e a leucopenia desaparecem com o tempo após a renovação dos leucócitos e hemácias. Outras são permanentes quando ocorre necrose do tecido ou alterações genéticas no DNA, levando à carcinogênese ou à leucemia. Para fins de segurança radiológica, o efeito da radiação ionizante é cumulativo e o efeito biológico produzido tem caráter irreversível.

Transmissibilidade

Um dano biológico produzido em uma pessoa não se transmite a outras, nem uma lesão provocada em determinados órgãos ou célula se transmite aos demais órgãos ou tecidos. Entretanto, o dano provocado no gene de célula somática (mutação) deixa esta geneticamente alterada (indução carcinogenética), com potencial para desenvolver um clone e evoluir para câncer, comprometendo o indivíduo irradiado.

Na mutação nas células germinativas, um dano elevado pode-se manifestar pela divisão celular, produzindo efeitos hereditários que se transmitem aos descendentes. Mas isto não foi bem mostrado nos descendentes dos sobreviventes de Hiroshima e Nagasaki, tendo sido demonstrado apenas em experimentos animais.

Um indivíduo vítima de exposição à radiação, mesmo no período imediato, pode ser manuseado e transportado sem risco de contaminação da doença. Entretanto, se ele estiver contaminado com material radioativo de forma externa ou interna, ele passa a ser fonte radioativa, emite radiações e pode contaminar outras pessoas por contato direto (ver Capítulo 1).

Limiar

Existe um limiar ou um valor abaixo do qual a enfermidade não é detectada. Mesmo existindo destruição celular ou leucopenia, ela é clinicamente indetectável. Para se atribuir um dano à radiação, necessita que tenha recebido uma dose que atinja o limiar determinístico. Por exemplo, não se pode atribuir uma anemia à radiação se o paciente recebeu uma dose inferior a 1 Sv (Sievert) em um certo período, já que esta é a dose que determina a eritropoese. Entretanto, uma dose mínima pode provocar uma alteração genética, dando origem a um câncer ou efeitos biológicos hereditário tardios. É um efeito estocástico que ocorre ao acaso e independente de limiar.

RADIOSSENSIBILIDADE E EFEITOS BIOLÓGICOS

Efeitos sobre as células

Os efeitos das radiações no organismo dependem, sobretudo, do tipo de radiação e da dose absorvida, mas dependem também do tipo de célula, do órgão irradiado e da defesa orgânica por meios imunológicos, enzimáticos ou genéticos.

Podem ocorrer alterações no nível das células com dano no núcleo ou no citoplasma, levando a perda de funções metabólicas ou reprodutivas da célula ou até a morte celular. Dependendo do tipo de raios, do grau de exposição e do tipo de células, ocorrem alterações celulares, com efeitos que variam desde a morte de células até a morte do indivíduo em 30 dias, dependendo da dose absorvida. Se alterar geneticamente o DNA de uma célula somática sadia, após um longo período de latência, um câncer pode surgir. Se o dano ocorrer sobre a célula germinativa, pode transmitir às gerações futuras.

Algumas células e órgãos são mais radiossensíveis que outros. As células com alta taxa de proliferação são mais sensíveis às radiações ionizantes e a radiossensibilidade é diretamente proporcional a sua atividade mitótica e inversamente ao grau de diferenciação celular. As células mais sensíveis são as gonadais, da medula óssea, do cristalino e da epiderme. Os linfócitos e as células indiferenciadas em plena atividade mitótica são mais sensíveis do que aquelas indiferenciadas. O núcleo celular é 100 vezes mais sensível que o citoplasma. Pode haver lesão das membranas nucleares ou citoplasmáticas e ocorrer a lise celular com perda do equilíbrio celular. Se a célula teve um gene modificado, ele pode ser reparado pelo sistema imunológico como o gene supressor P-53, que se encarrega de consertar o DNA ou por mecanismos enzimáticos que reparam o dano, deixando a célula sadia sem apresentar sintomas clínicos. Se o dano for somático, pode ser reversível, mas se o dano for genético tem efeito cumulativo e irreversível e pode comprometer até a segunda geração.

Se o dano celular não for reparado, pode levar à morte celular com incapacidade de reprodução ou deixar a célula modificada com potencialidade de gerar um câncer, após longo período de latência. Já o dano no nível dos órgãos provoca efeitos funcionais e reversíveis como hipotiroidismo por menor secreção hormonal, esclerose do tecido conjuntivo, reações vasculares e neurológicas, mas a dose elevada acima do limiar produz lesão das células com perda de sua função e até morte celular. É o chamado efeito determinístico das radiações.

Efeitos sobre os órgãos e sistemas

As alterações no nível do órgão levam a lesões morfológicas e funcionais como redução da secreção hormonal com hipotiroidismo se incidir sobre a tiroide, com infertilidade se for sobre as gônadas ou com esclerose do tecido conjuntivo, que pode ter duração temporária ou ser definitiva.

As alterações são reversíveis e dependem do tipo de radiação, da dose e da sensibilidade do órgão irradiado. Alguns órgãos, como hematopoético, são mais sensíveis aos efeitos das radiações tanto externas quanto internas, enquanto alguns tecidos, como extremidades, ossos, pele, músculo e até tecido nervoso são menos sensíveis.

Sistema hematopoético. Se o dano ocorrer no nível do sistema hematopoético, leva à anemia, à leucopenia, que reverte após a renovação de leucócitos e hemácias, mas, dependendo da dose, pode induzir uma proliferação desordenada dos leucócitos levando à leucemia após 2-10 anos.

O sistema hematopoético é o mais sensível, com efeito direto sobre a medula óssea, levando à leucopenia, que surge após 48 horas, plaquetopenia e anemia que surgem com 30 dias, dependendo da dose que, com limiar de 500 mSv, pode determinar uma pancitopenia. O hemograma é exame obrigatório para trabalhadores e a leucopenia pode ser indicativa de exposição excessiva às radiações.

Sistema nervoso central. Depende da fase de desenvolvimento na qual o indivíduo recebe a radiação. Os efeitos variam de pequenas alterações até anencefalia. No adulto, a dose acima de 10 Gy provoca distúrbio do equilíbrio, agitação, convulsões e até morte.

Sistema gastrintestinal. Os efeitos variam com a dose e iniciam com 0,5 a 1 Gy, mas acima de 5 Gy sempre surgem sintomas gastrintestinais como diarreia e vômitos.

Mucosas. As mucosas dos sistemas digestivo e vesical, por ter muitas células jovens com intensa proliferação, sofrem grande dano celular com náuseas e vômitos, que produzem um desequilíbrio hidroeletrolítico. A descamação com eliminação das células mortas leva à hemorragia digestiva com diarreia, que facilita a disseminação bacteriana e a septicemia, levando o indivíduo à morte. A descamação de bexiga urinária leva à disúria, e à hematúria.

Olhos. Com dose superior 300 mSv pode provocar opacidade do cristalino (catarata) e até cegueira permanente.

Sistema tegumentar. A dose limiar de 3,5 Gy provoca a destruição das células, levando a um eritema com ulceração superficial que surge em 8 dias. A parte mais sensível são as células basais.

A dose alta provoca alteração do derma e da epiderme, dando radiodermite profunda, que provoca lesões distróficas e simula uma queimadura. Após 2 semanas surge a necrose de pele, que gera sequelas distróficas. Na fase tardia surge a radiodermite crônica com atrofia das células, perda de folículos pilosos e de glândulas sebáceas, deixando a pele fina e ressecada. A pele fica atrófica com dilatação dos vasos superficiais e fibrose dos vasos profundos. Com dose superior a 30 Gy, ocorrem mudanças cosméticas indesejáveis, podendo surgir um câncer tardiamente.

Medula óssea. É o órgão mais importante na hematopoese. As células hematogênicas estão distribuídas na medula do osso trabecular, preenchendo suas cavidades. O sangue circulante e as hemácias são insensíveis às radiações ionizantes, exceto os linfócitos, que são altamente sensíveis. No entanto, os órgãos hematopoéticos (medula óssea e gânglios linfáticos) são muito sensíveis às radiações tanto externas quanto internas. O primeiro sinal é a leucopenia, mas dependendo da dose surge depressão da hematopoese com aplasia medular.

Osso. A exposição se faz pela contaminação interna com radionuclídeos osteofílicos, cujo dano se faz em função da dose e que varia desde necrose parcial ou total e até câncer, como osteossarcoma. As células radiossensíveis são as endoteliais e as periosteais.

Pulmão (vias aéreas). O ataque é feito por aerossóis radioativos que se fixam nos alvéolos, produzindo inflamação com esclerose. É mais comum nos trabalhadores de minas, especialmente de urânio, quando não se usa proteção. As partículas são retidas pela rede de tecido linfoide, que é muito intensa nesta víscera.

Gônadas. A maior fonte de exposição nas gônadas é o radiodiagnóstico. As radiações incidindo sobre as gônadas podem causar a esterilidade temporária ou permanente em função da dose.

Os efeitos são mais intensos no homem do que na mulher e determinam queda da fertilidade e efeitos hereditários nos descendentes. As gônadas masculinas são mais radiossensíveis do que as femininas porque são mais indiferenciadas. Uma dose maior que 0,25 Gy de radiação mesmo de pequena transferência linear de energia (baixo LET) produz oligoespermia transitória. Se a dose for acima de 2,5 Gy, suprime a espermogênese e surge anospermia com esterilidade permanente no homem, demonstrando um efeito determinístico em função da dose. As espermatogônias sofrem proliferação constante, com geração de espermatozoides, mesmo na vida adulta.

Entretanto, o homem, mesmo tendo espermatogônias mais sensíveis, tem maior poder de recuperação ao dano biológico da radiação, porque tem a espermatogênese permanente. Os espermatozoides, mesmo quando mutados, se não forem fertilizados, entram em apoptose e atrofiam, porque têm ciclo de vida limitado.

Como a vida média do gameta masculino é de 48 horas, o indivíduo irradiado deve abster-se de conceber filhos durante 1 semana, tempo suficiente para que os espermatozoides sejam substituídos. Se a dose foi intensa, com destruição parcial das gônadas, a abstenção sexual com fim reprodutivo deve ser de 6 meses, já que a renovação das espermatogônias se faz em 3 meses. Se a dose for muito intensa, ocorre necrose total irreversível, que leva à esterilidade definitiva.

Mas, no que se refere às gônadas, a mulher que já nasce com seus folículos pré-formados, tem suas células mais diferenciadas e, por conseguinte, é menos sensível às radiações, mas as mutações podem manifestar-se nas gerações futuras. Uma dose de 3 Sv na mulher adulta leva à menopausa em caráter definitivo, na jovem tem menor efeito e apenas leva à supressão da ovulação, com baixa da fertilidade com amenorreia temporária.

Tiroide. As células epiteliais dos folículos tiroideanos são altamente sensíveis.

Cristalino. A dose determinística de opacidade do cristalino é 300 mSv, mas a dose permitida não deve exceder 150 mSv.

Exposição na gestante

O controle de exposição ocupacional na mulher é o mesmo para o homem, exceto durante a gestação, que deve ter restrição de dose para a proteção do feto. Durante a gestação pode induzir efeitos teratogênicos, sobre o feto ou o embrião. A dose absorvida na superfície do abdômen da gestante fica limitada a 2 mGy durante toda a gestação. Em se tratando de radionuclídeo, a incorporação deve ser limitada a 5% do limite anual. O tipo e a frequência de efeitos biológicos na gestação dependem do período em que ocorreu a exposição.

Com relação ao feto, os efeitos das radiações ionizantes variam desde os efeitos mutagênicos com carcinogênese na infância até o óbito fetal, passando por malformações, distúrbio do crescimento ou do desenvolvimento, na dependência da dose e da idade gestacional. As pacientes grávidas que necessitem radiografia convencional ou por tomografia, devem usar avental de chumbo sobre o abdômen para reduzir a incidência de radiação sobre o útero. Os exames contrastados também devem ser evitados, já que o contraste ultrapassa a barreira placentária e pode produzir efeitos, mesmo que transitórios, sobre a tiroide fetal.

O embrião é mais sensível às radiações nas duas primeiras semanas. Na fase inicial é provável que ocorra morte do embrião. Após o segundo mês, depende do órgão que esteja se formando. O risco de morte embrionária ocorre com a dose absorvida de 100 mGy. Acima desta dose pode ocorrer dano ao SNC com malformações como micro ou macrocefalia, retardo mental e decréscimo do quociente de inteligência. É pouco provável, nos exames radiológicos de rotina, que o feto seja exposto a esta dose.

Os dados são inconsistentes e controversos, mas há registros de redução do quociente de inteligência nas crianças filhas de sobreviventes de Hiroshima e Nagasaki. Também houve aumento do câncer infantil em filhos de mulheres que receberam radiação intrautero. Vale lembrar que a incidência de anomalias congênitas natural ocorre entre 0,5 e 5% dos casos e o risco teórico aumenta 0,5% para cada 10 mGy de dose recebida, mas não há relato de efeito adverso no feto com dose menor que 50 mGy. Se a dose absorvida for superior a 250 mGy, deve ser recomendada a interrupção de gravidez, apesar de nenhum exame, mesmo combinado, atingir este nível de exposição.

Os efeitos das radiações são mais evidentes durante a organogênese, mas deve-se evitar exposição à radiação nas primeiras semanas após a concepção. O período crítico está entre a 8ª e a 17ª semana, por conta do alto índice mitótico durante este período, mas o efeito é mais intenso no período de formação dos órgãos, que ocorre entre a 3ª e 8ª semana, e em menor intensidade na fase de desenvolvimento fetal que vai da 9ª a 25ª semana. Não há relatos de retardo mental em crianças expostas a bombas atômicas antes da 8ª e após a 25ª semanas.

No segundo trimestre, o risco é baixo e no terceiro trimestre o risco é quase inexistente. A probabilidade de ocorrer o efeito pode ser letal, causar malformação do SNC, catarata, retardos de crescimento e mental e até indução do câncer infantil, especialmente a leucemia.

- *1ª a 2ª semana:* o risco é mínimo, porque não há organogênese, e normalmente leva ao aborto espontâneo.
- *3ª a 8ª semana:* ocorre malformação no órgão que está em formação e foi irradiado.
- *8ª a 15ª semana:* o efeito mais frequente é o retardo mental, conforme o nível de exposição.
- *16ª a 25ª semana:* gera retardo mental, com menor frequência.
- *Após a 32ª semana:* o risco para o feto é pouco, mas pode desenvolver neoplasias malignas na infância ou na maturidade, o que pode acontecer com a exposição durante toda a gravidez.

Obs.: As unidades Gray (Gy) e Sievert (Sv) são equivalentes, sendo o Gray usado para quantificar a dose absorvida e o Sievert para quantificar os efeitos biológicos, que dependem do fator peso da radiação. Um Gy é igual a 100 RADS e 1 Sv é igual a 100 REM. Este assunto está mais bem descrito no Capítulo 3.

EFEITOS DAS RADIAÇÕES IONIZANTES

O estudo dos efeitos biológicos das radiações visa proteger o homem e outras espécies de seus efeitos prejudiciais e maximizar seus benefícios, especialmente na área de radiodiagnósticos e radioterapia. A radioproteção se preocupa em proteger o homem de hoje e as futuras gerações. O efeito das radiações é um conjunto de danos nos tecidos ou órgãos provocado pela absorção das radiações ionizantes e os efeitos por ela induzidos.

Para a mesma quantidade de radiação aplicada, os efeitos biológicos resultantes podem ser diferentes, dependendo da qualidade do raio, do tecido irradiado e da frequência da dose absorvida. Também é importante se a exposição ocorreu em dose única ou de forma fracionada ou periódica. Com dose única e no corpo inteiro, a probabilidade de efeito é maior do que com a dose fracionada.

Efeitos biológicos

Os efeitos biológicos constituem uma resposta natural do organismo ou parte dele a um agente agressor e pode-se manifestar por retardo da divisão celular ou mesmo morte celular. Necessariamente não constituem uma doença, exceto quando o efeito é mais intenso que a capacidade do organismo em reparar os danos.

Os efeitos biológicos radioinduzidos são classificados em **função da dose e da forma de respostas**, como efeitos estocásticos e determinísticos. A resposta também ocorre em função da **dose** e em termos de **tempo** de manifestação, podem ser imediatos ou tardios. Finalmente, em função do **nível de dano**, podem ser somáticos ou hereditários.

Efeitos em função da dose

O dano varia com o tipo de radiação, mas é determinado pela dose absorvida. Os efeitos em função da dose são expressos em Sievert (Sv) e aumentam de acordo com a dose. Até 0,25 Sievert não se determina nenhum efeito, mas acima deste limiar surge leucopenia, astenia e outros sintomas como fadiga, vômitos, astenia e tonturas, tudo em função da dose. A dose absorvida acima de 5 Sv pode ter efeito letal entre 2 e 8 semanas.

- *Até 0,25 Sv:* nenhum efeito clínico é detectado, quer precoce ou tardio.
- *De 0,25 a 0,50 Sv:* ocorre leucopenia (linfócitos e plasmócitos).

- *De 1 a 2 Sv:* ocorrem náuseas, vômitos, fadiga, astenia etc.
- *Maior que 5-6 Sv:* ocorre óbito entre 2 e 4 semanas após a exposição.

A dose letal média é entre 4 e 6 Gray, onde 50% das pessoas expostas morrem em um período de 4 semanas. Acima de 8 Gy, o óbito ocorre em 1 semana e a sobrevivência é improvável.

Efeitos em função do tempo

O dano guarda relação com o tempo de exposição, tem efeito cumulativo e pode provocar alteração das células, mas se ocorrer em curto intervalo de tempo pode levar à morte. O efeito cumulativo é maior quando a exposição ocorre em curto intervalo de tempo, por alterar o funcionamento das células causando perda das funções celulares, podendo levar à morte celular. Também a dose absorvida tem relação direta com o tempo de exposição.

Os efeitos biológicos ocorrem no período de horas até algumas semanas após a exposição. Os danos em função do tempo podem ser **precoces,** quando ocorrem em um período de poucas horas até algumas semanas, como a radiodermite; ou **tardios,** quando os efeitos aparecem de anos a décadas após a exposição à radiação, a exemplo do câncer. As queimaduras após a manipulação com Ir 192 em acidente com irradiadores da gamagrafia surgem após horas, enquanto os processos leucêmicos nas vítimas de Hiroshima e Nagasaki tiveram um pico entre 5-7 anos, após o episódio.

Síndrome aguda. Surge como um conjunto de sintomas sucessivos, que aparece nas vítimas de acidentes que receberam altas doses de radiações envolvendo o corpo inteiro. Ocorre na exposição à fonte radioativa de alta atividade e com menos frequência ao gerador de radiações ionizantes, como máquina de raios X ou acelerador linear. Os sistemas envolvidos são inicialmente o circulatório, o hematopoético, o gastrintestinal e o sistema nervoso central.

Os conhecimentos sobre radiações foram obtidos em experimentos em animais ou em pessoas vítima de acidentes que foram expostas a exposições elevadas, como ocorreu no Japão, em Chernobyl e em Goiânia.

A exposição aguda pode reduzir as células vitais de um órgão e levar o indivíduo à morte. Os sintomas são caracterizados em função da dose absorvida, pela gravidade do dano e pelo tempo de manifestação após a exposição.

Fase crítica. É a fase entre a irradiação e a morte; varia de 1 a 60 dias.

Período imediato. Na primeira semana surgem astenia, tonturas, vômitos e náuseas, sem repercussão importante no estado geral, mas com emagrecimento rápido e até com morte. A experiência é restrita a poucos casos, em especial no acidente envolvendo uma explosão de urânio em Oak Ridge (EUA), onde um trabalhador recebeu 45 Gy, entrou em coma de imediato e teve morte em 34 horas.

Nas síndromes neurovascular, cardiovascular e cerebral segue um quadro clínico com perda imediata do sentido de profundidade e do equilíbrio seguido de coma, e morte pode ocorrer nos primeiros dias.

Período mediato. Após a 2ª semana vem a fase mais crítica, com síndrome hematopoética, com pancitopenia (leucopenia, plaquetopenia e anemia), alopecia e degradação do sistema imunológico, levando à septicemia, diarreia e morte após 2 semanas.

O **diagnóstico** é clínico, complementado com a dosimetria biológica. Pode fazer a análise microscópica do organismo que mostra aberrações microssomiais com cromossomos discêntricos e em forma de anel.

Tratamento. É apenas paliativo e sintomático com medidas higienodietéticas como hidratação, reposição hidroeletrolítica, antibióticos e antioxidantes como as vitaminas A, C e E, selênio e ácido lipólico, que inibem os radicais livres, especialmente as peroxidases. Evitar e combater estresse, má-alimentação e patologias digestivas como verminoses que expoliam complexo B. A Vita E 800 unidades por dia pode ser usada para combater os radicais livres, mas o fator mais importante é a prevenção com o uso de equipamentos de proteção individual (EPI).

Efeitos biológicos em função da dose

Quando a dose recebida for alta, predominam os efeitos imediatos e as lesões são severas ou mesmo letais, com desfecho legal em 60 dias. Se a dose for intermediária, mesmo surgindo efeitos mediatos, apresenta menor severidade e nem sempre tem caráter permanente. Para baixa dose não haverá efeitos aparentes imediatos, mas há probabilidade de surgirem efeitos tardios, especialmente se for contínua. Aparentemente pode parecer inócua, mas pode induzir efeitos estocásticos que, independe da dose, podem causar sintomas tardios, como um câncer.

- Na dose maior que 300 cGy provoca eritema, que ocorre de imediato até semanas, dependendo da dose e da epilação que surge na 3ª semana.

- Na dose maior que 600 cGy provoca eritema e edema que pode surgir de imediato.
- Maior que 1.000 cGy provoca eritemas com bolhas que surgem em 2 a 3 horas após a exposição.
- Dose maior que 3.000 cGy provoca ulceração que surge após 30 dias.
- Dose maior que 5.000 cGy provoca ulceração profunda com necrose e gangrena.
- Em 48 horas surgem pródromos como anorexia, náuseas, vômitos, diarreia, conjuntivite e eritema.
- Após 30 dias a doença se manifesta com hemorragia, infecção, hipotensão arterial, imunossupressão e desequilíbrio hidroeletrolítico.
- Após 2 meses, se não ocorreu a reparação, ocorre a morte do indivíduo.

EFEITOS COM RELAÇÃO AO DANO

Efeitos somáticos

Nas radiações sobre as células somáticas, os efeitos se manifestam no próprio indivíduo irradiado. O dano somático é reversível e pode ser reparado. O dano provocado no gene da célula somática (mutação) deixa esta geneticamente modificada, que, ao se reproduzir, gera um clone, que, após longo período de latência, pode resultar em um câncer. Os efeitos são dependentes do **tipo de raios**, da **dose absorvida** e da **sensibilidade** da célula na área irradiada.

Efeitos genéticos

Quando as radiações incidem sobre uma célula germinativa (gônadas) produzem efeitos que também são dependentes do **tipo**, da **dose**, do **sexo** e da **idade** da taxa de dose. Tem caráter cumulativo e o efeito surge nos descendentes da pessoa irradiada e habitualmente é irreversível. Produzem diminuição temporária ou definitiva da fertilidade, com desordens hereditárias sobre os descendentes e até indução de tumores. Os efeitos hereditários podem ocorrer na primeira e segunda gerações do indivíduo exposto e pode-se manifestar como malformações, perda de funções e até morte prematura do embrião ou do feto.

Durante a gestação, o efeito depende do período em que ocorreu a radiação e do órgão que estava se desenvolvendo na época em que aconteceu a exposição. Se ocorrer a fecundação de um folículo modificado, pode provocar danos, como tumores ou malformações, que surgem nas primeira e segunda gerações subsequentes, até a eliminação completa do risco.

EFEITOS DA DOSE E FORMA DE RESPOSTA

A Comissão Internacional de Proteção Radiológica classificou os efeitos biológicos das radiações como **determinantes**, e se baseia na morte celular, ocorrendo, na totalidade dos indivíduos expostos que atingiram o limite de dose ou como efeitos **estocásticos**, em que não há limiar, mas efeito cumulativo e necessita apenas de alteração em uma única célula. Este limite é de difícil quantificação, já que o organismo não tem sensores para radiação e às vezes o primeiro sintoma é a alopecia ou radiodermite, ou mesmo um câncer ou uma leucemia.

Efeitos determinísticos

Os efeitos determinísticos baseiam-se em morte celular, o que ocorre na radiodermite, pela radioterapia, na esterilidade e nas cataratas radioinduzidas. Ocorrem com alta dose e surgem em um curto intervalo de tempo, podendo ser induzidos experimentalmente.

Resultam da inativação das células quando a dose for alta o suficiente para provocar a morte da célula, com prejuízo da função no tecido e no órgão. As células mais sensíveis são as integrantes das gônadas, da medula óssea e do cristalino.

Os efeitos determinísticos são aqueles para os quais existe um limiar de dose necessária para sua ocorrência e sua severidade aumenta com a dose absorvida e com a frequência da exposição, tendo um impacto mais intenso na criança do que no adulto. Ocorrem quando o dano é intenso e não foi reparado pelo sistema de defesa, causando prejuízo para o tecido ou o órgão com perda de sua função, podendo levar à morte celular e, até, à morte do indivíduo.

Até um limiar de dose, que depende do órgão irradiado, nenhum indivíduo apresenta qualquer dano permanente, mesmo que haja morte celular no tecido, porque o organismo consegue equilibrar e reparar o dano, passando até despercebido pelo indivíduo. Entretanto, se a dose for intensa e ultrapassar a capacidade de reparação pelo organismo, pode produzir dano celular com perda de função do tecido ou do órgão irradiado, levando à doença e, até, à morte do indivíduo. A dose maior que 0,5 mSv pode causar a morte celular, o suficiente para impedir a função do tecido ou do órgão irradiado. A dose de 0,3 Sv pode provocar a catarata e entre 3-5 Sievert pode levar à morte do indivíduo após 30 dias.

Acima do limiar, a severidade do dano aumenta com a dose e ocorre injúria na totalidade dos indivíduos expostos. O limiar é avaliado pela dose absorvida na pele. Se o dano é leve, os efeitos são de ordens funcionais e reversíveis, como distúrbios glandulares, efeitos neurológicos e reações vasculares.

Se a dose em um órgão vital for alta e o dano for grande, pode ocorrer perda de função e até a morte da célula, dependendo do tipo de raios, da dose e da sensibilidade do órgão irradiado. Assim, o efeito determinístico da catarata só aparece após a dose de 0,3 Sv, enquanto a pele tem limiar elevado e só acima de 3,5 Gy provoca eritema, que surge em 8 dias. Em doses maiores provocam alterações do derma e da epiderme com queimadura, podendo provocar necrose e formação de bolhas, que surgem em 2 semanas.

A finalidade básica da proteção radiológica é manter a dose abaixo do limiar para prevenir a ocorrência de efeitos determinísticos e reduzir a probabilidade de ocorrer efeitos estocásticos.

Os efeitos determinísticos podem ser evitados, já que existe um limiar de dose, mas não se evitam os efeitos estocásticos que ocorrem ao acaso e não existe um limiar (Figs. 2-2 e 2-4).

Efeitos estocásticos

São aqueles para os quais não existe um limiar de dose para a sua ocorrência, mas que pequenas doses podem causar dano, cuja probabilidade aumenta com a dose. Os efeitos estão relacionados com baixa dose e manifestam-se tardiamente (meses ou anos após a exposição), o que dificulta estabelecer uma relação entre a causa e o efeito, de uma mutação e uma eventual carcinogênese. O dano ocorre em única célula e não leva à morte celular e sim à alteração no seu DNA, deixando intacta a sua capacidade de reprodução, ou seja, a célula é transformada, mas permanece viável e pode-se reproduzir.

A célula, mesmo com alteração no DNA, mantém sua capacidade reprodutiva. Esta célula modificada, se

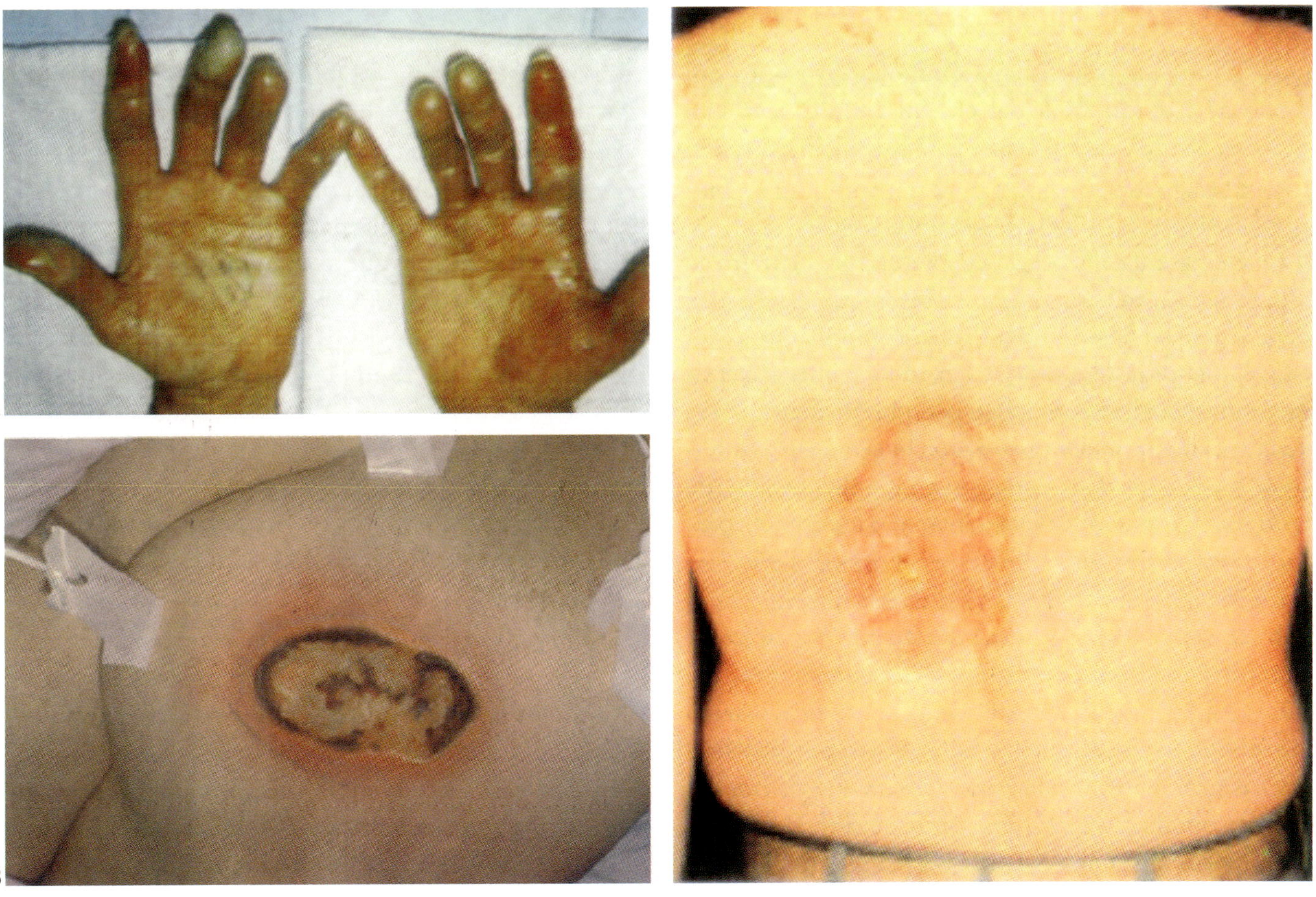

A B C

Fig. 2-3. (**A**) Queimadura com necrose nas mãos que surgiu em 24 dias após acidente com radiação em que foi necessária a amputação dos dedos. (**B**) Queimadura que surgiu 1 mês após colocar fonte aberta de irídio no bolso. (**C**) Radiodermite no dorso mostrando necrose de tecido surgida após 18 meses desde a realização dos exames. (Imagem cedida pela CRCN-NE.)

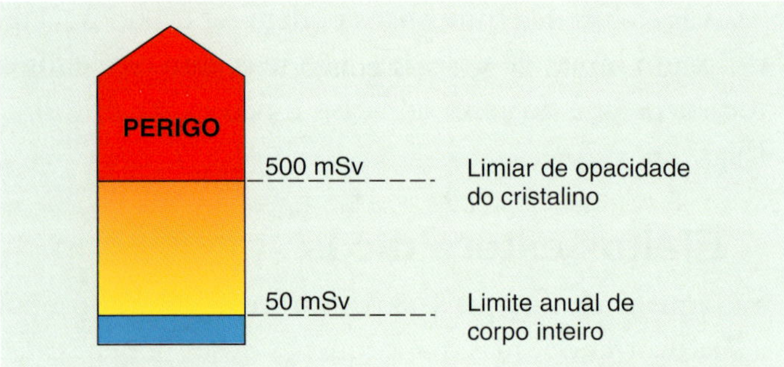

Efeito determinístico	Limite de dose equivalente Exposição única (Gy)
Esterilidade permanente	
Homem	3,5-6,0
Mulher	2,5-6,0
Opacidade do cristalino	0,5-2,0
Catarata	5,0
Depilação reversível	4,0
Quebra de cromossomos	0,25

Limiares de efeitos determinísticos

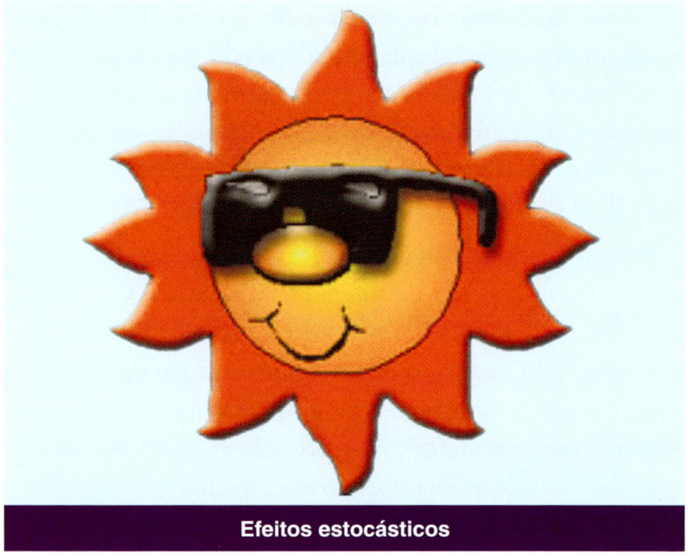

Fig. 2-4. Os efeitos determinísticos implicam em morte celular e determinam um dano em todas as pessoas após um limiar de dose absorvida. O efeito depende da dose. Os efeitos estocásticos não implicam em morte celular, não existe um limiar, mas têm efeito cumulativo e podem provocar uma catarata, que deve ser evitada. Um único raio pode provocar um carcinoma. (Imagem cedida pela SAPRA.)

não foi eliminada pelo sistema imunológico e após um período de carência, pode dar origem a um câncer. Um único evento pode ser suficiente para isso e não existe um limiar. Alguns indivíduos são mais sensíveis por ter predisposição familiar ou deficiência imunológica.

Os efeitos estocásticos não são preveníveis, ocorrem ao acaso, mesmo com baixa dose e sua severidade é a mesma, independente da dose. A dose tem ação cumulativa e seus efeitos são tardios, tem difícil avaliação e é impossível de ser reproduzida, devido ao longo período de latência. O efeito cumulativo é maior quando recebida em curto intervalo de tempo, que altera intensamente o funcionamento das células. Deve-se considerar também o aspecto ético de aplicar radiações ionizantes, sem que haja justificação.

Os efeitos mais comuns são a leucemia que surge após 5-7 anos, a fibrose e degeneração de órgãos, o câncer que surge após 1-2 décadas, ou efeitos hereditários nas gerações futuras (até a segunda). Existe pouca experiência acumulada neste sentido, já que é impossível reproduzir seus efeitos.

O câncer pode resultar quando uma única célula recebe uma radiação e tem seu DNA modificado, mas a gravidade do câncer não é afetada pela dose. Entretanto, a probabilidade de a radiação induzir um câncer aumenta com a dose, sem que exista um limiar. Ocorrem alterações intracelulares formando radicais livres, alguns de efeitos tóxicos, que vão lesar o DNA das células, podendo induzir a carcinogênese ou a formação de tumores benignos.

Os mecanismos genéticos de reparo e vigilância imunológica tentam eliminar ou inibir o desenvolvimento do clone de células modificadas. Na falha destes mecanismos ocorrem as doenças, que se manifestam como câncer ou doenças degenerativas. Os efeitos estocásticos somáticos são reversíveis, mas os danos são cumulativos e irreversíveis. Têm a leucemia e a carcinogênese como seus mais temidos efeitos, que aparecem de forma tardia.

Se o dano ocorrer em uma célula germinativa, pode transmitir as alterações genéticas para as gerações futuras e ter efeito hereditário. As estimativas de risco baseiam-se em experiência em animais, mas não foram demonstradas no homem.

A probabilidade de ocorrer dano aumenta com a dose e com a sensibilidade, mas sem um limiar. O dano não é afetado pela dose e sim pelo tipo de raio e em função do órgão irradiado, não podendo ser evitado. Entretanto, este conceito só é válido para os raios de baixa transferência linear de energia (baixo LET), já que nas radiações de alto LET, a incidência de câncer varia com o quadrado da dose.

O efeito difere com a faixa etária na época da exposição, sendo mais evidente no jovem que no adulto e leva em conta a sensibilidade (fator peso) do órgão exposto.

Os conhecimentos sobre os efeitos estocásticos são obtidos em estudos populacionais com sobreviventes das bombas atômicas do Japão e outros, não existindo dados sobre os danos em baixas doses, sabendo que a relação dose-efeito é linear. Foram encontrados cânceres em indivíduos que receberam 0,2 Sv.

Os procedimentos de radiodiagnóstico, apesar da dose mínima, não dão efeitos imediatos, mas podem desenvolver efeito estocástico. A exposição à radiação está associada a aumento discreto da incidência de câncer, após um período de 10 a 15 anos. No passado, os raios X eram usados para epilação da face em caso de hirsutismo e para micoses superficiais. Apesar do bom resultado, aumentou a incidência de carcinoma, devido à falta de blindagem na ampola de raios X e ao tempo prolongado das exposições. Também a irradiação do tórax era usada para o tratamento de doenças do timo, acne e até asma. Em 1990, a comissão de efeitos biológicos das radiações ionizantes recomendou que se deve evitar a irradiação do tórax, sobretudo nos jovens.

Qualquer exposição à radiação ionizante da célula somática ou germinativa, mesmo sendo mínima, pode provocar algum dano à saúde do indivíduo ou seus descendentes. Kopans estima que seis em cada milhão de mulheres que fizeram mamografia, terão câncer de mama radioinduzido.

O conceito de risco refere-se à probabilidade de ocorrer um efeito indesejado e nocivo ao indivíduo, principalmente o câncer e as mutações genéticas, para os quais não há limiar e torna-se impossível sua prevenção. Qualquer exposição a radiações, independente da dose, envolve o risco de carcinogênese, que depende do tipo do raio e da sensibilidade do órgão. Não existe um valor de dose que seja considerada segura.

O risco de irradiação de um paciente não pode ser estimado com exatidão para efeitos de proteção radiológica porque se baseia em estimativas. Em radiodiagnóstico não dá efeito agudo, mas os feitos estocásticos podem-se expressar tardiamente, inclusive na forma de câncer. A avaliação dos efeitos nocivos sobre o indivíduo requer conhecimento das doses e da distribuição das mesmas no organismo e do grau de sensibilidade do órgão irradiado.

Capítulo 3

GRANDEZAS RADIOLÓGICAS

Alcides Ferreira Santos

Neste capítulo vamos estudar as grandezas que quantificam as radiações e os princípios básicos sobre grandezas físicas como exposição, atividade, dose absorvida, relacionando com os efeitos biológicos sobre o organismo. Também estudaremos a relação entre estas grandezas e os efeitos biológicos no ser humano.

Você terá o conceito, as semelhanças e as diferenças entre dose absorvida, dose equivalente e dose efetiva e as respectivas unidades de grandeza que as quantificam. Você verá que a mesma dose produz efeitos diferentes em função da sensibilidade do órgão irradiado e que diferentes tipos de radiações ionizantes possuem diferentes energias e produzem efeitos biológicos diferentes para a mesma dose absorvida.

Você terá o conceito e a aplicação das unidades Gray e Sievert e aprenderá sobre:

- O que é dose absorvida?
- O que é dose equivalente?
- O que é dose efetiva?
- O que é exposição?
- O que é atividade?
- Quais são as grandezas que quantificam a dose?
- O que é kerma?
- Qual a diferença entre dose e kerma?

GRANDEZAS E UNIDADES

Conceito

Grandeza é uma forma de definir um quantitativo, que se pode referir no sentido amplo a uma área ou grandeza como comprimento, tempo, temperatura ou a uma grandeza específica como o comprimento de uma barra, a resistência elétrica de um fio, a distância entre dois pontos, a temperatura de um material ou a concentração de etanol em uma amostra de vinho. Para cada tipo de grandeza existe uma unidade para quantificar.

Desde que se descobriram os efeitos danosos das radiações ionizantes sobre o organismo humano, têm-se desenvolvido métodos de produção e medição das radiações, bem como foram definidas as grandezas que expressam com precisão a interação das radiações com o tecido humano. O objetivo é estabelecer uma equivalência entre as grandezas e uma correlação destas grandezas com o risco de provocar danos ao organismo humano.

Classificação das grandezas

As grandezas podem ser classificadas em físicas, radiométricas, dosimétricas, de proteção e operacionais, as últimas utilizadas em dosimetria e proteção radiológica. Nosso maior interesse é pelas grandezas dosimétricas e radiométricas, que têm valor prático.

Grandeza física. É a propriedade de um fenômeno físico ser quantificado por uma medida. É uma grandeza mensurável e descreve, de forma simplificada, um fenômeno na natureza, quantificada por um número. São exemplos de grandezas físicas a velocidade, que é a relação entre o espaço percorrido na unidade de tempo (m/s), e a atividade, que é o número de desintegração de um material radioativo na unidade de tempo, medido em segundos (dps). Na grandeza física estão inclusas as demais grandezas, exceto aquelas ditas limitantes, que traduzem os efeitos biológicos.

Grandezas radiométricas. São grandezas associadas a um campo de radiação ou fluência de partículas partindo de uma fonte radioativa ou de uma fonte de radiação. Têm mais importância nas instalações nucleares.

Grandezas dosimétricas. Expressam a interação das radiações X e gama com a matéria, produzindo ionização e suas consequências, e indica a probabilidade de produzir danos biológicos. Estão inclusas neste grupo a exposição, o kerma e a dose absorvida, que são grandezas associadas à quantidade de radiação absorvida por um material.

A melhor forma de avaliar os efeitos da interação entre os raios com a matéria é medir os efeitos gerados ou provocados pela radiação. Existem métodos diferentes de estimar estes efeitos, como medir a energia absorvida pelo material, medir o calor produzido ou avaliar a ionização produzida e até avaliar a energia transferida ao material pela radiação.

As grandezas operacionais definem os tipos de grandezas radiológicas que são úteis em radioproteção para monitorar o ambiente com fim de proteger o público das radiações e monitoração individual para a proteção do trabalhador, sendo estas as grandezas mais usadas em proteção radiológica.

As grandezas de proteção ou limitantes, que são definidas pela CNEN como normas básicas e específicas para radioproteção, traduzem as interações das radiações com o organismo e indicam o risco das radiações ionizantes à saúde do indivíduo. Quando as radiações ionizantes são absorvidas pelo organismo humano, produzem efeitos maléficos que podem ser definidos como grandezas limitantes, que permitem o somatório de doses para a avaliação do risco e servem para estabelecer uma relação com os limites máximos da dose permitida para os indivíduos expostos às radiações ionizantes.

As grandezas de nosso interesse estão contidas no quadro de grandezas e unidades (Fig. 3-1) e dividem-se em quatro grupos, descritos a seguir. Esqueçamos as fórmulas e tentemos entender o conceito e seu significado.

1. **Fontes de radiações**, que dizem respeito às fontes geradoras das radiações, quer sejam emitidas de fontes radioativas ou de equipamentos geradores de radiações. São fatores determinantes da exposição, porque sem emissão de radiação não existirá exposição.
2. As **radiações** propriamente ditas, que dizem respeito aos tipos de radiações como alfa, beta, gama, raios X e ao fluxo destas radiações na unidade de tempo.
3. **Campo de radiação** gerado por aquela fonte, que diz respeito à fluência ou ao fluxo de partículas ou de

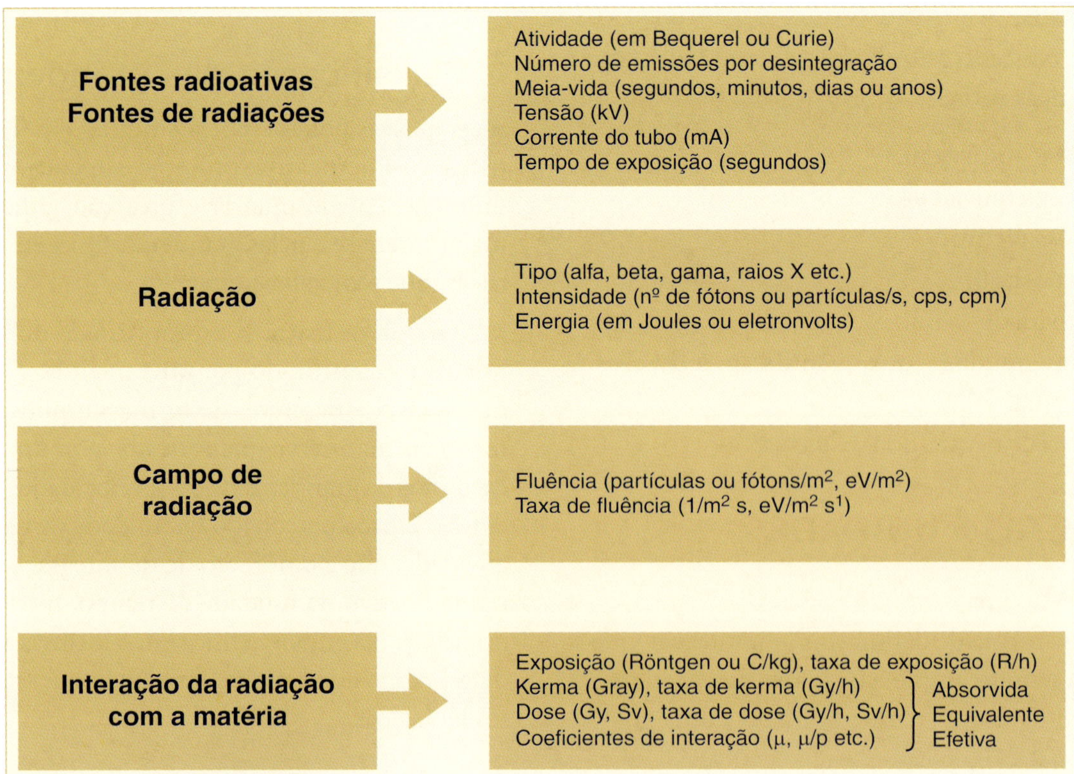

Fig. 3-1. Grandezas e unidades.

fótons na unidade de tempo, ou seja, a grandeza de fluência diz respeito ao campo de radiação.

4. **Interação das radiações com a matéria,** que diz respeito à exposição de fótons na unidade de tempo (taxa de exposição), ao kerma e à dose absorvida e seus efeitos em função do potencial energético da radiação e da sensibilidade do órgão ou tecido que absorveu essa radiação.

Fontes de radiações

O grupo 1 é representado pelos equipamentos geradores de radiações como os tubos de raios X. Quando se trata de fonte geradora de raios X, o que nos interessa é a tensão elétrica aplicada entre os polos do tubo (medida em kV) e a **corrente** elétrica resultante (medida em mA) que, uma vez multiplicada pelo **tempo** de exposição expresso em segundos, resultará na quantidade de mAs. Estes parâmetros devem ser adequadamente selecionados para a obtenção do espectro desejado para o caso em estudo.

Ainda neste grupo temos a grandeza **atividade** *(A),* que representa a taxa de desintegração por unidade de tempo (dps) de uma fonte radioativa que é medida em Becquerel. A **meia-vida** (T½) é medida em segundos, minutos, dias ou anos.

As fontes de radiações contemplam as fontes de radiações artificiais e as fontes radioativas, que ocorrem de forma espontânea na natureza ou nos radioisótopos manipulados artificialmente. As fontes de radiações não são grandezas, mas geram grandezas, como atividades e exposição e fluência de fótons ou partículas.

Fontes de radiações artificiais. São os equipamentos geradores de raios X, que emitem radiações tipo eletromagnéticas e os aceleradores lineares que emitem elétrons em alta velocidade e com alta energia. As fontes artificiais só oferecem perigo ao organismo quando ligadas a uma corrente elétrica, ou seja, são fontes de radiações, mas não são fontes radioativas. O teor da energia e sua intensidade ou fluxo se fazem em função da tensão (kV) e da corrente do tubo (mA) aplicadas ao tubo, levando em consideração o tempo de exposição (S). Esta energia é medida em elétron-volts (eV) ou em Joules (J) pelo Sistema Internacional.

O teor de energia das radiações depende da quantidade e da qualidade da radiação incidente, que depende da kV e da mAs), bem como da natureza do material-alvo (material que compõe o anodo para o equipamento gerador). O anodo de tungstênio por ter número atômico elevado emite radiações altamente energéticas, enquanto o molibdênio emite um espectro de baixa energia. Esta energia é expressa em eV ou Joules, sendo **(1 eV = 1,6 ×** $\mathbf{10^{19}}$**J)**, que por ser uma unidade muito pequena, é usado um múltiplo mil vezes maior (keV) (Fig. 3-2).

Fontes radioativas

As fontes radioativas podem ser naturais, ocorrendo de forma espontânea nos elementos instáveis com alto número atômico (maior que 83) e de forma artificial nos radioisótopos manipulados pelo homem. Estes elementos instáveis estão sempre emitindo radiações, independente de temperatura, pressão e condições físicas. Este assunto está mais bem descrito no Capítulo 1.

Estão inclusas neste grupo os radioisótopos, que são núcleos estáveis, mas, após serem bombardeados com feixe de prótons, alteram a proporção entre o número de prótons e nêutrons em seu núcleo, tornando-os instáveis e radioativos, passando a emitir raios gama no ambiente, de forma espontânea. São exemplos os radioisótopos, como o cobalto 60 e o césio 137, que ao serem bombardeados com feixe de nêutrons, tornam-se instáveis com tempo de meia--vida (T½) prolongado. Também os radioisótopos artificiais com T½ curto, à exemplo do tecnécio 99, são bombardeados com prótons e passam a emitir radiação gama, sendo usados em diagnóstico, e outros radiofármacos, especialmente a desoxifluorglicose (DFG), que após sofrerem bombardeio com feixe de prótons de alta energia, tornam-se um radiofármaco (^{18}F-DFG) e passam a emitir pósitrons, usados no diagnóstico com PET.

As fontes naturais podem disseminar materiais radioativos produzindo grande nível de exposição se manipuladas de forma imprópria, podendo ocorrer acidente ou de forma intencional na atividade bélica.

As fontes radioativas compreendem os materiais radioativos com sua grandeza chamada atividade, que é o número de partículas emitidas por um material radioativo na unidade de tempo (desintegração por segundo ou dps), cuja unidade é quantificada em Becquerel (Bq), pela unidade internacional ou Curie (Ci), na unidade antiga. **1 Ci = (37.10⁹ dps ou 3,7.10¹⁰ dps).**

ATIVIDADE

Conceito

A atividade de um material radioativo é definida como o número de transformações nucleares por unidade de tempo em segundos (Tauhata). São emitidas partículas ou

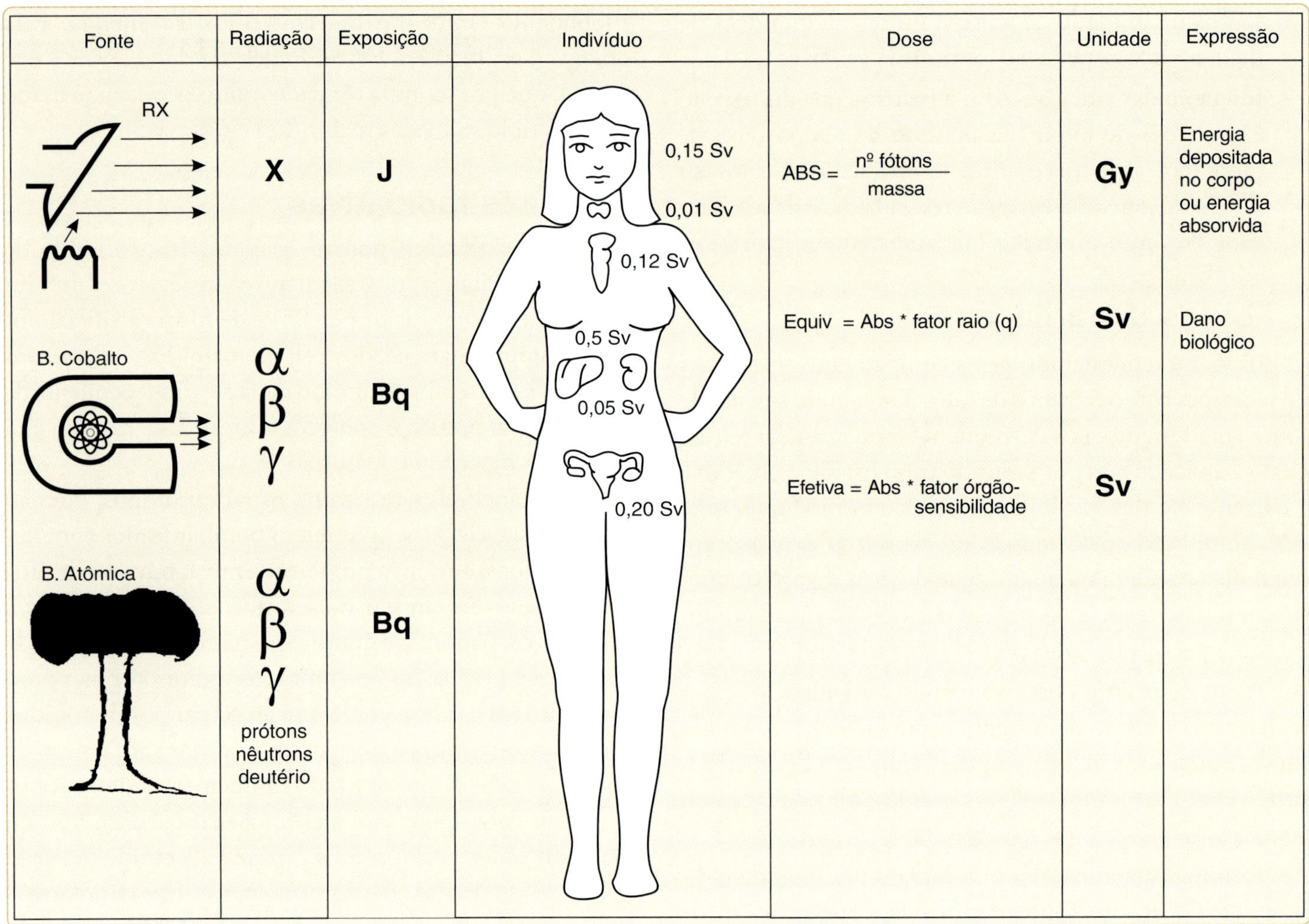

Fig. 3-2. Principais fontes de radiações e fontes radioativas que espalham radiações no ambiente, quer sejam em forma de partículas ou radiação EM, expondo o ser humano às radiações.

fótons que traduzem o número de desintegração ou de transformação, cuja unidade é quantificada em Becquerel (Bq). A taxa de atividade de uma fonte radioativa é o número de desintegração radioativa por unidade de tempo, medido em segundo. O Bq corresponde a uma desintegração por segundo, que mede a taxa de atividade.

O Becquerel, por ser uma unidade muito pequena, é difícil de ser mensurado. Uma desintegração por segundo não significa exatamente uma radiação por segundo, já que são emitidas simultaneamente milhares de radiações diferentes em todas as direções e com diferentes energias.

A grandeza atividade expressa a quantidade de material radioativo presente em certo tempo, mas nem todos os núcleos estão se desintegrando ao mesmo tempo. A desintegração é diretamente proporcional ao número de núcleos (N) de determinado material passíveis de se desintegrarem, obedecendo a uma constante de desintegração chamada lâmbda (λ), que está relacionada com a T½ (segundo a fórmula $A = \lambda.N$), onde a atividade é o produto do número de núcleos presentes por uma constante de desintegração, cuja atividade é maior no período inicial e decai em função do tempo, obedecendo a uma curva exponencial negativa, mostrada na Figura 3-3.

Tempo de meia-vida ou (T½) ou período de semidesintegração é o período necessário para que a metade do material radioativo presente em uma amostra se desintegre, ou seja, para que o número inicial de radionuclídeos reduza-se à metade.

No processo de desintegração, os materiais radioativos emitem radiações no ar. Estas emissões ocorrem em função do número de núcleos radioativos presentes na amostra e do tipo do material radioativo, sendo o urânio o elemento mais radioativo. As radiações alfa, beta e gama partem do núcleo que elimina o excesso de energia, lançando partículas ou fótons com alta energia no ambiente.

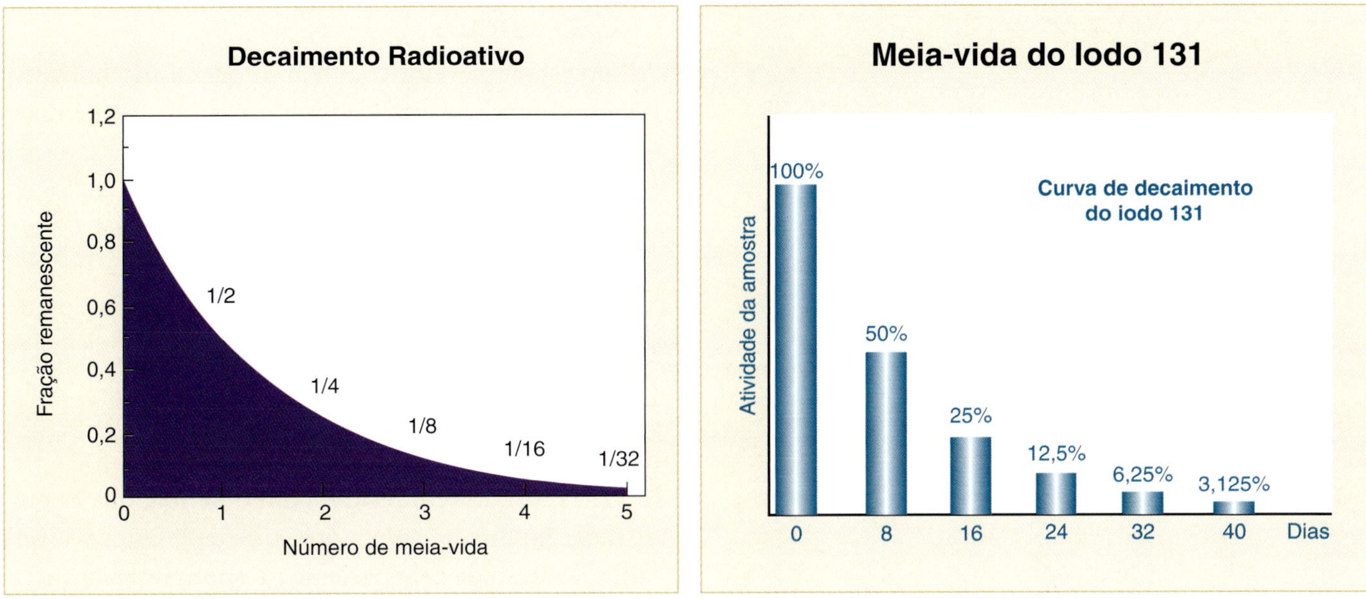

Fig. 3-3. Curva de decaimento, com tempo de meia-vida dos materiais radioativos.

A atividade radioativa expressa a quantidade de fotos no ar proveniente da desintegração do material radioativo presente em uma amostra em determinado tempo. É o produto do número de radionuclídeos presentes, passíveis de se desintegrarem pela constante de desintegração, que é contínuo e independente de fatores externos como temperatura ou pressão.

Como nem sempre a taxa de emissões radioativas (número de emissões por unidade de tempo), resultante da fonte, corresponde a sua atividade (taxa de desintegração), é importante conhecer o número de emissões (ou o fator que expressa a probabilidade de elas ocorrerem) por cada desintegração radioativa. Como exemplo, podemos citar o caso do ^{60}Co, que ao decair libera 2 fótons gama com 100% de probabilidade por cada desintegração.

O termo atividade refere-se às radiações emitidas por fontes contendo materiais radioativos naturais ou artificiais. Também incluem as radiações emitidas por fontes radioativas manipuladas, como as bombas de césio e cobalto, os acidentes e as explosões nucleares. Esta grandeza não se aplica às fontes de radiações (equipamentos de raios X e de elétrons) e sim às radiações emitidas pelos átomos presentes em uma fonte radioativa.

Radiação

O grupo 2 da Figura 3-1, refere-se ao item **Radiação**, em que estão os tipos de radiações e as grandezas relacionadas com as radiações propriamente ditas e o ***fluxo*** na unidade de tempo em segundo (fluxo/s), que determina a **intensidade do fluxo** dessa radiação. O fluxo pode ser de fótons ou de partículas/segundo, e a grandeza ***energia*** tem como unidade o Joule ou eletronvolts (em J ou em eV). Os tipos de radiações estão descritos no Capítulo 1.

Campo de radiação

O grupo 3 da Figura 3-1, que se refere ao **Campo de Radiação**, tem a fluência que corresponde a um fluxo de partículas ou fótons que atravessa uma área medida em eV/m². Todo campo de radiação gera uma grandeza chamada fluência, que traduz o número de partículas incidentes sobre uma determinada área. Se as radiações forem partículas é fluência de partículas/m² e se forem fótons é medida em eletonvolts/m². Quando a fluência é expressa pela unidade de tempo passa a ser **taxa de fluência**.

A energia que flui por meio da mencionada unidade de área pode ser fluência ou taxa de fluência. Essas grandezas caracterizam o campo de radiação em que se pode inserir um dado objeto em cuja matéria a radiação vai interagir.

A fluência tem relação com o kerma no ar e com a dose absorvida. Se as radiações forem absorvidas pela matéria inorgânica, ocorrem ionização e excitação sem consequência, mas se forem absorvidas pela matéria viva estes fenômenos levam a danos biológicos, dependendo do tipo de radiações e da sensibilidade do órgão irradiado.

A fluência destes fótons no ar ou no número de fótons por metro quadrado, chama-se **kerma** (K^{ar}), que é uma

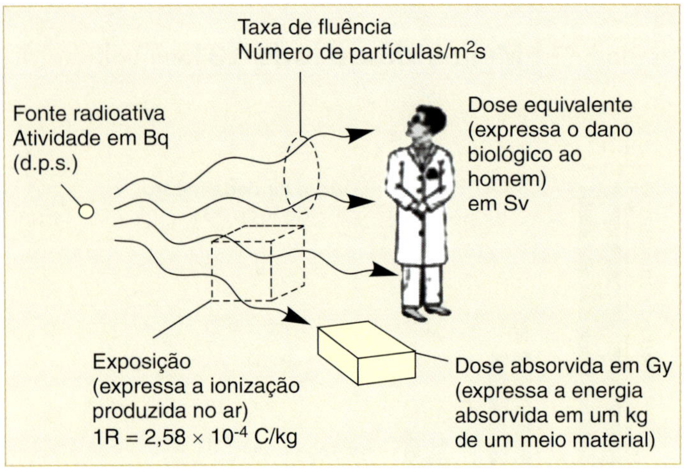

Fig. 3-4. Relação entre as grandezas kerma e dose. (Imagem cedida pela CNEN.)

grandeza usada em dosimetria para avaliar a energia transferida para a matéria (Fig. 3-4).

Interação das radiações com a matéria

No grupo 4 da Figura 3-1, temos as grandezas que expressam a interação da radiação com a matéria do objeto inserido no campo de radiação. Diz respeito à exposição, ao kerma no ar e à dose.

A partir de uma grandeza chamada fluência ou taxa de fluência de energia criada por um campo de radiação, multiplicando estas grandezas por um coeficiente de interação (que é específico e tabelado para cada material e para cada energia), chegamos a outras grandezas relacionadas com a interação da radiação com a matéria, que são a exposição, o kerma e a dose ou suas respectivas taxas (taxa de exposição, taxa de kerma ou taxa de dose).

Se a radiação for eletromagnética e o objeto for o ar, ele será ionizado, o que pode ser expresso pela grandeza ***exposição***. Já a grandeza ***kerma*** expressará a energia transferida em um primeiro momento para o material, apesar de nem sempre ela ser totalmente absorvida pelo material, podendo ser absorvida pelo ar, desviada ou transfixar o objeto e não produzir a dose absorvida. Para todos os objetos e todas as radiações, a grandeza ***dose*** expressará a energia absolvida nesse material. Todas estas grandezas quando expressas por unidade de tempo (no caso, por hora), as grandezas exposição, dose e kerma são chamadas respectivamente de taxa de exposição, medida em C/kg/h ou R/h; taxa de dose, medida Gy/h ou Sv/h; e taxa de kerma, medida em Gy/h ou Sv/h. Estas grandezas estão descritas a seguir.

Exposição

As interações das radiações com o organismo humano se fazem em função da atividade, da exposição e do kerma que se expressam em termos de dose. A exposição é rotulada como **atividade** quando a radiação tem origem em fonte de material radioativo, quer seja natural ou artificial. O termo **exposição** só se aplica para raios X ou gama. Todos são fótons de alta velocidade e alto poder de penetração que se dispersam no ar, ionizando-o e continuam sua trajetória em ziguezague, até serem absorvidos por um anteparo que tenha o poder de detecção. Estes fótons no ar são chamados de exposição, representado pela letra X (Fig. 3-5).

A exposição tem relação com o kerma, que é o nível de radiação no ar e com a dose que representa o nível de radiação recebida pelo paciente e responsável pelos efeitos biológicos.

A melhor forma de avaliar os efeitos da interação entre as radiações com a matéria, quer seja orgânica ou inorgânica, é medir os efeitos provocados por estas radiações. Existem métodos diferentes de estimar estes efeitos, como medir a energia absorvida pelo material, medir o calor produzido ou avaliar a ionização produzida e até avaliar a energia transferida ao material pela radiação.

A exposição é uma grandeza que mede a quantidade de carga elétrica produzida pela radiação X ou gama no ambiente. É a primeira grandeza dosimétrica que mede o teor de ionização produzida por estes fótons no ambiente. É medida em Joules, que é Coulomb por quilograma (C/kg). A exposição é considerada a mais importante grandeza, pois em sua ausência as demais grandezas dosimétricas deixarão de existir, ou seja, sem exposição não há dose absorvida.

A exposição é também definida como a carga elétrica de mesmo sinal gerada pela ionização e tem relação com a

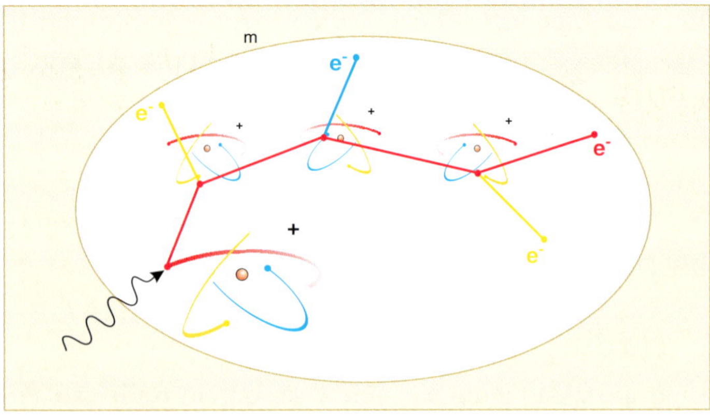

Fig. 3-5. Exposição ou atividade. As radiações no ar passam ionizando as partículas do meio, até serem absorvidas. (Imagem cedida pela CNEN.)

massa do volume onde ela se distribui. Usa-se a câmara de ionização apenas para medir os raios X e gama, já que as radiações alfa não têm poder de penetração na câmara e as beta não permitem condições de homogeneidade e ambas têm baixo alcance.

A antiga unidade que quantificava a exposição era o Roentgen por segundo (R), que media a carga elétrica por massa de ar. A unidade pelo SI é o Coulomb/kg (C/kg) ou unidade de carga elétrica por massa de um volume de ar (**1R = 2.58 × 10⁴ C/kg**). Quando expressa por unidade de tempo (medido em hora), a grandeza exposição chama-se taxa de exposição (C/kg/h).

Taxa de exposição. É a quantidade de fótons no ar, por volume de massa, na unidade de tempo, medida em quiloeletrovolts por hora (keV/h). Na unidade antiga, a exposição na unidade de tempo era quantificada em Roentgen por hora (R/h) (Quadro 3-1).

Kerma

A palavra kerma vem das iniciais inglesas de *(kinectic energy released per unit of mass)*, que significa a energia cinética liberada por unidade de massa. É a grandeza física de exposição usada para medir a energia cinética dos fótons no ar por unidade de massa, podendo ser usada para qualquer material. Tauhata conceitua kerma como "a soma de todas as energias cinéticas iniciais de todas as partículas carregadas liberadas por partículas neutras ou fótons incidentes em um material de massa".

O kerma é uma grandeza de energia transferida, que é medida em Gray (Gy). Kerma também pode ser definido como a transferência da energia cinética dos fótons para os elétrons do meio ou a soma de todas as energias cinéticas dos elétrons liberados pelos fótons por volume de massa, que tem valor para radiometria nas instalações nucleares. A taxa de kerma no ar é quantificada por uma câmara de cintilação ou contador Geiger-Muller e não tem interesse em radiodiagnóstico.

Se a energia do ar for absorvida por qualquer matéria, é medida em Gy, mas se a energia for absorvida pelo homem, é medida em Sievert. O Sievert e o Gray são a mesma grandeza, ambas são medidas em Joules por quilograma (J/kg), sendo o primeiro usado apenas no ser humano. O Sievert é a quantidade de energia por quilograma de tecido e leva em conta os danos biológicos da exposição sobre o organismo, enquanto o Gray leva em conta apenas a dose absorvida pelo tecido e tem importância em proteção radiológica.

A **taxa de kerma** é definida como o número de fótons que atravessa uma determinada área por unidade de tempo, sendo medido em Gy/h.

Relação entre kerma e dose

O kerma depende da energia total transferida para o material, enquanto a dose é a energia absorvida pelo material. Nem toda a energia transferida é absorvida, porque parte interage com os elétrons e forma raios X, luz ou sofre desvio por radiação de freamento.

A energia transferida no ar é igual à energia absorvida pelo organismo e ambos são medidos em Joules por quilograma (J/kg), o que equivale dizer que o kerma no ar é igual à dose recebida, já que a radiação espalhada é desprezível. A dose é a energia absorvida pelo homem,

Quadro 3-1. Tipos de grandezas e as unidades que as quantificam e seus respectivos símbolos

		Unidade				
Grandeza	**Símbolo**	**Antiga**	**Nova**	**Valor**	**Fenômeno**	**Conversão para unidade nova**
Atividade	A	Ci	Bq	1dps	Desintegração/s	1 Ci = $3,7 \times 10^{10}$ Bq
Exposição	X	Coulomb	C/kg	C/kg	Fótons no ar/por kg de massa	1R = 2.58×10^{4} C/kg
Fótons RX e γ		keV	J/kG		Energia transferida	1 eV = $1,6 \times 10^{-19}$ J
Kerma no ar	K	Rads	Gray	1 J/kg	Idem	
Dose absorvida	D	Rads	Gray	1 Gy	Energia absorvida/por kg de massa	1R = 100 Gy ou 0 1 R = 1 cGy
Dose equivalente	H	REM	Sievert	J/kg	Fator ponderal e efeito biológico	100 REM = 1 Sv ou 1 Gy
Dose efetiva	E	REM	Sievert	J/kg	Dose equivalente X resposta do tecido	100 REM = 1 Sv

também medida em Gy, e tem importância em proteção radiológica.

Apesar de ocorrer a ionização de elétrons fora da matéria de interesse, é compensado pelo equilíbrio eletrônico entre os fótons no ar que entram e saem do sistema.

Para que o kerma seja igual à dose absorvida é necessário que haja equilíbrio eletrônico. O kerma depende da energia total transferida ao material, enquanto a dose depende da energia média absorvida pelo material. Para haver equilíbrio eletrônico necessita-se do equilíbrio das partículas carregadas, o que ocorre quando a densidade física e a composição atômica do meio são homogêneas e não existe um campo elétrico ou magnético heterogêneo.

TIPOS DE DOSES

Além da grandeza **dose absorvida** (D), que expressa a energia absorvida em qualquer matéria, sendo medida em J/kg ou Gy, temos outras duas grandezas que são utilizadas quando a matéria é constituída pelos tecidos humanos: a **dose equivalente** (H), que é obtida multiplicando a dose absorvida por um fator ponderal (w_r) da radiação que expressa o dano biológico das radiações; e a **dose efetiva** (E), que se obtém multiplicando mais uma vez a dose equivalente pelo **fator peso do tecido** (w_t), específico para cada tecido do corpo humano irradiado e ponderado com relação à hipotética dose em corpo inteiro.

- Dose absorvida é a energia que é depositada no organismo.
- Dose equivalente é o produto da dose absorvida X por fator ponderal da radiação.
- Dose efetiva é o produto da dose equivalente média por fator de peso do tecido.

Estas duas últimas grandezas (dose equivalente e dose efetiva) são expressas pela mesma unidade de energia (J) por massa (kg^{-1}), mas agora chamada Sv, e são grandezas de proteção ou grandezas limitantes. Este valor limitante permite o somatório de doses para avaliar o risco e estabelecer um limite máximo de dose permitida para os indivíduos expostos a qualquer tipo de radiação ionizante.

Da mesma forma temos as respectivas grandezas de dose por hora: taxa de dose equivalente ou taxa de dose efetiva, medidas em unidades de Sv/h (ou J/kg/h) (Fig. 3-6).

Dose absorvida

A dose absorvida é a energia que é depositada em qualquer matéria independente de ser em forma de partículas ou de radiações eletromagnéticas. É medida em J/kg ou Gy e expressa o perigo das radiações sobre o ser humano. É a principal grandeza da radiação e traduz a quantidade de energia que foi absorvida por kg do material.

O termo dose aplica-se a qualquer tipo de material e traduz a energia absorvida em um determinado órgão por unidade de massa. A dose é traduzida pela relação entre a energia cedida pelos elétrons ao meio/volume de massa, sendo considerada a segunda grandeza dosimétrica.

A dose absorvida é a energia absorvida pelo organismo e indica a probabilidade de gerar efeito biológico, sem quantificar este efeito. A unidade usada para quantificar a dose absorvida pelo Sistema Internacional é o Gray (Gy), que é a relação de Joules por quilograma (J/kg), que significa dizer que o organismo absorveu um Joule de energia por quilograma de tecido. A unidade antiga era o RAD (dose de radiação absorvida), sendo 1 RAD = 1 cGy ou 1 Gy = 100 RAD.

A dose absorvida expressa o nível de interação dos raios com a matéria, que podem provocar ionização ou excitação. Nem todos os fótons no ar são absorvidos, porque parte destes é captada pelo meio, provocando excitação, e parte é espalhada como radiação de freamento. No entanto, há uma relação direta entre exposição e dose absorvida, pela compensação do equilíbrio eletrônico. Quanto mais se transfere a energia para a matéria viva, maior é a probabilidade de provocar danos biológicos.

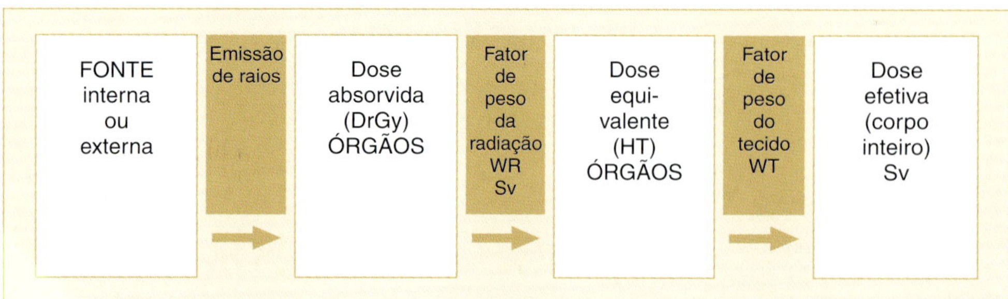

Fig. 3-6. Diferentes tipos de dose em função do tipo de radiação e da sensibilidade do tecido irradiado. (Imagem cedida pela CRCN-NE.)

Dose absorvida ou simplesmente dose, é a radiação captada pelo organismo que expressa a energia depositada no corpo e vai interagir com a matéria orgânica, tendo relação direta com o nível de exposição. Mesmo que a grandeza usada para quantificar a dose absorvida seja o Gray, quando esta dose for corrigida pelo fator de qualidade ou poder de destruição da radiação, o efeito passa a ser medido em Sievert, que indica a probabilidade de gerar efeitos biológicos.

A dose absorvida é a energia absorvida pelo organismo, o que equivale dizer que o kerma no ar é igual à dose. Kerma e dose são a mesma unidade, ambos medidos em Gray, sendo o kerma usado para medir os fótons no ar, enquanto a dose quantifica a radiação absorvida pelo organismo.

Taxa de dose. É a energia absorvida na unidade de tempo, sendo medida em Gray por hora ou Sievert por hora (Fig. 3-7).

Dose equivalente (H)

Como a dose absorvida pelo organismo provém de diferentes fontes de radiações com diferentes poderes de ionização e penetração e ainda provocam diferentes efeitos biológicos, foi introduzido o conceito de fator de peso das radiações (**representado por Wr**). Assim, foi introduzida pela ICRP nº 60/1990, uma nova grandeza chamada **dose equivalente** (H). A dose equivalente tem relação com o tipo de radiações (fator Wr), expressa o dano biológico das radiações e tem o objetivo de limitar a dose no paciente. Refere-se à **dose equivalente** ou "equivalent dose". O termo correto seria a equivalência de dose, já que se tratam de radiações diferentes produzindo o mesmo efeito biológico.

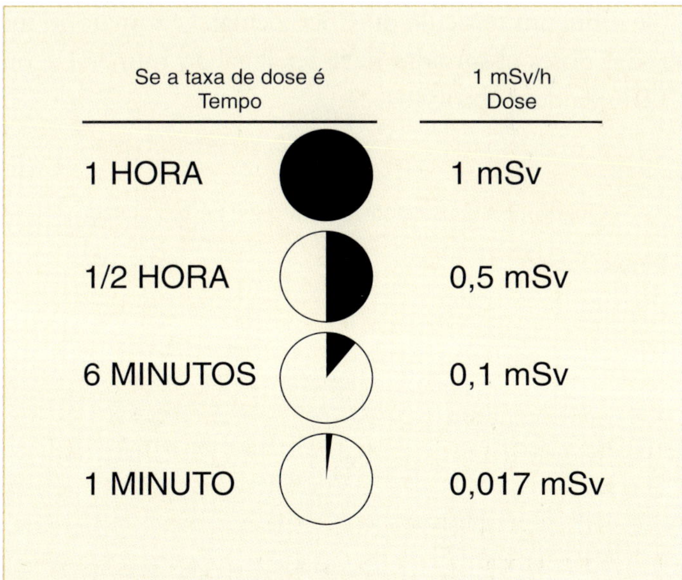

Fig. 3-7. Taxa de dose é a energia absorvida na unidade de tempo, quantificada em Sievert. (Imagem cedida pela CRCN.)

A dose equivalente é uma grandeza medida em Sievert (Sv), que quantifica a dose absorvida pela área de interesse ou órgão e considera o fator peso da radiação, e leva em conta o potencial de ionização de cada radiação, independente de serem fótons ou partículas. Expressa o dano biológico induzido pelas radiações no ser humano, já que radiações diferentes possuem energias diferentes e produzem efeitos biológicos diferentes. É a equivalência entre doses de diferentes radiações para produzir o mesmo efeito biológico. **É a terceira grandeza dosimétrica.**

A dose equivalente é o produto da dose absorvida multiplicada pelo fator de qualidade do raio ou fator ponderal da radiação, que está relacionado com seu poder de destruição. É **representada por Wr** ou **H = D × Wr, onde D é a dose absorvida pelo tecido e Wr** é o fator de qualidade da radiação, que depende do tipo de radiação. Para os raios X e gama a dose equivalente é igual à dose absorvida, já que o fator **Wr** é o mesmo. A dose equivalente é utilizada para comparar os tipos de radiações diferentes, sendo imprópria para avaliar efeitos determinísticos. Entretanto, a dose equivalente é usada em proteção radiológica para medida dosimétrica.

A dose equivalente é o equivalente entre doses diferentes, para produzir o mesmo efeito biológico. É um fator ponderal que relaciona os efeitos dos diferentes tipos de radiações, com mesma dose, na indução de diferentes efeitos biológicos. Equivale a dizer que o efeito biológico da radiação ionizante não depende somente da dose, mas também do tipo de radiação. A qualidade da radiação traduz o poder de destruição do raio, assim a radiação alfa é 20 vezes mais deletéria ao organismo que os raios X ou gama, mesmo se aplicando a mesma dose.

As doses absorvidas e equivalentes são as mesmas grandezas, ambas medidas em Joules/kg, sendo a primeira medida em Gray e a segunda em Sievert. Apenas a grandeza dose absorvida expressa a energia absorvida pela matéria ou pelo organismo, sem avaliar suas consequências. A dose absorvida é medida em Joules/kg, chamada Gray, e não tem importância em proteção radiológica. Já a grandeza dose equivalente também é medida em Joule/kg, mas é batizada de Sievert (Sv), que mede os danos biológicos provocados por estas radiações no organismo.

A unidade antiga é o REM *(Roentgen Equivalent for Man)*, sendo 1 Sv = 100 REM.

Os termos Gray e Sievert representam a mesma unidade, sendo o Gray usado para quantificar a dose absorvida e se aplica a qualquer material sem considerar seus efeitos, enquanto o Sievert se refere à mesma dose absorvida, corrigida com fator de peso ou poder de destruição da radiação, que se chama dose equivalente e expressa o dano biológico. O teor do efeito biológico é fruto do somatório das doses nos diversos órgãos e expressa o dano biológico das radiações no corpo inteiro.

A exposição no ar ou a energia para os raios X e radiações gama é a mesma e foi arbitrada como **igual a 1**, valendo para radiação interna ou externa, independente do órgão irradiado e da kV aplicada ao tubo. Ambas são radiações eletromagnéticas, não têm carga elétrica, nem massa e produzem efeitos biológicos semelhantes, já que têm potências ionizantes semelhantes.

A dose equivalente medida em Sv é igual à dose absorvida medida em Gy porque o fator é 1. Para raios X e gama o Gray é igual ao Sievert, porque ambos têm o mesmo fator ponderal. Para as radiações alfa, que têm fator peso igual a 20, ocorre maior transferência de energia e produção de um dano biológico 20 vezes maior. Os elétrons e as partículas beta também têm um fator Wr semelhante aos raios X, como se vê no Quadro 3-2.

Dose efetiva

A probabilidade de efeitos biológicos depende não somente do tipo da radiação absorvida, mas também da sensibilidade que absorveu esta radiação. Cada órgão ou tecido apresenta uma resposta diferente à radiação absorvida, para a mesma dose e os efeitos biológicos também ocorrem de acordo com a sensibilidade do órgão irradiado. Já que cada órgão tem diferente sensibilidade para o mesmo tipo de radiação e a mesma dose, foi criada outra grandeza, **chamada dose efetiva** (E), quantificada em Sievert (Sv), que corresponde à soma ponderada das doses equivalentes em todos os tecidos do corpo.

A dose efetiva traduz o efeito biológico das radiações no corpo, sendo representada por **Wt.** Foi introduzida pela ICRP nº 60/1990, com os seguintes valores: 0,01 para osso, e pele; 0,05 para bexiga, mama, fígado, esôfago, tiroide e restante; 0,12 para medula óssea, cólon, pulmão e estômago e 0,20 para gônadas (Quadro 3-3).

A unidade que quantifica a dose efetiva é o Joule por quilograma, denominada como Sievert (Sv), que também é igual à 1 Gray (Gy). A unidade antiga era o REM, que equivale ao Joule por quilograma e 100 vezes menor que o Sv. O Sievert expressa o dano biológico provocado pela radiação em cada tecido.

A dose efetiva é o somatório das hipotéticas doses equivalentes nos diversos órgãos e sistemas do organismo, que equivale à dose recebida no corpo inteiro. É **o fator peso ou sensibilidade de cada tecido** que representa o produto da dose equivalente média pela sensibilidade de cada órgão às radiações. Tem significado em termos de radioproteção.

O fator peso do tecido depende da sensibilidade do órgão às radiações. Para a mesma dose absorvida, o efeito varia de acordo com o órgão irradiado, porque cada órgão ou tecido tem uma sensibilidade diferente às radiações. As gônadas e a medula óssea são os órgãos mais sensíveis, enquanto o sistema nervoso e extremidades são os menos sensíveis. Um feixe de raios X sobre o braço provoca um dano muito inferior do que quando este mesmo feixe incide sobre um testículo ou globo ocular. O somatório total das doses absorvidas deve ser igual ao numeral 1 ou 100% da dose absorvida.

Quadro 3-2. Fator de qualidade ou fator peso das radiações. Cada fóton tem certa energia que produz um efeito biológico diferente. A radiação alfa é 20 vezes mais agressiva que os raios X ou gama. ICRP 60-1990

Tipo de radiação	Fator Wr (keV)
Radiação alfa	20 keV
Elétrons	1 keV
Raios X e gama	1 keV
Prótons	5 keV
Nêutrons	5-20 keV

Quadro 3-3. Dose efetiva ou fator de peso do tecido

Órgão/Tecido	Fator WT
Gônadas	0,20 Sv
Estômago e cólon	0,12 Sv
Medula óssea e pulmão	0,12 Sv
Mama, fígado, bexiga	0,05 Sv
Tiroide e pele	0,01 Sv
Outros...	
A dose no corpo inteiro é = 1 ou 100%	
379 IRCP 60 de 1990	

Cada tecido tem uma sensibilidade à radiação.
O somatório da dose total recebida no corpo inteiro e deve ser igual a 1 ou 100% da dose.

Alguns órgãos como pele, tecido muscular, tecido conjuntivo, tecido nervoso, próstata e mama da paciente que lactou, são mais diferenciados e são menos sensíveis às radiações. Outros tecidos ou órgãos como medula óssea, sistema gastrintestinal, sistema urinário, cristalino, gônadas, especialmente as masculinas, que estão em intensa atividade mitótica, são mais susceptíveis aos efeitos das radiações. Estas células são mais indiferenciadas, têm alto índice mitótico e fase alta S (síntese), que significa intensa produção de DNA.

A irradiação destes órgãos mais sensíveis induz à leucopenia após 48 horas e anemia surge com 30 dias. As mucosas dos tratos digestivo e urinário sofrem grande efeito, que se manifestam por náuseas, vômitos, diarreia, e o sistema reprodutivo responde com esterilidade temporária ou permanente, tudo na dependência da dose.

Dose coletiva é a expressão da dose total de radiação recebida por uma população, sendo definida como o produto do número de indivíduos expostos pelo equivalente de dose média individual. É o valor do Sievert individual pelo número de pessoas expostas. É medida em Sievert-homem (Sv.homem) e, mesmo com uma exposição pequena, se atingir muitas pessoas, o efeito coletivo pode ser grande.

EFEITOS BIOLÓGICOS NO ORGANISMO

O fluxo destes fótons de alta energia no ambiente é parcialmente absorvido pela matéria e pelos indivíduos neles presentes e vai interagir com a matéria, provocando excitação e ionização. Se a absorção ocorrer por qualquer matéria, é medida em Gray e não terá nenhum efeito. Se a absorção ocorrer no ser humano, trará dano ao organismo pela ionização dos átomos e das moléculas, com formação de radicais livres induzindo mutações somáticas e genéticas ou provocando morte celular.

A interação da radiação com a matéria viva é de natureza física e química e podem ocorrer lesões em nível de células ou em nível de órgãos. Esta interação pode produzir danos biológicos sobre o organismo, que dependem do tempo de exposição, do tipo de fótons e da sensibilidade de cada órgão irradiado, já que órgãos diferentes apresentam sensibilidades diferentes para a mesma dose absorvida. Este assunto está mais bem descrito no Capítulo 2.

Capítulo 4

PROTEÇÃO RADIOLÓGICA

Alcides Ferreira Santos

PRINCÍPIOS

Proteção radiológica é o conjunto de medidas que visa proteger o homem e seus descendentes dos efeitos maléficos das radiações ionizantes, com o intuito de proteger também as gerações futuras, inclusive as outras espécies. Tenta impedir os efeitos determinantes e reduzir a probabilidade de efeitos estocásticos das radiações, já que não existe um limiar de dose.

Com a descoberta dos raios X em 1895, que mostrou ser útil nas imagens médicas e revolucionou a prática da medicina, surgiram várias aplicações em todas as áreas da atividade humana. Houve um período de euforia com o uso intenso das radiações ionizantes, mesmo sem o conhecimento dos riscos, sem o uso de blindagem e com o tempo de exposição prolongado. Um ano após o início do uso indiscriminado, foram surgindo também os efeitos biológicos secundários às radiações, que vitimaram vários pesquisadores.

Após o surgimento de efeitos precoces nos tecidos, especialmente o eritema, foi demonstrado que o efeito biológico tem relação com a concentração de energia depositada no tecido (dose absorvida) e foi relacionado o efeito com a quantidade de raios X. Após a constatação dos efeitos deletérios dos raios X, foram idealizadas formas de reduzir as radiações, sendo criada a Comissão Internacional de Proteção Radiológica (ICPR), que já, em 1926, promoveu o 1º Congresso de Efeito Biológico das Radiações, com a finalidade básica de proteger o homem dos efeitos maléficos das radiações ionizantes, sem limitar seus benefícios.

O objetivo da radioproteção é reduzir a probabilidade da ocorrência dos efeitos estocásticos e impedir os efeitos determinísticos, reduzindo os efeitos somáticos e genéticos das radiações sobre o homem e seus descendentes. A exposição do indivíduo às radiações ionizantes causa dano às células e aos tecidos e deve ser evitada, mas, se inevitável, reduzida ao mínimo possível para minimizar seus eventuais efeitos. Não existe um limite de segurança entre a dose recebida e o efeito provocado, porque para alguns efeitos não existe um limiar e apenas um único raio pode induzir a um efeito danoso. Também a dose recebida tem efeito cumulativo e pode determinar a morte celular.

Das fontes de radiações ionizantes criadas pelo homem, a radiologia diagnóstica é a que mais contribui para sua própria exposição. Entretanto, o uso de equipamentos calibrados, receptores de imagens apropriados, a adoção de técnicas corretas e a obediência aos princípios de proteção radiológica, reduzem grandemente a dose média absorvida pela população. Pelo fato de a maioria dos pesquisadores ter morrido por doença radioinduzida, a Sociedade Inglesa de Radiações, em 1915, adotou resolução para proteger as pessoas contra a superexposição às radiações.

Para exercitar a proteção radiológica devem ser obedecidos seus princípios básicos de justificação, que oferecem mais benefício do que risco; de otimização, que preconizam ser a dose tão baixa quanto possível; e de limitação de dose, para evitar os efeitos das radiações. Sempre que possível, optar por alternativas de imagens não ionizantes, como o ultrassom. Deve-se adotar a combinação de técnicas que reduzam as exposições desnecessárias, inúteis e prejudiciais, eliminando as radiações que não ajudam na formação da imagem e a escolha apropriada do sistema de registro da imagem. É fundamental a implantação de um programa de qualificação do pessoal envolvido e incentivo à adesão ao programa de controle de qualidade.

INTERAÇÃO DAS RADIAÇÕES

Na interação dos fótons de raios X com a matéria, ocorre a transferência da energia, que provoca a excitação ou a ionização dos átomos. Se o alvo for a matéria viva, ocorre além da ionização, a quebra das ligações das moléculas intracelulares, com a formação de radicais livres, alguns de efeitos tóxicos.

Ao se propagar na matéria, o feixe de raios X sofre redução de sua intensidade ou atenuação, que ocorre em função da energia nele contido, da densidade específica e da espessura do material. Se a estrutura do meio for espessa e de alto número atômico, o coeficiente de absorção é maior e aumenta a chance de o fóton ser removido do feixe. Os fótons de baixa energia são mais absorvidos do que os de alta energia, que têm grande poder de penetração. Também, radiações diferentes interagem de formas variadas com a matéria, em função de sua massa e de sua carga elétrica. Quando um feixe de raios X penetra no corpo do paciente, parte destes raios é totalmente absorvida por efeito fotoelétrico, e grande percentual dos fótons é desviado de sua trajetória por efeito Compton, tomando direções diversas, espalhando as radiações e apenas um pequeno percentual dos raios transfixa o objeto sem interagir e projeta-se no filme, formando a imagem.

- Na absorção total, os fótons se chocam com os átomos do objeto e neles depositam toda a sua energia, provocando calor e radiações X características. É o efeito fotoelétrico.
- Na absorção parcial, os fótons, ao ultrapassarem o campo coulombiano do átomo, sofrem atração do núcleo, desviando sua rota, perdem parte de sua energia em forma de calor e raios X e seguem uma trajetória diferente. É o efeito Compton. Estes raios são chamados radiações secundárias ou dispersas e se espalham em todas as direções, produzindo radiações secundárias.
- Transfixam, sem serem absorvidos ou desviados. Neste caso não houve interação nem produção de nenhum efeito maléfico. Estes fótons correspondem a 5% dos raios e são responsáveis pela formação da imagem, por transmitir a estrutura do objeto para o filme e por deixá-lo enegrecido. As radiações produzidas na matéria orgânica são de pouca energia e absorvidas localmente, com pouco efeito sobre o organismo. Entretanto, elas não contribuem para formação da imagem e ainda favorecem a sua degradação.

FORMAS DE RADIAÇÕES

Radiação primária

É a radiação formada diretamente do ponto focal, saindo pela janela do tubo como raios úteis e responsável pela formação da imagem. Ao ultrapassar o objeto, sofre espalhamento, dando origem a radiações secundárias.

Radiação de fuga

É uma radiação primária, gerada no ponto focal, que vaza pelo cabeçote do tubo. As radiações emitidas pelo anodo são lançadas em todas as direções e algumas ultrapassam a barreira metálica do cabeçote. São os fótons que conseguem ultrapassar a calota metálica que envolve o tubo de raios X, já que não existe blindagem de eficiência total. A blindagem do cabeçote deve garantir uma radiação de fuga de, no máximo, a taxa de kerma de 1 mGy, a um metro do ponto focal, com o equipamento em operação.

Radiação extraviada

É toda a radiação perdida, quer seja vazada como radiação de fuga pelo cabeçote ou radiação secundária produzida pelo feixe primário. Pode ser proveniente da radiação primária ou secundária.

Radiação extrafocal

É aquela que se origina dentro do tubo, mas fora do ponto focal. Sempre que elétrons acelerados se chocam com qualquer material metálico, emitem raios em todas as direções, que podem chegar a 25% das radiações emitidas pelo tubo. São os fótons que não procedem da interação do feixe primário com o ponto focal e sim do choque dos elétrons desalinhados com o material fora do alvo. Os elétrons que colidem fora do ponto focal atingem outras partes do anodo, não ajudam na formação da imagem e ainda comprometem sua qualidade.

Existem técnicas que reduzem as radiações extrafocais, colocando o diafragma próximo ao ponto focal ou usando um alvo circular feito de tungstênio que absorvem em sua superfície rugosa.

Radiação absorvida

É a energia depositada no corpo, ou a quantidade de fótons, como partículas ou ondas eletromagnéticas, que foi absorvida pela matéria viva e indica a probabilidade de gerar efeito biológico. Corresponde a uma grandeza física chamada dose absorvida, usada em dosimetria. É quantificada em Gray (Gy), mas só é aplicável ao ser humano.

A radiação absorvida é uma consequência direta da absorção dos fótons pelo efeito fotoelétrico e do espalhamento dos fótons por efeito Compton, que são absorvidos localmente pelo órgão irradiado. Quanto maior for a transferência de energia para a matéria, maior será a probabilidade de produzir efeitos biológicos.

Radiação invertida

O órgão irradiado do paciente e os materiais como suporte, *bucky* e chassi também agem como fontes de radiações dispersas, que também podem atingir o filme. O chassi tipo Lanex da Kodak é provido de uma lâmina de chumbo para impedir que as radiações invertidas atinjam o filme ou outros órgãos do paciente. O melhor método de reduzir estas radiações é limitar o tamanho do feixe para as bordas do receptor da imagem.

O feixe de raios X deve ser colimado para o tamanho do filme. Em mamografia é pouco importante, já que o tamanho do campo é fixo, mas não deve ultrapassar a bandeja do *bucky* do lado da parede torácica. Se o campo de radiação exceder a margem do receptor de imagem em mais de 1% da distância foco-filme, requer ajuste. Em mamografia, a distância é fixa em 60 cm, embora alguns equipamentos venham calibrados para uma distância foco-receptor de 65 cm.

Radiações secundárias

As radiações secundárias ou dispersas são fótons provenientes do feixe primário que se chocam com os átomos do objeto e, por espalhamento Compton, espalham-se em todas as direções. Podem ser provenientes dos raios X característicos, dos fotoelétrons, fótons e elétron Compton espalhados.

Quanto um feixe de raios X atravessa o paciente, alguns raios são removidos do feixe primário, sofrendo espalhamento e se chocam com outras estruturas, podendo retornar ao filme e reduzir o contraste da imagem. A principal fonte de radiação secundária é a parte irradiada do próprio paciente e a quantidade destas radiações está relacionada com o volume e com a espessura do órgão irradiado.

As radiações secundárias são pouco energéticas, têm pequeno alcance no tecido e são absorvidas localmente, sem provocar dano importante ao paciente, apenas fazendo diminuir o contraste do objeto.

É fundamental reduzir as radiações dispersas, que aumentam a dose e não contribuem para a formação da imagem. As radiações dispersas ou secundárias ao atingirem o filme reduzem o contraste da imagem, devendo ser retiradas antes que o atinja. Agem de forma mais intensa nas áreas claras que nas áreas enegrecidas do filme, levando a diminuição da definição da imagem (Fig. 4-1).

A prática do uso de colimação, filtração do feixe primário, técnica de menor kV, *écran* e filme de alta velocidade, associada à mínima repetição de exames é fator importante para a proteção radiológica, até porque a maior fonte de radiação para o operador é, basicamente, a radiação dispersa pelo paciente.

FATORES QUE INFLUENCIAM AS RADIAÇÕES DISPERSAS

As principais fontes de radiações secundárias são o próprio órgão irradiado e o complexo *bucky*-chassi. Os fatores físicos que contribuem para aumentar as radiações dispersas são a voltagem (kV) aplicada ao tubo, o tamanho do campo de radiação e a espessura e a densidade específica do objeto radiografado. Quando a voltagem é baixa e o campo de radiação é pequeno, as radiações têm baixo poder de penetração e sofrem pouco espalhamento.

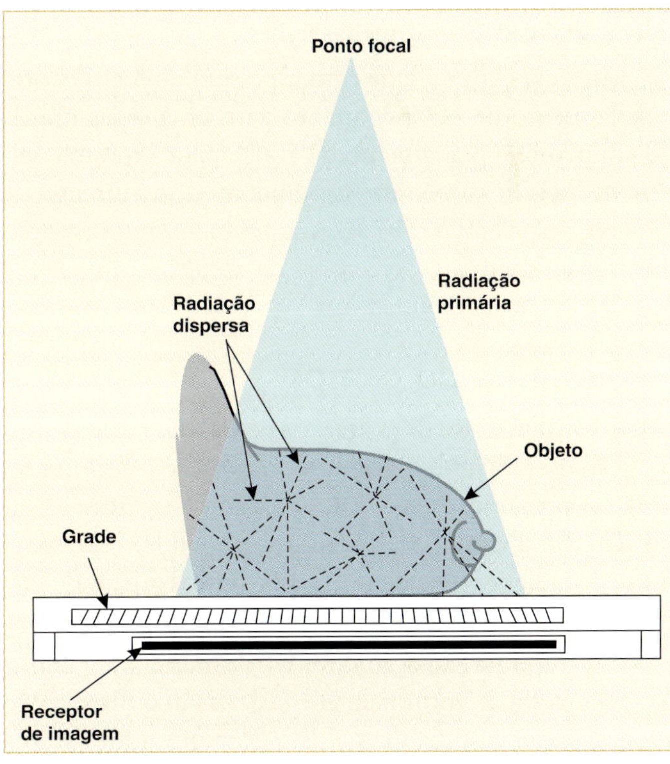

Fig. 4-1. Radiações secundárias, partindo do objeto, podem atingir o filme. (Imagem cedida pela Kodak.)

Aumento da voltagem

Quanto maior for a tensão aplicada ao tubo, maior será a velocidade impressa aos elétrons e maior será o poder de penetração do feixe de raios X gerado. Os raios mais energéticos são menos absorvidos pelos tecidos e mais facilmente chegam ao filme, reduzindo a dose para a paciente.

Uma kV elevada dá maior eficiência na produção de raios X, aumenta a densidade óptica do filme, diminui o número de efeito fotoelétrico e a dose absorvida, mas o espalhamento por efeito Compton e as radiações dispersas por espalhamento de fótons, consequentemente, aumentam e reduzem o contraste do objeto.

A quilovoltagem (kV) controla a velocidade do fluxo de elétrons. Quanto maior a kV aplicada, mais rapidamente os elétrons se deslocam em direção ao anodo e geram raios X mais energéticos.

Espessura do objeto

Quanto maior a for densidade, o volume e a espessura do órgão irradiado, maior será a dispersão dos raios.

A passagem dos raios X através das estruturas mais espessas do corpo resulta em maior espalhamento, se comparado com as regiões mais delgadas. Quanto maior for a espessura do objeto, maior é o espalhamento, o que diminui a qualidade da imagem e reduz a chance de mostrar microcalcificações e pequenas lesões.

Em uma extremidade com espessura de 3 cm ocorre espalhamento de 50% enquanto para uma espessura de 30 cm ocorre espalhamento de 100% para a mesma voltagem. Significa que, em um abdômen, o número de radiações espalhadas é 10 vezes superior aos raios atenuados. Para a mama, o percentual de radiações dispersas é igual às radiações atenuadas.

Tamanho do campo

O principal método de evitar a dispersão das radiações é a redução do tamanho do campo de radiação e a limitação do feixe primário apenas para o órgão de interesse diagnóstico. Se o campo de radiação for grande, representa fonte de radiação espalhada e irradia outros órgãos de forma desnecessária e prejudicial.

O campo de radiação deve ser colimado para cobrir toda a área do receptor para enegrecer todo o filme e não apenas o contorno da mama. Isto evita que a luz externa ofusque os olhos do observador e diminua a sua acuidade visual. Entretanto, não deve ultrapassar a borda do chassi no lado da parede torácica, que coincide com a borda do filme, para não irradiar o tórax do paciente.

A quantidade de radiações dispersa é proporcional ao tamanho do campo de radiação exposto pelo feixe primário e pela espessura do paciente. Quanto maior for o campo de radiação, maior será a dose do paciente que recebe radiações prejudiciais e maior será a dispersão dos raios. Aumentando as radiações dispersas, diminui o contraste do filme, que deixa uma imagem cinza.

O tamanho do campo de radiação pode ser controlado por meio de cones e diafragmas. Existe o diafragma fixo ou colimador primário, que é uma fenda retangular colocada em uma placa metálica, por onde passa o feixe de radiação. Existe também o diafragma móvel, ou cortina, que é regulado para o tamanho da área que se quer radiografar, devendo o tamanho máximo do campo estar limitado ao tamanho do filme em uso.

Os equipamentos de raios X dispõem de um sistema ótico que produz um campo luminoso que deve coincidir com o tamanho do campo de radiação. O sistema é formado por uma lâmpada e um conjunto de espelhos posicionados de tal forma que mostram um campo luminoso indicando o tamanho do filme, que vai orientar o técnico no posicionamento do paciente. Em mamografia, o tamanho do campo deve ser limitado para o tamanho do filme, que facilita a avaliação da imagem, permitindo melhor visualização pelo observador.

Em radiologia geral é usado um campo luminoso que contém um retículo de fio cruzado para mostrar o eixo central do feixe, exibindo uma sombra luminosa em forma de cruz, que o técnico coloca na região central da área a ser irradiada. Uma fonte luminosa e um espelho projetam no paciente o ponto central e o contorno do campo luminoso definido pelo obturador (Fig. 4-2).

CONTROLE DAS RADIAÇÕES ESPALHADAS

Em 1975, Fiedrick descreveu os efeitos negativos das radiações dispersas na qualidade da imagem, demonstrando dificuldade na visualização das microcalcificações. Muito se tem feito para reduzir as radiações secundárias, produzindo equipamentos de raios X específicos para mamografia, com dispositivo de compressão, filtragem do feixe, grade antidispersiva e reduzindo o campo de radiação com o uso de colimadores. Estes artifícios têm a dupla finalidade de melhorar o contraste da imagem e reduzir a dose absorvida pela paciente.

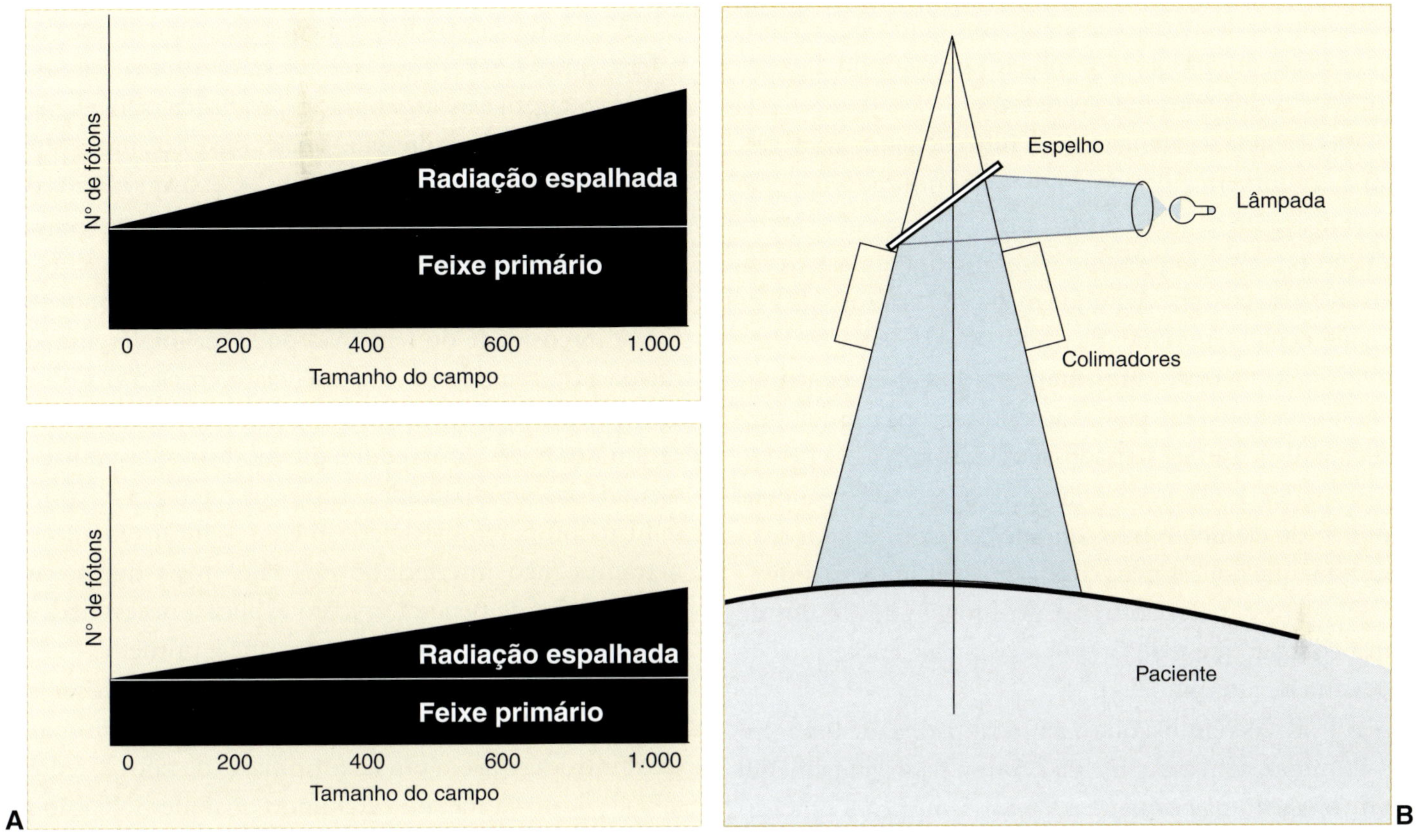

Fig. 4-2. (**A**) O número de fótons espalhados ocorre em função do tamanho do campo e da espessura do objeto. (**B**) Lâmpada auxiliada por um espelho corretamente posicionado indica o tamanho do campo de radiação, mostrando um campo luminoso, que deve coincidir com o tamanho do filme.

Devido aos efeitos adversos das radiações secundárias na imagem, são utilizados vários mecanismos que absorvem os raios ou limitam o tamanho do campo de radiação.

Os filtros são colocados no interior do tubo para absorver as radiações de baixa energia, que apenas aumentam a dose. Outros dispositivos são colocados externamente abaixo do cabeçote para direcionar o feixe e limitar o tamanho do campo de radiação, como cilindros, cones e diafragmas. Um terceiro mecanismo como a grade é colocado à distância, que se destina à absorção das radiações antes que atinja o filme.

O operador deve empregar todos os recursos disponíveis no equipamento e táticas radiológicas para evitar a produção de radiações secundárias, como redução da kV, compressão adequada da mama e redução do tamanho do campo. Sendo inevitável, deve usar mecanismo de controle como grade antidifusora, que retém as radiações e limitadores de feixe como cones, cilindros e diafragma, que fecham o campo de radiação. O paciente é a maior fonte de radiação espalhada e pode refletir no técnico ou no filme, reduzindo o contraste.

Ultrapassado este limite técnico, só resta obedecer aos princípios básicos de proteção radiológica, como distância, tempo de exposição e blindagem, e demais condutas como os princípios de proteção radiológica. Devem ser utilizados todos os meios disponíveis de proteção ao trabalhador e ao público das radiações, pondo em prática os postulados de otimização e a limitação dose no paciente.

Para prevenir a exposição às radiações, deve-se fazer a monitoração da área livre, evitar a exposição de terceiros, mas é imprescindível prover o acompanhante com equipamento de proteção individual (EPI), com avental adequado e protetor de gônadas. Finalmente, deve-se fazer monitoração individual do trabalhador com dosímetro, que apenas quantifica a dose efetiva mensal recebida pelo profissional.

Filtro

O filtro é uma lâmina de cobre, alumínio, molibdênio ou ródio, que é interposta entre a ampola e o objeto a ser radiografado, funciona como atenuador das radiações. Absorve os raios de baixa energia que têm baixo poder de penetração e seriam absorvidos pelo objeto, permitindo a passagem apenas dos raios mais penetrantes.

A eficiência da atenuação do filtro depende da espessura e do número atômico do material utilizado.

A filtragem não tem importância na imagem e sim na redução da dose do paciente, já que retira apenas os fótons de baixa energia. A grande maioria dos fótons de baixa energia não tem poder de transfixar o objeto e será absorvida pelo paciente, aumentando a dose, sem contribuir na formação da imagem. São raios inúteis e ainda prejudiciais, devendo ser retirados antes que atinjam a pele.

O poder de absorção e filtragem depende do número atômico do elemento que compõe o filtro. É maior com chumbo, que por ser mais compacto e ter número atômico 82, oferece maior absorção. A absorção dos fótons de baixa energia, que reduz a dose, é expressa em termos de espessura de alumínio.

A ICRP determina que o material-padrão de filtragem é o alumínio, com espessura de 2,5 mm para equipamento com voltagem maior que 70 kVp e 1,5 mm para procedimentos abaixo de 70 kVp. Em mamografia, a faixa de energia útil é em torno de 20 keV, devendo a energia restante ser retirada, necessitando usar filtros de molibdênio com 0,3 mm ou ródio 0,25 mm de espessura. Os filtros devem ser selecionados em função da densidade e da espessura da mama. O filtro altera o espectro do feixe e a escolha do filtro apropriado adequa o espectro do feixe para cada mama. A eficiência do filtro depende do número atômico e da espessura do material utilizado. O molibdênio é mais eficaz em retirar os fótons de baixa, enquanto o ródio absorve um espectro de mais alta energia. Quando se usa filtro de molibdênio com espessura de 0,3 mm, eliminam-se também quase todas as fotos acima de 20 keV, porque o pico de absorção do Mo ocorre em torno de 20 keV.

Camada semirredutora

A camada semirredutora (CSR) ou HVL é a espessura de um material-padrão capaz de reduzir em 50% a intensidade inicial do feixe de radiação, reduzindo a exposição à metade. Retiram-se seletivamente os raios de baixa energia, deixando o feixe mais uniforme e mais energético. A CSR é um filtro de alumínio que tem a finalidade de absorver os raios de baixa energia, que não geram imagem e apenas acrescentam dose para a paciente. A CSR é considerada um importante indicador de qualidade do feixe produzido pelo gerador de raios X.

A camada semirredutora atenua os raios e homogeniza o feixe que é heterogêneo, mesmo com o filtro. Aumenta com a voltagem e inclui a filtração produzida pelos elementos como pá de compressão, janela, óleo isolante e filtros adicionais. A atenuação para raios X é o quociente dos fótons incidentes que sofreram interações ao atravessarem um material de determinada densidade. O coeficiente de atenuação de um material depende do material absorvedor.

A intensidade do feixe não pode ser totalmente atenuada pela blindagem. Experiência com elétrons observou que os raios ficavam mais enérgicos quando atravessavam um meio absorvedor e provocavam mais radiações secundárias ou espalhadas. Isto ocorre porque a camada semirredutora remove seletivamente os fótons menos penetrantes, não interferindo nos raios mais duros, com maior poder de penetração. Isto explica a necessidade da segunda CSR ter maior espessura que a primeira.

A camada semirredutora do feixe útil deve ser em função da voltagem no tubo para a filtração mínima. A CSR introduzida em um feixe primário de raios X reduz a taxa de kerma à metade, excluindo qualquer radiação secundária que esteja fora do feixe.

Colimação ou limitador de feixe

A colimação é uma forma importante de reduzir a exposição do paciente, usando artifícios como a limitação do tamanho do campo de radiação e do formato do feixe de raios X, apenas na área de interesse diagnóstico. A colimação é um método secundário de conter as radiações dispersas e melhorar o contraste, mas não dispensa os métodos primários de radioproteção. A alteração na colimação afeta a exposição e aumenta as radiações secundárias com impacto na dose para a paciente, no contraste e na densidade óptica da imagem.

O colimador é um método mais eficaz para reduzir o volume de tecido irradiado, porque absorve os raios primários que se iriam projetar para fora da área do filme. Para reduzir a radiação espalhada, deve-se reduzir o tamanho do campo. Este é sempre maior que o campo luminoso, devido à divergência dos raios, mas, na prática, o campo de radiação deve corresponder ao tamanho no campo luminoso.

A colimação deve ser apropriada para minimizar o tamanho do campo, reduzindo as radiações dispersas para diminuir a dose e melhorar a qualidade da imagem. O equipamento deve dispor de campo luminoso ajustável ou limitador de feixe, indicando o tamanho do campo e a área a ser exposta, mostrando uma sombra cruzada, que indica o eixo central do feixe. O tamanho do campo de radiação nunca deve ultrapassar o campo luminoso, especialmente na borda onde está a parede torácica, em se tratando de mamografia.

No sistema de colimação dos equipamentos de mamografia é permitida uma tolerância de desvio entre o campo luminoso e o campo de raios X, que se projeta fora do filme. O desvio na borda do filme em contato com a parede torácica não deve ultrapassar 2% da distância entre o foco e a mama. A distância mínima permitida é de 60 cm para a mamografia.

O termo colimação é um mecanismo que se limita aos raios paralelos, mas na prática é conceituado também como limitador de raios divergentes. A colimação de tamanho e forma do feixe de raios X tem a finalidade de reduzir a dispersão das radiações e a exposição desnecessária, diminuindo a dose para a paciente.

Em mamografia, o colimador deve ser fechado para coincidir com a borda do filme e não para o contorno da mama, mesmo na compressão seletiva. Se muito colimada, pode excluir tecido mamário e dar luminosidade ao negatoscópio. O *spot* colimado tira a oportunidade de mostrar uma eventual lesão localizada fora da área selecionada, até por eventual erro de posicionamento, além de ofuscar a retina do observador, reduzindo a acuidade visual no ato da avaliação da imagem.

Para os equipamentos fixos, o colimador deve ser ajustado para que o feixe de radiação fique perpendicular ao plano do receptor e que o centro do feixe coincida com o centro da área a ser irradiada. Em equipamentos de mamografia é usada abertura fixa, mas é controlada pelo operador em função do tamanho do filme, cuja dimensão é indicada pelo tamanho do campo luminoso.

Colimadores ajustáveis consistem de aberturas retangulares, revestidas de chumbo, dispostas perpendicularmente, com controles independentes, que permitem ajustes para diferentes tamanhos de campo e irradiam apenas a área desejada. O colimador ajustável é mais usado em radiologia convencional

Os equipamentos modernos possuem um conjunto formado por lâmpada e espelho, que mostra um campo luminoso e indica o tamanho do campo de radiação. Existem os colimadores graduáveis, que têm controles automáticos ou manuais, e permitem a escolha pelo operador em função do tamanho do filme. Alguns equipamentos podem ser programados para ativar um sensor situado no *bucky*, que emite um sinal para o sistema de colimação que, automaticamente, compatibiliza o tamanho do campo em função do tamanho do filme.

TIPOS DE COLIMADORES

Diafragma

É uma lâmina de chumbo, munida de um orifício que determina a forma e o tamanho do campo de radiação, que limita o campo de radiação para o tamanho do filme ou do receptor de imagem. Pode ser quadrangular, retangular ou circular e é colocado no trajeto do feixe, acima da janela, podendo ser usado em conjunto com o cone. O diafragma é formado por quatro cortinas colocadas na parte inferior do cabeçote, que podem ser mobilizadas por controle mecânico.

Cones e cilindros

Cones e cilindros são tubos metálicos de várias formas e tamanhos, colocados fora do cabeçote, que limitam o tamanho do campo de radiação e direcionam o fluxo de raios para a área de interesse. Fornecem campos circulares ou retangulares e afetam o campo em função do seu comprimento e diâmetro.

Os cones apresentam o inconveniente de fornecer um campo circular para um filme retangular e não localizam com exatidão a área a ser radiografada (Fig. 4-3).

Grade antidispersiva

A grade antidispersiva é formada por lâminas de chumbo, dispostas de forma linear ou cruzadas, uniformemente espaçadas e entremeadas por material de baixa atenuação, como fibra de carbono, alumínio, cobre ou mesmo ar. As lâminas devem ser alinhadas e focadas com o feixe primário e o ponto focal da grade deve coincidir com o ponto focal do tubo para absorver o mínimo possível de raios primários.

Os fótons que interagem com o paciente sofrem espalhamento por efeito Compton, mudam sua trajetória e ficam desalinhados. Parte dos raios secundários que emerge do paciente é absorvida pelo próprio paciente e parte se dirige para o filme, reduzindo o contraste da imagem. A forma mais eficaz de evitar que a radiação espalhada atinja o filme é usar a grade antidispersiva, colocada entre o objeto e o receptor, que tem a função de absorver os raios desfocados. Esta absorção é exacerbada com o emprego da grade cruzada, que tem maior poder de atenuação dos raios.

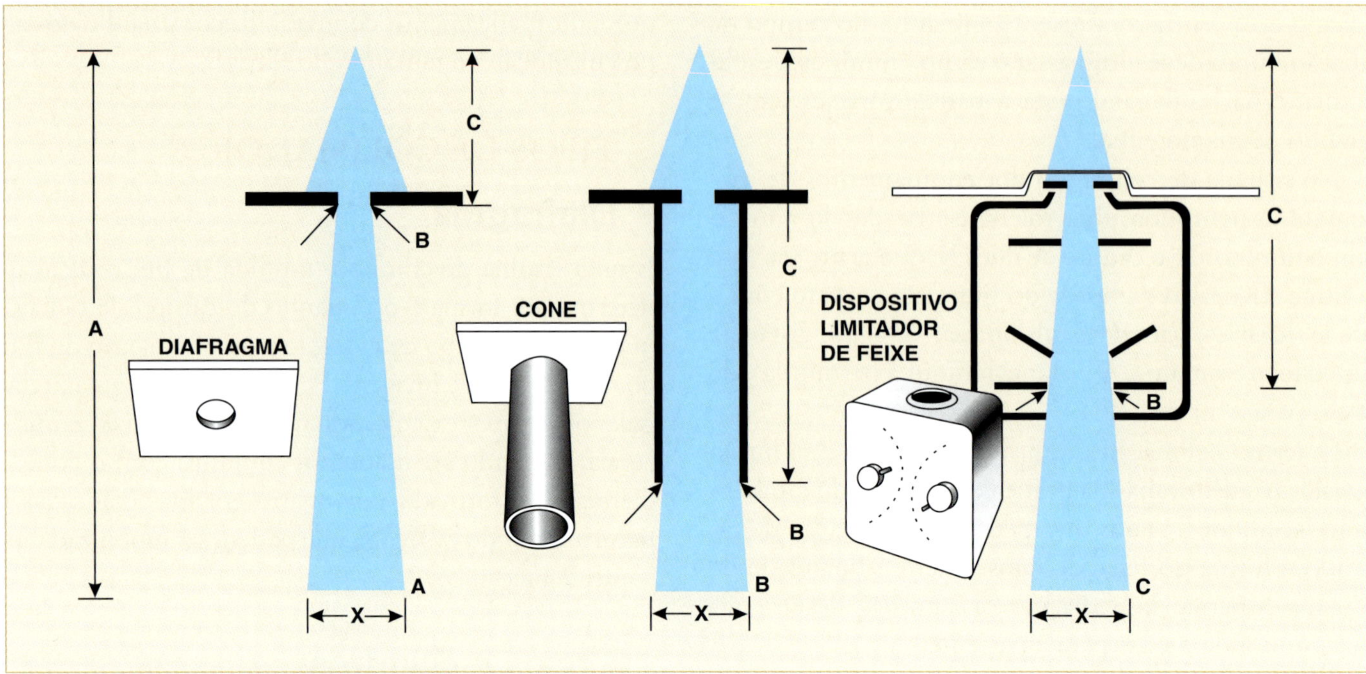

Fig. 4-3. Colimadores que limitam o tamanho do campo de radiação. (**A**) Diafragma que limita o tamanho do campo. (**B**) Cone que, além de limitar o tamanho, direciona o feixe. (**C**) Limitador de abertura variável com controle manual. (Imagem cedida pela Kodak.)

A radiação espalhada aumenta a dose para o paciente, reduz o contraste da imagem e diminui a resolução da imagem, devendo ser retirada antes que atinja o filme (Fig. 4-4).

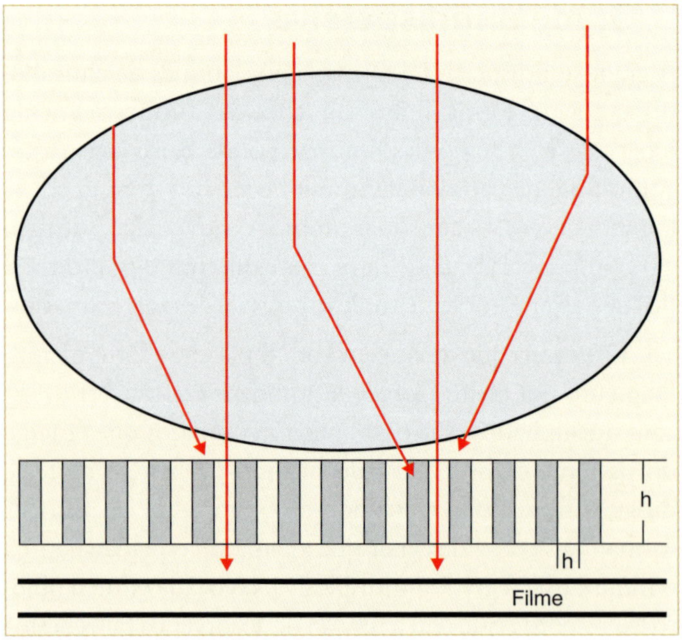

Fig. 4-4. Grade antidispersiva que absorve os raios primários que estão desfocados e as radiações secundárias que são espalhadas.

Outras técnicas

Outras técnicas e táticas radiológicas são utilizadas para reduzir as radiações secundárias, usando os artifícios de aumentar a distância foco-pele ou bloquear de forma seletiva a passagem do feixe.

Técnicas de afastamento

As técnicas de afastamento ou *Air Gap* são mecanismos que afastam o objeto do filme, criando um espaço de ar entre eles. O percentual de radiações dispersas pode ser reduzido aumentando-se a distância entre o objeto (paciente) e a superfície do receptor. Assim, o especo de ar entre a mama e o detector de imagem reduz a quantidade de raios secundários que incide sobre o filme. Os raios secundários são mais divergentes do que os raios primários e quando o objeto está próximo do receptor de imagem, recebe menos raios secundários. A maior fonte de radiação dispersa é o objeto radiografado e muitas destas radiações atingem o receptor.

Na técnica de afastamento, a camada de ar contida entre o objeto e o receptor absorve as radiações dispersas, antes que eles atinjam o filme. As radiações dispersas aumentam o velamento do filme e reduzem o contraste na imagem.

Pode ser usada em tórax de pacientes obesos em uma distância de 2 a 3 metros, em raios X de extremidades e em angiologia. Tem uso obrigatório nas técnicas de ampliação no estudo das microcalcificações mamárias e na avaliação radiográfica da peça operatória.

A técnica tem o inconveniente inevitável de aumentar a imagem, por reduzir a distância entre o foco e o objeto, às vezes, necessitando um filme de maior tamanho. A imagem aumenta de tamanho, à medida que o objeto se aproxima do foco e se afasta do receptor. À medida que amplia a imagem, diminui o borramento e melhora sua definição.

O afastamento provoca a perda de detalhes da imagem, diminuindo a nitidez, dando borramento no contorno. Para compensar o borramento, utiliza-se o menor ponto focal (0,1 mm), que produz a menor dispersão e diminui o borramento geométrico.

Ao aproximar o objeto da fonte, aumenta a exposição do paciente, que se faz em função do inverso do quadrado da distância entre a fonte e o objeto a ser radiografado.

Fenda móvel

A fenda móvel ou *moving slit* é uma técnica que consiste em irradiar o paciente, através de uma placa de chumbo que colima o feixe em forma de fenda e o direciona para a área de interesse. A fenda se move sincronizada com o tubo. Usada na produção de feixe de alta intensidade, tem o papel de reduzir as radiações espalhadas pelo paciente e aumentar o contraste da imagem.

DIRETRIZES DE PROTEÇÃO RADIOLÓGICA

Desde 1926, a Comissão Internacional de Proteção Radiológica (ICRP), vem-se preocupando com os efeitos biológicos procedentes das interações entre as radiações ionizantes e o corpo humano. Em 1928, a ICRP fez recomendação para radioproteção, com o objetivo de proteger o indivíduo e a sociedade dos efeitos maléficos das radiações. Com o aumento da utilização de radiação em todos os campos da atividade humana, surgiu a preocupação das autoridades mundiais, no sentido de normatizar e otimizar o uso desta útil e perigosa prática. Para reduzir este risco inerente ao uso das radiações, foram estabelecidas normas-padrão capazes de evitar que os indivíduos sejam irradiados indevidamente por mau uso da radiação ou por falta de controle.

A Resolução nº 60 de 1990 da ICPR emitiu normas e recomendações e introduziu novos conceitos em radioproteção, que servem de guia de condutas para orientar a própria vigilância sanitária e os profissionais envolvidos na prática de radiações ionizantes.

Em 1990 e 1996, a ICPC, refletindo a evolução dos conhecimentos científicos no domínio da proteção contra radiações, seguindo as diretrizes básicas estabelecidas pela Agência Internacional de Energia Atômica (IAEA), pela Organização Mundial de Saúde (OMS) e pela Organização Internacional do Trabalho (OIT), publicou o código internacional de segurança radiológica para ser seguido em todos os países.

O Instituto de Radioproteção e Dosimetria (IDR) da Comissão Nacional de Energia Nuclear (CNEN) emitiu normas técnicas baseadas nas diretrizes da IAEA. Também o IRD iniciou um programa de treinamento para as autoridades sanitárias e físicos que se dediquem ao radiodiagnóstico.

Cada país deve ter sua própria legislação, que defina bases legais para criar uma agência reguladora de controle na área de proteção radiológica e normatizar a prática para o uso de radiação ionizante, inclusive com protocolos e manual de instruções precisas para as instalações radiológicas.

No Brasil, a regulamentação das radiações ionizantes é feita pelo Ministério da Saúde, que atribuiu competência à CNEN e à Vigilância Sanitária para regularem as instalações nucleares e emitirem regulamentos técnicos relativos à proteção radiológica e à segurança nuclear. As entidades têm poderes para autorizar o funcionamento das instalações radiológicas e fiscalizar suas atividades, inclusive controlando a produção, a comercialização dos produtos, o tratamento dos resíduos sólidos e o armazenamento dos rejeitos radioativos.

Legislação pertinente

A Constituição Federal de 1988 estabelece que a saúde é um direito do cidadão e um dever do Estado, que deve garantir o acesso universal e igualitário à população.

A Lei 8.080/90 trata da promoção e da recuperação da saúde como um direito fundamental do ser humano. O novo texto promulgado no Código de Defesa do Consumidor parte do pressuposto de que as leis de mercado, da oferta de serviços e produtos não são suficientes para regular a sua qualidade, necessitando de um instrumento técnico do Estado e da sociedade, com caráter educativo e punitivo, para garantir a qualidade dos serviços e defender o cidadão.

Art. 6º: "Entende-se por vigilância sanitária um conjunto de ações capazes de eliminar, diminuir ou prevenir riscos à saúde e de intervir nos problemas sanitários decorrentes do meio ambiente, da produção e da circulação de bens e da prestação de serviços de interesse da saúde, abrangendo:

I – o controle de bens de consumo que compreende todas as etapas e processos, da produção até o consumo e o controle da prestação de serviços que se relacionam direta ou indiretamente com a saúde."

O parágrafo 3º do mesmo Art. 6º: "Através das vigilâncias epidemiológica e sanitária, busca-se a 'promoção e proteção à saúde dos trabalhadores', bem como sua recuperação e reabilitação em decorrência de 'riscos e agravos advindos das condições de trabalho'."

A Lei 8.142, de 28/12/1990, dispõe sobre a participação da comunidade na gestão do Sistema Único de Saúde (SUS). Esta lei possibilita mecanismos de participação da população no controle de qualidade dos serviços de saúde, por meio de conselhos, transformando o "usuário de serviços de saúde" (consumidor), objeto da proteção da Vigilância, em "aliado" na transformação das condições de saúde e do sistema de saúde.

Dessa forma, a lei reforça também o papel educativo e conscientizador da vigilância sanitária, além de suas características mais conhecidas que são as funções de fiscalização e punição, próprias do seu poder de polícia.

A Lei 6.437/77 configura a inobservância dos requisitos deste regulamento como infração de natureza sanitária, sujeitando o infrator às penalidades previstas, sem prejuízo das responsabilidades civil e penal.

A Resolução 12/88 da CNEN estabelece normas e diretrizes básicas de proteção radiológica, limitando a dose individual a 1 Sievert ao longo da vida profissional, que corresponde a uma dose média de 20 mSv por ano de trabalho. Também reduziu a dose média para o público para 1 mSv ao ano, com relação a 5 mSv, permitida pela Resolução 26 da ICRP.

A Resolução 3.01 da CNEN-NE estabelece diretrizes básicas de radioproteção para todo o país, com base na ICPR 26 de 1977, estabelecendo princípios e requisitos de controle básico para a proteção do homem e do ambiente. Se aplicam a pessoas físicas ou jurídicas envolvidas na produção, uso, posse, armazenamento, processamento e transporte de fontes radioativas. Emite normas que otimizam a dose para o paciente e limita a exposição para o trabalhador e para o público contra os possíveis efeitos causados pelas radiações ionizantes. A resolução atribui responsabilidades da direção e do supervisor de proteção radiológica para todas as instalações radioativas e radiológicas.

No âmbito da saúde do trabalhador, o Ministério da Saúde promove ação de proteção à saúde do trabalhador, com recuperação e reabilitação dos profissionais expostos a radiações ionizantes. O Ministério do Trabalho define as atividades com radiações ionizantes como insalubres e perigosas (NRs 15 e 16), exige controle médico de saúde ocupacional e obriga o uso de proteção individual para o trabalhador que lida com radiações ionizantes, estabelecendo os requisitos básicos de controle.

A Portaria CNEN-NE-3.02 define as atividades básicas a serem desempenhadas pelo corpo técnico do serviço de radioproteção para as instalações nucleares e radioativas sob o controle da CNEN.

A Resolução nº 6/88 do Conselho Nacional de Saúde padronizou em nível nacional os requisitos básicos de proteção radiológica para os estabelecimentos que operam com raios X diagnósticos. Atribui competência às autoridades sanitárias na avaliação dos processos de licenciamento e fiscalização das empresas de saúde, públicas ou privadas que manuseiam com medicina nuclear, radioterapia e radiodiagnóstico, estabelecendo ação regulatória pela CNEN.

A Portaria 1884/94, do Ministério da Saúde, estabelece exigência de estrutura física básica das instalações de fontes de radiações. A portaria estabelece as dimensões mínimas para os serviços de radiodiagnósticos como exigências para a aprovação do projeto. Em 2002 foi emitida a Resolução da Diretoria Colegiada (RCD) nº 50/02, que dispõe sobre responsabilidade técnica para planejamento, programação, elaboração e avaliação dos projetos físicos para estabelecimentos assistenciais de saúde, na área pública ou privada.

A Resolução RDC nº 50/2002 é a norma utilizada para planejamento, programação, elaboração e avaliação de projetos físicos de estabelecimentos assistenciais de saúde – EAS, que sofreu alterações pela Resolução RDC nº 307, de 14 de novembro de 2002.

Todo estabelecimento destinado a prestação de assistência a saúde à população, tais como hospitais, clínicas, centros de saúde que, a partir de agora, for construído, reformado ou ampliado deverá se adequar à RDC nº 50, inclusive com as retificações publicadas.

A RDC nº 03/2002 determina a obrigatoriedade de realizar anualmente o teste de controle de qualidade. Os serviços de mamografia devem ter equipamento de teste como *phantom*-mama, sensitômetro, densitômetro e termômetro para avaliar a qualidade da imagem.

A RDC nº 33/2003 da ANVISA dispõe sobre o regulamento técnico para o gerenciamento de resíduos sólidos dos serviços de saúde e torna obrigatória que as clínicas de imagem, radioterapia e medicina nuclear gerenciem os líquidos efluentes do processamento da imagem como revelador, fixador e água de lavagem do filme.

O objetivo é prevenir os riscos à saúde e ao meio-ambiente, por meio do correto gerenciamento dos resíduos gerados pelos serviços de saúde.

A Portaria 453/1998, publicada pelo Ministério da Saúde com anuência do CNEN e IRD, aprova o regulamento técnico que estabelece diretrizes básicas para a aplicação da prática radiológica, para fins diagnósticos e terapêuticos, garantindo a qualidade da prestação dos serviços radiodiagnósticos prestados à população, assegurando os requisitos mínimos de proteção e segurança radiológica, definindo as responsabilidades de profissionais e entidades envolvidas.

A Portaria 453/68 visa proteger a saúde dos pacientes, dos profissionais e do público em geral, definindo as responsabilidades básicas dos envolvidos com a prática, inclusive prestadores de serviços e fornecedores e atribui competência à Vigilância Sanitária a normatizar e fiscalizar as pessoas físicas ou jurídicas envolvidas com a prática.

A Agência Nacional de Vigilância Sanitária (ANVISA) foi criada em 26.01.99, com a finalidade de normatizar e fiscalizar a prática de atividades que envolvam a saúde do indivíduo e da população. A ANVISA é uma entidade vinculada ao Ministério da Saúde, tendo autonomia administrativa, independência financeira e estabilidade de seus dirigentes, sendo imune à ingerência política partidária.

A Portaria 453 atribui competência à ANVISA em colaboração com os demais órgãos estaduais e municipais de Vigilância Sanitária, para fazer cumprir o regulamento técnico, no que se relaciona, entre outras providências, com a implantação de programas de garantia da qualidade em serviços de mamografia, determinando a obrigatoriedade de uma série de testes e rotinas de operação, de forma a garantir o adequado funcionamento dos equipamentos, a otimização da proteção radiológica e um melhor desempenho na obtenção de imagens de qualidade e diagnósticos mais precisos.

As exposições radiológicas com fins diagnósticos constituem a principal fonte de radiações ionizantes que expõe o homem. A expansão do uso das radiações em medicina, quer seja como diagnóstico ou tratamento, e os riscos inerentes destas radiações levaram a Vigilância Sanitária a estabelecer uma política nacional de proteção na área de radiodiagnóstico, visando otimizar a prática radiológica na defesa da saúde dos pacientes, dos profissionais envolvidos e do público em geral.

Objetivos da Portaria 453: O objetivo da Portaria é a exigência de promover a segurança radiológica e garantir a qualidade na prestação de serviço, assimilando a filosofia de trabalho do FDA americano em defesa da população, estabelecendo normas para minimizar os riscos e maximizar os benefícios da prática radiológica.

Regulamentar as ações de controle das exposições médicas, otimizando as doses, reduzindo o risco e aumentando os benefícios para o paciente, limitando a dose para o trabalhador e para a pessoa do público, bem como a prevenção de acidentes.

A Portaria estabelece e padroniza, em nível nacional, os requisitos para licenciamento e fiscalização dos serviços que operam com raios X diagnóstico, dentro dos princípios de proteção e segurança radiológica.

Atribui ao prestador de serviço o compromisso perante a sociedade de obedecer às normas da ICPR, implementar os princípios de radioproteção e implantar um programa de controle de qualidade.

Desenvolver uma ação efetiva no sentido de capacitar e motivar os profissionais da área, bem como implementar recursos materiais e humanos, no sentido de melhorar o padrão de qualidade da imagem mamográfica.

Campo aplicável

O regulamento deve ser adotado em todo o território nacional e observado pelas pessoas físicas e jurídicas de direito privado ou público, que estão envolvidas com utilização de raios X diagnósticos.

Atribuir responsabilidade desde a produção e a comercialização dos equipamentos emissores de radiações ionizantes.

Aos prestadores de serviços, na área de radiodiagnóstico e radiotratamento, garantir a otimização das exposições para reduzir a dose.

Normatizar a utilização de radiações para pesquisas biomédicas e de ensino.

Órgão regulador

A Portaria atribui competência à Vigilância Sanitária dos estados, distrito federal e municípios de normatizar, licenciar os equipamentos e fiscalizar o cumprimento do regulamento técnico, tendo um caráter, sobretudo, educativo.

A inobservância do regulamento ou falha na execução das ações corretivas, em tempo hábil, constitui infração de natureza sanitária e sujeita o infrator às penalidades previstas na lei.

Permite o livre acesso da autoridade sanitária a todas as dependências do serviço, todos os assentamentos e documentos necessários para instalações, licenciamento e funcionamento da unidade.

PROTEÇÃO RADIOLÓGICA

Os princípios básicos de radioproteção são justificação, otimização e limitação de dose, que devem ser tratados de forma sincrônica.

Justificação

Nenhuma prática envolvendo exposição a radiações ionizantes pode ser adotada, a menos que produza mais benefício para o indivíduo exposto ou para sociedade que o detrimento provocado por ela.

Otimização

O valor da dose e o número de pessoas expostas devem ser tão baixos quanto o possível. Consiste em utilizar as radiações da melhor forma, obtendo-se o máximo de benefícios com o mínimo de dose.

A otimização envolve todos os meios de redução de dose, que vão desde o projeto de construção, os equipamentos, a limitação de feixe, o tamanho do campo de radiação, a técnica radiológica, a blindagem e os dispositivos de proteção individual até o tipo de filme de alta velocidade.

Limitação de dose

A prática de exposição deve ter limite de dose e envolver a exposição médica, do trabalhador e do público.

Exposição médica

Exposição é toda a exposição decorrente de exames ou tratamento médico. Para o paciente não há limite de dose, desde que se justifique. O acompanhante, quando estritamente necessário, deve usar equipamentos de proteção individual (EPI). Na exposição médica não há limite de dose, mas deve ser otimizado para não ultrapassar 5 mSv durante a sequência de exposições. O serviço deve possuir avental plumbífero e o protetor de gônadas e tiroide com espessura mínima de 0,25 mm de chumbo.

Exposição ocupacional

É a exposição decorrente do trabalho do indivíduo. A ICRP nº 60/1990 e a Resolução 3.01 da CNEN estabeleceram que o limite de dose anual para o trabalhador deve ser 20 mSv, podendo chegar até 50 mSv ao ano, desde que a dose efetiva média, não ultrapasse 100 mSv em 5 anos consecutivos. A dose efetiva máxima deve ser 1,2 mSv no mês ou 20 ao ano, mas, se acima de 4 mSv no mês, deve ser comunicado às autoridades sanitárias.

Idade entre 16 e 18 anos, permitido apenas para treinamento, e o limite da dose é 1/3 da dose de adulto.

Proibido o contato de menor de 16 anos com radiação, mesmo como aprendizado. Na gestante, a dose deve ser limitada até 2 mSv durante toda a gravidez.

Exposição do público tem limite até 1 mSv/ano, excluídas as radiações cósmicas, que estão fora de controle do homem. Este assunto é mais bem estudado no capítulo sobre segurança radiológica.

EXIGÊNCIAS BÁSICAS PARA PRÁTICA RADIOLÓGICA

Obrigações básicas

Ninguém pode administrar raios X em seres humanos a menos que seja médico qualificado. O técnico em radiologia ou outro profissional de saúde treinado pode fazê-lo desde que tenha orientação e supervisão médica.

Nenhum serviço de radiodiagnóstico pode funcionar sem estar licenciado pela Vigilância Sanitária.

O licenciamento do serviço de radiodiagnóstico deve ser aprovado sob os aspectos de instalações físicas, proteção radiológica e ter alvará de funcionamento.

O projeto deve contemplar os princípios de proteção e segurança radiológica, minimizando a probabilidade de acidente e reduzir a dependência do fator humano.

Nenhuma instalação pode ser construída, modificada, operada ou desativada e nenhum equipamento pode ser vendido, operado, transferido de local, sem autorização da autoridade sanitária.

Nenhum tipo ou modelo de equipamento de raios X diagnóstico ou acessórios como tubo, cabeçote, intensificador de imagem ou acessório de proteção em radiodiagnóstico pode ser comercializado sem possuir registro no Ministério da Saúde.

Todos os assentamentos devem ser mantidos atualizados e arquivados à disposição da Vigilância Sanitária, por um período mínimo de 5 anos, exceto os dados de monitoração individual que devem ser arquivados por até 30 anos após cessar a atividade com radiação. O responsável legal deve manter registrado todos os procedimentos realizados, assim como os testes de controle de qualidade e os laudos da dosimetria.

Para instalações nucleares é exigido um plano de radioproteção para fins de licenciamento, o que é dispensado para instalações radiológicas.

Licenciamento

Nenhum serviço que envolva radiação ionizante pode funcionar sem estar devidamente licenciado pela Vigilância Sanitária local, cuja autorização está condicionada a análise e parecer favorável do projeto básico de arquitetura das instalações, com classificação das áreas, devendo satisfazer as exigências da Portaria 1884/94 e da Resolução RCD nº 50 de 21.02.02 do Ministério da Saúde.

Os titulares do serviço de radiodiagnóstico devem solicitar o licenciamento de suas instalações à autoridade sanitária, anexando o contrato social da empresa, indicação do responsável técnico, relação dos profissionais envolvidos com os respectivos números de registro profissional e anexando os seguintes documentos:

- Requerimento, conforme modelo próprio da Vigilância Sanitária local, assinado pelo responsável legal, descrevendo o estabelecimento e de suas instalações.
- Ficha cadastral devidamente preenchida e assinada pelo representante legal.
- Termo de responsabilidade primária, assinado pelo responsável legal.
- Termo de responsabilidade técnica, assinado pelo responsável técnico (RT) do serviço.
- Termo de proteção radiológica, assinado pelo supervisor de proteção radiológica em radiodiagnóstico (SPR) do serviço.
- Relação nominal de toda a equipe, suas atribuições e responsabilidades, com respectiva qualificação e carga horária.

O licenciamento fica condicionado à apresentação dos documentos, descrição dos equipamentos, identificação do serviço, relação dos procedimentos e termos de responsabilidade.

Deve, ainda, apresentar projeto físico com planta baixa e cortes relevantes com *layout* das salas de raios X, de controle, da posição dos equipamentos e do painel de controle, visores e limite de deslocamento do tubo, obedecendo aos princípios de proteção radiológica.

Descrição técnica das blindagens, como portas, paredes, piso, teto, incluindo material utilizado, especificando a espessura e a densidade física, com cálculo de blindagem, assinada por um físico médico ou certificado equivalente reconhecido pelo Ministério da Saúde.

Classificação das áreas como controlada, supervisionada ou livre de cada instalação, indicando com placas, sinais visuais e luminosos, para orientar o público.

A blindagem deve estar de acordo com o tipo de equipamento instalado. Pode usar material de alto peso atômico como chumbo ou alternativas de baixo custo como concreto. Para um feixe de até 100 kV, a espessura de 1 mm de chumbo, pode ser substituída por 8,6 cm de concreto baritado, 12 cm de tijolo maciço e 29 cm de gesso. O concreto baritado deve ser preparado na proporção de uma parte de cimento para uma de areia fina e três de barita, podendo acrescentar cal, para dar liga à mistura.

Deve-se anexar a relação dos equipamentos de raios X, incluindo o fabricante, o modelo, as especificações técnicas do equipamento de raios X, como fabricante, ano de fabricação, data da instalação, número no Ministério da Saúde, modelo, variação da mA/s e da kVp e seus acessórios, que também devem ter registro no Ministério da Saúde.

Descrição dos sistemas de registro de imagem como tipos de cassetes e filmes usados ou implantação de sistema digital.

Descrição do sistema de processamento incluindo marca, tipo e modelo da processadora.

Relatório de aceitação do equipamento de raios X fornecido pelo fabricante e levantamento radiométrico, fornecido por órgão ou empresa especializada e credenciado pela CNEN.

Relação dos exames a serem praticados com previsão de carga do trabalho semanal máxima.

Programa de proteção radiológica para os empregados e para o público. É um documento exigido para fins de licenciamento da instalação, que estabelece o limite de radioproteção a ser implantado no serviço. É obrigatório para a radioterapia que trabalha com megavoltagem, mas dispensável para a atividade radiodiagnóstica.

Alvará de funcionamento

Caberá à autoridade sanitária competente emitir o alvará de funcionamento para equipamentos de radiologia médica e odontológica, para equipamentos de radioterapia e para serviços de medicina nuclear, quer *in vivo* ou *in vitro*.

O requerimento preenchido e assinado pelo responsável técnico, acompanhado da ficha cadastral, deve conter a descrição técnica dos equipamentos, especificando o número, o modelo, o registro no Ministério da Saúde, o gerador de tensão, a data da instalação, e, inclusive, o tipo de registro da imagem.

Levantamento radiométrico das áreas controladas e áreas livres, emitido por especialista em física médica com especialização em radiodiagnóstico, ou certificado equivalente emitido por empresa credenciada pelo CNEN. Deve verificar as condições de operação do equipamento de raios X, bem como a blindagem das paredes, das portas, dos visores e dos biombos da sala de raios X, e fazer o teste de radiação de fuga pelo cabeçote.

O levantamento radiométrico ambiental tem o objetivo de quantificar a exposição e verificar se os níveis de dose equivalente a que estão expostos o trabalhador e o indivíduo do público estão de acordo com as restrições estabelecidas na legislação. A radiometria é um procedimento obrigatório para a obtenção do alvará de funcionamento. Ela verifica e atesta se as áreas vizinhas das salas de raios X estão isentas de radiações e são realmente livres. O laudo radiométrico oferece garantia à empresa de que os demais trabalhadores não estão recebendo radiações e servirá de instrumento de defesa em eventuais processos de responsabilidade civil ou trabalhista contra a empresa. O laudo deve ser assinado por físico com especialização em proteção radiológica ou por supervisor credenciado pela CNEN.

A radiometria deve ser feita na instalação do equipamento e repetida a cada quatro anos, ou sempre que houver reforma estrutural do ambiente ou modificação do equipamento, inclusive troca da ampola.

O alvará de funcionamento da instalação deve conter a identificação dos equipamentos, ter validade por dois anos e ser fixado em quadro próprio e em lugar visível ao público.

A inspeção deve ser anual, mas o licenciamento vale por dois anos, enquanto o levantamento radiométrico tem validade por quatro anos.

Validade e renovação

A renovação do alvará de funcionamento do serviço deve ser solicitada pelo titular, anexando o requerimento e os termos de responsabilidade, conforme os modelos próprios da Vigilância Sanitária.

A concessão e a renovação do alvará de funcionamento da instalação radiológica está condicionada à aprovação dos documentos apresentados e à comprovação do cumprimento dos requisitos técnicos especificados na portaria, mediante inspeção sanitária.

Desativação

A desativação de um serviço de radiodiagnóstico deve ser notificada à autoridade sanitária local, informando o destino e a guarda dos equipamentos, bem como o destino dos arquivos e assentamentos, anexando a solicitação da baixa da responsabilidade.

Transferência do local

Quaisquer modificações a serem introduzidas nas dependências do serviço ou transferência dos equipamentos de raios X ou outras fontes de radiação, devem ser notificadas previamente à Vigilância Sanitária local.

O representante legal deve apresentar requerimento com a justificativa, solicitando vistoria prévia, e anexar documentação hábil para fins de instrução e aprovação prévia do projeto.

Responsabilidades básicas do serviço

O serviço deve criar uma estrutura hierárquica clara para a adoção de condutas no âmbito de responsabilidades. A equipe deve ser composta por médico-radiologista, físico-médico especializado em radiodiagnóstico e técnico em radiologia com treinamento em mamografia.

Responsável jurídico. É o titular ou responsável pela pessoa jurídica que tem poder de decisão, especialmente na parte financeira.

Responsável técnico. Radiologista familiarizado com mamografia ou mastologista habilitado pelo Colégio Brasileiro de Radiologia.

Supervisor de proteção radiológica. Nomeado para assessorar o titular, implantar o programa de controle de qualidade, elaboração dos procedimentos de calibração e dos equipamentos.

O responsável técnico e supervisor de proteção radiológica podem ser o mesmo profissional, desde que assine novo termo e acumule as responsabilidades.

Responsável jurídico

- Compete aos titulares e empregadores a responsabilidade principal pela segurança e proteção dos pacientes, dos trabalhadores e do público, devendo assegurar recursos e materiais humanos para garantir o cumprimento da portaria.
- Assegurar e nomear profissionais qualificados para realizar e responder pelos procedimentos técnicos e intervencionistas, pelo controle de qualidade e pela segurança radiológica (responsável técnico).
- Nomear um médico com conhecimento em física das radiações e proteção radiológica ou físico-médico habilitado em radiodiagnóstico, para responder pelas ações como supervisor de proteção e segurança radiológica (SPR).
- Garantir os recursos necessários para o treinamento e atualização periódica da equipe, sobre procedimentos radiológicos e sobre proteção radiológica.
- Garantir que a exposição ocupacional e do público seja tão baixa quanto possível e zelar pelos postulados de otimização da dose, inclusive para os acompanhantes e voluntários.
- Prover instrumentos de monitoração individual e controle da saúde do pessoal ocupacionalmente exposto, provendo o serviço de equipamentos de proteção individual.
- Tomar as medidas necessárias para medidas de controle de qualidade.
- Garantir aos trabalhadores o acesso às informações sobre radioproteção individual.

Responsável técnico (RT)

O responsável legal pelo serviço de saúde que usa radiações ionizantes responde pelo cumprimento do plano de radioproteção, podendo assessorar-se de profissionais capacitados, tais como físicos ou médicos especializados em física médica e radioproteção ou dentistas, dependendo das características do serviço, de acordo com as exigências da portaria.

O responsável técnico deve ser médico e ter certificado de qualificação emitido pelo Colégio Brasileiro de Radiologia (CBR) e pela Associação Médica Brasileira (AMB). Deve ter conhecimento em física médica, proteção radiológica e ter sido avaliado em física de radiodiagnóstico por órgão homologado pelo Ministério de Saúde (CNEN). Pode ser dentista, para as instalações odontológicas.

O responsável técnico deve estar presente durante todos os horários de funcionamento do serviço e responde juridicamente por todos os procedimentos radiológicos e intervencionistas, realizados nas dependências da clínica, bem como pela observância dos princípios de proteção radiológica. Ao responsável técnico compete:

1. Zelar pela otimização das doses, sem prejuízo dos padrões de qualidade.
2. Assegurar que os procedimentos sejam executados com técnicas e equipamentos adequados, para restrição e otimização da dose.
3. Orientar e supervisionar as atividades da equipe quanto a técnicas e procedimentos radiológicos.
4. Implantar a proteção com blindagem para evitar a exposição coletiva e monitorar o ambiente, quando for o caso.
5. Prover a monitoração individual dos trabalhadores com dosímetros.
6. Prover os trabalhadores de equipamentos de proteção individual (EPIs).
7. Manter os registros de dose equivalente à disposição dos trabalhadores.
8. Garantir o assentamento em livro próprio de todos os procedimentos radiográficos realizados no serviço.
9. Garantir o livre acesso à documentação à autoridade sanitária competente.
10. Implantar programa de garantia de qualidade, como previsto na Portaria 453.
11. Supervisionar as atividades dos técnicos, otimizando a proteção radiológica.

Supervisor de proteção radiológica (SPR)

O SPR deve possuir título de especialista em física de radiodiagnóstico ou médico qualificado pela CNEN, que tenha conhecimento em física do radiodiagnóstico, metrologia das radiações e proteção radiológica e ser avaliado por órgão credenciado pelo Ministério da Saúde. Pode ser pessoa física ou jurídica e não obrigatoriamente ligado à empresa. Compete ao SPR:

1. Assessorar o titular na implementação da proteção radiológica, realizando a monitoração individual e de áreas livres, aplicando ações corretivas, quando necessárias.
2. Supervisionar o plano de radioproteção aprovado pela CNEN, quando existente.
3. Garantir que os equipamentos operem com segurança, podendo interromper os procedimentos que ele julgue inseguros.
4. Implementar e supervisionar o programa de controle de qualidade da imagem, otimizando para aplicar o mínimo de dose possível.
5. Coordenar o programa de reciclagem e treinamento periódico da equipe sobre proteção radiológica e avaliar o desempenho da equipe envolvida em radiações, enfocando tópicos como operação dos equipamentos, processamento da imagem, bem como princípios de proteção radiológica, envolvendo os aspectos legais como uso de dosímetros e vestimentas de proteção individuais.
6. Manter os assentamentos da monitoração individual, registrando mensalmente a dose equivalente e permitir o acesso destas informações ao trabalhador.
7. Treinar, reciclar e orientar trabalhadores ocupacionalmente expostos.
8. Acompanhar a autoridade sanitária competente durante a vistoria.
9. Redigir instruções sobre radioproteção a serem distribuídas aos trabalhadores e/ou aos pacientes.

Exigências legais dos equipamentos

Portaria 453 – Item 3.2: Nenhum tipo ou modelo de equipamento de raios X diagnóstico e componentes, como tubo, cabeçote, sistema de colimação, mesa *bucky* e acessórios de proteção radiológica em radiodiagnóstico, podem ser produzidos ou comercializados sem possuir registro no Ministério da Saúde.

- O equipamento só pode ser operado por médico ou profissional treinado e sob supervisão médica.
- Todos os equipamentos de raios X diagnósticos importados ou produzidos no país devem estar de acordo com os padrões internacionais.
- Não é permitida a importação de equipamentos que tenham sido proibidos em seu país de origem, por razões sanitárias.
- Os equipamentos de raios X devem ser projetados e construídos para que as exposições médicas sejam tão baixas quanto possível e seja mínima a probabilidade de ocorrência de erro humano.
- O fabricante deve fornecer manual em português, relativo às características técnicas, às instruções de uso e à manutenção do equipamento.
- Deve ter certificado de blindagem do cabeçote, quanto à radiação de fuga. O teste deve ser anual ou sempre que trocar a ampola ou o sistema de colimação.
- Os componentes como gerador, tubo, cabeçote, sistema de colimação, devem possuir identificação própria em lugar visível.
- O painel de controle do equipamento deve exibir símbolos internacionalmente aceitos.
- Devem estar claramente indicados no equipamento os parâmetros operacionais como tensão e corrente do tubo, filtração inerente e adicional, posição do ponto focal, distância foco-filme e tamanho do campo de radiação.
- Deve ter sinal sonoro e luminoso localizado no painel de controle que dure enquanto houver emissão de raios X.
- O equipamento deve ter sistema de colimação que limite o tamanho do campo ao tamanho do receptor de imagem.
- Equipamentos recondicionados e reformados só podem ser comercializados se preencherem os requisitos e testes de desempenho exigidos pela Portaria.
- Os equipamentos devem ser projetados e calibrados especificamente para mamografia.

Especificações técnicas dos equipamentos

- Tubo especificamente projetado para mamografia, com janela de Berílio.
- O gerador deve ser trifásico, de alta frequência, ou monofásico, retificado para onda completa ou circuito multipulso, para manter uma tensão constante.
- Deve ter grande variação da voltagem variando de 20 a 39 kV, para ser capaz de produzir imagens em diferentes tipos de mama, com incremento de tensão de 1 kV.
- Amperagem deve ter variação de 20 a 500 miliamperes.
- Ponto focal máximo de 0,3 mm para mamografia de contato e 0,1 mm para ampliação e aumentar a nitidez da imagem.

- Anodo deve ser molibdênio, podendo ter segunda pista de ródio ou tungstênio.
- Filtro de molibdênio com 0,30 mm ou ródio com 0,25 mm equivalente a 1,5 mm de alumínio, para reduzir a dose. Em equipamentos com voltagem superior a 70 kVp, o filtro deve ser equivalente a 2,5 mm de alumínio.
- Controle de exposição automática com indicador luminoso.
- Diafragma regulável com localização luminosa.
- Distância foco-filme mínima de 60 cm para mamografia de contato e 30 cm para ampliação, no sentido de reduzir a dose.
- Grade antidispersiva, para absorver as radiações secundárias.
- Cabeçote com blindagem para garantir a taxa de kerma até 1 mGy/hora a 1 metro de distância do tubo.
- Suporte de receptor de imagem com transmissão menor que 1 mGy por exposição a 5 cm, sem a presença da mama, para valores máximos de kVp e mAs empregados.
- Dispositivo para manter compressão firme na mama de forma a assegurar uma espessura uniforme na porção radiografada. A placa de compressão deve produzir uma atenuação de, no máximo, o equivalente a 2 mm de *PMMA*. A força de compressão do compressor deve estar entre 11 e 18, na média de 14 kgf/cm^2, usando-se a unidade internacional. Alguns equipamentos vêm calibrados para marcar em Newton ou libras, que têm valores diferenciados.

Capítulo 5

SEGURANÇA RADIOLÓGICA

Alcides Ferreira Santos

CRITÉRIOS DE SEGURANÇA RADIOLÓGICA

Segurança radiológica é o conjunto de medidas envolvendo a proteção radiológica que procura limitar a probabilidade de ocorrência de eventos incertos e acidentais, usando os critérios de redundância, independência, redução do fator "falha humana" e seguindo os princípios de proteção radiológica, como otimização e limitação de dose.

Redundância. É a colocação de luzes, placas, dizeres e avisos repetidos alertando sobre os perigos das radiações. Onde existir uma bomba de cobalto deve haver sinais luminosos, placa e sinais visuais indicativos de perigo.

Independência. Os avisos devem ser múltiplos e independentes. Luminosos ou não, mesmo com uma luz apagada ou queimada, o alerta é feito pelos demais.

Redutor da falha humana. Controlar os riscos de exposições potenciais, como a automatização, que reduzem a participação do fator humano para evitar acidentes, bem como medidas que promovam a segurança das fontes de radiação.

Prevenção de acidentes. Adoção de condutas e normas que controlem as fontes de radiações e reduzam a probabilidade de ocorrerem acidentes ou eventos indesejados, que exponham a população às radiações.

Proteção radiológica

O princípio de radioproteção é garantir o uso apropriado de radiações ionizantes para obter o máximo de benefício com o mínimo de risco, usando as radiações de forma adequada. A finalidade é impedir os efeitos determinísticos e limitar os riscos de efeitos estocásticos que ocorrem ao acaso.

O aspecto objetivo mais importante em radioproteção é proteger o trabalhador e a pessoa do público dos efeitos das radiações ionizantes e otimizar a dose nas exposições médicas para fins de diagnóstico e de terapia radiológica. O princípio se baseia na limitação de dose e devem-se utilizar instrumentos de proteção individual e coletiva. Cabe ao radiologista e ao técnico a responsabilidade pelo controle e pela limitação das radiações aos pacientes sob seus cuidados.

Ações preventivas

Existem vários mecanismos que, se bem utilizados, reduzem a exposição às radiações nos indivíduos. Alguns diminuem a formação dos raios, enquanto outros propiciam a proteção de forma individual ou coletiva como barreiras que detêm os raios e impedem sua propagação. O primeiro é a escolha do equipamento e do tipo de receptor de imagem. O segundo são os aspectos técnicos como o posicionamento correto para evitar repetição de radiografias, a escolha correta do tipo de material do anodo e o tipo de filtragem para cada radiografia e a colimação do feixe para a área de interesse. O terceiro grupo de ações tem caráter preventivo e educativo, inclusive na monitoração da área e dos indivíduos.

A forma simples e direta de proteção das radiações externas é a adoção de processos físicos que atuem sobre a fonte primária e impeçam ou dificultem o espalhamento das radiações e usem mecanismos como a blindagem, que absorve os raios e aumenta a distância entre o indivíduo e a fonte primária, reduzindo o tempo de exposição.

A proteção radiológica é o conjunto de medidas que visa proteger o homem e o meio ambiente dos possíveis efeitos causados pelas radiações ionizantes, de acordo com os postulados da ICRP. É necessário entender as características físicas das radiações e observar as recomendações da CNEN para que obtenhamos o máximo de benefícios com o mínimo de danos. A radioproteção é um processo que envolve profundo conhecimento sobre a produção dos raios X, as interações das radiações com a matéria, envolvendo ainda a escolha do equipamento, o tipo de voltagem, o tipo de filtragem utilizada, o tipo de filme usado e o controle das radiações dispersas.

Outro conjunto de medidas recomendadas pela ICPR consiste em uma série de medidas preventivas, administrativas e educativas que vão desde a elaboração de um bom projeto até a educação dos profissionais, passando por um bom equipamento devidamente calibrado, seguindo rigorosamente os princípios básicos de justificação, otimização e limitação de dose, inclusive tomando todas as condutas necessárias para a prevenção de acidentes.

Todo serviço de radiodiagnóstico deve possuir um físico-médico que é responsável pela instalação radiológica e pelo efetivo controle das radiações. As fontes de radiações devem ser inspecionadas e calibradas periodicamente, verificando vazamento de radiações e condições de uso dos equipamentos. Também deve haver monitoração das áreas críticas e individual dos trabalhadores para proteger o trabalhador e o público das radiações.

Deve dispor de um supervisor de proteção radiológica com conhecimento em física médica, a quem cabe cumprir e fazer cumprir os princípios de radioproteção, bem como treinar, reciclar e orientar todos os trabalhadores envolvidos com fontes de radiações.

A monitoração individual do trabalhador por meio do dosímetro, colocado sobre o avental, fornece a dose efetiva média absorvida pelo profissional, impedindo que ultrapasse o limiar de efeitos determinísticos.

Os técnicos que operam as fontes de radiação ou manuseiam com materiais radioativos devem ser treinados, informados e conscientizados dos perigos das radiações para evitar as exposições desnecessárias e oferecerem proteção radiológica própria e aos demais.

Nenhum trabalhador deve ser exposto à radiação sem que seja necessário. Deve ter conhecimento dos riscos a que está exposto e estar adequadamente treinado para executar suas funções e elaborar os procedimentos de forma segura para evitar acidentes.

As pessoas expostas às radiações devem utilizar instrumentos de proteção individual como luvas, óculos, protetores de gônadas e tiroide, blindagem de contato, como o avental que protege a paciente, o acompanhante e outros profissionais durante a exposição. É importante proteger órgãos radiossensíveis, especialmente em criança e adultos na fase reprodutiva.

Proteção de áreas específicas é obrigatória quando os tecidos ou órgãos sensíveis tais como o cristalino, mamas e gônadas estão próximos (até 5 cm) do feixe primário. Este procedimento reduz a exposição em cerca de 50% na gônada feminina e até 90% na gônada masculina.

TIPOS DE EFEITOS BIOLÓGICOS

Os efeitos biológicos podem ser avaliados quanto à função de dose, como efeitos determinísticos e estocásticos, quanto à função de tempo, como imediato ou tardio, e quanto ao nível de dano, como somático ou hereditário. Este assunto é estudado no Capítulo 2 (Fig. 5-1).

Efeitos determinísticos

Basieam-se na dose e são determinados pela morte celular. Até uma dose limite não ocorre dano algum, mas se extrapolar o limiar, surge dano na totalidade dos casos. Vale lembrar que o limite não é a fronteira entre a "proteção e o perigo", nem autoriza dose abaixo deste limiar, porque no efeito estocástico, que não existe um limiar de dose para produzir efeitos, é cumulativo e não implica em morte celular.

O efeito determinístico surge precoce e a severidade é proporcional à dose. A dose superior a 0,5 Sievert pode causar a morte celular o suficiente para impedir a função do tecido ou do órgão irradiado, surgindo leucopenia, catarata ou radiodermite. A dose entre 3 e 5 Sv, pode levar à morte do indivíduo dentro de 30 dias.

Efeitos estocásticos

Os efeitos estocásticos têm relação direta com a quantidade de radiação estocada. Apesar de não existir um limiar,

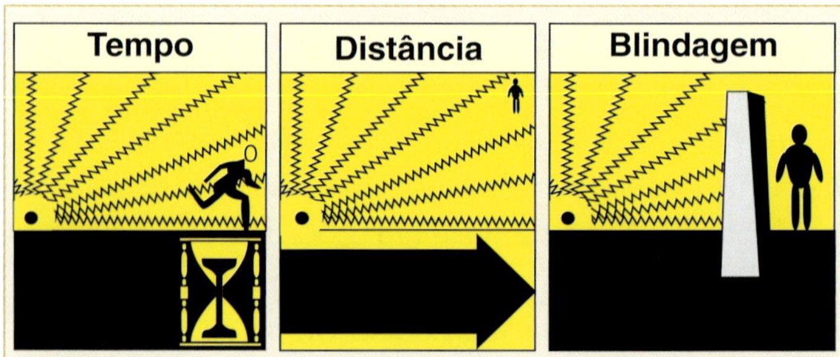

Fig. 5-1. Fatores básicos de radioproteção: tempo, distância e blindagem. (Imagem cedida pela CRCN-NE.)

podem causar efeito somático ou hereditário. Os efeitos são cumulativos, tardios e difíceis de serem reproduzidos.

Não implicam em morte celular, mas um evento que promova apenas um dano no DNA de única célula pode ser suficiente para induzir um câncer tardiamente.

Quanto à função do tempo, os efeitos estocásticos podem ser imediatos quando aparecem de algumas horas até 2 semanas e tardios quando surgem após anos ou até décadas.

Quanto ao nível do dano, os efeitos podem ser somáticos quando aparecem nas células somáticas do indivíduo, e hereditários, quando o dano ocorre nas células germinativas e aparece nos descendentes.

FATORES DE RADIOPROTEÇÃO

Na prática radiológica devem ser obedecidos os princípios básicos de radioproteção, como distância, tempo de exposição e blindagem, que devem ser usados de forma combinada. Também se utilizam todos os meios disponíveis de proteção ao trabalhador e ao público das radiações, pondo em prática os postulados de otimização e limitação de dose para o paciente.

Blindagem

A blindagem é um método de controle de exposição externa que impede a propagação das radiações. É utilizada para deter a exposição aos trabalhadores e ao público. Um material absorvente é interposto próximo à fonte primária, com a finalidade de proteger o indivíduo e o público do efeito das radiações. Cada radiação tem um poder de penetração e necessita de material diferente com espessura apropriada para obter uma blindagem eficiente. Para executar a blindagem, devem-se considerar a energia da radiação, a atividade da fonte e o custo do material.

Para evitar a exposição coletiva de pessoas envolvidas com fontes de radiações ionizantes, existem os dispositivos de blindagem coletiva (DBC), que utilizam paredes de concreto e outros materiais absorventes como barita ou biombos colocados entre a fonte e os indivíduos. Já para assegurar o cumprimento do princípio da limitação da dose individual, no qual todas as práticas devem estar sujeitas a limites de dose, utiliza-se a monitoração com equipamentos de proteção individual (EPI), como avental plumbífero, óculos e protetores de tiroide e gônadas.

Os protetores seletivos de órgãos ou de área específica devem ser usados em órgãos radiossensíveis, como gônadas, olhos ou tiroide, e seu uso é obrigatório quando estes órgãos estiverem dentro do feixe primário ou a menos de 5 cm deste. São usados em radiografia pélvica ou raios X de coluna, desde que não prejudiquem o nível de informação desejada.

Existe o protetor tipo sombra, que é colocado entre o tubo e o paciente e faz sombra sobre a área que se quer proteger. Existe o tipo contato, que são lâminas de vinil impregnadas com chumbo, com espessura suficiente para reter as radiações primárias. Estes protetores de contato devem possuir blindagem mínima equivalente a 0,5 mm de chumbo e colocados sobre a área que se deseja proteger.

O protetor de gônadas deve ter uso obrigatório em pacientes jovens ou adultos na fase reprodutiva. Reduz em 95% a dose no testículo e em 50% no ovário. A blindagem é mais importante quando necessita múltiplas exposições, reduzindo a dose entre 50-70% no cristalino. Em procedimentos odontológicos se faz necessário o protetor de tiroide. Nos mamógrafos, já vem de série o vidro plumbífero na frente e nas laterais, que dá proteção para paciente e para eventual acompanhante.

A capacidade de atenuação depende do tipo de material absorvedor, do tipo de radiação, da sua energia e da dimensão da fonte. O material absorvedor deve ter alto número atômico e alta densidade específica, para reduzir a intensidade da radiação a um nível aceitável e estar o mais próximo possível da fonte, o que só é viável na blindagem coletiva.

A blindagem obedece aos princípios de radioproteção, que consideram a potência, a localização e a posição do equipamento instalado e depende também do tipo de radiação que se pretende reter, já que cada raio tem um poder de penetração diferente. A escolha deve ser feita em função do poder de penetração dos raios. Para uma blindagem eficiente é fundamental a escolha do tipo de material atenuante e uma espessura adequada, para absorver totalmente o feixe de radiação. Se o feixe contiver radiações com diferente poder de penetração, a blindagem deve ter espessura para deter o raio de maior energia. As partículas alfa e beta são mais facilmente absorvidas do que os raios X e gama e nêutrons.

No planejamento da blindagem devem-se considerar a voltagem do tubo e a carga de trabalho semanal. Quando se tratar de fonte radioativa, devem-se considerar o tipo de material usado, o tipo de radiação emitida, seu nível de energia, a atividade da fonte e o custo da blindagem.

O tipo de material atenuador deve ser em função do tipo de raios que se deseja reter, lembrando que a absorção depende da espessura e do número atômico do material absorvedor. Uma barreira rígida com alto poder de atenuação pode provocar espalhamento elástico, em vez de absorver, como acontece com os nêutrons. Para determinados raios, algumas substâncias como água, parafina e grafite são mais eficientes do que o material de alto número atômico como o chumbo. A blindagem para raios gama depende do tipo de nuclídeo e do material usado. Assim, para o Ir^{192} (irídio) necessita-se de uma espessura de 1,75 metros de concreto ou de 0,19 mm de chumbo, enquanto o cobalto 60 necessita de 2,38 m de concreto ou de 0,49 mm de chumbo (Fig. 5-2).

Blindagem para alfa e beta

O poder de penetração de cada partícula carregada em um material é bem definido. Assim, para se obter uma blindagem total para certa partícula, deve-se colocar uma espessura que ultrapasse o alcance desta partícula de maior energia. Para a blindagem das partículas carregadas como alfa e beta devem-se utilizar materiais com médio ou baixo Z, como acrílico, plástico, teflon e PVC, para evitar radiação de frenagem.

Blindagem para radiações X e gama

Estas radiações são as mais usadas em radiodiagnóstico e medicina nuclear. São muito energéticas e, por não terem carga elétrica nem massa, são muito penetrantes, podendo percorrer longa distância sem serem absorvidas. A blindagem é determinada pelo tipo e pela espessura do material.

Blindagem para nêutrons

O chumbo não deve ser utilizado para blindagem de nêutrons e elétrons porque vai intensificar as interações com a matéria, produzindo espalhamento dos raios e aumentar as radiações secundárias, agravando a situação. Uma blindagem eficiente pode ser obtida combinando bom condutor de energia com bom absorvedor de radiações. Devem ser usados materiais que tenham hidrogênio, como água e parafina que, apesar de espalhar nêutrons, reduzem a energia dos nêutrons pela metade, o que facilita sua absorção. Os materiais mais usados são a água, o grafite e elementos como berílio, cádmio, índio, boro, alumínio e bário associados ao concreto, ao ferro e ao chumbo. Uma associação usada é a parafina borada.

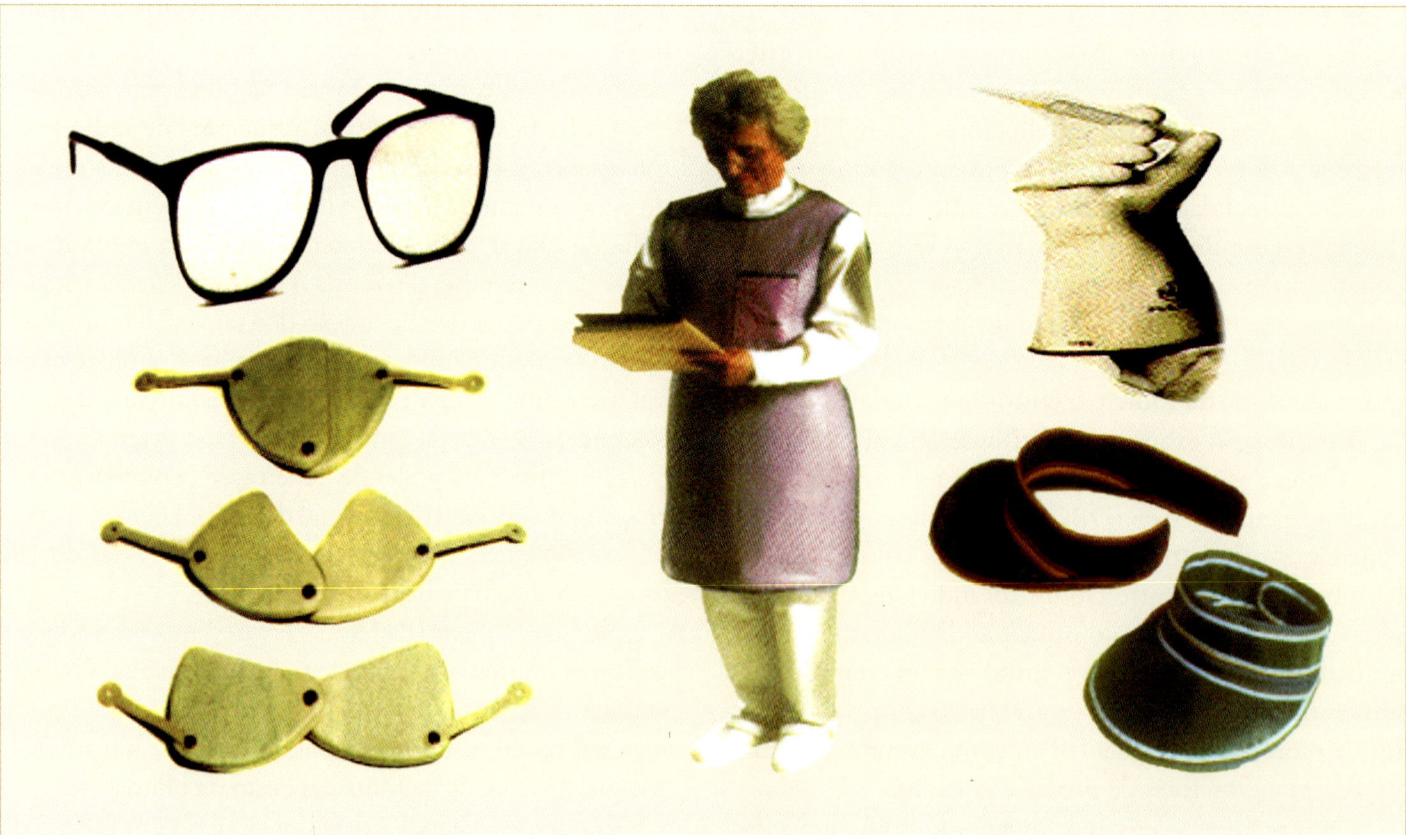

Fig. 5-2. Instrumentos de proteção individual (EPI). Podem ser de área ou de contato. (Imagens cedidas pela CNEN.)

Fator distância

A melhor forma de defender o indivíduo das radiações ionizantes é afastá-lo da fonte, por conta da divergência dos raios e das radiações dispersas. Para uma fonte puntiforme de radiação, com meio não absorvente, o fluxo de raios em uma distância é inversamente proporcional ao quadrado da distância.

Fora do foco, a dose diminui com o quadrado da distância, ou seja, quando se dobra a distância entre a fonte e o objeto, a dose reduz-se em quatro vezes. Quanto mais próximo da fonte primária, mais se recebe radiação, o que significa dizer que se o indivíduo estiver posicionado a 1 metro da fonte, recebe 4 mGy, se posicionado a 2 metros deverá receber 1 mGy. Se a distância aumentar três vezes, a intensidade da radiação reduz em nove vezes, porque a dose varia com o inverso do quadrado da distância. Quanto mais afastado estiver o objeto da fonte, menor será a intensidade e menor será a penetração dos raios (Fig. 5-3).

Fator tempo

No estudo das radiações devem ser consideradas a **voltagem**, que determina o poder de penetração dos raios, e a **amperagem**, que determina o fluxo de elétrons que parte do filamento e se choca com o anodo, formando os raios X. Entretanto, é o fator **tempo** que expressa o período em que o indivíduo fica exposto a esta radiação. O tempo é medido em segundos, sendo um importante fator determinante da dose absorvida.

A exposição é definida como o produto da voltagem pela amperagem, na unidade de tempo e sempre que aumenta o tempo de exposição, aumenta a dose para o paciente, portanto, a dose é em função do tempo.

Todo trabalhador está exposto a certa quantidade de radiação e a taxa de dose acumulada é diretamente proporcional ao tempo de exposição. A taxa de dose é medida em mSv/h (milissievert por hora) e quanto maior for o tempo de exposição, maior será a dose absorvida e maiores serão os efeitos biológicos provocados no organismo (Fig. 5-4).

PRINCÍPIOS GERAIS DA EXPOSIÇÃO

O termo prática radiológica refere-se à qualquer atividade humana que pode resultar em exposição à radiação, quer seja atividade médica diagnóstica ou terapêutica, atividade industrial, agrícola ou na produção de energia.

As radiações ambientais, mesmo em pequena quantidade, têm efeito cumulativo com as radiações diagnósticas e terapêuticas e podem atingir o limiar determinístico,

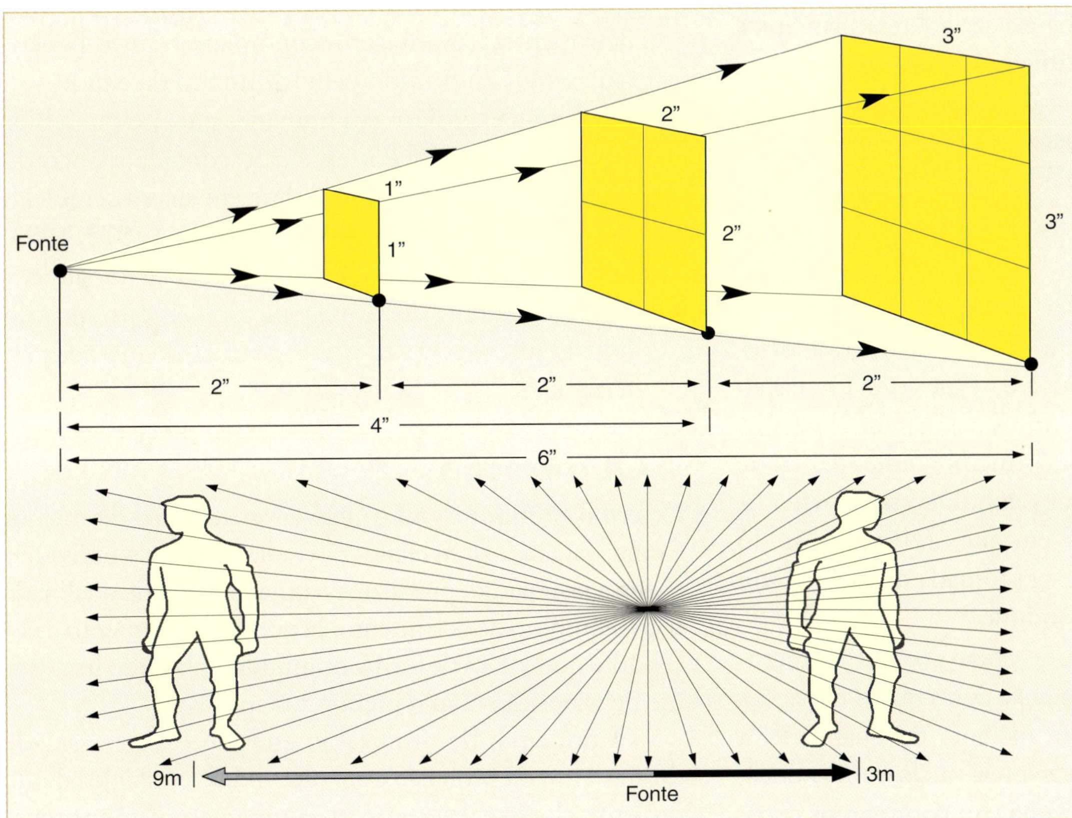

Fig. 5-3. Fator distância. Lei do quadrado da distância. Se a 1 metro recebe 4 mGy, a 2 metros receberá apenas 1 mGy. (Imagem cedida pela CRCN/CNEN.)

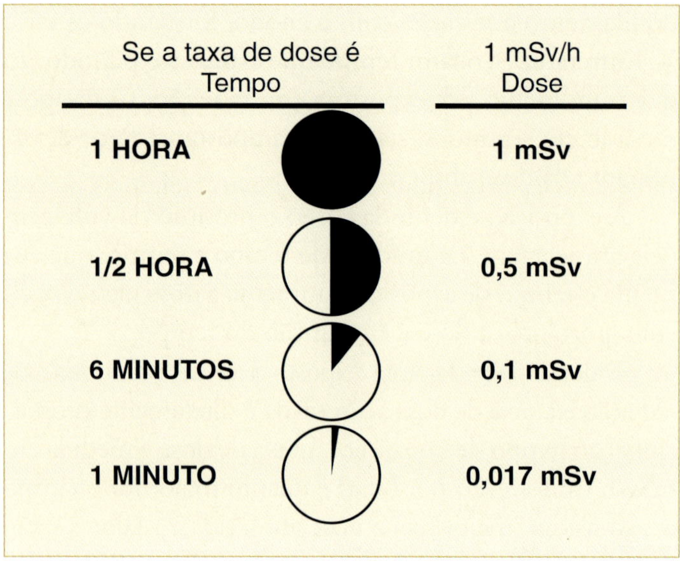

Fig. 5-4. Efeito do tempo sobre a dose. É medida em mSv/h, no aumento da dose. (Imagem cedida pela CRCN.)

provocando dano ao paciente, devendo os médicos evitarem as exposições desnecessárias ou que ofereçam mais risco do que benefício.

Para evitar os efeitos determinísticos das radiações e limitar a probabilidade de ocorrerem efeitos estocásticos das radiações, a ICRP recomenda a adoção de práticas que protejam o indivíduo e as gerações posteriores, do efeito deletério das radiações.

A proteção radiológica baseia-se em três princípios básicos, como **justificação**, **otimização** e **limitação de dose**, que não podem ser tratados de forma isolada e sim de forma sincronizada. Pode ser acrescentado um quarto princípio, que é a **prevenção de acidentes**.

Justificação

A prática radiológica deve ser justificada para produzir mais benefício do que risco para o indivíduo e para a sociedade. A avaliação da justificativa da exposição à radiação ionizante deve ser feita pelo profissional que use experiência e o bom senso, e obedeça ao princípio fundamental de produzir mais benefício do que dano. Devem-se evitar os exames ditos "desnecessários" em que, independente do resultado, nenhuma conduta será tomada ou o resultado daquele exame não altere a conduta.

Sempre que possível deve-se optar por outros métodos de imagem disponíveis que não contenham radiações ionizantes, sem prejuízo e até melhora da qualidade, a exemplo do ultrassom ou ressonância nuclear magnética, que podem oferecer excelente imagem com menor risco.

A decisão e a responsabilidade quanto à justificação do exame cabem ao médico solicitante. Entretanto, cabe ao médico executante o papel de quantificar o benefício ao paciente, relacionando a dose absorvida e seus eventuais efeitos biológicos sobre o organismo, podendo sugerir outro método de imagem mais apropriado e que possa fornecer maiores informações. Alguns procedimentos ionizantes executados beneficiam apenas a seguradora ou o próprio médico para fim de autoproteção legal de acusação de má prática. Estes procedimentos carecem de amparo legal e ético e não beneficiam o paciente, devendo ser abolidos.

Restrição legal da Portaria 453

- Nenhuma prática envolvendo exposições à radiação deve ser adotada a menos que produza mais benefício do que risco aos indivíduos expostos ou à sociedade. O procedimento só é justificado se o benefício causado pelo exame superar o malefício causado pela dose recebida.
- Nenhuma exposição a humano pode feita para fins de demonstração, treinamento ou outros objetivos, inclusive empregatícios e periciais, que não justifique, exceto quando for útil para o indivíduo ou para a saúde da população.
- Rastreamento em massa de grupo populacional não pode ser feito, exceto quando as vantagens superam o detrimento, há vantagem econômica no custo-benefício e se for autorizado pelo Ministério da Saúde.
- Nenhuma exposição em humanos para pesquisa biomédica pode ser feita, exceto se adotada de acordo com a Declaração de Helsinque em suas assembleias mundiais da OMS de 1964 e revisada em 1975, 1983, 1989 e tenha o aval do Conselho Nacional de Saúde.
- Não fazer exame de rotina para tórax, exceto quando houver justificativa clínica e ausência de métodos alternativos.

Otimização

O termo otimizar significa utilizar os recursos da melhor forma, para reduzir os efeitos das radiações para o indivíduo e para a população, produzindo uma imagem de qualidade com o mínimo de detrimento. Já que o procedimento é necessário, que se faça de forma otimizada, aplicando um regime de exposição com a menor dose possível.

O princípio de otimização estabelece a necessidade do aumento da proteção e envolve todos os estágios desde projeto, seleção e instalação do equipamento até os procedimentos de rotina. Para o paciente, não há limite de dose, mas otimização da dose. Toda radiação deve ser evitada, mas se o exame for bem indicado, sempre traz mais benefícios do que danos, o que justifica a dose. O termo dose refere-se aos raios absorvidos pelo paciente. A dose absorvida é medida em Gray (Gy), mas considerando-se os danos biológicos produzidos no organismo, é medido, em Sievert (Sv).

A otimização é a forma mais eficaz de proteção radiológica. O princípio é maximizar os benefícios e minimizar os riscos. Um exemplo é o uso da tela intensificadora para diminuir o tempo de exposição, reduzindo a dose, sem prejuízo da qualidade da imagem, sem contar os benefícios financeiros com a queda no consumo de energia e o aumento da vida útil da ampola de raios X.

Princípio ALARA

Os danos decorrentes da exposição sistemática às radiações ionizantes, mesmo em doses baixas, não são totalmente conhecidos, portanto é mais prudente manter o nível de exposição o mais baixo possível, seguindo o princípio ALARA na prática radiológica *(As Low As Reasonably Achievable)*.

Assim, os procedimentos que envolvem a exposição às radiações ionizantes, as doses individuais e o número de pessoas expostas, devem ser mantidos em valores tão baixos quanto possível, já que não existe um limiar de dose para os efeitos estocásticos. Assim, qualquer exposição de um tecido envolve um risco de carcinogênese, na dependência do tipo de radiação e da sensibilidade do órgão irradiado, afora os detrimentos genéticos nos descendentes do indivíduo que tem suas células germinativas irradiadas.

- O projeto e as instalações devem ser planejados de modo a seguir o princípio ALARA, no sentido de otimizar as exposições médicas, obtendo o máximo de benefício com o mínimo de risco.
- Reduzir a dependência do fator humano, especialmente nos projetos de aplicação não médicos, para minimizar a probabilidade de acidentes.
- Escolher a espessura, o material de blindagem e o tipo de filtragem do feixe para reduzir o nível de exposição do paciente e proteger a equipe e o público dos efeitos das radiações.
- Prover os acompanhantes e voluntários, de avental plumbífero e protetor de tiroide (DPI), conforme o procedimento, já que estes estão expostos e não obterão nenhum benefício com a exposição.

Aspecto legal da otimização

- O princípio de otimização estabelece que as práticas devem ser planejadas, implantadas e executadas de modo que a dose individual, o número de pessoas expostas e a probabilidade de acidentes sejam tão baixos quanto possível.
- A otimização de proteção aplica-se nos projetos de construção e nos equipamentos de formação e registro da imagem.
- As exposições médicas de pacientes para radiodiagnóstico e radioterapia devem ser otimizadas para a dose mínima necessária, desde que se obtenham as informações necessárias ao diagnóstico ou o efeito desejado do tratamento actínico.
- As exposições ocupacionais e as exposições ao público, decorrentes de práticas, devem ser otimizadas a um valor tão baixo quanto possível.
- O princípio ALARA deve ser perseguido sem exagero, obedecendo às condições sociais e econômicas. Devem-se levar em conta a lei dos rendimentos decrescentes sobre os recursos aplicados e o caráter limitado dos recursos disponibilizados pelos poderes públicos.
- Após um limite, mesmo utilizando muitos recursos, os rendimentos são mínimos e ocorre prejuízo em outros setores pela limitação dos recursos que a sociedade dispõe. Equivale dizer que se deve fazer proteção radiológica sem gastos desnecessários.

Limitação individual de dose

O limite de dose é estabelecido por organismos internacionais a partir de estudos sobre o risco ocupacional. O objetivo da limitação de dose é evitar os efeitos determinísticos, que dependem da dose, além de reduzir a probabilidade de efeitos estocásticos, já que estes são inevitáveis; não há um limiar, ocorrem ao acaso, independentes da dose.

A prática de exposição deve ter limite de dose para o público e para o trabalhador. Para o paciente não há limite de dose, desde que ele obtenha mais benefício do que dano. São valores de dose efetiva para a exposição do trabalhador ou do público e incidem sobre o indivíduo decorrente de todas as práticas a que está exposto.

O limite de dose não se aplica às exposições médicas do paciente que necessita de um diagnóstico ou um tratamento, porque tal limite causaria mais dano do que benefício. Entretanto, devem ser seguidos os princípios de otimização, limitando o tamanho do campo à área que se deseja estudar, alterando a técnica radiológica ou mudando a incidência do feixe, para reduzir a dose absorvida. Exposição é a irradiação interna ou externa de pessoas por radiações ionizantes. Pode ser decorrente de diagnóstico ou tratamento médico nos trabalhadores que se expõem a radiações em virtude de sua atividade laboral ou exposição do indivíduo ao público. As exposições são classificadas em **exposição médica**, que ocorre no paciente e deve ter mais benefícios que danos e nos acompanhantes que ajudam conter o paciente, que arcam com os danos sem obter benefícios; **exposição ocupacional**, que é decorrente de atividades profissionais do trabalhador; e **exposição ao público**, que tem limites e formas de aplicações diferentes.

Exposição médica

É a exposição do indivíduo decorrente de exames ou tratamento médico a que é submetido, ou seja, é a radiação que expõe o paciente com propósito de diagnosticar ou tratar sua patologia e nesse caso não está sujeito a limite de dose, porque o importante é o diagnóstico correto. Nesse caso, os benefícios e os danos ocorrem no mesmo indivíduo e não há limite de dose, desde que haja mais benefício que dano. No entanto, há **restrição de dose** e a exposição deve ser a menor possível. Devem-se obedecer os princípios de otimização, como blindagem individual, aumento da distância e redução do tempo, sem perda da qualidade da imagem.

Na exposição de acompanhantes, familiares ou pessoas que ajudam na contensão do paciente, não há limite de dose, mas devem-se otimizar para não ultrapassar 5 mSv, especialmente nos exames múltiplos. Estas pessoas recebem radiações e não obtêm benefício algum. Há exposição administrativa em voluntários nas pesquisas biomédicas, que também arcam com o dano e não recebem benefício direto das radiações. Estes estão sujeitos à restrição de dose.

Exposição ocupacional

É a exposição ocorrida como resultado de atividades profissionais de todos que estejam envolvidos direta ou indiretamente com atividade radioativa ou fonte de radiação. Envolve o profissional médico ou o técnico que executa o procedimento e que está sujeito à limitação de dose, cuja responsabilidade deve ser da empresa. Os indivíduos ocupacionalmente expostos devem ser obrigatoriamente monitorados com controle mensal submetendo-se anualmente a exame de controle de saúde. O valor da dose deve ser registrado e arquivado na ficha individual do trabalhador.

Considera-se trabalhador qualquer pessoa que, em consequência da sua função, possa receber radiações ionizantes. As regras de proteção radiológica ocupacional só se aplicam aos médicos ou técnicos que manuseiam com radiações ionizantes. Os demais profissionais que não trabalham em áreas críticas são considerados pessoas do público e não devem ser expostos à radiação.

O limite de dose não deve ser visto como uma linha de demarcação entre a "segurança"e o "perigo", já que este limite não corresponde a dose letal e sim a dose que determina apenas sintomas e sinais de efeitos radiobiológicos. Não existe um limiar mínimo para produzir danos biológicos, porque o efeito estocástico não implica em morte celular e apenas em alteração no DNA da célula e tem efeito cumulativo.

A ICRP nº 60/1990 e Resolução 3.01 da CNEN estabeleceram que o limite de dose para o trabalhador deve ser 20 mSv, podendo chegar até 50 mSv ao ano, desde que a dose efetiva média não ultrapasse 100 mSv em 5 anos consecutivos. Esse valor corresponde à dose máxima de 1,2 mSv mensal ou 20 anual, mas, se acima de 4 mSv/mês, deve ser investigada a falha e corrigida a causa.

Na prática aplica-se restrição de dose para o trabalhador até 20 mSv, porém só se intervém quando a dose ultrapassa 100 mSv, porque além desse nível ocorrem os efeitos determinísticos. Os critérios são válidos para as radiações externas, sem incluir a absorção de materiais radioativos como fontes radioativas internas.

Lembrar que a dose limite permitida ao trabalhador só se aplica à irradiação recebida em função de sua ocupação, excluindo-se a exposição às radiações de outras fontes, com fins diagnósticos e tratamento médico, e mesmo às radiações cósmicas.

Como a radiossensibilidade depende do órgão, deve-se limitar a dose anual a 150 mSv para o cristalino e 500 mGy/cm^2 para as extremidades. Acima desta dose é determinada morte celular com perda de função da célula ou órgão, levando à leucopenia, radiodermite ou catarata.

A dose total acumulada durante a vida profissional não deve ultrapassar 1 Sievert. Esta dose efetiva máxima acumulada ao longo da vida deve ser suficientemente baixa para evitar os efeitos determinísticos em quase todos os tecidos do organismo.

A dose equivalente individual absorvida pelo trabalhador e pela pessoa do público não deve ultrapassar os limites de doses estabelecidas, para reduzir a probabilidade de efeitos estocásticos no indivíduo e nos seus descendentes.

Aspecto legal (Portaria 453)

- As exposições ocupacionais de cada indivíduo, decorrentes de todas as práticas, devem ser controladas de modo que não ultrapassem os limites estabelecidos pela Resolução CNEN nº 12/88, pela ICRP 60 de 1990 e pela portaria 3.01.
- A dose equivalente anual não deve exceder 500 mSv para extremidades e 150 mSv para o cristalino.
- A dose efetiva média anual não deve exceder 20 mSv/ano ou 100 em 5 anos consecutivos. A CNEN permite até 50 mSv/ano. Além deste limite, o trabalhador deve ser afastado de suas atividades.
- Quando a dose efetiva atingir o dobro do limite anual estabelecido na Portaria 453, o supervisor de radioproteção deverá comunicar o fato à autoridade sanitária competente.
- Todo o indivíduo que esteja ocupacionalmente exposto a radiações ionizantes deve ser informado sobre os riscos aos quais está sujeito e orientado sobre as formas de proteger-se de eventuais danos.
- As grávidas não devem trabalhar em áreas controladas e devem proteger seu concepto, de forma que a gravidez seja comunicada ao responsável técnico, que deve rever suas condições de trabalho. É recomendado que a técnica em radiologia quando gestante seja afastada de sua função e transferida para área livre nas primeiras semanas e se possível até a 10ª semana de gestação. Devem-se garantir que a dose na superfície do abdômen não exceda 2 mSv, durante toda a gestação, e que a dose acumulada no feto não exceda a 1 mSv.

Menores de 16 anos. Não é permitida a exposição à radiações como trabalhador e nem mesmo em treinamento ou estágio. A dose não deve ultrapassar 1 mSv por ano.

Menores entre 16-18 anos. Não têm permissão para trabalhar, podendo frequentar as instalações radiológicas como treinamento profissional e as exposições não devem ultrapassar 1/3 da dose permitida para o adulto.

Exposição ao público

Compreende-se como exposição recebida pela pessoa do público toda a radiação recebida que não seja devida a exposição médica ou ocupacional e inclua a radiação recebida pelo próprio paciente na sala de espera, onde ele também é pessoa do público antes e após o ato médico. A sala de espera deve ser afastada da fonte de radiação, protegida por blindagens e controlada regularmente por radiometria. À pessoa do público é permitido receber apenas as radiações cósmicas que estão fora do alcance do ser humano.

As exposições ao público englobam todas as exposições não médicas e não ocupacionais decorrentes de todas as práticas e devem ser restritas, de modo que a dose efetiva anual não exceda a taxa de 1 mSv por ano ou 5 mSv em 5 anos. Esta dose corresponde às radiações cósmicas e é a mais importante fonte de radiação natural para a população. Também na pessoa do público a dose equivalente fica limitada a 50 mSv para o cristalino e para as extremidades.

Estão inclusas neste grupo as exposições recebidas pelo pessoal de apoio, enfermagem, recepção, limpeza etc. Todos devem ser orientados e protegidos das radiações acidentais, mesmo que seja apenas um risco em potencial.

Prevenção de acidentes

Prevenção é o conjunto de normas e condutas utilizadas para reduzir a probabilidade de ocorrer eventos indesejados que exponham o indivíduo ou a população. É uma exposição em potencial decorrente de eventos incertos, que podem ser previstos, cuja probabilidade de ocorrer, apesar de incerta, pode ser prevista.

Envolve desde o projeto à operação dos equipamentos e suas instalações, que devem ser planejados para minimizar a probabilidade de exposição acidental. Devem ser informatizados para diminuir a contribuição do fator humano, reduzindo o índice de acidentes, especialmente nas instalações não médicas.

CLASSIFICAÇÃO DAS ÁREAS

Os ambientes devem ser classificados como áreas controladas, áreas livres ou supervisionadas. O controle da área é importante para proteger o trabalhador e oferecer proteção ao público, que não é monitorado (Quadro 5-1).

Área controlada

A área controlada ou restrita é o local onde se assentam o equipamento de raios X e o painel de controle. O acesso a esta área deve ser permitido apenas ao trabalhador e ao responsável técnico. Está sujeita às regras especiais para proteção e segurança do trabalhador. Esta área restrita deve ser identificada com placa e sinais luminosos, monitorada, sinalizada e provida de instrumentos para eventuais acidentes.

Nesta área crítica devem ser rigorosamente observados os princípios de proteção e segurança radiológica, co-

Quadro 5-1. Limite anual de equivalente de dose, estabelecida pela ICRP 60/1990

Equivalente de dose em Sv	Trabalhador	Público
Dose efetiva total acumulada	1 Sievert	–
Dose equivalente por ano	20 mSv/ano	1 mSv/ano
Extremidades	500 mSv	50 mSv
Pele	500 mSv	50 mSv
Cristalino	150 mSv	50 mSv
Gestante (durante toda a gestação)	2 mSv	1 mSv
Menor de 16 anos	Proibido contato com radiação	1 mSv
Menor entre 16-18 anos	Permitido com aprendizado	7 mSv

mo blindagem física para proteção coletiva. Esta área deve ser otimizada com o posicionamento adequado do equipamento, com monitoração individual para ajudar a proteger o trabalhador e com monitoração coletiva para a proteção do público dos efeitos das radiações.

A vigilância da área controlada é feita controlando as fontes, utilizando os princípios de otimização e justificação. Na área controlada, a dose efetiva anual pode ser igual ou superior a 3/10 (três décimos) do limite primário para o trabalhador (dose > 15 mSv), mas a dosimetria não deve ultrapassar 5 mSv/ano.

Área livre

A área livre é aquela adjacente à área controlada. Está isenta de controle especial no aspecto de proteção radiológica, mas a dose não pode exceder 1/50 da dose limite do trabalhador (50 mSv). Esta área está isenta de regras especiais e as doses equivalente e efetiva anuais não devem ultrapassar o limite permitido para o indivíduo do público. A área livre deve ser isenta de risco e ser monitorada para garantir que o nível de radiação seja o mais baixo possível, ou seja, a radiometria do ambiente não deve ultrapassar o limite primário para o indivíduo do público. Este limite é de 1 mSv anual, que corresponde a radiações cósmicas.

Área supervisionada é uma área semirrestrita na qual a dose efetiva anual é inferior 3/10 do limite anual para o trabalhador (dose < 15 mSv). Também deve ser identificada, monitorada e sinalizada para alertar o público de eventuais riscos (Fig. 5-5).

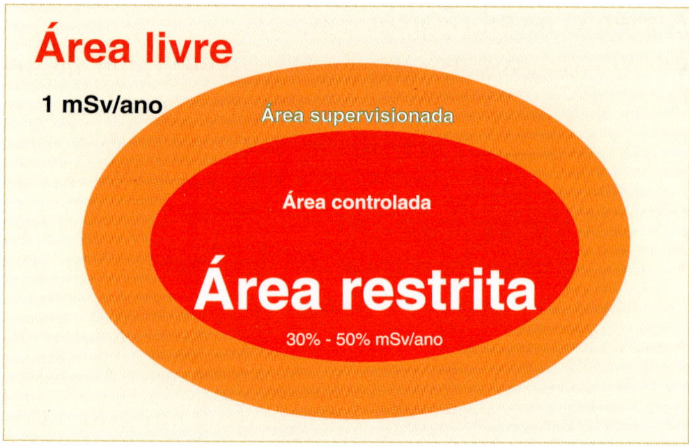

Fig. 5-5. Monitoração de área. A área restrita está sujeita às regras especiais e há limite de dose. A área supervisionada necessita vigilância. Já a área livre deve ser isenta de radiação, exceto as radiações naturais. (Imagem cedida pela CRCN-NE.)

INTRODUÇÃO À MONITORAÇÃO

Monitoração é a medição da dose absorvida nas pessoas ocupacionalmente expostas às radiações, para fins de controlar a exposição para proteção do trabalhador e da pessoa do público. Há monitoração individual e monitoração de área (coletiva).

A monitoração é uma técnica de radioproteção que avalia o nível de exposição às radiações ionizantes. A monitoração tem a finalidade de avaliar se o ambiente de trabalho ao qual está exposto o trabalhador está livre de radiações ionizantes e garantir que o limite permitido de dose absorvida não seja ultrapassado. O nível de exposição pode ser avaliado de forma individual, na qual se monitoriza a dose recebida por cada trabalhador, ou de forma coletiva na qual se monitoriza o ambiente, medindo o nível de radiação do ar no local de trabalho (kerma), que é uma forma mais abrangente, mas de difícil execução, indicada nas grandes instalações nucleares.

A monitoração ambiental deve oferecer segurança para a pessoa do público, que está sujeita a limite de dose. É uma operação preventiva com atividade permanente e deve ser feita de forma efetiva e econômica. Deve garantir as condições satisfatórias para o trabalhador, bem como evitar a exposição ao trabalhador e estimar o eventual dano biológico.

A aquisição e a aferição dosimétrica devem ser feitas mensalmente apenas por instituições especializadas e credenciadas pelo CNEN, a exemplo do IRD (Instituto de Radioproteção e Dosimetria), IPEN, SAPRA e outras em nível nacional ou pelo DEM (Departamento de Energia

Nuclear), vinculado a UFPE (Recife), e outras, que fazem a monitoração externa mensal para as clínicas públicas e privadas, juntamente com o monitor-padrão. Devem-se ter no mínimo três monitores para cada serviço, sendo um para o técnico, um para o responsável técnico e o último serve de controle. No fim de cada mês, a clínica encaminha os dosímetros para a instituição que, após proceder a dosimetria, emite um laudo dosimétrico. A SAPRA alterna as cores do crachá entre azul para os meses pares e verde para os meses ímpares, com a finalidade de evitar equívocos. Dispõe ainda de crachás de cor vermelha para o uso em caso de extravio pelo trabalhador.

O estado de São Paulo tem lei própria que dispensa o uso de dosímetro individual quando a dose provável for inferior a um décimo dos limites estabelecidos pela norma técnica da Vigilância Sanitária, desde que devidamente comprovada, nas dosimetrias dos meses anteriores.

Monitoração do ambiente

O ambiente é avaliado por métodos indiretos que monitoram a área, quantificando o nível de radiação presente no ar (kerma), através da radiometria. Para quantificar as radiações ionizantes no ambiente é necessário determinar o grau de ionização que ela provoca em certo volume de ar. Os métodos indiretos fornecem uma avaliação contínua e simples de ser implantada, mas têm usos específicos, sendo obrigatórios apenas nas instalações nucleares.

A monitoração do local de trabalho refere-se à avaliação das radiações externas no ambiente, à contaminação de superfície ou à contaminação do ar, sendo a primeira a mais importante para mostrar se o ambiente de trabalho está seguro e livre de radiações.

A taxa de kerma no ar é quantificada por um detector a gás como um contador Geiger-Müller ou uma câmara de ionização. A sua escolha depende do tipo de atividade desempenhada pelo trabalhador, mas foge a nosso objetivo de estudo. Os detectores de cintilação não têm interesse em radiodiagnóstico.

O detector possui um circuito simples com um polo positivo e outro negativo. O ar que fica entre os eletrodos é bombardeado pelas radiações, fica ionizado e torna-se eletrocondutor, permitindo medir a quantidade de radiação presente no ambiente. O detector mede com precisão a exposição e a dose absorvida de radiação ionizante, medindo a intensidade de corrente originada no ar ionizado.

Quanto maior for a intensidade do feixe de radiação, maior será a intensidade corrente entre os eletrodos e maior será a ionização dos gases.

Monitoração individual

Monitoração individual ou dosimetria é feita com um dosímetro colocado sobre o corpo. Tem função controladora e visa estimar a dose efetiva recebida pelo trabalhador e serve de alerta para não ultrapassar o limite de dose permitido. Este nível de alerta não pode ser considerado como limite seguro ou inseguro e não se aplica à exposição médica. Ultrapassando este limite, deve ser desencadeada uma ação para identificação e correção da causa.

Todo indivíduo ocupacionalmente exposto às radiações ionizantes deve estar submetido a um programa de controle de saúde, com base nos princípios de saúde ocupacional. Paralelamente deve receber monitoração individual, que quantifique a dose recebida pelo trabalhador, quando no exercício de sua função.

O monitor é uma ferramenta pessoal e intransferível do trabalhador, devendo ser utilizado durante a jornada de trabalho e apenas no serviço em que o dosímetro e o trabalhador estão cadastrados e sempre na lapela e sobre o avental. O monitor, quando não em uso, deve ser mantido longe de qualquer fonte de radiação. Não deve ficar exposto ao sol e nem à umidade, devendo ser guardado junto ao monitor-padrão.

Em caso de perda ou extravio, jamais deve ser utilizado um monitor de outro profissional. Se for necessária a sua reposição extraordinária, deve o serviço solicitar à empresa responsável o fornecimento de um monitor substituto, contendo as especificações do indivíduo cadastrado.

O dosímetro deve ser individual, de leitura indireta, com aferição mensal, executada por empresa especializada e idônea. Deve ser substituído mensalmente, por ser sensível à umidade. Os dados dosimétricos devem ser arquivados em local próprio, com livre acesso ao trabalhador e às autoridades constituídas.

O nível de registro para a monitoração individual do trabalhador deve estar sujeito a controle médico, com exame pré-admissional para verificar se o trabalhador preenche as condições normais de saúde. Durante o contrato de trabalho, deve-se fazer exame periódico de acordo com a natureza da sua função e a dose recebida. Também deve ser feito exame especial para trabalhadores que tenham recebido doses superiores aos limites permitidos por lei.

PRINCÍPIOS DE DOSIMETRIA

Todo indivíduo que trabalha com raios X diagnóstico ou industrial deve usar dosímetro durante toda sua jornada de trabalho, enquanto permanecer na área controlada. O dosímetro destina-se a medir a dose efetiva e deve estar posicionado na região mais exposta do tórax, sobre o avental, mesmo se estiver em uso o avental plumbífero, o que ainda é discutido.

O técnico deve estar consciente de que, pela natureza de seu trabalho, sofre exposição ocupacional à radiação e deve seguir as práticas de segurança radiológica para se manter dentro do limite anual de dose absorvida, que oferece segurança. Existem várias formas e tipos de dosímetros ou processos pelos quais radiações diferentes interagem com detectores diferentes. A dosimetria pode ser feita com métodos de leitura direta com a caneta dosimétrica ou dosímetro de bolso e por métodos de leitura indireta com filme dosimétrico e por termoluminescente (TLD).

Dosímetro

O dosímetro atua como monitor para quantificar as radiações absorvidas pelas pessoas ocupacionalmente expostas às radiações ionizantes. É produzido com material sensível à radiação que, quando colocado em um meio no qual existe um campo de radiação, absorve estas radiações e quantifica em uma grandeza que traduz a dose efetivamente absorvida pelo corpo inteiro. Dosímetro é um detector de radiação que indica a presença de radiações, quando colocado em um meio em que existe um campo de radiação. O objetivo da monitoração individual é avaliar a dose recebida por indivíduo exposto. Habitualmente, apresenta-se em forma de crachá, mas pode estar em forma de canetas e até de pulseiras.

O detector de radiação pode ser considerado um transdutor que transforma uma informação como uma radiação em luz ou forma uma carga elétrica (ionização), uma geração de calor, sensibiliza uma película fotográfica ou provoca uma reação química. O registro de cada radiação no detector é representado por um sinal que pode ser um pulso, um orifício ou um sinal luminoso, dependendo da forma como o raio interage com o detector e do efeito gerado.

Existe o dosímetro de filme que contém um **filme fotográfico** de pequeno tamanho, protegido contra luz e agentes químicos (filtro), que é capaz de detectar os fótons quando colocado em um ambiente no qual exista um campo de radiação ionizante. Outros tipos de **dosímetros (TLD)** usam cristais que absorvem as radiações, que quando aquecidos emitem luz. Esta luz emitida mede a dose acumulada pelo detector e traduz a dose absorvida no corpo inteiro.

O uso do dosímetro individual é obrigatório para as pessoas ocupacionalmente expostas e, embora não reduza a exposição, tem o objetivo de registrar a taxa de dose efetivamente recebida e certificar se a exposição ambiental está baixa, para garantir o limite anual de dose individual permitida ao trabalhador.

O dosímetro é de uso exclusivo do usuário no serviço para o qual foi designado. Na ausência do usuário, o dosímetro deve ser mantido em local seguro, em temperatura adequada, afastado da fonte de radiação ionizante e junto com o dosímetro-padrão. Não deve ficar exposto ao sol, nem à umidade, devendo ser guardado junto ao monitor-padrão.

Local de uso do dosímetro

O dosímetro individual deve ser exposto sobre a lapela do avental, colocado em local visível durante toda a jornada de trabalho e na parte mais exposta da superfície do tronco, para estimar a dose efetiva recebida no corpo inteiro pelas radiações secundárias. Os trabalhadores que ficam expostos ao feixe primário ou recebem exposição nas extremidades como medicina nuclear e fluoroscopia, além do dosímetro do tórax, devem usar outro dosímetro de extremidade, na forma de anel ou pulseira. Neste caso, o dosímetro deve ser posicionado na área de exposição máxima.

Nos casos em que se torna obrigatório o uso do avental plumbífero é ainda controverso, mas a determinação do Instituto de Radioproteção e Dosimetria (IDR) é que o dosímetro seja colocado sob o avental, com um redutor de 1/10 da dose. Argumentos contra a colocação retro avental do dosímetro é que vai subestimar a dose recebida, porque vai expressar a radiação que atingiu a parte que está protegida, mas não retrata a dose efetivamente recebida.

Assentamentos da dosimetria

A empresa prestadora faz a leitura mensal da dose, emite um laudo do quantitativo da dose e remete para a clínica, juntamente com os dosímetros do mês seguinte.

Os serviços de radiologia médica deverão ter livro próprio de registro de dose do trabalhador. O livro deve ter termo de abertura e fechamento rubricados pela autoridade sanitária, folhas numeradas para anotações relativas à radioproteção, ser assinado mensalmente pelo responsável técnico e exibido à autoridade sanitária, quando requisitado.

O relatório da dosimetria, que representa a leitura do filme dosímetro ou as radiações absorvidas pelos cristais

TLD, serve de base permanente de registro de dose e deve ser arquivado em bancos de dados ou em pasta própria. Deve ter um prontuário médico em nome do trabalhador, com registro do CPF, nome da instituição e do laboratório que o quantificou. A ficha do trabalhador deve conter toda a sua vida profissional, ficar arquivada e colocada à disposição das autoridades sanitárias. Os laudos dosimétricos devem ser guardados sob os cuidados do responsável legal e pela empresa responsável pela dosimetria, por um período mínimo por 30 anos após o término do contrato de trabalho ou afastamento do trabalhador daquela atividade. No caso de falecimento do trabalhador, os laudos devem ser guardados por um período mínimo de 5 anos.

A taxa de dose máxima recebida pelo trabalhador não pode exceder o limite máximo de 1,6 mSv por mês. Acima deste limite, deve ser investigado se o dosímetro está colocado na posição incorreta, se foi guardado em local impróprio, se está sendo usado por outros profissionais ou se a cabine de comando está livre de radiação. A finalidade é assegurar que o trabalhador não ultrapasse a taxa de dose máxima de 20 mSv/ano.

Se a dose efetiva ultrapassar o dobro do limite anual estabelecido pela portaria 453 da Vigilância Sanitária, o supervisor de radioproteção deve realizar a investigação interna junto ao usuário e executar os exames laboratoriais, dependendo do nível de dose absorvida. O relatório deve ser arquivado juntamente com o relatório mensal de doses para uma possível inspeção da Vigilância. Quando a dose for acima de 50 mSv, que é o limite máximo de tolerância anual, deve ser acionada de imediato a Vigilância Sanitária e ser investigada se é devida às radiações externas. Em medicina nuclear, observar a contaminação das roupas e da pele ou a contaminação interna do trabalhador.

Os serviços de radiologia geral devem ter livro próprio de registro de dose do trabalhador. O livro deve ter os termos de abertura e fechamento rubricados pela autoridade sanitária e ter folhas numeradas, para anotações relativas à radioproteção, que deve ser assinado mensalmente pelo responsável técnico e exibido à autoridade sanitária, quando requisitado.

Tipos de dosímetros

Dosímetro de bolso

O dosímetro de bolso e a caneta dosimétrica são sensores de leitura direta e de fácil manuseio. Têm tamanho reduzido em forma de caneta e registram a totalidade das radiações recebidas. É uma avaliação da dose individual feita diretamente sobre o trabalhador, que conduz no bolso um contador de radiações. Na presença de radiações, emite um sinal sonoro que alerta o trabalhador.

Também pode ser usado dosímetro em forma de pulseira ou de anel para a exposição nas extremidades, especialmente na fluoroscopia ou na medicina nuclear (Fig. 5-6).

Dosímetro de filme

O filme dosimétrico consiste de um pedaço de filme semelhante ao filme fotográfico ou radiográfico, que ao receber a radiação se torna enegrecido. As radiações ionizantes são absorvidas e enegrecem o filme. O grau de enegrecimento (densidade óptica) do filme informa o grau de absorção da radiação e informa a intensidade da exposição, que retrata a dose absorvida. Quanto maior for o nível de radiação recebida, maior será o enegrecimento do filme; após ser revelado, mede-se a densidade óptica do filme (pelo densitômetro) e avalia-se a dose recebida. O filme deve ser mantido dentro de um porta-dosímetro *(badge)*, especialmente projetado e munido de filtro, similar ao do filme dosimétrico, que permite uma interpretação quantitativa correta.

O dosímetro de filme é o método usual na prática diária, devendo ser trocado a cada 30 dias, por ser sensível à umidade. A exposição do filme é calculada de forma indireta por um densitômetro que vai medir a densidade óptica ou o grau de enegrecimento do filme. Quanto mais escuro estiver o filme, maior a dose recebida (Fig. 5-7).

Dosímetro termoluminescente

Os termoluminescentes (DTL) são dosímetros que contêm cristais de fluoreto de cálcio (CaF2), sulfato de cálcio (CaS04) ou fluoreto de lítio (LiF), que ao serem irradiados, capturam as radiações e armazenam sua energia. O fluoreto de lítio identificado como DTL-100 é o material termoluminescente mais comumente usado para dosimetria porque é estável à temperatura ambiente e tem baixa dependência energética. Outros materiais termoluminescentes disponíveis, como CaSO4 e CaF2, têm baixo poder de detecção de dose, com relação ao DTL-100. Existem outros DTLs com diferentes sensibilidades como o 600, ainda em testes.

Estes fósforos são portadores de estado de excitação e, quando expostos às radiações ionizantes, aprisionam os elétrons em armadilhas de sua estrutura que só são libera-

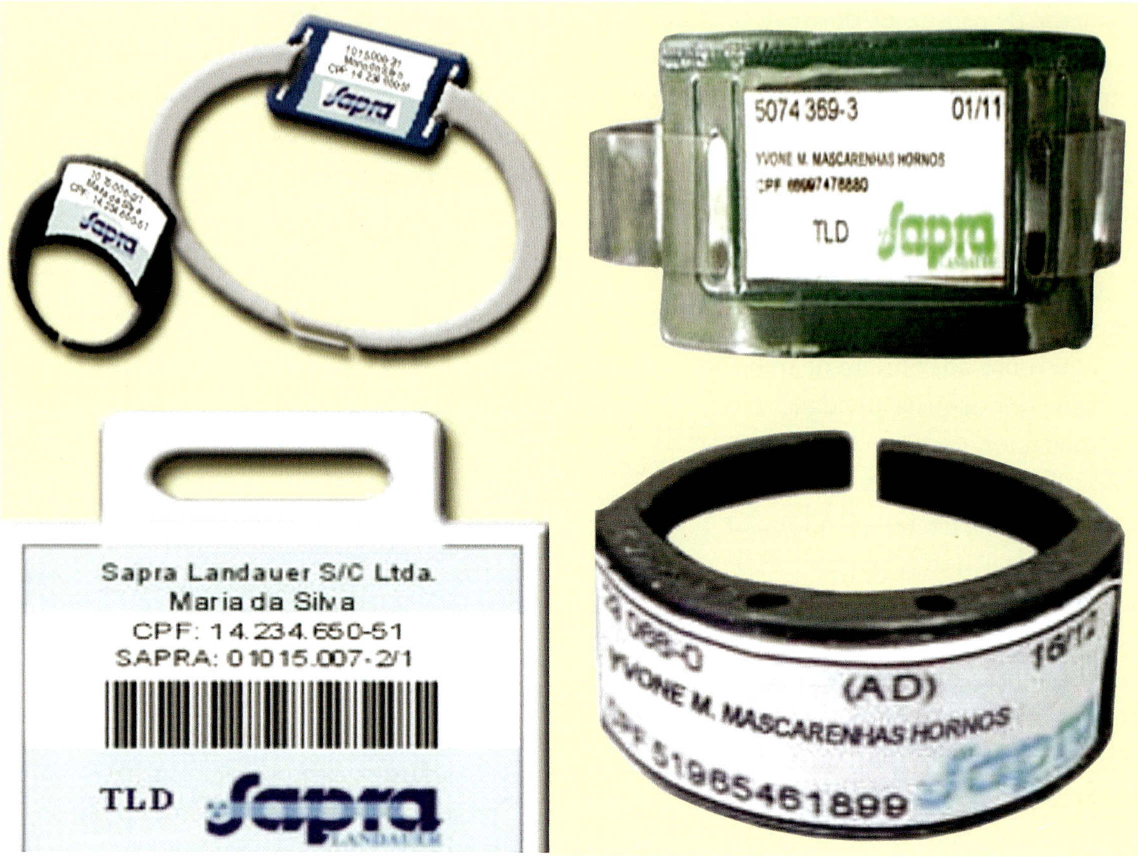

Fig. 5-6. Dosímetros em anel e pulseira para uso em extremidades. (Imagens cedidas pela Sapra.)

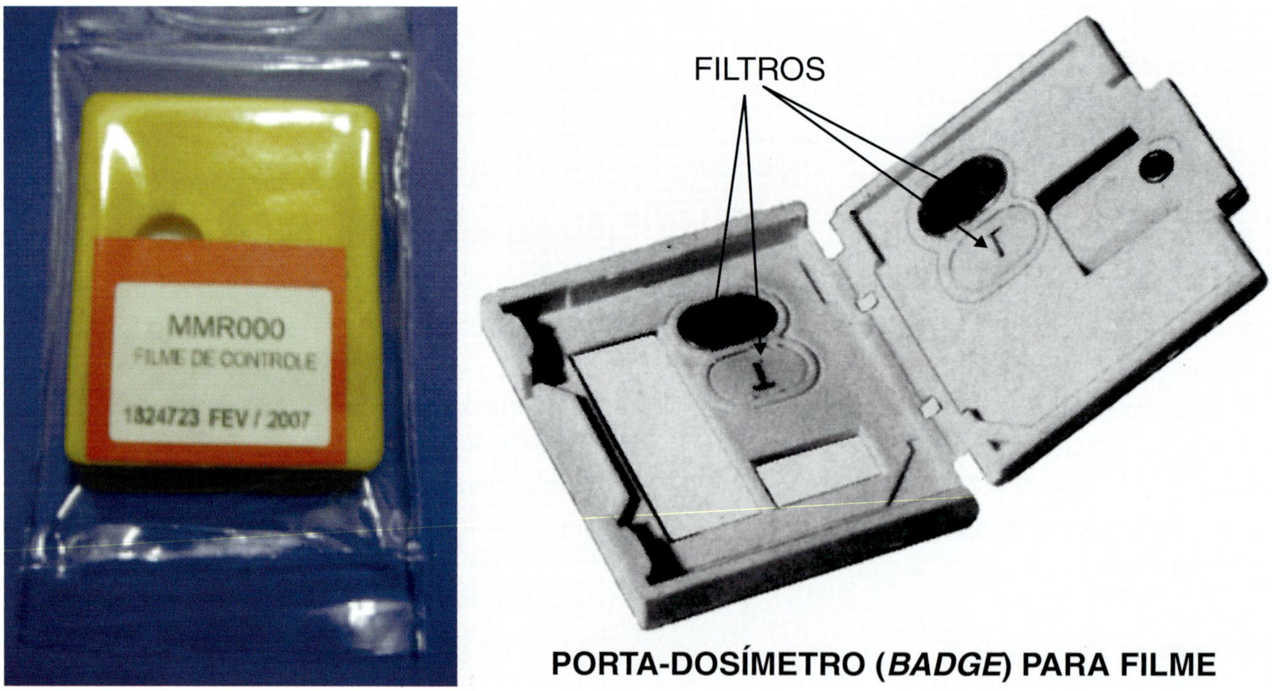

Fig. 5-7. Filme dosimétrico. O grau de enegrecimento do filme informa o grau de absorção da radiação, fornecendo o nível de exposição que retrata a dose absorvida pelo trabalhador no corpo inteiro.

dos com o aquecimento. Quando o material é levado ao laboratório e aquecido no escuro entre 200 e 350°C, os elétrons mudam de camada e a energia é liberada em forma de luz visível. Esta luz mede a energia acumulada e traduz a dose recebida. Quanto maior for o nível de radiação depositada, maior será a luz emitida.

É um fenômeno conhecido como termoluminescência que emite a quantidade de luz diretamente proporcional à intensidade de fótons recebida. Tem o formato cúbico ou em pastilhas, com a vantagem de poder ser reutilizado muitas vezes. O DTL também deve ser colocado em um porta-dosímetro com filtro, mas oferece dificuldade pelo seu pequeno tamanho e fragilidade. É semelhante ao dosímetro de filme, mas não pode ser exposto a outras radiações.

Cuidados com o dosímetro

- Prenda o dosímetro firmemente em sua roupa sempre que estiver radiografando.
- Nunca o guarde na câmara escura, nem o deixe no carro ou leve-o para casa.
- Após o uso, guardar junto com dosímetro-padrão em local afastado de radiações em local seco e fresco.
- Não exponha o dosímetro à alta temperatura ou à água.
- Não use o dosímetro de um serviço em outra clínica.
- Não danifique ou abra o porta-dosímetro para evitar a incidência de luz.
- O processamento de rotina dos dosímetros deverá ser realizado mensalmente.

Capítulo 6

PRODUÇÃO DE RAIOS

Alcides Ferreira Santos

Neste capítulo estudaremos a origem e a produção dos raios X, descrevendo suas propriedades físicas, poder de ionização, penetração e suas formas de interação com a matéria.

A qualidade dos raios X e os fatores que influenciam sua formação dependem da voltagem, do tipo de circuito utilizado, do tipo de filtragem e do tipo de material do anodo.

Descrevem-se os tipos de raios X como raios característicos e raios X de freamento e as diferentes formas de interação com a matéria, produzindo efeito fotoelétrico ou espalhamento. Descrevem-se os efeitos físicos da interação com a matéria inorgânica e os efeitos biológicos quando interagem com a matéria orgânica no homem.

Você vai ter respostas para as perguntas:

O que são os raios X?
Como se formam os raios X?
Onde se formam os raios X?
O que são raios X característicos?
O que são raios X de freamento?
Como os raios X interagem com o tecido vivo?
Tipos de interação dos raios X
O que é efeito fotoelétrico?
O que é efeito Compton?
O que é ionização?
O que é excitação do átomo?

OS RAIOS X

Conceito

Os raios X são radiações de alta energia, geradas pelo anodo quando bombardeado por elétrons com alta velocidade, emitidos pelo catodo. São formados por equipamentos de alta voltagem, quando se conecta uma corrente elétrica entre o catodo e o anodo. Ao produzir uma alta diferença de potencial entre os dois polos, o catodo emite elétrons acelerados em alta velocidade que colidem sobre o anodo. O anodo recebe o impacto dos elétrons incidentes acelerados, que interagem com os elétrons orbitais deste alvo e emitem raios X e outros tipos de radiações eletromagnéticas.

Da colisão destes elétrons em alta velocidade, impactando sobre uma placa metálica do anodo, há freamento brusco e emissão de raios X. A magnitude desta voltagem determina a qualidade destes raios.

Os raios X têm o poder de penetrar no organismo, transfixando as partes moles de baixa densidade sendo parcial ou totalmente absorvidos pelas estruturas densas como o osso. Têm médio poder de penetração, sendo contidos por lâminas de chumbo, dependendo da tensão aplicada ao tubo.

Características físicas dos raios X

A radiação X é uma modalidade eletromagnética ou fótons que não têm massa nem carga elétrica e não sofrem desvio em campo magnético. É um tipo de radiação semelhante à luz visível, diferindo apenas por ter muita energia e alto poder de penetração. Interage com o organismo humano, em nível de átomo, com moléculas dos tecidos orgânicos, com efeitos prejudiciais em nível de DNA, causando mutações.

Os raios X têm alto poder de ionização e por não terem carga elétrica só ionizam de forma indireta. Pertencem à classe das radiações indiretamente ionizantes, porque necessitam interagir com o átomo do alvo, provocando efeito fotoelétrico ou espalhamento e arrancam os elétrons de seus átomos, para provocar a ionização.

Os raios X têm origem fora do núcleo, no nível da eletrosfera, são produzidos artificialmente por uma fonte de radiação e não têm relação com o elemento radioativo. Têm uso intensivo em medicina para diagnóstico e terapia das doenças, e respondem por 11% da exposição em humanos para radiodiagnóstico.

Apesar das semelhanças físicas entre os raios X e gama, eles têm origens diferentes. Enquanto os raios X são gerados por equipamentos de alta tensão e têm origem em nível de elétrons (na eletrosfera), os raios gama têm origem no núcleo e são emitidos de forma espontânea na natureza, por material radioativo. Ambos são radiações ionizantes, com alto poder de penetração e provocam danos em órgãos e tecidos. As radiações, ao se chocarem com a matéria orgânica, cedem parcial ou totalmente sua energia, provocando excitação e ionização, produzindo desarranjo das cargas elétricas, que quebram as ligações químicas e danificam as células e as moléculas.

Os raios X são extremamente úteis no diagnóstico radiológico das doenças por permitirem a visão das estruturas no interior do corpo humano e em terapia actínica dos tumores malignos. Além disso, têm uso na construção civil, na indústria, sobretudo a naval, e até na segurança dos aeroportos, sendo a principal fonte de radiação artificial em humanos. Devido a seu alto poder de penetração, necessita de materiais densos como concreto ou chumbo para serem atenuados.

A energia dos raios X é determinada pela voltagem aplicada ao tubo, embora os raios X produzidos pelo anodo sejam heterogêneos, tenham diferentes energias e diferentes comprimentos de ondas. Semelhantes às radiações gama, os raios X têm fator de qualidade ou fator Q = 1, que traduz o potencial de induzir efeito biológico sobre o organismo.

Histórico

Em 8 de novembro de 1895, o físico Alemão Wilheln Conrad Roentgen, fazendo experiências com raios emitidos pelo catodo (raios catódicos, que posteriormente demonstrou tratar-se de um feixe de elétrons), notou brilho em um cartão fluorescente colocado próximo da ampola e que a intensidade do brilho aumentava à proporção que aproximava o cartão do tubo. Notou também que o brilho persistia mesmo quando a ampola era coberta de papel preto. O cientista atribuiu este brilho a um tipo de radiação que saia da ampola, que era diferente dos raios catódicos e que chamou de raios X, mais tarde chamados raios de Roentgen.

O físico observou que, sempre que a ampola funcionava, no local onde os elétrons se chocavam com o alvo era emitido um tipo de radiação altamente penetrante, que atravessava o vidro, o papel e a madeira. Colocou a mão entre o tubo e a placa fotográfica, visualizando os ossos como sombras escuras. Então, Roentgen fez a primeira radiografia, mostrando os ossos da mão de sua esposa, Bherta (Fig. 6-1). A descoberta lhe rendeu o Prêmio Nobel de

A B

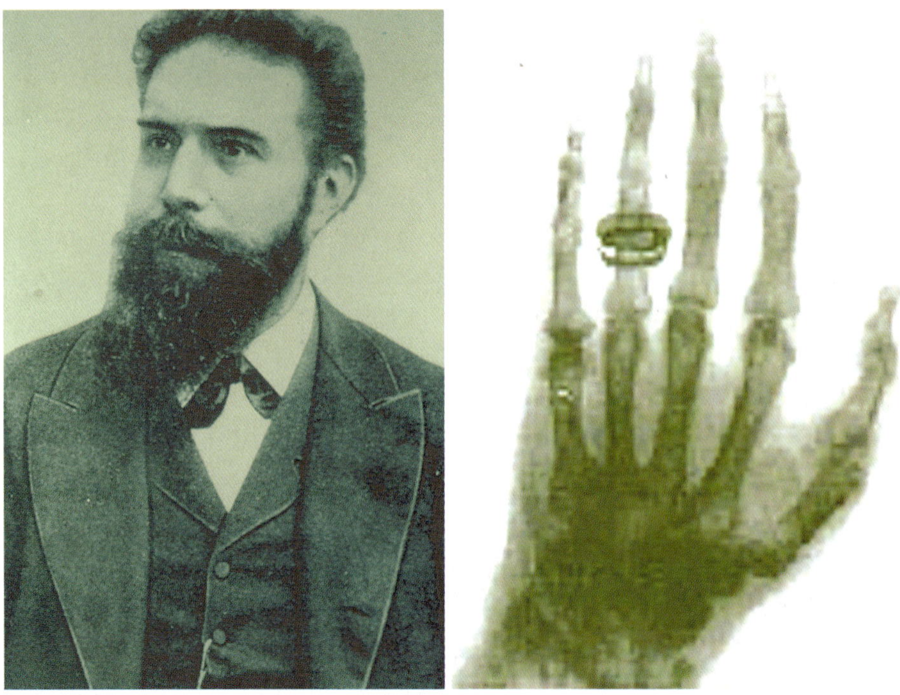

Fig. 6-1. (**A**) Roentgen fez a primeira radiografia em 1895. (**B**) Radiografia da mão de sua esposa Bertha.

Física em 1901, publicado na revista Nature, em 1896. De suas experiências, chegou às conclusões abaixo:

- Emite raios diferentes dos elétrons que enegrecem placas fotográficas.
- Causa fluorescência em sais metálicos como urânio.
- Não tem carga elétrica.
- Emite radiações tipo EM (não sofrem desvio em campo elétrico eletromagnético).
- Emite um tipo de radiação que se propaga em linha reta em todas as direções.
- Ioniza os gases, transformando-os em condutores elétricos.
- Ao atravessar, os corpos produzem radiações espalhadas em função da voltagem aplicada ao tubo.

MECANISMO DE PRODUÇÃO DOS RAIOS X

Estrutura do átomo

O átomo tem estrutura semelhante ao sistema solar, contendo um núcleo formado por prótons com carga positiva e nêutrons sem carga, ocupando pequeno espaço no centro. Circundando este núcleo estão os elétrons com carga negativa, que se distribuem em camadas ou órbitas, com número definido de elétrons. O número de prótons tem que ser igual ao número de elétrons para dar estabilidade ao átomo (ver Capítulo 1).

Os elétrons seguem uma trajetória circular ou elíptica, ocupando um volume 10 mil vezes maior que o núcleo. Os elétrons estão ligados ao núcleo por uma energia de ligação, que impõe um movimento elíptico sem se chocar com o núcleo. Quanto mais próximo do núcleo estiver o elétron, maior será sua energia de ligação.

A energia de ligação é a energia eletrostática que mantém os elétrons em torno do núcleo atômico. As camadas completas são mais estáveis e têm maior energia de ligação. Os elétrons com carga negativa circulam em torno do núcleo com carga positiva, porém não se chocam porque estão em movimento circular.

Os elétrons das camadas mais próximas do núcleo têm maior energia de ligação e menor energia cinética com relação àqueles das camadas mais externas, entretanto, as últimas camadas têm maior energia cinética e, por estarem mais distantes do núcleo, sofrem menor atração das cargas positivas do núcleo.

Ao contrário da energia de ligação, as camadas mais externas do átomo possuem mais energia que as camadas internas.

Quando um elétron da órbita mais interna recebe energia de outro elétron incidente, ele passa de sua camada para uma mais externa, cujos elétrons têm mais energia. Quando este elétron volta para uma camada mais interna, ele perde esta energia

Quando um elétron passa de uma camada de maior energia para outra com menor energia ele libera a diferença de energia, para "caber" na nova camada. Esta diferença de energia é emitida sob forma de radiações eletromagnéticas, chamadas raios X e raios infravermelhos, sendo que este último se manifesta como calor (Fig. 6-2).

Produção dos raios X

Os raios X são formados quando um feixe de elétrons, partindo do catodo em alta velocidade, choca-se com o anodo e sofre desaceleração brusca. Neste processo de desaceleração abrupta, os elétrons transferem sua energia para o material do anodo que produz raios X e calor em grande quantidade (99%). Quanto maior for a energia dos elétrons, maior será a energia dos raios X produzidos. O calor é o subproduto indesejável e prejudicial e apenas 1% desta energia se transforma em raios X. O percentual de elétrons que forma raios X depende do número atômico do material do anodo, da voltagem e, sobretudo, da amperagem aplicada ao tubo.

Os raios X são produzidos sempre que uma substância é bombardeada por um feixe de elétrons em alta velocidade emitido por equipamentos de alta voltagem. A produção de elétrons é feita por emissão termiônica quando uma corrente, é aplicada ao filamento. Quanto maior for a corrente maior será o número de elétrons liberados. Estes elétrons são acelerados e direcionados para o anodo, à proporção que aumenta a voltagem entre os polos, mas quando se aumenta a amperagem, aumenta-se apenas o fluxo de elétrons, sem acrescentar energia a estes elétrons.

Raios X são formados pelo bombardeio de feixe de elétrons de alta energia sobre um alvo constituído de metal pesado. Necessita-se que os elétrons incidentes se choquem com os elétrons orbitais e provoquem a excitação e a ionização dos átomos. O espectro energético tem relação com o tipo de material do anodo, sendo muito energético com o tungstênio e pouco energético com o anodo de molibdênio, mas guarda relação direta com o aumento

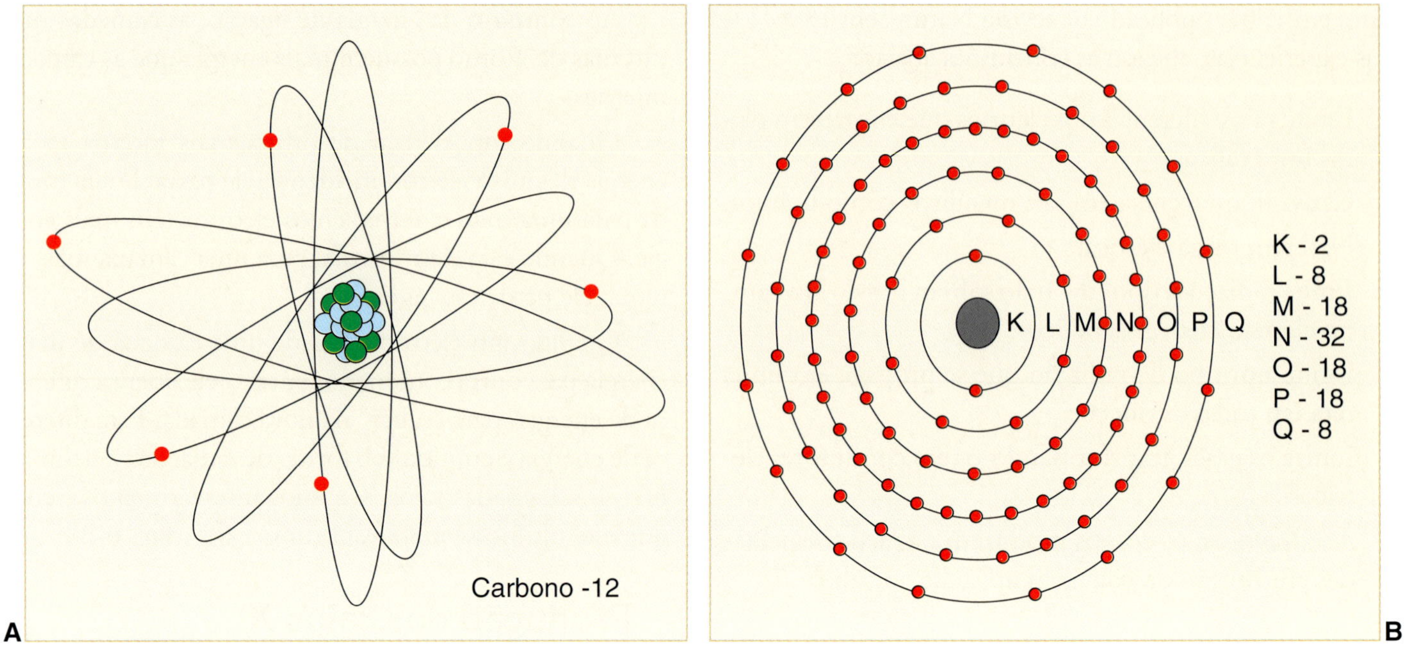

Fig. 6-2. Estrutura do átomo. Núcleo contendo prótons + nêutron. Elétrons ocupando órbitas circulares. (**A**) Estrutura espacial do átomo de carbono. (**B**) Modelo unidimensional do átomo de Bohr mostrando as camadas com os respectivos números de elétrons.

da voltagem. Quando se aumenta a voltagem, aumenta a energia dos raios e seu poder de penetração.

Quando o elétron incidente se choca com o anodo, recebe influência do campo elétrico e choca-se, sobretudo, com os elétrons orbitais deste alvo. Sua energia cinética é transferida para o átomo do alvo, podendo absorver total ou parcial, provocando efeito fotoelétrico ou radiação espalhada.

A maior parte da energia dos elétrons é perdida por colisão inelástica com as estruturas da matéria, que é a energia absorvida no meio, gerando calor, na proporção de 99%. A sombra desta energia é transmitida em forma de radiação eletromagnética que, dependendo da faixa de energia, pode ser de raios X ou infravermelhos. Se os fótons forem de baixa energia, ocorre, preferencialmente, o fenômeno fotoelétrico e são emitidos raios X, tipo característico, mas se os fótons forem de alta energia, os raios X emitidos são espalhados com espectro descontínuo ou raios X de freamento (Bremsstrahlung).

Estrutura que produz os raios X

A ampola de raios X é um tubo feito de vidro, onde se faz um vácuo, contendo um polo negativo, chamado catodo, produzido em tungstênio (W) (wolfrânio), e um polo positivo, produzido em material altamente resistente ao calor como tungstênio, molibdênio ou ródio, chamado anodo. O catodo é fixo e tem a forma de espiral, enquanto o anodo tem a forma de um disco, movimento rotatório e está disposto frontalmente com o catodo, em uma distância de 2 a 3 cm.

Envolvendo este elemento, existe outra cavidade fechada contendo óleo isolante com finalidade de dissipar calor e filtrar os raios de baixa energia. Ambos estão envolvidos por uma calota metálica de forma retangular, revestida internamente por lâminas espessas de chumbo, tendo na parte inferior uma janela de 5 × 5 cm, feita em belírio ou vidro, por onde saem os raios úteis. À montante da janela ainda contida no interior da calota, encontra-se o filtro, confeccionado em alumínio, molibdênio ou ródio, que se destina à absorção dos raios de baixa energia.

Quando se conecta o catodo ou filamento a uma corrente elétrica, ele emite elétrons por emissão termiônica e se torna incandescente, formando uma nuvem de elétrons ao seu redor, que fica contida pela cápsula focalizadora. Ao se aplicar uma alta voltagem entre o catodo e o anodo (dezenas de quilovolts), forma-se um campo elétrico e os elétrons são acelerados, ganhando alta velocidade, com magnitude de energia que é diretamente proporcional à diferença de potencial entre os polos. Quando estes elétrons acelerados se chocam com o alvo, eles podem ser absorvidos, desviam sua trajetória e perdem energia cinética, que é emitida em forma de calor e raios X, com diferentes energias (Fig. 6-3).

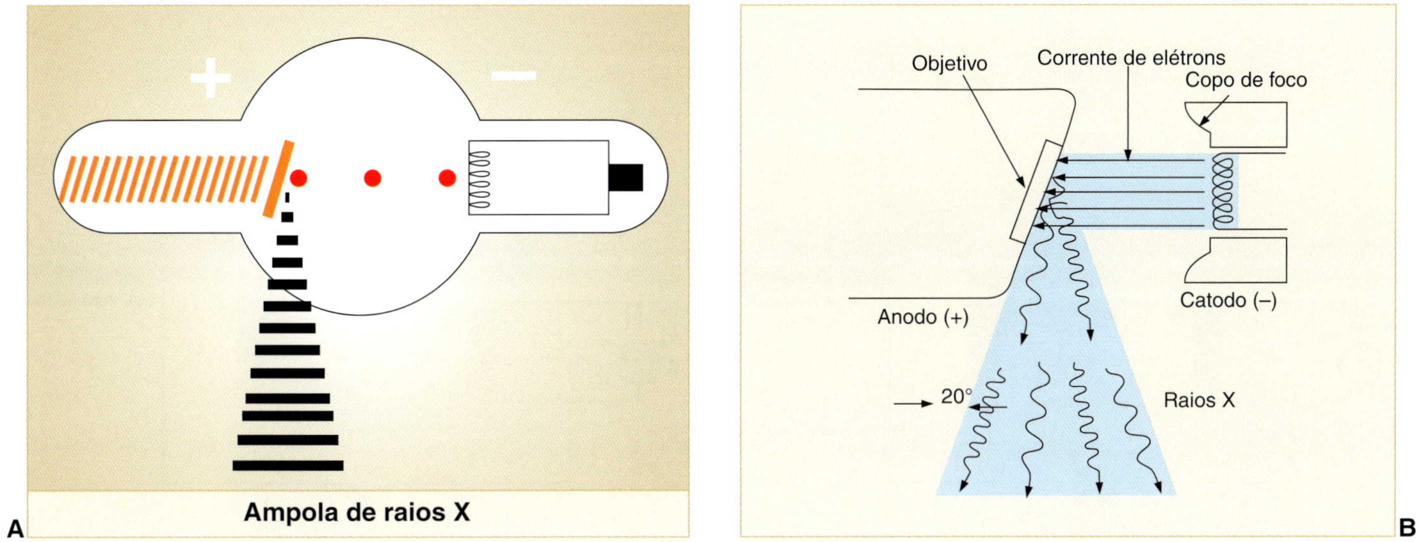

Fig. 6-3. (**A**) Representações esquemáticas do tubo de raios X com emissão de elétrons em alta velocidade, partindo do filamento aquecido. (**B**) Os elétrons se chocam com o anodo e produzem os raios X, com diferentes comprimentos de onda e diferente poder de penetração. (Imagens cedidas pela Kodak e Sapra.)

FATORES QUE MODIFICAM O ESPECTRO DO FEIXE DE RAIOS X

O espectro de emissão das energias que compõem o feixe é fundamental para descrever o processo de produção da imagem. Vários fatores modificam o espectro de energia que age na produção dos raios X e na formação da imagem, entre eles a qualidade do feixe, a tensão no tubo, o tipo do material do anodo e o tipo de circuito retificador, recebendo influência da filtração e da camada semirredutora.

Quadro 6-1. Fatores que modificam o espectro do feixe de raios X

- Qualidade do feixe
- Voltagem aplicada ao tubo
- Amperagem aplicada ao tubo
- Material de filtragem do feixe
- Influência do material do anodo
- Gerador de alta tensão
- Filtração do feixe
- Camada semirredutora

Qualidade do feixe

A qualidade do feixe traduz o poder de penetração, que depende da energia dos fótons que compõem este feixe e que é proporcional à voltagem aplicada ao tubo. O feixe de raios X é constituído de fótons de várias energias diferentes, que compõem o espectro. A energia de pico (kVp) não representa a energia efetiva do feixe e sim uma média de 40% da energia máxima, dependendo da forma de espectro.

O espectro de energia emitido pelo tubo varia de quase zero até o valor máximo da kV aplicada (kVp), existindo fótons de todas as energias. Assim, quando se aplica uma voltagem de 30 kVp ao tubo são emitidos raios X com intensidade de energia que varia de próximo a 0 até 30 KeV. Existem poucos fótons abaixo de 5 keV devido à absorção pela filtragem intrínseca do tubo (vidro e janela do tubo e do óleo isolante).

Regime de voltagem (kV)

A eficiência da produção de raios X aumenta com a voltagem aplicada ao tubo. Quanto maior for a voltagem, maior será a energia do elétron e maior será o poder de penetração dos raios gerados. Quando se aumenta a voltagem entre os polos, um feixe de elétrons parte do catodo em alta velocidade e choca-se com o alvo do anodo, gerando raios X de maior energia (Fig. 6-4).

A quilovoltagem (kV) imprime energia aos elétrons, que partem do catodo em direção ao anodo. A energia dos raios gerados é sempre inferior à energia contida no elétron. Quanto maior a kV, mais rapidamente os elétrons se deslocam e diminuem o calor do filamento. O aumento da kV aumenta a qualidade ou a dureza dos raios X e aumenta o poder de penetração, mas aumenta as radiações espalhadas.

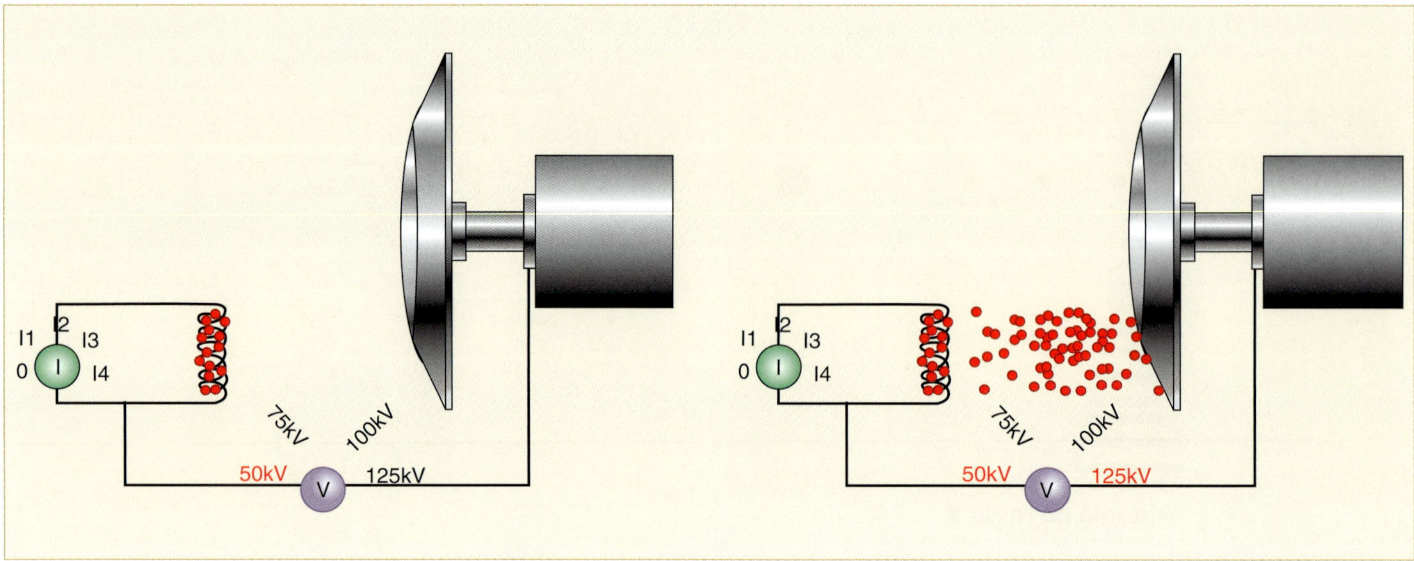

Fig. 6-4. A voltagem aumenta o poder de penetração dos raios. Sempre que se aumenta a diferença de potencial entre os polos (voltagem), imprime-se energia aos elétrons que se dirigem em alta velocidade em direção ao anodo, produzindo os raios X. (Imagem cedida pela Sapra, modificada.)

O teor de energia contida no feixe determina as interações dos raios X com o tecido. A energia tem absorção diferente em função da densidade do objeto radiografado. A diferença de atenuação dos raios, entre a estrutura e os tecidos vizinhos, expressa-se no filme em função do contraste. A alta voltagem diminui o contraste entre o osso e o tecido mole e deixa a imagem escura.

O equipamento deve oferecer grande variação da kV e da mAs. O potencial de kV para equipamento de mamografia deve variar de 20 a 35 kV com ajuste de 1 kV, enquanto a corrente deve variar de 20 a 500 mAs, devendo em cada ajuste aumentar 20% da intensidade anterior.

Amperagem (mAs)

A amperagem se refere à quantidade de carga ou corrente elétrica que passa pelo meio, medida em ampere (A), enquanto a mAs é o produto desta amperagem pelo tempo medido em segundo e representa o número total de elétrons que chega ao anodo para formar os raios X.

A corrente elétrica aplicada ao catodo provoca aumento da temperatura do filamento e forma uma corrente eletrônica ao seu redor. Quanto maior for a corrente, maior é a temperatura do filamento, maior será o número de elétrons disponíveis para formar o feixe em direção ao anodo e maior será a quantidade de radiação produzida. A corrente tem um efeito apenas quantitativo na produção dos raios X e não altera o espectro das radiações, porque a qualidade do feixe permanece a mesma. Os fótons de baixa voltagem são incapazes de penetrar na estrutura, mesmo elevando a amperagem e aumentando o tempo.

Quando se aumenta a voltagem entre os polos, um feixe de elétrons parte do catodo em alta velocidade e choca-se com o alvo do anodo (Fig. 6-5).

Influência do material do anodo

A composição do material do anodo determina a produção e a qualidade do feixe que o tubo produz. No impacto do feixe de elétrons com o material do anodo, ocorre interação com a estrutura anódica, provocando a excitação e a ionização dos átomos, emitindo raios X. O espectro energético das radiações tem relação direta com o número atômico do anodo. Quanto maior for o número atômico, maior é a densidade dos elétrons, maior será a resistência à passagem dos fótons e maior será a produção de raios X, bem como maior é seu poder energético.

Em equipamento de mamografia que usa fótons de baixa energia, o material ideal do anodo deve ser molibdênio, que tem número atômico 42 e emite um espectro de baixa energia. Nas mamas densas ou com espessura maior que 5 cm, deve-se priorizar o anodo de ródio que tem Z = 45, que emite raios com maior poder de penetração.

Entretanto, em radiologia convencional, que trabalha com objeto de grande espessura, deve ser usado o anodo de tungstênio, que tem número atômico elevado (Z = 74) e, consequentemente, emite raios com alto poder de penetração.

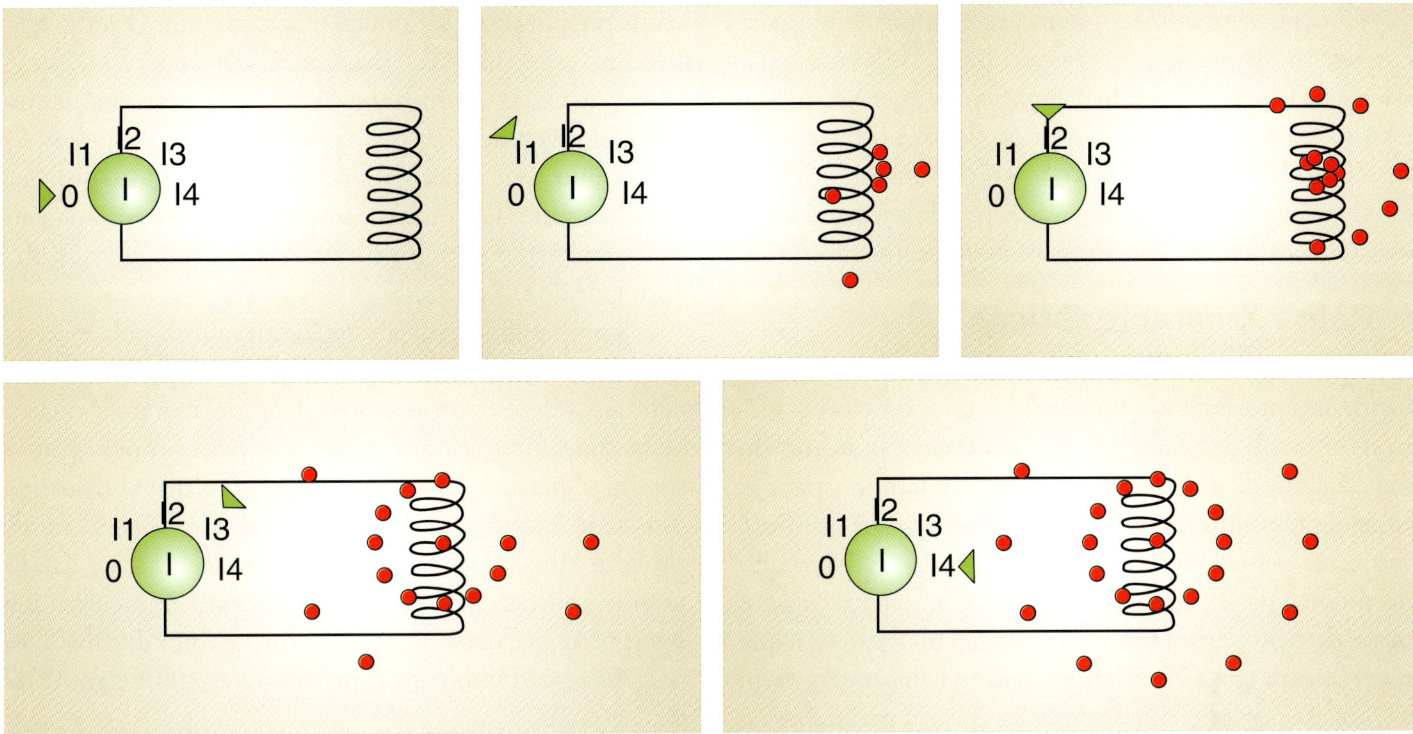

Fig. 6-5. Amperagem. Sempre que se aumenta a corrente, aumenta-se a quantidade de elétrons liberados pelo filamento, sem aumentar a energia do feixe. A produção termiônica de elétrons é formada quando se aplica uma corrente ao filamento, mas é a voltagem que imprime velocidade aos elétrons e os direciona para o anodo. (Imagem cedida pela Sapra.)

Gerador de alta tensão

O gerador é um equipamento que eleva a voltagem e baixa a amperagem da corrente elétrica, transformando o circuito em um regime ideal para produzir radiação de alta energia. O gerador transforma a energia elétrica em elétrons acelerados que, ao se chocarem com o anodo, geram raios X.

O gerador de tensão é um determinante de qualidade de energia do feixe e do tempo de exposição. O tipo de onda de voltagem determina a eficiência na produção de raios X e seu poder de penetração. Deve-se utilizar um gerador trifásico, multipulso e de alta frequência para manter a onda sempre positiva para evitar flutuação na voltagem com queda na produção dos raios X. Pode ser utilizado um gerador monofásico, desde que tenha alta frequência com circuito retificador de onda.

Filtração

A filtragem é um dos principais fatores que altera o espectro de energia de um feixe. O filtro altera o espectro absorvendo os fótons de baixa energia e permite a passagem apenas de fótons mais energéticos. O filtro não tem influência na imagem, apenas na dose absorvida pelo paciente. Deve-se selecionar o filtro ideal para o tipo de órgão irradiado, levando em conta a voltagem e o tipo de material do anodo. O material-padrão para radiologia geral é o alumínio, e para mamografia é o molibdênio.

Camada semirredutora (CSR)

A CSR é a espessura de um material capaz de reduzir em 50% a intensidade inicial do feixe, ou seja, capaz de reduzir a exposição à metade, retirando seletivamente os raios de baixa energia, deixando o feixe mais uniforme e mais penetrante. É um importante indicador de qualidade do feixe produzido pelo gerador de raios X.

TIPOS DE RAIOS X

Da interação dos fótons com o material do alvo, dois tipos de raios X podem ser produzidos, dependendo do tipo de atenuação que ocorrer e da energia do feixe. Pode-se formar efeito fotoelétrico, com formação preferencialmente de raios X característicos, ou efeito Compton, com formação de raios X de freamento, que produzem espalhamento dos fótons, na dependência da voltagem aplicada e do material do anodo.

O conhecimento das interações é fundamental para entender os fenômenos ocorridos entre os fótons e a matéria, e seu efeito na formação da imagem. A interação inelástica dos elétrons incidentes com os elétrons orbitais ou a interação elástica com o núcleo atômico resultam na emissão de energia em forma de raios X por dois mecanismos: os raios X característicos e os raios X de freamento.

Raios X característicos

Os raios X característicos são formados quando os elétrons incidentes provenientes do catodo se chocam com os elétrons orbitais das camadas mais internas do átomo do material anódico. Este elétron orbital é lançado para as camadas mais externas, de acordo com a energia que lhe é fornecida pelo elétron incidente, podendo ser arrancado do átomo, produzindo a ionização. Este espaço vazio é ocupado pelo elétron orbital da camada mais externa, que tem mais energia. Como o novo elétron é mais energético, ele precisa perder o excedente desta energia para caber na camada mais interna. Esta energia é liberada em forma de raios X. Assim ocorre reação em cadeia com acomodação de elétrons, até equilibrar as forças elétricas do átomo. Esta reacomodação dos elétrons para equilibrar o átomo libera um raio X que é característico a cada elemento e ocorre de acordo com o número atômico de cada material. A produção dos raios X característicos ocorre em baixa energia e seu espectro é contínuo e de baixa voltagem. Os fótons são monoenergéticos e sua energia permite identificar o elemento de origem que os produziu. O material do anodo determina a radiação característica que é diretamente proporcional ao número atômico (Z). Assim, o tungstênio com um Z = 74 emite um raio mais energético que o molibdênio com um Z de 42.

Os raios X são característicos porque têm energia fixa. Já que cada elemento possui um número fixo de elétrons, com uma energia bem definida em cada camada, a energia eliminada corresponde à diferença de energia entre as duas órbitas envolvidas. Já os raios X característicos provenientes do tecido vivo são pouco energéticos e são absorvidos localmente, sem maiores consequências. Esta pouca energia deve-se ao baixo número atômico das estruturas que compõem a matéria orgânica, como nitrogênio, carbono, hidrogênio com um Z abaixo de 6.

O molibdênio fornece uma faixa de energia entre 18 e 20 keV com maior absorção diferencial no parênquima mamário, sendo o tipo de radiação ideal para a mamografia, porque emite raios de baixa energia e oferece um bom contraste por provocar pouco espalhamento. O ródio fornece um espectro pouco mais energético entre 20-22 keV, provoca menos efeito fotoelétrico e mais espalhamento, podendo ser usado nas mamas muito densas e espessas. O tungstênio tem espectro altamente energético, provoca espalhamento dos fótons com baixo contraste da imagem mamográfica, tendo uso na radiologia geral que trabalha com grande espessura.

A probabilidade de absorção dos raios X pela matéria aumenta com o número atômico (Z), por ter maior concentração de elétron e a densidade do material, quatro vezes mais intensa no osso que nas partes moles, para a mesma espessura. O exemplo clássico é que o osso rico em cálcio, com Z de 20, e uma densidade de 1,85 g/cm^3, provoca uma absorção muito mais acentuada, dando grande contraste, em relação aos demais elementos que compõem as partes moles, compostos por hidrogênio, oxigênio e carbono com Z próximo a 6 e uma densidade de 1 g/cm^3.

Em mamografia, a imagem é formada por raios X característicos, mas também por raios X de freamento. O ideal seria ter muitos efeitos fotoelétricos, que emitem raios direcionados, de baixa energia, com bom contraste, e pouco efeito Compton, que emite radiação polienergética, espalha as radiações e reduz o contraste da imagem (Fig. 6-6).

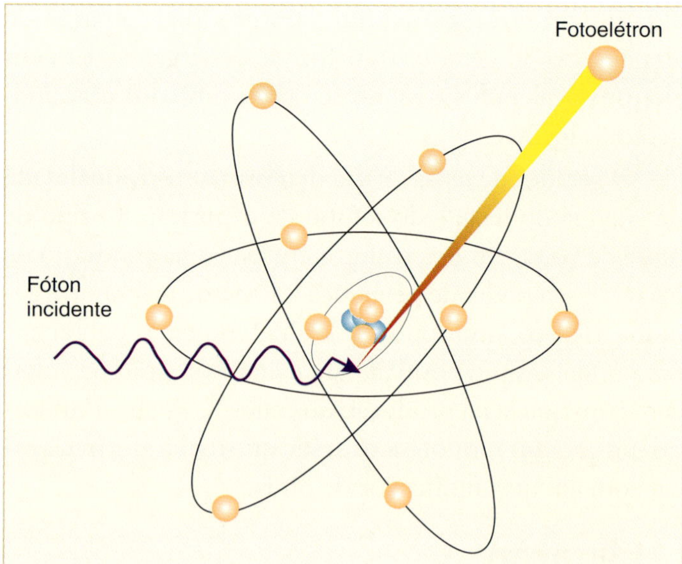

Fig. 6-6. Raios X característicos. O elétron emitido pelo catodo (incidente) choca-se com o elétron orbital, transferindo toda a sua energia. O elétron orbital é retirado de sua órbita deixando um vazio. O elétron da camada mais externa, que é mais energético, faz o enchimento e perde energia, que é emitida na forma de raios X. (Imagem cedida pela CRCN-NE.)

Radiações de freamento ou Bremsstrahlung

Na radiação de freamento, obrigatoriamente não ocorre o choque do elétron incidente com o núcleo ou com outros elétrons. O elétron incidente com carga negativa, passando próximo ao núcleo no alvo (anodo), sofre atração do núcleo que é positivo, desvia a trajetória e perde sua energia cinética, que depende da distância que o elétron passa do núcleo. Esta perda de energia é eliminada em forma de raios X e calor. A perda de energia pode ser total ou parcial e faz com que os raios tenham energias diferentes. Os raios X têm diferentes energias (polienergéticos) e dependem da voltagem aplicada ao tubo e da distância que o elétron passa do núcleo.

Neste tipo de interação, o elétron incidente com carga negativa é atraído pelo núcleo com carga positiva, sofre freamento e se desvia de sua trajetória. Ao sofrer freamento, este fóton perde parte de sua energia, desvia-se e continua sua trajetória em direção aleatória, dando espalhamento. Esta perda de energia se faz em forma de radiação eletromagnética chamada raios X de freamento, que são responsáveis pelas radiações secundárias. Neste processo, o fóton incidente, já desviado, pode sofrer colisão elástica com o elétron orbital e dividir sua energia com este, que é acelerado e expulso de sua órbita, podendo ionizar ou apenas excitar a matéria.

O espalhamento das radiações é maléfico para a mamografia, porque, além de não ajudar na formação da imagem radiológica, ainda reduz o contraste da imagem.

No efeito Compton, além de ionizar os átomos, ainda sobra energia que se espalha como radiação secundária, reduz o contraste da imagem e aumenta a dose no paciente e no operador. A energia dos raios X de freamento tem espectro descontínuo e os raios X são polienergéticos, porque emitem fótons com energias que variam de zero até o pico da kVp aplicada ao tubo. O teor de energia depende da distância que o elétron incidente passa do núcleo atômico e da camada onde o elétron orbita, já que as camadas mais externas, por estarem menos presas ao núcleo, têm menor energia de ligação e maior energia cinética (Fig. 6-7).

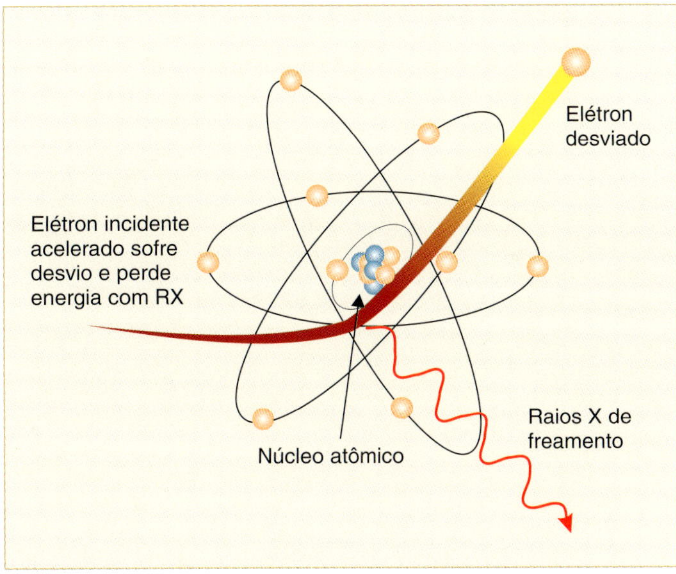

Fig. 6-7. Raios X de freamento. O elétron incidente com carga negativa, ao passar próximo ao núcleo é atraído, desvia sua trajetória e perde energia. Esta energia é liberada em forma de raios X de freamento, com energias diferentes (polienergético), e depende da voltagem aplicada ao tubo e da distância que passa do núcleo. (Imagem cedida pela CRCN-NE.)

Capítulo 7

INTERAÇÃO DA RADIAÇÃO COM A MATÉRIA

Alcides Ferreira Santos

INTRODUÇÃO

O termo interação é aplicado aos processos nos quais as radiações, colidindo com a matéria, são absorvidas ou desviadas de sua trajetória. É um processo aleatório que pode ou não ocorrer, dependendo do tipo de radiação e de sua carga elétrica, já que as radiações podem ultrapassar grande espessura sem interagir com o meio.

Quando os fótons incidentes colidem com o material do alvo, ocorre uma série de colisões com os elétrons orbitais, de forma sequencial com transferências de energia, podendo ou não haver mudança da direção dos fótons. As radiações interagem com a matéria e transferem total ou parcialmente sua energia para os átomos ou moléculas por onde passam. A maior parte da energia cinética dos elétrons é perdida por colisão com as partículas do meio e a restante é irradiada em forma de raios X. Este processo produz excitação e ionização dos átomos, com formação de efeito fotoelétrico e de efeito Compton ou freamento. A energia inicial do fóton incidente vai-se transferir para a matéria, até ser totalmente dissipada.

Ao se propagar na matéria, o feixe de raios X sofre atenuação, podendo ser absorvido ou desviado, em função do seu poder de penetração e da densidade específica e da espessura da matéria. Se a estrutura do meio for espessa e de alto número atômico, o coeficiente de absorção é maior e aumenta a chance do fóton ser removido do feixe. Se os fótons forem de baixa energia são mais absorvidos do que os mais energéticos, que possuem energia suficiente para ultrapassar a estrutura.

As interações são formas de atenuação das radiações ao colidirem com a matéria. As interações são elásticas quando colidem com os elétrons e conduzem à perda de energia, sendo absorvidos localmente pela matéria gerando calor. Para os elétrons de baixa energia ocorrem fundamentalmente os fenômenos de excitação e ionização. Já para os elétrons de alta energia, pode ocorrer interação inelástica com o núcleo, resultando na emissão da radiação.

Ao interagir com a matéria, as radiações transferem o todo ou parte de sua energia para os átomos e as moléculas que estão em sua trajetória e provocam excitação ou ionização. A radiação incidente cede determinada energia à matéria e para haver interação necessita que ocorra a transferência de energia para o meio, que a absorve parcial ou totalmente.

O grau de atenuação e os mecanismos predominantes que envolvem as interações são influenciados pela energia dos raios X e pela composição da mama. O tipo de interação tem impacto na dose para o paciente e a forma da interação tem efeito no tipo da imagem obtida.

Dependendo do tipo de interação, ocorre a formação de efeito fotoelétrico ou efeito Compton, que provocam efeitos diferentes no organismo, dando impacto na qualidade da imagem radiográfica e na dose do paciente. Partículas diferentes interagem de formas diferentes com a matéria e as partículas pesadas provocam efeitos diferentes das partículas leves. As partículas carregadas têm efeito ionizante direto, enquanto as partículas neutras precisam interagir para ionizar.

Quando os raios X passam através da matéria, seja sólida, líquida ou gasosa, eles interagem com esta matéria excitando ou ionizando os átomos e as moléculas. Se a interação ocorrer com a matéria inorgânica, nenhum efeito importante acontece, exceto a excitação e a ionização dos átomos com formação de calor e raios X. Entretanto, se o alvo for matéria viva, ocorrem os mesmos fenômenos, porém a ionização leva à quebra das ligações dos átomos e das moléculas que compõem a célula. Se a energia do fóton incidente ultrapassar a energia de ligação de um elétron orbital com seu núcleo, pode arrancá-lo e deixar o átomo ionizado. A ionização provoca a formação de radicais livres com dano para o organismo.

A interação das radiações com a matéria depende da forma, da velocidade e da carga elétrica e do tipo de raio incidente e ocorre a conversão da energia cinética em energia térmica e fótons de raios X. Ocorre transferência da energia para a matéria irradiada, que dependendo do *quantum* provoca excitação ou ionização dos átomos que compõem a matéria. Na excitação, o elétron apenas muda de camada, apesar de emitir raios X e grande parte da energia produzir calor, mas, na ionização, o elétron é expulso do átomo e produz um cátion e um ânion. Um terceiro fenômeno pode ocorrer, no qual há ativação do núcleo, provocando reação nuclear com formação de pares, o que foge ao nosso objetivo.

TIPOS DE RAIOS X

Do bombardeio dos elétrons incidentes sobre o anodo, resulta a emissão de calor e raios X. Existem dois mecanismos diferentes para a produção dos raios X resultantes das interações elásticas e inelásticas: os que causam efeitos fotoelétricos e efeitos Compton, e os que geram raios X característicos ou radiação de freamento.

Na interação da radiação com a matéria podem ocorrer dois tipos de colisões dos elétrons incidentes com os átomos. Nas colisões elásticas, a quantidade de movimento e energia permanece constante e as colisões podem ocorrer com o núcleo ou com os elétrons orbitais, o que em geral implica apenas em desvio de trajetórias. Nas inelásticas, parte da energia cinética é usada para produzir outro fenômeno e alterar o movimento e a energia. Aqui as colisões também podem ocorrer com os núcleos e com os elétrons periféricos.

Raios X característicos

O termo raios X característicos define um feixe de baixa energia, de espectro contínuo, emitido pelo material do anodo, que é característico para cada tipo de material. É considerado monoenergético, porque depende do material do anodo. O molibdênio tem menos energia, por conseguinte o paciente fica menos exposto à radiação secundária e ainda oferece melhor contraste da imagem. É o tipo de radiação que fornece um espectro mais útil e ideal para mamografia.

Radiação de freamento

As radiações de freamento são provenientes do feixe de alta energia, que decorre do alto número atômico do anodo e da alta voltagem aplicada ao tubo. Suas energias são diferentes, com espectro descontínuo porque dependem da distância que o elétron incidente passa do núcleo e do ângulo do desvio sofrido pelo elétron (Fig. 7-1). Provocam espalhamento das radiações (efeito Compton) com redução do contraste. Não é útil para mamografia e apenas aumenta a dose e as radiações secundárias.

TIPO DE INTERAÇÃO

As interações das radiações com a matéria fazem-se por meio de efeito fotoelétrico, no qual um fóton incide sobre o elétron orbital, transfere toda a sua energia a este, arranca-o do átomo e o deixa ionizado (Fig. 7-2). O espectro é contínuo e ocorre com os fótons de baixa energia. Outro tipo de interação é o efeito Compton, no qual obrigatoriamente não ocorre o impacto do elétron incidente com os

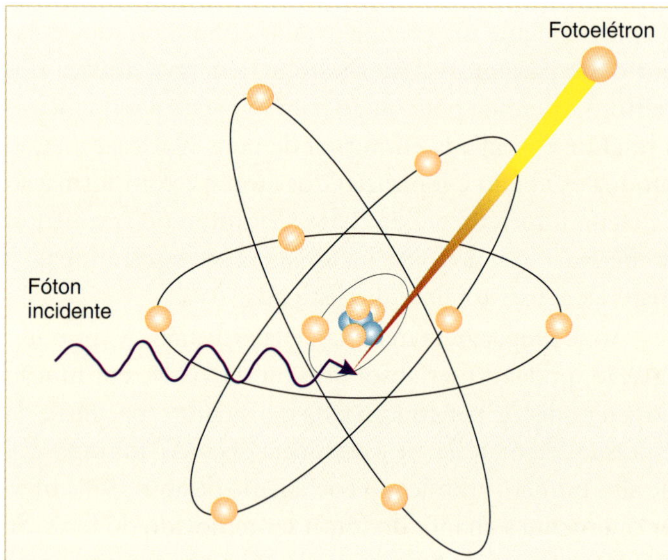

Fig. 7-1. O raio incidente transfixa vários átomos do alvo e segue seu movimento em ziguezague, ionizando outros átomos ao longo de seu trajeto aleatório. Produz múltiplas expulsões e enchimentos, que perdura enquanto durar a tensão no tubo. Se a fonte for radioativa, perdura enquanto o indivíduo se submeter à exposição.

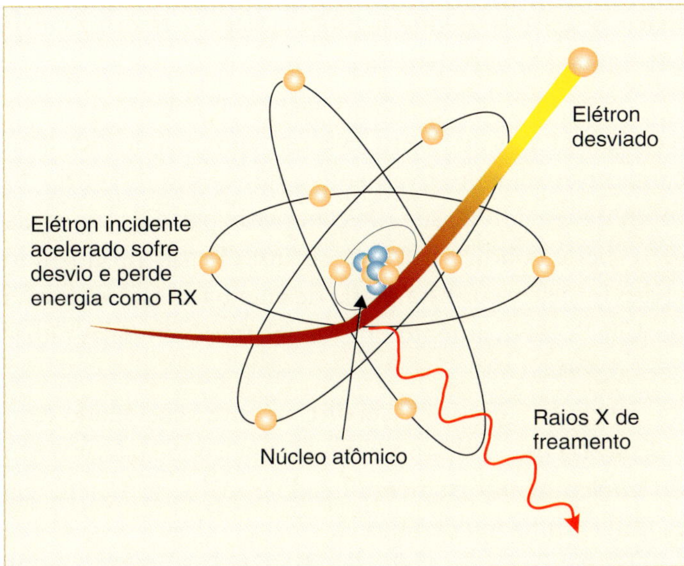

Fig. 7-2. No efeito fotoelétrico ocorre a colisão do elétron incidente com o elétron orbital, com transferência total de sua energia, sendo o último ejetado para fora do átomo como um fotoelétron. O átomo fica ionizado. (Imagem cedida pela CNEN.)

elétrons orbitais. Apenas o elétron passando próximo ao núcleo, desvia sua trajetória e transfere parte de sua energia em forma de raios X (Fig. 7-3). A interação depende da energia do fóton e do tipo de material do anodo. Estes fatores energéticos podem ser selecionados pelo técnico, que escolhe a voltagem e o tipo de material do anodo apropriado para o tipo de órgão que se quer radiografar. O espectro é descontínuo porque depende também do ângulo do desvio sofrido pelo elétron.

As formas de interação das radiações com a matéria dependem da energia contida nos raios e das estruturas que compõem a matéria, no caso o tecido mamário. As formas predominantes de interação são a absorção fotoelétrica e o espalhamento Compton.

Efeito fotoelétrico

O efeito fotoelétrico é um fenômeno em que o elétron emitido pelo filamento se choca com o elétron orbital e, ao transferir toda a sua energia, lança-o para fora do átomo, como um "fotoelétron", com a mesma energia do fóton incidente, descontada a energia de ligação.

O que caracteriza o efeito fotoelétrico é a transferência total da energia do raio incidente para um elétron orbital, transferindo toda a sua energia cinética, o que ocorre na colisão elástica. A energia é totalmente absorvida pelo átomo, que remove um elétron. Para arrancar o elétron de sua órbita é necessário que a energia do fóton seja maior do que a energia de ligação do elétron orbital.

O efeito fotoelétrico é a mais importante forma de perda de energia. Está diretamente relacionado com a baixa voltagem e oferece melhor qualidade da imagem, porque dá bom contraste. Neste processo, os raios X interagem com os elétrons das camadas mais internas do átomo, que têm maior energia de ligação, espalhando menos radiações. Ocorre com fótons de baixa energia, mas à medida que aumenta a kV, reduz o efeito fotoelétrico e aumenta o efeito Compton. Ambos os efeitos emitem raios

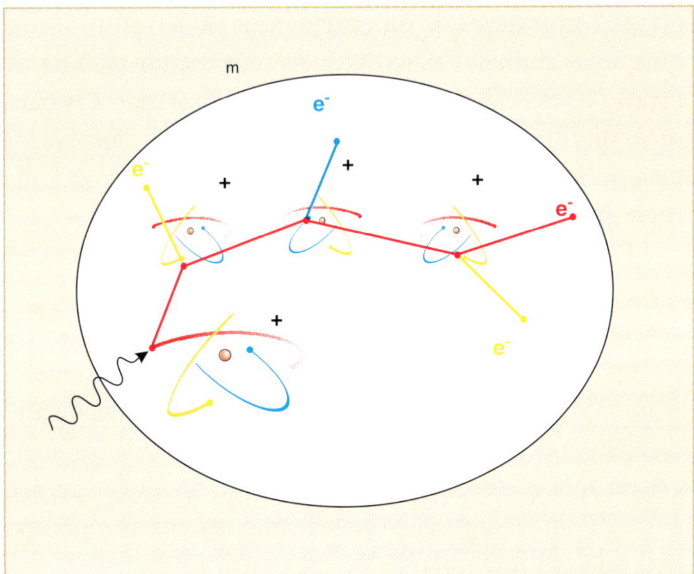

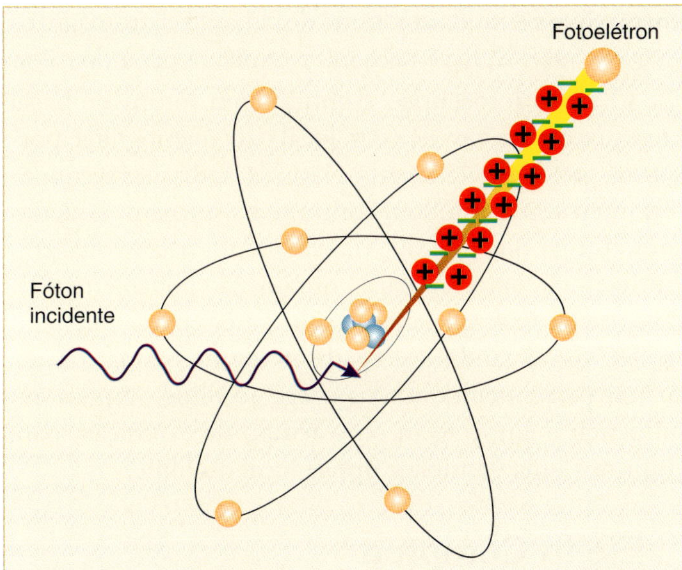

Fig. 7-3. Efeito Compton. Os elétrons por terem massa desprezível, sofrem atração do núcleo, desviam de sua rota e perdem parte da energia em forma de raios X, que formam as radiações secundárias. (Imagem cedida pela CRCN-NE, modificada.)

X característicos com uma energia cinética definida ou raios X de freamento. O uso de agentes de contraste como bário ou iodados aumenta intensamente as interações da estrutura e o contraste com os tecidos vizinhos.

A atenuação fotoelétrica predomina na baixa voltagem e tem relação com o número atômico do material do anodo, sendo maior com o alvo de molibdênio, que é pouco energético, e menor com o alvo de tungstênio, que emite raios muito penetrantes. Deve usar anodo de molibdênio, na faixa de 25 a 28 keV, que gera um espectro de energia na faixa de 20 kV, ideal para mamografia. O uso do molibdênio aumenta o efeito fotoelétrico com espectro contínuo e diminui o efeito Compton com espectro descontínuo e as radiações espalhadas. Entretanto, a baixa kV faz aumentar a mA, que eleva o fluxo de elétron e consequentemente a dose com mais probabilidade de danificar o filamento.

No efeito fotoelétrico, toda a energia cinética do fóton é absorvida pelo elétron, expulsando-o de sua órbita e fazendo-o desaparecer. É um processo de ionização. O fotoelétron lançado ioniza outros átomos e emite raios X até dissipar toda a sua energia.

O elétron incidente choca-se com o elétron orbital, normalmente das camadas K e L, que são mais fortemente ligadas ao núcleo, e são expulsos de sua órbita, deixando um espaço vazio. Um elétron da camada mais externa ocupa este espaço e faz o enchimento perder energia, que é emitida na forma de raios X. Do rearranjo dos elétrons emite uma radiação, chamada raios X característicos, porque seus valores são inerentes a cada elemento. Neste processo de enchimento o elétron precisa perder parte de sua energia que é emitida em forma de radiação eletromagnética como raios X, luz e raios infravermelhos gerando calor.

O efeito fotoelétrico é obtido com fótons de baixa energia e oferece um espectro ideal para mamografia, porque dá pouco espalhamento e reduz as radiações secundárias, oferecendo um bom contraste na imagem. Poderíamos afirmar que o ideal é trabalhar com baixa voltagem. Entretanto, com a kV baixa, os raios são pouco energéticos e serão mais absorvidos pelo parênquima mamário denso, aumentando a dose absorvida na mama. Já que menor percentual de fótons chega ao filme, implica em aumentar a amperagem ou o tempo de exposição, para imprimir uma densidade óptica ideal no filme.

Efeito Compton

O efeito Compton é gerado pelos raios X de freamento ou radiação de Bremsstrahlung. O prefixo Brems significa freio e o sufixo strahlung significa radiação e traduz a radiação espalhada pela matéria.

Neste tipo de interação, o elétron incidente com carga negativa, por ser muito leve, é atraído pelo núcleo com carga positiva, sofre freamento e desvia sua trajetória. O fóton é desviado de sua direção, perde parte de sua energia e pode colidir ou não com um elétron produzindo efeito fotoelétrico. Esta perda de energia se faz em forma de raios X de freamento que são responsáveis pelas radiações dispersas.

O efeito Compton está diretamente relacionado com a distância que o elétron passa do núcleo. Se passar perto do núcleo, será fortemente freado e maior será a energia emitida em forma de raios X.

Neste processo, a energia inicial do fóton é repartida entre o fóton espalhado e o elétron ejetado. O fóton incidente pode sofrer colisão elástica com o elétron orbital, dividir sua energia com este, que é acelerado e expulso do átomo, provocando a ionização. No efeito Compton, a energia do elétron, além de ionizar o átomo, ainda tem energia de sobra que se espalha como radiação secundária. O efeito ocorre com fótons de alta energia e a probabilidade é a mesma, independe do material absorvente.

O efeito Bremsstrahlung com espalhamento ocorre mais nos átomos de elevado número atômico e sua energia é imprevisível porque depende da camada em que ocorreu o choque entre as partículas aceleradas e o elétron do alvo.

A energia dos raios X de freamento tem espectro descontínuo e os fótons têm energias diferentes, porque dependem da distância que eles passam do núcleo. A energia do fóton depende da camada que o elétron procede, porque as camadas mais externas têm menor energia de ligação e seus elétrons são facilmente removidos. Os raios provenientes das camadas externas são mais absorvidos pela mama, contribuem com o aumento da dose e ainda reduzem o contraste.

Enquanto o efeito fotoelétrico ocorre com os elétrons firmemente ligados ao núcleo e o elétron orbital, absorvendo toda a energia do fóton, o efeito Compton ocorre com os elétrons mais fracamente ligados, ou seja, os elétrons das camadas mais externas, e absorve apenas parte da energia do fóton. O fóton espalhado tem menor energia do que o elétron incidente, já que o elétron perdeu parte de sua energia ao sofrer freamento, mesmo permanecendo em movimento.

A colisão do fóton incidente ocorre com o núcleo ou com os elétrons orbitais e a probabilidade do evento depende da densidade eletrônica do meio, que corresponde ao número atômico do material. O choque com o núcleo é mais raro pelo seu pequeno tamanho, mas é passível de ocorrer. Entretanto, a colisão pode não ocorrer e o elétron apenas desviar sua trajetória, por receber influência do campo coulombiano do núcleo. A perda de energia por espalhamento ocorre com os raios energéticos e depende da distância que o elétron passa do núcleo e do ângulo de desvio sofrido pelo elétron.

As colisões que acontecem entre fótons e elétrons orbitais fazem-se ao acaso, mas a probabilidade deste choque acontecer depende da quantidade de elétrons por grama de material, ou seja, da densidade eletrônica, que vai depender do número atômico do elemento. A densidade eletrônica dos elementos químicos é praticamente constante, exceto para o hidrogênio, que tem o dobro da densidade de elétrons.

No processo Compton, o fóton, mesmo freado e desviado de sua trajetória, continua seu movimento no interior da matéria, ionizando e excitando outros átomos. Ocorre reação em cadeia, que provoca migração dos elétrons com formação de efeito Compton e efeito fotoelétrico, até restabelecer o equilíbrio do átomo, emitindo energia variável, que depende da camada onde ocorre o fenômeno.

O efeito de espalhamento ou dispersão não contribui na formação da imagem e ainda diminui o contraste da imagem e aumenta a dose no paciente.

Na interação Compton há uma densidade óptica de fundo que corresponde a 50% das radiações primárias que chegam ao filme, com efeito benéfico. O restante das radiações espalhadas é inútil e prejudicial e além de produzir velamento na imagem, reduz o contraste. Esta perda de contraste pode ser minimizada com a grade antidispersora, que absorve parte das radiações desalinhadas, apesar de aumentar a dose em 2 a 3 vezes.

Efeito do espalhamento

Para reduzir a dose temos que aumentar a voltagem. Entretanto, quando se eleva a voltagem, aumenta-se o poder de penetração dos raios e mais fótons chegam ao filme, que atinge a densidade ideal mais facilmente. Com isto, o tempo de exposição diminui, reduzindo a dose. Também, o aumento da kV reduz o efeito fotoelétrico e eleva o efeito Compton, que provoca espalhamento, aumentando as radiações dispersas. Estas radiações secundárias aumentam a dose no corpo inteiro do paciente, do técnico e degrada a imagem por reduzir o contraste da imagem.

Em mamografia, a imagem é formada por raios X característicos, mas também por freamento. O ideal seria ter o mínimo de efeito Compton e o máximo de efeito fotoelétrico, mas o efeito Compton tem importância no processo, mesmo emitindo radiações secundárias. Parte destas radiações espalhadas incide sobre o filme e, apesar de degradar a imagem, contribui para formar a densidade óptica necessária à avaliação imagem. Sua ausência implica em ampliar o tempo com o aumento da dose.

A interação se faz como efeito fotoelétrico ou como efeito Compton, que por sua vez depende da energia do fóton e do tipo de material do anodo. Estes fatores energéticos podem ser selecionados pelo técnico, que escolhe a voltagem e o tipo de material do anodo apropriados para o tipo de órgão que se quer radiografar.

A voltagem aplicada ao tubo determina a qualidade do feixe que vai determinar o tipo de interação dos raios X. Quanto maior for a voltagem e o número atômico do material anódico, maior será a energia do elétron que determina o tipo de interação. Os raios mais energéticos produzem mais efeito Compton ou maior espalhamento das radiações, que degradam a imagem pelas radiações secundárias, enquanto os raios menos energéticos produzem mais efeito fotoelétrico, que fornece uma faixa espectral ideal para o exame mamográfico.

Se trabalhar com a kV baixa e o alvo for de molibdênio que tem baixa energia, com raios X característicos próximos a 20 keV, os raios espalham-se pouco, formam mais efeito fotoelétrico, que mostra diferente absorção nas diferentes estruturas que compõem a mama, fornecendo bom contraste. Os raios de baixa energia (menor que 15 keV) serão absorvidos pela mama e aumentam a dose, enquanto os raios de alta energia (maior que 20 keV) reduzem o contraste da imagem.

Se trabalhar com a kV elevada, combinada com um alvo de tungstênio, que tem alta energia com pico de 59 keV, emite radiações muito energéticas, formando muito efeito Compton com espalhamento dos fótons e gerando radiações dispersas, que, além de aumentar a dose, reduzem o contraste da imagem.

O espalhamento das radiações é uma importante forma de interação entre os raios X e o tecido mamário. No sistema filme-*écran*, os raios espalhados pela mama atingem o filme e reduzem o contraste da imagem, mas em mamografia digital estes fatores são desprezíveis, pela capacidade de manusear o contraste no monitor, oferecido na imagem digital. Entretanto, pelo fato de os raios X se espalharem várias vezes no interior da mama, sua distribuição espacial é difusa afetando a baixa frequência espacial da função de transferência de modulação.

FORMAS DE INTERAÇÃO

As formas de respostas à interação podem ser por ionização ou por excitação da matéria, dependendo da energia dos fótons, que por sua vez depende da voltagem aplicada ao tubo e do material do anodo.

A ionização é o processo mais temido no ser humano e, se este fenômeno não existisse, as radiações seriam inócuas e não existiria sequer proteção radiológica. Enquanto no processo de excitação os elétrons apenas mudam de camada, emitem calor e raios X de baixa energia, no fenômeno de ionização, além do calor gerado, as radiações produzem efeitos maléficos sobre o organismo. Estes efeitos ocorrem na dependência do tipo de radiação e da sensibilidade do órgão ou da célula à ação das radiações.

Ionização

O perigo das radiações reside na ionização da matéria orgânica. A ionização é um processo que envolve a expulsão de um elétron orbital, formando um par de íons. Ocorre quando um fóton incidente de alta energia se choca com o elétron, transfere toda a sua energia a este, expulsando-o de sua órbita, deixando o átomo carregado positivamente chamado cátion e um elétron carregado negativamente chamado ânion. A ionização ocorre quando uma radiação, interagindo em um meio, transfere aos elétrons deste meio a energia suficiente para removê-los do átomo. É um processo nocivo porque os átomos ou moléculas com desequilíbrio de cargas formam radicais livres que agridem as células, podendo induzir a carcinogênese.

Na ionização, a perda de energia é total, liberando um elétron livre de alta energia chamado fotoelétron. O elétron fóton desaparece, mas ioniza outros átomos com reação em cadeia, formando outros fótons até dissipar toda a sua energia. O átomo ionizado, mesmo desfalcado de um elétron, ainda mantém suas propriedades químicas, já que esta característica é dada pelo número de prótons e não pelo número de elétrons.

Independente de ser procedente de efeito fotoelétron ou efeito Compton, o elétron transfixa vários átomos do alvo e ioniza ou excita outros elétrons ao longo de sua trajetória. Com movimento em ziguezague, provoca múltiplos processos de expulsão e enchimento, com rearranjo interno dos elétrons, que mudam de camadas em busca de estabilidade e que perduram enquanto durar a tensão no tubo.

A descrição destes processos tem apenas efeito didático, porque eles ocorrem de forma sincrônica e concomitante, em função da energia que o elétron possui. O mesmo fóton que provocou a ionização, à proporção que perde energia, perde a capacidade de arrancar o elétron e apenas induz a excitação, gerando calor. Neste processo chamado enchimento, o elétron perde energia que excita e ioniza a matéria, liberando energia em forma de radiações eletromagnéticas, com 99% em forma de raios infravermelhos, gerando calor, e 1% em forma de raios X característicos. Os fótons podem ser emitidos em qualquer faixa de energia, na dependência do número atômico do material e da camada que se originou. Variam desde os raios X até os raios infravermelhos e, se emitidos na faixa visível, geram luz.

As radiações eletromagnéticas como raios X e gama produzem menos ionização com relação às partículas alfa e beta, já que o poder de ionização tem relação inversa com o poder de penetração. Os raios X e gama são mais penetrantes por não terem carga elétrica e massa, enquanto as partículas alfa e beta têm baixo alcance, já que o poder de penetração depende especialmente da massa.

Formas de ionizações

Direta. A ionização direta ocorre com partículas leves ou pesadas que possuem carga elétrica como alfa, beta, prótons, íons pesados que interagem com elétrons orbitais arrancando-os do campo coulombiano do núcleo, deixando o átomo positivo (cátion) e um íon negativo elétron (ânion). O processo dominante que ocorre é a ionização, mas provoca excitação e até freamento para as altas energias.

Indireta. A ionização indireta ocorre com partículas que não possuem carga elétrica, como as radiações eletromagnéticas (raios X e gama) e nêutrons, e só ionizam se interagir com a matéria e fizer efeito Compton ou efeito fotoelétrico. No processo indireto, os fótons transferem energia para os elétrons orbitais, que por sua vez vão ionizar a matéria. Por não terem massa nem carga elétrica, estes fótons podem percorrer longo trajeto no interior da matéria sem se chocar com os elétrons ou até mesmo ultrapassar o anteparo sem interagir.

Excitação

Na excitação atômica ou molecular, o elétron não é arrancado do átomo e não ocorre a ionização, apenas a excitação dos elétrons, que mudam para as camadas mais externas. Neste caso, as radiações transferem apenas parte de sua energia aos elétrons orbitais, que é insuficiente para arrancá-los de seus átomos, mas suficiente para mudar para as camadas mais externas. Ao retornar a seu lugar de origem, os elétrons perdem esta energia emitindo radiações eletromagnéticas em forma de luz, no caso de cintilação, de raios infravermelhos ou de raios X. Estes fótons são absorvidos localmente, mas no cômputo total, não há ganho nem perda de elétrons e a carga elétrica do átomo continua equilibrada.

A excitação ocorre quando o fóton incidente for de baixa energia e, se sua energia for menor que a energia de ligação, não ocorre a ionização dos átomos e sim a excitação. A grande maioria dos fótons vai produzir a excitação que apenas gera calor, porque não há energia suficiente para arrancar o elétron de seu átomo.

Neste caso, o fóton transfere apenas parte sua energia para o elétron orbital, afastando-o de sua órbita e deixando um vazio. O elétron da camada mais externa, que tem maior energia cinética, é atraído para ocupar este espaço e assim sucessivamente até o átomo atingir o equilíbrio de suas cargas e esta dança dos elétrons perdura enquanto houver tensão no tubo.

Na verdade, os processos de ionização e excitação ocorrem de formas concomitantes. Após várias ionizações, é gerada uma cascada de fótons, que não tendo energia suficiente para ionizar os átomos do alvo, apenas conseguem excitar os elétrons das camadas mais externas, que ao retornar à sua camada inicial emitem raios infravermelhos, provocando apenas calor (Fig. 7-4).

Já que os fótons são formados pela migração de elétrons de camadas diferentes, que têm energias diferentes, os raios X formados também têm energias diferentes, com valor definido da camada que lhe deu origem, em função do tipo de material do alvo. A transição da segunda para 1ª camada é a que tem maior energia. O próprio elétron ao retornar para sua camada de origem, emite a energia excedente em forma de raios X característicos.

FORMAS DE INTERAÇÃO DOS RAIOS COM A MATÉRIA

As radiações têm a capacidade de penetrar e interagir com a matéria. Para que haja interação, necessita-se que o raio incidente ceda parcial ou totalmente sua energia para o elétron orbital dessa matéria. A interação é influenciada pela energia dos raios e pela composição do tecido com seu poder maior ou menor de atenuação. O tipo de interação tem efeito importante na formação da imagem radiográfica que é formada pelo percentual de raios, que ultrapassam o tecido e atingem o filme, sem serem absorvidos ou desviados.

Dependendo de sua energia, alguns raios são absorvidos pela matéria, outros são desviados ou espalhados e apenas um percentual transfixa o objeto e vai-se projetar no receptor formando a imagem. Na radiografia do tórax, aproximadamete 10% das radiações atingem o filme, sendo as restantes absorvidas ou desviadas, mas em mamografia só cerca de 5% dos raios transfixam a estrutura e chegam ao filme.

Quando um feixe de raios X ou gama incide sobre um objeto a ser radiografado, podem ocorrer três fenô-

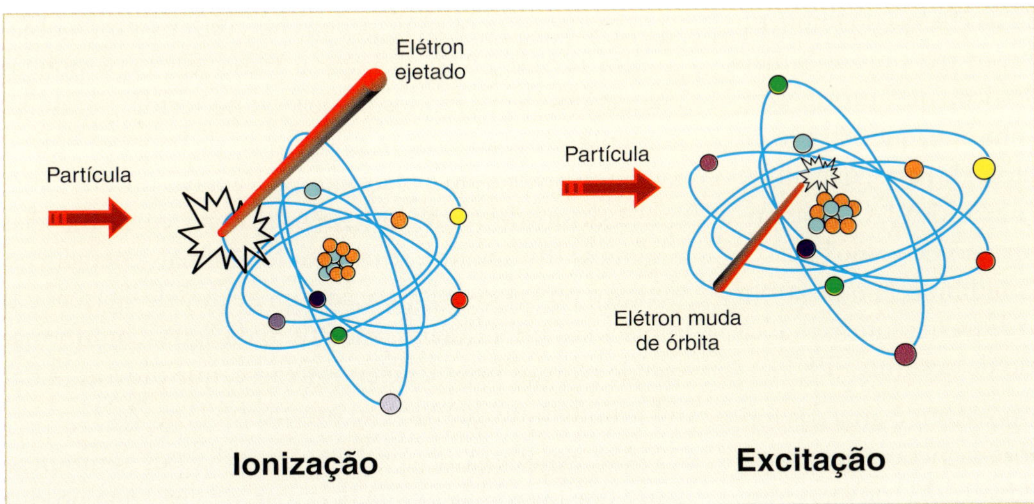

Fig. 7-4. Ionização e excitação da matéria na dependência da energia do elétron incidente.

menos, de forma concomitante e simultânea, que dependem do tipo de raios e da energia nele contida.

1. **Absorção total:** o fóton perde toda sua energia, que é depositada na matéria, provoca excitação e ionização. Ocorre com raios de baixa energia e predominam os efeitos fotoelétricos. O fóton é ejetado de seu átomo, forma o fotoelétron e ioniza outros átomos com reação em cadeia.
2. **Absorção parcial:** os raios, ao ultrapassar a matéria, sofrem atração do núcleo atômico, são freados, perdem parte de sua energia e sofrem desvio de sua trajetória. Ocorre com fótons de alta energia, não ajuda na formação da imagem e, mesmo reduzindo a dose absorvida, aumenta as radiações dispersas e reduz o contraste da imagem. Esta perda de energia ocorre em forma de raios X (efeito Compton), enquanto os raios desviados formam radiações secundárias ou dispersas, que são prejudiciais para o homem e para a imagem.
3. **Transfixação:** os raios que não são absorvidos nem desviados, transfixam o objeto radiografado. Neste caso não houve interação com a matéria, não se produziu nenhum efeito maléfico para o organismo e são responsáveis pela formação da imagem, porque transmitem a estrutura do objeto para o filme. As informações contidas na imagem são obtidas pelo percentual de 5% dos raios que não interagem com a matéria, transfixam as estruturas do objeto e vão-se projetar no filme.

As radiações podem interagir com a matéria de várias formas, em função de sua carga elétrica e do tipo de raio. Os raios X e gama por não terem carga elétrica nem massa, têm menor chance de interagir com o meio, se comparados com as partículas carregadas, que sofrem atração ou repulsão e podem ser desviadas. Dependendo da energia do fóton, do tipo de raio e do número atômico, os três processos mais importantes são o **efeito fotoelétrico**, que ocorre com fótons de baixa energia; o **efeito Compton**, que ocorre com fótons de média energia; e a **produção de pares**, que ocorre com fótons de alta energia (maior que 1 MeV). Os dois primeiros têm uso corrente em radiodiagnóstico e são bem conhecidos há mais de 100 anos. O último gera o pósitron, que é uma modalidade de radiação de uso recente na prática médica em tomografia por emissão de pósitrons (PET).

A produção de pares (elétron-pósitron) é uma das formas de absorção das radiações eletromagnéticas que ocorre com fótons de alta energia (maior que 1.022 MeV). A interação ocorre quando estes fótons passam perto de núcleos com elevado número atômico, interagindo com o forte campo elétrico deste núcleo. Desta interação gera uma radiação que desaparece e dá origem a um par, sendo um elétron e um pósitron, que é um elétron negativo. Estas partículas transferem sua energia cinética para o meio material, mas o pósitron volta a se combinar com um elétron do meio e dá origem a dois fótons, cada um com 511 keV.

Na produção de pares, gera-se um pósitron, que é um elétron com carga positiva, emitido pela desintegração de um núcleo instável, que transforma um nêutron em um próton, liberando um pósitron, com altíssima energia. O pósitron tem aplicação na obtenção de imagens médicas chamadas PET (tomografia por emissão de pósitrons), especialmente em medicina nuclear, porque certos radiofármacos como oxigênio, nitrogênio, estrogênio e especialmente a glicose marcada com flúor (18-DFG), em seu processo de decaimento, emitem pósitrons. Estes pósitrons, ao serem lançados, fundem-se com um elétron capturado no meio, em um processo chamado aniquilação, formando dois fótons de alta energia (511 keV), que são lançados em sentidos diametralmente opostos e vão ser utilizados na formação da imagem.

Interação com a matéria viva

Quando o indivíduo é exposto à radiação, ocorre a colisão dos raios com a matéria viva, com transferência de sua energia para a área irradiada, produzindo fenômenos físicos como excitação, que produz calor, e ionização, que produz alterações físicas e químicas, como quebra das ligações químicas dos átomos e das moléculas. A quebra pode ocorrer em uma ou dupla cadeia, que é a principal responsável pelas alterações cromossômicas (Fig. 2-1).

Apenas os raios mais penetrantes ultrapassam o objeto sem interar e vão alcançar o filme. Os raios poucos energéticos ficam retidos na pele ou no tecido glandular, aumentando a dose. Se os raios forem de baixa energia, o fenômeno excitação é mais intenso e apenas produz calor, que é dissipado localmente, sem maiores consequências orgânicas. Entretanto, se os raios forem mais energéticos, ocorre o processo de ionização com quebra de ligações das moléculas intracelulares, sobretudo da água, com formação de radicais livres de efeitos tóxicos, que provocam dano somático ou genético ao organismo (Fig. 2-2).

Na exposição do paciente às radiações ionizantes, parte dos raios é absorvida pela matéria viva, que produz alteração gênica, na dependência da energia do feixe, da dose absorvida, do tempo da exposição e da capacidade de reparo da mutação. Os danos podem ser provocados pela quebra direta das moléculas ou, de forma indireta, pelos radicais livres, que, mesmo com vida curta, têm afinidade pela molécula de DNA.

As alterações físicas e químicas produzidas pelas radiações podem afetar a cadeia de DNA das células somáticas, gerar modificação permanente ou temporária e induzir o câncer no indivíduo irradiado. Se o dano for sobre a célula germinativa, provoca alterações que são transmitidas às gerações posteriores.

Se a célula somática teve um gene modificado, ele pode ser reparado pelo sistema imunológico, como genes supressores, a exemplo do P-53, que se encarregam de corrigir a mutação no DNA, ou por mecanismos enzimáticos que reparam o dano, propiciando a reparação da célula. Se impossível, a célula é conduzida para a apoptose (morte celular), induzida pelo P-53. Se a dose for alta e o dano não for reparado, podem ocorrer alterações temporárias ou permanentes, como incapacidade de se reproduzir e até morte celular.

Se o dano na célula somática for intenso, pode não ser reparado e permanecer um clone mutante, que mesmo mantendo sua capacidade reprodutiva, após longo período de carência, resulta em um carcinoma ou uma leucemia.

Acima do limiar, se a dose for baixa, determina efeitos funcionais e reversíveis, como distúrbio glandular, reações vasculares e neurológicas. Se a dose for elevada, determina efeito no órgão irradiado, como leucopenia, radiodermite, morte celular e até morte do indivíduo. São os chamados efeitos determinísticos das radiações, que, acima do limiar, provocam dano em 10% dos indivíduos, cuja gravidade depende da dose.

Interação das radiações com tecido mamário

O objetivo da imagem radiográfica é produzir uma imagem em que todas as estruturas normais contidas no órgão sejam visualizadas na imagem com clareza. Em mamografia, as estruturas são similares e se necessita de alto contraste para mostrar diferenças sutis de densidades das estruturas. Este objetivo é alcançado com o uso de um anodo de molibdênio e com baixa voltagem, para garantir que ocorram o máximo de interações fotoelétricas e o mínimo de espalhamento das radiações. Este regime é primordial para fornecer melhor contraste no objeto, que é fator importante para visualizar a estrutura em meio ao ruído de fundo existente na imagem.

FATORES QUE INFLUENCIAM A INTERAÇÃO

O grande desafio do diagnóstico pela imagem está em controlar a atenuação das radiações e obter uma imagem com contraste adequado entre os tecidos e com baixa dose para o paciente. O conhecimento das interações é importante para orientar na seleção de parâmetros, como voltagem, amperagem, tipo de material do anodo e tipo de filtragem do feixe, em função das características da mama, para provocar os tipos de interação ideal para cada tipo de mama que se quer radiografar.

Influência da voltagem

A energia contida nos raios X depende da energia máxima dos elétrons que colidem com o alvo. Também a energia dos elétrons depende da voltagem aplicada ao tubo e do tipo de material do anodo. Se a voltagem for elevada, os raios X ficam mais penetrantes e menos absorvidos e se a dose for diminuída, aumenta a probabilidade de efeito Compton com espalhamento. Em mamografia deve-se diminuir a kV para aumentar o efeito fotoelétrico. Entretanto, quando se diminui a kV, aumenta-se a mAs, que faz reduzir as radiações secundárias, mas aumenta a dose, devendo haver um ponto de equilíbrio para otimizar um bom contraste com baixa dose.

Influência do material do anodo

O tipo de interação tem relação direta com o tipo de material-alvo. Quanto maior for o número atômico do anodo, maior será a produção de raios X e mais energéticos serão os fótons, entretanto há espalhamento dos raios.

Em equipamento de mamografia, deve-se usar o anodo de molibdênio, que tem menor número atômico (Z = 42) e emite raios de baixa energia, que é o ideal para avaliar a estrutura da mama, por ter baixa espessura. Em radiologia convencional, o anodo deve ser de tungstênio, que tem número atômico elevado (Z = 74), consequentemente emite raios de alta energia, necessários para estruturas espessas e profundas, a exemplo de uma radiografia da coluna.

Capítulo 8

Equipamentos de Mamografia e seus Acessórios

Alcides Ferreira Santos

Neste capítulo você vai estudar os equipamentos de raios X e seus acessórios, com a função específica de cada parte do equipamento, com ênfase para o mamógrafo e suas peculiaridades.

Você vai saber os detalhes sobre a utilidade das peças básicas que compõem o mamógrafo, bem como os seus acessórios, e verá como se formam os raios X e quais os componentes que determinam a sua qualidade. Verá também:

- Equipamentos de raios X.
- Tubo de raios X.
- O que é o catodo.
- Porque o catodo é de tungstênio.
- Qual o material do anodo.
- Quais os tipos de anodos.
- O que é capacidade calorífica.
- Suporte mecânico do mamógrafo.
- Braço em C ou *C Arm*.
- Gerador de alta tensão.
- Circuito monofásico.
- Circuito monofásico retificado.
- Circuito trifásico.
- Circuito trifásico com multipulso.
- Acessórios dos equipamentos.
- Controle de exposição automática.
- Dispositivo de compressão.
- Camada semirredutora.
- Grade antidispersiva.
- Filtragem do feixe.
- *Bucky*.

EQUIPAMENTOS DE RAIOS X

Os equipamentos de raios X são estruturas dinossáuricas, desenvolvidas pelo físico alemão Wilhelm Konrad Roentgen em 1895 e, apesar de terem melhorado em termos de acessórios, nada mudou no princípio físico da produção dos raios. Nos equipamentos de baixa voltagem como os utilizados em mamografia, apenas 0,5% da energia é destinada a formar raios X e o restante da energia cinética dos elétrons apenas gera calor, que é um subproduto indesejável e prejudicial para o tubo. Para os equipamentos com voltagem superior, este percentual passa para 1%. Para os equipamentos que trabalham com megavoltagem, o percentual é de 30%.

Os equipamentos de raios X são confeccionados com o intuito de transformar a energia elétrica em energia térmica, gerando um grande número de elétrons. Estes elétrons são acelerados contra um anteparo que tem a capacidade de absorver sua energia cinética e emitir radiações eletromagnéticas, como os raios X e os infravermelhos. A energia destas radiações será sempre menor ou igual à energia do elétron que a gerou e depende da tensão aplicada ao tubo de raios X. A quantidade de raios X gerada é proporcional ao número de elétrons produzidos pelo catodo. O equipamento é uma fonte de radiação, mas não contamina o ambiente nem os indivíduos, ao contrário da fonte radioativa, que está sempre emitindo radiações e gera rejeitos nucleares.

Os equipamentos são rotulados de acordo com as aplicações para as quais foram projetadas e pela capacidade de produzir raios X. Os aparelhos de raios X convencionais ou de quilovoltagem são projetados para operar em uma faixa de 50 a 150 kV, com corrente de 30 a 1.200 mAs, usam uma tensão constante e geram raios X de baixa e média energia. A seleção desta voltagem depende do tamanho do ponto focal e do objeto que se quer radiografar.

Os equipamentos de megavoltagem utilizam um gerador de tensão variável que alterna o sentido do campo elétrico, acelerando os elétrons e produzindo raios X de altíssima energia, sem necessidade de alta diferença de potencial. São os aceleradores de elétrons, que fogem ao objetivo deste estudo.

Em 1913, Salomon (Alemanha) realizou radiografias de 3.000 peças de mastectomia, relacionando os aspectos radiológicos, macroscópicos e microscópicos. Ele distinguiu os tumores circunscritos dos altamente infiltrantes e predizia a invasão dos linfonodos axilares.

A primeira mamografia *in vivo* foi feita por Stanford Warren, em 1930, ainda com equipamentos convencionais, que não permitiam imagens adequadas para diagnóstico, sendo abandonados.

Em 1960, o radiologista Robert Egan (Houston) descreveu uma técnica de alta miliamperagem e baixa quilovoltagem, que resultou em imagens mamográficas reprodutíveis e de boa qualidade diagnóstica, mesmo usando filmes industriais e com exposição direta do filme. O autor publicou 53 casos de carcinomas ocultos não detectados no exame físico, fato que serviu de marco para o uso da mamografia de rastreio em paciente assintomático. Nesta época, o tubo não era específico, não era angulado e não havia compressão. Em 1965, a Comissão de Controle do Câncer do Serviço de Saúde Pública recomendou que se divulgasse a técnica de Egan junto aos radiologistas. O ACR criou a Comissão de Mamografia e iniciou o programa de treinamento dos radiologistas técnicos.

Até 1967, as mamografias eram realizadas com tubos convencionais de raios X. O primeiro tubo de raios X para mamografia tinha anodo fixo de molibdênio, com filtro também de molibdênio e era resfriado com água e tinha dispositivo de compressão. Era um tubo de raios X, montado sobre um tripé, com um braço que angulava apenas seis graus e apresentava restrição na geometria da imagem.

Em 1967, o primeiro mamógrafo foi desenvolvido em Strasbourg, na França, por Charles Marie Gros, e montado pela francesa CGR (Companhia Geral de Radiologia) com o nome de Senographe. Já dispunha de dispositivo de compressão para a mama, tinha foco de 0,7 mm e o anodo era de molibdênio. O equipamento estava programado para 40 kV e 40 mAs, com tempo fixo de 10 segundos.

Em 1970, Price e Buther usaram a primeira grade intensificadora com alta definição.

Em 1972, a Dupont lançou a primeira tela intensificadora.

Em 1972, foi introduzido o sistema tela-filme, que permitiu o processamento automático com exposição curta e imagem nítida e com baixa dose. Também nos anos 1970 foi introduzido o compressor motorizado.

Em 1972, foi lançada a xeromamografia, idealizada por John Wolfe e Charles Carlson, com maior latitude e melhor qualidade da imagem por realçar as bordas das estruturas de alta densidade, especialmente as lesões espiculadas e as microcalcificações, apesar de aumentar a dose para o paciente em 6 a 8 vezes, com relação à mamografia filme-tela. Era um processo a seco, sem uso de filmes convencionais, que consistia de um receptor ou placa metálica revestida de fina camada (135 μm) de selênio amorfo que atuava como fotocondutor. O material condutor formava uma imagem latente que, quando exposta às partículas em forma de pó ou de líquido, e aplicando-se uma tensão na placa metálica, as partículas eram atraídas por forças eletrostáticas e ocorria a formação da imagem anatômica. Esta imagem era transferida por aquecimento para um papel colocado em contato com a placa, que funcionava como arquivo e objeto de exibição da imagem. A xeromamografia era produzida pela Xérox Company, que mostrava a mesma acurácia do sistema tela-filme, mas sua produção foi suspensa em 1989 pela própria fabricante, devido à preferência dos radiologistas pelo sistema tela-filme.

Em 1984, a CGR lançou um tubo específico para mamografia com microfoco e alta amperagem que permitiu a ampliação.

Ao longo do tempo, novas tecnologias têm sido incorporadas aos equipamentos de mamografia, como colimação do feixe, anodo e filtro de ródio, grade cruzada (HTC) e mobilidade da ampola. Com o desenvolvimento de equipamentos de alta resolução (grade e foco fino), combinados com receptores de alta sensibilidade, tem-se melhorado a qualidade da imagem e reduzido a dose para o paciente. Em 1992, a GE lançou o filtro de ródio, melhorando a penetração dos raios X em mamas densas e espessas, com o benefício de redução da dose.

Na década de 1990 foi desenvolvida a combinação da técnica de ampliação, de microfoco com a placa de fósforo em receptores para armazenamento da imagem, com bom resultado na detecção das microcalcificações. Em janeiro do ano 2000, foi aprovada pelo FDA a primeira mamografia digital de campo total com detector de iodeto de césio (Senographe 2000D da GE), que fornece uma imagem digital panorâmica totalmente digitalizada, maior acurácia e mais sensibilidade (ver imagem digital no Capítulo 15).

Em 1992, foram lançados os mamógrafos de terceira geração, chamados de "alta resolução" porque continham focos 0,1 e 0,3, dispositivo de compressão e *bucky* com grade antidispersiva.

As unidades de mamografia operam em uma voltagem de 20 a 39 kV (usual 25-30) e com uma amperagem de 20 a 500 mA (usual 70-150), que é uma faixa mais baixa de energia, se comparada aos equipamentos de raios X convencionais. O melhor contraste é obtido com a técnica de Égan, que utiliza baixa voltagem (entre 25-30 kV) e alta amperagem (entre 100-200 mAs). Já os aceleradores de elétrons, que não são rotulados como aparelhos de raios X, trabalham com voltagem de milhões de elétron-volts (MeV).

O equipamento de raios X dedicado à mama consiste de um tubo de raios X, acoplado a um sistema de compressão para manter a mama móvel; uma grade móvel para absorver as radiações secundárias; e um sistema automático de exposição (CAE), que controla o tempo da exposição. Deve ser munido de foco grosso (0,3 mm) para radiografia de contato e um microfoco (0,1 mm), para ampliação da imagem. O mamógrafo é formado de três componentes básicos, que são o **tubo de raios X**, que gera os raios, o **gerador de alta tensão**, que fornece a energia de qualidade ao sistema e **o painel de controle**, que contém os comandos técnicos e forma uma unidade, podendo estar todos implantados em módulo único ou separados.

Estrutura do mamógrafo

Os equipamentos específicos para mamografia seguem o mesmo princípio, podendo o painel de controle estar implantado na plataforma ou em módulo independente, ligado por cabos elétricos, de onde o técnico seleciona e comanda todos os parâmetros técnicos, de acordo com a mama a ser radiografada.

Os mamógrafos diferem dos equipamentos convencionais porque têm diferentes composições de anodos e filtros. Enquanto na ampola de raios X convencional o anodo ideal é confeccionado em tungstênio, nos mamógrafos o anodo preferencial é de molibdênio. Alguns modelos têm anodo com pista dupla de molibdênio e ródio, e outro (Siemens) dispõe de pistas de molibdênio e tungstênio. Isto ocorre porque pequena espessura da mama necessita de raios menos penetrantes. Também há uma semelhança na atenuação dos raios pelos tecidos que compõem a mama, como o glandular, o tecido fibroso e os nódulos, por terem o mesmo coeficiente de atenuação. Já a gordura tem menor atenuação e serve de contraste natural. Por isso, a mama necessita de imagem de alta definição, para mostrar pequenas diferenças nas estruturas.

Plataforma metálica

É a estrutura vertical confeccionada em metal inoxidável, espesso e resistente, fixo ao piso, que serve de suporte para fixação e acomodação de todos os componentes que compõem o equipamento. Na parte inferior fica o gerador de alta tensão, o sistema elétrico e as placas eletrônicas de comando. Na parte superior fixam-se o braço rotatório em C e todos os acessórios de produção dos raios X com formação e captura da imagem. No corpo do braço em C estão todos os controles eletrônicos utilizados pelo técnico para operar o equipamento (Fig. 8-1).

Braço rotatório em C (ou *C-arm*)

O braço rotatório é a parte mais importante do equipamento, porque é composto pelo sistema produtor de raios X, pelo sistema de registro da imagem e por todos os seus componentes adjuvantes. O braço tem a forma de ferradura, semicircular ou mesmo arciforme e está fixado na parte superior da plataforma. É um braço motorizado, com controle eletromagnético, podendo ser controlado manualmente por teclas digitais ou pelo pedal. É munido de roldanas e engrenagens, que permitem o movimento vertical, em torno de 70 cm e de forma circular, para permitir grande quantidade de projeções, de modo confortável para o paciente.

O braço está fixo no centro da plataforma e gira em torno de seu próprio eixo, devendo permitir uma rotação de 180° para um lado e 165° para o lado oposto, para evitar posições incômodas para o paciente e facilitar as manobras de posicionamento, inclusive a caudocranial e oblíqua reversa.

Na **parte superior do braço** está o cabeçote contendo a ampola de raios X, com o sistema acessório de colima-

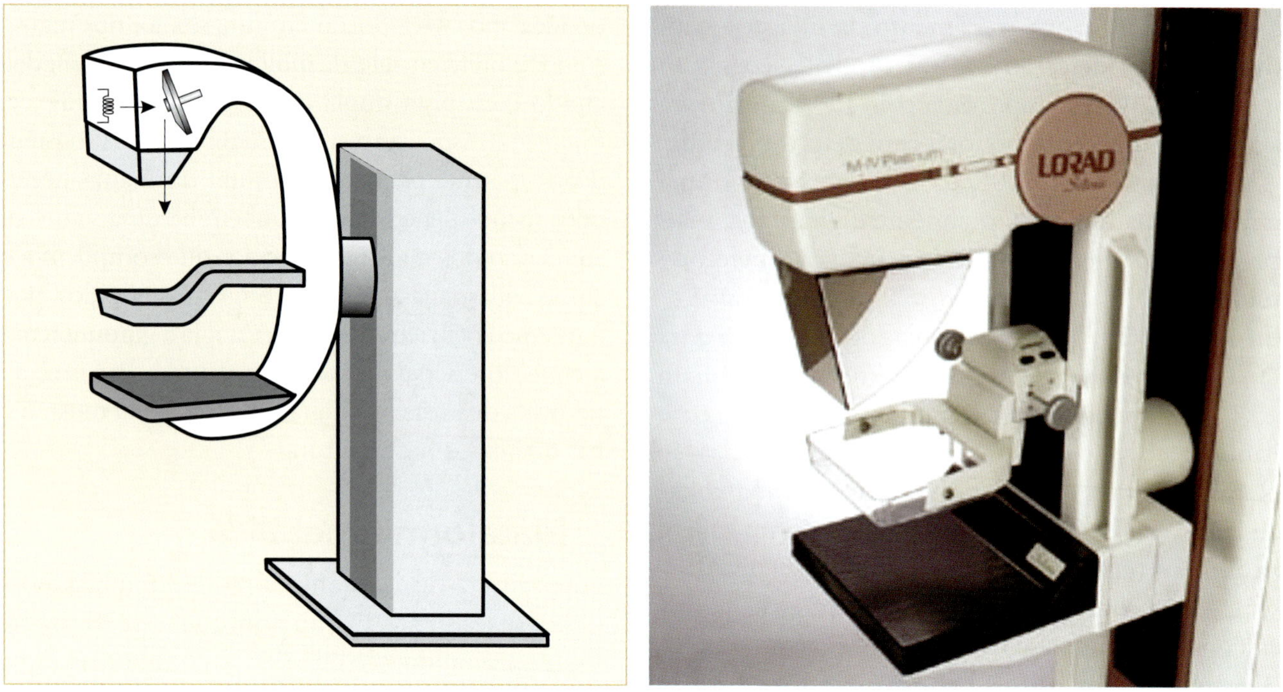

Fig. 8-1. Esquema de um equipamento de mamografia onde se vê a plataforma vertical e o braço rotatório em C.

ção e a filtragem do feixe, e a janela de Berílio, de onde emerge o feixe primário.

Acoplado ao cabeçote e na parte frontal está o vidro plumbífero para proteger a face e a tiroide das radiações. O cabeçote deve conter todos os comandos de rotação, compressão, colimação e um indicador luminoso do tamanho do campo de radiação (Fig. 8-2).

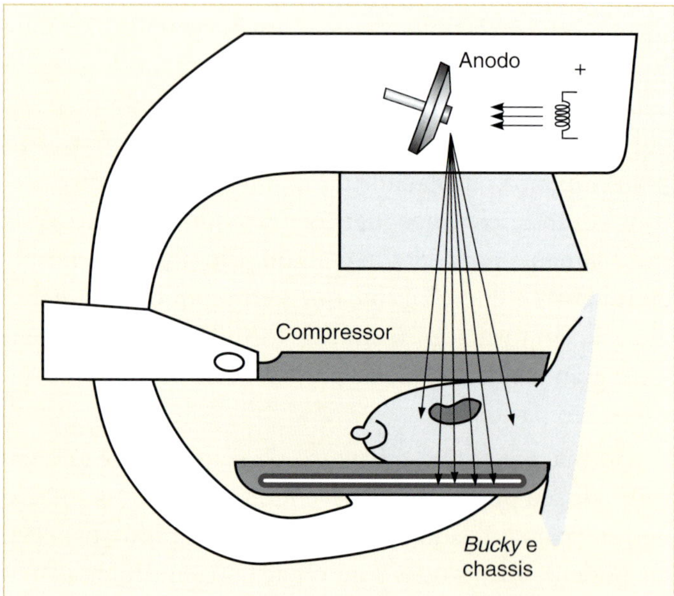

Fig. 8-2. Braço rotatório em C onde estão os componentes da formação da imagem. Na parte superior está a ampola de raios X, na parte média está o dispositivo de compressão e na parte inferior está o *bucky* com receptor de imagem.

O braço rotatório e ampola com feixe primário devem ser direcionados para área que esteja adequadamente blindada e nunca para área livre, como a porta de entrada, ou para o console de trabalho do técnico.

No **centro do braço** está a bandeja de compressão, confeccionada em acrílico, com desenho gravado indicando o local ideal da fotocélula. O dispositivo compressor deve ser confeccionado em material **rígido** para suportar pressão, ser **transparente** para permitir a visão da mama, ter **baixa atenuação** dos fótons e ser **anatômico** para imprimir uma pressão uniforme em todo o corpo da mama, desde a base até o ápice, já que a mama é cônica. Também no centro do braço rotatório está o painel digital indicador dos parâmetros técnicos, como o nível de compressão, a posição da fotocélula e a espessura da mama, que orienta o técnico na seleção dos fatores de exposição. Na base do compressor estão *leds* digitais que mostram a posição da fotocélula, a força de compressão e a espessura da mama comprimida. Válido para os equipamentos digitais e modernos, tendo como referência o M-IV da Lorad.

A compressão inicial deve ser automática e controlada no pedal para livrar as mãos do operador, mas deve ter opção de controle manual para aplicar a compressão final de forma gradual, em função da sensibilidade do paciente.

Na **parte inferior do braço** está a mesa de suporte que pode servir de apoio para a mama e de suporte para a fixação do *bucky* ou do receptor de imagem se o sistema for digital. O sistema de registro de imagem do sistema filme-*écran* está inserido no interior do *bucky*.

O *bucky* deve ser produzido em carbono ou material de baixo poder de absorção, devendo atenuar menos que 1 mR (miliRem) em cada exposição. Também serve de apoio para a mama no momento da mamografia. Inserido em seu corpo está a grade antidifusora com dispositivo que movimenta a grade no exato momento da exposição para evitar artefatos de grade. O *bucky* contém uma fenda lateral com espaço interno por onde se introduz o chassi contendo o filme. Na parte inferior do *bucky* está a fotocélula que determina o tempo de exposição.

A fenda lateral do *bucky*, concebida para inserir o chassi com o filme, deve ter espaço físico compatível com seu tamanho. A sobra de espaço maior que 2 mm permite movimento lateral ou medial do chassi durante a rotação do braço mecânico, o que produz borramento na imagem.

O *bucky* deve ser cambiável e ter tamanhos diferentes para aportar chassis com filmes de diferentes tamanhos, que são selecionados pelo técnico em função do tamanho da mama. Estão disponíveis no mercado os chassis compatíveis com os filmes com os tamanhos de 18 × 24 cm e 24 × 30 cm, que devem ser escollhidos em função do tamanho da mama. Em algumas ocasiões o *bucky* pode ser retirado, colocando a mama diretamente sobre o chassi e a exposição é feita sem *bucky* e sem grade.

COMPONENTES DO TUBO DE RAIOS X

Ampola de raios X

O tubo ou ampola de raios X é um dispositivo ovoide ou tubular, medindo 40 cm de comprimento, contendo um circuito elétrico simples constituído por um polo negativo, confeccionado em tungstênio, chamado catodo, e um polo positivo, confeccionado em tungstênio, ródio ou molibdênio, chamado anodo, especialmente concebidos para permitirem a passagem de uma corrente elétrica através de seus circuitos internos.

O tubo de raios X atua como um conversor e transforma a energia elétrica em elétrons com alta energia cinética que, ao colidirem com um anteparo metálico ou anodo, geram pequena quantidade de raios X e energia térmica. O tubo é projetado de forma a maximizar a produção de raios X e dissipar o calor de maneira rápida e eficaz. Na parte inferior está a janela, de forma redonda ou quadrada, de onde emerge o feixe primário de raios X (Fig. 8-3).

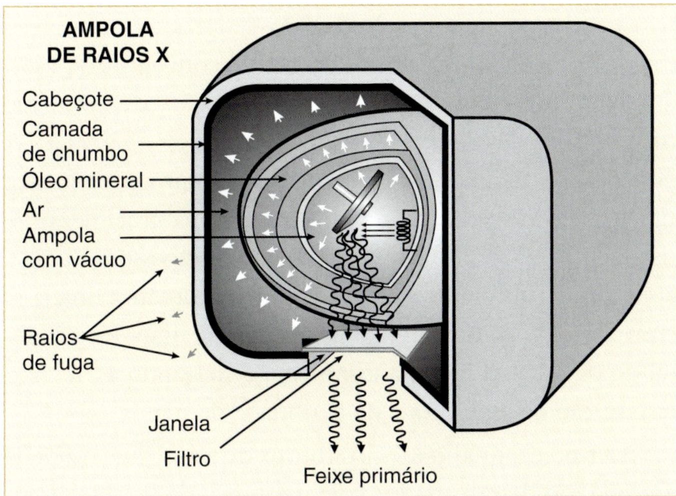

Fig. 8-3. Ampola de raios X mostrando o catodo e o anodo contidos em uma cavidade fechada com vácuo, que é revestida por óleo mineral para dissipar o calor. Externamente, o cabeçote é revestido por chumbo para reter as radiações de fuga. Na parte inferior mostra o filtro e a janela de onde emergem os raios úteis.

A ampola é uma cavidade hermeticamente fechada, contendo um vácuo onde os elétrons se movimentam e partem do catodo para o anodo, gerando daí a emissão dos raios X. O vácuo impede que os elétrons incidentes se choquem com as moléculas do ar, com perda de energia, ou provoquem descarga elétrica, por ionização do ar. A ampola atua como isolante elétrico e serve de suporte para o catodo e o anodo, que estão dispostos frontalmente a uma distância de 2 a 3 cm. Envolvendo a ampola de vidro há um invólucro contendo óleo mineral que atua como isolante térmico e facilita a dissipação do calor. O óleo circula em um espaço que existe entre a ampola e a camada interna do cabeçote. Serve para remover o calor da superfície da ampola e contribui para refrigerar o sistema. Ambos estão inseridos em uma calota metálica revestida internamente por uma espessa camada de chumbo, chamada cabeçote, que envolve todo o sistema.

A fase negativa é ligada ao polo do catodo e a fase positiva ligada ao anodo do tubo. Os elétrons emitidos pelo filamento que têm carga negativa sofrem repulsão do próprio catodo, que também é negativo, e são atraídos pelo anodo carregado positivamente. Quando se aumenta a diferença de potencial entre os polos, estes elétrons são acelerados e se chocam contra o anodo, que emite raios X, com nível de energia que depende da diferença de potencial aplicado ao tubo.

No equipamento dedicado à mamografia, o catodo deve ser de tungstênio e o anodo de molibdênio, podendo ser de ródio ou até tungstênio. Deve-se fornecer um potencial de voltagem que varia de 20 a 39 kV, com ajuste de 1 kV, enquanto a corrente deve ter longa variação, de 10 a 500 mAs. A faixa de uso da kV em mama varia de 25 a 30 kVp, podendo ser maior nas mamas densas e volumosas e menor nas mamas delgadas, já na amperagem, habitualmente se usam entre 100 a 200 mAs, em função da espessura e da kV aplicada ao tubo. A exposição, quando automática, inicia-se com 25 kV e aumenta gradativamente a tensão, incrementando de 1 kV, durante a exposição, e chegando a 32 kVp, em função da espessura e da densidade da mama.

O tipo e a qualidade dos fótons de raios X gerados na ampola são determinados pela diferença de potencial entre os polos, que imprime energia cinética aos elétrons, e pelo material que compõe o anodo (Fig. 8-4).

Cabeçote

Cabeçote é uma calota de metal, de forma cilíndrica ou retangular, revestida internamente por espessa camada de chumbo, para absorver as radiações de fuga. No cabeçote está inserida a ampola de raios X, com seus circuitos elétricos de alta voltagem e polos isolados para evitar descarga elétrica. Como os raios são emitidos em todas as direções, a ampola deve estar envolvida por uma carcaça de metal para absorver as radiações de fuga. O cabeçote atua como um colimador e limita a direção do feixe, absorvendo a grande maioria dos raios primários, permitindo a saída pela janela apenas do feixe útil. Deve ter blindagem suficiente para absorver os raios e manter as radiações de fuga em nível inferior a 1 mGy por hora, a 1 metro com o equipamento quando ligado na potência máxima.

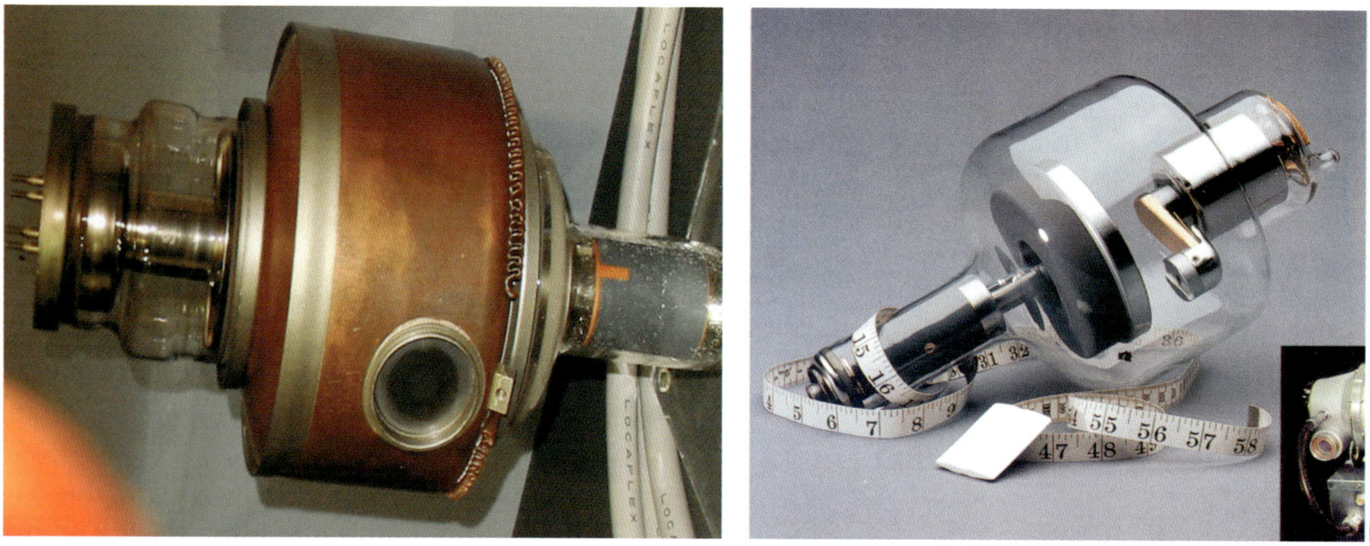

A

B

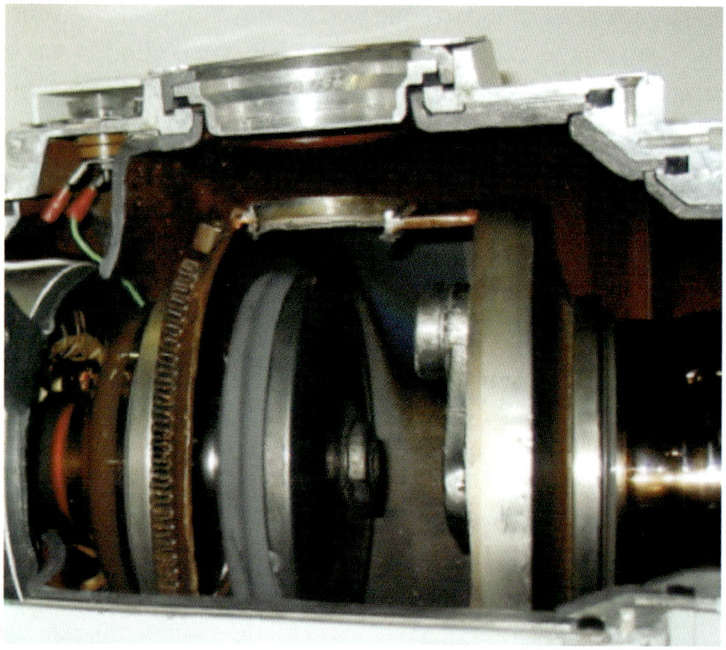

C

Fig. 8-4. (**A**) Ampola fechada mostrando a janela. (**B**) Ampola mostrando a cavidade fechada a vácuo e a disposição do catodo frente ao anodo. (**C**) Ampola cortada longitudinalmente mostrando a visão macro da ampola e o posicionamento do catodo frente ao anodo. Externamente está o cabeçote, feito de metal resistente, que envolve todo o sistema. Uma espessa camada de chumbo reveste internamente o cabeçote, para conter as radiações de fuga.

A parte inferior da calota contém uma janela preenchida por vidro ou berílio, de onde emerge o feixe primário. Este feixe útil é heterogêneo, tem diferentes energias e diferentes poderes de penetração. No interior do cabeçote está a ampola, envolvida pelo recipiente contendo óleo com ação isolante e refrigerante.

Janela. É uma fenda de forma quadrangular ou circular, existente no cabeçote, medindo 5 por 5 cm, ocupada por vidro, por onde passa o feixe útil direcionado para o objeto que se quer radiografar. A janela atua como filtro intrínseco, absorve os fótons de baixa energia, que não participam na formação da imagem, e aumenta a dose. Em mamografia se recomenda a janela de berílio, com espessura de 0,8 a 1,0 cm, que tem menor poder de atenuação (Z = 4), enquanto em radiologia geral é utilizada a janela de vidro, com maior poder de absorção.

Catodo

O termo catodo vem do grego e significa portão de saída. O catodo é formado por um conjunto de filamentos metálicos, em forma de espiral, com alto ponto de fusão. Sua função básica é emitir elétrons a partir de um circuito elétrico secundário e direcioná-los em direção ao anodo.

O catodo é revestido por uma capa focalizadora com função de confinar estes elétrons em torno do filamento, mesmo sofrendo repulsão entre si, e direcioná-los em direção ao anodo.

O catodo contém dois filamentos helicoidais produzidos em tungstênio, medindo 1 a 2 cm de comprimento por 0,1 a 1,0 mm de diâmetro, de onde parte o feixe de elétrons. Sua função é emitir os elétrons, focalizá-los em forma de feixe e direcioná-los em direção ao anodo.

O filamento deve ser produzido em tungstênio, ter forma de espiral e ser termorresistente. O tungstênio é o metal que permite maior emissão termiônica, tem alto ponto de fusão e suporta alta temperatura. O filamento é revestido de tório em 1 a 2%, que aumenta a emissão termiônica e prolonga a vida útil do tubo (Fig. 8-5).

A maioria dos tubos possui dois filamentos separados, contendo cada um sua própria capa. Em radiologia geral, que não se necessita de alta definição, usa-se o foco fino com filamento de 1 mm e foco grosso de 2,5 mm, que tem a vantagem de aumentar a área de impacto no alvo, aumentando a vida útil no tubo. Em mamografia, que necessita de imagem com alta definição, usa-se foco fino de 0,1 mm, para ampliação, e foco grosso de 0,3 mm, para mamografia de contato. Quanto menor for o foco, maior será a nitidez da imagem, porém ele aumenta a concentração de calor no tubo reduz sua vida útil. O filamento que é fixo, deve ser posicionado de forma a direcionar o fluxo de elétrons contra a parte angulada do disco anódico, que está em rotação. Os tubos para mamografia possuem dois filamentos separados com diferentes espessuras, que fornecem pontos focais de tamanhos diferentes, que dão ao operador a opção de

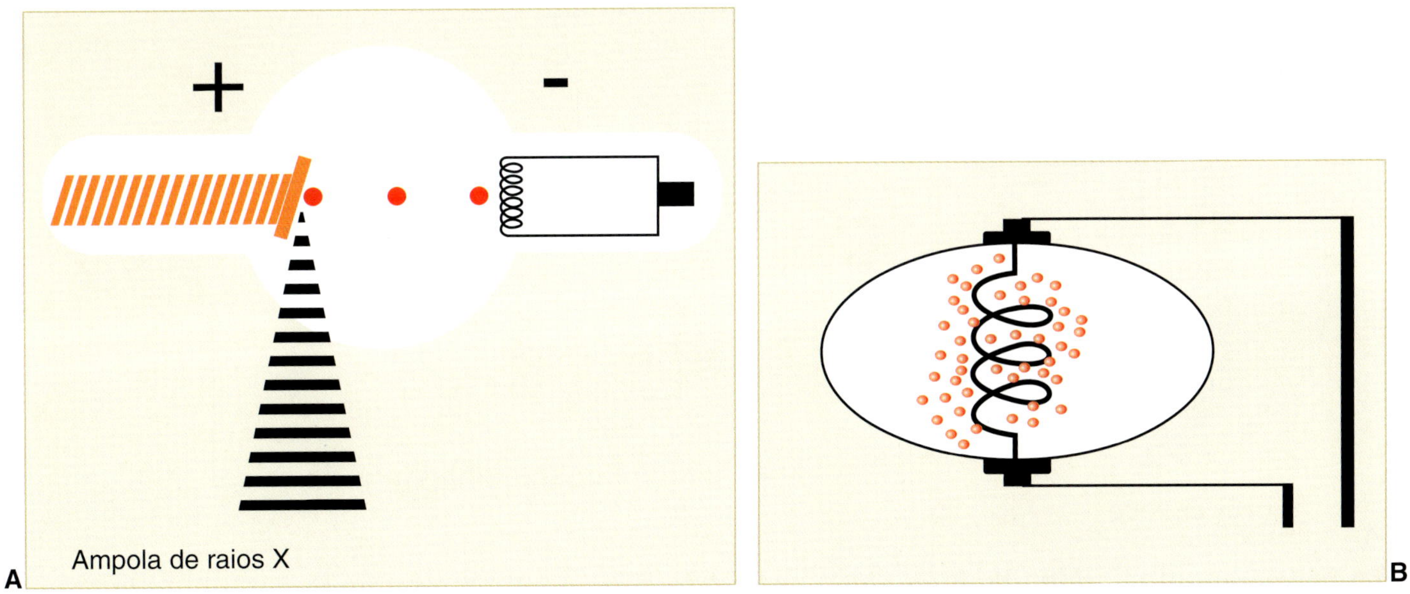

Fig. 8-5. (**A**) Ampola de raios X mostrando os elétrons que incidem sobre o anodo de onde partem os raios X. (**B**) Filamento em forma de espiral confeccionado em tungstênio que, quando aquecido, emite os elétrons. (Imagens cedidas pela Sapra e pelo DEN.)

usar o foco mais adequado para o tipo de projeção que ele deseja. Para radiologia geral, a espessura do filamento é de 0,6 a 10 mm.

Quando o sistema é ligado a uma corrente elétrica, ocorre a ionização dos átomos de tungstênio e os elétrons são emitidos. O filamento se aquece até 2.000 graus e torna-se incandescente, gerando calor. É o efeito termiônico, que induz a liberação de elétrons das camadas mais externas, que estão menos ligados ao núcleo, e formam uma nuvem de elétrons em torno do filamento. Estes elétrons não dispõem de energia suficiente para migrar, mas ao se aplicar uma diferença de potencial entre o catodo e o anodo (aumento da voltagem), forma-se um campo elétrico que imprime velocidade aos elétrons. Um feixe de elétrons em alta velocidade partindo do catodo se choca contra o anodo, emitindo calor em 99% e raios X em 1%. Enquanto os raios X produzidos têm energia suficiente para ionizar, o calor apenas produz excitação da matéria.

Os raios X são formados dentro do tubo e emitidos em todas as direções. Esta distribuição divergente dos raios X depende, sobretudo, da voltagem aplicada, mas depende também da espessura e do material do anodo. Quanto maior for a tensão aplicada ao tubo, mais energéticos serão os raios e maior será o poder penetrante do feixe.

A **capa focalizadora** ou cilindro de Wehmelt é um dispositivo carregado negativamente, que envolve o filamento para conter a repulsão entre os elétrons. Como os elétrons são carregados negativamente, tendem a se espalhar, sendo contidos pela capa, que os mantém confinados em uma pequena área em torno do filamento. É um tipo de colimador eletrostático que ajuda a direcionar o feixe de elétrons em direção ao anodo.

A capa contém uma fenda para a saída do fluxo de elétrons. Com o aumento da voltagem, estes elétrons são injetados sobre pequena área do anodo. Sua eficiência depende do seu tamanho, da sua carga, da sua forma e da posição do filamento dentro da capa (Fig. 8-6).

Anodo

É o polo positivo do tubo de raios X, feito em molibdênio (Mo), tungstênio (W) ou ródio (Rh), para equipamento de mamografia. O anodo é responsável pela produção dos raios X quando bombardeado por um feixe de elétrons em alta velocidade. A grande maioria da energia cinética dos elétrons é transformada em calor e menos de 1% é emitida em forma de raios X.

O anodo é produzido com materiais de alto número atômico, para produzir o máximo de raios X, e dissipar o máximo calor. O anodo deve ter alto ponto de fusão, ser bom condutor elétrico e bom condutor térmico, para dissipar a energia e não ser derretido pela alta temperatura. Como 99% da energia cinética dos elétrons são convertidas em calor, este deve ser eliminado de imediato para proteger o tubo. O anodo, mesmo estando no interior da ampola, está conectado a uma haste de cobre que fica na

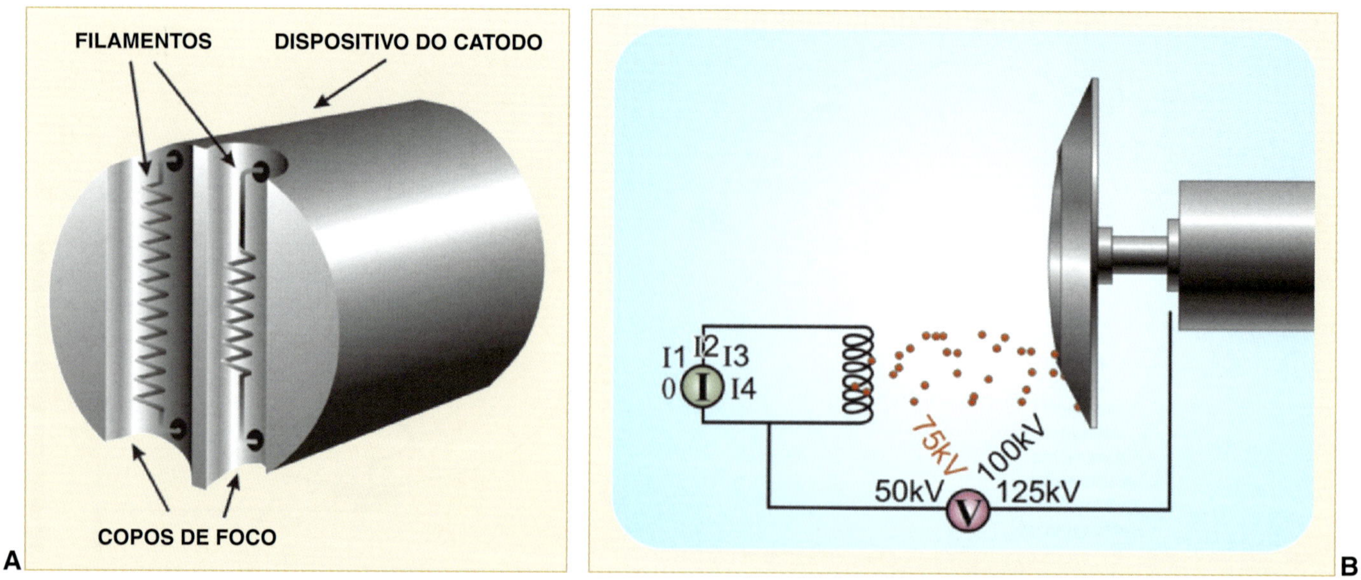

Fig. 8-6. (**A**) Catodo ou polo negativo da ampola contendo dois filamentos de onde flui um feixe de elétrons. Mostra a capa focalizadora para manter os elétrons confinados.(Imagem cedida pela Kodak.) (**B**) Circuito elétrico mostrando o fluxo de elétrons que parte do filamento em direção ao anodo. (Imagem cedida pela Sapra, modificada.)

parte externa emersa no recipiente com óleo mineral para dissipar o calor.

O anodo tem a forma de disco com face bifacetada e está conectado a um rotor elétrico, que gira em alta rotação em torno de seu próprio eixo. A rotação, além de dissipar o calor, reduz o desgaste da superfície do anodo e distribui o impacto dos elétrons em maior área. Qualquer irregularidade na área de impacto no anodo (chamada ponto focal), provoca heterogeneidade do feixe de raios X.

Em radiologia geral é usado um anodo produzido em tungstênio, também chamado Wolfrânio (W), com base de cobre, que é o melhor dissipador do calor, já que a temperatura produzida pelo impacto dos elétrons chega a 2.000 graus Celsius. O tungstênio, com ponto de fusão em 3.370°C, suporta alta temperatura e tem grande eficiência na produção de raios X. Em mamografia, é preferido o anodo de molibdênio, porque emite um espectro de menor energia. Entretanto, nas mamas muito densas e espessas é recomendado o anodo de ródio e para as mamas densas e extremamente espessas pode-se usar a pista de tungstênio.

O anodo recebe o feixe de elétrons e produz os raios X. A energia destes raios está diretamente relacionada com a voltagem e com o número atômico do material do anodo. A face do anodo deve ser angulada entre 10 e 17 graus com relação ao catodo, para direcionar o feixe em direção à janela, podendo ser biangulado para facilitar a dissipação do calor.

Tipos de material do anodo

A composição do material do anodo determina a produção e a qualidade do feixe que o tubo produz. No impacto do feixe de elétrons com o material do anodo, ocorre interação, provocando a excitação e a ionização da matéria, emitindo raios X. O espectro energético destas radiações tem relação direta com o número atômico do anodo e com a voltagem aplicada ao tubo. Este espectro é modificado por filtros que reduzem os fótons de baixa energia, deixando de seu feixe mais penetrante.

Em mamografia, o padrão é o anodo de molibdênio, que está presente em todos os equipamentos modernos, mas alguns fabricantes oferecem também a opção do anodo de tungstênio (Mammomat 3000 da Siemens). A GE, que é detentora da patente de ródio, oferece a pista dupla (molibdênio e ródio) em alguns de seus equipamentos, mas todos trazem filtros de Mo e Rh, apesar de alguns dos modelos antigos usarem o filtro de alumínio.

Tungstênio (W). É o material preferido em radiologia geral, por ter elevado número atômico (Z = 74), ser bom condutor térmico e ter elevado ponto de fusão. O tungstênio é o metal que permite a maior emissão termiônica, tem alto ponto de fusão (3.370°C) e produz fótons de alta energia, que ajudam na formação da imagem, mas provoca espalhamento dos fótons, que comprometem o contraste da imagem de forma significativa. Com o anodo de tungstênio impõe-se o filtro de ródio, que absorve os fótons de alta energia. O anodo de tungstênio, por ser muito energético, produz uma mamografia de menor contraste, com relação ao anodo de molibdênio. Em mamografia digital ou digitalizada, o tungstênio pode ser desejável, já que a imagem pode ser manipulada com o aumento ou com a redução do contraste (Quadro 8-1).

Molibdênio (Mo). Devido à pequena diferença de contraste entre as estruturas que compõem a mama, o exame mamográfico necessita de raios menos energéticos para ter boa resolução espacial e mostrar detalhes na imagem. O molibdênio, que tem menor número atômico (Z = 42) e emite um espectro de mais baixa energia, é ideal para mamografia. O padrão ideal para mamografia é a associação do anodo ao filtro de molibdênio (Mo-Mo), válido para as mamas com até 5 cm de espessura. Apesar de emitir raios com todas as energias, o Mo oferece um espectro de fótons característico entre 18 e 20 keV, que é o ideal para mamas pequenas e médias (espessura menor que 5 cm), por fornecer melhor contraste.

As mamas mais densas e mais espessas absorvem mais fótons à medida que são ultrapassadas, causando endurecimento dos raios, deixando passar os raios mais energéticos. Isto aumenta o espalhamento dos fótons e produz radiações secundárias, que reduzem o contraste da imagem.

Ródio (Rh). O ródio possui um número atômico um pouco mais elevado (Z = 45), o que deixa os raios mais energéticos e com maior poder de penetração. O ródio fornece um feixe com espectro de energia 2 keV maior que o Mo, e por isso tem maior poder de penetração. Como o fil-

Quadro 8-1. Materiais usados no anodo com seus respectivos números atômicos e seus espectros de energia

Material	Nº atômico	Ponto de fusão	Energia
Tungstênio	74	3.370	22-25 keV
Molibdênio	42		18-20 keV
Ródio	45		20-22 keV

me atinge uma densidade óptica ideal mais rapidamente, reduz o tempo de exposição em 25% e consequentemente em 30% a dose no paciente. Em contraposição, diminui o contraste do objeto, gerando uma imagem de tonalidade cinza, com menor definição.

O ródio tem o ponto de fusão mais baixo, devendo ser usada uma corrente mais baixa, para evitar fissura no alvo. Está indicado para mamas densas e espessas, que, mesmo após a compressão, necessitam mais de 28 kV, por oferecer um espectro característico de 20 a 22 keV. Com o uso do anodo de Rh, deve-se usar também o filtro de ródio, que é a melhor combinação.

A principal vantagem do anodo de ródio é a redução da dose quando se usa uma combinação Rh/Rh, já que a qualidade de imagem é melhor do que com o molibdênio, mesmo com a kV superior em duas unidades. O ródio também pode ser usado para filtrar um feixe de Mo, nas mamas de média e alta densidade, o que resulta em uma imagem melhor do que a combinação Mo/Mo.

Cerâmica. O efeito do feixe de elétrons altamente energéticos, bombardeando o alvo do anodo, metaliza as estruturas e provoca fissuras, com perda do tubo. Há uma tendência a produzir anodos de cerâmica, que apresentam melhor resistência ao impacto, já usados em tomografia computadorizada, bem como tubos que contêm cristal líquido, que não produz atrito.

TIPO DE ANODO

Anodo fixo

O anodo fixo é feito de tungstênio com base de cobre, para facilitar a dissipação de calor, mas ele aumenta a dose na paciente. É usado com baixa corrente, como nos raios X dentários ou nas unidades portáteis, já que o calor fica concentrado em um ponto fixo em uma área de 4 mm^2, por isso necessita foco grosso de 0,8 mm. O feixe de elétrons em alta velocidade, vai batendo no anodo, transmite sua energia cinética e aumenta sua temperatura, podendo metalizar a estrutura e provocar dano permanente no anodo (Fig. 8-7).

Anodo rotatório

O anodo móvel é um disco com movimento rotatório, que aumenta a capacidade térmica e permite resistir à alta temperatura sem derreter o metal. O anodo rotatório permite uma corrente mais alta porque o feixe de elétrons encontra maior área de impacto, sem provocar dano ao alvo. O anodo rotatório permitiu a redução do foco para 0,3 mm, porque a alta rotação dissipa o calor e impede que o filamento se derreta, enquanto o anodo fixo não suporta grande energia e o foco deve ser grosso (0,8 mm).

Do choque dos elétrons com o anodo, são emitidos raios infravermelhos, que geram calor em 99% da energia

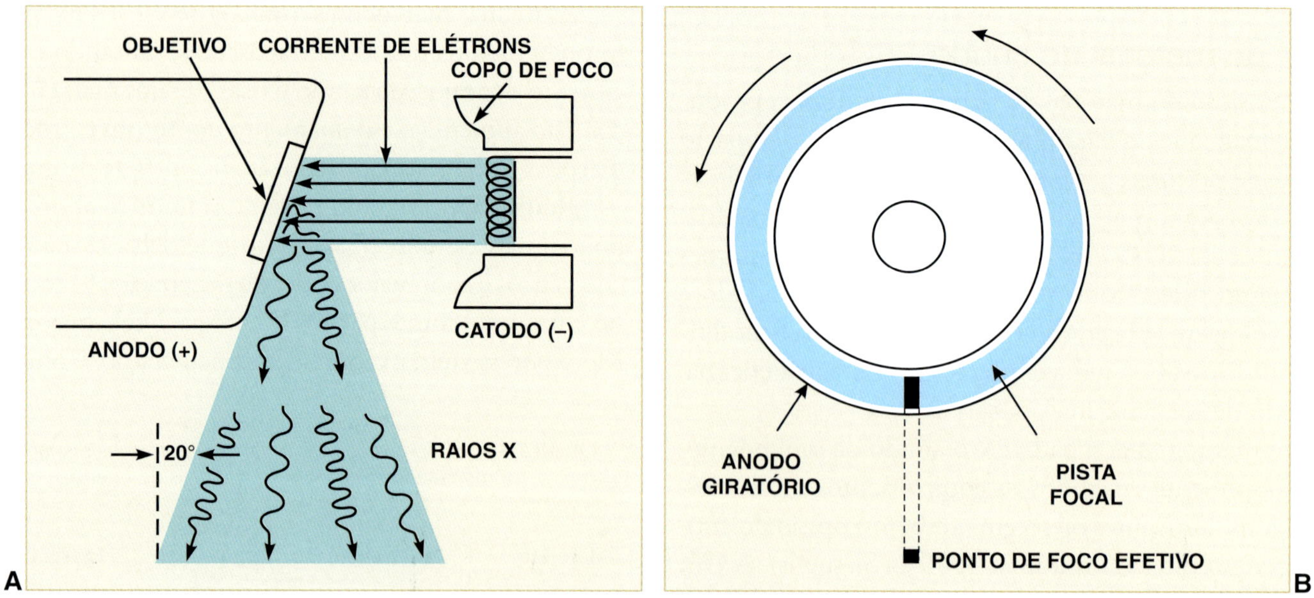

Fig. 8-7. (**A**) Desenho esquemático de visão lateral do anodo fixo, mostrando a área de impacto dos elétrons, de onde emergem os raios X, com diferentes comprimentos de onda. (**B**) Figura frontal do anodo giratório mostra pequena área (4 mm) onde os elétrons colidem com o alvo, provocando grande aumento de temperatura, se fosse anodo fixo. O giratório aumenta a área de impacto em quase 200 vezes. (Imagem cedida pela Kodak.)

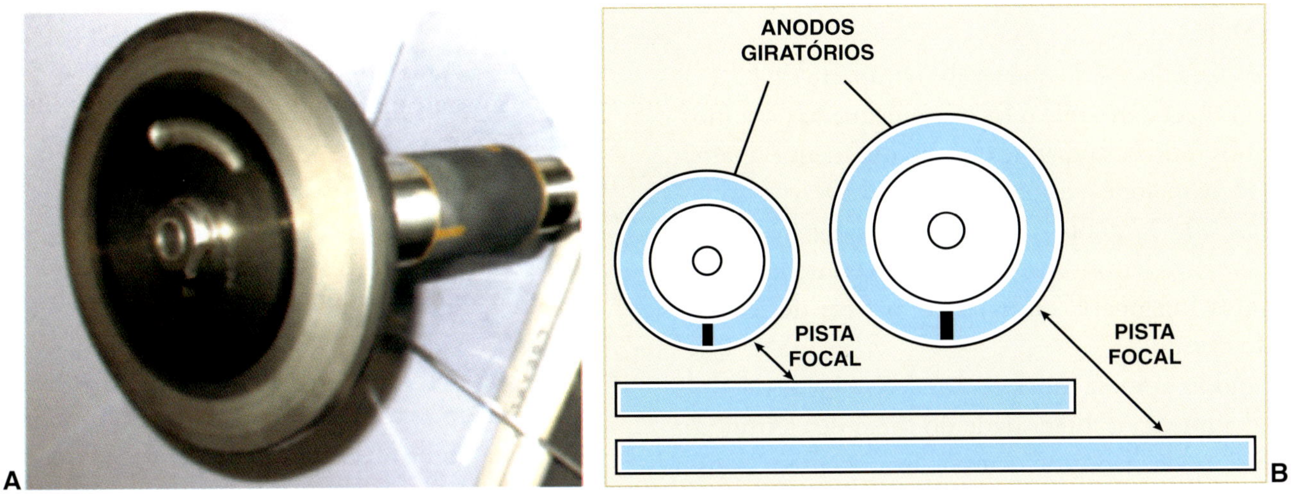

Fig. 8-8. (**A**) Visão laterofrontal do anodo rotatório mostrando sua haste de fixação e as pistas de impacto dos elétrons. (**B**) Pistas do anodo de forma circular, que aumenta em 200 vezes a área de impacto dos elétrons (754 mm²) e facilita a dissipação de calor. (Imagem cedida pela Kodak.)

cedida. O anodo móvel distribui o impacto dos elétrons em uma maior área e facilita a perda de calor que se faz por radiação e convecção. O disco rotatório fornece uma área continuamente fria durante a exposição, para receber o fluxo de elétrons.

O anodo gira em torno de seu próprio eixo, controlado por um rotor, e atinge uma velocidade entre 3.400 e 9.600 rotações por minuto, o que permite distribuir o impacto dos elétrons em uma área de 754 mm², ou seja, quase 200 vezes superior ao anodo fixo. A falha no mecanismo rotatório impede a dissipação do calor e provoca o superaquecimento, com rachadura e depressão do anodo (Fig. 8-8).

Forma do anodo. A face do anodo deve ser angulada para direcionar o fluxo de raios X em direção à janela. O tamanho do ângulo deve ser de 10 a 17 graus com relação ao catodo e quanto menor o ângulo, menor é o ponto focal efetivo. Os raios que emergem de um menor ângulo têm melhor definição radiológica e permitem maior dissipação de calor. Outro fator limitante é que, quando se aumenta o ângulo, também se aumenta o efeito anódico e o campo de radiação fica não uniforme. Em radiologia geral, o ângulo deve ser próximo a 12 graus e, em radioterapia, o ângulo deve ser próximo a 30 graus.

O ângulo do anodo depende de cada equipamento e deve variar de 10 a 17 graus. Alguns equipamentos (Lorad) possuem um anodo biangular com ângulo pequeno (de 6 a 10 graus) para o foco fino, para ampliação, e ângulo grande (de 10 a 16 graus), para foco grosso na mamografia de contato, que se movimenta em função do tamanho de foco.

O tubo de raios X biangular permite ainda o aumento da velocidade de rotação do anodo, o que facilita a dissipação do calor, porque aumenta a área de impacto. Dá melhor eficiência ao tamanho do ponto focal e aumenta a resolução de imagens, especialmente nas ampliações com foco fino. Também reduz o tempo de exposição e diminui os artefatos de movimentação da paciente (Fig. 8-9).

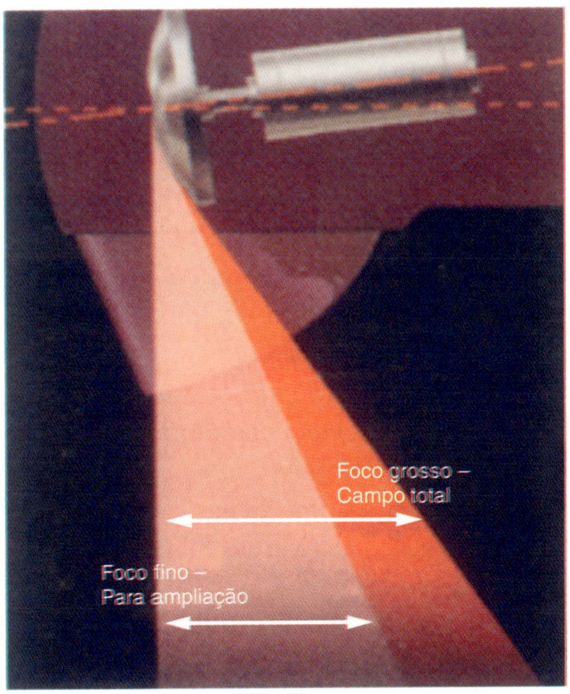

Fig. 8-9. O anodo biangulado facilita a liberação do calor. Com ângulo de 6 a 10 graus para foco fino (ampliação) e de 10 a16 graus para foco grosso (contato). (Imagem cedida pela Lorad.)

Alvo

O alvo é a área do anodo que recebe o impacto do feixe de elétrons. É necessário que o foco seja pequeno para mostrar melhor nitidez, apesar de que quanto menor o tamanho do foco, maior é o calor concentrado. Deve ter angulação entre 10 e 17 graus, o que permite maior área efetiva de impacto dos elétrons. Corresponde ao ponto focal, que é uma área imaginária onde colide o feixe de elétrons vindo do catodo.

Quando a ampola funciona com capacidade de carga máxima, aumenta a intensidade do fluxo de elétron por segundo e pode danificar o tubo. Isto acontece com a ampliação da imagem, em que se usa o microfoco (0,1 mm) e no teste de levantamento radiométrico. Deve ser usado com critério, porque além de aumentar a dose para o paciente, pode queimar o filamento.

Resfriamento do anodo

O calor é dissipado para o óleo e para a calota por condução e irradiação. O uso intenso e prolongado em múltiplas exposições pode exceder a capacidade térmica do filamento e derretê-lo. O resfriamento independe do tamanho do filamento e da velocidade de rotação do anodo, necessitando até 15 minutos para dissipar todo o calor. Os tubos dispõem de circulador de ar internamente para ajudar no resfriamento do anodo e do catodo. A curva de resfriamento da calota do tubo tem forma semelhante à do anodo e pode durar 1 a 2 horas para resfriar. A temperatura ambiente deve ser inferior a 25°C, o que ajuda a baixar a temperatura e garantir um bom funcionamento do equipamento.

Unidade de calor

Unidade de calor (UC) é a quantidade de calor transmitida ao anodo e tem relação direta com a corrente aplicada no tubo, com o tempo de exposição e com a voltagem. A grande maioria da energia cinética dos elétrons (99%) é convertida em calor pelas colisões com os átomos do material do anodo.

O manual de especificações técnicas que acompanha o equipamento deve esclarecer a combinação da voltagem com a amperagem e o tempo máximo de exposição que, combinados, dão a carga máxima de calor que a ampola pode suportar sem derreter os metais, bem como o tempo necessário para o resfriamento do tubo.

A capacidade térmica ou a capacidade calorífica do filamento é medida em unidade de calor (UC) ou UH (unidade Humisfield) e varia de 90 a 300.000 HU, dependendo da curva térmica do equipamento. Cada equipamento tem sua capacidade térmica, que depende de sua curva térmica. Uma baixa capacidade calorífera oferece menos resistência ao calor e tem maior probabilidade de queimar o filamento. Os equipamentos da Lorad têm a capacidade térmica de 300. 000 UH. A capacidade calorífica impõe limite à corrente máxima do tubo, bem como ao tempo e ao número de exposições. Uma corrente muito alta ou um tempo muito prolongado danificam o tubo.

A unidade de calor é o produto da voltagem pela amperagem na unidade de tempo, sendo que o circuito trifásico deposita mais calor que o monofásico para o mesmo regime de exposição. **UC = kVp.mA.S.**

GERADOR DE ALTA TENSÃO

Gerador

O gerador de alta tensão é um dispositivo que transforma a energia, fornecendo alta voltagem e baixa corrente elétrica ao tubo de raios X. Outra função do gerador é controlar o tempo de exposição da radiografia. O gerador deve ter potencial constante e controle microprocessado. A baixa voltagem com corrente alternada recebida pelo equipamento é transformada em alta voltagem, com corrente contínua e potencial constante. O gerador recebe a energia de baixa voltagem da rede elétrica (fornecida em volts) e a transforma em alta voltagem (kilovolts), que é própria para a geração de raios X de alta energia. Também recebe a corrente elétrica, fornecida em amperes, e a reduz para miliamperes. Regula o tempo de exposição da radiografia e ainda converte a corrente alternada em corrente contínua, para manter um potencial constante.

O gerador é formado por um transformador contendo duas bobinas com diferentes números de espirais. Há o circuito de entrada ou primário ligado à rede geral de baixa energia, e o circuito de saída ou secundário, de alta voltagem. O aumento da voltagem ocorre porque a grande quantidade de energia gerada no circuito primário é transferida por um campo magnético para o circuito secundário, que acumula poucos elétrons. Os elétrons fluem dentro do transformador através do circuito primário e transferem a energia para os elétrons do circuito secundário, sem que os elétrons mudem de circuito.

Há uma inversão porque a energia que entra de forma alternada, com alta amperagem e baixa voltagem, sai de forma contínua, com baixa amperagem e alta voltagem.

O índice de potência de um gerador é o produto da kVp pela mA máxima permitida em 1 segundo a 100 kV. Se a saída de radiação for muito baixa, cai o rendimento e as exposições ficam longas, resultando em dose excessiva para o paciente (Fig. 8-10).

Fonte de Energia

A fonte de energia é um determinante da exposição e da quantidade do feixe de raios X. A fonte é alimentada por uma corrente de 110 a 220 volts, devendo ser transformada para alta voltagem (de 70 a 120 mil volts para radiologia geral e de 22 a 32 mil volts para mamografia), e equivale dizer que a energia entra em baixa voltagem e alta amperagem, sendo convertida por um transformador que fornece alta voltagem e baixa amperagem, necessárias para produzir raios X, mantendo a mesma onda elétrica, porém com grande aumento da amplitude.

A corrente alternada (AC) caminha em ciclos, mantendo-se em torno de 60 hertz (ciclos por segundo). Isto significa que a direção do fluxo ou a corrente de elétron se reverte 60 vezes por segundo ou inverte a polaridade a cada fração de segundo, estando o catodo ora positivo e ora negativo. Esta alternância provoca um fenômeno chamado *ripple*, que é devido à variação da kV e da mAs, durante a exposição, provocando queda do rendimento. Como a corrente só é fornecida na fase positiva, o feixe de elétron também só flui na fase positiva, ou seja, quando o alvo fica positivo com relação ao filamento, que é negativo. Durante o ciclo negativo existem elétrons livres no alvo, que agora está negativo, e a nuvem de elétrons pode inverter o fluxo e migrar do anodo para o catodo, podendo dar superaquecimento do filamento e queimar o tubo. Na fase negativa, em que a corrente não flui, ocorre uma queda do rendimento da produção dos raios X. Para aumentar o rendimento efetivo, necessita-se aumentar a corrente, que encurta a vida útil do filamento.

Tipos de circuitos

Os circuitos geradores de alta tensão e da corrente aplicada nos tubos de raios X podem ser **monofásicos**, apresentando variação de 100% entre o valor máximo e o mínimo, com variação do rendimento durante a exposição; **monofásicos com correção capacitiva**, que produzem a correção da variação da kV e da mA durante a exposição, tornando-a mais uniforme; e os **trifásicos** de alta frequência (AF), que produzem kV com forma de onda quase constante, persistindo uma variação próxima a 2% (Fig. 8-11).

O **circuito monofásico**, que ocorre a dois impulsos por segundo, apresenta uma variação de 100% entre os valores máximo e mínimo, já que a voltagem cai abaixo de zero e a onda varia de mais 220 a menos 220 volts. O gerador monofásico é menos eficiente, já que o pico da kV só é alcançado por curto tempo. Tem baixo rendimento e reduz a vida útil do tubo. Os geradores monofásicos sem retificação de ondas são proibidos pelo Ministério da Saúde, porque produzem espectro de raios X com-

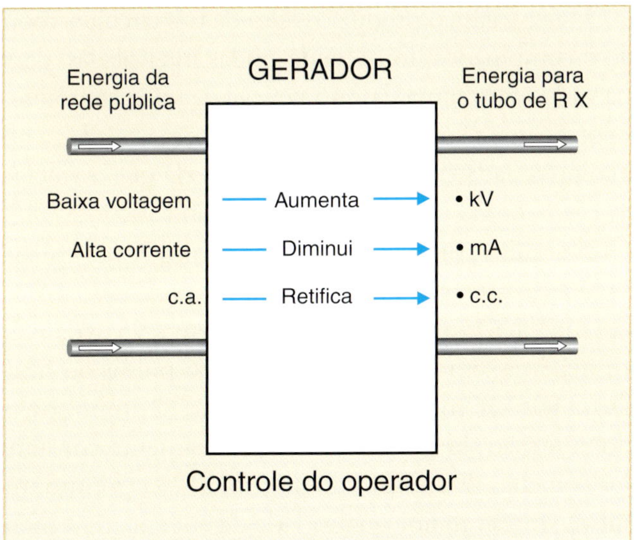

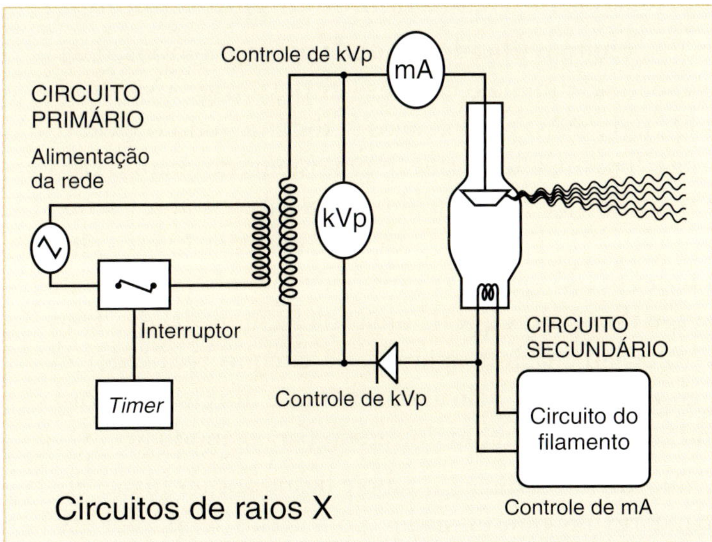

Fig. 8-10. (**A**) Esquema básico de um gerador mostrando a energia entrando em baixa e saindo em alta voltagem. A corrente entra como alternada e sai em miliamperagem como corrente contínua. (Imagem de JC. Soares, em Princípios de Física em Diagnóstico- CBR-2002.) (**B**) Circuitos primário e secundário. (Imagem cedida por JE Peixoto.)

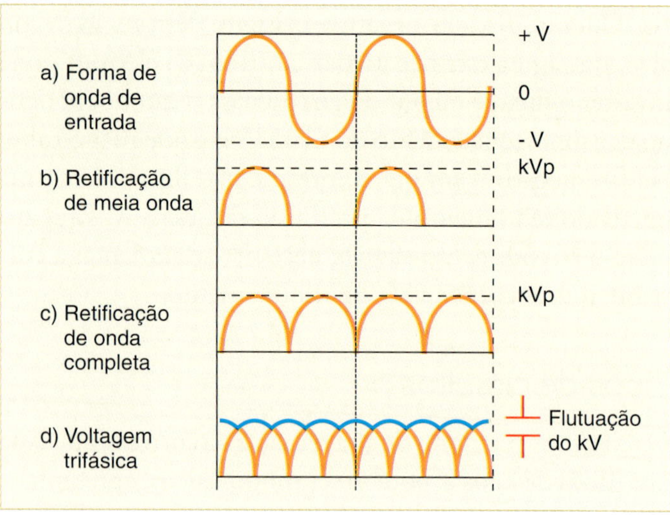

Fig. 8-11. Tipos de circuitos mostrando diferentes geradores de alta tensão. (Imagem cedida pela CNEN.)

posto em grande parte de fótons de baixa energia, que não atravessam a mama, não contribuindo para a formação da imagem e ainda aumentam a dose absorvida.

Os geradores de alta tensão aplicada ao tubo de raios X usados em mamografia devem ter potencial constante, sendo desaconselhados os mamógrafos com geradores monofásicos, porque produzem espectros de raios X, em grande parte de fótons de baixa energia, que não atravessam a mama e, consequentemente, não contribuem para a formação da imagem, aumentando a dose para o paciente (Karila, 1982). Já os mamógrafos com geradores de potencial constante produzem espectros com maiores frações de fótons úteis para a produção da imagem e com doses mais baixas (ACR, 1993).

O **circuito retificador de onda** provoca a inversão da polaridade e elimina o ciclo negativo. Corrige a variação da kV e da mAs, produz raios X durante todo o ciclo e torna o feixe mais uniforme. É um sistema de circuito elétrico que deixa o tubo com um potencial constante e sempre positivo para evitar a variação da corrente. Com o circuito retificado, obtém-se uma onda monofásica retificada com dois pulsos que dá uma voltagem média de 70% da voltagem máxima aplicada. O circuito retificador é capaz de controlar o fluxo de elétrons e direcionar a corrente sempre na direção do catodo para o anodo.

No circuito simples, o tubo é ligado aos terminais do secundário no transformador, com efeito retificador da onda. Na fase negativa, a corrente de elétrons inverte o fluxo, migrando do alvo em direção ao filamento, provocando dano. O retificador inverte a voltagem do circuito e impede a fase negativa da onda, deixando-a sempre positiva. Quando se acrescenta um retificador ao circuito, obtém-se uma onda monofásica retificada completa com dois pulsos, deixando só a amplitude positiva. A retificação inverte a polaridade do ciclo negativo, possibilitando a produção de raios X durante todo o ciclo. Com retificação de meia onda ou onda completa, a tensão aplicada varia de 0 ao kV do pico, dando uma menor variação da corrente.

Nos geradores monofásicos retificados e nos trifásicos de alta frequência, a corrente é o dobro do monofásico e a produção de raios X é mais eficiente. Com a alta tensão constante, a corrente também fica quase constante, provocando um aquecimento uniforme no anodo e produzindo raios com energia uniforme. Os atuais equipamentos de mamografia dispõem de geradores de alta frequência (5-10 kHz), que mantêm a variação da corrente menor que 3%. O tempo de corte de energia ou a inversão da onda são muito rápidos (menor que 4 ms) e oferecem uma boa reprodutibilidade.

O **circuito trifásico** é mais complexo, mais dispendioso e de reparo mais difícil que o monofásico. O circuito trifásico produz uma voltagem quase constante, com curto tempo de exposição e com feixes mais uniformes, dependendo do modelo. Os geradores trifásicos produzem uma saída contínua, com único nível de tensão e energia mais uniforme, porque têm uma voltagem com forma de onda quase constante, dando uma variação inferior a 2%. A forma de onda quase constante elimina a flutuação e produz alta fração de raios X úteis, com menor tempo de exposição e menor dose na mama.

O feixe trifásico produz o efeito de três circuitos monofásicos combinados, fornecendo ondas intercaladas, dando uma variação mínima e um potencial de saída constante. À proporção que a voltagem de um pulso começa a cair, a nova onda intercalada começa a subir e impede que a voltagem caia a zero, como ocorre no gerador monofásico.

O circuito trifásico produz mais raios X por miliamperagem do que o circuito monofásico para a mesma corrente média. O valor médio da voltagem é 95% da voltagem máxima, em circuito trifásico de 6 pulsos ou multipulsos. Por ser multipulso e ter 6 ou 12 impulsos por ciclo, a tensão de alimentação é praticamente constante, caindo apenas 2% abaixo do pico da kV. O circuito multipulso contém maior quantidade de energia, tem menor absorção na pele, maior rendimento e penetra mais do que o feixe produzido por um gerador monofásico, mesmo funcionando na quilovoltagem máxima.

A intensidade do feixe de raios X produzida por um gerador trifásico é maior que a produzida por um gerador monofásico, gera menos calor no anodo, o que equivale dizer que os mamógrafos com geradores de alta tensão com potencial constante produzem espectros com alta fração de fótons úteis para a produção da imagem e com doses de radiação significativamente mais baixas. Um gerador trifásico que produz um potencial constante necessita de uma kVp e uma mAs menores, sem prejuízo do rendimento, se comparado com um gerador monofásico, para produzir uma mesma exposição no filme. O Ministério da Saúde proíbe a utilização de mamógrafos com geradores monofásicos, exceto se contiverem circuitos retificados para onda completa com multipulsos.

PAINEL DE CONTROLE

O painel de controle é o componente do equipamento de raios X onde estão todos os comandos técnicos, em que o técnico seleciona todos os dispositivos necessários para operar o equipamento antes de iniciar a exposição. Anteriormente, a cabine de controle era em monobloco com o mamógrafo, mas a tendência atual é a cabine ser um módulo isolado, ligado ao equipamento por meio de cabos elétricos.

Do painel, o operador controla todas as variáveis, como voltagem, amperagem, tempo de exposição, força de compressão, densidade óptica, posição da fotocélula, tipo de foco, tipo de anodo, combinação alvo-filtro, e define se a forma da exposição é automática ou manual, de maneira a fornecer uma exposição ideal para o objeto que se quer radiografar.

O painel pode ficar em sala contígua à sala de raios X, contendo visor de observação em vidro plumbífero, contendo no mínimo o equivalente de 0,5 mm de alumínio, de onde o técnico tenha visão do equipamento e da porta de entrada.

Pode ser um biombo fixo ou uma cabine de forma reta ou em forma de L, podendo estar na mesma sala de raios X, desde que fique fora do feixe primário e a mais de 2 metros de distância do tubo (Fig. 8-12).

A cabine de comando deve possuir blindagem adequada com vidro contendo micropartículas de chumbo, colocada em posição que o trabalhador fique protegido das radiações. Deve ser posicionada de forma que permita ao operador uma fácil comunicação e uma visão direta do paciente e de todo o ambiente durante o procedimento, inclusive perceba a entrada de pessoas estranhas na sala.

O equipamento deve ser munido de sinal sonoro e luminoso para orientar o técnico no momento crítico da emissão dos raios e hora de liberar os controles. O som (bip) deve estar sincronizado com o sinal luminoso emitido pelo equipamento de mamografia.

O painel do M-IV da Lorad tem um sistema automatizado, munido de gerador de caracteres com teclado alfanumérico, em que o técnico digita todos os dados do paciente, programa a sequência lógica das incidências e seleciona o regime de exposição, como kV e mAs, e o tipo de filtro, que são mostrados em um monitor de cristal líquido e ficam registrados em um disquete que arquiva todos dados técnicos, inclusive o nome da instituição, o nome do paciente e a data do procedimento, o que permite a análise posterior na avaliação do controle de dose.

Abaixo do painel eletrônico, contém o identificador de filme, que é de uso obrigatório e de grande utilidade para o médico e para o paciente. Ficam registrados no filme todos os dados acima, o tipo de incidência, o regime da exposição como a kV, a mAs, a espessura, o tipo de alvo e o tipo de filtro, que ficam impressos no filme através da janela do chassi.

Na parte interior do painel existem espaços programados para colocar os chassis, de forma vertical, antes e após a

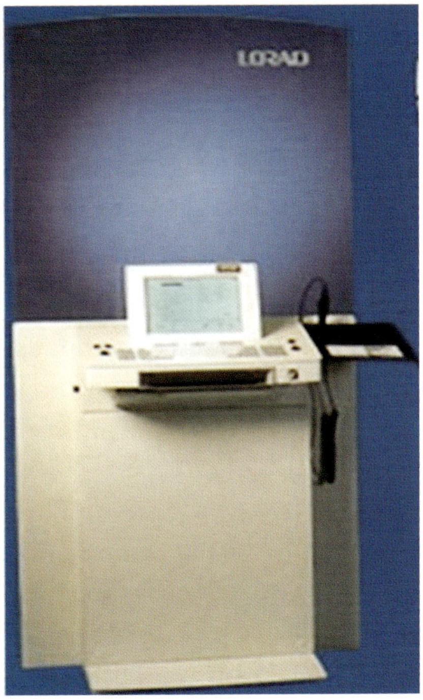

Fig. 8-12. Visão frontal do painel de controle com vidro plumbífero, de onde o profissional controla os padrões técnicos para uma boa exposição. Deve ser colocado fora do feixe primário e no mínimo a 2 metros do tubo.

exposição, que ficam protegidos das radiações secundárias.

Deve ser afixado no painel de controle um protocolo de técnicas radiológicas (tabela de exposição) para técnicas manuais em pacientes com implantes mamários ou peça cirúrgica, especificando o tipo de exame e o regime de exposição (voltagem e amperagem) em função da espessura da mama.

Seleção dos parâmetros de exposição

A exposição gerada pelo tubo é determinada pelo gerador de alta tensão que é dependente de parâmetros como voltagem, amperagem e pelo tempo de exposição que podem ser selecionados manualmente pelo operador ou de forma automática.

Os equipamentos mais antigos só dispõem de acessórios básicos, são manuais ou semiautomáticos, enquanto outros mais sofisticados dispõem de recursos e já trazem uma plataforma compatível para se atualizar com acessórios de estereotaxia, mamotomia, mamografia digital de campo limitado, mamografia de campo total e até tomossíntese.

Modo manual. O operador seleciona os parâmetros em função do tipo de mama. É usado em condições especiais como mamas com implante de silicone ou com tumor infiltrante. O técnico deve empregar seus conhecimentos de técnica radiológica para selecionar os parâmetros técnicos, como kV e mAs, e o material do anodo e do filtro, em função do tamanho, da espessura e da rigidez da mama.

Modo semiautomático. O operador seleciona a kV de acordo com a fórmula a seguir e o sistema determina a mA e o tempo de exposição:

$$kV = \mathbf{2} \times E + 20$$

onde "E" é a espessura da mama comprimida e o valor 20 é uma constante específica para mama.

Equipamentos automáticos

Auto-kV. O operador seleciona apenas o filtro conforme a rigidez e a espessura da mama comprimida e o sistema determina a kV, a mA e o tempo de exposição. A densidade é sempre selecionada pelo operador. A técnica de auto-kV só mostra a mAs após a exposição.O equipamento inicia a exposição de acordo com a voltagem-padrão para o equipamento, que no Lorad M-IV é 25 kV para molibdênio e 28 para o ródio, e modula até 30 kV para o Mo e 32 para o ródio. A exposição é completa com o *auto-time*, levando em conta a amperagem-padrão do sistema. Nos primeiros milissegundos do início da exposição a fotocélula absorve as radiações e seleciona automaticamente a kV, a mAs e o tempo necessário, em função da densidade específica e da espessura da mama. O filtro é sempre de controle manual, exceto no autofiltro, onde este é selecionado de forma automática, em função da densidade e da espessura da mama. No auto-kV o controle automático de exposição ajusta automaticamente os parâmetros técnicos de acordo com a espessura de mama comprimida e mantém a exposição até o filme atingir uma densidade óptica ideal. Alguns modelos modernos têm mecanismo automático que seleciona os parâmetros de forma à otimizar o balanço entre a dose e a qualidade da imagem. Também dispõem de mecanismos que mudam automaticamente a espessura do foco quando se retira o *bucky* e se coloca a plataforma de magnificação.

Modo autofiltro. Neste modo de exposição todos os parâmetros ficam automáticos. O sistema seleciona o filtro, a kV e a mAs. Usualmente entra o filtro de Mo, com 25 kV; o filtro de ródio só entra com maior voltagem (acima de 28 kV). Na mama espessa e densa pode-se colocar o autofiltro que quase sempre entra no filtro de ródio ou se disponível, colocar pista de ródio, que emite raios mais penetrantes. Este modo de exposição só está disponível para incidências-padrão e nunca para ampliação. Este modo não está disponível para ampliação.

Modo autotime. O operador seleciona a kV, o filtro e a densidade. O sistema determina a mAs, que só é mostrada ao fim da exposição. O tempo fica automático. Tem indicação na mama delgada e flácida em que o curto tempo é insuficiente para o movimento da grade e o equipamento interrompe a exposição. Deve colocar uma voltagem baixa para elevar a mA e forçar o aumento do tempo o suficiente para permitir o movimento da grade.

Nota: Alguns destes parâmetros foram escritos com base no Lorad M-IV.

ACESSÓRIOS DO EQUIPAMENTO DE MAMOGRAFIA

Filtro

O filtro é uma lâmina de cobre, alumínio, molibdênio ou ródio, inserida no trajeto do feixe de radiação ainda no interior do cabeçote ou abaixo da ampola, que altera a amplitude da onda e funciona como agente atenuador das radiações. Em radioterapia são usados atenuadores metálicos colocados entre a fonte e o alvo, que modificam o feixe para obter uma distribuição da dose desejada no alvo.

O feixe de raios X é composto de fótons de diferentes energias e com diferente poder de penetração; conclui-se que os raios poucos energéticos serão absorvidos pelo objeto radiografado e não ajudam na formação da imagem.

O filtro absorve os raios de baixa energia que têm baixo poder de penetração, permitindo a passagem apenas dos raios mais penetrantes. Alguns equipamentos da Philips têm uma grade chaveada que só permite a passagem dos raios que atingem um platô, ou seja, os raios mais penetrantes. A filtragem não tem importância na imagem e sim na redução da dose no paciente, já que retira os fótons de baixa energia, que não contribuem para a formação da imagem. A filtração reduz a intensidade do feixe, na dependência do valor da camada semirredutora.

Em todas as exposições, o feixe de raios X tem diferentes energias e é composto de fótons heterogêneos com diferente poder de penetração e um espectro com diferentes níveis de energia. Assim, a aplicação de um potencial de 30 kV apenas indica o pico de energia (kVp), já que os fótons contêm energia de 0 a 30 keV. Mesmo em alta quilovoltagem, o feixe contém sempre raios de baixo poder de penetração.

Os raios de menor frequência e maior comprimento de onda têm menor energia e penetram menos, devendo ser retirados do feixe, enquanto aqueles de alta frequência têm mais energia, penetram mais e são responsáveis pela formação da imagem.

Roentgen, fazendo experiência com raios catódicos (elétrons), notou que os raios ficavam mais enérgicos quando atravessavam um meio absorvedor e provocavam mais radiações secundárias. Posteriormente, ele próprio entendeu que injetava elétrons e emitia raios X, com maior energia (Fig. 8-13).

A introdução do filtro endurece o feixe dos raios X porque o material atenuante absorve seletivamente os raios de baixa energia. Aumenta o poder de penetração do fóton e reduz a dose para a paciente.

A grande maioria dos fótons de baixa energia não tem poder para transfixar o objeto e seria absorvida pelo paciente, aumentando a dose, sem contribuir na formação da imagem. São raios inúteis e ainda prejudiciais, devendo ser retirados antes que atinjam a pele.

O poder de absorção e filtragem dos raios ocorre em função do número atômico do elemento que compõe o filtro. A absorção é maior com o chumbo que, por ser

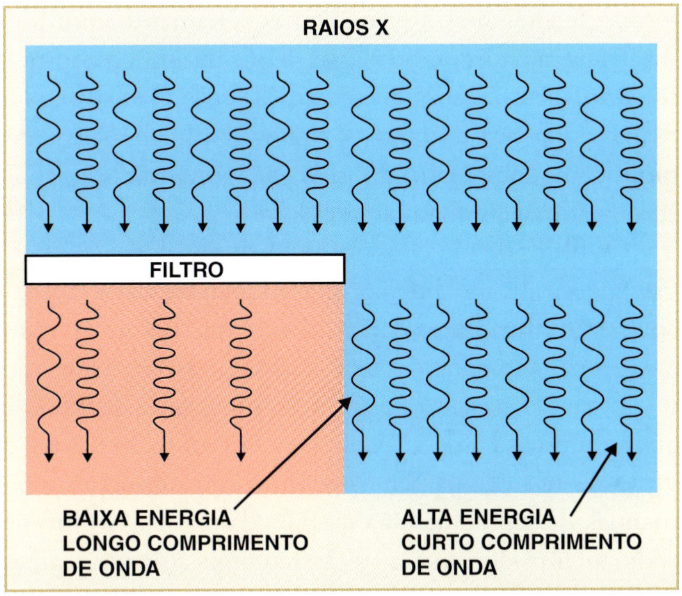

Fig. 8-13. Filtragem do feixe. As radiações possuem diferentes frequências e diferentes comprimentos de onda e, consequentemente, diferentes energias. Os filtros absorvem os fótons de baixa energia, que seriam absorvidos pelo parênquima mamário, aumentando a dose.

mais compacto e ter número atômico 82, oferece maior absorção dos raios. A filtragem pode ser especificada em termos de equivalente de alumínio, cuja espessura mínima é de 2,5 mm para raios X com voltagem superior a 70 kV, 1,5 mm para voltagem intermediária e 0,5 mm de Al, presentes nos equipamentos antigos, se for baixa voltagem. Para equipamento de mamografia, o mínimo permitido é 0,5 mm para o alumínio, que equivale a 0,3 mm de molibdênio ou 0,25 mm de ródio.

Todos os equipamentos modernos têm filtro de molibdênio e ródio. O filtro de alumínio está em desuso. Os filtros de molibdênio são os mais apropriados na espessura de 0,3 mm, já que absorvem os raios de baixa energia, passando apenas aqueles mais energéticos. Assim, a quase totalidade do feixe que atinge a mama é formada por fótons com energias características do molibdênio. O anodo de Mo tem um espectro de energia entre 18 e 20 keV e o filtro de molibdênio elimina quase totalmente os fótons abaixo de 18 de keV, que não têm utilidade na formação da imagem. A faixa de radiação útil para mamografia é entre 17,9 e 19,8 keV, porque dá maior absorção diferencial no parênquima mamário e oferece melhor qualidade de imagem; toda radiação abaixo desta faixa deve ser retirada, para reduzir a dose para o paciente.

Os fótons de baixa energia são absorvidos pelo objeto e não levam informação para a imagem, enquanto os fótons de alta energia provocam espalhamento com formação de radiações secundárias, o que diminui o contraste da imagem. Assim, o espectro de fótons ideal para a mamografia fica na faixa dos raios X característicos do molibdênio, que é fator decisivo para obter um bom contraste na imagem mamográfica.

Os filtros de ródio absorvem os fótons de maior energia que os de molibdênio, deixando ultrapassar apenas aqueles em uma faixa de 20 a 22 keV, mas por serem mais energéticos aumentam as radiações secundárias, reduzindo o contraste. Esta faixa de absorção independe do tipo de anodo utilizado e da kV aplicada. Ambos os filtros estão presentes nos equipamentos e têm seleção automática ou manual, de acordo com a espessura da mama. O filtro de ródio foi introduzido em 1992 e tem indicação nas mamas mais densas e espessas (> 6 cm), cujo efeito é reduzir a dose.

Outros materiais com maior pico de absorção (K) podem ser empregados, especialmente em mamografia digital, como filtros para otimizar a relação dose-qualidade da imagem, especialmente para mamas com diferentes espessuras. Entre eles o zircônio (18,0 keV), o nióbio (19,0 keV), o rutênio (22,1 keV), o paládio (24,3 keV) e a prata (25,5 keV), com indicação na mamografia digital. As combinações alternativas de anodo-filtro como W-Pd (paládio), W-Ag (Prata), W-Al (alumínio) vêm sendo estudadas por Boone, visando a redução da dose paciente (Boone, 2002) (Fig. 8-14).

Filtração total

O feixe primário de raios X é filtrado ao longo de sua trajetória, desde sua emissão pelo anodo até a saída pela janela

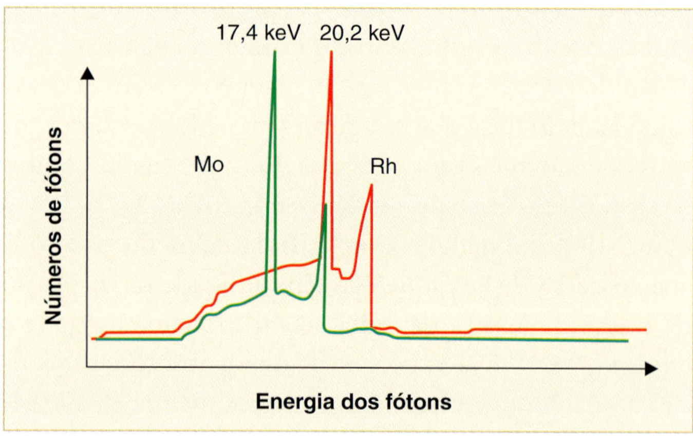

Fig. 8-14. Espectro de energia do Mo entre 18 e 20 keV e do Rh entre 20 e 22 keV, que é a faixa ideal para a mamografia. Os fótons de baixa energia devem ser retirados antes que atinjam a pele, para reduzir a dose. (Imagem cedida por JE Peixoto.)

do cabeçote. A filtração total de um feixe de raios X consiste na filtração inerente, acrescida da filtração adicional.

A **filtração intrínseca ou inerente** é feita pelas estruturas inseridas na ampola e representa a absorção que ocorre pelo vidro que envolve o tubo de raios X, pelo óleo isolante que envolve a ampola e pelo material usado na janela como vidro ou berílio. O vidro absorve os fótons e corresponde a 0,5 mm de alumínio.

A **filtração adicional ou filtro** é uma lâmina de metal (alumínio ou cobre) inserida no trajeto do feixe, na parte inferior do cabeçote. A filtragem adicional complementa a filtração inerente, utilizando material atenuante para promover a absorção dos raios prejudiciais ao organismo. A filtragem adicional afeta tanto os fótons de baixa quanto os de alta energia, alterando o espectro e elevando a energia média do feixe, deixando o feixe mais duro. A escolha do filtro apropriado altera o espectro do feixe e o adequa melhor às características de cada paciente. Aumentando a filtração aumenta-se o poder de penetração do feixe, gerando uma camada semirredutora mais espessa para reter os raios.

A filtragem adicional é acrescentada ao tubo em função da kV em que se opera. É uma atribuição do técnico que seleciona o filtro indicado para cada exposição, em função da espessura e da densidade da mama, podendo usar o filtro de molibdênio ou de ródio. Os filtros de alumínio só estão presentes nos equipamentos mais antigos. Os equipamentos aceitos como seguros devem ter filtro com uma espessura superior ao valor da CSR, que depende da voltagem.

Os fótons de baixa energia são absorvidos por qualquer material, mas os fótons de alta energia são absorvidos seletivamente por filtros de molibdênio ou de ródio. A quantidade de filtragem necessária depende da voltagem aplicada ao tubo, do tipo do material do anodo e do órgão a ser irradiado. Exemplo: Na radiografia da mão, que tem fácil absorção, utilizam-se os raios moles ou de baixa energia, não necessitando filtração, enquanto a radiografia da coluna, pela localização profunda, necessita de raios duros com elevado poder de penetração, devendo ser usados filtros eficientes que absorvam os raios de baixo e médio poder de penetração.

Camada semirredutora (CSR) ou HVL

É a espessura de um material-padrão capaz de reduzir em 50% a intensidade inicial do feixe, ou seja, é a espessura capaz de reduzir a exposição à metade, retirando os raios de baixa energia, deixando o feixe mais uniforme e mais duro, elevando a energia média do espectro. É um importante indicador de qualidade do feixe produzido pelo gerador de raios X e se destina à redução da dose.

A atenuação para raios X é o quociente dos fótons incidentes que sofreram interação ao atravessarem um material de determinada densidade. O coeficiente de atenuação total depende do material absorvedor e da energia do feixe incidente, mas a intensidade do feixe não é totalmente atenuada pela CSR.

A CSR visa homogeneizar o feixe, que mesmo com o filtro é heterogêneo, retirando os fótons menos energéticos. Aumenta com a kV e inclui a filtração produzida pela pá de compressão, pelo material da janela, pelo óleo isolante e pelos filtros adicionais.

Experiência com elétrons observou que os raios ficavam mais enérgicos e provocavam mais espalhamento quando atravessavam um meio absorvedor. Isto ocorre porque a camada semirredutora ou o material atenuado remove seletivamente os fótons menos penetrantes, restando os raios mais duros, com maior poder de penetração, por isso a segunda camada semirredutora deve ter maior espessura que a primeira.

A ICRP determina que o material-padrão para radiologia geral é o alumínio e deve ter a espessura mínima de 2,5 mm se a voltagem for superior a 70 kVp, 1,25 mm se a voltagem for inferior a 70 kVp e 0,5 mm para equipamentos de mamografia. Para mamógrafos, prefere-se o molibdênio com 0,3 mm ou ródio com 0,25 mm de espessura.

A escolha da camada semirredutora do feixe útil deve ser feita em função da voltagem no tubo para filtração mínima. A CSR introduzida em um feixe primário de raios X reduz a taxa de kerma à metade, excluindo qualquer radiação secundária que esteja fora do feixe.

Grade antidispersiva

A grade antidispersiva é um dispositivo usado em radiologia, e especialmente em mamografia, para reduzir a quantidade de radiação espalhada e melhorar o contraste da imagem. Foi desenvolvida pela Philips e introduzida no mercado em 1978, para reduzir as radiações dispersas e melhorar o contraste. É constituída por finas lâminas verticais de chumbo dispostas de forma linear ou cruzadas uniformemente, espaçadas e preenchidas por material de baixa atenuação, como fibra de carbono, alumínio, cobre ou mesmo ar.

A grade é confeccionada de modo que as radiações primárias passem entre suas lâminas e as radiações espalhadas choquem-se nas lâminas de chumbo e sejam absorvidas antes que atinjam o filme.

A grade está inserida no interior do *bucky* e posicionada a uma distância de aproximadamente 2 cm entre a mama e o filme, ou seja, entre o objeto e o receptor, e tem o importante papel de absorver as radiações secundárias antes que elas atinjam o filme. Quando o contraste da imagem está baixo, limita o poder de detecção de estruturas de baixo contraste como fibras e massas.

A grade é um padrão de qualidade na mamografia moderna e só está presente nos equipamentos de alta resolução, sendo preferível a do tipo móvel, que reduz o ruído da imagem. O ideal seria absorver apenas as radiações secundárias e deixar passar todas as primárias. Apesar de ser eficiente em absorver 80% das radiações dispersas, aumentando o contraste, a grade tem o inconveniente de absorver também 20 a 30% das radiações primárias, aumentando a exposição entre 2 e 2,5 vezes com relação às exposições sem a grade. Isto ocorre devido à divergência dos raios. O tempo de exposição também é aumentado o suficiente para haver o movimento da grade, elevando a carga do tubo e a dose absorvida pelo paciente.

Apesar do aumento da exposição e consequentemente da dose, os benefícios da grade são indiscutíveis por melhorar o contraste da imagem, tendo uso universal, exceto nas mamas muito delgadas e nas projeções ampliadas. A grade é uma característica obrigatória nos equipamentos modernos e traz benefícios por aumentar o contraste no sistema filme-*écran*. Mesmo nas unidades digitais, em que a sensibilidade do receptor é controlada eletronicamente e o contraste pode ser manuseado, a grade deve estar presente, contribuindo para a redução do ruído e o aumento da relação sinal-ruído. As grades não comprometem a resolução espacial, mas aumentam a dose para a paciente.

As doses, no entanto, são aceitáveis, o que é compensado pela melhora significativa do contraste. A dose aumenta em função do fator da grade, que é definido como a razão entre a espessura e a altura das lâminas da grade e a distância entre elas.

Os fótons só incidem perpendicularmente no centro do campo de radiação. Os demais incidem na diagonal devido à divergência do feixe. Também os fótons se chocam com o objeto e se espalham formando radiações secundárias, que mudam de trajetória. Estas radiações secundárias aumentam a dose para o paciente, adicionam ruído, reduzem o contraste e não ajudam na formação da imagem, devendo ser retiradas do feixe antes que atinjam o filme. A absorção se faz pela grade, sendo mais eficiente quando se usa a grade cruzada.

As radiações dispersas ou secundárias são os raios resultantes do espalhamento proveniente do choque dos fótons com as estruturas do objeto a ser radiografado. Os elétrons, ao passarem próximo ao núcleo, sofrem atração, desviam sua trajetória e emitem raios X que se espalham em todas as direções (efeito Compton). A dispersão das radiações tem relação direta com a voltagem aplicada ao tubo, mas aumenta também com a densidade e a espessura do objeto que está sendo radiografado e pode ser reduzida com a compressão adequada e com a limitação do campo de radiação (colimação do feixe) (Fig. 8-15).

A grade absorve a maioria das radiações dispersas, mas absorve também parte das radiações do feixe primário que está desalinhado com relação às tiras laterais da grade. O desalinhamento entre o feixe primário com as tiras de chumbo aumenta progressivamente do centro para as laterais e vai dando desenfoque, já que os raios são divergentes.

A distância entre a grade e a fonte deve estar dentro da margem recomendada pelo fabricante para que o feixe primário fique paralelo às tiras de chumbo e absorva menos raios primários. Como o feixe de raios X está alinhado com a grade, a maioria das radiações primárias passa entre as tiras de chumbo sem interagir e se projetam no filme. A distância incorreta entre a fonte e a grade dá desenfoque e, para evitá-lo, deve-se aumentar a distância entre ambos.

Se a grade for usada fora de sua escala focal ocorre o desenfoque com redução progressiva da intensidade das radiações transmitidas. Também quando a grade não está perpendicular ao feixe central, as lâminas absorvem mais raios primários, dando uma distribuição irregular da intensidade das radiações.

É chamado efeito *cut-off*, que induz a perda de radiações primárias devido à focalização inadequada do feixe de radiação com relação à grade ou quando as linhas de direção da grade são focalizadas acima ou abaixo desse ponto focal. Tem relação com a distância entre o foco e o filme e cada fabricante tem uma distância diferente para sua grade. O tubo também deve estar paralelo à grade para minimizar o efeito.

Pelo fato de muitas radiações primárias serem absorvidas, precisa-se de uma dose adicional para atingir a densidade óptica desejada no filme.

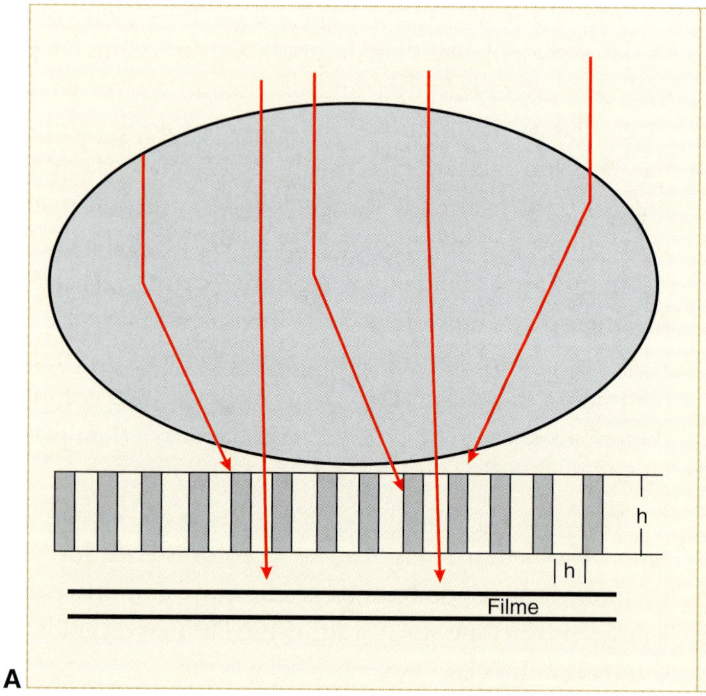

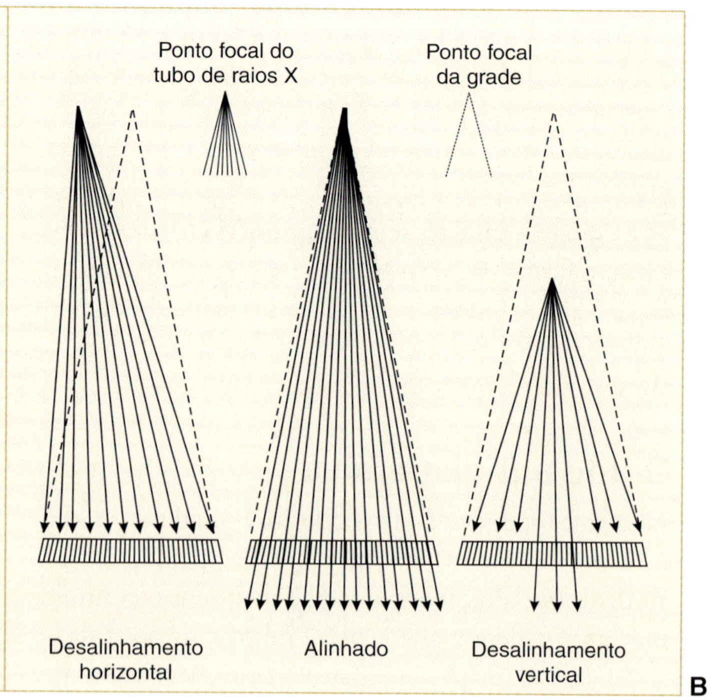

Fig. 8-15. (**A**) A função da grade é absorver as radiações secundárias que estão desalinhadas e permitir a passagem do feixe primário que incide, perpendicularmente, sobre o filme. A distância correta entre a grade e a fonte reduz a absorção das radiações primárias. (**B**) Alinhamento dos raios. (Figura J. Soares em Princípio de Física em Radiodiagnóstico CBR-2002.)

FORMAS DE GRADE

Grade linear

As lâminas de chumbo inseridas da grade podem estar dispostas de forma linear no sentido anteroposterior ou cruzadas de forma poligonal.

A grade linear é constituída por lâminas de chumbo dispostas de forma paralela, preenchida no interstício com material pouco absorvente como fibra de carbono ou alumínio, que também dá sustentação à sua estrutura. Tem o poder de absorver as radiações oblíquas, que tendem a causar desenfoque, exceto em mamografia em que se usam filmes pequenos e com pequena distância. A grade linear só absorve as radiações que estão desviadas lateralmente, enquanto a grade cruzada absorve também os raios que incidem na diagonal, sendo mais eficiente na captação das radiações dispersas, apesar de aumentar a exposição, mesmo retirando raios úteis.

Grade cruzada

A grade HTC™ (High Transmission Cellular®) é uma grade com lâminas cruzadas, patenteada pela Lorad, que é mais eficiente em absorver maior número de radiações dispersas e proporciona maior contraste com relação à grade linear, porém faz aumentar a dose por absorver mais raios úteis, sendo compensado pelo melhor contraste da imagem.

A grade cruzada ou HTC (alta transmissão celular) tem uma estrutura romba, contendo cobre e ar, que oferece um melhor contraste da imagem. É formada por lâminas de chumbo dispostas de forma poligonal ou em favo de mel e é mais eficaz em absorver os raios que estão fora do feixe primário, deixando passar apenas os raios corretamente alinhados (Fig. 8-16).

A grade cruzada absorve as radiações que se difundem em múltiplas direções, atuando em duas dimensões, ou seja, absorve as radiações desviadas para a frente e para os lados. Seu interstício é ocupado por ar com menor atenuação das radiações primárias e produz melhor contraste da imagem, quando comparado com o da grade linear. Requer maior rigor na distância, para evitar desalinhamento dos raios e tem menor fator grade para as mamas delgadas e flácidas. Não existe uma grade perfeita, que absorva todas as radiações secundárias e permita a passagem de todas as radiações primárias, mas a grade cruzada é a única que se aproxima do modelo ideal.

Rezentes e autores, em 1999, comparando as grades lineares produzidas com chumbo e fibras (com fator grade de 5:0), e grades cruzadas confeccionadas em cobre e ar (com fator 3:8), demonstraram um aumento de 5 a 10% no contraste para as grades cruzadas, em comparação com as grades lineares.

Estudo de Barnes (1999), utilizando um simulador de mama com diferentes espessuras e diferentes kVp, comparou o contraste da imagem mamográfica usando grades linear e celular. Notou um aumento expressivo do contraste com o uso da grade HTC, independente da espessura e da kVp aplicada ao tubo. O autor verificou que na espessura entre 2-5 cm, a dose absorvida pelo paciente foi menor na grade HTC com relação à grade linear, independente da kV. Concluiu que a grade HTC aumenta o contraste da imagem e reduz a dose absorvida, exceto para as mamas densas e espessas (7-8 cm), onde a dose foi maior (Fig. 8-17).

TIPOS DE GRADE

Grade fixa

A grade fixa foi descrita em 1913, por Gustav Bucky, como grade fixa e cruzada para absorver as radiações secundárias, que reduzem o contraste do filme. A grade fixa ou estacionária, embora seja eficaz em absorver as radiações dispersas, não presta para mamografia, por apresentar artefatos em formato de grade. Mostra as sombras das tiras de chumbo superpostas sobre a imagem, que denigrem sua qualidade por dificultarem a visualização dos detalhes finos.

Grade móvel

A grade gera artefato na imagem e aparecem linhas paralelas que representam as lâminas de chumbo interpostas entre o objeto e o filme. Para contornar o artefato da linha de grade, Potter demonstrou que se podia eliminar a sombra da grade fixa ou cruzada usando uma grade paralela com movimento em ângulo reto durante a exposição. Nos equipamentos modernos atuais, a grade móvel é controlada por um microprocessador de alta precisão que move a grade no exato momento da exposição, para eliminar os traços de grade, com o mínimo aumento da dose.

A grade móvel contém finas tiras de chumbo, que são colocadas dentro do *bucky* para absorver as radiações dispersas antes que atinjam o filme. Durante a exposição, a grade deve mover-se de formas lateral e vertical em direção à fonte, para que a sombra das lamelas não apareça no filme. Este movimento evita artefatos na imagem como linhas de grade

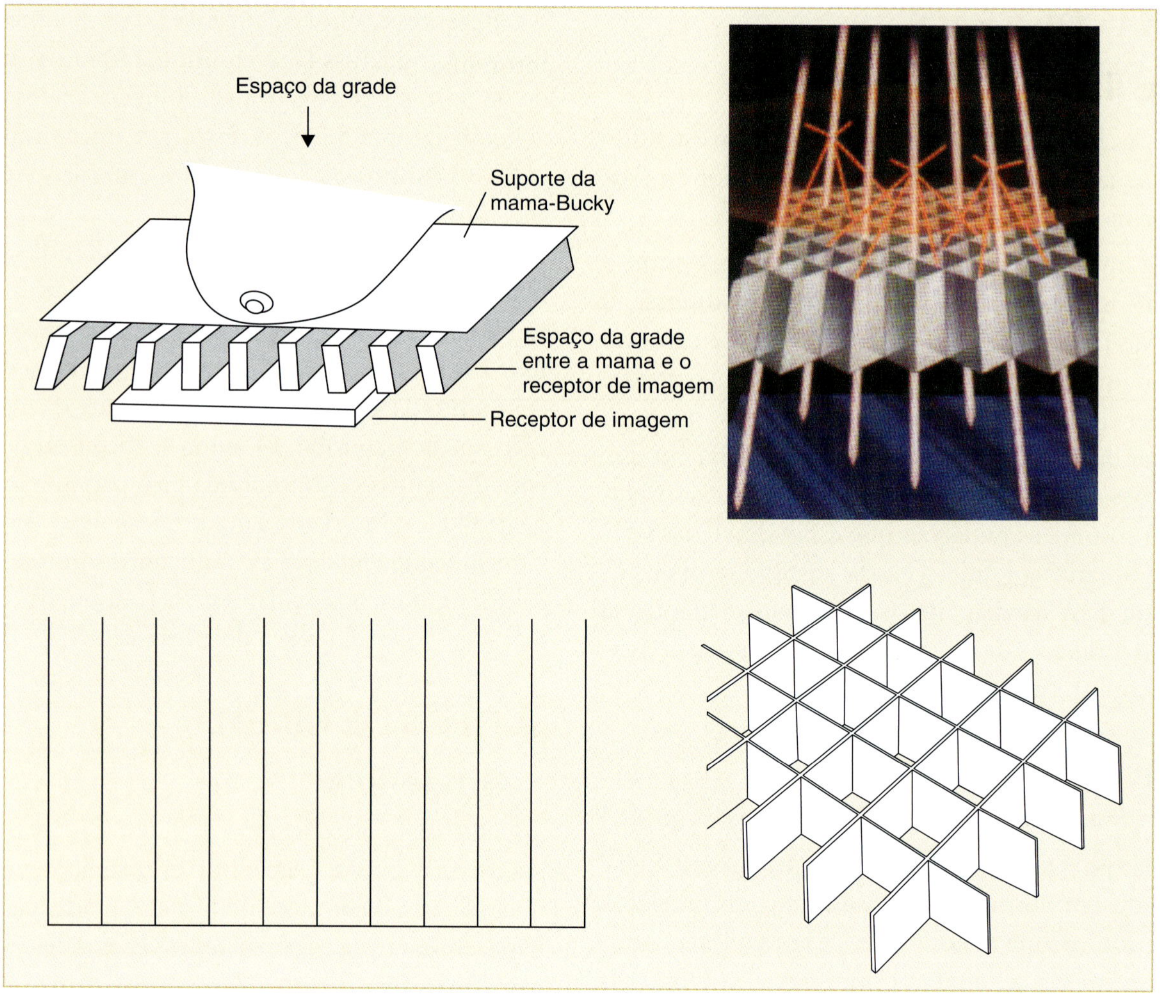

Fig. 8-16. Grade linear com tiras de chumbo disposta de forma longitudinal e a grade cruzada disposta de forma poligonal, que absorve os raios desalinhados em todas as direções.

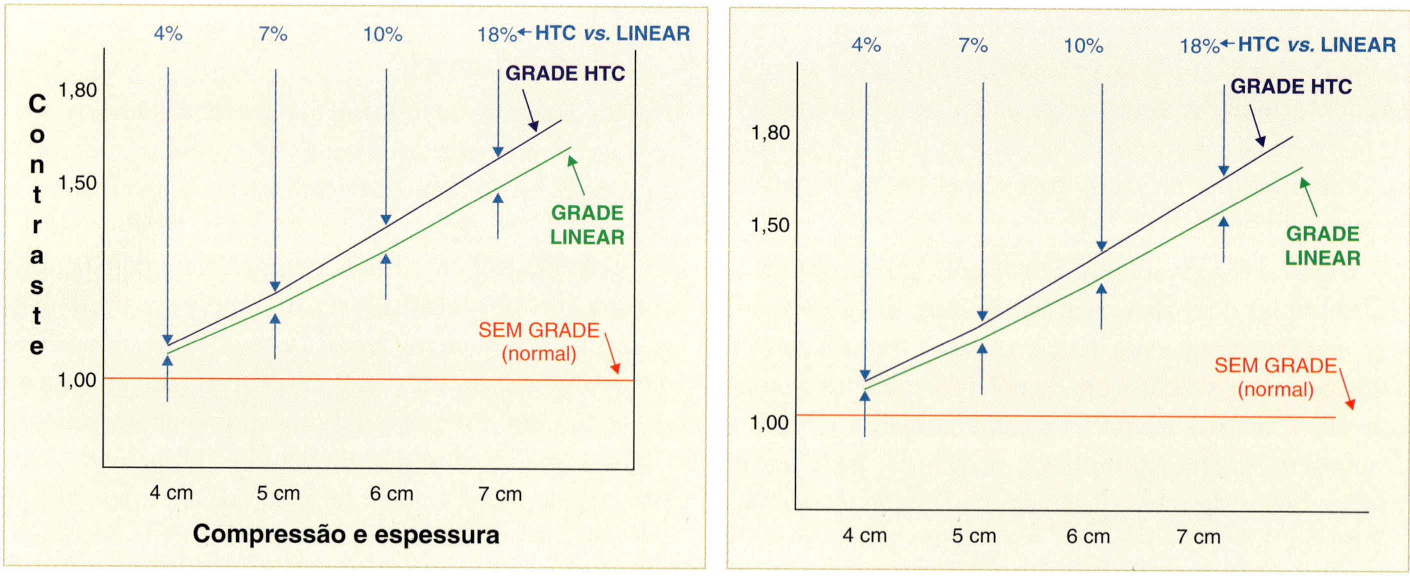

Fig. 8-17. Curva de contraste *versus* espessura com compressão equivalente usando grades linear, cruzada ou mesmo sem grade. A linha verde mostra o contraste com grade linear e a linha violeta dá o contraste com a grade cruzada. Ambas aumentam com a espessura da mama. Teste com fanto RMI 156 em mamas com diferentes espessuras, usando equipamento Lorad IV e filme Kodak Min-R 2000. (Figura de Haus AG em Seminars in Breast Desease-1999.)

e dá ainda melhor contraste com relação à grade fixa. O movimento impede o aparecimento das linhas de grade no filme. Entretanto, o tempo de exposição deve ser prolongado o suficiente para permitir que a grade execute seu movimento e não apareça artefato de ruídos na imagem.

Fator grade

O fator *bucky* ou fator grade é uma medida de grandeza indireta da quantidade de radiação absorvida pela grade, mas não existe uma grandeza que o quantifique. Os equipamentos de mamografia são equipados com grades móveis com fatores de grade 5:1 ou 4:1 e têm 60 a 70 pares de linhas por cm. A grade HTC pode chegar até 80 pl/cm.

As grades de baixa relação, como 4:1, produzem um fator *bucky* inferior a 2-3 vezes, que aumenta a dose absorvida com relação à técnica sem grade. O fator *bucky* é o fator de transmissão da grade, sendo fundamental para determinar a quantidade de exposição adicional necessária, em virtude da absorção das radiações primárias absorvidas pela grade. Em uma exposição em que se usa grade, necessitam 57 mAs para obter uma densidade de 1,25 DO; se retirar a grade a mAs cai para 25, para produzir a mesma densidade óptica. Como a grade é formada de lâminas milimétricas de chumbo dispostas de forma vertical e os raios são divergentes, as radiações que não estiverem alinhadas serão absorvidas pelas lâminas, o que obriga a maior exposição.

Fator grade ou coeficiente de grade indica a capacidade da grade em absorver as radiações antes que atinjam o filme, bem como fornecer o nível de exposição que deve ser aumentado para compensar as radiações primárias absorvidas pela grade. Quanto maior for o fator grade, maior será a absorção das radiações dispersas e melhor é o contraste da imagem.

O fator grade é definido como a relação entre a altura das lâminas de chumbo e a distância entre elas, que é ocupado por ar ou por material de baixa atenuação como cobre ou carbono. A altura deve ser entre cerca de 5 mm e a distância deve ser de 0,3 a 0,4 mm. Em mamografia a relação deve ser de 4 ou 5 para 1, o que significa dizer que a altura das lâminas deve ser 3 a 5 vezes a distância entre elas e deve conter de 40 a 60 pares de linhas por centímetro que, sendo muito finas, são imperceptíveis, mesmo na grade fixa. As grades com maior relação absorvem também as radiações primárias que fazem aumentar a mAs, o que implica em maior dose.

Em radiologia geral usa-se grade com relação de 7 a 11 e até 16 para 1, entretanto, quanto maior for a relação, maior será a filtragem das radiações primárias e maior será a exposição. Quanto maior for a altura e a espessura das lâminas, maior será o contraste da imagem, mas há aumento também da absorção das radiações primárias ou efeito *cut-off* e aumento da dose (Fig. 8-18).

DISPOSITIVO DE COMPRESSÃO

O dispositivo de compressão é uma bandeja de material rígido, com baixa capacidade de atenuação, que se destina a imobilizar a mama, reduzir sua espessura e fornecer uma compressão uniforme em toda a glândula. O material

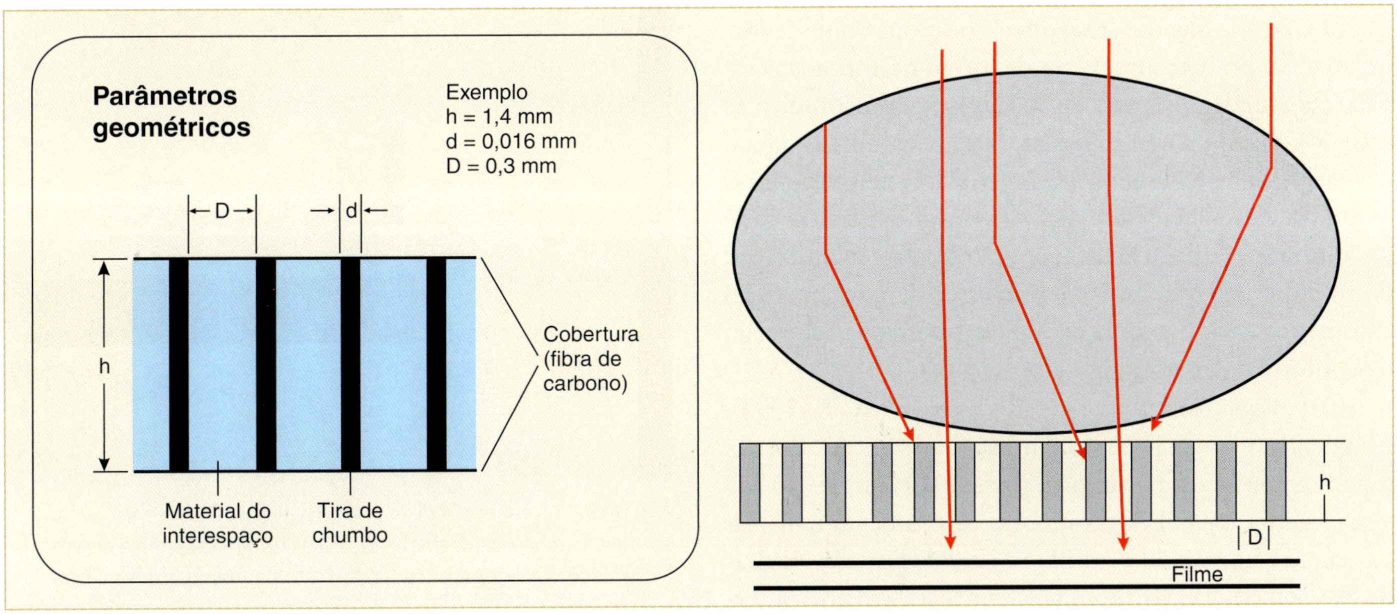

Fig. 8-18. Fator grade mostrando a relação entre a altura e a distância entre as lâminas de chumbo.

deve ser acrílico, **transparente** para o técnico ver a pele da mama e **rígido** para manter uma compressão suficiente da mama e evitar a superposição das estruturas na imagem, que simulam nódulos.

Os compressores podem ser **panorâmicos**, que comprimem toda a mama, mas nem sempre esta compressão se faz de maneira uniforme e os seletivos comprimem uma área suspeita. São fornecidos em tamanhos 18 × 24 cm e 24 × 30 cm com aba na borda posterior para facilitar a compressão da glândula. O tamanho é padronizado independente de usar o sistema digital ou analógico e a técnica de compressão também é a mesma. Os compressores **seletivos** (CS) usados para compressão localizada e ampliação, têm formato circular medindo 7,5 cm e bordas rombas para as pequenas lesões e o quadrangular medindo 12 cm para os procedimentos nas lesões mais difusas.

Os CS comprimem uma área selecionada da mama, deixando mais uniforme, podendo associar a ampliação da imagem. Existe ainda o compressor bifocal (CF) que comprime em cima e em baixo, deixando a área suspeita ainda menos espessa e uniforme, melhorando a visualização. O encaixe do prato de compressão deve ser móvel e dar opção de cambiar por compressores seletivos nas incidências complementares localizadas e ampliadas.

A força de compressão inicial é selecionada pelo técnico no painel de controle, que programa o equipamento para fornecer uma pré-compressão de forma automática. Os compressores podem ser manuais ou motorizados. Neste caso, são acionados pelo pedal que, sempre pressionado, adiciona uma pressão de 3 libras, mas é sempre munido de tecla de descompressão de emergência.

O controle da compressão feita pelo operador, de forma manual no braço em C ou de forma motorizada acionada pelos pedais, que faculta ao técnico o uso de ambas as mãos no posicionamento das mamas. A compressão final deve ser feita manualmente pelo técnico, depois de sentir o limite de sensibilidade do paciente e avaliar a necessidade de compressão adicional. Esta pressão deve ser mantida por no mínimo um minuto e o compressor deve ter liberação automática após a exposição para proporcionar alívio ao desconforto e dar segurança ao paciente.

O Colégio Americano de Radiologia (ACR, 1993), recomenda que a força de compressão deva ser regulada para o mínimo de 11 e o máximo 18 (média 14) kgf/cm^2 no Sistema Internacional. Entretanto, se o equipamento trabalhar na unidade inglesa, deve ser 25-40 libras/polegadas quadrada (psi), ou 65-130 Newtons no sistema americano, conforme a especificação técnica do equipamento.

A compressão tem a função de imobilizar a mama, já que o movimento causa borramento e diminui a resolução espacial da imagem. Também reduz a espessura da mama, para deixá-la uniformemente penetrada, mostrando uma densidade óptica mais homogênea, com o mesmo tom de cinza. A compressão aproxima o objeto do filme, o que vai melhorar o contraste, a nitidez e a definição da imagem, e além de diminuir a exposição, reduz a dose absorvida pela paciente e as radiações dispersas.

A compressão eficiente reduz a espessura da mama, exige menor tensão, reduz o tempo de exposição, espalha os tecidos sobrepostos que simulam nódulos, diminui as radiações secundárias e aumenta o contraste da imagem. A baixa compressão leva à subexposição em determinadas áreas (que pode esconder massa obscurecida pelo parênquima), aumenta o tempo de exposição e dá borramento da imagem por movimento.

O equipamento da marca Lorad dispõe de um compressor anatômico que aplica a mesma pressão tanto na base como no ápice da mama, através de molas reguladoras instaladas na aba distal, que se molda melhor ao formato cônico da mama e aplica uma compressão homogênea em toda a mama. É o compressor FAST (Fully Automatic Self-adjusting Tilt) que faz inclinação do compressor e aplica uma compressão apropriada e uniforme em toda área da mama, reduzindo os artefatos por movimento e oferecendo mais conforto para o paciente (Fig. 8-19).

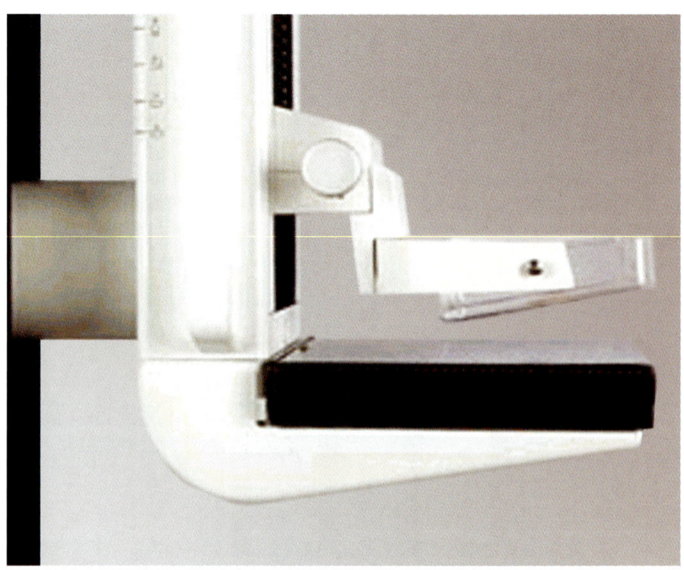

Fig. 8-19. O compressor deve ser rígido, transparente e ter baixa atenuação dos raios. O tipo anatômico contém uma mola que se inclina e ajusta o compressor ao formato da mama, fornecer uma pressão uniforme sobre a mama e reduz os artefatos por movimentos. (Imagem cedida pela Lorad.)

Controle automático de exposição

O controle automático de exposição (CAE) ou fotômetro é uma célula fotoelétrica que colocada abaixo do receptor de imagem, determina o tempo de exposição e a densidade óptica desejada no filme. Consiste de um detector de radiação posicionado abaixo do receptor de imagem (filme ou detector digital), que monitora a quantidade de radiação que chega ao filme e finaliza a exposição quando o nível de radiação recebida pelo filme atingiu a densidade preestabelecida.

A fotocélula gera uma corrente durante a exposição que é amplificada e carrega um condensador. Um microprocessador mede a radiação que ultrapassa a mama e chega ao filme, compara com uma exposição de referência e interrompe a exposição quando se atinge a densidade óptica desejada, deixando o filme uniformemente exposto. A falha do CAE resulta em densidade inadequada, com a consequente perda do contraste e o aumento da dose para a paciente.

A fotocélula é programada para controlar o tempo de exposição, interrompendo o processo quando o filme estiver corretamente exposto, fazendo o controle da densidade do filme, independente da espessura da mama e da kVp aplicada.

As células sensoriais absorvem as radiações durante um décimo de segundo da exposição inicial e selecionam automaticamente a kV, a mA e o tipo de filtro a ser usado naquele caso. Ao atingir a exposição suficiente para provocar uma densidade óptica ideal no filme, o sensor bloqueia automaticamente a emissão dos raios e interrompe a exposição. Isto garante que o filme mantenha a densidade óptica dentro de uma faixa que permita alcançar um enegrecimento uniforme e correto.

Como a mama varia de espessura e composição, necessita da fotocélula para controlar a radiação e otimizar a qualidade da imagem, especialmente no sistema analógico, que tem baixa latitude e uma estreita faixa de exposição. No sistema digital, que tem uma faixa de alcance mais ampla, é mais tolerante à variação da exposição e alguns consideram que o CAE pode ser dispensado. Na ausência da fotocélula, torna-se impossível ao técnico estabelecer um regime ótimo de exposição, o que leva à subexposição, deixando a mama clara, com perda de detalhes e sem resolução da imagem ou à superexposição com excesso de dose, deixando a imagem enegrecida. Uma das causas de subexposição é o malposicionamento do CAE pelo operador. O sensor deve migrar em linha reta em uma extensão de 8 a 10 cm no sentido anteroposterior ou ter sensores múltiplos. Deve ser posicionado abaixo da área que tenha mais tecido glandular e não onde tenha mais tecido adiposo. A gordura atenua menos o feixe e mais raios chegam ao filme, interrompendo a exposição mais precoce, deixando áreas subexpostas no filme. A mama corretamente exposta deve estar penetrada de forma que todas as estruturas do tecido sejam visíveis.

Em mamografia digital, o CAE é menos importante por possuir grande faixa dinâmica de exposição. A superexposição ou subexposição pode ser ajustada após a exposição. A mama subexposta terá um nível de ruído inaceitável e pode não mostrar bem a mama densa, enquanto a superexposição resulta em aumento de dose para o paciente.

A mama espessa aumenta a atenuação dos raios e mais fótons são absorvidos e não chegam ao filme. Como poucos fótons chegam ao filme, ocorre aumento do tempo necessário para imprimir uma densidade óptica ideal. Isto leva a um aumento da dose para o paciente. À medida que se aumenta a kVp, aumenta o poder de penetração dos raios, que adquirem energia suficiente para ultrapassar o objeto e atingir o filme. O aumento da voltagem endurece os raios e reduz o tempo de exposição (Fig. 8-20).

Manuseio da fotocélula

Os mamógrafos devem possuir uma alavanca de ajuste da posição da(s) fotocélula(s) para acomodar as mamas com diferentes tamanhos, que é ajustada manualmente pelo operador, de forma que o sensor fique sempre colocado

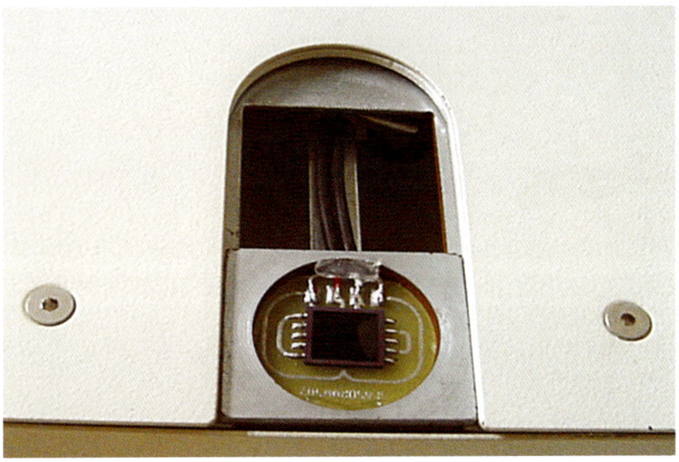

Fig. 8-20. A fotocélula é colocada abaixo do receptor de imagem. Determina o tempo de exposição e a densidade óptica desejada no filme. O CAE é um sensor que interrompe a exposição quando a densidade óptica atinge o nível ideal pré-estabelecido. (Imagem cedida pelo DEN.)

sob a parte mais densa e espessa da mama. A fotocélula pode ser única ou múltipla e deve ser posicionada em função do tamanho da mama e colocada abaixo do corpo glandular e não abaixo do tecido adiposo. A fotocélula orienta o feixe central, que deve estar direcionado para a parte mais densa da mama, que deve ficar mais bem penetrada. Na exposição de referência, a fotocélula deve ser posicionada na posição 2. Sensor funciona de modo *autotime*, auto-kV e autofiltro.

O manuseio da fotocélula leva em consideração a espessura e a densidade da mama para determinar a quantidade ideal de raios. É responsável pela manutenção da densidade óptica, fornecendo um enegrecimento uniforme no filme. Um densitômetro fornece a medida da densidade óptica do filme, dentro da faixa de 1+ véu de base, que deve ser entre 1,20 e 1,30 DO.

Pode existir uma ou mais fotocélulas, dependendo do tipo de equipamento. O modelo M-IV da Lorad tem três fotocélulas paralelas que podem ser manipuladas pelo técnico para sete posições, de acordo com o tamanho da mama, no percurso de até 12,5 cm, desde o músculo peitoral até a região retroareolar e garantir boa penetração na mama. A posição da fotocélula é mostrada no *display* presente no dispositivo de compressão.

Na mamografia corretamente exposta, os tecidos densos devem ser penetrados de forma que as estruturas ínfimas fiquem visíveis. Quando não é possível expor de forma ótima todo o espectro de densidade do tecido, é necessário repetir a exposição para mostrar uma imagem real do tecido mamário.

Não há correlação direta entre densidade radiológica e mamas rijas, espessas e firmes. A mama pode ser grande, endurecida ou rija e aparentemente densa e radiologicamente lipossubstituída. O critério de densidade é uma grandeza radiológica e não um dado clínico. A rigidez e espessura clínica da mama podem induzir o técnico a imprimir um regime de voltagem elevado e deixar o filme muito penetrado.

Capítulo 9

CÂMARA ESCURA

Alcides Ferreira Santos

INTRODUÇÃO

A câmara escura é uma sala hermeticamente fechada onde se manipulam os filmes, processa-se o carregamento dos cassetes e se revelam os filmes. Deve estar afastada de fontes de radiação e localizada entre a sala de laudo e a sala de raios X, de forma que os filmes revelados caiam diretamente na sala de laudos.

- Deve ser composta de compartimento menor, onde fica apenas a processadora, de forma que janela de entrega dos filmes abra para a sala de laudos e a bandeja de alimentação fique na antessala, onde ficam os acessórios indispensáveis para o procedimento.
- A câmara escura deve ser munida de exaustor de ar com a finalidade de eliminar os vapores emitidos pelos químicos e lançá-los na área aberta e ventilada. A eliminação dos vapores evita a oxidação dos utensílios metálicos, inclusive instalações elétricas, filtro e processadora.
- O exaustor deve ser colocado, no mínimo, a 1,8 m de altura, já que os gases quentes tendem a subir e estar afastados da mesa de trabalho e drenarem para área aberta.
- Deve ser projetada de forma que na parte posterior haja uma área aberta para eliminação dos gases expelidos pelo exaustor e forneça espaço para colocar os vasilhames com os químicos usados e espaço para colocar as máquinas que farão o tratamento dos resíduos químicos efluentes.
- Deve ter um corredor de trânsito para que o técnico passe de uma sala para outra, sem contato direto com o público.
- Na câmara escura devem estar contidos apenas a processadora e os acessórios mínimos e indispensáveis para o processamento dos filmes. A câmara escura não deve ser escura e sombria, mas sim clara. Deve ter vedação contra luz externa para evitar o velamento do filme, que reduz o contraste da imagem. Deve conter apenas uma porta e ser impermeável à entrada de luz, para evitar o velamento dos filmes. Deve ter um porta-chassi ligado à sala de raios X, e quase sempre o processo de revelação é feito por outro profissional, às vezes com deficiência visual, que permanece na câmara escura.
- A câmara escura deve estar localizada em sala contígua à sala de laudo e ter janela com moldura de madeira e dimensão de 61 cm de largura e 46 cm de altura a 55 cm do piso, para encaixar a caixa coletora do filme de modo que este caia diretamente na sala de laudos. (Dimensões válidas para a processadora Min-R da Kodak.)
- Deve ter paredes claras, já que a cor preta também emite luz, aquece o ambiente, esconde sujeira e dificulta a limpeza. Deve conter apenas uma porta, sem janelas, e ser impermeável à entrada de luz, para evitar o velamento dos filmes e ser munida de sistema de exaustão para eliminar os gases provenientes da evaporação dos químicos.
- A câmara escura deve ser planejada de modo a prevenir a formação de véu no filme, seguindo as recomendações técnicas, construída em local próximo à sala de raios X e ser contígua à sala de laudos. A temperatura deve ser mantida entre 20 e 25 graus.
- A câmara deve ser equipada com lanterna de segurança apropriada colocada no local adequado. A lanterna deve ser munida de um filtro de luz tipo GBX, que

controla a cor da luz, emitindo luz vermelha com um comprimento de onda que é pouco sensível ao filme de cor verde. Deve ter controle da cor da luz, do brilho, da distância dos filmes e reduzir o tempo de manipulação, para minimizar o velamento.

Dimensão da câmara escura

A dimensão deve ser proporcional ao fluxo de atividades no serviço, com metragem mínima de 9 metros quadrados para permitir espaço para o trabalho do técnico, limpeza dos *racks* e para facilitar a manutenção dos equipamentos. Deve ter espaço suficiente para instalar apenas os acessórios indispensáveis ao trabalho e limitar-se ao fim a que se destina. A dimensão é estabelecida pela Portaria 1984/94 e agora pela Resolução RCD 50 de 2002 e deve ser construída dentro dos padrões de qualidade preconizados pelo Colégio Brasileiro de Radiologia, obedecendo às exigências da Portaria 453 do Ministério da Saúde.

Vedação da câmara escura

A câmara escura deve ter vedação total para evitar a entrada de luz natural ou artificial, que provoca velamento nos filmes. A luz aumenta o véu de base, que reduz o contraste, necessitando elevar a mAs, com elevação da dose para o paciente e o desgaste para o tubo. Os pontos frágeis são o contorno da porta, a janela onde encaixa a processadora, as janelas do exaustor e do ar condicionado e o passa-chassi, se mantido aberto. Para verificar a vedação da câmara escura, o técnico deve ficar dentro da câmara com a porta fechada, todas as luzes apagadas, inclusive a luz de segurança, permanecendo por 5 a 10 minutos, para permitir a adaptação dos cones da retina à escuridão. A detecção de eventuais pontos de vazamento de luz devem ter correção imediata, para evitar o velamento do filme.

Sistema de exaustão e circulação de ar

A câmara escura deve ser climatizada para manter a temperatura interna entre 20 e 25 graus e a umidade relativa do ar entre 40 e 50%, com finalidade de conservar melhor os filmes e ajudar a controlar a temperatura dos químicos. Deve haver suprimento de ar com filtragem eficiente das partículas, para manter a temperatura ideal e a umidade adequada. A circulação do ar deve ser planejada de forma a manter uma pressão positiva no ambiente e remover os vapores dos químicos. A pressão positiva do ar na câmara escura reduz o fluxo de partículas aéreas gerado com o movimento das pessoas. Deve-se evitar usar ventilador, que espalha poeira, e manter o exaustor ligado para eliminar os gases que são evaporados, mesmo após o desligamento da processadora. A eficiência dos filtros de ar pode ser comprometida ou anulada por sujeira nos ductos após o filtro ou por válvulas danificadas que permitem a passagem de partículas. Os filtros normalmente usados no sistema de ar-condicionado nem sempre fornecem uma filtragem suficiente no caso de câmaras escuras, especialmente onde são manipulados filmes de emulsão única, como mamografia.

A filtragem das partículas também pode ser feita por outros métodos de filtragem de ar, como filtros eletrostáticos de limpeza, que são eficientes para remover as partículas maiores. Também pelo "HEPA" *(high efficiency particulate air)*, que tem alta eficiência na filtragem das partículas de ar. Estes filtros registram especificações de 99,9% de eficiência na remoção de partículas de até 0,3 micrômetro.

Piso

O piso deve ser anticorrosivo para suportar a ação dos químicos, impermeável para evitar infiltração e facilitar a limpeza, e antiderrapante para evitar acidentes. O piso e as prateleiras abertas devem ser limpos diariamente para evitar o acúmulo de sujeira. O piso abaixo do lavatório e do banco deve ter fácil acesso para a limpeza.

Paredes

As paredes devem ter revestimento de cerâmica de cor clara (cinza ou bege), ser resistente à ação dos químicos para evitar infiltração, e ter superfície lisa para facilitar a limpeza, que deve ser feita diariamente com pano úmido. Se forem pintadas, é preferível tinta semibrilhante, lavável e não opaca. Eventual armário de armazenamento embaixo da mesa de trabalho deve ser revestido em fórmica e mantido sempre fechado.

Teto

O teto é uma importante fonte de poeira, que produz artefatos. Deve ser de concreto polido emassado e pintado para não acumular pós, que ao abrir ou fechar a porta, alteram a pressão e caem sobre a processadora. Deve-se evitar o revestimento em gesso e ser pintado com tinta impermeável.

As partículas de poeira podem-se fixar no *écran* ou nos rolos e dar artefatos na imagem. Se o teto for rebaixado, deve-se usar material aderente que não solte partículas, que causam artefatos.

Luz de segurança

É obrigatória a luz de segurança onde se manuseiam filmes, como carregamento e abertura dos cassetes, e mesmo para o processamento. A luz de segurança deve ser vermelha porque é visível ao olho humano e acarreta menor exposição ao filme. Entretanto, ainda provoca pequeno velamento, apesar de o filme ser pouco sensível à luz vermelha e mais sensível à luz verde. Sempre que possível, trabalhar com ela desligada para reduzir a exposição.

- A câmara escura deve ser provida de luz de segurança com lâmpadas e filtros apropriados em posição correta, para não sensibilizar o filme e aumentar o velamento que reduz o contraste do filme.
- Não usar papel celofane ou lâmpadas pintadas de vermelho, porque velam o filme.
- A lâmpada deve ter potência até 15 volts, posicionada a uma distância mínima de 1,2 metro da mesa de trabalho e da bandeja de alimentação e nunca focada diretamente para estas áreas. A forte intensidade da luz contribui para produzir calor e ultrapassa o limite do filtro em absorver os raios.
- O filtro da luz de segurança deve ser plumbífero e sem rachaduras, evitando-se o filtro de acrílico, que apenas atenua a luz.
- A luz clara é importante para a limpeza da máquina e do ambiente e para a manutenção da processadora. O interruptor de luz branca deve ser individual, colocado fora do alcance de pessoas estranhas para evitar que seja ligado acidentalmente, inclusive pelo técnico, causando velamento nos filmes.
- Os demais interruptores da luz vermelha e do exaustor devem ser posicionados próximos à porta de acesso.

Mesa de trabalho

O balcão de trabalho deve ter dimensão de 150 cm de comprimento por 40 cm de largura e ser colocado a 1,2 metro de altura. Deve ser de madeira revestida em borracha lisa para o cassete não escorregar e estar afastado dos tanques dos químicos. O uso de plástico pode facilitar e absorver energia estática. O topo da mesa deve ser mantido limpo e conter apenas uma caixa de filme em uso, devidamente fechada e disposta de forma vertical, para evitar que a umidade cause aderência entre os filmes. A mesa de trabalho deve ser colocada longe dos ductos de ventilação para evitar o acúmulo de resíduos e o espalhamento de poeiras, bem como evitar a guarda de papéis e revistas. A mesa de trabalho e a bandeja de alimentação do filme devem ser limpas com pano úmido ao início de cada expediente. A mesa de trabalho deve ser exclusiva, não sendo permitida a guarda de tesouras, canetas e filmes velados, que dificultam o trabalho de recarga dos chassis.

A mesa de trabalho pode ficar em pequena sala contígua à câmara escura. Deve ter luz adequada e baixa umidade, porque serve de suporte para carregar o cassete. A umidade da câmara escura facilita o velamento do filme. Nesta sala com baixa umidade podem armazenados os filmes virgens, por estarem afastados dos vapores dos químicos da câmara escura, e serem arquivados os filmes processados.

Limpeza

A câmara escura deve ser limpa diariamente para evitar que pós e outros materiais caiam no *écran* durante seu carregamento e produzam artefatos. A limpeza deve ser feita antes do início dos trabalhos. Se possível, repetir no início do segundo expediente.

O piso, as paredes, a mesa de trabalho e os equipamentos, devem ser limpos com pano úmido para evitar artefatos decorrentes de poeira e garantir boa qualidade de imagem.

Embora o filme e o *écran* sejam fontes frequentes de artefatos, a câmara escura é a mais frequente fonte de artefatos no filme que é evitável. O artefato ocorre devido à falta de limpeza na câmara escura e nos rolos da processadora, que devem ser limpos diariamente.

- Deve-se assegurar a limpeza diária retirando a poeira dos utensílios e da processadora, usando pano úmido e macio, tipo perfex, podendo ser aspirado previamente.
- Semanalmente limpar com pano limpo e úmido a parte externa da luz de segurança, o passa-chassi, as lâmpadas do teto, os interruptores de luz e a parte externa da processadora.
- Semanalmente deve ser feita uma limpeza mais completa das paredes, das prateleiras, do teto, da lâmpada de segurança, do filtro do ar-condicionado e das paletas ventiladoras do exaustor.
- A câmara escura não deve servir de depósito para filmes, químicos e todo e qualquer material, para evitar acúmulo de poeira, insetos e sujeira, que são fontes de artefatos.
- Deve conter apenas os instrumentos essenciais de uso corrente, indispensáveis ao processamento, como a mesa de trabalho, uma caixa de filme, um termômetro

digital e os reservatórios dos químicos, quando inevitável.

- Os tanques de reforço dos químicos devem ser colocados, preferencialmente, fora da câmara escura para afastar o vapor do ambiente e impedir a oxidação da processadora e outros acessórios.
- Não permitir que se guardem filmes na câmara escura e estes, quando processados, devem ser retirados de imediato.
- Monitorar de rotina a temperatura e a umidade da câmara escura.
- Não permitir a guarda de alimentos, fumar, nem utilizar o ambiente para alimentação, para evitar a sujeira e a atração de insetos. As cinzas podem virar pó e a gordura nos dedos leva a artefatos e impressão digital na imagem.
- Manter a câmara escura o mais limpa possível, visando a diminuição dos artefatos nas imagens, devido à grande sensibilidade da mamografia, onde pequenas partículas ou pós podem simular microcalcificações.
- Evitar a presença ou o trânsito de pessoas alheias ao serviço no interior da câmara escura, para evitar o transporte de sujeira.

Estrutura física da câmara escura

A câmara escura deve ter espaço suficiente para caber a processadora com dimensão de 67 cm de largura por 52 cm de altura. O comprimento é 75,4 cm, mas chega a 124 cm quando inclui as bandejas de alimentação e de recebimento do filme. A processadora deve repousar sobre um banco de madeira maciça, que resista a seu próprio peso (124 kG) e à ação dos químicos. Deve-se ainda deixar um espaço livre de 70 cm de cada lado para proceder a manutenção da máquina e a circulação do operador.

Na antessala de espera, estão o balcão de trabalho com a caixa de filme, a luz de segurança, os reservatórios dos químicos, o lavatório de limpeza dos *racks* e os armários para guardar os utensílios indispensáveis.

Composição da câmara escura

- Deve dispor de um banco de madeira maciça ou metal, com 63 cm de largura, 78 cm de comprimento e 55 cm de altura, que resista a um peso de 114 kg, para suporte da processadora.
- Deve conter um lavatório com dimensão mínima de 60 cm de comprimento, 50 cm de largura e 40 cm de profundidade, com torneira colocada mais alta, para a lavagem dos *racks*, que deve ser feita semanalmente.
- Deve ter duas tomadas de energia bifásica com aterramento usando haste de cobre, com disjuntor específico de 30 amperes para a processadora.
- Deve ter tomadas disponíveis para o exaustor, para o *automixer* (misturador automático), para o ar-condicionado, para a luz de segurança e para a luz do teto, colocada a 1,8 metro de altura.
- Deve prover duas tomadas extras para eventual necessidade.
- O exaustor deve ser colocado a 1,8 m de altura do piso, já que os gases aquecidos ficam mais leves e sobem.
- O interruptor de luz branca deve estar posicionado em lugar de difícil acesso, para evitar a ligação inadvertida por pessoas estranhas.
- Janela para passador de chassi, com dimensão de 60 cm de altura e 48 cm de largura, a 1,4 metro do piso.
- Bancada de trabalho revestida de borracha, com dimensão de 1,5 m de comprimento e 40 cm de largura, a 1,2 m do piso.
- Deve ter sistema de entrada de água potável, com filtro especial para reter as impurezas, especialmente as algas e fungos que vão sedimentar nos tanques, fixar na emulsão dos filmes e dar artefatos na imagem.
- O filtro da água deve estar aparente e ter envoltório transparente para permitir boa visão. Deve ser trocado a cada 3 meses e ser capaz de reter partículas maiores que 25 micrômetros. O filtro tem vida útil limitada e deve ser trocado a cada 3 meses.

Drenagem dos químicos

Sistema de drenagem (esgoto) com cano em PVC de 50 mm de diâmetro, que permita uma drenagem de 40 litros por minuto, deve ser aberto com três vias de 3/4 polegadas, para a drenagem dos químicos (revelador e fixador) e para eliminar a água usada no processamento. A drenagem dos tanques pode ser feita individualmente ou de várias processadoras, não devendo usar tubos de cobre.

Destino dos químicos usados

Os químicos (revelador e fixador) utilizados ou não, devem receber tratamento especial, não podendo ser drenados para a rede de esgoto, sem antes se fazer o tratamento neutralizante dos químicos (revelador e fixador), equilibrando o pH e proceder a retirada dos resíduos de prata metálica, que são poluentes ambientais (Portaria 33 da ANVISA). Veja adiante.

Cuidados diários

Diariamente deve ser feita a limpeza do piso, das paredes, da processadora e dos rolos de cruzamento ou do *crossover*. Fazer controle diário da temperatura do revelador e da água, a sensitometria do filme com medida de sua densidade e contraste, avaliando as condições de processamento. O grau de limpeza é verificado pela avaliação dos artefatos das imagens.

Asseio do técnico em radiologia

O técnico deve ter cabelos presos ou usar touca, unhas cortadas e evitar o uso de telefone celular, que pode dar velamento. Manter as mãos limpas e livres de gorduras para reduzir os artefatos no manuseio com filme, que deixam impressões digitais que dificultam a revelação e simulam microcalcificações.

- Lavar as mãos com sabão antes de manusear os filmes, para evitar impressões digitais.
- Manusear o filme com delicadeza, já que as manobras bruscas geram energia estática.
- Manter a caixa de filme de forma vertical e sempre fechada, para evitar velamento e reduzir umidade.
- O técnico deve usar vestimenta adequada evitando roupas de lã e não cultivar o hábito de pendurar bata na câmara escura.

Rotina diária da câmara escura

- Remover do ambiente todos os itens que estão no piso e sobre a mesa de trabalho.
- Passar um pano úmido na bandeja de alimentação da processadora e no balcão de trabalho.
- Passar pano úmido no piso da câmara escura, mantendo um pano sempre úmido na porta para retirar a sujeira dos sapatos.
- Manter as mãos limpas para evitar impressão digital.

Materiais úteis na câmara escura

- Jarra plástica vermelha para o revelador.
- Jarra plástica azul para o fixador.
- Duas espátulas distintas, de diferentes cores, produzidas em madeira de cabo longo para agitar o revelador e o fixador.
- Tesoura para cortar o envelope do filme.
- Guilhotina para cortar o filme durante a sensitometria.
- Esponjas não abrasivas para limpar os *racks* e abrasivas para os tanques dos químicos.
- Sabão de coco para a limpeza dos *crossovers*.
- Compressas cirúrgicas macias para a limpeza e enxugar os *racks*, a área de trabalho e as bandejas.
- Solução antiestática da marca Kodak.
- Solução Starter para maturar precocemente o revelador (opcional).
- Solução limpa-sistemas da marca Kodak (opcional).
- Lixeira fechada controlada por pedal.

TRATAMENTO DOS RESÍDUOS SÓLIDOS DOS QUÍMICOS

Parecer técnico da Kodak sobre toxicidade e gerenciamento dos resíduos químicos em radiologia

A RDC 33 da ANVISA trata do gerenciamento correto dos resíduos gerados pelos serviços de saúde, para prevenir dano à saúde e ao meio ambiente. A resolução determina que todos os resíduos químicos resultantes do processamento dos filmes de raios X devem ser acondicionados em recipientes plásticos, com etiqueta de identificação contendo adesivo que indique o tipo de resíduo, o grau de periculosidade, a toxicidade e a corrosividade. Os resíduos do agente fixador devem receber adesivo com o símbolo "corrosivo", já os resíduos do agente revelador, mesmo não sendo corrosivo, contêm material orgânico com potencial de poluir o ambiente.

Classificação

Os resíduos químicos são substâncias que apresentam riscos à saúde pública ou ao meio ambiente, independente de suas características de corrosividade, reatividade e toxicidade. Os resíduos químicos dos filmes de raios X devem ser separados em dois grupos, de acordo com o grau de corrosividade e com o potencial de poluição ambiental por agentes orgânicos.

Grupo I. Corrosivos: são os fixadores usados que contêm toda a prata que não foi exposta no processo. Por conterem metal pesado, têm potencial de contaminar o meio ambiente. Possuem maior significância.

- *Agente fixador:* é poluente para o ambiente, com ou sem prata.
- *Resíduo químico:* perigoso.
- *Descrição:* fixador usado.
- *Tipo:* líquido orgânico.
- *Periculosidade:* pouco significante.

Grupo II. Poluentes: são os agentes reveladores usados. São poluidores por conterem material orgânico. Têm menor significância, mas necessitam tratamento antes de serem descartados. Revelador e água de lavagem, devem ser classificados como:

- *Resíduo químico:* não perigoso.
- *Descrição:* revelador usado.
- *Tipo:* líquido orgânico.
- *Periculosidade:* não classificada.

Armazenamento

Os resíduos químicos devem ser manuseados com o uso de luvas de borracha, avental impermeável e óculos de segurança, para evitar o contato físico com a pele.

Deve ser guardado na embalagem original para facilitar a identificação e o armazenado em ambiente exclusivo com fácil acesso para a coleta externa.

Deve evitar a mistura do fixador processado com os resíduos da revelação.

Tratamento interno

Os fixadores usados devem ser submetidos a processo de recuperação da prata, podendo ser feito no próprio local utilizando-se filtros ou tratamento via troca iônica. Mesmo após a recuperação da prata, ainda é necessária a neutralização do pH do efluente. Outra alternativa é acondicioná-los em vasilhames plásticos (bombonas) e enviá-los para uma empresa terceirizada, especializada em recuperação de prata e devidamente licenciada pelo IBAMA.

Transporte

No transporte dos químicos até o local de armazenamento, deve-se garantir a integridade dos recipientes. Na coleta e no transporte dos resíduos químicos do abrigo interno, até a unidade de tratamento ou a destinação final devem ser utilizadas técnicas que garantam a preservação da integridade física do pessoal, da população e do meio ambiente.

Destino final

Os resíduos do processamento dos filmes devem ser encaminhados para o aterro sanitário (que só recebe resíduos sólidos) ou para tratamento externo em empresa especializada em transporte e tratamento dos resíduos sólidos.

Para o fixador, que é ácido, deve ser recuperada a prata antes de descartar o resíduo líquido. Se necessitar um ajuste do pH para cima, deve-se adicionar solução de soda cáustica.

O revelador, que é alcalino, antes de ser descartado, deve receber apenas o ajuste do pH para uma faixa entre 7 e 9, usando ácido clorídrico. O ajuste deve ser feito antes do descarte na rede de esgoto que esteja conectada a uma estação de tratamento biológico de resíduos dos líquidos.

Tratamento do RSS na própria clínica

A Macrotec fabrica e comercializa um equipamento automático de recuperação da prata do fixador (ECO SISTEMA), com diversos modelos e diferentes recursos, que, acoplado a um descontaminador de efluentes, retém os resíduos sólidos e libera os efluentes diretamente para o esgoto. O equipamento faculta que o tratamento dos resíduos sólidos seja feito na própria clínica, com menor custo e maior praticidade. Funciona por processo de reação química, que recupera a prata metálica do fixador e neutraliza o pH dos agentes reveladores e fixadores, permitindo que as soluções sejam lançadas diretamente no esgoto comum, desde que este receba tratamento pelos órgãos públicos. O equipamento é compacto, ocupa pouco espaço e preenche as exigências da Lei 9.605 e dos órgãos ambientais e de vigilância sanitária.

A BioFix® Ambiental, satisfazendo a Resolução RDC nº 33 da ANVISA, que trata do tratamento dos resíduos sólidos, lançou uma estação microprocessada, a DPS-400, destinada ao tratamento dos resíduos sólidos oriundos das reações fotoquímicas provenientes do processamento dos filmes nas clínicas radiológicas, respeitando a legislação ambiental. A estação processa até 2,5 L/hora e se limita a 200 litros/mês. Trata-se de um equipamento para o tratamento dos efluentes químicos, antes de serem descartados para a rede pública de esgoto, o que é proibido pela portaria.

O equipamento, além neutralizar o pH dos efluentes provenientes da revelação da imagem fotográfica (fixador e revelador), ainda recupera a prata, que é um metal pesado poluidor do ambiente, além do valor comercial da prata metálica. Traz a vantagem de dispensar o armazenamento, o manuseio e o transporte de produtos cáusticos e tóxicos, evitando poluir o meio ambiente.

Podem existir outros fabricantes que não são de meu conhecimento.

A RDC 33/2003 da ANVISA, que trata do gerenciamento dos resíduos gerados pelos serviços de saúde, está descrita no Capítulo 23.

Capítulo 10

PROCESSADORA

Alcides Ferreira Santos

A processadora é um equipamento automático que, movido por cilindros e rolos, transporta o filme com velocidade constante através dos compartimentos sequenciais das quatro etapas do processamento como revelação, fixação, lavagem e secagem; faz o processamento e a secagem do filme. O processamento depende do tipo e da agitação dos químicos, no sistema convencional, ou do número de *bits* de digitalização, no sistema digital.

O sistema mecânico da processadora é formado por quatro sistemas, como **transporte**, formado por rolos, correntes e engrenagens para transportar o filme pelos diversos compartimentos; **circulação e reposição dos químicos**, que faz o químico circular pelo compartimento da água para manter a temperatura e repõe o químico usado; **controle da temperatura**, que procura mantê-la estável; e o **controle de repouso automático** *(stand by)*, que desliga o aquecedor quando paralisa o processamento por certo tempo.

A processadora deve ser de boa qualidade para garantir uma boa imagem. O Colégio Brasileiro de Radiologia afirma que a processadora Kodak preenche os requisitos para uma revelação de alta qualidade, inclusive com tempo estendido para mamografia.

No momento da instalação, a processadora deve ser calibrada e configurada para o tipo de filme e químicos em uso, para fornecer uma imagem com bom contraste e com baixo nível de artefatos. Se não for específica para mamografia, deve ser programada, porque há diferença na melhora do contraste com o tempo estendido. Devem ser mantidos e observados os padrões de controle de qualidade para permanecer e manter estável o padrão determinado pelo fabricante. Deve-se controlar a temperatura do revelador e as medidas da sensitometria e da densitometria para monitorar a estabilidade do processamento.

A processadora deve ser específica e exclusiva para mamografia para unificar a taxa de reposição dos químicos, de modo que otimize o processo de revelação. A processadora deve ser dedicada à mama porque o filme de mamografia é mais espesso e tem emulsão em um único lado, bem como o tempo de processamento mais prolongado, 120 segundos (tempo estendido), enquanto o tempo seco a seco para radiologia geral é 90 segundos.

Os modelos M-35 e X-OMAT 2000 foram projetados para radiologia geral, mas podem ser programados para mamografia, prolongando o tempo de processamento (Fig. 10-1). A processadora **Min-R** da Kodak, que é uma geração moderna da M-35, é específica para mamografia e pode ser programada para os ciclos padrão ou rápido, permitindo maior produtividade. Possui a mesma dimensão e os mesmos requisitos para instalação. Dispõe de um mostrador digital que registra a temperatura do revelador.

A Min-R da Kodak possui um sistema de transporte e de secagem que melhora a qualidade da imagem e reduz os artefatos de processamento.

Estrutura da processadora

A parte eletrônica é totalmente controlada por um microprocessador, sobre a qual não vamos comentar. O corpo da processadora possui quatro compartimentos ou tanques contendo químicos, sendo o primeiro para revelação, o segundo para fixação dos filmes e um terceiro para água com capacidade de 9 litros. O quarto compartimento é secador, que é um tipo de câmara de ar seco por onde fluem 2.100 litros de ar quente por minuto para secar o filme. Contém ainda um conjunto de rolos, engrenagens e bombas de circulação da água, do ar e dos químicos. Exis-

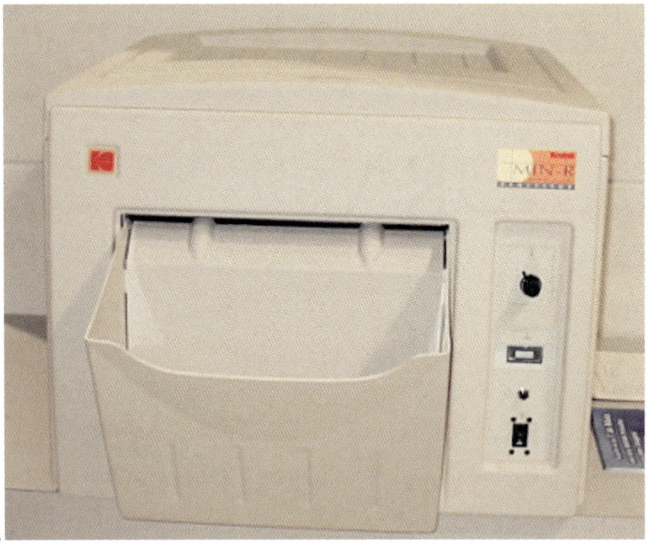

A

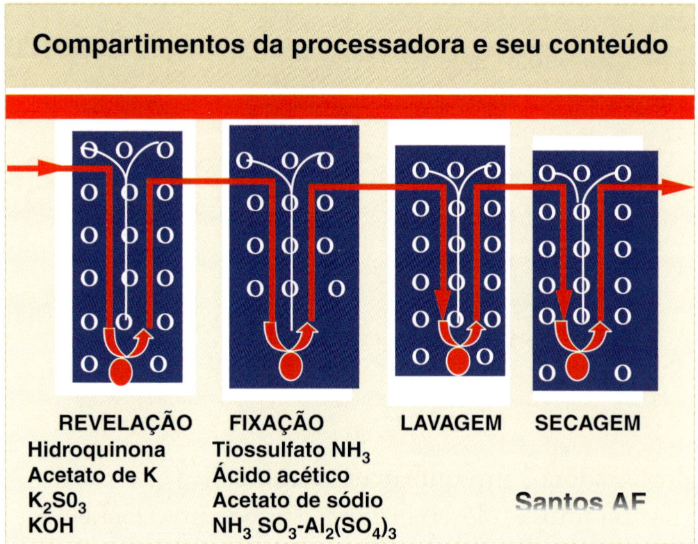

B

Fig. 10-1. (**A**) Processadora X-Omat-2000. Imagem da Kodak. (**B**) Modelo esquemático da processadora (visão lateral), mostrando os compartimentos com os rolos e o trajeto do filme desde a bandeja de alimentação até a entrega.

te no mercado um modelo (Agfa) que dispõe de dois compartimentos para fixação com a finalidade de retirar melhor os resíduos dos químicos e garantir maior durabilidade da imagem.

Contém uma bomba que faz recircular os químicos para mantê-los constantemente agitados, e mantém boa a atividade e a temperatura do revelador uniforme. Outra bomba é responsável pelo reabastecimento dos químicos, que se faz de forma automática, à medida que este é consumido e eliminado no processamento do filme.

O conjunto de rolos está fixo a uma estrutura metálica formando os *racks*. O eixo dos *racks* possui uma engrenagem dentada, que gira conjuntamente com o eixo principal da processadora. Os rolos são responsáveis pelo transporte do filme desde a bandeja de alimentação até a bandeja coletora do filme, passando através da solução reveladora, da solução fixadora e dos compartimentos de lavagem e secagem no interior da processadora.

Sistema de transporte do filme

O transporte do filme é feito pelo conjunto de rolos, que estão dispostos de forma contígua e sequencial. São munidos de corrente que gira em torno do seu próprio eixo para conduzir o filme através dos diversos compartimentos e ocorrer o processamento. O processo tem início ao se inserir o filme na bandeja de alimentação da processadora e termina com seu lançamento na bandeja de entrega. Cada *rack* é formado por um conjunto de 12 rolos que ficam submersos nos químicos e na água.

Os rolos rodam suave e sincronicamente sobre seu próprio eixo, movidos, por uma corrente e por engrenagens que fornecem uma velocidade constante e mantêm o filme no interior do recipiente o tempo necessário para ocorrer o processamento.

O sistema de transporte deve ser regulado para manter o filme no interior de cada compartimento durante o tempo necessário para se processar o efeito desejado. Deve mover-se de forma suave, ter rolos macios, limpos e bem conservados para não arranhar a emulsão do filme e danificar a imagem. A processadora emite um sinal sonoro que indica o momento de entrada e de saída do filme do tanque de revelação e o momento de colocar novo filme. O sistema de transporte afeta diretamente o processamento do filme porque regula o tempo exato que cada filme necessita ficar mergulhado em cada tanque, especialmente no compartimento do revelador. Existem os rolos de entrada, bastidores, retornadores, passadores, espremedores e secadores.

Entre cada compartimento estão os rolos passadores ou *crossovers*, em número de três, que são responsáveis pelo transporte do filme da bandeja de entrega para o compartimento do revelador e deste para o fixador e para o tanque da água. Em seguida, o filme é lançado no interior da câmara secadora.

Funções dos rolos

Os rolos têm as múltiplas funções de transportar o filme, controlar a temperatura do processador, agitar os químicos de forma vigorosa e uniforme na superfície do filme, além de evitar a superposição dos filmes. De acordo com sua função, o rolo pode ser produzido em aço inoxidável, plástico ou silicone.

O rolo espremedor confeccionado em silicone faz compressão e retira o excesso de químicos e de água. Tem ação espremedora impedindo a passagem de resíduos do revelador para a cuba do fixador, além de controlar o tempo de reforço e do processamento. Quanto mais o filme é espremido, mais prolonga a vida do agente fixador. A retirada do excesso de água facilita a secagem, que se faz de forma uniforme e mais rápida.

Sistema de recirculação dos químicos

A recirculação dos químicos desempenha a função de misturar e uniformizar os químicos, agitando as soluções e ajudando manter a temperatura constante. O revelador deve circular de forma contínua através de serpentinas de alumínio que partem do recipiente do revelador, circulam pelo tanque do fixador e pelo tanque da água com o propósito de manter uniforme a temperatura dos agentes reveladores, que é a etapa mais importante do processamento.

A circulação dos químicos mantém a agitação e a filtração constantes das soluções e facilita o contato permanente com o filme. Mantém a temperatura da solução, especialmente do revelador, e ajuda a manter a temperatura do fixador, que é menos importante. A circulação dos químicos é feita por uma bomba que mantém a mistura em atividade e homogênea. O sistema é provido de um filtro para reter as impurezas.

Sistema de reabastecimento dos químicos

A taxa de reabastecimento automática ou taxa de reforço pode ser definida como a quantidade de revelador e de fixador, medida em mL, que será aspirada pela processadora, após o processamento de cada filme, de acordo com uma taxa pré-definida. A taxa de reposição dos químicos varia de acordo com a processadora e com o tipo de filme revelado. O método usado baseia-se no volume consumido, mas a monitoração pode fundamentar-se na concentração dos íons de brometo, o que é mais seguro e deixa o sistema mais estável.

Quando o filme exposto é processado, os produtos químicos são consumidos e eliminados, devendo ser repostos. À medida que o filme é tracionado para o interior da processadora, o detector de entrada do filme aciona um sensor que ativa automaticamente a bomba de reabastecimento. Pequena quantidade de químico novo é aspirada do depósito e adicionada à cuba da processadora para manter a atividade estável. Para manter o nível das soluções, uma bomba aspirativa executa o reabastecimento automático para manter constante o volume e a atividade da solução. O aumento de exposição do filme aumenta a quantidade de cristais expostos, aumenta o consumo do revelador e maior será a taxa de reposição.

Em radiologia geral, a taxa de reforço para o revelador é próxima a 400 mL por m^2 de filme processado ou 65 mL por filme, já para o fixador o reforço é próximo a 500 mL por m^2 ou 80 mL por filme. O fabricante deve calibrar a processadora e ajustar a taxa de reposição apropriada para o tipo de filme em uso, para obter o efeito desejado, mesmo com baixo movimento. Nas processadoras da Kodak calibradas para mamografia, a taxa de reposição do revelador varia entre 25 e 30 mL por filme de 18 × 24 cm e um pouco mais para o fixador, volume válido para o filme Min-R 2000.

Na processadora de uso polivalente ocorre descontrole da taxa de reposição, porque a máquina não diferencia o filme de emulsão única para mamografia do de emulsão dupla, usado em radiologia geral. Por isso a processadora deve ser dedicada à mamografia, para manter todos os parâmetros estáveis. Nos serviços de radiologia geral com processadora polivalente, que trabalha com vários tipos de filmes, ocorre a descalibração do sistema, com a queda da qualidade da imagem.

Quando o volume diário de filme processado é baixo, a processadora apresenta dificuldade para manter a estabilidade e atingir uma imagem de boa qualidade. À medida que o volume diminui, pode ser necessário aumentar as taxas de reforço. Nas situações de baixo volume, em que não ocorre um reforço suficiente, acumulam-se brometos decorrentes do processo de revelação e cai a qualidade. Para reverter este processo, deve-se acrescentar químico fresco à processadora para assegurar uma atividade química constante. É um processo chamado reforço saturado, que mantém o nível dos químicos e o ambiente de processamento estáveis. É colocado um *timer* que injeta certa quantidade adicional de químico a cada 5 minutos, para a estabilização do ambiente de processamento.

O filme de emulsão única tem menor consumo que o filme de dupla emulsão, já que o consumo ocorre em função da área revelada. A estabilidade ótima com baixa taxa de reabastecimento é alcançada com um volume maior de trabalho, obtendo melhor rendimento com volume maior que 60 filmes por dia. Obtida a estabilidade do processamento, com reabastecimento apropriado, deve-se monitorar através da curva sensitométrica, que mede a velocidade, o grau de velamento e o contraste da imagem.

O reforço inadequado pode resultar em perda de contraste, redução da densidade máxima e alteração na velocidade. A correta taxa de reabastecimento dos químicos é essencial para a revelação adequada do filme e para prolongar a vida das soluções, bem como para manter estável o nível, a atividade e a concentração desejada dos agentes reveladores e fixadores.

A falta de reposição do fixador baixa o nível dos químicos e deixa o filme parcialmente revelado. A redução do tempo deixa o filme mal fixado, ficando pegajoso e úmido, dificultando a secagem. Facilita a retenção do filme pelos rolos e tardiamente causa instabilidade com manchas amareladas.

Sistema de controle de temperatura

Deve ser mantida a temperatura estável próxima a 33°C (com variação de 0,5°C), de acordo com a programação do fabricante. O aumento da temperatura aumenta o choque entre as moléculas que penetram melhor na emulsão e atingem mais os cristais que são sensibilizados com maior rapidez. A alta temperatura aumenta o velamento, a densidade e contraste do filme, deixando a radiografia superrevelada e muito preta, necessitando de maior intensidade luminosa para a avaliação.

Sistema de controle de repouso *(stand by)*

A processadora dispõe de um controle que, após 10 min sem processar filme, faz a máquina desligar automaticamente os sistemas de transporte e de secagem do filme, mantendo em funcionamento apenas o sistema de circulação dos químicos para manter estável a temperatura do revelador. O sistema de repouso automático reduz o consumo de energia e aumenta a vida útil da processadora. Se colocar um novo filme na bandeja, o sistema é acionado e o químico está pronto para o uso e o processamento inicia-se de imediato.

Sistema de controle do secador

A secagem depende da adequada fixação, da lavagem e da eficiência dos rolos espremedores em retirar o excesso de água, bem como da temperatura do secador.

O ar quente está contido em um sistema fechado, munido de uma ventoinha, que o faz recircular internamente. A exaustão é de 2.100 litros por minuto. É fornecido por um fluxo de ar sobre uma resistência e controlado por um termostato para manter a temperatura do secador entre 40 e 60 graus Celsius.

A temperatura do secador deve ser a mais baixa possível para uma boa secagem, sem aumentar a temperatura ambiente. O ar quente eliminado deve ser canalizado para fora para evitar o aumento da temperatura do ambiente. A processadora traz na parte traseira um adaptador com 7,6 cm de diâmetro para encaixe do ducto que vai eliminar os gases quentes.

Um regulador externo de temperatura disponível na processadora controla a circulação constante de ar seco no compartimento de secagem, sem interferir na temperatura dos químicos. Já existe um modelo no mercado (da Agfa), que dispõe de um sistema de secagem controlado por feixe de raios infravermelhos.

Sistema de circulação de água

A água deve ser corrente, limpa e filtrada e ter fluxo mínimo de 1 litro por minuto, com a finalidade de eliminar os resíduos químicos do recipiente de água. A tubulação de entrada da água deve conter um filtro para conter as impurezas, sobretudo as algas. O filtro deve ser transparente e ter capacidade de reter partículas de 25 micrômetros. A água deve chegar com baixa temperatura, já que a máquina não tem termostato que a regule para baixo. A água, além de lavar os filmes, ajuda a estabilizar a temperatura das soluções, especialmente do agente revelador.

Na instalação da processadora

No ato da instalação deve ser ajustado o controle de temperatura do revelador de acordo com o tipo de filme e com o tipo de ciclo de processamento que se deseja.

Estabelecer a taxa de reabastecimento de acordo com o tamanho e o número estimado do filme que será processado por dia.

Estabelecer e calibrar a temperatura do secador para a menor temperatura que ofereça uma boa secagem do filme.

Após o ajuste inicial da processadora, o reabastecimento deve ser monitorado através da sensitometria e da concentração apropriada dos químicos.

Manutenção

Para ter mamografia de boa qualidade e livre de problemas, deve-se estabelecer a limpeza diária com manutenção preventiva e corretiva dos equipamentos e controle de qualidade da imagem pela sensitometria.

O objetivo da limpeza é prevenir o surgimento de artefatos na imagem. As principais fontes de artefatos estão relacionadas com o processamento, os químicos, o transporte e o manuseio dos filmes e especialmente com a limpeza do ambiente.

A limpeza diária evita a cristalização de resíduos químicos nos rolos, que vai danificá-los e provocar marcas e arranhões no filme.

Diariamente, deve-se fazer uma inspeção geral e verificar o nível das soluções químicas nos tanques de reposição. Se o nível dos químicos nos tanques de reposição ficar abaixo do orifício de drenagem, vai permitir a entrada de ar, que vai descalibrar a taxa de reposição e comprometer o funcionamento da processadora.

Verificar a temperatura do revelador, que é um importante fator de redução de contraste da imagem.

Verificar a presença de rolos ásperos ou sujos, a velocidade dos rolos de transporte, a taxa de reabastecimento dos químicos e detectar as engrenagens quebradas.

Verificar a gravidade específica dos químicos e medir o pH para constatar se foram corretamente preparados.

Um conjunto de atos e manobras deve ser executado pelo técnico para manter a boa aparência, a boa qualidade da imagem e aumentar o tempo útil do equipamento, uma espécie de *check-list* cujos procedimentos devem ser feitos diariamente, outros com frequência semanal, mensal e até semestral.

Manutenção diária de rotina

- Lavar os *racks* passadores com água e sabão e colocar em seus lugares.
- Ligar o disjuntor e a chave elétrica da processadora 15 minutos antes do início dos trabalhos, para agitarem os químicos, que devem ser aquecidos até se estabilizarem na temperatura ideal do revelador.
- Após 15 minutos, abrir o registro da água e controlá-lo de acordo com o volume escoado.
- Limpar a bandeja de alimentação dos filmes e o balcão de trabalho com pano úmido. Pode ser usada a solução antiestática, fornecida pela Kodak.
- Fechar a tampa superior da processadora.
- Proceder a limpeza da processadora com alguns filmes virgens para retirar os resíduos do fixador que aderem aos rolos, formando cristais que arranham os filmes. Retirar eventuais poeiras que dão artefatos e verificar marcas de rolos no filme (existe um filme especialmente fabricado para este fim). Podem-se utilizar os filmes com validade vencida ou velados e não revelados. Se se utilizarem filmes usados, devem ser previamente lavados para retirar os resíduos e guardá-los em caixa fechada. A Kodak produz um filme não sensível à luz, medindo 35 × 43 cm, especialmente projetado para a limpeza dos rolos, que previne os artefatos no filme. É uma película com emulsão viscosa nos dois lados, que retira toda a sujeira e os resíduos de químicos retidos no sistema de transporte do filme.
- Aferição da temperatura do revelador com termômetro digital, antes do início do expediente de trabalho, após o aquecimento e estabilização da processadora.
- Sensibilizar uma película sempre no mesmo horário, revelar e quantificar a densidade óptica em cada degrau e avaliar a curva sensitométrica ou, no mínimo, os degraus-padrão como 1, 11 e 15, para traçar a curva sensitométrica e avaliar a densidade e o contraste do filme.
- Sempre que colocar um químico novo, deve-se fazer a sensitometria.
- Estabelecer o gradiente médio da curva sensitométrica, avaliando as densidades máxima e mínima ao longo da porção reta de curva.
- Verificar o nível dos químicos nos tanques de abastecimento.

No fim do expediente

- Desligar a processadora e abrir sua tampa, fechar a água, esvaziar o recipiente da água, desligar a rede elétrica. Deixar o exaustor ligado o maior tempo possível para eliminar os gases do ambiente.
- A limpeza minuciosa deve ser feita semanalmente com lavagem dos rolos para evitar que resíduos químicos se cristalizem neles e provoquem artefatos.
- Lavar e enxaguar os passadores de filme *(crossovers)* e cobertores de evaporação com pano úmido, sabão neutro e esponja macia, usando bastante água, para retirar resíduos de químicos que se vão cristalizar nos rolos e danificar o filme.
- Deixar a tampa da processadora semiaberta (cerca de 5 cm) durante a noite para permitir a saída dos vapo-

res dos químicos quentes e evitar que os gases se condensem sobre os componentes e provoquem corrosão.

- Pode ser coberto com um lençol para evitar a entrada de poeira que provoca artefatos.
- Evitar molhar o rolo puxador ou detector de filme, que deve ser limpo apenas com pano úmido.
- Não passar os filmes usados na processadora para limpar os rolos, porque contêm poeiras e podem contaminar o revelador com partículas do fixador.
- Semanalmente devem-se deixar os *racks* no tanque de água limpa para facilitar a retirada de resíduos

Manutenção semanal

- Abrir os drenos e esvaziar as cubas da água e dos químicos no interior da processadora.
- Retirar os *racks*, protegendo da contaminação com o respingador dos químicos.
- Lavar as cubas da processadora (revelador e fixador) com sabão neutro e esponja abrasiva e, em seguida, enxaguar com água corrente, limpa e abundante.
- Lavar os tanques de reabastecimento e todas as suas tampas com água limpa e sabão neutro, usando esponja abrasiva e enxaguar com água limpa e enxugar também com pano limpo.
- Se tiver *automixer*, devem-se limpar suas paredes para remover os cristais dos químicos, tomando o cuidado de não danificar as boias.
- Lavar os *racks* com água e sabão neutro, usando esponja macia e escova delicada, limpando todos os rolos, correntes e engrenagens, retirando os resíduos químicos precipitados e a sujeira, e colocá-los em um recipiente com água limpa. Devem-se usar esponjas diferentes para o revelador e para o fixador. Podem-se usar filmes de limpeza para rolos de transporte fabricados especificamente para este fim.

  Obs.: A Kodak recomenda que os *racks* sejam colocados em recipientes de água limpa, para facilitar a limpeza. Deve ser um recipiente para o revelador e outro para o *rack* do fixador, cuja água deve ser trocada semanalmente. O mesmo tratamento pode ser dado aos *crossovers*. Não é uma conduta consensual.
- Encher os tanques de reforço e cubas da processadora com químicos novos.
- Aferir a gravidade específica para avaliar se os químicos estão na concentração correta.
- Limpar a parte externa da processadora com um pano limpo, umedecido em água, retirando todos os pontos brancos dos resíduos químicos e as sujeiras existentes.
- Limpar a bandeja de alimentação do filme e a mesa de trabalho
- Limpar os rolos passadores e as coberturas de evaporação (exceto o *crossover* de alimentação do filme que não deve ser molhado).
- Ao retornar os *racks* para as cubas deve-se lavá-los com água limpa e corrente.
- Encher os tanques com os químicos até atingir o nível, começando pelo fixador, despejando-o lentamente para evitar a contaminação do tanque de revelador. Utilizar uma jarra plástica individual para cada químico, usando o protetor de respingo para evitar contaminação.
- Recolocar os *racks* lentamente para não transbordarem os químicos e encaixá-los nas engrenagens do eixo principal da processadora.

Manutenção mensal

- Fechar os drenos e encher todos os tanques com água até o nível máximo.
- Ligar a processadora e deixar a água circular por 5 minutos.
- Desligar a processadora e abrir novamente os drenos para esvaziar os tanques e repetir a operação para assegurar a limpeza das bombas de circulação dos químicos.
- A Kodak produz um filme especialmente fabricado com propriedade autolimpante. Atua removendo a sujeira dos rolos, ajuda na limpeza diária, mantém os rolos limpos e evita artefatos.
- Após a limpeza dos tanques da processadora, colocar água limpa e ligar por 30 minutos para limpar a tubulação e o interior das bombas de circulação dos químicos.
- Trocar o filtro do revelador e da água.
- Completar os níveis dos tanques começando pelo fixador, utilizando jarras plásticas, encher lentamente para evitar a contaminação dos químicos, especialmente do revelador.

Manutenção semestral

- Limpeza da bomba de recirculação dos químicos, colocando água limpa nas cubas e ligando a máquina durante 15 minutos. Pode ser usado um *kit* fornecido pela Kodak (limpa-sistema), que limpa as bombas de circulação dos químicos e da água, bem como as tubulações. Tem uso discutido por ter ação cáustica e ressecante sobre as mangueiras.

- Desmonte dos *racks* com a retirada das crostas sedimentadas de suas partes interna e externa, seguido de lubrificação das arruelas e parafusos.
- Abertura com limpeza da caixa e dos rolos de secagem, removendo todos os resíduos de químicos com pano úmido, para prevenir os artefatos.
- Verificar as molas, polias e engrenagens dos *racks* e substituí-los, caso necessite.
- Limpeza e lubrificação da engrenagem helicoidal e da rosca sem fim com óleo SAE-90.

Capítulo 11

FORMAÇÃO DA IMAGEM

Alcides Ferreira Santos

Neste capítulo estudaremos a imagem mamográfica abordando todos os aspectos, desde a formação da imagem latente até a imagem visível. Descrevem-se os fatores responsáveis pela formação da imagem, como equipamentos e seus fatores energéticos, que contribuem para a formação de uma boa imagem, bem como o objeto a ser radiografado com suas características próprias e se comenta sobre o sistema de registro de imagem.

INTRODUÇÃO

A imagem radiográfica é uma representação visual de uma estrutura do organismo, que é produzida quando um feixe de raios X transfixa o objeto e se projeta no filme. Os raios, ao ultrapassarem a estrutura a ser radiografada, colhem as informações sobre os diferentes tipos de tecidos que compõem a estrutura e as deixam disponíveis no filme em forma de imagem.

Cada estrutura do objeto radiografado tem densidade específica diferente, absorve as radiações com intensidade diferente, sendo representada por pontos com contrastes diferentes. O somatório de todos os pontos forma uma imagem que apresenta diferentes tonalidades de cinza. As diferentes propriedades físicas e radiológicas das diferentes estruturas que formam o tecido têm diferentes coeficientes de absorção dos raios e projetam no filme uma imagem com diferentes tons de cinza.

A imagem radiográfica é formada quando um feixe de raios X, partindo do tubo, atravessa o objeto que é atenuado com intensidade diferente, e projeta no filme as informações das estruturas por onde passou. O feixe de radiação que atravessa a mama é modulado pela absorção das diferentes estruturas normais e anormais que compõem a mama. Estes raios conduzem as informações retiradas dos tecidos, projetando-as no filme ou no receptor digital, que servirão de objeto para o diagnóstico.

A imagem radiológica é formada por um número infinito de pontos pretos que correspondem às minúsculas partículas de prata metálica, distribuídos de maneira não uniforme na emulsão do filme. A imagem se forma pela diferença na transmissão dos raios X, que são absorvidos de formas diferentes pelas várias estruturas que compõem o objeto, dando contraste pelas diferentes densidades do órgão radiografado.

A imagem visível no filme radiográfico representa agregados de átomos de prata metálica, distribuídos na emulsão de forma heterogênea, de acordo com a distribuição não uniforme da imagem do objeto. Sua aparência física traduz a distribuição da intensidade dos raios X no filme e exprime um objeto físico no corpo do paciente.

Uma estrutura dentro do órgão irradiado somente será visível na imagem radiológica se seu coeficiente de absorção for diferente com relação ao tecido circunvizinho, dando contraste à estrutura. O contraste é a característica mais importante de uma imagem e pode aparecer como diferentes tons de cinza e diferentes intensidades luminosas. O grau de contraste da imagem médica depende de uma boa exposição, mas também depende das características físicas do objeto radiografado (contraste do objeto) e do tipo de receptor que adquire e registra a imagem.

A aquisição da imagem radiográfica se inicia com a exposição do objeto a ser radiografado. O operador seleciona o regime de exposição pela escolha dos parâmetros técnicos, como tempo de exposição, voltagem, amperagem e posicionamento da fotocélula, em função da densidade e da espessura do objeto. O ajuste correto destas grandezas tem grande influência na qualidade da imagem e na visibilidade das estruturas contidas no objeto radiografado.

Formação da imagem radiográfica

Na cadeia de formação da imagem devem ser considerados vários fatores que envolvem: o tipo de **equipamento**, a **espessura do paciente**, o **sistema de registro da imagem** e, sobretudo, o **processamento do filme**. Este conjunto gera um espectro de raios X que deve ser otimizado de acordo com o tecido-alvo que se quer radiografar. Deve representar um equilíbrio entre os vários elementos que compõem a sequência da formação da imagem, que vão desde o tipo de paciente até o processamento, passando pelo equipamento de raios X e pelo sistema de registro da imagem, especialmente o tipo de filme (Fig. 11-1).

O filme radiográfico desempenha importantes funções no processo de formação da imagem e o conhecimento destas funções permite ao operador selecionar o tipo de filme correto para cada tipo de procedimento. Ele converte os raios X e especialmente a luz em tons de cinza, além de registrar e exibir a imagem, que é avaliada por transiluminação no negatoscópio. A quantidade de exposição necessária para expor bem o filme e formar uma imagem depende de sua sensibilidade, que em frações de segundo forma uma imagem latente, mas só se torna definitiva após o processamento.

O processo inicia com uma fonte de radiação que emite raios X, alimentada por um gerador de alta tensão. Recebe influência da voltagem, da corrente, do material do anodo, do tamanho do ponto focal e do tipo de filtragem do feixe. A boa técnica radiográfica deve combinar estes elementos para gerar um espectro de raios X compatível com o tecido que se quer radiografar.

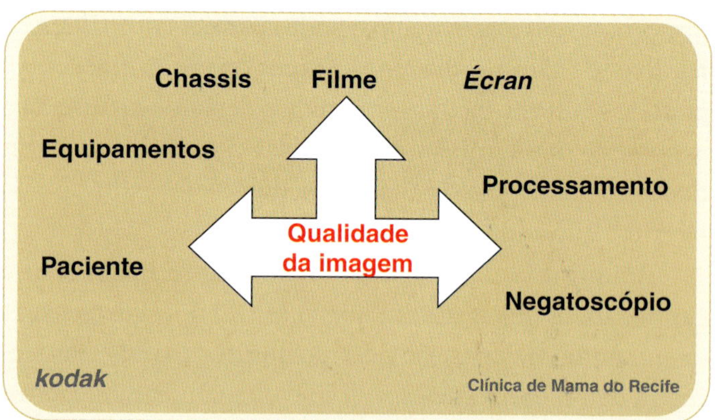

Fig. 11-1. Cadeia de formação e avaliação da imagem que devem ser otimizadas para fornecer uma imagem de boa qualidade.

Os fótons de raios X inicialmente interagem com o fósforo da tela intensificadora por quem são absorvidos em sua maioria. Este fósforo emite a luz que vai sensibilizar os cristais de haleto de prata contidos no filme e formar uma imagem latente, ou seja, vai modificar a estrutura eletrônica dos cristais, gerando uma imagem que é invisível. Após o processamento, o revelador reduz a imagem latente a pequenos cristais de prata metálica e torna a imagem visível. O processamento transforma a imagem latente em imagem real passando por várias etapas, como revelação, fixação, lavagem e secagem, que ocorrem de forma sequencial.

Este assunto está mais bem descrito no capítulo sobre o processamento da imagem (Fig. 11-1).

Formação da imagem latente

Os fótons provenientes da tela interagem com os cristais e produzem uma imagem latente que após a revelação torna-se visível. Dentro da emulsão do filme está o haleto de prata, que é composto do brometo de prata associado ao iodeto de prata na proporção de 10%, que potencializa o efeito do brometo, aumentando a sensibilidade.

Durante a exposição, as radiações incidem sobre a emulsão do filme e sobre o fósforo contido no *écran*, emitindo luz, que juntamente com os raios X produzem interações nos cristais de prata da emulsão, que geram alterações físicas e produzem uma imagem latente no filme. A imagem latente é o arranjo eletrônico produzido no filme pela ação dos raios X sobre os cristais de prata, que só se torna visível após o processamento, que transforma os cristais de prata em prata metálica.

Estes cristais são eficientes absorvedores de fótons (raios X e luz) durante a exposição e por fenômeno físico formam uma imagem latente. Estes fótons decompõem a molécula de haleto de prata, formando um íon de prata e um átomo de haleto. A prata cede um elétron ao iodo ou bromo e fica carregado positivamente e o iodo fica com carga negativa. Quando o cristal é atingido pelos raios X, ocorrem efeitos fotoelétricos que roubam o elétron da prata. Como o elétron é negativo, é atraído para a parte central, onde tem excesso de carga positiva (Fig. 11-2). Durante o processamento, os átomos de prata que haviam perdido os elétrons recapturam estes elétrons e formam a prata metálica, tornando o filme escuro. Os sais de prata

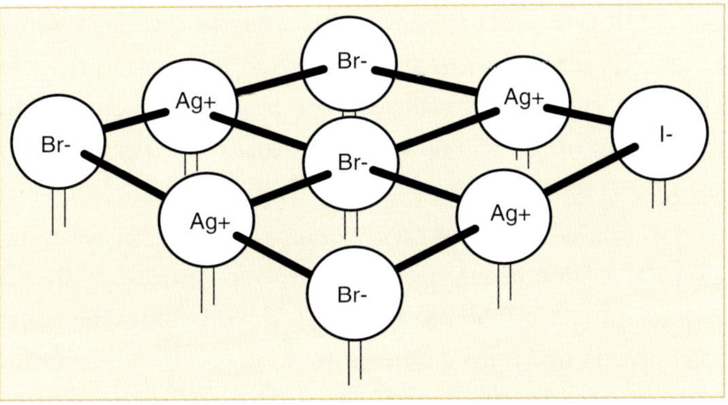

Fig. 11-2. Estrutura espacial do cristal de haleto de prata, que mostra os átomos de prata com cargas positivas no centro e as cargas negativas na periferia, mantendo o cristal neutro. (Imagem cedida pela Kodak.)

quando revelados ficam depositados no filme como pontos pretos. As interações ocorridas no filme radiográfico são semelhantes àquelas que ocorrem no filme fotográfico, que também só se tornarão visíveis após o processamento do filme.

A imagem latente é uma imagem fotográfica invisível, produzida pela passagem das radiações através do objeto, de onde conduzem as informações contidas em seu trajeto e as projetam no filme formando uma imagem. É uma imagem virtual, inacabada e não visível, porque na verdade é apenas um desarranjo a nível de elétrons. É impossível distinguir os cristais que foram modificados pela luz daqueles que não foram expostos. Esta alteração dos átomos deixa os cristais sensíveis aos agentes reveladores.

A primeira etapa na formação da imagem é a exposição do filme aos fótons de raios X. Estes fótons provocam cintilação do fósforo contido no *écran*, que emite luz de forma intensificada ativa aos íons de brometo de prata. No filme exposto, ocorrem interações dos fótons com os cristais de brometo de prata, que produzem a expulsão dos elétrons, deixando o átomo ionizado e liberando os íons bromo. Quando os raios X ou luz atingem os microcristais de haleto de prata, sua energia retira um elétron do átomo do cristal de brometo de prata e decompõe as moléculas de haleto, ioniza os cristais em diferentes graus, forma um íon de prata e um átomo de brometo, e libera elétrons. O elétron que tem carga negativa é atraído pelo íon de prata, que tem carga positiva, e forma um átomo neutro de prata metálica. A fusão de ambos forma um átomo de prata metálica. Novamente a prata cede elétron ao bromo e volta a ficar positiva para atrair outro elétron, e forma uma reação em cadeia, produzindo a prata metálica. Outros íons de prata vão atraindo outros elétrons e o fenômeno perdura enquanto permanecer a exposição. O íon prata após capturar o elétron forma a prata metálica e libera os íons bromo e iodo em forma de gás.

O desarranjo das cargas deixa os átomos de prata carregados positivamente no centro, em equilíbrio com átomos de bromo e iodo carregados negativamente na periferia, de forma que haja equilíbrio das cargas elétricas e o cristal mantenha-se neutro.

Na mamografia convencional, a imagem latente corresponde à distribuição dos cristais de prata ativos na emulsão do filme. No sistema digital, também forma um tipo de imagem latente, porque o sistema atribui valores numéricos para cada *pixel* armazenado na memória do processador, que também necessita ser processada, antes de ser exibida no monitor. O processamento da imagem digital consiste da transformação dos valores numéricos dos *pixels* em níveis de cinza que é mostrada diretamente no monitor ou no negatoscópio após sua impressão a *laser*.

Formação da imagem visível ou processamento do filme

A última etapa na formação da imagem é o processamento em que a imagem é alterada por efeito químico ou efeito digital para torná-la visível. Os grãos de prata ionizados capturam elétrons da solução reveladora, são reduzidos e formam prata metálica, que torna a imagem visível (Ag+ mais 1 é = Ag0). A imagem visível é formada por bilhões de cristais de prata, individualmente expostos. O processamento não acrescenta informações à imagem e apenas dá condições de visibilidade no negatoscópio ou no monitor, para ser interpretada.

Nesta etapa, o filme é imerso em soluções químicas nas quais o agente revelador fornece elétrons e converte a imagem latente em imagem visível com diferentes tons de cinza. Os cristais expostos são muito mais sensíveis ao efeito redutor dos agentes reveladores, enquanto os cristais não expostos, que é a grande maioria, permanecem intactos.

O processamento é químico e amplifica as pequenas alterações dos cristais em um bilhão de vezes o efeito da luz sobre o filme. O filme revelado mostra um enegrecimento, representado por uma infinidade de pontos pretos, já que os cristais de prata individualmente revelados são minúsculos e invisíveis. A quantidade de prata metálica no filme determina a densidade óptica, que depende da corrente e do tempo de exposição, com intensa influência do processamento.

Na revelação do filme, o agente revelador fornece elétrons ao sistema e permite transformar todos os cristais de haleto de prata, que foram sensibilizados em prata metálica de cor enegrecida, transformando uma imagem latente e invisível em outra, visível e permanente com diferentes tons de cinza (Fig. 11-3).

A imagem radiográfica, quando bem processada e bem conservada, preserva-se ao longo dos anos, com vida útil acima de 20 anos. O aspecto e a qualidade da imagem radiológica dependem de fatores como o tipo de filme usado, a maneira como foi exposto e as condições de processamento.

FATORES QUE INTERFEREM NA FORMAÇÃO DA IMAGEM

Na formação da imagem radiográfica, três pilares básicos são fundamentais: a fonte de radiação, o tipo de paciente e o sistema de detecção da imagem. Estes assuntos aqui resumidos estão mais bem descritos em capítulos à parte. A complexa cadeia de formação da imagem mamográfica envolve o objeto a ser radiografado, cujo contraste tem relação com a espessura e com a densidade da mama; o equipamento e o tipo do material do anodo determinam a qualidade do feixe, a filtragem utilizada do feixe e o tamanho do foco, e serão tratados em capítulo à parte.

Fonte de radiação

O equipamento de raios X deve fornecer um espectro de raios de qualidade ideal para o tipo de objeto a ser radiografado. Em mamografia, o espectro ocorre em função do tamanho, da espessura e da densidade da mama. A qualidade do feixe influencia a qualidade da imagem, porque os raios mais energéticos penetram mais, apesar de provocar mais radiações secundárias que degradam a imagem, dando uma imagem cinzenta e sem contraste.

O espectro das energias que compõem o feixe é fundamental para descrever o processo de produção da imagem. Vários fatores modificam o espectro que age na formação da imagem, entre eles a tensão no tubo, o tipo de corrente, o circuito retificador e a camada semirredutora, recebendo influência do material do anodo e do tamanho do ponto focal.

A tensão do tubo é produzida pela voltagem aplicada, ou seja, a diferença de potencial entre o catodo e o anodo e determina a qualidade dos raios. A voltagem dá a energia contida nos raios e determina o seu poder de penetração. Para produzir uma imagem de boa qualidade, o equipamento deve ter grande variação da kV e da amperagem, para adequar a voltagem em tipos diferentes de mama. A qualidade do feixe ou seu poder de penetração determina as interações entre os raios com a matéria, produzindo a separação das estruturas contidas naquele objeto e determinando o contraste.

Corrente do tubo

A intensidade de corrente ou amperagem mede o fluxo de elétrons que sai do catodo para o anodo. É um fator quantitativo que determina o fluxo de elétrons, sem imprimir maior energia. Quanto maior for a corrente, maior será o número de elétrons que colidem com o alvo e maior será o número de raios X produzidos.

O gerador de alta tensão é um determinante de qualidade de energia do feixe e do tempo de exposição. A forma de onda de voltagem determina a eficiência na produção de raios X e seu valor de penetração. O circuito ideal é o tipo multipulso, que mantém a onda sempre positiva para manter um potencial constante.

Tamanho do foco

O tamanho do ponto focal tem relação com a qualidade da imagem formada. O foco grande é mais eficiente em dissipar o calor, que aumenta a vida do filamento, entretanto produz uma imagem distorcida e sem nitidez. Quan-

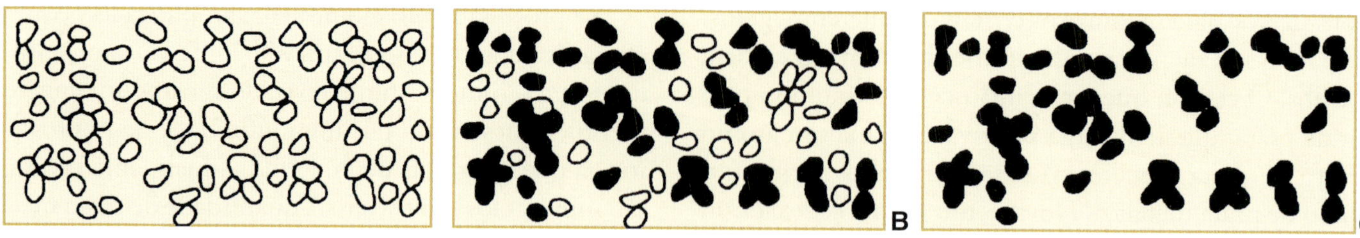

A B C

Fig. 11-3. Processamento do filme. (**A**) Distribuição dos cristais de prata no filme. (**B**) A revelação produz a prata metálica nos cristais sensibilizados, deixando-os enegrecidos. Os cristais não expostos permanecem brancos. (**C**) O fixador remove os cristais de prata não expostos. (Imagem cedida pela Kodak.)

to maior o ponto focal, menor é a nitidez e menor é a resolução espacial. O foco ideal deve ser de 0,3 mm para mamografia de contato e de 0,1 mm para ampliação.

INFLUÊNCIA DO MATERIAL DO ANODO

Tipo do material

O tipo de material que compõe o anodo determina a produção e a qualidade do feixe de raios X que o tubo produz. O espectro energético das radiações está na dependência do número atômico do anodo. Quanto maior o número atômico do material do anodo, maior será a produção de raios X e mais energéticos serão os fótons gerados. Cada tipo de material emite um espectro de energia característico, que tem influência na produção dos raios e na qualidade do feixe e a escolha deve ser adequada para aquele objeto que se quer estudar. O molibdênio é o mais apropriado para as mamas menos espessas e gordurosas, que necessitam de uma faixa de energia de 18 a 20 keV, enquanto o ródio oferece raios mais energéticos e se presta melhor para as mamas de espessura maior que 7 cm e altamente densas, que necessitam de raios mais penetrantes.

Molibdênio. Tem o número atômico Z = 42, oferece fótons de baixa energia em uma faixa de energia ideal para mamografia, devido à pequena diferença de contraste entre as estruturas que compõem a mama.

Ródio. Possui um número atômico mais elevado (Z = 45), emitindo uma energia mais alta que o molibdênio. Fornece um espectro mais energético, com maior poder de penetração. Tem indicação nas mamas densas e naquelas muito espessas.

Tungstênio. É o preferido para a radiologia convencional por ter elevado número atômico (Z = 74) e ser eficiente na produção de raios X. Produz fótons de alta energia que ajudam na formação da imagem. É uma opção não recomendada para mamografia, porque oferece imagem de baixo contraste, apesar de alguns modelos usá-lo, por falta de opção. Esporadicamente pode ser útil em mamas extremamente densas e muito espessas.

FATORES QUE DIZEM RESPEITO AO OBJETO

Objeto

O objeto é a estrutura que se deseja radiografar, no caso, a mama. A informação radiográfica reflete a estrutura que está sendo radiografada e depende da espessura, da densidade e do número atômico dos elementos que compõem o objeto.

O corpo humano é composto de diferentes matérias, com diferentes densidades, diferentes espessuras e com diferente capacidade de absorver os raios. Estes diferentes materiais absorvem as radiações de formas diferentes em função de seu número atômico e de sua densidade.

Os raios que emergem do tubo têm um espectro de energia diferente, ou seja, são polienergéticos. Ao ultrapassarem o objeto, os raios de baixa energia são absorvidos e o feixe fica monoenergético, porque só aqueles raios mais penetrantes conseguem ultrapassar a estrutura. A absorção dos raios pelo objeto aumenta com sua espessura, com seu número atômico que tem maior concentração de átomos e com a densidade específica do material. A absorção tem relação direta com o regime de exposição, como voltagem e corrente do tubo, com o material anódico e com a filtragem do feixe.

As radiações têm a capacidade de penetrar na matéria. Quando um feixe de raios X incide sobre um objeto a ser radiografado, ocorrem três fenômenos, de forma concomitante e simultânea, que dependem da qualidade das radiações. Conforme a sua energia, alguns raios são absorvidos pela matéria, que apenas aumenta a dose; outros são desviados e se espalham, produzindo radiações secundárias e outros transfixam e vão-se projetar no receptor. Estes representam 5% das radiações, não interagem com a matéria e são responsáveis pela formação da imagem.

A intensidade destes efeitos depende das características inerentes à constituição do objeto, como o número atômico, a densidade específica e a espessura, e do regime de exposição, como a kV e a mAs e manobras adicionais, como o tipo de filtragem do feixe e o tipo de material que compõe o anodo.

Densidade

Quanto mais denso for o objeto, maior será seu poder de absorção do feixe. Uma estrutura de alta densidade e compacta como osso, que é rico em cálcio, absorve mais que as partes moles contendo hidrogênio, carbono e nitrogênio, com baixo número atômico.

Espessura

Há relação direta entre a absorção e a espessura do objeto a ser radiografado. Quanto mais espessa for a estrutura, maior será a absorção dos raios. Em mamografia, a compressão exerce o papel fundamental de uniformizar e reduzir a espessura da mama, dando uma exposição homogênea em toda a estrutura mamária.

Número atômico do objeto. O número atômico (Z) do material que compõe o objeto (no caso a mama) afeta a absorção dos raios X. Há uma relação direta entre o número atômico do material com a atenuação das radiações. Assim, o cálcio, que tem um Z de 20, é o maior absorvedor de radiações, enquanto as partes moles, formadas de nitrogênio, carbono e hidrogênio com Z próximo a 6, têm pouca absorção. Esta atenuação guarda relação também com as diferentes energias dos fótons, ou seja, com a voltagem, que determinarão o poder de penetração dos raios.

Receptores de imagem

O último e importante componente na formação da imagem mamográfica é o sistema de receptor da imagem, que é descrito em capítulo à parte.

A função do sistema de registro é capturar as imagens provenientes das estruturas contidas no interior do objeto radiografado e transformá-las em imagens visíveis com diferentes tons de cinza, para permitir sua avaliação. Os métodos de registro de imagem em mastografia são o sistema tela-filme e o sistema digital, independente da tecnologia CR ou DR e da formação da imagem ser direta ou indireta.

A detecção no sistema filme-*écran* baseia-se na combinação de um filme com um *écran* ou tela intensificadora contendo sais fluorescentes que transformam os raios X em luz visível de cores diferentes, em função do tipo do fósforo usado. Em mamografia é usado um filme de alto contraste, que é mais sensível à luz verde emitida pelo *écran* de terras raras.

O filme fotográfico contém uma emulsão composta de gelatina contendo cristais formados de aproximadamente 90% de brometo e cerca de 10% de haleto de prata, distribuídos de forma homogênea na emulsão, para permitir uma exposição uniforme do filme. Cada cristal contém bilhões de átomos de prata. Estes cristais, quando expostos à luz ou raios X, formam pequenos grupamentos, que são invisíveis pelo minúsculo tamanho e deixam uma imagem latente. O número de cristais ativados está relacionado com a quantidade de exposição e são responsáveis pela densidade óptica.

O filme radiográfico desempenha várias funções no processo de formação da imagem. O conhecimento destas funções permite ao operador selecionar o tipo de filme correto para cada tipo de procedimento. O filme converte os raios, e especialmente a luz, em imagem com diferentes tons de cinza, que é armazenada e exibida através da transiluminação pelo negatoscópio que visibiliza seus detalhes.

No sistema digital DR, utiliza-se um painel plano de silicone amorfo, revestido com um fósforo (iodeto de césio), que absorve a luz e transforma-a em sinal eletrônico, que vai formar uma imagem primariamente digital. Outra tecnologia usa painel plano de selênio amorfo, que atua como fotocondutor e transforma diretamente os raios X em sinal eletrônico. Este sinal é digitalizado e armazenado no computador que disponibiliza a imagem em um monitor em tempo real. Na tecnologia CR, o filme é constituído por uma placa de fósforo reutilizável, que substitui o *écran* e também forma uma imagem latente, similar ao sistema filme-*écran*. Um feixe de raios *laser* faz a leitura desta placa e transforma esta imagem latente em imagem digitalizada. Estes assuntos serão descritos em capítulos sobre receptores digitais.

Capítulo 12

PROCESSAMENTO DO FILME

Alcides Ferreira Santos

Este capítulo fornece detalhes sobre o processamento da imagem, separando por fases e descrevendo os processos químicos responsáveis pela revelação que transforma uma imagem latente em imagem visível e permanente, seguido da fixação, da lavagem e da secagem do filme. Descreve a composição dos químicos e a função específica de cada composto no contexto global da solução e os efeitos dos resíduos químicos sobre o meio ambiente.

CONCEITO

O processamento representa uma série de etapas que tem o objeto de tornar a imagem latente e virtual em imagem real e definitiva, deixando-a disponível para a visualização. O processo consiste de quatro etapas, que se iniciam por revelação, fixação, lavagem e secagem do filme, feitas de forma sequencial e automática.

O processamento de qualidade deve fornecer uma imagem rica em detalhes, com durabilidade de, no mínimo, 20 anos. Para se obter uma imagem mamográfica com boa qualidade e com o mínimo de dose, necessita-se da interação de vários fatores, como equipamento dedicado e calibrado, técnica radiográfica correta, uma combinação de *écran* eficiente em íntimo contato com filme de alta sensibilidade, bom processamento, químicos especialmente formulados, tempo e temperatura adequadamente controlados e máquina otimizada para o tipo de filme em uso. A produção de imagem de qualidade requer que o processamento siga as recomendações do fabricante e da portaria 453 do Ministério da Saúde.

O processamento depende dos químicos, da temperatura e do tempo de revelação, que pode influenciar de forma negativa a interpretação da imagem. O filme bem exposto e bem revelado gera uma imagem de boa qualidade, que facilita a avaliação da imagem. Mas um filme, mesmo bem exposto, pode gerar uma imagem de má qualidade se for mal revelado. Não esquecer que um filme mal processado não será bem interpretado. O sistema de processamento do filme envolve fatores como tipo de processadora, velocidade de filme e produtos químicos, que funcionam de forma independente, mas sincronizados. O grau de processamento é determinado pela temperatura do revelador, pelo tempo de imersão do filme no agente revelador, pela taxa de reposição dos químicos, pela concentração e pela atividade das soluções e pelas condições da câmara escura. As características de contraste e sensibilidade de um filme são afetadas pelo processamento.

Processamento do filme

O processamento é o mais importante determinante do contraste. O baixo contraste deixa o filme cinza e o alto contraste é desejável para a mama, mas deixa o filme mais enegrecido e fica mais suscetível a ruídos na imagem, o que pode dificultar ou impedir a visão das finas estruturas de baixo contraste. O processamento é a parte crítica da formação da imagem mamográfica, que necessita de imagem definição com alto contraste e sem artefatos.

O processo de formação da imagem é dependente do sincronismo de fatores, como paciente, equipamento, tipo de filme e *écran* e, sobretudo da processadora que responde por 50% pela qualidade da imagem. O desempenho da processadora como o ponto mais frágil da cadeia de produção da imagem mamográfica é o principal gerador de artefatos da imagem.

O processamento inicia com a imersão do filme na solução reveladora que converte os cristais de haleto de prata em prata metálica. A emulsão ou gelatina que é hidrossolúvel e sensível ao aumento de temperatura absorve água, torna-se inchada e amolecida para facilitar a ação do agente revelador. Ao mesmo tempo entra em ação outro composto, que tem o papel de endurecer a emulsão, função que se completa no compartimento de fixação. O fixador endurece a emulsão, interrompe a revelação dos cristais expostos e retira os grãos não revelados. A lavagem retira os resíduos de químicos e a secagem retira o excesso de água.

Dentro da emulsão do filme estão os cristais de brometo ou iodeto de prata (chamados de haleto). Quando os raios X ou luz incidem sobre estes cristais, ocorrem interações fotoelétricas (ionização), que arrancam os elétrons dos cristais do haleto de prata presentes na emulsão do filme, formando uma imagem latente que não é visível. É uma reação química em que a prata cede um elétron e fica com carga positiva e o iodo recebe o elétron e fica carregado negativamente, sendo atraído para a parte central, onde há excesso de carga positiva.

O revelador, que é riquíssimo em elétrons, reage com os cristais de prata que foram ativados pela exposição aos raios X e pela luz, e transforma a imagem latente em imagem visível e permanente. Os átomos de prata que haviam perdido os elétrons, capturam os elétrons do agente revelador, formam a prata metálica e se tornam escuros. A revelação é um processo químico que, ao fornecer elétrons, forma prata metálica que dá uma tonalidade preta ao filme.

O processamento amplifica em bilhões de vezes as alterações químicas presentes na imagem latente. O agente revelador fornece elétrons à prata, desfaz as armadilhas (Ag+) e a converte em prata metálica, que escurece o filme, deixando a imagem visível. O brometo é liberado em forma de gás, pela equação abaixo.

Ag+ 1 elétron = Ag0 ou prata metálica

O processamento do filme deve ser imediato após a exposição. No filme exposto e não revelado em até 6 horas ocorre um desvanecimento da imagem latente e a densidade reduz em 10 a 15%, com relação ao esperado. Os filmes processados tardiamente ou fora do serviço devem ser compensados com o aumento da exposição. Na placa de fósforo estimulável (IP), forma-se a imagem latente do sistema CR, que pode prolongar o tempo sem prejuízo para a densidade óptica.

O processamento pode ser manual ou automático. Na mistura manual dos químicos, o técnico deve ter o cuidado de colocar todos os ingredientes e adicionar a quantidade de água necessária para manter a gravidade específica e o pH recomendado pelo fabricante. O método manual é um processo lento e rudimentar e depende, sobretudo, da habilidade do técnico. Este método foi abandonado e por isso deixamos de comentar porque tem apenas valor histórico (Quadro 12-1).

Processamento automático

O processamento automático substituiu as técnicas manuais e deixa o processo menos sujeito ao erro humano. São máquinas automáticas munidas de compartimentos que processam todas as etapas, desde a revelação, a fixação, a lavagem e a secagem do filme, em curto espaço de tempo e rigorosamente cronometrado.

No processamento automático são usados químicos especialmente fabricados que sofrem influência direta de fatores extrínsecos, como o preparo dos químicos, o tempo de processamento, a temperatura do revelador, a atividade e a agitação dos químicos, a lavagem, a secagem e as condições da câmara escura.

No processamento automático deve haver um sincronismo entre o filme, os químicos e a processadora, para revelar, fixar, lavar e secar em um curto tempo disponível. Para isto precisam-se químicos especialmente formulados, rígido controle de temperatura da solução reveladora, agitação e reposição dos químicos. Necessita-se de um sistema de transporte do filme a uma velocidade controlada e o filme deve ter características compatíveis com as condições de revelação. Naturalmente a máquina deve estar calibrada para o tipo de filme, que altera o tempo de revelação.

O processamento em mamografia segue o padrão técnico dos demais filmes radiográficos e fotográficos. O

Quadro 12-1. Processamento da imagem

Processamento do filme
Objetivo: Transformar uma imagem latente invisível em imagem real e definitiva
Etapas: Revelação, fixação, lavagem e secagem do filme
Fatores que influenciam o processamento
Tipo de processadora
Produtos químicos
Sensibilidade do filme
O tipo, a concentração e a atividade dos químicos
Tempo de imersão do filme no revelador
Temperatura do revelador

filme exposto é introduzido na processadora e, por meio de um sistema motorizado de transporte, é conduzido inicialmente ao reservatório da solução reveladora, onde permanece por cerca de 25 segundos. A seguir é transportado para o reservatório de fixação da imagem, onde permanece por mais 30 segundos. Na sequência o filme é transportado para o reservatório de lavagem e finalmente, conduzido ao compartimento de secagem, ainda dentro do corpo da máquina. Todo o processamento se completa em cerca de 90 a 120 segundos, dependendo do tipo de filme, contando o momento de entrada do filme na bandeja de alimentação até sua saída e a queda na bandeja de entrega do filme (tempo seco a seco).

Na passagem entre os compartimentos no interior da processadora, especialmente na saída do revelador, o filme passa pelos rolos espremedores, confeccionados em silicone, que retiram o excesso de químico e impedem que a solução reveladora passe para o tanque do fixador e ainda facilitam a secagem do filme.

Técnica de processamento

Existe controvérsia se o filme de mamografia deve ser revelado com a emulsão para cima ou para baixo, porque pode haver diferença na densidade óptica. Alguns defendem que a emulsão para baixo reduz o velamento e impede o aparecimento de imagem fantasma com um halo contornando a mama. Outros consideram que o processamento de filmes de mamografia com a emulsão voltada para cima proporciona os melhores resultados gerais. A Kodak recomenda que o filme Min R-2000, usando a processadora da série M-35 e X-OMAT, deve ser processado com a emulsão voltada para baixo. Entretanto, não há regra que determine a melhor posição do filme. O teste de controle de qualidade da processadora pode ser o melhor indicador da posição do filme após avaliar a posição que oferece os melhores resultados.

A posição do processamento deve ser determinada pelo fabricante de acordo com o tipo de filme, com a marca, com o modelo da processadora e com a recirculação dos químicos, após avaliar a posição que oferece melhor resultado. Uma vez estabelecido, o modelo ideal deve ser processado sempre na mesma posição para reduzir as variações na densidade.

ETAPAS DO PROCESSAMENTO

O processamento da imagem ocorre em múltiplas etapas, sendo considerado um importante fator de qualidade de imagem e talvez o maior responsável pela formação de artefatos no filme.

Revelação

A revelação é um processo de redução química que transforma os cristais de prata expostos à luz em prata metálica de cor preta, que é visível. O fenômeno ocorre em todos os átomos, mas os cristais expostos que formam a imagem latente são mais sensíveis e reagem mais rapidamente que os cristais não expostos. Os grãos não expostos são menos sensíveis aos agentes reveladores, por isso são pouco afetados pela revelação.

A revelação é um processo de redução química que envolve todos os cristais presentes no filme e converte a imagem latente em uma imagem visível. No entanto, os cristais expostos são mais sensíveis ao agente revelado e reagem mais rápido que os cristais não expostos, que são pouco afetados. Fatores como o tempo de processamento, a temperatura, a atividade e a concentração do revelador, devem ser otimizados de modo que ocorra o máximo de conversão nos cristais sensibilizados e o mínimo nos cristais não expostos, para não enegrecer excessivamente o filme. Imediatamente após a revelação, o filme deve ser fixado para interromper o processo de revelação para não escurecer o filme e para retirar os cristais não expostos.

No interior da emulsão do filme estão os cristais de haletos de prata (brometo e iodeto de prata). O processo inicia com a penetração do químico na emulsão que se torna amolecida e pastosa para facilitar o efeito dos agentes reveladores em reduzir os cristais de prata. O agente revelador deve penetrar na camada de emulsão, cuja ação se faz em função da temperatura da solução. Quanto maior a temperatura do revelador, maior será o contato dos cristais com o revelador e maior será o processo de revelação e vice-versa.

A revelação convencional depende ainda dos químicos, da temperatura do revelador e do tempo de revelação, enquanto no sistema digital depende do número de *bits* de digitalização.

A atividade da solução reveladora é determinada pelo seu uso, pelo número de películas reveladas, pela idade do químico e pelo grau de oxidação. A revelação correta, a sub-revelação e a super-revelação são determinadas pela concentração das soluções, pela temperatura do revelador e pelo tempo de processamento (Figs. 12-1 e 12-2).

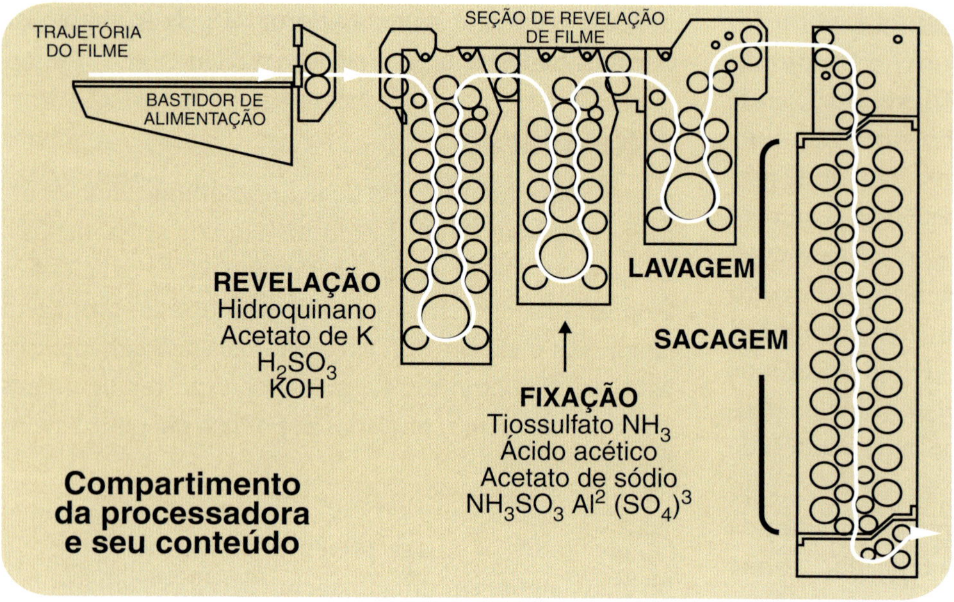

Fig. 12-1. Desenho esquemático da processadora, mostrando a visão lateral dos quatro compartimentos e suas funções e os tipos de químicos presentes. As setas mostram o trajeto desde a entrada até a saída do filme.

Fixação

A fixação é um processo químico de múltiplas etapas, na qual os agentes fixadores interrompem o processo de revelação e fixam a imagem revelada de forma permanente. Os agentes fixadores removem os cristais de prata não expostos e endurecem os demais cristais na emulsão, para estabilizar e preservar a imagem ao longo do tempo. A fixação consiste da retirada dos cristais de prata, sobretudo aqueles não revelados. Os cristais revelados são mais sensíveis ao agente fixador e são removidos de forma mais rápida que os grãos não revelados.

Uma vez revelado, o filme é lançado em uma solução fixadora formada por vários compostos, cada um com uma ação específica. Finalmente, o filme deve ser lavado e seco para não degradar a qualidade da imagem. O tempo e a temperatura de fixação são semelhantes ao da revelação, mas têm menos importância no processo.

O fixador é um agente clarificante que dissolve e remove os cristais de haleto de prata não revelados, deixando preta a área exposta, que foi reduzida pelo revelador e deixando clara na área não exposta do filme. O filme mal fixado, mesmo se mostrando seco, fica leitoso, úmido, pegajoso e pode ficar retido nos rolos. Se o agente endurecedor não estiver com boa atividade, a gelatina fica mole e mostra arranhões no filme. Se o filme sair úmido, indica falha na fixação, lavagem insuficiente ou baixa temperatura do secador.

A imagem bem revelada, bem fixada e armazenada de forma adequada, tem duração indefinida, devendo ter vida útil de, no mínimo, 20 anos. Se for mal fixada, apresenta degradação da imagem, porque os cristais não expostos, em contato com a luz ambiente, são lentamente sensibilizados e apresentam manchas amarelas no filme, que descolorem a imagem, reduzindo a duração e vida

Distribuição dos cristais de prata durante o processo da imagem

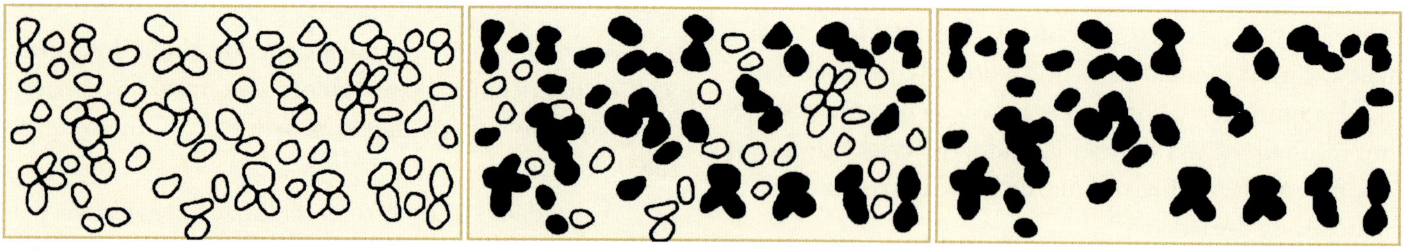

A: Distribuição dos cristais de haleto de prata no filme.

B: A revelação atua nos cristais expostos, produzindo a prata metálica, deixando-os enegrecidos. Os cristais não expostos permanecem brancos.

C: O fixador remove os cristais não expostos.

Fig. 12-2. Processamento do filme. (Imagem cedida pela Kodak.)

útil do filme. Por isso, os cristais de prata não sensibilizados, quc não foram atingidos pela luz, precisam ser removidos, para ficarem inertes à luz ambiente e não amarelar o filme ao longo do tempo. Os agentes fixadores como tiossulfato de amônia ou hipossulfito de sódio, combinam-se com o haleto de prata, formando complexos insolúveis de tiossulfato de prata, que são retirados pela água.

Lavagem

Para que o filme permaneça estável e inerte à luz ambiente, deve conter somente os sais de prata revelados suspensos na gelatina e toda a prata não sensibilizada ser removida. Para isto, necessita ser bem fixada e, sobretudo lavada durante um tempo suficiente, para remover os resíduos químicos, que desbotam e descolorem a imagem, dando uma tonalidade marrom.

A lavagem é um banho de imersão no filme em um recipiente de água limpa, à temperatura constante, para retirar as impurezas e remover os resíduos químicos da solução fixadora (tiossulfato), que ao longo do tempo muda de cor, causando manchas que reduzem a vida da imagem. Se o tiossulfato não for removido, vai reagir com o nitrato de prata do ar, formando o sulfato de prata, que dá uma coloração amarelada ao filme, perdendo as informações nele contidas.

O sistema de lavagem consiste em um recipiente com capacidade para 9 litros de água, no interior da processadora, onde ficam os rolos de transporte do filme e por onde passa a serpentina de circulação do revelador. A água deve ser corrente, filtrada, limpa e fluir na velocidade de, no mínimo, 1 litro por minuto, de forma que a cada 7 minutos toda a água seja trocada para remover as impurezas e dar estabilidade ao filme.

- O tempo de lavagem é próximo de 30 segundos, mas depende do tipo de filme, da temperatura da água e do seu fluxo.
- O reservatório deve ser limpo semanalmente com detergente líquido para evitar a deposição de iodo, bactérias, fungos e algas originadas do ar, ou veiculadas pela água ou pelas mãos do técnico. Além do filtro, pode ser aplicada uma solução bactericida de hipoclorito de sódio, utilizando 200 mL por 30 minutos, colocada após a limpeza do tanque, para evitar a propagação das algas.
- A água deve ser filtrada e não conter impurezas como sulfatos (água pesada), que causam artefatos. Não deve conter metais pesados, que contribuem para oxidar o revelador. Íons como cálcio, quando em contato com o pH alcalino da solução reveladora, podem formar compostos insolúveis (cristais).
- O filtro da água deve ficar exposto, ser transparente e ser trocado a cada 3 meses, devendo conter carvão ativado para deter os sais e as algas, que dão artefatos na imagem.
- Além de remover os sais de prata, a água é importante para manter estável a temperatura do revelador, por ter alta capacidade calorífica.
- Como a temperatura do revelador deve ser mantida abaixo de 33,5°C, as serpentinas da solução reveladora circulam pelo interior do compartimento da água, para a troca de calor entre o agente revelador e a água.

A água é importante na lavagem do filme, na limpeza das vias de drenagens, impedindo a impregnação de resíduos químicos. Deve ser fornecida de forma limpa, pura e com a temperatura abaixo de 30 graus. A Kodak recomenda que a temperatura da água deve estar entre 21 a 27°C (ou 70-80°F). A Macrotec recomenda uma temperatura entre 8 e 28°C.

- O aumento da temperatura da água aumenta o velamento do filme. A temperatura da água é importante no processamento, quer seja manual ou automático. A temperatura muito alta ou muito baixa resulta em oxidação precoce do revelador. O aumento da temperatura da água aumenta o velamento do filme e reduz o contraste da imagem.
- O sistema de lavagem tem um termostato que aumenta a temperatura quando a água chega muito fria, entretanto, se ela chega quente não tem um dispositivo que regule para baixo.
- As caixas de água devem ser limpas regularmente e ficar protegidas do sol, especialmente nas regiões quentes.
- A lavagem insuficiente deixa resíduos do fixador e o filme fica úmido e não seca bem, manchando a imagem.
- O filme mal lavado deixa resíduos do fixador que dificultam seu movimento pelos rolos e a secagem, e deixam o filme pegajoso ou retido nos rolos. Dá artefatos na imagem, apresenta um aspecto amarelado e se deteriora mais rápido.

Secagem

A secagem é a última e mais simples etapa do processo, porém não menos importante. Consiste em remover a água da superfície, tirar toda umidade do filme para facilitar a visualização e manter a estabilidade da imagem. A secagem depende de fatores como umidade, temperatura, ventilação e qualidade dos químicos. O filme passa por uma câmara por onde circula um fluxo de ar quente, que tem a função de secar o filme e controlar a temperatura.

A temperatura do secador deve ser a menor possível, desde que os filmes saiam bem secos. A processadora deve estar ajustada para fornecer calor suficiente para retirar toda a umidade do filme. O excesso de secagem pode criar manchas e, além de danificar o filme, esquenta o ambiente e aumenta o consumo de energia.

O secador consiste de um sistema fechado, contendo uma resistência que emite calor e é auxiliada por um ventilador interno, que faz fluir uma corrente de ar quente com 2.120 m^3/minuto. É regulado por um termostato que controla a temperatura entre 38 e 60 graus (ou 100-160°F). Deve ser ajustado em função do clima da região, que varia do frio ao quente e seco ou quente e úmido.

O compartimento do secador é munido de sistema de transporte (rolos), que conduzem o filme durante o tempo suficiente para retirar toda a água. A velocidade dos rolos deve ser programada para manter o filme no recipiente de circulação de ar tempo suficiente para retirar toda a umidade do filme no tempo disponível.

Processadoras

Mamoray HT 300. Para mamografia. Tem *display* de cristal líquido e dispõe de controle eletrônico do microprocessador, com sistema de secagem do filme com raios infravermelhos, que reduzem o consumo de energia. Tem dois recipientes para fixador e acompanha o *automixer*, munido com válvulas antialgas. O ciclo de processamento pode ser programado para 60, 90, 120 e l80 segundos.

Macrotec MX-3. Segue o mesmo princípio, sendo mais indicada para raios X geral, mas é específica para mamografia. Tem proteção contra superaquecimento do revelador. Recomenda uma vazão hidráulica de 3 a 5 litros/minuto. Sua placa de processamento automático é colocada em compartimento isolado no corpo da máquina, que diminui o risco de oxidação dos circuitos eletrônicos.

QUALIDADE DO PROCESSAMENTO

Galkin avaliou o rendimento das processadoras e encontrou deficiência em 41% dos processamentos da imagem. Achou inaceitável e considerou a processadora como a principal responsável pela baixa qualidade de imagem. O processamento incorreto é uma das principais causas de perda de qualidade da imagem mamográfica e leva à repetição da exposição, com duplicação da dose.

Obter imagem mamográfica de boa qualidade requer equipamentos dedicados e calibrados, técnica radiográfica correta e uma combinação de filme-*écran* eficiente em íntimo contato, com filme de alta sensibilidade. Também é importante uma processadora de boa qualidade, com químicos especialmente formulados, tempo e temperatura corretamente controlados, com máquina otimizada para o tipo de filme em uso.

O processamento do filme é determinado pela concentração, pela temperatura do químico e pelo tempo de revelação, recebendo influência do tipo de reabastecimento e da agitação dos químicos promovidos pelo movimento da engrenagem de rolos.

Também o processamento ótimo reproduz as características de desempenho do filme, como o contraste e a sensibilidade especificada pelo fabricante e envolve uma interação sensível e controlada entre o filme, os produtos químicos e a processadora. Os principais fatores que afetam o contraste do filme são a temperatura do revelador, a contaminação do revelador e a mudança da taxa de reforço do revelador, mas fatores como véu de base, filmes vencidos, defeito de fabricação, contaminação de químicos, revelador oxidado, taxa de reforço excessiva e entrada de luz também afetam o contraste (Quadro 12-2).

As condições de operação afetam grandemente a qualidade da imagem. No processamento automático, o controle de qualidade deve ser feito diariamente. A melhor forma de avaliar as condições da processadora é pela sensitometria. É usada uma película exposta a um sensitômetro, que depois de revelada é medida a densidade ótica, o contraste, a resolução da imagem e comparados com os parâmetros estabelecidos pelo fabricante. A medida do contraste do filme é o método mais eficaz para detectar a falha no sistema de processamento.

Quadro 12-2. Fatores do processamento que afetam o contraste da imagem

Fatores do processamento que alteram o contraste da imagem
Temperatura do revelador
Aumento do tempo de revelação
Contaminação do revelador
Taxa de reforço do revelador excessiva
Véu de base por entrada de luz
Filmes vencidos
Revelador oxidado

A processadora deve ser específica e ajustada para mamografia e ser calibrada regularmente. A monitoração deve ser diária com aferição da temperatura e curva sensitométrica. A processadora dedicada à mama deve possuir filtros para os químicos, rolos macios para não danificar a emulsão, temperatura mais baixa e uniforme (aproximadamente 33°) e um tempo de processamento mais prolongado. O processamento incorreto é o principal responsável pela perda de qualidade da imagem.

Sensitometria é um método simples de controle diário e consiste em sensibilizar um filme para monitorar a densidade óptica e o contraste da imagem. Pode ser feita de forma resumida, medindo a densidade nos três degraus de referência, sendo um em cada região, devendo medir os degraus 1, 11 e 15 da escala sensitométrica, que fornecem três valores suficientes para traçar a curva.

A Comissão de Mamografia do Colégio Brasileiro de Radiologia (CBR), avaliando as clínicas radiológicas do país, para efeito de credenciamento, detectou que a revelação incorreta foi responsável por 24% de reprovação dos serviços. O CBR afirma que a processadora Kodak preenche todos os requisitos para uma revelação de alta qualidade.

Temperatura

A temperatura é fator determinante na qualidade do processamento do filme. Tem papel fundamental na imagem final, já que o aquecimento do revelador acelera a reação química, revela em excesso e deixa o filme muito preto. Quanto maior for a temperatura do revelador, maior é o contato do agente revelador com os cristais e mais rápido será o processo de revelação.

A temperatura do revelador deve ser regulada em função do tipo de filme, da velocidade do transporte, do tipo do processador, da taxa de reforço do químico e da duração do ciclo de processamento, se padrão ou extendido.

O aumento da temperatura amolece a emulsão do filme, aumenta a velocidade do processamento, aumenta o véu de base e aumenta ainda o consumo do revelador. Também aumenta o contraste que realça percepção de detalhes na mamografia, mas pode aumentar o nível de ruído na imagem, já que o filme de alto contraste é mais sensível a ruídos. Nos filmes rápidos, uma diminuição da temperatura pode reduzir o ruído. A troca de calor entre o revelador e a água permite baixar a temperatura do revelador.

A temperatura abaixo da recomendada pelo fabricante deixa o filme sub-revelado, reduz sua velocidade, necessitando aumentar o tempo e consequentemente a dose, para obter o mesmo efeito. Também quanto menor a temperatura, maior será o tempo requerido para o processamento.

No processamento automático, a temperatura deve ser 3°C, com uma variação de 0,5 grau. Algumas são programadas para trabalhar entre 33 a 35 graus Celsius (ou 91-95°F), com pequena variação, mas depende do tipo de processadora, do tempo de processamento e da velocidade do filme. Nas regiões quentes é difícil manter a temperatura estável porque a água fica exposta ao sol e já entra quente. A alta temperatura acelera o processo de revelação, aumentando a densidade, deixando o filme muito escuro.

Tempo de processamento

O tempo de processamento é o período desde a entrada da borda do filme na bandeja de alimentação até sua saída e queda na bandeja de fuga. É o tempo seco a seco ou tempo entre a entrada e a saída do filme. O tempo mais importante é o período de imersão no revelador, de 20 a 30 segundos no tempo-padrão e 40 a 50 segundos no tempo extendido. Maior tempo de imersão a uma temperatura mais alta produz maior contraste. Para radiologia geral necessita-se de um tempo curto para revelação, mas o filme de mama necessita um tempo mais prolongado.

Por se tratar de um ataque químico, necessita de tempo para ocorrer a reação. Este tempo do processamento depende do tipo de filme, da temperatura e da atividade do revelador. O aumento da temperatura do revelador aumenta a velocidade e o contraste do filme, mas o mesmo efeito é obtido aumentando o tempo de revelação, porque grande quantidade do haleto de prata pode não ser revelada no ciclo normal e ser necessário um tempo maior para que estes cristais sejam ativados.

Tabar demonstrou que o processamento prolongado exige dose mais baixa e exibe um contraste mais elevado, já que o tempo-padrão deixa grãos sub-revelados, sendo importante aumentar o tempo de revelação. O tempo de revelação é de 20 a 30 segundos, mas ao dobrar esse tempo melhora-se o processamento, com melhor contraste e menor dose, porque mais cristais são revelados com a mesma exposição.

O ciclo-padrão aumenta da produtividade e reduz os artefatos por pressão dos rolos. O tempo-padrão é mais curto, com duração de 90 a 130 segundos, dependendo da processadora e da velocidade do filme. Na processadora Kodak X-Omat-2000, o tempo é programado para 130 segundos, que é um pouco mais prolongado, com relação ao tempo de 120 segundos, que é o ciclo-padrão para mamografia. Já na Min-R o tempo é ainda mais prolongado.

A processadora Min-R, que é sucessora da M-35 da Kodak, é específica para mamografia, mas pode ser programada para o ciclo-padrão, com 142 segundos, se está em uso o filme min-R 2000 ou ciclo rápido com 106 segundos, com maior produtividade, podendo ser usada para filme de ciclo rápido ou para qualquer outro filme.

No ciclo estendido, o filme permanece mais tempo no tanque de revelação. Para mamografia, o ciclo estendido dura mais de 150 segundos, reduz a velocidade do filme e a dose de radiação em 35%, melhora o contraste, mas favorece o ruído. Entretanto, o tempo estendido só beneficia o filme de emulsão única, não afetando os filmes de emulsão dupla. As combinações filme-*écran* com os filmes atuais já fornecem imagem de alto contraste e rápida velocidade sem necessidade do tempo estendido

As processadoras antigas tinham um mecanismo de ajuste que aumentava a duração do tempo de processamento, reduzia a velocidade do sistema de transporte para o filme permanecer mais tempo em contato com o revelador e ajustava ainda a temperatura e a taxa de reposição do químico. As processadoras modernas específicas para mamografia já vêm programadas para prolongar o tempo, o que significa que o tempo estendido foi abolido.

Reabastecimento dos químicos

À medida que o filme é processado, os produtos químicos utilizados no processamento são eliminados, devendo ser repostos, a fim de manter o nível e a estabilidade das soluções. Além disso, os químicos ficam gradualmente oxidados e sua atividade se torna mais lenta, devendo ser renovados. O reabastecimento do químico tem a finalidade de manter estável o nível e a atividade dos agentes reveladores e fixadores. Quando feito de forma incorreta, reduz a qualidade de imagem e diminui a duração do filme.

A taxa de reforço pode ser definida como a quantidade de revelador e fixador novos, medida em mL, que será aspirada pela processadora de acordo com uma taxa pré-definida. É também chamada de reforço automático ou taxa de reabastecimento, que é estabelecida pelo fabricante em função do tipo de filme, do tipo de processador, da quantidade da emulsão e do tempo de processamento, se modo padrão ou de modo estendido. O consumo dos químicos depende da área de superfície da emulsão que está sendo processada e ocorre em função da área linear do filme processado.

A taxa de reforço é calculada grosseiramente em função do número e do tamanho do filme, ou melhor, da área de emulsão revelada, sofrendo influência com o volume diário de filmes processados. A taxa de reabastecimento dos químicos deve ser otimizada em função do tipo de filme. Em mamografia, por ter emulsão única, a taxa de reabastecimento é menor do que na radiologia geral, já que a reposição é determinada pela área de emulsão processada, medida em metro quadrado.

Os filmes de emulsão dupla ou de tamanhos diferentes afetam as características do processamento e necessitam maior taxa de reposição. As processadoras não específicas para mamografia ficam desreguladas porque a máquina não diferencia se o filme tem emulsão simples ou dupla e a reposição ocorre de modo incorreto.

A taxa de reabastecimento depende do fabricante e do volume de filmes processados. Serviços com grande volume têm uma taxa de reposição mais baixa. Para a processadora Kodak automática com o filme mamográfico Min-R 2000, a taxa média de reforço será de cerca de 25 mL para o revelador e próxima a 30 mL para o fixador, para um filme de 18 × 24 cm, em uma passagem de filme de 24 cm, dependendo do volume de filmes revelados. Se forem processados dois filmes ao mesmo tempo, a taxa de reforço é dobrada, já que é feita em função da área de filme revelada.

Deve-se estabelecer a taxa de reabastecimento dos químicos, de acordo com o tamanho do filme e o número estimado de filmes que será processado por dia, portanto, o uso inconstante da máquina dificulta sua regulagem. A falta de reposição dos químicos baixa seus níveis no tanque e o filme passa menos tempo em contato com a solução e fica sub-revelado.

Para processadora dedicada, com volume inferior a 30 filmes por dia, em vez de a reposição basear-se por filme processado, a processadora pode ser ajustada para fornecer um volume específico da solução por unidade de tempo. Após o ajuste inicial da processadora, o reabastecimento deve ser monitorado diariamente, pela sensitometria e pela concentração apropriada dos químicos.

Agitação dos químicos

A agitação dos químicos ajuda a manter o controle da temperatura e a uniformidade do processamento. É feita pela bomba de circulação dos químicos e pelo contato da solução com os rolos em movimentos. Os rolos contribuem para agitar os químicos na superfície dos filmes. Uma pausa no processamento dos filmes ativa um sistema de repouso automático *stand by*, que desliga o secador, mantendo ligada a bomba de circulação dos químicos, para manter a solução agitada e homogênea. A falta de agitação retarda o amolecimento da gelatina que dificulta a ação do revelador, deixando a imagem sub-revelada.

QUÍMICOS

Os químicos são uma mistura de vários produtos com funções diferentes que atuam sobre a emulsão. São usados para revelar o filme e transformar a imagem latente em imagem visível. Enquanto um atua amolecendo a gelatina, para facilitar a ação do agente revelador, outro endurece a emulsão e outros atuam fixando a imagem. Deve-se dar prioridade aos filmes e produtos químicos do mesmo fabricante, porque os filmes são mais sensíveis para aquele tipo de químico. Os químicos são os responsáveis pela conversão da imagem latente em imagem visível e permanente. As reações físico-químicas da solução com os cristais de prata potencializam em milhares de vezes o efeito da exposição no filme.

As soluções químicas desempenham papel importante na determinação das características sensitométricas do filme, como velocidade, densidade óptica e contraste de uma imagem radiográfica. As condições dos químicos são fundamentais para manter a densidade óptica do filme dentro do limite ideal. A idade dos químicos e o nível de oxidação são fatores que afetam a densidade do filme.

Químicos de diferentes marcas produzem velocidades e contrastes diferentes no mesmo filme. A atividade dos químicos é determinada pelo tempo de preparo, pelo teor de oxidação e pelo uso ou número de películas reveladas.

As soluções químicas são fornecidas de forma concentrada, em vários recipientes com diferentes compostos e diferentes volumes (compostos A, B e C), que devem ser adicionados à água e misturados na sequência correta, quer seja de forma manual ou automática. Na mistura automática, o *automixer* adiciona a exata quantidade de água para manter a densidade específica adequada para o processamento. Na mistura manual, a quantidade de água adicionada pelo técnico não deve ultrapassar 3% do volume recomendado pelo fabricante.

À medida que se processa a revelação dos filmes, os agentes de revelação são consumidos e íons de brometo e outros derivados são liberados na solução. O brometo diminui a atividade do revelador, reduz a velocidade e o contraste, e altera a curva sensitométrica e a velocidade dos filmes. Neste caso deve ser feito novo químico.

A formulação química da solução reveladora com os ingredientes, guardando suas proporções, afeta as características sensitométricas e, por sua vez, a aparência radiológica dos filmes revelados. Os diferentes tipos, concentrações e quantidade de químicos afetam de forma marcante a velocidade e o contraste do filme. Para se obter uma imagem de bom contraste, é necessário que o químico seja de boa qualidade, sua concentração esteja adequada e apresente boa atividade. A escolha do tipo e a concentração correta dos químicos dá uma imagem de boa qualidade, ajuda a controlar os artefatos, dá estabilidade à imagem e assegura os resultados desejados.

Tipos de químicos

O químico fresco é uma solução recentemente misturada e depositada no tanque de reforço, que apresenta baixo nível de oxidação e elevada atividade química.

O químico envelhecido é aquele que apresenta alto nível de oxidação com baixa atividade no revelador. A oxidação se faz de forma espontânea e progressiva ao longo do tempo, sendo potencializada pelo contato com o oxigênio do ambiente.

O químico sazonado é aquele que recebeu o triplo do volume do tanque do revelador. Nos casos de baixo movimento, em que a taxa de reforço é insuficiente, ocorre um acúmulo de brometos no tanque de revelação e redução do contraste. Para corrigir esta deficiência, necessita-se acrescentar químico fresco à processadora para manter estável o nível dos químicos e assegurar uma atividade química constante.

Tipos de químicos e seus fabricantes

- Os químicos RP X-OMAT da Kodak são recomendados para revelar o filme Min R-2000 da Kodak nos ciclos rápido, padrão ou estendido da processadora X-OMAT, também da Kodak.
- O revelador EX II X-OMAT da Kodak é recomendado para os filmes Min R-2000 e Min-RL para mamografia. O EX II, além de oferecer melhor contraste, dá uma tonalidade azulada, que realça a visibilização dos detalhes na imagem. Não apresenta odor por não ter gluteraldeído. Traz a economia de reduzir a taxa de reforço em 40% e produz menor impacto ambiental.
- Agfa: MR-32 revelador e fixador.
- Fujifilm: não produz químicos no Brasil.

Preparo dos químicos

O preparo dos químicos obedece a uma sequência obrigatória e devem ser preparados rigorosamente de acordo com a recomendação do fabricante, evitando a contaminação das soluções, mantendo a proporção entre as partes, a qualidade da água, a gravidade específica e o pH da solução. Sempre que se detecta alteração da densidade óptica da imagem, devem-se avaliar os químicos com medidas do pH e da densidade específica.

Lavar os tanques de reforço, as tampas e o reservatório da processadora com água limpa e sabão neutro. Os tanques podem ser lavados com 200 mL de hipoclorito de sódio a 5% durante 30 minutos, para evitar a propagação de algas que aparecem como densidades lineares ou "cobrinhas pretas".

Os produtos químicos devem ser misturados de forma certa e na proporção correta. A proporção incorreta afeta negativamente a velocidade, o véu de base e o contraste do filme.

Os químicos não devem ser misturados com antecedência para se evitar a oxidação, a contaminação ou a precipitação durante o armazenamento.

O tanque de reforço deve ser de PVC ou polietileno para não absorver o químico e não alterar a sua composição. A tampa tanque deve ser flutuante para reduzir o contato com o oxigênio e retardar a oxidação do revelador.

Densidade específica. É definida como a relação entre massa e volume e é expressa em g/cm^3 ou kg/m^3. Para o conjunto RP X-Omat da Kodak, a densidade específica deve ficar em 1,086 g/cm^3, sendo um pouco mais pesado que a água, que é igual a ± 1 g/cm^3. Para o fixador, a densidade específica é um pouco mais elevada, chegando a 1.098, ambos com variação de 5%. A densidade dos químicos é importante porque a concentração tem relação com a atividade, que é fator determinante das reações químicas. Cada químico tem uma densidade específica, dependendo do tipo de processadora, do tipo de filme e até da presença do *automixer.* O químico muito diluído provoca a sub-revelação, enquanto se muito concentrado apresenta revelação excessiva, com enegrecimento da imagem. Neste caso, usa-se uma menor taxa de reforço. A densidade ou a gravidade específica pode ser medida de forma grosseira, verificando a concentração dos químicos. No entanto, só a análise química fornece a concentração real de cada químico.

Misturador automático de químicos (*automixer*)

As empresas Kodak, Biofix®, Agfa e a Macrotec produzem e comercializam equipamentos chamados *automixer* ou misturadores automáticos, que preparam a mistura dos químicos a qualquer hora, de forma automática, com base na densidade específica da solução. É uma forma simples e precisa de preparar os químicos, mantendo a densidade específica no nível ideal, controlada eletronicamente. Possui uma boia que controla a entrada da água, mantendo a densidade dos químicos em nível adequado. Além de substituir o tanque de reforço, o *automixer* permite a entrada da água para diluir os químicos até atingir a densidade específica ótima e ainda agita a solução para deixá-la homogênea. Quando o nível dos químicos está baixo (menor que 7,6 litros), indica a necessidade de preparar nova solução e a boia aciona um sinal sonoro e um alerta luminoso. A confecção do novo químico não implica em parar o serviço.

Para o preparo da solução, o operador coloca os químicos no *automixer* e o sistema, de forma automática, adiciona a quantidade de água necessária para alcançar a concentração ideal. É uma boia, controlada por uma válvula solenoide, que flutua quando a densidade está baixa, mas quando a solução atinge a gravidade ideal, ela afunda e interrompe o processo. Existe um modelo de misturador de químico disponível no mercado que funciona com base no volume.

O misturador automático *(automixer)* da Kodak é um recipiente quadrangular disposto de forma vertical, com capacidade de 47,5 litros, com dimensão de 76 cm de altura e 61 de profundidade com 30,5 de largura, contendo no fundo os instrumentos de controle. Existem tipos diferentes de químicos produzidos especificamente para o *automixer,* que prepara 19 ou 38 litros de químico.

Preparo do químico no *automixer* de 19 litros:

Coloque 14 litros de água no compartimento do revelador. Adicione a parte A e mexa bem a solução. Adicione a parte B e continue agitando o químico com colher de madeira. O *automixer* adiciona a quantidade de água suficiente para atingir a densidade específica, próxima a 1.086.

Na mistura manual, o técnico deve adicionar aos agentes reveladores e fixadores a quantidade de água necessária para a diluição adequada para manter a densidade específica recomendada pelo fabricante. Deve seguir uma sequência, iniciada com o composto A, que deve ser diluído em água filtrada e misturado, seguida do composto B que, após a mistura suave, deve ser acrescentado ao composto C; complementar com água até o nível desejado, para manter a concentração ideal. Os químicos devem ser colocados em recipientes especialmente fabricados, preferencialmente com tampa flutuante, para reduzir a velocidade de oxidação do revelador.

A Biofix lançou o AutoMixer Biofix® 5,0 Digital, que prepara automaticamente os químicos para a revelação dos filmes de raios X, seleciona o volume de água por diluição do químico de acordo com o fabricante, restando ao operador apenas colocar os químicos em seus respectivos compartimentos.

O equipamento é compacto e confeccionado com polietileno, que evita sua oxidação. Dispõe de uma conexão na parte inferior e posterior, que drena os restos de líquidos e facilita a limpeza do equipamento, dispensando o contato físico do técnico com os químicos, que são cáusticos (Fig. 12-3).

Cuidados com os químicos

- Os reservatórios de químicos devem colocados em locais ventilados, fora da câmara escura.
- Os tanques devem ser produzidos em material não corrosivo como louça, pedra, polietileno, polipropileno, vidro, borracha, ou aço inoxidável, podendo ser dopado com 2 a 3% de molibdênio.
- Não utilizar recipientes feitos com materiais reativos como estanho, cobre, zinco, alumínio ou ferro, mesmo galvanizado, que são oxidantes. Não usar tanques condicionados ou soldados, que provocam velamento no filme.
- Evitar contato das soluções preparadas. A contaminação dos químicos produz efeitos indesejáveis. O agente fixador é o mais exigente e nunca pode cair no revelador, porque neutraliza a atividade da solução reveladora.
- Usar o protetor de respingos e bandejas de contensão de líquidos quando for tirar os *racks* dos tanques, para evitar pingar no filme, molhar o piso, tornando-o escorregadio e aumentar os vapores.
- Evitar, sempre que possível, o contato do ar com o revelador, que aumenta a oxidação.
- Lavar o tanque de reforço e sua tampa e o reservatório do processador conforme recomendação.
- Manter os tanques fechados para evitar contaminação, evaporação e oxidação dos químicos. A tampa, especialmente do revelador, deve ter contato direto com a solução, para reduzir a oxidação.
- Usar espátulas distintas, de material não metálico e identificadas com cores diferentes para misturar o revelador e o fixador. Imediatamente após o uso, devem ser lavadas.
- Não reutilizar os químicos, porque sua atividade está diminuída.
- Usar termômetro digital para evitar acidentes com o mercúrio, que pode danificar a processadora.
- Sempre que possível, evitar o contato manual com os químicos, pois, apesar de não serem tóxicos, são cáusticos pelo pH das soluções.

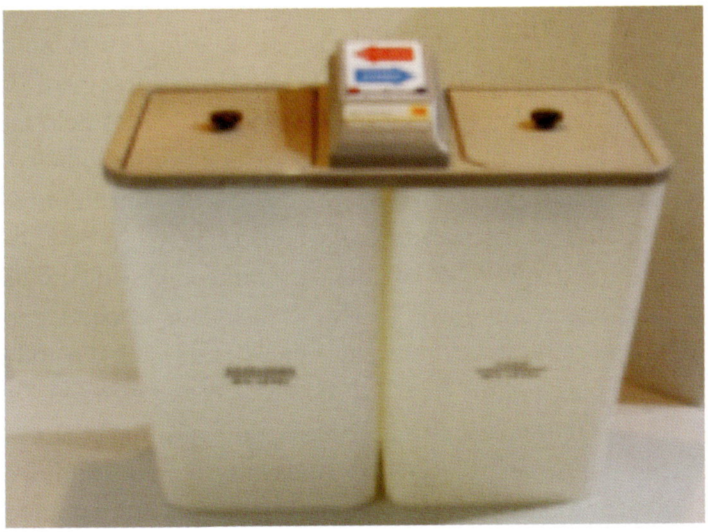

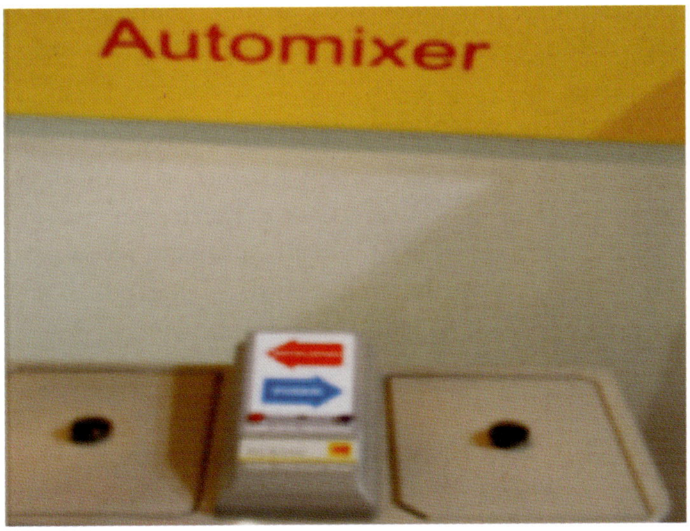

Fig. 12-3. *Automixer* da Kodak. Para preparar a solução, o operador coloca os químicos no *automixer* e o sistema adiciona de forma automática a quantidade de água necessária para alcançar a concentração ideal. O equipamento produz a agitação dos químicos para torná-lo homogêneo.

- O destino dos químicos (revelador e fixador) utilizados ou não, devem receber tratamento dos resíduos sólidos e equilíbrio do pH, por serem poluentes ambientais (Portaria 33 da ANVISA). Este assunto é mais bem revisado no capítulo sobre câmara escura.

Envelhecimento dos químicos

Entre as principais causas de perda de qualidade na imagem mamográfica estão o envelhecimento dos químicos com redução de sua atividade e a reutilização dos químicos que reduz o contraste e a densidade óptica. O envelhecimento do químico é devido à oxidação que ocorre no revelador. O ato de processar o filme induz ao amadurecimento dos químicos, o que influi na densidade do filme, sofrendo influência da quantidade e do tipo de filme processado. O químico envelhecido tem sua atividade reduzida, especialmente o revelador, que requer mais tempo para processar o filme. O envelhecimento da solução reveladora pode ser observado pela mudança da tonalidade, que vai do amarelo até cor escura marrom café. Já a solução fixadora que não sofre oxidação, sofrendo pouca redução da atividade.

O processamento do filme induz ao amadurecimento dos químicos, que altera a densidade do filme e sofre influência da quantidade e do tipo de filme processado. O amadurecimento do químico depende do tipo de filme revelado, dos químicos em uso e da taxa de reforço estar corretamente ajustada para o volume de filmes. A adição do *starter* ao revelador ou um pouco do revelador usado induz a um amadurecimento precoce do revelador fresco, porque se adicionam íons de brometo à solução reveladora. O *starter* deve ser do mesmo fabricante do químico. A solução atinge imediatamente o perfil do químico sazonado e reduz a variação da densidade do filme processado.

Reutilização dos químicos

A reutilização dos químicos não é recomendada porque os químicos usados apresentam concentração incorreta e acumulam íons hidrogênio e brometo na solução reveladora, que alteram o pH e reduzem sua atividade, alterando o contraste e a densidade do filme. Provoca velamento da película, mancha o filme e reduz a estabilidade da imagem.

AGENTES REVELADORES

Os agentes reveladores são compostos químicos básicos, ricos em elétrons, com capacidade redutora, que fornecem elétrons aos cristais expostos e tornam visível uma imagem que é apenas latente. Os agentes reveladores como a hidroquinona e fenidona, convertem os cristais de prata (íons de haleto de prata) sensibilizados pela luz em prata metálica, enquanto os grãos não expostos, que não foram sensibilizados, ficam inertes e mostram aparência clara.

A revelação é um processo de redução em que a solução reveladora fornece elétrons e transforma o íon prata em prata metálica que é preta. ($Ag+$ 1 elétron $\rightarrow$ $Ag0$), transformando a imagem latente em imagem visível. A exposição do filme aos raios X ou à luz transformam os cristais neutros de haleto de prata em íons prata, que formam uma imagem latente. No processo de revelação, os átomos de prata que haviam perdido os elétrons capturam novos elétrons da solução reveladora e formam a prata metálica, com tons escuros. O cristal de prata quando revelado fica depositado no filme como ponto preto. Como são muitos bilhões de cristais, todo o filme torna-se preto.

O revelador tem a função de revelar o filme e ajudar a controlar a temperatura do fixador. Deve-se manter a solução agitada e em atividade, controlar o tempo e ter filtração constante. A atividade da solução reveladora é determinada pelo uso, pelo número de películas reveladas, pela idade do químico e pelo seu grau de oxidação.

A revelação deve ser cuidadosamente controlada para não afetar o contraste. A revelação é um determinante importante no comportamento do filme como contraste e sensibilidade, por isso deve ter controle de qualidade e seguir a recomendação do fabricante. Além do tempo, da atividade e da concentração dos químicos, o processamento é afetado de forma marcante pela temperatura do revelador, que afeta o contraste, a velocidade e a densidade óptica do filme. Deve ser rigorosamente controlada com termômetro digital e deve ser mantida próxima a 33°C, com variação de 0,5°C. Cada tipo de filme deve ter sua temperatura e tempo-padrão, determinados pelo fabricante, para produzir uma imagem de boa qualidade.

A solução reveladora é formada de inúmeros químicos devidamente balanceados com ações diferentes e específicas e em quantidades variadas para aumentar a vida útil da solução. Sua concentração deve ser adequada, dependendo do tipo de filme, e a gravidade específica deve ser de 1.086 g/cm^3 para o filme min-R 2000, usando *automixer*.

O agente revelador deve ter um pH alcalino com potencial hidrogeniônico entre 10 e 12. Em meio alcalino, o agente revelador reage com o oxigênio do ar, aumentando a oxidação. Também os íons de prata contidos na solução limitam sua vida útil, porque, à medida que os agentes reveladores são consumidos, ocorre depósito de íons hidrogênio e brometo. O brometo é produzido pela redução da prata pela exposição e durante o processamento. As soluções devem ser formuladas e cuidadosamente preparadas para atuar de forma rápida e no momento adequado.

O processo de revelação envolve vários produtos químicos, com múltiplas e complexas reações químicas. Embora haja vários agentes químicos disponíveis no mercado, os agentes reveladores são os mesmos e sempre associados a outros compostos, cada um com uma função específica. A solução reveladora contém agentes redutores como hidroquinona ou fenidona, um agente alcalinizante como o carbonato de sódio, um preservante como sulfito de sódio, um agente emoliente ou acelerador como carbonato de sódio e um agente retardador como o brometo de potássio, cujas funções são descritas a seguir.

Oxidação do agente revelador

A atividade da solução reveladora é determinada pelo seu uso, pelo número de películas reveladas, pela idade do químico e pelo grau de oxidação. Quanto maior a quantidade de filmes revelados, menor será a velocidade de oxidação. A atividade do revelador é máxima entre 2 e 20 dias. A oxidação da solução reveladora faz-se de forma gradual e com o tempo reduz a atividade, em função do contato com o oxigênio.

A vida útil da solução reveladora é afetada pelas condições de armazenamento como temperatura, exposição ao ar e pelo ritmo de consumo. Após 30 dias ocorre intensa oxidação com redução da atividade da solução, que leva à perda do contraste e da densidade óptica do filme, ficando imprópria para o uso. O revelador tende a oxidar em contato com o ar e quanto maior o contato, maior é a oxidação. As soluções de reforço devem ser armazenadas em tanques fechados, com baixa temperatura e não ser expostas ao ar, para retardar a oxidação da solução reveladora.

Composição dos Agentes Reveladores

- *Hidroquinona:* é um agente revelador que reduz os cristais de prata expostos e os converte em prata metálica, produzindo o contraste e o escurecimento do filme, sendo afetado pelo pH. É responsável pela escala negra do filme, produzindo tons escuros de alta densidade óptica. O revelador tem pouca interferência nos cristais não sensibilizados.
- *Metol (elon):* é um agente revelador que produz os detalhes na imagem.
- *Fenidona:* é o agente revelador mais ativo e afeta a velocidade do filme. Sua reação determina a produção de tons baixos e médios na escala de cinza presente na imagem.
- *Carbonato de sódio, de potássio ou de cálcio:* agente acelerador (um álcali) com a função de amolecer e expandir a emulsão, para facilitar a ação dos agentes reveladores (metol) em reduzir os cristais de prata sensibilizados pela luz.
- *Sulfato, sulfeto ou sulfito de sódio ou de potássio ou de hidróxido de potássio:* agente preservante que reage com os agentes oxidantes reduzindo sua atividade e retardando a oxidação do revelador alcalino. Evita a revelação exagerada. Ajuda proteger os agentes redutores da oxidação que ocorre em contato com o ar.
- *Brometo ou iodeto de potássio:* agente retardador que controla ou modera a velocidade do processo de revelação, podendo retardá-lo, se em excesso. É produzido por redução da prata durante a exposição e o processamento, origina os íons bromo e iodo e forma o brometo de potássio. O brometo tem ação antivéu, retarda a velocidade de revelação e protege os cristais não expostos contra a ação do revelador.
- *Gluteraldeído de sódio:* é um agente endurecedor. A gelatina que foi amolecida no processo inicial precisa endurecer para evitar que a radiografia fique arranhada ou danificada ao passar pelos rolos. É quimicamente balanceado para iniciar sua ação imediatamente após o tempo de revelação. Usada apenas no processamento automático e responsável pelo odor ocre do revelador.
- *Água como solvente básico:* dissolve e ioniza as substâncias, amolece a gelatina facilita a ação do revelador.

AGENTES FIXADORES

A fixação é um processo químico em que um agente fixador interrompe o processo de revelação, fixa a imagem revelada e remove os cristais não expostos, para estabilizar a imagem. A atividade da solução fixadora é pouco influenciada pelo tempo e pela temperatura, mas a solução muito quente dilata mais a emulsão e retarda a secagem do filme. O tempo deve ser suficiente para ocorrer o desaparecimento completo da opacidade leitosa do filme e o clareamento da imagem.

Os cristais não expostos, ao receber luz ambiente, são sensibilizados e apresentam manchas amarelas no filme, que danificam a imagem ao longo do tempo, reduzindo a duração e a vida útil do filme. Significa dizer que a prata não sensibilizada, que não foi atingida pela luz, precisa ser removida para ficar inerte à luz ambiente e não amarelar o filme, reduzindo sua estabilidade.

O fixador é composto por um sal de tiossulfato de amônia em solução ou hipossulfito de sódio, com função de endurecer a gelatina. A solução contém ácidos e estabilizadores para manter o pH ácido, com potencial hidrogeniônico entre 4 e 6.

A função do fixador é interromper o processo de revelação, fixar e clarear o filme pelo hipossulfito de sódio, e endurecer a emulsão pelo sulfato de alumínio. A fixação incorreta impede o endurecimento da emulsão, com dificuldade na lavagem, retarda a secagem e deixa o filme úmido e pegajoso.

O tempo de fixação deve ser suficiente para o agente clarificante dissolver e remover os cristais de haleto de prata não expostos e não revelados, deixando uma área clara, sem danificar a imagem formada pelos cristais sensibilizados que se mostram como área preta pela deposição de prata metálica. Os haletos de prata não expostos combinam-se com tiossulfato de amônia ou hipossulfito de sódio, formando um complexo insolúvel de tiossulfato de prata, que deverá ser retirado pela água.

Além do agente fixador, a solução fixadora contém: um endurecedor como o alúmem de potássio ou sulfato de alumínio, que endurece a emulsão; um estabilizador como o ácido acético, que interrompe a ação da revelação e mantém a acidez da solução; um neutralizante como o acetato de sódio ou o ácido acético, que neutraliza a alcalinidade do revelador trazido pelo filme. Estanca o processo para evitar a revelação excessiva e impedir o velamento do filme. É um preservante que mantém a alcalinidade do fixador e a solução fixadora com pH básico. O processo recebe influência da temperatura, do tempo de processamento, da taxa de reabastecimento dos químicos e do preparo das soluções. O efeito temperatura que é fundamental no processo de revelação, não é tão importante, podendo variar até 2 graus, sem nenhuma consequência.

Obs.: Um químico especialmente produzido para a processadora Min-R não utiliza o ácido acético, que reduz o odor durante o preparo, nem o gluteraldeído, que facilita o armazenamento.

Composição da solução fixadora

No processo de revelação, os cristais expostos se transformam em prata metálica e ficam com a tonalidade preta. Os cristais não expostos não são afetados pelo revelador, ficam leitosos e continuam sensíveis à luz ambiente. O papel do fixador é interromper a revelação e remover os cristais não revelados, para não descolorir o filme ao longo do tempo, sob efeito da luz ambiente.

- *Água – solvente básico:* a água atua como solvente diluindo a solução e elimina os resíduos químicos, sobretudo o de tiossulfato de prata do filme.
- *Tiossulfato de amônia ou sódio:* **agente fixador** ou clareador ou agente hipo que clareia os grãos de haletos de prata não revelados. Os cristais que não foram revelados são dissolvidos e removidos da emulsão, para evitar a deterioração da imagem. Esta prata fica retida na solução fixadora. Nas áreas não expostas do filme, tem uma aparência turva e leitosa e o agente fixador a deixa clara e transparente, enquanto na área exposta a imagem é revelada e deixa uma tonalidade negra. Se o filme não for adequadamente fixado, os cristais não expostos tornam-se escuros quando expostos à luz ambiente e mancham a imagem.
- *Ácido acético:* **agente acidificante** que neutraliza a alcalinidade do revelador e acelera a ação dos agentes fixadores. Neutraliza as substâncias alcalinas que vêm da solução reveladora aderidas à superfície do filme evitando a super-revelação.
- *Sulfito de amônia:* **agente conservante** que evita a decomposição da solução e dá estabilidade ao fixador.
- *Acetato de sódio:* **agente amortecedor** que neutraliza a acidez do agente revelador trazido pelo filme e mantém a alcalinidade e a atividade da solução fixadora.
- *Sulfato de alumínio:* **agente endurecedor** que endurece e dá firmeza à gelatina e ainda impede sua dilatação, para facilitar a secagem sem perigo de artefatos (riscos e arranhões) provocados pelos rolos e pelo técnico.

Problemas de fixação

O filme mal fixado, mesmo se mostrando seco, fica leitoso, úmido, pegajoso e pode ficar retido na máquina, que pára de funcionar. Se o agente endurecedor não estiver bom, a gelatina fica mole e o filme mostra arranhões por rolos ou unhas com o manuseio do técnico.

Correção

Deve-se verificar o volume do fixador nas cubas. Se estiver baixo, deve-se aumentar a taxa de reforço do fixador, verificar o nível da água e completar, se necessário. Se persistir, deve-se elevar a temperatura do secador.

Filmes presos na processadora

A falta de nivelamento dos rolos pode prender os filmes durante o processamento. Também se o filme for mal lavado ou mal fixado, fica pegajoso e pode ficar retido nos rolos da água ou do fixador.

PROBLEMAS DO PROCESSAMENTO

Super-revelação

Na super-revelação, ocorre um efeito exagerado dos agentes reveladores que, além de revelar os cristais expostos, atacam também os cristais não expostos, deixando o filme muito escuro, ou seja, aumentam a densidade óptica e causa superenegrecimento do filme. Pode ocorrer se o químico estiver muito concentrado, se a temperatura do revelador estiver elevada ou se o tempo de processamento for prolongado. O filme muito enegrecido dificulta a visualização de estruturas de baixa densidade, mas pode ser compensado com negatoscópio de grande intensidade luminosa.

Formas de correção

Corrigir a temperatura do revelador, aumentar a sensibilidade da fotocélula para –1 ou –2 (diminuir a função densidade) ou reduzir o tempo, verificar a concentração do químico. Também deve verificar a densidade específica da solução, que quando alta aumenta a concentração do revelador e o filme fica muito escuro. O fenômeno pode ocorrer no químico fresco com alta atividade.

Sub-revelação

A sub-revelação é uma causa frequente de perda de filme e se manifesta por diminuição do contraste e por perda de definição da imagem. Dificulta a visualização de detalhes no tecido fibroglandular e mostra a pele e o tecido adiposo, que são de pouco interesse.

A sub-revelação pode ser demonstrada pela curva sensitométrica, em que se expõe o filme, se processa e avalia seu contraste, sua velocidade e sua densidade. Se a parte reta da curva estiver desviada para a direita com relação ao padrão, indica que a processadora reduziu a velocidade do filme, necessitando maior dose ou maior tempo para obter o mesmo escurecimento do filme.

Na sub-revelação apenas uma parte dos cristais de prata é revelada e o filme fica claro, semitransparente, mostrando a pele e a papila. As estruturas não ficam definidas, o contraste do filme reduz e se apresenta cinza. A pele só é visualizada se houver subexposição, sub-revelação ou em mamas com espessura menor que 3 cm, quando comprimida. O filme sub-revelado fica impróprio para o diagnóstico e a radiografia deve ser repetida.

Causas de sub-revelação

Revelador envelhecido com baixa atividade (oxidado), baixa temperatura do revelador ou encurtamento do tempo em que o filme ficou imerso na solução reveladora. A falta de reposição dos químicos baixa o nível no tanque e produz sub-revelação, por encurtar o tempo de contato do filme com a solução e não expõe todos os cristais aos agentes reveladores.

Formas de correção

Aumentar a função densidade para +1 ou +2, para diminuir a sensibilidade da fotocélula e aumentar o tempo de exposição e consequentemente a dose. Lembrar que quando se aumenta a densidade para +1, eleva-se a amperagem em 12%, com aumento da dose. Pode aumentar a kV ou o tempo de exposição, mas a melhor conduta é trocar a solução reveladora, que deve estar oxidada.

Capítulo 13

SISTEMA DE REGISTRO DE IMAGEM

Alcides Ferreira Santos

INTRODUÇÃO

Na formação da imagem radiográfica, três fatores básicos são fundamentais: a fonte de radiação, o objeto a ser radiografado e o sistema de detecção da imagem. Da interação destes fatores deve surgir uma imagem de qualidade para visualizar os mínimos detalhes da estrutura a ser estudada. Neste capítulo trataremos apenas do último item.

O receptor de imagem é o responsável pela captura dos fótons que, ao ultrapassarem o órgão radiografado (mama), projetam sua estrutura no filme, produzindo uma imagem latente, que, após o processamento, transforma-se em uma imagem visível, que é armazenada e exibida no filme e visibilizada no negatoscópio. Se o sistema receptor for digital, os fótons são absorvidos por um cassete e se transformam em sinal eletrônico. Este sinal é processado e forma uma imagem digital, que é exibida no monitor, para a avaliação de seu conteúdo.

Tipos de sistemas de detecção

Existem vários sistemas de captação de imagem, como sistema tela-filme, sistema intensificador de imagem, detector de estado sólido usado em CT e os mais modernos sistemas digitais. Neste capítulo, discutiremos apenas os receptores de imagem utilizados em mamografia, em que a grande maioria ainda utiliza o secular sistema filme-*écran*, cada vez mais eficiente, mas a adesão aos sistemas digitais aumenta, tanto CR como DR, que, apesar de mais eficiente e menos dependente de fatores externos, não supera as limitações da mama densa e ainda é inviável pelo elevado custo.

Com o conhecimento secular que os raios X têm e a capacidade de florescerem certas substâncias e emitirem luz, foi desenvolvida uma tela que é mais eficiente em captar os raios X e transformá-los em luz visível de forma intensificada, reduzindo o tempo e, consequentemente, a dose. Se o filme e o *écran* forem pouco sensíveis às radiações, necessitam exposição mais longa, que aumenta a dose no paciente e a probabilidade de borramento por movimento.

O sistema filme-*écran* ou analógico utiliza um detector tipo filme-película para registrar os fótons dos raios X que passam através da mama. O filme radiográfico já é intensamente usado há um século e mais recentemente foi incorporada a tela intensificadora contendo um fósforo que emite luz e potencializa o efeito dos raios X emitidos pelo tubo que vão impressionar o filme.

O *écran* contém sais fluorescentes que são altamente eficientes em absorver os raios, transformando-os em luz visível, de cores diferentes, em função do tipo do fósforo usado. O *écran* tem o papel de potencializar os fótons recebidos e conseguir a mesma densidade óptica que os raios X, com substancial redução da exposição. Em mamografia analógica, o *écran* de terras raras emite luz verde com filme de alto contraste, que é sensível a luz neste comprimento de onda, otimizando o sistema, para reduzir a dose.

No sistema digital não se usa o filme e sim um cassete como receptor da imagem. A aquisição pode ser de forma direta com fotocondutor de selênio, que produz diretamente um feixe de elétrons e forma uma imagem digital ou de forma indireta com uma placa cintilante de fósforo que absorve os raios X, transforma-os em feixe luminoso e gera um sinal eletrônico. Estes sinais são digitalizados pelo computador, que armazena e disponibiliza a imagem no monitor em alguns segundos.

No monitor, esta imagem pode ser maquiada ampliando seu tamanho, aumentando ou diminuindo o contraste e a densidade, podendo ser manuseada e armazenada, sem exposição adicional. O sistema digital elimina o filme, os químicos e afasta as etapas do processamento. Evita nova exposição, reduzindo a dose, o custo e a perda de tempo. Fica menos dependente da cadeia de formação da imagem, porém não dispensa a compressão, nem supera a deficiência da mama densa. O sistema digital não altera o posicionamento, a compressão, nem a técnica radiográfica, mudando apenas o instrumento de captura e armazenamento e a forma de avaliação e de exibição da imagem.

Componentes do sistema filme-*écran*

O receptor de imagem no sistema analógico, também chamado sistema filme-*écran* ou sistema tela-filme é o sistema-padrão, tem eficiência comprovada e ainda ocupa próximo a 60% do mercado mundial. O termo sistema consiste no conjunto de um filme de alta velocidade combinado com uma tela intensificadora de grande eficiência para melhorar o rendimento.

O sistema filme-*écran* é constituído por um chassi contendo um *écran* intensificador impregnado de material fluorescente, que deve estar em contato íntimo com o filme. A tela absorve os raios X e converte-os em luz visível, que vai sensibilizar o filme e formar uma imagem latente. Após uma sequência de processos físicos e químicos (processamento), a imagem se torna visível e se materializa na radiografia.

O sistema filme-*écran* é formado por três acessórios que, quando combinados com a escolha correta do filme e com o processamento adequado, produz uma imagem com boa resolução espacial, contraste elevado, baixa dose e rica em informações.

O sistema analógico é composto pelo *écran* intensificador em contato íntimo com o filme colocado no interior do chassi e pelo controle de exposição automática.

O primeiro é o *Écran*, que é responsável pela absorção da radiação e da conversão em luz visível de forma intensificada, que sensibiliza o filme.

O segundo é o FILME que registra, armazena e exibe a imagem.

O terceiro é o CONTROLE DE EXPOSIÇÃO AUTOMÁTICA ou fotocélula, que controla o tempo de exposição. Estes assuntos serão discutidos em capítulos específicos.

Écran

O *écran* ou tela intensificadora é formado por um papel espesso, revestido por cristais fluorescentes (fósforo) que absorvem a energia dos raios X e se convertem em luz de forma intensificada, que vai sensibilizar o filme. Quando os raios X atingem o *écran*, este emite luz verde que ativa os cristais contidos na emulsão e forma uma imagem latente. É um processo físico que envolve a transferência de elétron e sua utilização permite reduzir a exposição em até 100 vezes, comparando com a exposição direta. O filme deve ser colocado no interior do chassi, de forma que a emulsão fique em contato íntimo com a tela, para fornecer nitidez, imprescindível para uma boa imagem. A tela tem papel fundamental na resolução da imagem com nitidez e sem borramento.

Chassi

O chassi ou cassete é um dispositivo de polipropileno contendo um ou dois *écrans*, entre os quais se insere um filme. Deve ter moldura rígida, ser resistente, ter baixa atenuação de raios X e permitir o contato eficiente filme-*écran*. Seu principal componente é o *écran* ou tela intensificadora contendo fósforo que absorve os fótons e os transforma em luz, intensificando seu efeito.

O complexo chassi contendo a tela intensificadora e o filme deve estar fixo no interior do *bucky* para evitar movimento durante a rotação do braço em C, que não pode mover-se lateralmente mais do que 2 mm. O sistema de apoio do receptor compreende o *bucky*, cuja face superior atua como mesa de apoio para a compressão da mama e de suporte para a fotocélula, na face inferior. Na borda lateral do *bucky* há uma fenda para inserir o chassi com o filme.

O controle de exposição automática é representado por fotocélulas colocadas abaixo do receptor de imagem que mede a radiação, que ultrapassa a mama e o chassi e chega ao filme. O CAE controla o tempo de exposição, interrompendo o processo quando o filme estiver corretamente exposto, fazendo o controle da densidade óptica do filme.

FILME

É o elemento responsável pela captura e pela exibição da imagem radiológica e pelo contraste da imagem. Nele estão os cristais de haletos de prata que formarão a imagem latente, a partir da luz emitida pelo *écran*, que se torna visível e duradoura após passar pelo processo de revelação. O filme atua como detector na aquisição, bem como dispositivo de registro, armazenamento e exibição da imagem a longo prazo.

Tipo de filme

Devido às estruturas que compõem a mama terem o mesmo coeficiente de atenuação, foi desenvolvido um filme de alto contraste para obter melhor resolução das estruturas de baixo contraste, gerando um filme com maior velocidade, mas com pequena margem de exposição, ou seja, baixa latitude, com poucos tons de cinza.

O filme deve fornecer uma latitude suficiente que mostre na mesma imagem os detalhes desde as estruturas profundas até as superficiais. Deve ter maior velocidade para reduzir a exposição para o menor tempo possível, mas que seja suficiente para produzir um escurecimento adequado na imagem. A redução do tempo diminui a dose e reduz a chance de borramento por movimento e os ruídos quânticos, que podem ocultar estruturas como finas calcificações.

Em mamografia, que necessita alta resolução para mostrar detalhes na estrutura, o filme deve ser de emulsão única, combinado com chassi também de tela única, para evitar cruzamento dos fótons com borramento de paralaxe na imagem. Em radiologia geral, em que a resolução não é tão importante, usa-se o filme de emulsão dupla e chassi com tela dupla. Neste caso pode haver exposição cruzada, na qual os raios ultrapassam o filme e se refletem na emulsão do lado oposto. Isto provoca a redução da nitidez com borramento de paralaxe, que perturba a imagem.

Contato entre o filme e o *écran*

O filme deve estar em íntimo contato com o *écran* para fornecer boa definição da imagem. No ato de carregar deve-se ter o cuidado de colocar o lado fosco em contato direto com o *écran*. Os cristais de grande tamanho ou partículas de poeira no *écran* dificultam o íntimo contato entre a tela e o filme e produzem dispersão da luz antes de atingir o filme, dando borramento e redução da resolução espacial.

O borramento ocorre na dependência do tipo, do tamanho das partículas do fósforo e da espessura da camada deste fósforo na tela para absorver os fótons disponíveis e do perfeito contato filme-*écran*.

Os chassis empenados ou *écrans* defeituosos também podem dificultar o contato eficiente entre o filme e o *écran* e dar artefatos na imagem, mostrando uma mancha escura, especialmente no contorno do filme. Se o chassi não estiver bem vedado, a entrada de luz enegrece a borda do filme. É útil a espera de 10 minutos entre o carregamento do chassi e seu uso para eliminar completamente o ar interposto e evitar uma bolsa de ar, o que dificulta o contato filme-*écran*.

O contato filme-*écran* pode ser testado com malha de cobre, que mostra manchas pretas quando existe um corpo estranho, veja no capítulo sobre Controle de Qualidade.

Limitações do sistema filme-*écran*

Há mais de 60 anos, a combinação do filme com tela intensificadora tem sido padrão, mas levou 20 anos para ser reconhecida como técnica eficaz. Com a evolução da TC, RM, PET-SCAN e US a tendência é se produzir imagem digital, mas 50% dos exames diagnósticos ainda são executados com sistema convencional.

As limitações da mamografia em filme têm origem no próprio filme, que tem baixa latitude, e no tamanho do fósforo da tela intensificadora. Se houver granulações finas, a nitidez na imagem será maior, mas terá baixa eficiência em absorver os raios, e se espessa aumenta a eficiência, mas provoca borramento da imagem.

A otimização dos componentes da cadeia de imagem é restrita pelos limites técnicos impostos pelo *écran* e pelo filme. Entretanto este limite ainda é superior ao sistema digital com cintilador de césio, que necessita de *pixels* infinitamente pequenos, com elevado custo, o que só recentemente se tornou possível com os monitores de alta resolução (> 5 mPx).

O sistema filme-tela é um sistema primário de mamografia de fácil manuseio, pode ser executada pelo técnico, mas peca pela limitação do sistema em captar as informações, levando mais tempo para expor, o que implica em maior probabilidade de borramento e maior dose.

O grande inconveniente do sistema em que se usa o filme como detector de imagem é depender da complexa cadeia de formação da imagem e o fato da falha de um dos componentes influenciar de forma dramática na qualidade final da imagem.

Apesar do bom desempenho e da praticidade do sistema filme-*écran* em radiodiagnóstico, a tendência é sua substituição lenta e gradual pela imagem digital, pelas suas limitações no manuseio da imagem.

Fatores que interferem no sistema filme-*écran*

O sistema composto por filme de alto contraste quando combinado com o *écran* específico fornece maior definição e maior contraste com baixa dose. Entretanto, a qualidade da imagem neste sistema depende de sua cadeia de formação, bem como do tipo de exposição que determina o tempo, do tipo de filme que determina a velocidade, do tamanho do fósforo e da espessura da camada do *écran,* que determinam a resolução da imagem.

Velocidade do filme

A velocidade do sistema tela-filme é afetada pela sensibilidade do filme aos fótons (raios X e luz). Quando se aumenta a velocidade do filme, reduz-se o tempo de exposição, mas se aumenta também o ruído da imagem. No sistema filme-tela, a velocidade está diminuída por falhar a lei da reciprocidade imposta pelo *écran,* que também é afetada pelo tamanho e pelo tipo dos cristais, pela espessura da camada de emulsão e por outros fatores, como tipo de filme, tipo de exposição e condições de processamento. Existe uma relação direta entre a sensibilidade do detector com a espessura da camada e o tamanho do fósforo, entretanto, estes fatores aumentam a difusão da luz, resultando em borramento com redução da nitidez da imagem.

A velocidade do filme tem relação com:

- *Tipo de filme:* composição, forma de produção do filme e tipo de cristais de prata.
- *Tipo de exposição:* exposição direta com os raios X, sem uso de tela ou exposição indireta com a luz emitida pelo *écran,* já que a exposição necessária depende da energia contida na radiação.
- *Condições de revelação:* a concentração e a atividade dos químicos usados bem como a temperatura e o tempo de imersão do filme no compartimento de revelação contribuem para a velocidade do filme.
- *Condições ambientais:* todos os fatores que alteram o véu de base, como temperatura, umidade, filmes vencidos e condições impróprias de armazenamento e manuseio inadequado do filme.

Eficiência dos sistemas receptores

A eficiência mede a capacidade do receptor de imagem em absorver os fótons de raios X e transformá-los em luz que vai impressionar o filme. É uma característica fundamental no sistema, já que 95% da exposição do filme é proveniente da luz e apenas 5% são provenientes dos raios X.

Esta eficiência é determinada pelo tipo e pelo formato do fósforo, pela espessura de sua emulsão e pela energia dos fótons. A efetividade da absorção de raios X e conversão em luz é chamada eficiência da detecção do quantum (DQE). Quanto maior for a absorção dos quanta de raios X pelo receptor, maior será o nível de informações da imagem, ou seja, quanto mais luz emitida pela tela (para sistema filme-*écran*) ou mais elétrons livres forem gerados (para sistema digital), maior será o nível de informação da imagem.

A eficiência tem uma relação inversa com a resolução espacial, já que a eficiência aumenta com o tamanho do cristal e com a espessura da camada de emulsão e estes fatores favorecem a difusão da luz, dando borramento e diminuindo a resolução da imagem. Ao contrário, a emulsão fina dá melhor resolução espacial, mas diminui a eficiência porque os raios ultrapassam a camada refletora e não emitem luz, necessitando maior exposição.

A tela intensificadora absorve parcialmente os raios X e os transforma em luz, que é absorvida pelo filme se o sistema for analógico, e por um dispositivo de carga acoplada (CCD) ou detector de painel plano de silício ou selênio amorfo (matriz TFT), se o sistema for digital. O sistema filme-*écran* deve ser eficiente para absorver os raios X e convertê-los em luz, que é responsável pela formação da imagem latente.

Para os sistemas digitais indiretos, independentes de usar tecnologia CR ou DR, o processo é similar em termos de difusão da luz, porque usa fósforo como cintilador, mas a resolução espacial máxima depende, sobretudo, do tamanho do *pixel.* Já no sistema digital DR direto, que não usa fósforo como cintilador e sim o selênio amorfo como fotocondutor, os elétrons emitidos são absorvidos diretamente pelo painel plano sem formar luz. Neste caso, a resolução espacial máxima é determinada pelo tamanho do *pixel.*

O receptor ideal deveria ter eficiência total e absorver todos os raios sem deteriorar a resolução da imagem, entretanto, há uma limitação em função do tipo de fósforo. O *écran* que contém fósforo com granulações finas favorece melhor o contato com o filme e registra os finos detalhes na imagem. Ele fornece melhor resolução, mas é menos eficiente em absorver os raios (baixo DQE). Já os *écrans* com granulações espessas são mais eficientes em absorver os raios (alto DQE), mas produzem mais borramento da imagem pela difusão da luz com menor resolução espacial.

Apesar de os *écrans* atuais conterem fósforos de terras raras, que emitem luz verde, serem eficientes e reduzirem a dose, falham em absorver muitos fótons que ultrapassam o filme e produzem borramento de paralaxe na imagem. Isto ocorre mais no filme de emulsão dupla para radiologia geral. Em mamografia usa-se tela simples de alta definição combinada com filme de emulsão única para minimizar estes efeitos.

O receptor tela-filme para mamografia tem uma eficiência de 50-70%, enquanto os receptores digitais que usam cintilador de iodeto de césio com base de silicone amorfo têm uma eficiência de 60-80%. Já os receptores digitais que usam fotocondutores com base de selênio amorfo têm rendimento de 95% de eficiência dos fótons, para uma espessura de 250 micrômetros.

O sistema filme-tela tem uma eficiência de 50-70%, mas peca por impedir o manuseio após o processamento, deixando uma imagem estática. Já no sistema digital, que tem maior eficiência na absorção dos fótons, manipula-se o contraste, a densidade e o tamanho da imagem, podendo ainda revertê-la para o negativo. Os sistemas de alta eficiência produzem imagens de melhor qualidade com dose mais baixa e menor nível de ruídos.

Vantagens e desvantagens do sistema filme-*écran*

A mamografia analógica é um método usado há 40 anos e, mesmo recebendo evoluções como grade antidispersiva, que melhora o contraste, *écrans* com diferentes tipos e tamanho de fósforos, filmes de alto contraste, que enaltecem a detecção de pequenas massas e filmes com alta velocidade, que reduzem a dose, não houve substancial ganho da eficácia do método. Também houve avanço nas técnicas de exposição automática, no tamanho do ponto focal, culminando com o uso de processadoras específicas, que aumentam o contraste. Apesar de tudo, o sistema parece ter exaurido sua sensibilidade e atingido seu limite de detectar todos os tumores, independente do tamanho do seu fósforo e de sua sensibilidade.

No sistema filme-*écran*, o elemento filme tem a função de capturar, armazenar e exibir a imagem mamográfica. Pelo fato do filme ser ao mesmo tempo o objeto de detecção, armazenamento e exibição da imagem ele é mais exigente à exposição, porque, se o filme for mal exposto ou mal revelado, a imagem será inevitavelmente mal exibida e pobre em informações. Também, pelo fato do filme ser, ao mesmo tempo o elemento detector e o objeto de exibição, oferece baixa latitude e fica mais sujeito a artefatos.

Apesar de armazenar grande quantidade de informação, a imagem é estática e depois de processada fica estável e imutável, enquanto no sistema digital tem menor resolução, mas pode ser compensada pela manipulação da imagem, alterando as propriedades fotográficas, como densidade, contraste e até ampliação da imagem.

O sistema filme-*écran* tem uma resolução espacial com detalhe de alto contraste bem superior ao sistema digital, que é fundamental para avaliar a morfologia e a distribuição das micros. Oferece uma resolução de 16 a 20 pl/mm (pares de linhas por milímetro), fornecendo uma imagem rica em finos detalhes, que é fundamental para detectar pequenos objetos. Entretanto, na prática é incomum encontrar este nível de resolução e a mamografia analógica só mostra micros menores que 180 micrômetros, se a imagem for ampliada.

O sistema filme-*écran* fornece uma imagem de boa resolução com baixa dose, ter baixo custo, fácil manuseio e facilidade na exibição, mas é muito dependente dos fatores que contribuem na formação e na avaliação da imagem. É sensível à falha em qualquer etapa da cadeia da formação da imagem, tem limitações às falhas técnicas como hipo ou hiperexposição, tem maior probabilidade de apresentar artefatos e a imagem não pode ser manipulada após o processamento. Depende de uma processadora calibrada e dedicada, tem processamento lento com perda de tempo e tem custos com filmes e químicos.

O sistema filme-*écran* tem uma sensibilidade limite de 90%, dando falso-negativo e tem baixa especificidade (± 60%) com alto percentual de falso-positivos. É um sistema ultrapassado e sem espaço para evoluir, mas resiste ao tempo por ser economicamente viável se comparado com o sistema digital de alto custo, mas supera as limitações acima e ganha cada vez mais espaço neste cenário.

A mamografia tela-filme é um excelente método de detecção do câncer de mama, mas tem a limitação pela estreita faixa dinâmica que corresponde a 25% da latitude ideal, porque não responde de forma linear aos fótons incidentes, dando baixa latitude, ao contrário do sistema digital que fornece grande faixa de latitude, mostrando desde a pele até as estruturas profundas. O sistema falha na obediência à lei de reciprocidade que estabelece "quando um filme é exposto aos raios X, a resposta deste filme a uma dada amperagem é diretamente proporcional ao tempo de exposição".

Como o sistema analógico não responde de forma linear à intensidade dos fótons que absorve, deixa uma curva de sensibilidade em forma de S, mostrando uma área muito branca na base (base da curva) e outra muito escura no ápice (ombro da curva) que não dão contraste. Como os cânceres e o tecido mamário, às vezes, têm a mesma capacidade de atenuação dos raios, necessitam de uma amplitude maior na faixa visível para separar as estruturas normais de um eventual tumor. Embora o sistema ofereça uma resolução elevada, se não houver contraste entre as estruturas diferentes elas não são visualizadas nem distintas. Na parte inferior da curva, mesmo aumentando a exposição, oferece pouca resposta e o filme mostra-se branco e sem contraste. Na parte superior da curva de sensibilidade H&D, fica muito escura, não tendo nenhum contraste, independente do grau de atenuação das estruturas.

No sistema convencional ou analógico, pelo fato de o filme acumular várias funções, o sistema fica dependente de pequena faixa dinâmica de latitude e de bom contraste da imagem.

A imagem analógica deveria ter latitude suficiente para que os pequenos detalhes no interior das estruturas espessas e profundas, bem como os detalhes das estruturas finas e superficiais, pudessem ser vistos na mesma imagem, como ocorre no sistema digital. Entretanto, à proporção que se eleva a latitude, os tons de cinza aumentam e o contraste reduz. A imagem de alto contraste é importante por revelar pequenos achados, como micro distorções, porém diminui a latitude. O sistema receptor deve fornecer um equilíbrio apropriado entre o contraste e a latitude, que tem uma relação inversa, para perder o mínimo de informação.

A mamografia tela-filme demonstrou ter maior sensibilidade para detectar tumores do que qualquer outra técnica não invasiva, todavia, é limitada por fatores técnicos, como baixa eficiência, baixa latitude e sujeita à ruídos, que limitam a capacidade de exibir detalhes finos e sutis.

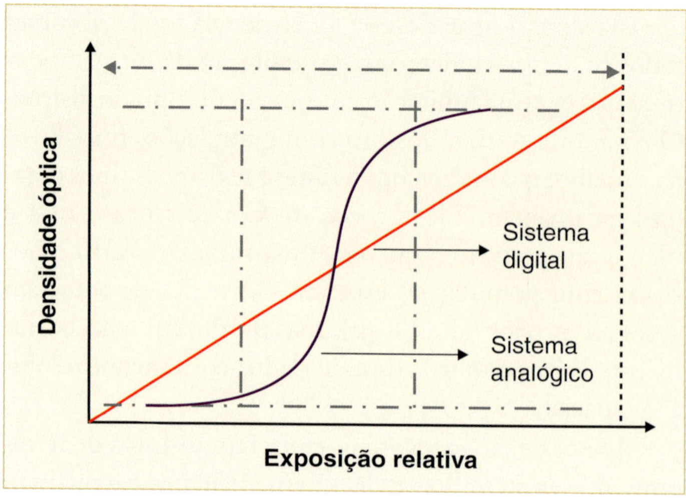

Fig. 13-1. No sistema filme-*écran*, o filme não dá uma resposta linear à exposição e mostra uma densidade óptica com curva em forma de S. Curva de sensibilidade de Hunter e Driffield (H&D). O sistema digital dá uma resposta linear à intensidade da exposição, mostrando uma linha reta, com amplitude oito vezes maior que o sistema convencional, mostrando mais tons de cinza.

A imagem analógica mostra o mesmo padrão de contraste e resolução espacial em todo o filme, porque os raios são transmitidos e registrados com a mesma intensidade. Devido ao fato do filme acumular múltiplas funções, tem um alcance dinâmico limitado por baixa latitude e mostra um enegrecimento uniforme em todo o filme desde a pele até a parede torácica. Já a imagem digital tem intensidade e resolução diferentes nas diversas regiões do filme, com maior latitude e diferentes números de *pixels,* que dão brilhos diferentes em cada região do filme. O fato ocorre porque o sistema digital libera elétrons que se vão distribuir sobre os *pixels,* dando valor numérico (algoritmo) a cada um, digitalizar os dados e formar a imagem.

O sistema deve ser rápido o suficiente para reduzir a dose no paciente. Quanto mais rápido for o filme, menor será a dose, menor será a chance de borramento por movimento e maior será a vida útil do tubo. A velocidade do filme tem relação direta com o tamanho dos cristais e quanto maior for o tamanho dos grãos, maior será a velocidade; no entanto, os cristais grandes diminuem a resolução espacial, devido ao borramento provocado pela difusão lateral dos fótons.

Capítulo 14

SISTEMA FILME-"ÉCRAN"

Alcides Ferreira Santos

O sistema analógico, sistema tela-filme ou sistema filme-*écran* tem por base a combinação de um chassi ou cassete contendo um *écran* intensificador de tela única ou dupla, em contato íntimo com um filme também de emulsão única ou dupla. O sistema tela-filme foi introduzido em 1972, sendo considerado um grande avanço porque permitiu uma exposição mais curta e o processamento automático com uma imagem nítida e com baixa dose.

Enquanto o *écran* é responsável pela absorção das radiações e conversão em luz visível, o filme é responsável pela formação da imagem latente, que após uma sequência de processos físicos e químicos (processamento) torna a imagem visível. No sistema analógico, o filme radiológico é o elemento responsável pela captura, pelo registro e pelo armazenamento da imagem e passa a ser o objeto de exibição a longo prazo.

O filme bem processado deve ter vida útil de 20 a 30 anos, desde que use químicos de boa qualidade, seja bem lavado e bem fixado, para evitar que se deteriore com o tempo.

O sistema filme-tela tem um alcance dinâmico limitado, porque não oferece uma resposta linear à exposição recebida, ou seja, não obedece à lei da reciprocidade, havendo um limite estreito acima do qual ele apresenta diferença de contraste, em virtude da baixa latitude do filme, e mostra menos tons de cinza. Já o sistema digital oferece uma resposta linear aos fótons e mostra uma densidade uniforme em todo o filme, que vai desde a pele até a parede torácica.

Filme mamográfico

O filme é o elemento responsável pela exibição da imagem radiológica. É uma película de base plástica, de cor branca azulada, transparente, medindo 200 micrômetros (μ) de espessura, que se tinge de azul depois de revelado sem exposição prévia. Aderida ao filme, existe uma camada de gelatina com espessura entre 5 e 25 μ (± 10 μ), que serve de veículo para manter os cristais de prata em suspensão. O filme tem o papel de registrar a imagem latente e virtual que se forma a partir da luz emitida pelo *écran* e se torna visível e permanente após passar pelo processo químico de revelação (Fig. 14-1).

O filme, descrito como dispositivo de registro da imagem, é pouco sensível aos raios X, mesmo com emulsão espessa. Só 5% dos fótons incidentes são absorvidos, interagem com o filme e contribuem para a formação da imagem. O filme é mais sensível aos fótons de luz que aos próprios raios X. Durante a exposição, milhares de fótons são absorvidos pelo fósforo do *écran* e bilhões de jatos de luz (quantas) por milímetro quadrado são emitidos para sensibilizar o filme, efeito que depende também da corrente aplicada ao tubo.

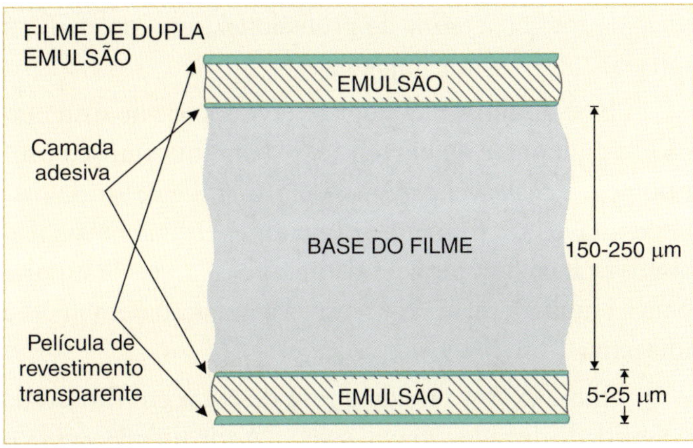

Fig. 14-1. Corte transversal do filme de emulsão dupla, mostrando a espessura da base e das camadas de emulsão. (Imagem cedida pela Kodak.)

Composição do filme

O filme radiográfico é constituído por folha plástica flexível de poliéster maleável, transparente, de tonalidade azulada que serve de suporte para a emulsão de gelatina. A transparência da base do filme é uma característica importante e deve ser capaz de transmitir luz. A base é revestida por duas camadas finas de emulsão fotográfica e recoberta por fina camada protetora. Entre a emulsão e a base existe uma camada adesiva que facilita a aderência da emulsão. Os filmes mamográficos e fotográficos têm emulsão apenas em uma das faces.

O filme tem uma face brilhante, que é a própria camada de suporte em poliéster e outra fosca, que contém uma camada de emulsão gelatinosa impregnada por grande quantidade de cristais de haletos de prata. A emulsão é revestida por fina camada protetora, que atua como uma espécie de verniz. Estes grãos são formados por bilhões de cristais de haletos de prata, que é o produto fotograficamente ativo. Os cristais tridimensionais são responsáveis pela formação da imagem latente e estão suspensos na camada de gelatina, que mantém coesos bilhões de microcristais por cm^2, que medem entre 3 e 15 μ de diâmetro.

No passado, o filme era produzido em vidro de alta qualidade mas, após a guerra ficou escasso no mercado e foi substituído pela celulose (papelão), em forma de nitrato ou acetato. Por ser pouco prática, ter fácil decomposição, ser inflamável, com fácil combustão e absorver umidade, a celulose foi abandonada. A partir de 1960, o filme passou a ser produzido com lâmina fina e estável de poliéster branco, com pigmento azulado, que dá mais conforto e proteção à retina do profissional, sem interferir na imagem.

A base do filme radiológico serve apenas de sustentação. Esta deve ser rígida, resistente para suportar seu próprio peso e maleável para não deformar. Deve ser de material estável, ter formato e dimensão permanentes e não absorver água durante a revelação. A base serve de suporte para a emulsão, mas não é sensível à radiação nem grava a imagem.

O filme exposto muda o tom de cinza em função da quantidade de radiação que recebe. A tonalidade varia do claro (baixa densidade), área onde recebeu pouca ou nenhuma luz, até o negro absoluto (alta densidade), área onde recebeu muita luz, passando pelos tons de cinza intermediários, para mostrar estruturas de baixo e alto contrastes. O enegrecimento do filme é medido em densidade óptica, que é a relação entre as intensidades da luz incidente com a luz transmitida visível.

Cada fabricante produz seu filme, que tem uma sensibilidade diferente à luz e seu *écran* específico para emitir uma luz, para a qual ele é sensível, e este conjunto deve ter uso combinado. Esta combinação chamada filme-*écran*, envolve um compromisso de equilíbrio entre a velocidade e a exposição, com a finalidade de reduzir a dose no paciente, sem perda de qualidade da imagem. Devem-se usar filmes e cassetes do mesmo fabricante, como também usar químicos do mesmo fabricante porque seus filmes são mais sensíveis àquele tipo de químico. O filme mais veloz necessita de menor exposição para imprimir a mesma densidade óptica. O filme e o *écran*, quando usados juntos e de forma específica, geram maior resolução da imagem, melhor definição dos detalhes e maior contraste.

O filme é o fator determinante do contraste da imagem, enquanto o *écran* determina a nitidez no contorno das estruturas. O filme deve ter íntimo contato com o *écran* e qualquer grão de poeira pode quebrar este equilíbrio, dando ao artefato uma imagem que se apresenta como manchas escuras.

Cristais de prata

O lado brilhante do filme é a própria camada de suporte de poliéster, mas o lado fosco contém uma camada de emulsão gelatinosa impregnada de cristais de prata, em forma de brometo ou de iodeto de prata. Os cristais de prata são os componentes fotograficamente ativos e estão distribuídos de forma homogênea e suspensos na gelatina.

Os haletos, também chamados halogenetos, são quaisquer compostos químicos que contenham associados dois ou mais elementos do grupo dos halogenados como flúor, cloro, bromo e iodo. É uma designação genérica dada aos cloretos, brometos, iodetos e fluoretos. Têm interesse fotográfico os cloretos, brometos e iodetos de prata, o potássio e sódio. O haleto de prata é um composto formado por cerca de 90% de brometo associado à solução de iodeto de prata na proporção de aproximadamente 10%, que deixa o composto mais ativo e aumenta a sensibilidade, se comparado com o brometo isolado. A associação também pode ser feita com outros halogenados com menor sensibilidade. Estes cristais são formados por bilhões de cristais de haletos de prata e cada cristal contém um bilhão de átomos, que são responsáveis pela formação de uma imagem latente ou oculta.

No processo de revelação, os microcristais expostos são reduzidos à prata metálica pelo agente revelador, mantendo os cristais não expostos inertes e intactos. Após a revelação, as áreas que foram expostas aos raios X ficam escuras, sem interferir na prata não exposta.

Forma dos cristais

Os cristais de haletos são poliédricos e irregulares, semelhantes a grãos de areia ou sal de cozinha, com formas e tamanhos variados. A variação do tamanho e da forma dos cristais tem influência na velocidade do filme. Os cristais de configuração poliédrica e cúbica são mais usados em radiologia geral e os cristais de formas tabulares ou planas, que são de menor tamanho, oferecem maior superfície e são indicados para mamografia. O aumento da superfície melhora a absorção e eleva a sensibilidade do filme, além de reduzir o borramento de paralaxe e aumentar o contraste da imagem, especialmente na base da curva.

Os cristais tabulares ou tabloides, devido ao pequeno tamanho, oferecem maior resolução da imagem e pela sua forma, oferecem grande superfície, que permite maior absorção de luz e aumenta a velocidade. Os grãos de maior velocidade são mais sensíveis às mudanças da temperatura e do tempo de revelação, devendo ser utilizados químicos especiais, uma temperatura constante e uma processadora dedicada e calibrada. O aumento da velocidade do filme resulta em maior ruído, porque é requerida menor exposição para atingir a densidade ideal.

Quanto menor for seu tamanho, melhor será a definição da imagem e quanto mais plana for sua forma, maior a velocidade do filme. Os cristais devem ser de pequeno tamanho, para ter resolução espacial suficiente para detectar pequenas estruturas, como microcalcificações de 0,2 mm, porém são menos eficientes em absorver os raios e emitir a luz. Já os cristais de maior superfície são mais eficientes e aumentam a velocidade do filme, mas reduzem a nitidez da imagem (Fig. 14-2).

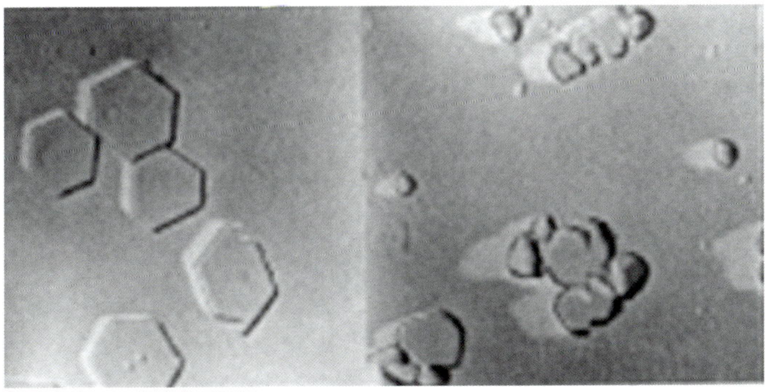

Fig. 14-2. Tipos e formas dos cristais têm importância. Os cristais de forma tabular oferecem maior área de absorção dos fótons, aumentam a sensibilidade do filme e reduzem a dose. (Imagem cedida por J. E. Peixoto.)

Emulsão de filme

A emulsão é composta por uma camada de gelatina, na qual estão impregnados os cristais de prata, que são os agentes ativos e responsáveis pela formação da imagem. A gelatina é produzida de osso e gordura animal e serve de matriz para manter dispersos os cristais de haleto de prata. A camada de gelatina tem a espessura de 10 μ, é insensível às radiações e não forma imagem, sendo mais sensível à temperatura da solução reveladora que à ação do agente acelerador.

A emulsão tem a função de suporte e veículo, para permitir que os microcristais de prata fiquem suspensos e coesos e se mantenham uniformemente distribuídos no filme, garantindo uma exposição uniforme e uma resposta homogênea. A gelatina deve ser estável, para manter a durabilidade da emulsão e permitir a penetração do agente revelador, sem prejuízo de sua constância. Deve ter firmeza, para facilitar a ação dos agentes reveladores e fixadores sobre os cristais de prata, sem mudar sua viscosidade e consistência. Durante o processo de revelação, um agente acelerador (carbonato de sódio), deve penetrar na emulsão deixando-a amolecida, para sofrer os efeitos dos agentes reveladores.

Filme de emulsão única

A base do filme é composta por camada suporte maleável e flexível de poliéster, revestida unilateralmente por uma fina e uniforme camada de emulsão, contendo cristais de haletos de prata (lado fosco), revestida por fina camada protetora. A camada de cristais está impregnada na matriz plástica de base rígida apoiada por material aderente que ajuda a refletir a luz, sem borramento. Revestindo a camada de cristais (emulsão), existe uma camada lisa e transparente que protege a gelatina e facilita a limpeza.

Em mamografia, que necessita de alta resolução para mostrar detalhes na estrutura, o filme deve ter emulsão única, com tela também única, para evitar o cruzamento dos fótons com borramento de paralaxe na imagem. Embora a emulsão única possa aumentar a dose, melhora a qualidade da imagem. Os filmes de emulsão única, além de mamografia incluem as imagens de vídeo, as impressoras a *laser* e outros. Os filmes de emulsão única fornecem uma resolução de 16 a 20 pl/mm e melhoram a nitidez da imagem, entretanto, são mais sensíveis a artefatos. Os mais comuns são os artefatos de densidade negativa, que são provocados por poeira interposta entre o filme e o *écran,* bloqueando a passagem da luz do *écran* para a emulsão do filme e aparecem como pontos brancos (Figs. 14-3 e 14-4).

Filme de emulsão dupla

Em radiologia geral usa-se o cassete com dois *écrans* conjuntamente com um filme e emulsão dupla. Nesta condição, a sensibilização do filme ocorre com luz emitida por ambos os lados, que reduz a dose para o paciente, mas cai a resolução espacial.

O filme de emulsão dupla recebe luz direta do fósforo, mas parte dessa luz transfixa a base do filme e atinge a emulsão do lado oposto. Isto aumenta a velocidade do sistema, mas provoca borramento na imagem. Em radiologia geral, onde a imagem não necessita ter alta definição, usa-se o filme de emulsão dupla e chassi também com tela dupla. Neste caso, ocorre exposição cruzada, na qual os raios ultrapassam o filme, projetam-se na emulsão do lado oposto e refletem-se de forma retrógrada. Isto provoca redução da nitidez com borramento de paralaxe, que borra a imagem. É o efeito *crossover,* que pode ser evitado ao se colocar uma camada de pigmento colorido na base do filme (Fig. 14-5).

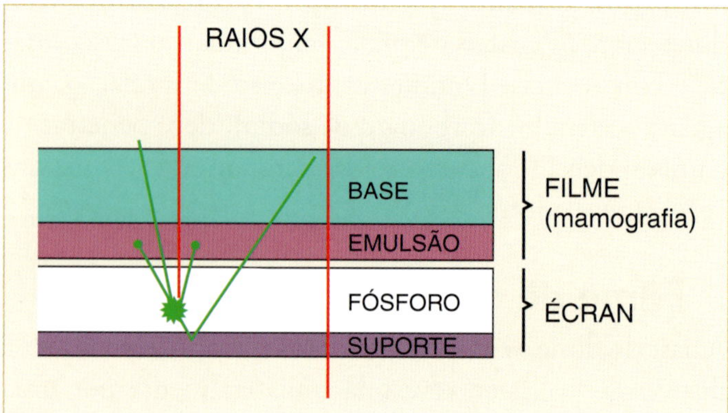

Fig. 14-3. Filme de emulsão única para mamografia, mostrando suas camadas. O feixe de raios X incide sobre o fósforo e emite a luz que vai impressionar o filme. (Imagem cedida pela Kodak.)

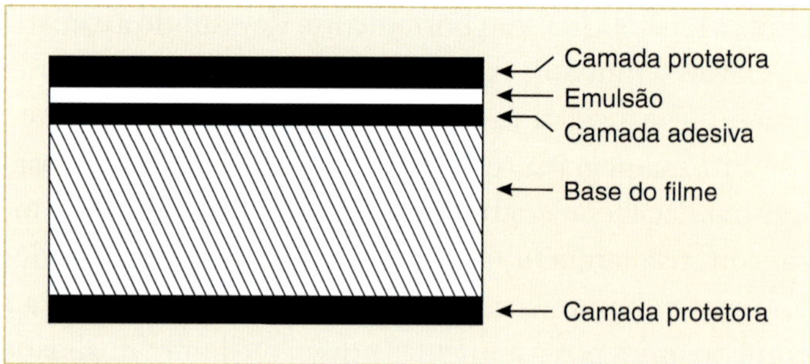

Fig. 14-4. Secção transversal de um filme para mamografia com emulsão única.

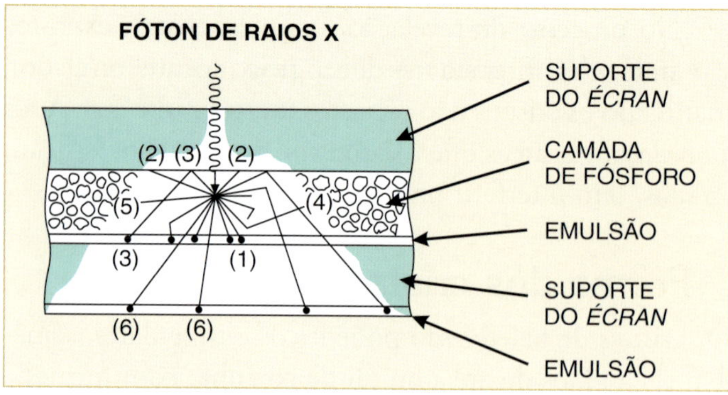

Fig. 14-5. *Écran* com filme para radiologia geral, em que se observa emulsão dupla. O *écran* em íntimo contato com o filme (interior do chassi) absorve os raios X e se converte em luz, de forma intensificada pelo fósforo, que é registrada e armazenada no filme. (Imagem cedida pela Kodak.)

Os filmes para raios X geral são produzidos com emulsão mais espessa para absorver mais fótons de raios X, apesar de somente 5% dos fótons incidentes serem absorvidos e contribuírem para a formação da imagem. Cada fabricante produz vários tipos de filmes com sensibilidades diferentes, bem como seus próprios chassis e químicos, que devem usados de forma combinada, para aumentar o rendimento, conforme Quadro 14-1.

Manuseio com o filme

1. Os filmes mamográficos são fornecidos em invólucros de alumínio, hermeticamente fechados à prova de umidade e empacotados em caixa de papelão, para evitar sua deterioração. Quando a embalagem está fechada, os filmes são afetados pelo calor e quando aberta ficam vulneráveis ao calor e à umidade.

Quadro 14-1. Tipos de filmes mamográficos disponíveis no mercado com os respectivos fabricantes

	Filme	*Écran*	Químicos
KODAK	MIN-R MIN-R-200 MIN-R-EV	MIN-R 2008	XP OMAT EX-II
AGFA/IBF	MMHT-RA MM-HDR-C MM-MDR-C PLUS	Cawo 300 Cawo 200 Cawo 200	MR-32
FUJIFILM	UMMA AD-M	UMMA AD-M	– –

2. Os raios cósmicos podem produzir velamento nos filmes. Sua intensidade depende do local e pode ser maior próximo às montanhas rochosas, onde há depósitos de materiais radioativos. Como os raios naturais têm difícil controle, deve-se preferir usar o filme de fabricação recente.
3. Os filmes devem ser armazenados em local afastado de fonte de radiação, material radioativo, fontes de calor, luz, vapores ou gases, como amônia ou formalina, que podem velar os filmes, especialmente nas embalagens abertas. A caixa deve ser mantida fechada. A umidade relativa deve ser de 40-50%.
4. A temperatura deve ser mantida entre 10 e 25°C, para evitar o velamento e aumentar a vida útil.
5. Os filmes revelados, antes de serem entregues ou arquivados, são guardados em lugar ventilado, com temperatura entre 15 e 25°C e com umidade entre 30-40%.
6. O local de armazenamento deve ser seco, ventilado, livre de poeiras e nunca ser dentro da câmara escura ou da sala de raios X. O calor aumenta o véu de base. O aumento da temperatura precipita os cristais, aumentando o velamento.
7. A caixa de filme deve ser posicionada de forma vertical para evitar o peso e produzir a aderência dos filmes. O armazenamento horizontal pode formar pontos claros, que simulam calcificações, e dar amolecimento na gelatina, provocado pelo calor e pela umidade.
8. Quando a embalagem está aberta, a umidade relativa do ar deve ser entre 30-50%, para evitar a aderência dos filmes, que provoca velamento.
9. Deve ser observada a data de vencimento, que deve estar exposta de forma visível. O filme envelhecido vai precipitando a prata, que dificulta o contato com o *écran*.
10. Utilizar primeiro os filmes com menor prazo de vencimento. O filme de alta velocidade é mais sensível e tem vida útil mais curta que o filme lento.
11. Os filmes devem ser manuseados de forma correta e armazenados em temperatura e umidade adequadas para evitar o velamento, que afeta a velocidade e degrada a imagem.
12. Manusear de forma lenta e cuidadosa, para evitar o atrito com outro filme ou com o ar, e impedir eletricidade estática.
13. Segurar o filme com delicadeza e de forma cuidadosa, para evitar um dano físico, como arranhões, pressão, dobras e marcas digitais e ungueais.
14. O manuseio dos filmes deve ser feito com mãos limpas, secas e sem gorduras ou resíduos de químicos.
15. O local deve ser livre de poeiras, fungos e resíduos químicos e sob luz de segurança.
16. O armazenamento por tempo prolongado do filme processado em condições de umidade muito baixa ou de temperatura muito alta pode provocar rachadura na emulsão e produzir um artefato, que se mostra como linhas paralelas na área mais densa do filme.

VELOCIDADE DO FILME

Conceito

Velocidade ou sensibilidade do filme é a habilidade que o filme tem de formar uma imagem em função da exposição radiológica. A velocidade é uma importante característica do filme e expressa a quantidade de exposição que o filme necessita para produzir uma imagem, com um padrão ideal de densidade. A Internacional Standards Organization (ISO) define a velocidade do sistema tela-filme como o inverso da exposição necessária para produzir uma densidade óptica de 1 acima da densidade base + velamento (Christensen, 1990).

A sensibilidade estuda a relação entre as características do filme e a sua relação íntima com o *écran*, na dependência de fatores como resolução, velocidade, densidade óptica e do processamento, que dependem da atividade do revelador, da temperatura e do tempo de processamento.

A velocidade do filme é inversamente proporcional à exposição e traduz a quantidade de luz necessária para escurecer o filme. Assim, o filme pode ser rápido ou lento, em função da sensibilidade à exposição. O filme mais rápido ou o filme de alta sensibilidade é mais sensível e requer menor exposição para produzir a densidade-padrão, o que reduz a dose. Já o filme lento de baixa sensibilidade exige maior exposição, porque necessita maior tempo para obter a densidade óptica ideal. Teoricamente o filme deve ser o mais rápido possível para reduzir a exposição, desde que produza um grau de enegrecimento que propicie ótima visualização das estruturas. O filme rápido tem a vantagem de reduzir o tempo de exposição, e, consequentemente, reduzir a dose absorvida e a probabilidade de borramento por movimento da paciente. Também reduz o aquecimento do tubo de raios X, aumentando sua vida útil.

Entretanto, o filme rápido fica mais sujeito às variações do processamento e aumenta o nível de ruídos visuais na imagem. A presença de ruídos quânticos pode obscurecer finas estruturas, como calcificações. Também o filme rápido implica em cristais grandes, que apesar de absorverem mais luz, dificultam o contato filme-*écran* e facilitam a difusão interna da luz no *écran*, dando borramento da imagem (Fig. 14-6).

O filme de maior velocidade dá maior contraste entre o preto e o branco, mas queima a pele por ter baixa amplitude. Devido às estruturas da mama serem de baixo contraste, foi desenvolvido um filme de alto contraste para obter melhor resolução dos objetos também de baixo contraste, gerando um filme com pequena margem de exposição e maior velocidade, ou seja, baixa amplitude. Em mamografia, o filme de médio contraste tem maior variação de tons de cinza, para mostrar objetos também de baixo contraste porventura existentes.

Existe uma relação de rendimento entre a nitidez da imagem e a sensibilidade do detector, assim como uma relação direta entre a espessura do cintilador com a difusão de luz, resultando no aumento do borramento.

Fatores que afetam a velocidade do filme

A velocidade do filme é afetada por fatores como tipo de filme usado, tipo de exposição, pelo tamanho e pela forma

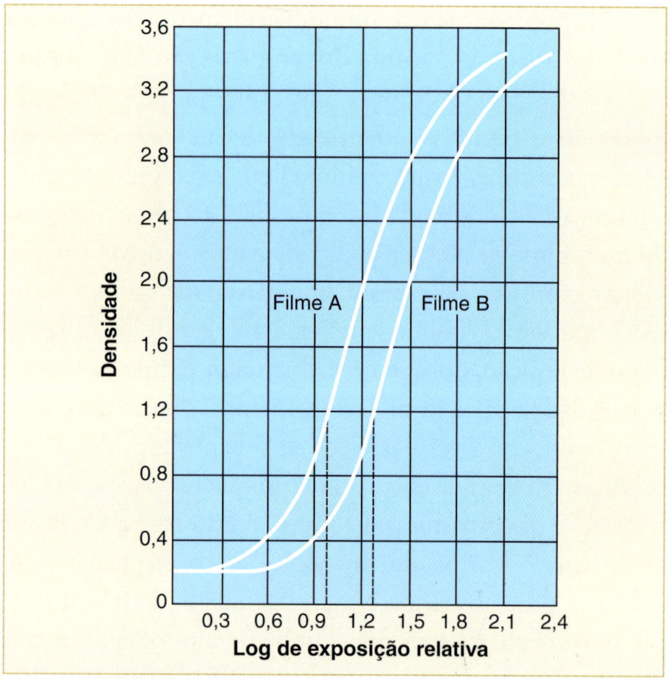

Fig. 14-6. Curvas características de dois filmes de velocidades diferentes, mas com o mesmo contraste. O filme A requereu 10 unidades de exposição para produzir uma densidade óptica de 1, enquanto o filme B requereu 20 unidades para produzir a mesma densidade. (Figura cedida pela Kodak.)

dos cristais, pelo tipo de fósforo presente no *écran*, pelas condições de processamento e pelas condições ambientais, recebendo influência da voltagem e do tipo do material do anodo. A velocidade é afetada pela qualidade do filme, mas também pela forma como ele é manufaturado. A sensibilidade total de um receptor depende também da espessura da camada de fósforo na tela intensificadora, com intensa influência da atividade e da temperatura do revelador. A velocidade efetiva da tela varia ainda com a exposição, em função da corrente aplicada ao tubo.

Sensibilidade espectral do filme

A sensibilidade do filme depende ainda da sensibilidade espectral, ou seja, dependendo da energia ou do comprimento de onda, à qual o filme é exposto, aumenta a sensibilidade. Assim, o filme de base azul é sensível às luzes azul, violeta e ultravioleta, em um espectro de 300 a 500 nanômetros, e responde pouco às luzes verde e vermelha (em uma faixa de 550 a 700 nanômetros), reduzindo a sensibilidade. Atualmente os filmes de base azul estão em desuso por exigir maior exposição com aumento da dose.

Já os filmes de base verde ou ortocromáticos são mais sensíveis à luz verde, na faixa de 500 a 700 nanômetros, emitida pelo *écran* de terras raras e respondem pouco às luzes azul, violeta e ultravioleta. Assim, os filmes de base verde devem ser usados em combinação com *écrans* de terras raras, que também emitem luz verde para aumentar a sensibilidade do filme.

O sistema deve contemplar um conjunto filme-*écran* que obtenha o máximo de velocidade com o mínimo de exposição, sendo importante que a luz emitida pela tela intensificadora tenha um comprimento de onda ou cor de luz que esteja dentro da faixa na qual o filme, radiográfico seja sensível. Também o olho humano é mais sensível aos fótons de luz na faixa de cor verde-amarelado, com comprimento de onda entre 500 e 700 nanômetros (nm). Isto otimiza o máximo de absorção das radiações, com o mínimo de dose e o mínimo de aquecimento do tubo e ainda melhora a percepção do médico interpretador. Como os *écrans* atuais são modernos e contêm granulações espessas, sensíveis na absorção de luz verde, a velocidade recebe mais influência do tipo de filme. Assim, os cristais de grande tamanho contidos no filme, aumentam a velocidade de absorção dos raios e a eficiência em transformar os raios X em luz visível, mas produzem granulações na imagem (ruído estrutural), que provocam indefinição da imagem (Fig. 12-7).

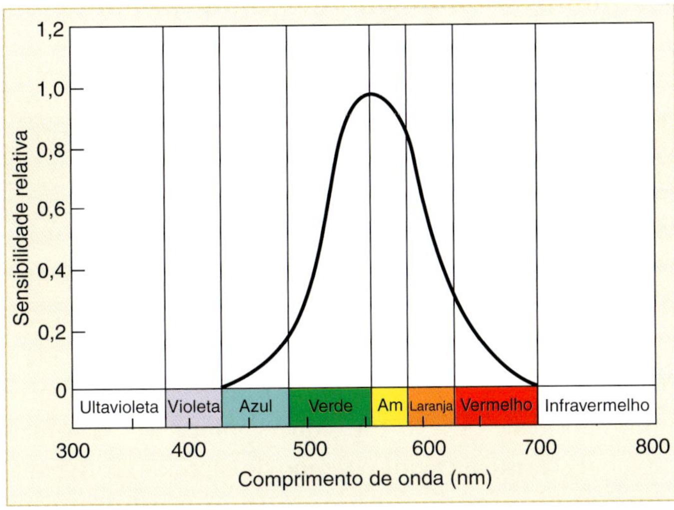

Fig. 14-7. O olho humano é mais sensível aos fótons de luz na faixa de cor verde-amarelado, com comprimento de onda entre 500 e 700 nm. (Figura do Manual de Controle de Qualidade do ACR. Edição 1994, modificada pelo autor.)

Tamanho dos cristais

O tamanho e o formato dos cristais de haletos de prata têm relação direta com a velocidade do filme e com a resolução da imagem. Os cristais de pequeno tamanho apresentam melhor resolução da imagem, mas têm menor velocidade e aumentam o tempo de exposição e, consequentemente, a dose, enquanto os cristais grandes e poliédricos são mais eficientes em transformar os raios X em luz, o que aumenta a velocidade do filme e reduz a dose, mas apresentam borramento da imagem. Quanto maior o grão do cristal, maior será a velocidade, maior será a absorção dos fótons, menor será o tempo de exposição e menor será a dose absorvida. Também a velocidade do sistema tela-filme é diretamente proporcional ao tamanho do fósforo contido na tela, que tem relação inversa com a resolução espacial.

Os cristais de forma plana aumentam a absorção da luz e deixam o filme mais rápido. Os grãos tabulares são planos e pela sua forma oferecem grande superfície de absorção e permitem maior sensibilidade ao filme. Também pelo pequeno tamanho permite boa resolução espacial da imagem. Recentemente foi lançado um cristal de forma cúbica que, além de aumentar a velocidade do filme, aumenta o contraste na base da curva.

Os cristais pequenos e finos mostram as alterações sutis e os pequenos detalhes com nitidez, mas aumentam o tempo de exposição, enquanto os cristais de grande tamanho aumentam a velocidade do filme, mas reduzem a definição da imagem por aumentar o borramento. A velocidade ideal do filme fica dependente do ponto de equilíbrio que mostre boa resolução, mostrando micros de 0,2 mm com baixo nível de ruídos.

Espessura da camada do *écran*

Aumentando-se a espessura da camada do fósforo no *écran*, eleva-se o *quantum* de fótons emitidos e se aumenta a sensibilidade do filme. Como os fótons são emitidos em todas as direções, resulta um espalhamento destes fótons por movimento lateral, que produz borramento da imagem.

Condições de processamento

A velocidade do filme é também fortemente influenciada pelas condições de processamento, como nível de oxidação dos químicos usados, com a temperatura do revelador e com o método de lavagem e secagem do filme. Também o tempo de imersão do filme no revelador, o tipo, o método de preparo e a concentração dos químicos, contribuem para a velocidade do filme. Um aumento da temperatura do revelador aumenta a taxa de processamento e aumenta a sensibilidade, aumentando mais rápido o enegrecimento do filme. Se os agentes reveladores forem contaminados pelo fixador, ocorre redução na sensibilidade do filme, o que pode ocorrer na substituição dos rolos e na troca dos químicos.

As condições ambientais como temperatura e umidade do ar, filmes vencidos, condições impróprias de armazenamento e manuseio incorreto do filme alteram o véu de base e afetam sua sensibilidade.

Tempo de exposição e sensibilidade

A intensidade das radiações tem relação direta com a corrente do tubo, entretanto, na exposição indireta, que usa tela intensificadora, a velocidade do filme reduz-se à medida que aumenta o tempo de exposição, devido à falha da lei da reciprocidade. Esta lei estabelece que "quando um filme é exposto aos raios X, a resposta deste filme a uma dada amperagem é diretamente proporcional ao tempo de exposição". A velocidade determina o tempo de exposição dos filmes e prediz a probabilidade de borramento em função do movimento.

Os filmes respondem ao feixe de forma mais intensa durante um curto tempo do que em um tempo prolongado e são mais sensíveis à determinada kV em função da temperatura de cor, ou seja, pode ser mais sensível a 50 do que a 100 keV (Quadro 14-2).

Quadro 14-2. Fatores que afetam a sensibilidade do filme

- Sensibilidade espectral do filme
- Tamanho, tipo e formato dos cristais de prata
- Tipo de fósforo presente no *écran*
- Condições de processamento do filme
- Fatores técnicos como a kVp
- Tipo de material do anodo e do filtro.

Escolha da velocidade do filme

A sensibilidade do filme é a propriedade da emulsão fotográfica de gravar a imagem em maior ou menor tempo de exposição. Similar à imagem fotográfica, a sensibilidade é representada por números, segundo o padrão internacional ISO, e quanto maior esse número, maior será a sensibilidade do filme.

A velocidade do receptor é determinada pelo fabricante e habitualmente é fornecida ao usuário apenas uma escala de velocidade que varia de 100 a 400 ISO, que compara as exposições relativas dentro dos diferentes tipos de receptores. Habitualmente, a velocidade de um filme divulgada pelos fabricantes (para o sistema tela-filme) não é expressa em valores numéricos e sim em valores de velocidade, como baixa, média e alta, até pela dificuldade de quantificar. Também se divulga como a classe de velocidade é duplicada ou reduzida à metade, sem especificar a velocidade real (Quadro 14-3).

Os filmes para raios X convencionais têm uma sensibilidade à exposição que vai de 50 até 150 mR. Usados em associação com o *écran,* ocorre uma redução em quase 100%, dependendo do tipo de filme e do tipo de fósforo contido na tela.

A combinação tela-filme tem velocidade entre 100 e 270 ISO, mas o padrão de referência de velocidade é de 100 ISO para o filme Min-R combinado com o *écran* Min-R, no processamento-padrão. Novas tecnologias vêm aumentando a sensibilidade do filme, como o uso de cristais planos e fósforos mais eficientes nos *écrans*. O filme Kodak Min-R 2000, combinado com o *écran* Min-R 2000, fornece uma velocidade de 150 ISO, enquanto o conjunto *écran* Kodak Min R-2190, combinado com o filme Min-R 2000 fornece uma velocidade de 190 ISO, que significa ser 90% mais rápido. Este sistema reduz o tempo de exposição com redução da dose e menos borramento por movimento do paciente, aumentando a detecção de pequenas anormalidades, mesmo em tecido denso (Quadro 14-4).

Quadro 14-3. Tipos de *écrans* da Kodak com suas velocidades

Écran KODAK	Velocidade	Ruídos	Nitidez
MIN-R	Média	Mais baixo	Alta
MIN-R 2000	Rápida	Baixo	Alta
MIN-R 2190	Mais rápida	Médio	Média

Quadro 14-4. Características dos sistemas filme-*écran*, válida para Kodak, utilizando o ciclo-padrão, programado para fornecer um contraste superior a 3,40 e uma densidade máxima 4,0 DO

Écran	Filme	Velocidade
Min-R-2000	Min-R 2000	150
Min-R-2190	Min-R S	190
Min-R	Min-R	100

Cada fabricante produz seus filmes e suas telas intensificadoras com suas peculiaridades. Os valores da velocidade e do contraste especificados pelo fabricante têm perda mínima da nitidez, que somente é alcançada com os produtos da mesma marca, desde que sigam as recomendações como tipo de revelador, tempo e temperatura de revelação.

Sensibilidade do filme e dose absorvida

A redução da dose de radiação em mamografia tela-filme, pode ser obtida usando a combinação filme e *écran* de alta velocidade. À proporção que aumenta a velocidade do sistema, reduz-se o tempo de exposição e, consequentemente, a dose. O sistema filme-*écran* Min-R 2000 tem maior velocidade e aplica a menor dose glandular média (0,70 mGy), reduzindo em 40% a exposição às radiações. Outros fatores envolvidos, como tempo de processamento, devem ser otimizados para oferecer um gradiente de contraste e uma densidade ideal, com baixo ruído e a menor dose glandular possível.

A dose glandular média de radiação com 25 kV, usando-se foco 0,3 mm e filtro de 0,3 mm de molibdênio, na espessura de 5 cm deve ser menor que 1,17 mGy ou 0,01 R. A portaria 453 do Ministério da Saúde limita em 10 mGy (0,10 rad) para a mamografia com grade e 4 mGy (0,4 Rad) para a mamografia feita sem grade (Quadro 14-5).

Fatores relacionados com o receptor da imagem

A sensibilidade total de um receptor depende da tela intensificadora e do tipo de filme utilizado, sofrendo intensa

Quadro 14-5. Combinação filme-*écran*: à medida que aumenta velocidade do filme e do *écran*, reduz-se a dose, mas se aumenta o nível de ruídos

Velocidade		Ciclo do processo	Velocidade relativa (ISSO)	Dose relativa (mGy)	Densidade média (DO)	Nível de ruídos (+)
Écran	Filme					
1	1	Padrão	1	1,00	2,95	+
1	2	Padrão	1	1,00	3,60	++
1	3	Extensivo	1,4	0,70	3,25	+++
2	2	Padrão	1,5	0,66	3,60	++++
3	1	Padrão	1,7	0,60	2,95	+++++
1	4	Padrão	1,8	0,56	3,20	++++++
4	2	Padrão	1,9	0,53	3,60	+++++++

Fonte: Haus AG in Seminars in Breast Disease 2.30, 1999, modificado.

influência da atividade e da temperatura do revelador. Quanto ao *écran*, a velocidade é dependente do tamanho do fósforo presente na tela e da espessura da camada desse fósforo. Quanto ao filme, sua sensibilidade depende da composição, da forma como ele é manufaturado, do tipo de filme, do tamanho dos grãos de prata e da sua sensibilidade espectral. Como os atuais *écrans* de mamografias são modernos e contêm fósforos de terras raras, que emitem luz verde, a velocidade fica dependente do tipo de filme que deve ser sensível à luz verde.

Significa dizer que a escolha do filme deve ser compatível com a emissão espectral da luz emitida pelo *écran* para obter a máxima velocidade com o mínimo de exposição. Oxissulfeto de gadolínio contido no *écran* emite luz em uma faixa que corresponde à região verde do espectro, que o filme é mais sensível e deve-se usar filme do mesmo fabricante, que é mais sensível à luz verde.

A base do filme indica a sensibilidade espectral ou a cor do espectro de luz ao qual o filme é mais sensível. Deve ser preferido o filme verde, que é mais sensível à luz verde emitida pelo *écran*. O *écran* de terras raras (oxissulfeto de gadolínio) é altamente eficiente em transformar os raios X em luz verde, dando um rendimento 50% maior com relação ao filme de luz azul, resultando em menor dose.

Os filmes de base verde ou ortocromáticos são mais sensíveis à luz verde, na faixa de 500 a 700 nanômetros, com pico em 600 nm, mas respondem também às luzes azul, violeta e ultravioleta. Têm maior velocidade e devem ser usados em combinação com *écrans* de terras raras, que emitem luz verde.

Já o filme de base azul é mais sensível às luzes azul, violeta e ultravioleta em um espectro de 400 a 500 nanômetros com pico em 450 nm, mas responde pouco às luzes verde ou vermelha, em uma faixa de 550 a 700 nanômetros. Era usado combinado com *écran* de tungstato de cálcio, que emite luz azul. Atualmente em desuso por exigir maior exposição com aumento da dose para a paciente (Fig. 14-8).

TIPO DE EXPOSIÇÃO

Há uma grande diferença na velocidade entre as exposições direta e indireta, porque os raios X e a luz formam diferentes imagens latentes e diferentes tipos de curvas sensitométricas.

Exposição direta

Na exposição direta, os raios X impressionam diretamente o filme, sem o uso da tela intensificadora. Os filmes radio-

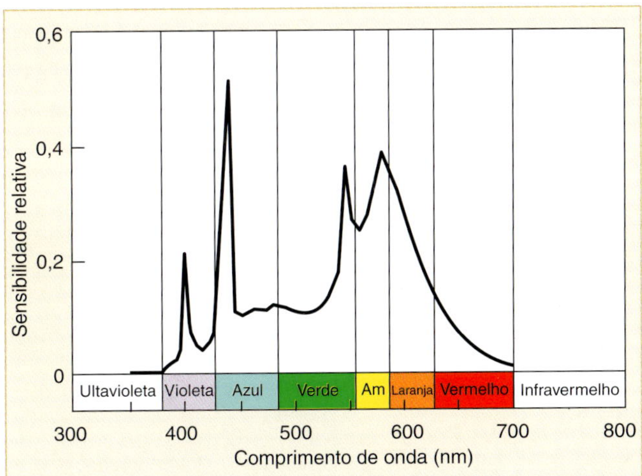

Fig. 14-8. Sensibilidade relativa do filme com relação ao espectro de luz (comprimido de onda) emitido pelo *écran*. (Mammography Quality Control Manual do ACR. 1994 modificada pelo autor.)

gráficos de exposição direta necessitam de altas doses e são incapazes de produzir imagens de alto contraste, tendo uso proibido em radiodiagnóstico. A exposição direta obedece à lei de reciprocidade, na qual a mesma corrente aplicada em determinado tempo produz sempre o mesmo nível de exposição. A densidade óptica obtida no filme é diretamente proporcional à corrente aplicada ao tubo na unidade de tempo (E = A.T). A falha da reciprocidade é um termo usado para descrever a sensibilidade ou a resposta linear do filme à exposição.

Como as radiações são pouco absorvidas, o tempo de exposição e, consequentemente, a dose no paciente aumentam, tornando-se proibitiva. Tem uso restrito apenas para raios X das extremidades, onde permite aplicar maior dose com pouco dano ao organismo, por ser menos sensível às radiações.

Para a exposição direta, os filmes têm camadas de emulsão mais espessas para absorver maior quantidade do feixe de raios X e reduzir a exposição. Dá o mínimo de borramento, mas com baixo contraste, o que neutraliza o benefício obtido com o ganho da nitidez. A exposição direta com raios X mostra uma curva característica com base mais extensa e menor contraste com relação à exposição indireta com a luz do *écran* (Quadro 14-6).

Exposição indireta

A exposição indireta faz-se com o uso de *écran* intensificador, mas o grau de exposição depende da energia contida na radiação. Na exposição indireta, uma substância cintiladora absorve os raios e transforma-o em luz de forma intensificada, que vai impressionar o filme. A exposição indireta não obedece à lei da reciprocidade, porque os filmes são mais sensíveis à luz que aos raios X, fator que depende do tipo de filme. Embora possa ter alto contraste, a imagem não é nítida devido à difusão lateral da luz dentro do *écran*. Este assunto será discutido em *écran* intensificador.

Quadro 14-6. Tipos de exposição e seus efeitos

Tipo de exposição	Direta	Indireta
Tela intensificadora	Ausente	Presente
Lei de reciprocidade	Sim	Não
Emulsão	Espessa	Delgada
Filmes	Lentos	Sensíveis
Contraste	Baixo	Alto
Nitidez	Alta	Reduzida

CHASSI

Chassi ou cassete é um dispositivo confeccionado em polipropileno ou poliuretano, recoberto de vinil, que serve para transportar de forma segura o filme e o *écran* sem expô-los à luz e ainda facilita o contato direto entre ambos. É constituído de duas placas de alumínio com almofadas de espuma para vedação contra a luz e permite a saída do ar e suas bandas estão unidas por dobradiças de plástico flexível. No seu interior há um ou dois *écrans*, entre os quais se insere o filme. É resistente a impacto e a queda e possui uma trava simples, que permite a fácil abertura e o fechamento do cassete. Alguns possuem janelas de identificação e outros são identificados de forma convencional. Todos possuem uma trava simples que permite fácil abertura e o fechamento, devendo ser mantido sempre fechado.

O cassete deve ter moldura rígida, ser resistente para suportar quedas e atrito, deve ter baixa absorção dos raios X e permitir o contato filme-*écran* de forma eficiente. Seu principal componente é o *écran* ou a tela intensificadora contendo sais inorgânicos fluorescentes, que têm a capacidade de absorver a energia dos raios X e transformá-la em luz visível, que vai impressionar o filme.

Em radiologia geral, deve ser usado o chassi de tela dupla combinado com filme também de emulsão dupla, que aumenta a velocidade do filme, mas reduz a resolução espacial. Em mamografia, que necessita imagem rica em detalhes, é usado filme de emulsão única, combinado com chassi também de tela única, que embora aumente a dose, melhora a qualidade da imagem. Neste caso, o chassi dispõe de uma espuma, frontalmente colocado na aba oposta ao *écran*, com função de comprimir o filme e mantê-lo imóvel.

Os *écrans* de tela dupla, combinados com filmes também de emulsão dupla, são mais eficientes em absorver os raios X e transformá-los em luz, que além de reduzir o tempo de exposição, reduz a dose para o paciente e prolonga a vida útil do tubo. Entretanto, os raios que ultrapassam o filme, atingem a emulsão do lado oposto e são refletidos de volta, dando luz cruzada que compromete a nitidez da imagem e produz borramento de paralaxe na imagem.

Existe o *écran* duplo de intensificação assimétrica para raios X convencionais que também usam filme de dupla emulsão com fósforo de luz azul, não tendo uso em mamografia devido ao artefato de paralaxe.

Os chassis têm sensibilidades diferentes em função do fósforo intensificador que ele contém. Cada fósforo emite luz de um comprimento de onda que produz uma cor. O chassi X-Omatic contém *écran* de tungstato de cálcio que emite luz azul. Está em desuso, por ter baixa absorção dos raios X e exigir maior exposição, com aumento de dose. Já o chassi X-Omatic e o *Écran* Lanex Min-R 2000 da Kodak incorporam um *écran* contendo cristais de fósforos com oxissulfeto de gadolínio, do grupo de terras raras, que é eficiente em absorver os fótons de raios X e transformar sua energia em luz verde de grande intensidade, reduzindo a dose.

Os *écrans* X-Omatic e Lanex Kodak podem ser encontrados em duas versões, sendo uma com e outra sem janela, que é identificada por marcadores radiopacos (Fig. 14-9).

Cuidado com o chassi

1. O cassete bem cuidado tem vida média de 3 a 5 anos, em função do uso. Entretanto, com o uso ou a exposição à luz ocorre desgaste do fósforo e redução da luminosidade.
2. Os chassis devem ser identificados com número para encontrar os artefatos e colocar data para orientar a substituição.
3. O chassi deve ser mantido fechado, para reduzir a perda de luminosidade que ocorre ao longo do tempo e que aumenta com a exposição à luz. Também quando aberto retém pós, cabelos ou outras partículas que se vão projetar na imagem, dando artefatos. Deve ser mantido livre de todo material estranho e de produtos radiopacos.
4. Não abrir suas abas em ângulo maior que 90 graus, para evitar dano nas dobradiças, que permite a entrada da luz, gerando velamento no filme.
5. Manusear com cuidado para evitar impacto com rachadura em sua estrutura, permitindo a entrada da luz.
6. O dano nas dobradiças e nas travas ou chassis trincados, além de provocar entrada de luz, dificulta o contato eficiente entre o filme e o *écran*, permitindo a entrada de ar que produz uma imagem borrada.
7. O chassi empenado impede o bom contato e produz mancha escura no filme. Também se não estiver bem vedado entra luz e enegrece a borda do filme.
8. Os *écrans* e cassetes devem ser limpos semanalmente ou sempre que mostrarem artefatos como pontos brancos provocados por poeira e sujeira.
9. A limpeza do cassete deve ser precedida da limpeza do local de trabalho, limpando a parte externa dos cassetes e a mesa, usando um pano limpo e macio que não solte felpas, umidificado com água ou sabão neutro. Os cassetes, ao contrário dos *écrans*, podem ser limpos com solução à base de água e sabão neutro, álcool isopropílico ou álcool etílico desnaturado.
10. Os *écrans* devem ser limpos com pano úmido para remover quaisquer resíduos. Limpe delicadamente toda a superfície do *écran* usando solução para limpeza ou lenços umedecidos para *écrans* fornecidos pela Kodak.
11. Evite álcool e detergente sobre o *écran*, mas ocasionalmente podem ser usados para as sujeiras de difícil remoção, entretanto, devem ser removidos com lenço umedecido ou solução para limpeza de *écran*. Evite aplicar a solução para limpeza diretamente sobre os *écrans*.
12. Utilizar pincel antiestático e macio com cerdas retas que não solte pelos e para remover as partículas de poeira que se acumulam nos ângulos, na tampa, nas dobradiças do cassete ou mesmo na superfície do *écran*.

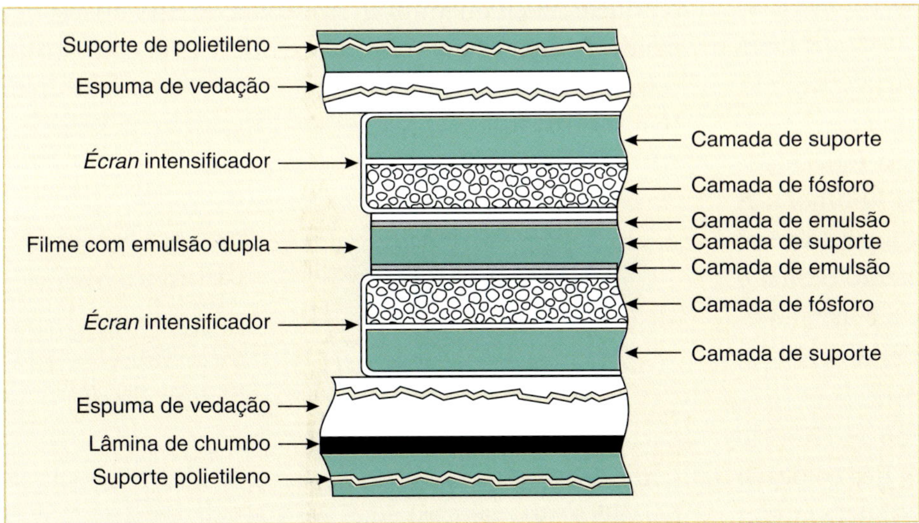

Fig. 14-9. Diagrama esquemático do chassi de tela dupla carregado com o filme de emulsão dupla. A emulsão deve estar em íntimo contato com o *écran* onde está a camada de fósforo. Revestindo o fósforo, está uma camada protetora. O chassi Lanex tem uma camada de chumbo incorporada à tampa, que reduz as radiações secundárias, sem interferir na exposição. (Imagem cedida pela Kodak, modificada pelo autor.)

13. Não enxugue o *écran*. Deixe-o secar naturalmente, voltado para baixo e em local com pouca luminosidade. O carregamento do *écran* molhado pode danificar o filme e produzir artefatos na imagem.

ÉCRAN OU TELA INTENSIFICADORA

Écran ou tela intensificadora consiste de uma folha de suporte produzida em papel espesso, poliéster ou plástico, que é a camada base, revestida por uma camada do fósforo intensificador de luz.

A tela intensificadora *(screen* ou *écran)* contém um fósforo que potencializa, em quase 100 vezes, o efeito dos raios X, sendo de grande importância para formar a imagem e reduzir da dose. Os sais inorgânicos fluorescentes (fósforos) colocados na tela, sempre que expostos aos raios X, absorvem estas radiações e emitem fótons de luz. Estes fotos são responsáveis por 90-95% da exposição do filme e envolvem um compromisso entre o mínimo de dose e o máximo de informação diagnóstica.

Partindo do conhecimento secular de que os raios X têm a capacidade de florescer substâncias cintilantes, foi desenvolvida a emulsão fotossensível, que aumenta a absorção dos raios. A colisão dos raios X com as substâncias fluorescentes do *écran*, transforma a energia dos fótons em luz de forma intensificada, à qual o filme é mais sensível. A intensificação de luz pelo *écran* é um tipo de exposição indireta que, por intensificar os fótons, permite reduzir a exposição em quase 100 vezes, comparando com a exposição direta.

O *écran* ou tela intensificadora contém uma substância fluorescente, que absorve os raios X e os converte em energia luminosa de forma intensificada, que vai sensibilizar o filme, obtendo o mesmo efeito fotográfico com menor exposição. Quando o *écran* é atingido por um feixe de raios X, emite uma luz que vai ativar os cristais de prata contidos na emulsão do filme, cujo efeito depende do tipo de fósforo e da voltagem aplicada ao tubo.

O grau de eficiência é determinado pela capacidade da tela de converter os raios X em energia luminosa. A vantagem é que reduz o tempo de exposição, a dose absorvida, o risco de borramento por movimento e evita o desgaste da ampola de raios X. Entretanto, o benefício fica limitado à espessura da camada do material fluorescente, que pode reduzir a definição da imagem.

O conjunto tela-filme está montado no interior do chassi, que apenas serve de veículo. O *écran* fica colocado atrás do filme, sendo o principal responsável pela nitidez da imagem, enquanto o filme é responsável pelo contraste da imagem.

Estrutura do *écran*

O *écran* é formado por três camadas distintas. A camada base de plástico ou celulose, serve de suporte para o material fluorescente e deve ser uniforme e radiotransparente, sem qualquer material metálico ou opaco. É a camada de suporte na parte posterior deve ser resistente, confeccionada em poliéster, para não empenar. A camada de fósforo ou camada intensificadora, que é a camada principal e mais importante, porque nela estão os cristais fluorescentes de oxissulfeto de gadolínio, com diâmetro de 3 a 15 μ, uniformemente aglutinados a um agente adesivo aderido à camada de suporte. Entre a camada base e o fósforo há uma substância aderente e absortiva contendo dióxido de titânio, que melhora a aderência do fósforo e ajuda na reflexão da luz. Este agente fluorescente é revestido por uma camada protetora e lisa, que dificulta a aderência de poeira e facilita a limpeza do *écran*.

A espessura da camada fluorescente varia de 70 a 250 μm e deve ter resolução para detectar microcalcificações de até 200 micrômetros. O composto usado era tungstato de cálcio e sulfato de bário com estrôncio ou bário. Mais recentemente surgiram compostos de alta eficiência chamados terras raras, que usam oxissulfeto de gadolínio lantânio e trítio, oxibrometo de lantânio e fluoreto de bário, que necessitam menos radiações com relação aos demais fósforos. Finalmente, uma camada protetora lisa e brilhante, que reveste e protege o *écran* da umidade e da sujeira e evita o desgaste e facilita a limpeza.

Semelhantes aos filmes, existem os *écrans* de baixa, média e alta velocidade, cuja terminologia é discutida porque é difícil quantificar. A escolha do tipo de tela depende do órgão a ser irradiado e ele deve estar combinado com o tipo de filme e ser sempre do mesmo fabricante (Fig. 14-10).

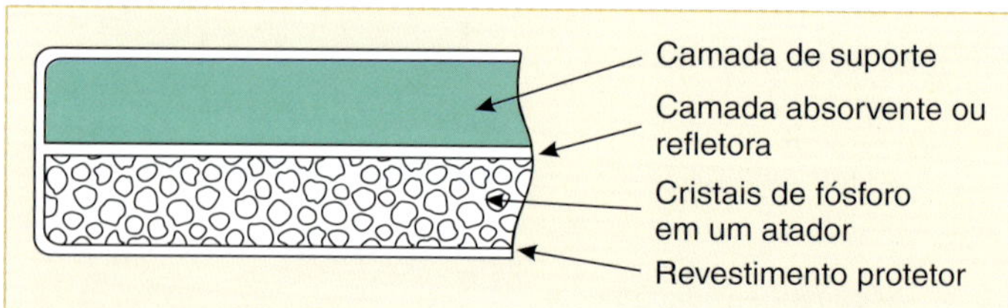

Fig. 14-10. Estrutura do *écran*. A camada granulosa contendo os cristais de fósforo, aderida à camada refletora. A camada protetora permite a limpeza. (Imagem cedida pela Kodak.)

Rendimento do *écran*

O rendimento do *écran* é a relação entre a quantidade de raios X absorvida e a intensidade de fótons emitidos, que depende do tipo e do tamanho do fósforo e da espessura da camada de fósforo contida na emulsão. Os raios X incidem sobre o cristal de fósforo, que são absorvidos e transformados em centenas de fótons de luz, fenômeno conhecido como rendimento do *écran*.

A combinação do filme com o *écran* permite que a exposição seja reduzida em quase cem vezes, com menor dose para o paciente e maior duração do tubo. Também garante uma imagem com definição e com nitidez no contorno de suas estruturas.

Para obter-se uma resolução suficiente, usa-se *écran* mais fino com filme de alta sensibilidade, que dá uma resolução de 14-18 pl/mm. Na mama, precisa-se de cristais de pequeno tamanho para mostrar pequenas estruturas de 0,2 mm, como as microcalcificações. A escala de visibilidade tem relação inversa com a espessura da camada e com o tamanho dos cristais. Quanto maior for o tamanho do fósforo, menor será a percepção de detalhes, apesar de aumentar a velocidade do filme.

As vantagens da intensificação são que diminui o tempo de exposição, reduz a dose para o paciente e há menos risco de movimento com borramento da imagem, com a vantagem adicional de oferecer maior vida útil ao tubo de raios X.

Difusão da luz

Quando o fóton interage com o cristal de fósforo do *écran*, emite luz de forma intensificada, que se difunde em todas as direções e causa borramento, na dependência do tamanho do cristal de fósforo e da espessura de sua camada. Quanto maior for a dispersão lateral da luz no *écran*, maior será o borramento e menor será a nitidez. A difusão da luz ocorre também quando existe mal contato entre o filme e o *écran* por interposição de micropartículas. O Aumento do tamanho dos cristais de fósforo e da espessura da camada acelera a velocidade do filme, aumenta o rendimento do *écran* e diminui a dose, mas amplia a difusão da luz no interior do *écran*, reduz a nitidez da imagem e causa indefinição de seu contorno. A difusão deve ser reduzida com o emprego de pigmentos absorventes, ligados à camada suporte do *écran*, que absorve os fótons e evita a difusão no seu interior. O fósforo de maior densidade e com estrutura atômica diferente como os fósforos de terras raras, também impede a difusão da luz.

FÓSFOROS

São definidas como fósforo todas as substâncias fluorescentes que convertem raios X em luz. Quando os raios X atingem o *écran*, ativam o fósforo nele contido, que emite luz que impressiona o filme e forma uma imagem latente, que se torna real e visível após o processamento.

Os raios X têm a propriedade de florescer os fósforos e emitir luz e radiações ultravioleta e, na dependência do tipo de fósforo, emitem luzes com diferentes cores. Cada tipo de fósforo tem um fator de absorção de raios X que depende do número atômico e da densidade específica do composto.

Os fósforos devem ser eficientes em absorver os raios X de alta energia e convertê-los em luz visível de forma intensificada para expor o filme. Sempre que um cristal de fósforo absorve um fóton de raios X, emite um jato de luz de forma ampliada, cujo brilho está diretamente relacionado com a energia dos raios X incidentes sobre a tela. Também os fósforos devem ser resistentes ao calor e à umidade e não devem apresentar luminescência residual após a exposição. Significa dizer que a emissão de luz deve parar imediatamente após interromper a exposição aos raios X. Quanto maior for a quantidade de raios X absorvida, maior será a intensidade da luz emitida pelo *écran*.

A ação intensificadora da radiação pelo fósforo imprime um efeito fotográfico que depende de fatores como tamanho do cristal, tipo de fósforo e tipo de filme usados na exposição. Os diferentes cristais emitem luzes de diferentes cores. Em mamografia são usados os cristais de terras raras, como oxissulfeto de lantânio e gadolínio, que emitem luz verde e às quais o filme mamográfico é mais sensível, aumentando a velocidade, reduzindo o tempo de exposição e a dose.

Tipo de fósforo

O fósforo é o principal componente da tela intensificadora e responsável pela emissão da luz. Cada tipo de fósforo emite uma cor de luz característica (comprimento de onda diferente) com espectro de luz visível nas cores vermelha, azul e verde. Os principais fósforos são o tungstato de cálcio, o sulfato de bário, o sulfato de chumbo e, mais recentemente, o oxissulfeto de gadolínio.

O *écran* de sulfato de bário ou zinco emite luzes amarelo-esverdeada e ultravioleta, que reduzem o cruzamento, porque são mais bem absorvidas pelo haleto de prata. O olho humano é bastante sensível a esta faixa de luz. No passado, os *écrans* eram constituídos por sulfato de bário misturado ou não ao estrôncio ou tungstato de cálcio.

Tungstato de cálcio

Até 1974, o tungstato de cálcio (CaW04) foi intensamente usado nos *écrans* para intensificar a eficiência dos raios X. O tungstato emite luz nas regiões azul do espectro visível e na faixa ultravioleta, sendo menos eficiente para ativar o haleto de prata, que é mais sensível ao espectro de luz verde. O tungstato está em desuso por exigir maior exposição e teve uso proibido. É pouco eficiente e absorve apenas 40% dos fótons, sendo comumente usado em raios X convencionais. O brilho desta radiação é diretamente proporcional à energia absorvida dos raios X, que aumenta em função da intensidade de corrente (mAs).

Terras raras

Os *écrans* atuais contêm materiais de terras raras, como oxissulfeto de gadolínio, lantânio ou trítio, oxibrometo de lantânio, fluoreto de bário e outros compostos são mais eficientes em intensificar a luz, apesar de serem fortemente dependentes do formato do espectro de raios X. A cor da luz do espectro pode afetar o contraste do filme. Por outro lado, é importante que a luz emitida pela tela intensificadora tenha um comprimento de onda na faixa sensível dos filmes radiográficos a fim de garantir a absorção.

O metal de terras raras da série dos lantanídeos, como oxissulfeto de gadolínio ativado com térbio ($Gd_2O_2S:Tb$), emite luz em um espectro que vai de 482 a 622 nanômetros, com pico de 545 nm, que corresponde à região verde do espectro. A adição de 0,5% de túlio ou térbio atua como ativador e potencializa a emissão de luz. O desenvolvimento de tecnologia caminha para aumentar a resolução espacial do filme, com baixo ruído. Este espectro aumenta a velocidade do filme, que fica impressionado em menor tempo, reduzindo a exposição e a dose para a paciente. A velocidade é inversamente proporcional à exposição. Um filme rápido de alta velocidade exige uma exposição mais curta. E, ao contrário, um material lento de baixa sensibilidade exige uma exposição mais longa, consequentemente maior dose.

Os terras raras (lantânio e gadolínio) são mais eficientes e absorvem 50% mais dos raios X e aumentam a velocidade em 2 a 10 vezes com relação ao *écran* convencional de tungstato de cálcio. Significa dizer que, para a mesma espessura, os lantanídeos absorvem 2 a 3 vezes mais para cada quanta de raios absorvidos. Têm como vantagens menor sobrecarga para a ampola com maior vida útil, menos tempo de exposição e redução da dose para o paciente e evita o borramento por movimento da paciente ou do sistema. Estes fósforos atuam como intensificadores, emitem luz de forma ampliada na região predominantemente verde do espectro e devem ser usados combinados com filme ortocromático, que é mais sensível à luz verde, apesar de absorver as cores azul e ultravioleta.

Alguns filmes são especificamente produzidos para certos tipos de *écran* e devem ser usados de forma combinada, ou seja, deve haver a combinação filme-*écran* do mesmo fabricante. Alguns são mais sensíveis à luz azul e às radiações ultravioleta e outros são mais sensíveis à luz verde, de menos energia, que reduz a dose, o tempo de exposição e o risco de borramento.

Cuidados com o *écran* (Fig. 14-11)

1. Em condições normais de uso de *écran*, podem-se apresentar desgastes por atrito da camada de proteção ou por dano físico involuntário.
2. *Écran* e chassi precisam ser substituídos sempre que sofrerem dano ou desgaste do material fluorescente. Sempre que o *écran* for danificado, deve-se substituir todo o conjunto por chassi novo e nunca apenas a tela.
3. O *écran* deve ser limpo regularmente, para garantir a qualidade da imagem e prolongar sua vida útil.
4. Deve ser mantido livre de sujeira e material estranho, que pode arranhar, danificá-lo e torná-lo inútil.
5. O material estranho no *écran*, o chassi danificado ou o *écran* defeituoso podem dificultar o contato eficiente entre o filme e o *écran*, dando artefatos na imagem.

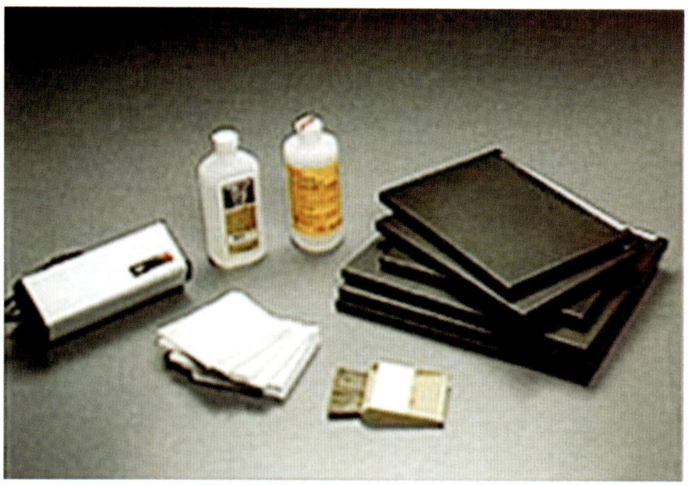

Fig. 14-11. Materiais necessários para a limpeza dos cassetes e *écrans*: álcool 70%, solução antiestática, limpador de *écran*, pincel, lenços e fonte de luz ultravioleta. (Imagem cedida pela Kodak.)

6. O manuseio cuidadoso é fundamental para prevenir artefatos como impressão digital, ungueal ou energia estática com o manuseio brusco.
7. Deve-se evitar impacto em sua estrutura e manter sua superfície externa limpa e livre de material opaco, que vão projetar-se no filme.
8. Materiais estranhos, como *spray*, produto de espirro e tosse, cinzas, cabelo e batom, impedem o contato eficiente do filme-*écran* e produzem sombra ou densidade negativa, que interferem na imagem.
9. A eletricidade estática é comum em lugares frios e úmidos, mas pode resultar de manobras bruscas. O fenômeno físico pode ser prevenido com o uso de solução antiestática aplicada ao *écran*, com frequência mensal.
10. O *écran* deve ser guardado em ambiente escuro, ventilado e afastado de luz natural, para evitar desgaste natural do fósforo pela absorção de luz, que reduz sua vida útil.
11. Cada cassete deve ter um número de identificação exclusivo, que deve ser visível na radiografia de contato.
12. O chassi deve ser mantido limpo, seco e fechado, para evitar acúmulo de poeira e impurezas no *écran*, que dificultam o contato filme-*écran*.
13. Deve ser carregado e descarregado de forma delicada, para evitar arranhão na superfície do *écran* e impressões ungueal e digital no filme.
14. O *écran* deve ser inspecionado e limpo semanalmente, dependendo da intensidade do uso.
15. Escolher um local limpo, com baixa luminosidade, para a limpeza dos *écrans* e cassetes.
16. Deve ser limpo regularmente, de forma suave e delicada, com pano úmido e macio tipo perfex, usando sabão neutro ou líquido antiestático, para mantê-lo livre de poeiras. Existem no mercado lenços umedecidos específicos para a limpeza de *écrans* e cassetes (limpador de *écran* Min-R da KODAK). Antes de usar o limpador, os *écrans* devem ser limpos com perfex úmido, para remover os resíduos.
17. Limpar de forma delicada, com um pano pouco umedecido que não solte felpas, evitando exercer pressão excessiva ou esfregar o *écran*.
18. A limpeza deve ser feita de forma longitudinal, sem esfregar, sempre no mesmo sentido, com varredura de dentro para fora, levando a sujeira para suas bordas. Pode-se usar pincel com pelos macios, para limpar as dobradiças do cassete.
19. Não utilizar materiais abrasivos nem detergentes para a limpeza. Não usar gases que arranhem, nem algodão ou flanela que soltem fiapos. Existe um produto especialmente produzido, chamado Cleanner, que é inócuo para a camada protetora.
20. Deve-se utilizar mensalmente a solução antiestática, que é um líquido especificamente produzido para reduzir a eletricidade estática. As cargas elétricas atraem poeira e criam artefatos na imagem.
21. Após a limpeza do *écran*, deve-se deixar o chassi aberto em local de pouca luminosidade até secar, para evitar o desgaste do fósforo.
22. O uso de ar comprimido é discutido, por fazer poeiras no ambiente. Pode-se usar o aspirador de pó.
23. O *écran* deve ser identificado com letra colocada na parte interna, de forma que possa ser vista na radiografia, sem superpor a imagem. A mesma letra deve ser escrita na parte externa do chassi, no lado da janela, para identificar o *écran* com eventual problema.
24. Após a limpeza, aguardar em ambiente escuro, até os *écrans* secarem naturalmente.
25. Verifique se ainda resta alguma poeira na tampa do cassete e no *écran*. Uma luz ultravioleta pode ser útil ao determinar se *écrans* e cassetes estão limpos ou ainda contêm partículas estranhas.
26. Após carregar os cassetes, aguardar no mínimo 15 minutos para realizar a exposição, para que o ar preso se dissipe. Para os cassetes Min-R-2000, aguardar apenas 5 minutos.

FATORES QUE ALTERAM A LUMINOSIDADE DO *ÉCRAN*

A absorção dos raios X e a intensificação da luz emitida pelo *écran* estão na dependência da qualidade dos raios X, do tipo e do tamanho da granulação do fósforo, da espessura da camada de fósforo, do tipo de *écran*, da presença de pigmentos absorventes na base do filme e até da temperatura. A potencialização destes fatores reduz a exposição, mas aumenta o ruído quântico da imagem.

Espessura do fósforo

Próximo a 95% dos raios que impressionam o filme são representados pela luz emitida pela tela intensificadora, à qual o filme é mais sensível. Assim, aumentando a espessura da camada de fósforo, aumenta-se a emissão de luz. A camada mais espessa do fósforo no *écran* é mais eficiente em absorver os raios X e emitir mais luz, ou seja, quanto mais fótons forem absorvidos, maior será a emissão de luz. Os fótons convertidos em luz no interior do *écran* difundem-se em todas as direções e se disseminam em uma área maior. Entretanto, o aumento da espessura aumenta o borramento da imagem devido à difusão lateral da luz antes que a mesma atinja o filme.

O *écran* mais espesso imprime maior velocidade ao filme, mas propicia a difusão lateral dos raios, que vai gerar borramento e reduzir a definição da imagem. O *écran* com camada fina de fósforo reduz o borramento por difusão e aumenta a nitidez da imagem, mas amplia o tempo de exposição. A espessura da camada de fósforo deve representar um equilíbrio entre a velocidade, a eficiência do fóton e a nitidez da imagem.

Tamanho da partícula

As partículas maiores absorvem mais fótons com mais eficiência e emitem luz com maior intensidade, aumentando a velocidade do filme. Entretanto, quanto maior o tamanho dos cristais, maiores são a dispersão lateral e o borramento da imagem.

Camada refletora

A colocação de uma camada refletora entre a camada de suporte e a camada de fósforo amplifica a emissão de luz pelo *écran*, com o reaproveitamento dos fótons que ultrapassaram a camada de fósforo. Como esta emissão se faz em todas as direções, parte da luz dirige-se para a face posterior do *écran*, que pode ser absorvida pelos pigmentos ou refletir de volta para o filme. Se o fóton que ultrapassou a camada de fósforo sem interagir for refletido, retorna para impressionar o fósforo e se tornará um raio útil na formação da imagem.

Em mamografia, que requer nitidez, devem-se utilizar cristais de pequeno tamanho com camada de baixa espessura, que diminui a difusão lateral da luz e mostra maior nitidez das estruturas, apesar de aumentar o tempo de exposição.

Qualidade do feixe

A dureza ou poder de penetração do feixe de raios X é determinada pela voltagem aplicada ao tubo, pelo tipo de onda aplicada pelo gerador de alta tensão, (se mono ou trifásica), pelo tipo de filtragem do feixe, pela densidade e pela espessura do objeto a ser radiografado, pela grade antidispersiva, pela estrutura atômica e pelo tipo de fósforo utilizado.

Combinação filme-*écran*

O sistema de registro da imagem analógica utiliza para mamografia uma combinação dedicada do filme com a tela intensificadora específica. A mamografia deve ser realizada unicamente com filmes de emulsão fotográfica em face única e telas intensificadoras compatíveis com o tipo de filme usado.

O projeto de fabricação de qualquer sistema de registro da imagem requer um compromisso com sua velocidade. A velocidade de uma combinação filme-tela intensificadora tem relação direta com o tamanho de grão fluorescente e com a espessura física da tela intensificadora.

Contato entre o filme e o *écran*

O *écran* deve estar em íntimo contato com o filme para evitar borramento. Se o filme não estiver em perfeito contato com o *écran*, ocorre a divergência de luz que se difunde no interior do *écran*, provocando distorção e perda de definição da imagem.

Ocorre também quando não se aplica uma pressão eficiente e homogênea sobre toda a área do filme. Este efeito é localizado e aparece em pequenas áreas do filme. Existe uma tela de cobre usada em controle de qualidade que avalia o contato filme-*écran*.

O filme-*écran* deve ser colocado de forma adequada dentro do chassi, para facilitar o contato íntimo imprescindível para uma boa imagem.

Deve-se ter o cuidado de colocar o lado fosco do filme (lado da emulsão) em contato direto com o *écran*, para dar nitidez à imagem. Se o filme for colocado de forma invertida, a imagem fica sem definição, sem contraste e imprópria para o diagnóstico.

É útil a espera de 10 minutos entre o carregamento do chassi e o seu uso para eliminar completamente o ar interposto e evitar uma bolsa de ar, que dificulta o contato filme-*écran* e apresenta manchas escuras.

Os principais responsáveis pelo mal contato entre o filme e o *écran* são materiais estranhos ou ar na superfície do *écran*, chassis danificados ou *écrans* defeituosos, deterioração da espuma ou do revestimento protetor, limpeza inadequada, dando artefatos que aparecem como mancha escura.

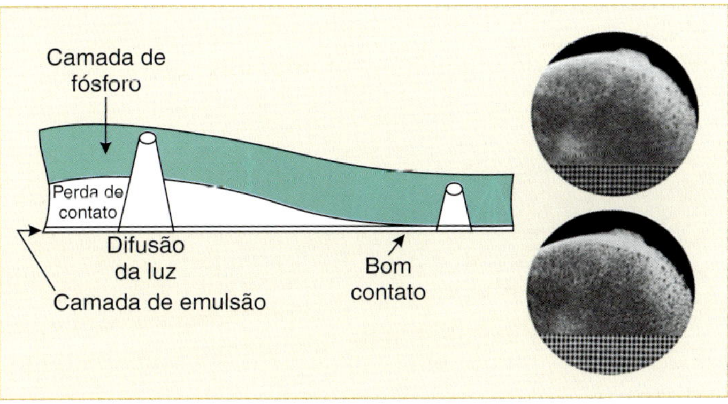

Fig. 14-12. Diagrama cedido pela Kodak mostrando a perda de contato entre o filme e o *écran*. Pode ser por acúmulo de ar ou material estranho no *écran*.

A falta de contato aumenta a distância que a luz deve percorrer e facilita sua difusão lateral, que tende a formar sombras escuras e borrar a imagem. Quanto maior for a distância que a luz tiver de percorrer, maior será sua difusão lateral e maior será o borramento da imagem. A deterioração da imagem faz-se lentamente e só é percebida quando se torna mais evidente, exceto quando se faz o teste com malha de cobre, que mostra manchas escuras. Pó ou cabelo entre o filme e o *écran* aparece como grande artefato (Fig. 14-12).

Nitidez de paralaxe ou radiação de cruzamento

O borramento de paralaxe ou efeito *crossover* é um ruído sutil que aparece na imagem e ocorre quando a emulsão não absorve toda a luz proveniente do *écran* e o fóton ultrapassa a base do filme e atinge a emulsão do lado oposto. A luz emitida pelo *écran* do lado oposto retorna ao filme, dando borramento na imagem pela divergência dos raios.

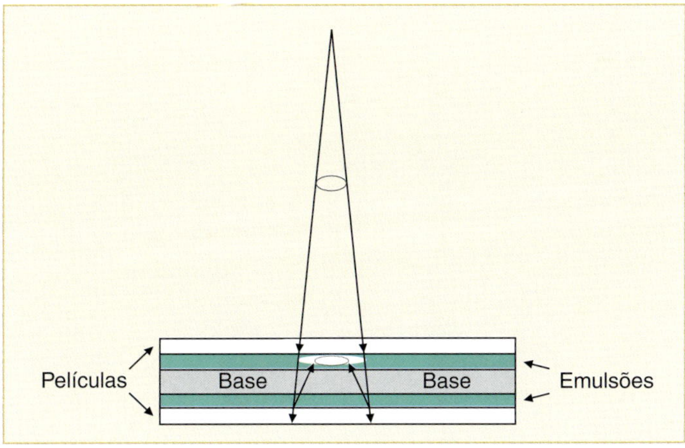

Fig. 14-13. Borramento de paralaxe que ocorre no filme de emulsão dupla. Ocorre quando a luz ultrapassa o filme e expõe a emulsão do lado oposto. (Imagem cedida pelo Kopans.)

O efeito *crossover* pode ser reduzido com a adição de um pigmento ou tinta especial entre a emulsão e o suporte do *écran*, que absorvem os fótons e impedem sua transfixação. Este pigmento deve ter alto poder de absorção para deter todos os fótons.

O borramento de paralaxe ocorre com os *écrans* de tela dupla, que são usados com filmes também de emulsão dupla. Os *écrans* de tela dupla são mais eficientes em absorver os fótons e reduzem a exposição com menor dose para o paciente, além de prolongar a vida útil do tubo. Entretanto, os raios ultrapassam o filme e atingem a emulsão do lado oposto. Ao serem refletidos de volta, comprometem a nitidez e dão borramento à imagem.

A redução da dose não compensa a diminuição da nitidez, tendo uso em estruturas que não requeiram alta resolução na imagem, sendo imprópria para a mamografia (Fig. 14-13).

Capítulo 15

REGISTRO DIGITAL DA IMAGEM

Alcides Ferreira Santos

Desde os anos 1960, a imagem digital vem ocupando espaço especialmente na tomografia, no ultrassom e na medicina nuclear e mais recentemente na radiologia. Nos anos 1980, surgiu a radiografia computadorizada. Nos anos 1990, surgiram a ressonância magnética e a angiografia de subtração digital. No ano 2000, surgiu o PET-CT, que hoje está focado no estadiamento do câncer e no diagnóstico precoce das metástases. São aguardados avanços do PET no diagnóstico precoce e sua extensão em outras áreas, como a cardiologia e a neurologia, com uso de radioisótopos.

No mercado mundial vem aumentando a adesão à imagem digital, mas, em radiodiagnóstico, a maioria dos exames ainda é executada pelo método analógico. Nos Estados Unidos, 60% das imagens radiológicas ainda são geradas de forma convencional e a média mundial supera 80%. No Brasil, a estimativa da Kodak é que 90% das radiografias ainda são analógicas e, embora haja consciência de que a digitalização é o futuro da imagem, o processo se faz de forma lenta, devido ao alto custo dos equipamentos e à falta de estímulo dos planos de saúde em remunerar melhor a imagem digital.

A digitalização do filme mostra a curva ascendente e a previsão para 2008 é que o número de equipamentos digitais no mercado mundial, incluindo os sistemas CR e DR, chegue a 100 mil unidades instaladas, com a estimativa de que o consumo de filme digital chegue a 50% no ano de 2009. Em 2006, a venda de filmes correspondia a 85% do faturamento das empresas do ramo e o mercado consumia quase 24 milhões de m^2 de filme, com aumento de 2-3% ao ano, mas com tendência a cair, pelo avanço da tecnologia digital.

A tecnologia digital de aquisição direta em mamografia iniciou-se em 1995 e já existem equipamentos de várias gerações. Iniciou-se com o uso detectores com pequeno campo de visão (FOV) para procedimentos intervencionistas guiados por mamografia, como biopsias estereotáxicas e localizações pré-cirúrgicas. Usava sistema de *chips* com base em CCD e tinha alta resolução, excelente para o campo limitado de 6 × 6 cm, mas a tecnologia *(chips)* de então não oferecia resolução suficiente para o campo total, pelo tamanho do detector. Retardou pela necessidade de desenvolver um sistema de alta resolução espacial e ao mesmo tempo de alta eficiência na absorção dos raios X, com baixo nível de ruídos.

Em janeiro do ano 2000, foi aprovada pelo FDA a primeira mamografia digital de campo total ou FFDM *Full Field Digital Mammograhy*, com detector de iodeto de césio (Senographe 2000D GE), que fornece a imagem digital panorâmica totalmente digitalizada, com maior acurácia e maior sensibilidade. Os monitores antigos, de baixa resolução, foram substituídos pelos atuais, de alta resolução.

A partir de 2000 surgiram os monitores de alta resolução (2.000 × 2.500 *pixels*) que hoje estão disponíveis com processamento simultâneo de imagem em tempo real. Mesmo sem consenso, considera-se alta resolução o monitor que comporta 5 *megapixels*. Só recentemente tornou-se tecnicamente possível e economicamente viável o uso de tecnologia eletrônica de captura de imagem digital, que armazena grande volume de dados e os transmite em alta velocidade por rede eletrônica, com recursos de manipulação da imagem, elevando a produtividade do sistema. Estão inclusos os digitalizadores de filmes, como radiografia digitalizada com base na absorção com fósforo fotoestimulável, e a conversão digital de vídeo com intensificador de imagem.

No ano 2000 o método digital foi aprovado pelo FDA para exame de rastreio. A partir do ano 2000 foi lançado o receptor de painel plano, o sistema CAD e agora já estão disponíveis no mercado os monitores de alta resolução. O FDA exige que os monitores para mamografia tenham o mínimo de 5 mP para TC, tenham 3 mP para RM e de 2 *megapixels* para radiologia geral.

Atualmente existe o monitor CRT (tubo de raios catódicos), que tem tecnologia ultrapassada para a apresentação da imagem digital mamográfica e limitação, se comparada com a impressão do filme a *laser*. Atualmente são usados os monitores de cristal líquido (LCD), e o monitor orgânico diodo emissor de luz estará disponível no futuro. A resolução espacial no monitor é menor que a resolução do filme e sua intensidade luminosa é bem inferior. Entretanto, a resolução pode ser compensada com a ampliação e a manipulação do contraste, e a baixa luminância do monitor não reduz a detecção dos achados mamográficos, conforme foi demonstrado por Young, em 1994.

A digitalização teve início no final da grande guerra e teve grande progressão com o avanço da informática e grande aplicação no jornalismo. Teve grande avanço em 1964 nos laboratórios da NASA, que utilizou, em grande escala, a digitalização das imagens da lua emitidas pela sonda Ranger 7.

A imagem digital em mamografia não é um método novo e sim um aperfeiçoamento do método convencional, com menos artefatos. Foi acrescentada tecnologia ao sistema filme-*écran*, que levou 20 anos para ser reconhecida como técnica eficaz, apesar das deficiências técnicas, que limitam a eficiência do sistema de detectar câncer de mama.

A evolução da mamografia digital deve-se ao avanço do sistema analógico de alta resolução, que reduziu o tamanho do foco de 0,6 mm para 0,3 mm, introduziu a grade e desenvolveu a técnica de ampliação com foco de 0,1 mm e o uso da fotocélula para a técnica de exposição automática. Vale ressaltar que o sistema filme-*écran*, que é o método-padrão há mais de 60 anos, permanece como referência na qualidade de imagem mamográfica, porque oferece maior resolução espacial com relação ao sistema digital, mas esta redução de resolução é compensada pela melhor resolução do contraste e maior latitude.

A imagem digital tem papel fundamental nas áreas espacial, de fotografia e na tecnologia da informação. Agora, inicia-se a era da TV digital de alta definição, que permite a interação do telespectador com a emissora e promete mudar o comportamento da população. A imagem digital, ainda que viável e via única na evolução da imagem, caminha de forma lenta devido ao alto custo, mas tenta o caminho natural de toda tecnologia digital, ocupa cada vez mais espaço no cenário, e tende a digitalizar todas as áreas, como som e imagem. O principal impedimento para a adoção da mamografia digital é o custo do sistema que atualmente varia de 1,5 a 4 vezes o preço do sistema convencional tela-filme, mesmo com *pixel* de grande tamanho. Os técnicos tentam conciliar a combinação de pequeno tamanho do *pixel* com menor custo.

DIFERENÇAS E SEMELHANÇAS ENTRE OS SISTEMAS

Para produzir uma imagem digital utiliza-se o mesmo tipo de equipamento usado no tubo de raios X convencional, porque não existem raios X digitais. Todos os equipamentos são analógicos e usam os mesmos acessórios. Obedecem aos mesmos princípios geométricos, como tamanho do ponto focal, distância foco-filme e distância foco-objeto para evitar borramento, seguem as mesmas técnicas de exposição, mudando apenas a tecnologia para aquisição da imagem, que é um detector de imagem digital. Enquanto a radiologia convencional usa um filme para capturar a imagem, o sistema digital usa um detector digital, que pode ter tecnologia CCD ou TFT.

A mamografia digital não altera o posicionamento, a compressão ou a forma de disparo. Não dispensa o uso da grade para diminuir o ruído, nem a fotocélula. Apenas utiliza como receptor um cassete digital para capturar a imagem (transistores), que posteriormente é processada por um computador e exibida no monitor de alta resolução.

Alguns autores consideram dispensável o CAE na mamografia digital pela grande faixa dinâmica de exposição que o sistema oferece e pelo detector digital funcionar como autofotocélula, até porque a subexposição e a superexposição podem ser compensadas pelo manuseio da densidade e do contraste. Entretanto, a baixa exposição traz consigo um inaceitável nível de ruídos e não mostra bem as mamas densas e a superexposição aplica um excesso de dose e obscurece as imagens de baixa densidade.

Para que o receptor digital ofereça bom rendimento, deve-se utilizar um equipamento que permita boa técnica mamográfica e um curto tempo de exposição, para reduzir o borramento por movimento. Deve ser eficiente em absorver os fótons (alta DQE) e apresentar resposta linear à intensidade de exposição recebida, oferecendo uma imagem de boa qualidade e com baixo ruído. Similar ao sistema filme-*écran*, em mamografia digital a mobilidade do paciente ou do equipamento produz borramento, que depende da velocidade do sistema e do tempo de exposição.

Na imagem digital, o que muda é a captura, o armazenamento e a forma de avaliação da imagem. O filme é substituído por um conjunto de semicondutores que absorve as radiações e as transforma em sinais elétricos, que são transmitidos para um computador. O sistema digital elimina o filme, a processadora, a variedade de químicos e ainda dispensa o negatoscópio. A imagem é adquirida e se torna disponível no monitor em alguns segundos. A eliminação do filme e a capacidade de manusear a imagem digital após sua aquisição e processamento reduzem os custos e a dose para o paciente por evitar as repetições de incidências.

Esta imagem pode ser maquiada com ampliação, reversão dos tons de cinza, podendo manusear o contraste e armazená-la em HD, DVD ou CD e até transmitir via web, para a avaliação por outros profissionais distantes, agilizando a assistência. A imagem disponível pode ser implementada com técnica que aumente a acurácia do método, podendo intensificar ou reduzir o contraste para realçar a visibilidade das estruturas.

O sistema digital é menos dependente da cadeia de formação da imagem, mas por ter tecnologia avançada necessita habilidade profissional no manuseio do equipamento. Também dispor de tempo para manipular a imagem, usando os recursos disponíveis, evitando a perda de informações em todas as etapas desde a captura até a impressão da imagem.

Afasta-se a etapa do processamento químico, evitando nova exposição, reduzindo a dose, o custo e a perda de tempo, podendo imprimir múltiplas cópias a *laser* ou transmitir à distância via internet, satélite ou fibra ótica. Para agilizar e reduzir os custos da transmissão, a imagem deve ser compactada, o que implica em alta tecnologia em rede, com *softwares* específicos como o Dicom, que é padrão internacional de comunicação da imagem médica.

O Dicom é um sistema digital de comunicação que serve para a troca de informações com linguagem padronizada de todas as imagens médicas (TC, RM, Mg, medicina nuclear e outras), envolvendo inclusive laudos e planos de tratamentos de pacientes.

A imagem digital melhora a relação sinal-ruído e a capacidade de acentuar o contraste, melhorando a visualização de estruturas do tecido denso, que não são visualizadas no sistema filme-*écran*. A redução do contraste facilita a visualização de imagens de baixo contraste, como um pequeno nódulo, que necessita de mais tons intermediários de cinza para ser visualizado. Se elevar o contraste melhora-se a capacidade de visualizar as estruturas de alto contraste, como as microcalcificações.

No sistema convencional ou filme-*écran*, o fósforo (oxissulfeto de gadolínio ativado com térbio $Gd20^2S{:}Tb$, na proporção de 34 mg/cm^2), absorve os raios X com eficiência do *quantum* entre 60-70% e os transforma em luz, formando uma imagem latente e invisível. O processamento produz uma densidade óptica no filme, que produz uma imagem real. Aqui o filme tem o papel de fazer a captura, a exibição e o armazenamento da imagem, que é avaliada por transiluminação no negatoscópio.

No sistema digital, o detector é mais eficiente em absorver os raios X (80-95%), pela alta DQE. Estes raios transferem carga elétrica para os eletrodos, que transformam a luz em sinal elétrico, gerando uma imagem digital. Os fótons de luz são convertidos em sinais eletrônicos pelos transistores de filme fino (TFT) ou pelo dispositivo de cargas acopladas (CCD). Este sinal eletrônico é digitalizado em diferentes níveis de tons de cinza exibidos na imagem. Quanto maior for o número de tons de cinza, maior será a resolução espacial e melhor será a definição da imagem. Estes fatores são fundamentais para a visualização e a definição das microcalcificações. Esta imagem digital é armazenada e fica disponível no monitor, quase em tempo real, onde pode ser manuseada e otimizada, se pode ajustar o brilho, o contraste, ampliar e inverter a escala dos tons de cinza (do preto para o branco), aumentando a probabilidade de visualização das estruturas, sem a necessidade de nova exposição.

Na tecnologia digital do sistema DR, o filme é substituído por um cassete com placa de fósforo cintilador (iodeto de césio) que absorve os raios X e se transforma em luz. Este feixe de luz incide sobre uma placa de silicone amorfo que, através de um receptor de CCD ou TFT, transforma o sinal luminoso em sinal eletrônico, que vai gerar uma imagem digital. O silicone amorfo é um detector sensível à luz que, ao receber o feixe eletrônico, fornece diretamente um sinal para cada *pixel* da imagem. Uma matriz digital, que varia de 1.900 × 2.300 até 3.400 × 4.100 *pixels,* dependendo do fabricante (Quadro 15-3), codifica até 14 *bits* para cada *pixel* e o detector libera uma imagem de 8 *bits*. O *bit* tem relação com a escala de cinza e quanto maior for a quantidade de *bits,* maior será a quantidade de tons de cinza. Assim 3 *bits* fornecem oito tons de cinza, que correspondem a 2 na terceira potência ou ($2^3 = 8$). Cada *pixel* contem até 14 *bits* de informações, permitindo até 16.384 tons de cinza para representar diferentes níveis de sinais na imagem. Outro fabricante com tecnologia similar que utiliza o selênio amorfo como fotocondutor, em substituição ao iodeto de césio, emite elétrons livres sem formar luz e forma diretamente a imagem digital.

Já no sistema CR ou digitalizado, o filme é substituído por uma placa (IP) de fósforo fotoestimulável, (fluorcloreto de bário) que, similar ao sistema convencional, absorve as radiações e armazena em suas armadilhas eletrônicas e forma uma imagem latente. Esta imagem latente é lida por um canhão de raios *laser,* que digitaliza estas informações e as transforma em uma imagem digital, que é exibida no monitor de alta resolução e avaliado seu conteúdo. Esta imagem oferece uma latitude similar ao sistema DR, com mesma latitude, que também pode ser manipulada e impressa em uma impressora a *laser.*

VANTAGEM DA MAMOGRAFIA DIGITAL

O sistema ideal teria que fornecer uma imagem melhor que a convencional, com alta resolução espacial, alto contraste e baixa dose. O sistema filme-*écran* tem uma alta MTF e alta resolução espacial, mas apresenta baixa eficiência na absorção dos raios (baixa DQE). Também é mais propício a apresentar ruído na imagem, que perturba a visualização de pequenos objetos. Já o sistema digital com cintilador de césio ou mesmo com o fotocondutor de selênio tem alta eficiência (alta DQE), melhora a qualidade da imagem e reduz a dose, mas apresenta menor resolução espacial, especialmente em alta frequência, além do alto custo.

A mamografia digital oferece um potencial de vantagem que supera as limitações do sistema filme-*écran*. Tem a capacidade de ajustar o grau de cinza, que otimiza o contraste em cada imagem. Elimina o arquivo físico e pode ser distribuído em rede (PACS e RIS), além de armazenamento e transferência eletrônica das imagens, especialmente na telemedicina. Opera em uma grande faixa de latitude para fornecer visualização de todas as áreas da mama, desde a pele até as estruturas profundas, não tendo demonstrado, até então, maior acurácia em demonstrar mais cânceres, com relação ao tipo convencional.

A tecnologia digital permite a transferência eletrônica, dispensa o rigoroso controle de qualidade e ganha o tempo no processamento da imagem, mas não supera a limitação da mama densa, apesar de ter maior faixa de latitude. Uma pequena vantagem na mama densa é obtida com alguns modelos da GE, que usam pista de ródio. O anodo de ródio aumenta o espectro de energia, que apesar de reduzir o contraste, pode ser compensado manuseando o monitor.

Na mamografia digital, mesmo sem o uso de filme, o ruído quântico está sempre presente porque tem relação com o equipamento formador dos raios X, podendo apenas ser reduzido. O borramento por movimento é similar ao sistema filme-*écran,* que depende da velocidade, do movimento e do tempo de exposição. Este ruído é causado também pela absorção dos raios X, pelo cintilador de fósforo e pela digitalização do sinal eletrônico e não se beneficia com a redução do tamanho do *pixel,* exceto com o uso do selênio amorfo como fotocondutor.

Os detectores digitais dão uma resposta em linha reta (linear) aos fótons de raios X, fornecendo uma maior latitude e dando uma representação mais real da atenuação variável nos tecidos que foram irradiados. Obedece à lei da reciprocidade que diz: "para uma mesma exposição, quando dobra a intensidade, reduz o tempo à metade", o que não acontece no sistema analógico.

O PACS *(Picture Archiving and Communications Systems)* é um sistema de arquivo, gerenciamento e tráfego da imagem, que se baseia no protocolo Dicom. Na prática, é uma rede de computadores interligados que agiliza de forma inteligente e eficaz o fluxo de exames pelos diferentes setores da mesma instituição ou pela web. Já o RIS *(Radiology Information System),* é um sistema de gerenciamento do fluxo de informação com radiologia (Quadro 15-1).

O sistema digital dá uma amplitude dinâmica ou latitude oito vezes superior em relação à imagem analógica, porque absorve todos os raios que ultrapassam a mama e fornece maior escala de cinza. Isto realça a detecção do câncer na mama densa, onde o contraste inerente do objeto é baixo. Dá uma resposta linear em toda a imagem, que visualiza desde a pele até o parênquima denso, com alto contraste, e dá uma resolução e um contraste diferen-

Quadro 15-1. Vantagens da imagem digital

- Permite o ajuste dos tons de cinza, otimizando o contraste
- Captura e armazena a imagem com facilidade
- Elimina o arquivo
- Distribui em redes (PACS)
- Transferência eletrônica à distância
- Aumenta a produtividade
- Permite grande latitude
- Resposta linear à intensidade de exposição
- Obedece à lei da reciprocidade
- Afasta a etapa do processamento químico
- Alta eficiência na absorção dos raios
- Imprime múltiplas cópias a *laser*

tes em cada região da mama, ao contrário do sistema analógico, que tem baixa latitude e dá um padrão de intensidade uniforme em todo o filme (Figs. 15-1 e 15-2).

IMAGEM DIGITAL

A imagem digital é criada por uma série de elementos fotográficos em uma grade bidimensional formada por linhas horizontais e verticais, dispostas de maneira ortogonal, que se apresentam como pequenos quadrados chamados *pixels*. O *pixel* é apenas um ponto contido na imagem, que pode ser visto como um pequeno quadrado quando a imagem é ampliada, porque é gerado em uma grade regular uniformemente espaçada.

A cada *pixel* é atribuído um nível de cinza que vai do preto ao branco. O enchimento destes pequenos quadrados com cores ou diferentes tons de cinza forma uma imagem digital. A cada ponto é atribuído um número ou um dígito, dependendo do tom de cinza. O total de *pixels* é o resultado da altura vezes a largura da imagem. Assim, um monitor com resolução de 800 × 600 *pixels*, significa dizer que a imagem é formada por 800 linhas e 600 colunas e cria forma uma imagem de 480.000 *pixels*. Mesmo que ela mostre aparência de boa qualidade no monitor, é de baixíssima resolução, o que é mostrado após a impressão da imagem, dependendo do tamanho da impressão.

A imagem, ao ser digitalizada, assume um tamanho adimensional em *pixels*. Mas, pode-se conhecer uma medida de qualidade da amostragem, conhecendo-se a razão entre o número de *pixels* obtido e o tamanho da imagem real no filme ou na impressão. Isso é resolução. Pode-se estabelecer a relação: número de *pixels* = resolução × tamanho real da imagem.

O *pixel* é a unidade básica geradora da imagem digital e, combinado com o espaçamento, é responsável pela resolução da imagem. Cada *pixel* tem de 10 a 14 bits, que dão o número de tons de cinza. Quanto menor for o tamanho do *pixel* contido na tela do monitor, maior será sua quantidade nesta tela, maior será a resolução espacial e mais definição terá a imagem. Também quanto maior for o número de *bits*, mais tons de cinza terão e mais detalhes serão mostrados na imagem; por isso sistemas de 32 *bits* são mais eficientes que os de 16 (15-3).

O *bit* é a menor unidade de um arquivo digital. Para a impressão de qualidade, deve ser quantificada a resolução em número de pontos por polegada (ppp) ou *dots per inch*

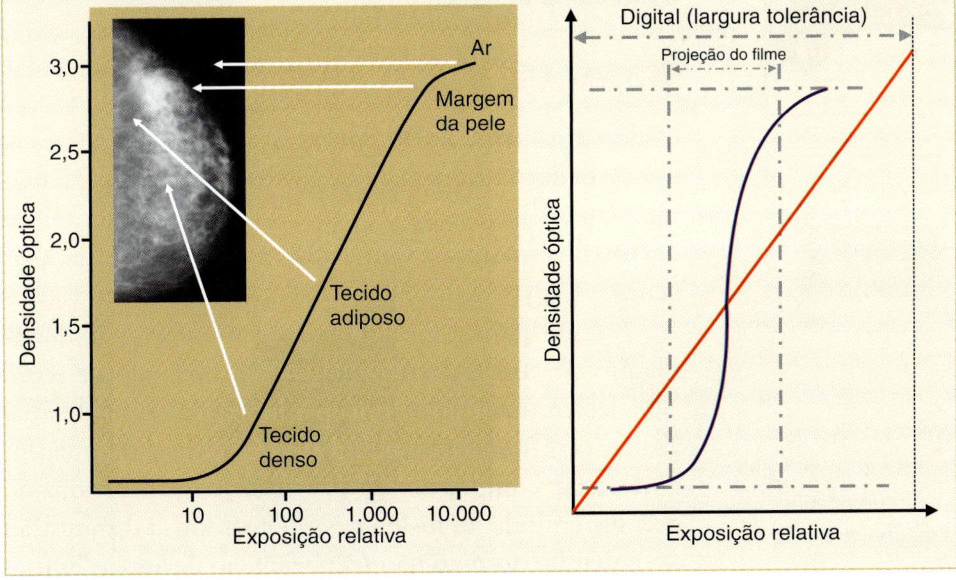

Fig. 15-1. Resposta linear da MD com grande latitude, enquanto a analógica dá uma resposta em S, com pequena latitude.

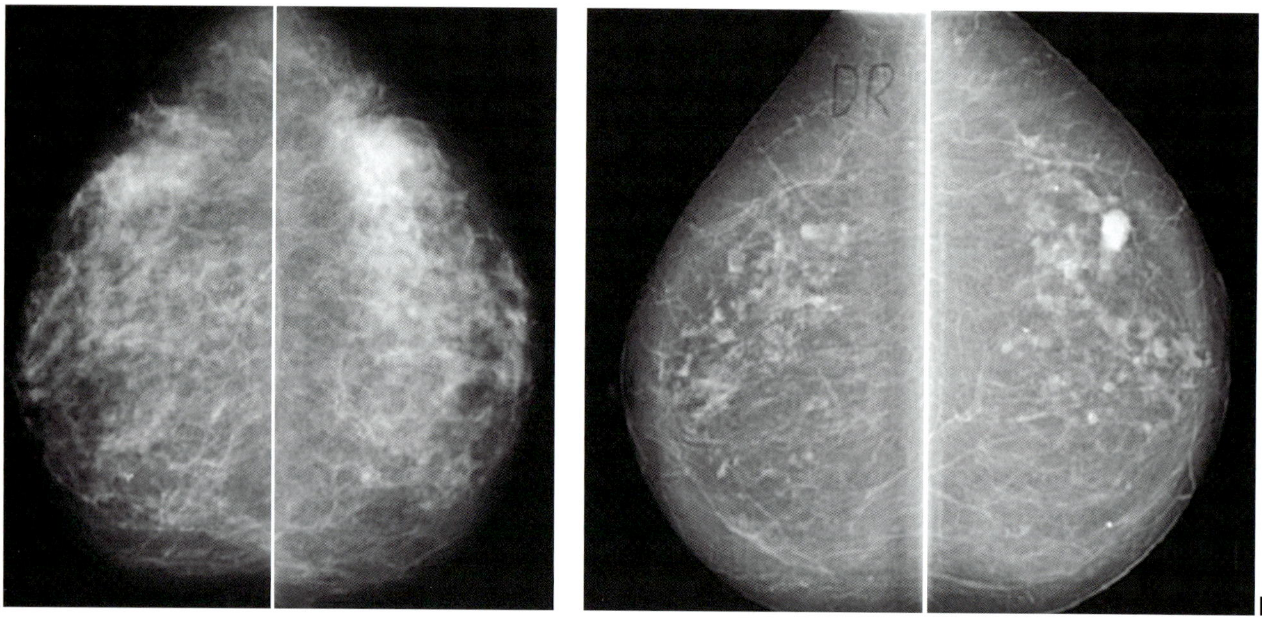

A B

Fig. 15-2. Imagem digital de grande latitude mostrando desde a pele até os planos profundos e a analógica, com baixa latitude, mostrando apenas o tecido fibroglandular, porque a camada adiposa está superexposta, só é visível com luz incandescente.

(dpi), na unidade inglesa. Para reproduzir uma imagem com qualidade e obter uma boa impressão, o limite mínimo é 300 dpi. Para a impressão da imagem mamográfica necessitam-se 650 dpi, enquanto para raios X, CT e RM, o mínimo aceitável são 325 dpi. O artifício de ampliar a imagem digital não aumenta a resolução, baixa a qualidade e amplia uma pequena área da imagem, feita artificialmente pelo *software*.

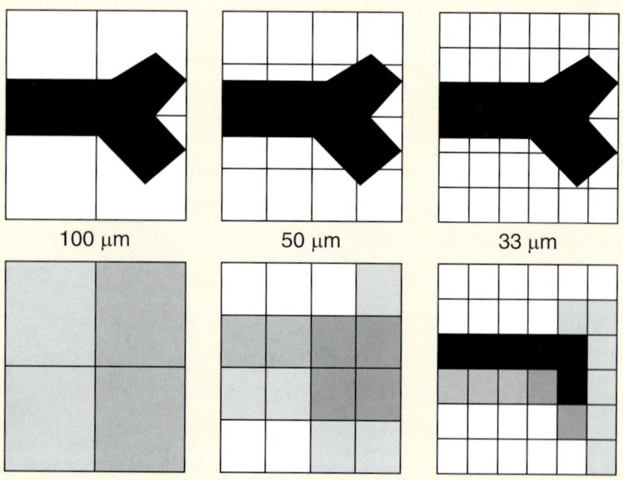

Fig. 15-3. Avaliação de micros com detectores contendo *pixels* de tamanhos deferentes (100, 50 e 33 μm), que corresponde à resolução espacial de 5, 10 e 15 pl/mm. Mostra-se uma relação do tamanho do *pixel* com a resolução espacial medida em pl/mm. (Figura do Dronkers MD em Mamografia Prática, 2003, Editora Revinter.)

APRESENTAÇÃO DA IMAGEM

As imagens em mamografia digital de campo total podem ser apresentadas em filme impresso a *laser* ou em imagens lidas no monitor. Imagens impressas a *laser* oferecem resolução espacial comparável à do filme mamográfico convencional (acima de 4.800 × 6.400 de tamanho de matriz) e com o tamanho reproduzido combinado com a resolução de aquisição dos *scanners* atuais (abaixo de 41 μm). O contraste da imagem é similar ao do filme mamográfico, com máxima densidade óptica de 3,5 a 4,0. O uso do filme impresso a *laser* permite apenas um formato de apresentação da imagem para interpretação, mas aumenta o custo da mamografia digital.

TAMANHO DO *PIXEL*

O detector digital é composto por um arranjo de *pixels*, que serve de matriz para formar a imagem digital. O tamanho do *pixel* deve ser fixo e pequeno, para retratar os finos detalhes na mama e mostrar uma boa resolução da imagem.

A resolução e a nitidez da imagem dependem do tamanho do *pixel* e do método de conversão do detector. Nos detectores indiretos, mesmo com o tamanho do *pixel* abaixo de 100 micrômetros (μm), a nitidez da imagem pode estar comprometida pelo borramento produzido pela luz emitida no fósforo. Neste método, a diminuição do tamanho do *pixel* não traz benefício devido às limitações impostas pelo cintilador de césio. No sistema digital indireto, mesmo com resolução espacial de 5 pl/mm, produz-se uma imagem com contraste para pequenos detalhes, porque o processador adapta a MTF para a curva de sensibilidade do olho humano. Já no sistema direto, com selênio amorfo (Selênia), não há esta limitação, porque não forma luz. O tamanho do elemento do *pixel* é de 70 µm. Este tamanho de *pixel* está acima do ideal para as necessidades da mamografia, mas oferece custo razoável em termos de fabricação e elimina o borramento induzido pelo cintilador. A vantagem do detector de selênio está no tamanho do *pixel,* que pode ser reduzido para acompanhar os avanços da tecnologia.

O tamanho do *pixel* deve representar um ponto de equilíbrio entre a resolução espacial e o custo. Com um *pixel* de pequeno tamanho, o sistema digital aumenta a quantidade de dados armazenados, mas também o custo de armazenamento e a capacidade de exibição são elevados.

A produção de detectores de grande área com pequenos *pixel* é um processo extremamente caro e tem baixo rendimento, mas as pesquisas continuam no sentido de encontrar um ponto que concilie uma boa resolução espacial com um baixo custo.

A resolução espacial do sistema digital é determinada pelo tamanho do *pixel* e pelo espaçamento dos *pixels* no detector. A resolução espacial mede a capacidade de separar com definição pequenas estruturas semelhantes e próximas. Se a resolução for baixa, duas estruturas próximas mostram-se como entidade única. A resolução da imagem é medida em pares de linhas por milímetro e está na dependência do tamanho do *pixel.* Esta resolução é quantificada em *megapixel,* mas também depende da sensibilidade do receptor de imagem. Tanto no sistema analógico quanto no digital a resolução é medida em pl/mm, mas no sistema digital a resolução é quantificada pelo tamanho do *pixel.* A medida objetiva avaliar a resolução da imagem digital pela função de transferência de modulação (MTF).

Quanto menor for o tamanho do *pixel,* maior será a resolução espacial e melhor será a definição da imagem. Se os *pixels* forem grandes, as estruturas ficam mal definidas e duas pequenas estruturas próximas são vistas como única e de forma borrada. Os grandes *pixels* são incapazes de visualizar as estruturas com pequenos detalhes. O tamanho do elemento de *pixel* dos detectores hoje disponíveis varia entre 50 e 100 µm, entretanto, a redução do tamanho do *pixel,* de 100 para 50 micrômetros (µm), pouco altera o desempenho do observador na caracterização das lesões. Em mamografia com filme convencional possui alta resolução espacial (entre 12 e 16 pl/mm), porém é limitado pela incapacidade de distinguir estruturas com pequena diferença de contraste, porque oferece baixa latitude. O sistema digital tem baixa resolução espacial (entre 5 e 10 pl/mm), mas é compensado por oferecer maior resolução de contraste.

Para mamografia, necessita-se de *pixel* de menor tamanho, na faixa de 50 a 100 µm, com espaçamento de 12 pl/mm, para fornecer alta definição e melhor resolução da imagem, já em radiografia do tórax, que é menos exigente, o *pixel* com 200 micrômetros e espaçamento de 2,5 pl/mm é suficiente para o diagnóstico.

Existem vários equipamentos com características diferentes, cuja resolução espacial varia de 41 a 100 µm por *pixel* e a resolução de contraste das imagens varia de 10 a 14 *bits* por *pixel.* O tamanho do *pixel* é de 70 µm para o equipamento Selênia, da Hologic, de 100 µm, para o Senographe, da GE, no sistema DR, e de 50 *pixels* nos equipamentos Fuji, na modalidade CR (Quadro 15-2).

A mamografia digital, mesmo com menor resolução espacial, tem a capacidade de acentuar ou reduzir o contraste para qualquer padrão de densidade e de melhorar a relação sinal-ruído, que melhora a visualização das pequenas e sutis estruturas de contraste, que não foram vistas na tecnologia analógica.

Após o registro e a manipulação da imagem, otimizando as características anatômicas e patológicas, esta imagem pode ser impressa a *laser* com alta definição, que apesar do alto custo, produz uma imagem de melhor qualidade e baixo ruído, dispensando a presença da processadora, dos químicos e da câmara escura.

Para exibir a forma e a estrutura das microcalcificações de 200 µm (micrômetros), a resolução mínima deve ser 10 pl/mm. Os receptores de 100 µm fornecem uma resolução de 5 pl/mm, que não mostra as micros no seu verdadeiro formato. Esta deficiência ocorre em todos os receptores. A redução de 100 para 50 µm diminui em quatro vezes o tamanho, aumenta o número de tons de

Quadro 15-2. Tamanho do *pixel* conforme o fabricante

- GE Medical System – 100 micra/*pixel*
- Fisher Imaging – 54 micra/*pixel*
- Fuji – 50 micra/*pixel*
- Lorad – 41 micra/*pixel* – CCD para spot
- Hologic – 70 micra/*pixel*

cinza na imagem, e melhora o contraste. O tamanho ideal seria baixar o tamanho do *pixel* para 33 µm para alcançar 15 pl/mm, limite ideal exigido pelo controle da qualidade do ACR, entretanto, a tecnologia para reduzir o tamanho do *pixel* ainda é inviável pelo alto custo. Apesar da baixa resolução, a imagem digital pode mostrar pequenos detalhes na imagem e melhorar o contraste pela capacidade de manusear a imagem, permitindo adaptar a curva da FTM para a sensibilidade do olho humano (Fig. 15-3).

EFICÁCIA DA MAMOGRAFIA DIGITAL

A mamografia digitalizada (CR) e a mamografia primariamente digital (DR), com aquisição direta ou indireta, são alvo de toda a sorte de discussões nos últimos anos e discute-se sua maior eficácia em detectar câncer em mulheres com mamas densas por ter uma faixa de latitude mais ampla com relação à mamografia convencional.

Um estudo multicêntrico, duplo cego, publicado pelo NEJM em setembro de 2005, conhecido como "DMIST" *(Digital Mammographic Imaging Screening Trial)*, patrocinado pelo Instituto Nacional do Câncer em parceria com o Colégio Americano de Radiologia e coordenado por renomados radiologistas em 33 centros nos Estados Unidos e no Canadá, realizado no período de outubro de 2001 a janeiro de 2005, trouxe importantes conclusões. O estudo envolveu 49.528 mulheres assintomáticas e tinha o objetivo de avaliar a acurácia na mamografia digital, modalidades CR ou DR, com relação à mamografia convencional. Todas as participantes fizeram mamografias digitais e analógicas, usando os equipamentos digitais como o **DR SenoScan indireto da Fischer**, o Sistema **CR FCR 5000 da Fuji**, o **DR Senographe 2000D da GE** e o **DR digital direto Selênia da Hologic**. A conclusão foi de que "a acurácia das mamografias digital e convencional foi a mesma em detectar os cânceres", apenas a taxa de biopsia positiva foi mais alta no sistema digital do que no analógico. Também a MD foi mais eficaz em mulheres na pré-menopausa com mamas densas e valor P = 0,002.

O DMIST permitiu estimar com mais precisão a sensibilidade e a especificidade da mamografia digital, comparada com a analógica, devido a amostragem significativa, fornecendo o desempenho do método para os nódulos e para as micros.

Apesar da controvérsia, os estudos mostram que a acurácia da mamografia digital em mostrar neoplasias malignas é similar à do sistema convencional. Isto é válido para mamografia de rastreio, mostrando pequena vantagem na mamografia diagnóstica, no estudo das microcalcificações e na avaliação do contorno das estruturas pela capacidade de ampliar a imagem.

Um estudo alemão relatou um aumento significante na detecção das micros na mamografia digital com relação ao método analógico.

Em um estudo prospectivo envolvendo 4.945 mulheres assintomáticas, realizado no Colorado *(Colorado-Massachusetts Senographe 2000D screening trial)*, publicado por Lewin e D'Orsi na Radiology, em 2001, foi realizada mamografia digital e analógica no rastreio em mulheres com mais de 40 anos e seguidas durante 30 meses. No seguimento de 30 meses foram encontrados 50 cânceres, mas não houve diferença significativa na sensibilidade ou na área sob a curva ROC entre os dois sistemas. A vantagem da mamografia digital foi apenas na redução do número de convocações para incidências adicionais.

O estudo Trial Oslo I, publicado por Skaane *et al.*, na Radiology, 2003, avaliou 3.683 mulheres sintomáticas ou não, fazendo mamografias digital e convencional, e os autores concluíram que ambas as modalidades de mamografias são comparáveis.

O estudo Oslo II, dos mesmos autores, publicado em 2004, envolveu 25.263 pacientes fazendo mamografia digital em 70% dos casos e analógica, em 30%. Neste grupo houve maior número de cânceres detectados no sistema digital nas pacientes com faixa etária entre 50 e 69 anos (0,83% de detecção no sistema digital e 0,54% no sistema convencional), enquanto nas pacientes com faixa etária entre 45 e 49 anos não houve diferença significativa.

Como se observa, as publicações pertinentes, apesar de conflitantes, mostram que a imagem digital é mais moderna, está em consonância com o mundo atual que avança na tecnologia da informação pela via digital, mas não alcançou seu principal objetivo, que é aumentar a detecção de neoplasias, demonstrando a vantagem no estudo do contorno dos nódulos e na melhor avaliação das microcalcificações. Não se discutem a praticidade de sua execução e todos os fatores técnicos descritos anteriormente.

A conclusão final dos múltiplos estudos é que a mamografia digital tem acurácia diagnóstica similar à mamografia convencional para rastreamento das pacientes assintomáticas. Nas pacientes com mamas densas, mostrou pequena vantagem em detectar cânceres.

A conclusão foi de que "a acurácia das mamografias digital e convencional foi a mesma em detectar os cânceres", apenas a taxa de biopsia positiva foi mais alta no sistema digital que no analógico. Também a MD foi mais eficaz em mulheres na pré-menopausa com mamas densas e valor P = 0,002. Entretanto, o sistema digital é a esperança para novas tecnologias, como CAD, mamografia com contraste e tomossíntese, para aumentar o percentual de diagnóstico das lesões precoces.

TIPOS DE DIGITALIZAÇÃO

Histórico

A mamografia digital iniciou-se por método indireto rudimentar, digitalizando a mamografia convencional que depois de processada era manuseada, mas foi abandonada por produzir uma imagem de má qualidade.

Na digitalização indireta primitiva, a imagem era adquirida de forma convencional no sistema filme-*écran*. Esta imagem era copiada de forma rápida por *scanner* a *laser* de alta resolução, sendo processada e digitalizada de forma lenta, gerando uma imagem digitalizada. Faz parte da primeira geração de imagem digitalizada que, após escaneada, poderia ser manuseada e aumentar a visualização de estruturas, mas foi abandonada por sofrer perda de qualidade e ficar limitada à qualidade da imagem inicialmente armazenada na mamografia analógica.

A digitalização da imagem analógica foi um esforço para integrar a mamografia analógica dentro do ambiente digital, mas se expôs às críticas pelo baixo rendimento. A digitalização do filme não adiciona informações e apenas melhora a capacidade de avaliar as informações originais, ou seja, não adiciona novos dados e apenas facilita a percepção das informações presentes na imagem inicial, sofrendo a limitação da baixa latitude e as deficiências da imagem analógica. A imagem digitalizada primitiva, além de oferecer menos informações com relação àquela imagem originalmente digital, ainda adiciona os ruídos da imagem analógica e da pequena perda de qualidade da imagem copiada. A digitalização primitiva tem semelhança com o sistema CR, com a diferença que neste é usada uma placa de fósforo reutilizável, em vez do filme usado no sistema filme-*écran*.

Posteriormente foi lançada a mamografia digital com campo fechado ou de campo limitado, especialmente para procedimentos estereotáxicos, com elemento de imagem *(pixel)* menor que 25 micrômetros (µm), usando tecnologia CCD, que tinha alta resolução. O procedimento básico era analógico, digitalizando apenas pequena área suspeita em uma extensão de 6 × 6 cm, com capacidade de ampliar a imagem de 5 a 8 vezes.

Em 1996 foi lançada a mamografia computadorizada (CR) ou digitalização da imagem analógica. A digitalização consiste em transformar sinais físicos (ou informações analógicas) em informações numéricas (dígitos binários "0" e "1") por meio de um dispositivo eletrônico chamado conversor analógico/digital.

Em janeiro do ano 2000, foi aprovada pelo FDA a primeira mamografia digital de campo total ou FFDM *(Full Field Digital Mammograhy)* (Senographe 2000D GE), tendo como detector um painel plano de silicone amorfo, com a função de microtransistores revestidos por iodeto de césio, que atua como cintilador. O sistema fornece a imagem digital panorâmica totalmente digitalizada com maior acurácia e menos resultados falsos. No FFDM, o detector deixa de ser o filme radiográfico e passa a ser um conjunto de semicondutores (circuito integrado), com ou sem placa de fósforo, que absorve os raios X e os transforma em sinal elétrico, que é transmitido para um computador, que digitaliza uma imagem primariamente digital. Após o processamento, as imagens com diferentes tamanhos são impressas em uma impressora a *laser* a seco (DryView), de alta resolução. Nos detectores de campo total, usam-se as técnicas habituais de exposição para a mamografia convencional, havendo dissonância entre os fabricantes, sobre o tamanho da matriz digital e com *pixel* de diferentes tamanhos.

As perspectivas da imagem digital de campo total são melhorar a caracterização das lesões com redução de dose, pela alta eficiência na detecção dos fótons, pelo baixo nível de ruídos com alta amplitude dinâmica do detector, com boa qualidade da imagem, independente de ser adquirida pelo sistema CR ou DR.

O FDA, com o parecer do ACR, aprovou e autorizou os modelos de campo total (FFDM) para rastreamento mamográfico para os fabricantes do Senographe 2000D da GE, do SenoScan da Fischer e do modelo Selênia da Lorad. Recentemente foi aprovado o CR da Fuji para mamografia de rastreio.

O FFDM usa uma a tecnologia em que o filme é substituído por um detector de painel plano, que digitaliza toda a mama e diminui a incidência de repetição de incidências, reduzindo a dose absorvida com potencial aumento da detecção de cânceres, informação ainda discutida. Existem vários modelos já disponíveis no mercado, lançados por diferentes fabricantes (GE, Fischer, Lorad e Siemens) e outros em desenvolvimento. Existem milhares de unidades instaladas e correspondem a 5% dos equipamentos instalados em todo o mundo. O FFDM tem aptidão para acoplar a tomossíntese, o CAD, a subtração digital e a imagem com dupla energia, novas tecnologias que em breve serão acrescentadas ao arsenal existente.

Existem vários métodos de capturar a imagem mamográfica digital com receptores eletrônicos de raios X, com conversões direta e indireta, além dos acumuladores de fósforo. A conversão de forma direta, que é adquirida apenas com a tecnologia DR, é feita por um fotocondutor de selênio amorfo, que converte os fótons de raios X diretamente em elétrons e gera uma imagem digital. Já a conversão indireta pode ser adquirida com tecnologia CR e DR. O detector, mesmo eletrônico, é indireto e faz o processo em duas etapas. Este sistema usa um cintilador que converte a energia dos raios X em luz visível, que é convertida em sinal elétrico por um fotodetector como fotodiodo (transistores) de silicone amorfo ou com fibras óticas no CCD. Já no sistema CR, que usa os acumuladores de fósforo, forma uma imagem latente que, após a leitura por um feixe de raios *laser*, é processada e cria uma imagem digitalizada. Em todos os sistemas, as funções de aquisição, armazenamento e exibição são executadas por equipamentos independentes, que podem ser otimizados de forma isolada e permitem trabalhar com larga faixa de latitude, podendo manusear o brilho, o contraste, a densidade e a inversão dos tons de cinza.

TÉCNICAS DE DIGITALIZAÇÃO DA IMAGEM

Existem as tecnologias CR (radiologia computadorizada), em que a imagem analógica é digitalizada pelo computador, tornando-se digital, e a tecnologia DR (radiologia digital), na qual a imagem é primariamente adquirida de forma digital, de maneira direta ou indireta. Estes conceitos são mais bem descritos a seguir.

Tanto o sistema CR quanto o DR têm as mesmas limitações do sistema filme-tela e estão sujeitos a borramento da imagem, apesar de ter um tamanho de *pixel* em torno de 50 μm para mamografia no sistema CR e de 70 a 100 μm para o DR. Em ambos os sistemas pode-se manipular a imagem, eliminar os químicos e a câmara escura, entretanto, a imagem apresenta borramento pela difusão da luz sobre o fósforo, dando borramento, exceto no Selênia. O CR tem a vantagem de usar os equipamentos convencionais já existentes, utilizando uma placa de fósforo reestimulável, já o DR muda o *bucky* com receptor de imagem, que é um painel plano.

Tecnologia CR

A tecnologia CR é um sistema de conversão indireta, composto por uma placa de fósforo fotoestimulável, um leitor de placa e um monitor de alta resolução. É um método indireto de formação da imagem que forma uma radiografia computadorizada (CR), pela sensibilização de uma película de fósforo especial que é inserida no chassi. Este sistema utiliza os mesmos equipamentos convencionais usados no sistema filme-*écran*.

A imagem é obtida pela exposição da placa de fósforo que substitui o filme convencional. A placa de fósforo é composta por uma folha de material plástico flexível, revestida por um fósforo, que absorve os raios X e forma uma imagem latente. Esta placa passa por leitor a *laser*, que faz a varredura da imagem latente e transforma em uma imagem digitalizada. O equipamento da Fuji dispõe de dupla leitura do detector (ambas as faces da placa), que aumenta eficiência do sistema e melhora o rendimento na aquisição da imagem inicialmente analógica.

No sistema CR, a imagem é adquirida por um equipamento convencional, compatível com todos os modelos existentes no mercado, e apenas o filme é substituído por uma placa de fósforo fotoestimulável (placa IP), inserida no chassi, que armazena uma imagem latente. O leitor de placa faz a leitura dessa imagem latente, digitalizando-a e formando uma imagem digital.

O método trabalha com uma imagem analógica, que é digitalizada e convertida em imagem digital por um conversor analógico-digital, para ser lida pelo processador que só faz leitura de informações digitais. A digitalização consiste em transformar os sinais analógicos em informações digitais. Uma vez processadas, estas informações agora digitais são armazenadas no computador em forma de números, com base no sistema binário, onde o computador só é capaz de armazenar *bits,* com um valor de 0 ou 1.

É utilizado há 20 anos em radiologia geral, especialmente nos equipamentos portáteis e só recentemente foi adaptado para imagem mamográfica. Vários fabricantes (Fuji, Kodak e Agfa) lançaram equipamentos de digitalização com tecnologia CR, que já estão disponíveis no mercado e são intensamente usados na Europa e no Japão.

Requer um armazenamento do sinal com base na placa de fósforo, um digitalizador de filme para conversão baseado em CR, um intensificador de imagem e um técnico treinado no manuseio e na interpretação. A imagem CR é imputada como de qualidade inferior, por conter menos informações com relação à imagem originalmente digital, mas na prática diária não se observam diferenças significantes, além de oferecer melhor custo-benefício. Não esquecer que acessórios como a grade antidispersiva e o CAE, bem como equipamentos calibrados, boa técnica de exposição e até bom negatoscópio são fundamentais na formação e na avaliação da imagem.

A tecnologia CR é um método indireto de digitalização da imagem formado por um chassi de plástico flexível contendo uma placa de fósforo fotoestimulável ou tela de armazenamento à base de fluorcloreto de bário dopado com európio (BaFCl(Eu). Esta placa é inserida no cassete que absorve os raios X e armazena em um processo semelhante ao processo analógico. A chamada placa IP *(plate imaging)* substitui a tela intensificadora (ou *écran*) usada no filme convencional, entretanto a placa de fósforo armazena as informações por maior período, com relação ao sistema analógico. A placa de fósforo reutilizável, tem menor custo e forma uma imagem digitalizada, enquanto o DR adquire uma imagem primariamente digital. Esta tem maior custo e usa painel plano de silício ou selênio, mas ambas as tecnologias têm espaço para crescer na área de diagnóstico por imagem.

A placa de fósforo é um receptor especial que, quando exposta às radiações, captura os raios X e os transforma em cargas elétricas, que são armazenadas como armadilhas a nível de elétrons nos cristais do fósforo e formam uma imagem latente. O número de armadilhas é proporcional à quantidade de raios X absorvida pelo fósforo. Após a exposição, a placa de fósforo é colocada em um equipamento leitor de placa, com matriz de 2.048 × 2.048 com escala de até 12 *bits* (4.096 tons de cinza), que dispõe de um *scanner* de raios *laser* (hélio ou néon), que faz a varredura com leitura e digitalização da imagem latente e a transforma em imagem digital. O *scanner* emite um feixe de luz através da radiografia, gravando a intensidade da luz transmitida em cada ponto da imagem. A luz vermelha do *laser* descarrega a carga estocada (armadilhas), emitindo luz azul, que é coletada por um guia de luz e detectada por um tubo fotomultiplicador. O sinal resultante é ampliado, digitalizado, processado e a imagem digitalizada é exibida no monitor.

É uma conversão analógica-digital, onde o sinal elétrico é digitalizado e armazenado por um computador e exibido em forma de imagem digital. Esta imagem, agora digital, fica disponível no monitor, onde é visualizada e pode ser manipulada pelo radiologista, que dispõe ainda de recursos para ampliar a imagem e permitir uma resolução com *pixels* de 50 micrômetros, com precisão de digitalização de 10 *bits/pixel,* após compressão logarítmica. Imediatamente após a leitura, a placa de fósforo é limpa e fica livre de imagens residuais, podendo ser usada 20 mil vezes, o que corresponde a 40 mil ciclos entre leitura e apagamento.

A imagem digitalizada, apesar de permitir a manipulação, não adiciona informações à imagem original e ainda acrescenta um ruído pela digitalização. Uma vez digitalizada, a imagem é exibida na estação de trabalho, onde podem ser manuseados o contraste, a densidade óptica, ampliação e a inversão dos tons de cinza (do branco para o preto), para facilitar a visualização das imagens de baixo contraste e as microcalcificações. Finalmente, a imagem é interpretada e impressa em uma impressora a *laser*, com pouca perda de qualidade.

O sistema CR tem a vantagem de usar o mamógrafo convencional, ter *pixel* de menor tamanho e custo bem inferior, se comparado ao sistema DR. Apesar da limitação e da menor resolução espacial, o índice de detecção de microcalcificações no sistema CR é similar ao sistema tela-filme convencional. O sistema digital CR tem um *pixel* de menor tamanho com relação ao sistema DR, mas apresenta uma DQE menor. Isso resulta em maior ruído no sistema CR, se comparado ao sistema digital de aquisição direta, para a mesma dose de radiação. Mesmo que ambos os sistemas tenham limitada resolução espacial (cinco pares de linha por milímetro), o sistema de aquisição direta tem maior resolução, pelo fato de o iodeto de césio ter menor tamanho que o fósforo contido no sistema CR.

Estudos de Funke *et al.*, publicados em 1997, demonstraram que, apesar de o sistema CR apresentar menor DQE com relação ao sistema DR com iodeto de césio, a detecção das micros no CR foi igual à detecção no sistema filme-*écran*. Também, ambos os sistemas têm baixa resolução espacial, se comparados com o sistema convencional.

As mamografias digitalizadas CR da Fuji têm um tamanho de 18 × 24 cm, com matriz de 3.600 × 4.800 *pixels* com 50 μm de tamanho, que resulta em uma resolução espacial de 20 pl/mm. Mesmo tendo menor resolução com relação ao sistema analógico, possui a vantagem de oferecer maior DQE e maior latitude, além de reduzir a dose de entrada na pele.

O sistema CR tem um melhor custo benefício com relação ao sistema DR e tende a aumentar a acurácia diagnóstica com o uso de monitor de alta resolução (5 MP) e com redução do tamanho do *pixel.* Dispõe de dois monitores, sendo um de menor resolução para orientar o técnico no processamento da imagem e outro de alta resolução para emissão de laudo. Tem tecnologia que incorpora as funções de armazenar, exibir e transmitir por rede em única estação de trabalho, fornecendo a mesma latitude do sistema DR. Mesmo com resolução espacial da CR menor, se comparado com o sistema filme-*écran*, e pode melhorar a resolução do contraste de forma significativa, no processamento da imagem.

Os defensores do sistema DR defendem que só podem catalogadas como imagem digital aquelas adquiridas primariamente como digitais, além de fornecerem melhor qualidade de imagem. A literatura especializada é unânime em considerar que "os *scanners* ou outros tipos de digitadores de filmes de raios X não devem ser catalogados como mamografia digital, mesmo que sejam para a aplicação em CAD, porque não contêm mecanismo de circuito integrado".

Publicação de Harrell Chotas *et al.,* na Radiology em 1999, relatou que os sistemas de radiografia computadorizada com base em armazenamento de fósforos estimuláveis não são catalogados como imagem digital, porque não possuem mecanismo de estágio de leitura integrado e não podem integrar a classe nova de radiografias digitais.

Mesmo sabendo que sua forma de aquisição é diferente, nossa opinião é que na prática não se observa nenhuma diferença na imagem, que oferece as mesmas dificuldades de interpretação de certos achados e é mostrada pelo mesmo percentual de BI-RADS "0" nos laudos, se comparada com as imagens obtidas pelo sistema DR, de aquisição direta. O sistema digital mostra pequena superioridade na visualização das micros e dos objetos de baixo contraste, bem como nas mamas densas, como foi demonstrado no estudo DMIST. Entendo que a maneira de a imagem ser adquirida não é fundamental, porque o que importa é o fim e não os meios. O objetivo final da mamografia é mostrar lesões iniciais no paciente assintomático, para reduzir a mortalidade. Um estudo de D'Orsi *et al.,* publicado na Radiology nº 218, em 2001, demonstrou a mesma acurácia em detectar cânceres, e apenas a taxa de biopsia positiva foi maior no sistema digital com relação ao sistema analógico.

Atualmente, as empresas a seguir dispõem de digitalizadores de imagem no mercado, que está sempre em busca do aperfeiçoamento, sendo alguns específicos para mamografia com campo total *(Full Breast)* e outros para diferentes tipos de filme:

- *Fujifilm:* o FCR Profect CS é um equipamento que contém uma placa de fósforo como receptor analógico similar aos demais CRs. Para digitalização das imagens radiográficas gerais, que são menos exigentes, usa leitura única com um *pixel* de 100 micrômetros, similar aos demais. Para imagens mamográficas contém um dispositivo dedicado, que executa uma leitura dupla da placa de fósforo ou leitura em ambos os lados desta, por um feixe de raios *laser (Dual Side Reading),* que melhora o nível de informação em 40%, com relação à leitura simples para as demais imagens (Fig. 15-4). O equipamento tem uma matriz de 3.540 × 4.740, codifica 12 *bits* e 4.096 tons de cinza para mamografia permite uma resolução de 10 pl/mm ou 20 *pixel* mm. A dupla leitura aumenta o nível de infor-

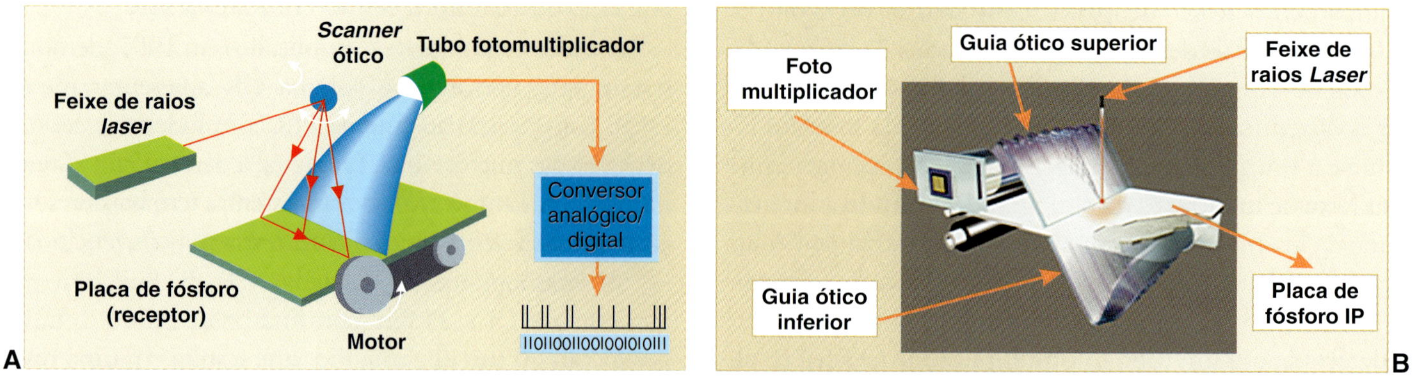

Fig. 15-4. (**A**) Digitalização da imagem analógica pelo Sistema CR. (**A**) Leitura única com *scan* óptico sobre a placa de fósforo com feixe de raios *laser.* (**B**) Leitura dupla da placa de fósforo *(Dual Side Reading)* do FCR Profect CS, específico para mama. (Imagens cedidas pela Fuji.)

mação e permite reduzir o tamanho do *píxel* para 50 micrometros, reduzindo o borramento, e melhorando a resolução espacial, que é importante, mas precisa ter um alto MTF para visualizar finos detalhes.

O fósforo cintilador utilizado para absorver os raios X é o clorofluoreto de bário narcotizado com európio (BaFCl[Eu]). Permite um *pixel* de 100 µm, com matriz de 1.770 × 2.370 (varia com o tamanho do filme) com resolução de 10 px/mm para radiologia geral, e 50 µm com resolução espacial de 20 px/mm para mamografia com tamanho de 18 × 24 cm.

Além da tecnologia de leitura da placa de fósforo, a Fuji utiliza um *solftware* para processamento multifrequencial da imagem que realça as massas (MFP) e outro para realçar as microcalcificações (PEM). O algoritmo do PEM fraciona a imagem e analisa separadamente o núcleo e as micros. O *software* elimina eventuais ruídos de fundo para avaliar as bordas das micros. A Fuji também disponibiliza um CAD de confecção própria, que realiza uma segunda leitura da imagem, auxiliando o radiologista.

- *Agfa – CR 85-X:* é um leitor de cassetes com fendas de diferentes tamanhos para a entrada de cassetes com diferentes tamanhos. O cassete é introduzido, passando por processo semelhante aos demais. O digitalizador processa a leitura única da placa de armazenamento de fósforo e processa a imagem que é exibida no monitor. O CR 85 não é dedicado à mama, aceitando todos os tipos de imagens, permitindo digitalizar vários cassetes ao mesmo tempo, com resoluções diferentes. O digitalizador de imagem tem resolução-padrão de 10 px/mm, com o tamanho do *pixel* de 100 µm para radiologia geral e recurso para 20 px/mm com *pixel* de 50 µm para mamografia.

O feixe de raios *laser* procede a leitura dos elétrons excitados contidos na placa de fósforo fotoestimulável, que libera luz visível. Esta luz é transformada em imagem digital ou digitalizada. Após a leitura da placa de fósforo, processa-se o apagamento da imagem residual e o cassete fica apto para nova exposição, podendo ser usado por 15 a 20 mil vezes. A placa IP dispõe de um *chip* de memória para armazenar os dados do paciente e parâmetros técnicos da exposição, cujos dados são transmitidos à estação de trabalho, sem conexão física entre a estação ID e o digitalizador, que otimiza o tempo na digitação destas informações.

Dispõe de um *software* (Impax) que gerencia eletronicamente as tarefas de aquisição, laudos arquivo, busca e distribui no ambiente hospitalar com alta velocidade, reduzindo os custos e a perda de tempo, podendo ser operado por múltiplos usuários simultaneamente.

- *Kodak – CR 850 A:* substituído pelo Directview versões Elite e Classic é direcionado para todo tipo de imagem, com capacidade de armazenar de forma automática até 2.000 imagens. Fornece imagem mamográfica nos tamanhos de 18 × 24 cm e 24 × 30 cm e com 10 px/mm. A resolução de tons de cinza é de 16 *bits/pixels* para a aquisição 12 *bits* por *pixel* para exibição. Dispõe da leitora de raios *laser* com uma fenda que procede a leitura da placa de fósforo em cassetes de diferentes tamanhos, converte em imagem digital e exibe no monitor de LCD de 17 ou 19 polegadas, com resolução de 1.280 × 1.024, sensível ao toque digital, que dispensa o *mouse* e o teclado. A imagem processada pode ser direcionada de forma automática para a estação de trabalho, diretamente para a impressora ou para o arquivo.

Os cassetes são colocados em fileira na plataforma e a leitora vai automaticamente sendo conduzida para seu interior, onde se processa a leitura, seguida da limpeza da placa de fósforo e devolução do cassete. O sistema dispõe de um *software* (RPDS) implantado na recepção do centro de imagem, onde são digitados os dados que identificam o paciente, o tipo de exame e o tamanho do cassete, que ficam armazenados e transmitem via rede para o CR, otimizando o tempo útil da técnica.

O CR da Kodak é um sistema de armazenamento de fósforo que fornece grande latitude sem perda do contraste. Oferece um *software* de armazenamento e gerenciamento (DICOM) que permite a integração com o PACS e RIS.

Impressora *laser* a seco

- *Fujifilme – Drypix 7.000 e Drypix 4000:* impressão com tecnologia à *laser* e a seco, resolução de 50 micrômetros, que é importante para a mamografia. Homologada pelo FDA para impressão digital. Tem conectividade com Dicom que permite a integração com todos os equipamentos que ofereçam este protocolo.
- *Kodak – Dryview 6.800:* impressão a *laser* e a seco. Utiliza 14 *bits* de resolução do contraste com 16.384 tons de cinza e imprime imagens com resolução de 650 dpi, sendo o modelo mais indicado para mama, que exige imagem de alta resolução e com capacidade de imprimir até 200 filme/hora. Tem três múltipas gavetas que acomo-

dam até cinco filmes de diferentes tamanhos, agilizando o fluxo. Tem escaninhos programáveis para modalidades de imagem de ressonância magnética, CT, raios X, mamografia digital (CR e DR) e ainda permite o compartilhamento da imagem. Homologada pelo FDA para impressão digital. Permite conectividade à rede com interface Dicom integrada.

- *AGFA – Drystar 5.503:* é um sistema impressão a seco, que fornece imagem com alta resolução (508 dpi), que pode ser usado para todos os tipos de imagens, inclusive de mama.
- *AGFA – Drystar 5.302:* impressão a seco e não a *laser*, com tecnologia térmica. Indicada para radiologia geral.

TECNOLOGIA DR

Formação da imagem

A tecnologia DR (radiografia digital) utiliza um detector eletrônico de painel plano que recebe o sinal digital direto da fonte emissora pelo feixe de raios X que ultrapassou o objeto radiografado (no caso, a mama), gerando uma imagem primariamente digital. Entretanto, o uso destes detectores tornou obrigatória a utilização de *bucky* dedicado, com aumento do custo. Os receptores eletrônicos de raios X podem ser divididos em duas classes.

No método direto, o processo se faz em única etapa, usando uma placa de selênio amorfo como fotocondutor que converte os fótons de raios X diretamente em sinal eletrônico, que é processado e vai formar a imagem digital. Já no método indireto, o processo se faz em duas etapas, usando o iodeto de césio como fósforo cintilador colocado sobre uma placa de silício amorfo. Os receptores digitais no sistema DR que geram uma imagem primariamente digital são os painéis planos contendo silício amorfo e de selênio amorfo com tecnologia em tela plana (matriz TFT) e os dispositivos de cargas acopladas (CCD's), que já são considerados uma tecnologia ultrapassada.

Em ambos os sistemas, as funções de aquisição, armazenamento e exibição são executadas por equipamentos independentes, que podem ser otimizados de forma isolada. Permitem trabalhar com larga faixa de latitude, podendo manusear o brilho, o contraste, a densidade e inverter os tons de cinza.

Receptor digital indireto

O receptor digital indireto é constituído por uma fina camada de fósforo cintilador à base de iodeto de césio, isolado ou associado a outro metal, que é colocado na superfície de uma placa de silício amorfo, que é um tipo de receptor com painel plano. É um fotodiodo de césio dopado com tálio (CsI(Tl) com 73 mg/cm^2, colocado em uma superfície plana de silicone amorfo (receptor). A luz visível emitida pelo fósforo é convertida em sinal elétrico, através de milhares de finos transistores ou diodos de silicone amorfo (TFT) ou com fibras óticas no CCD (dispositivo de cargas acopladas), formando uma imagem digital. Cada diodo representa um *pixel* e os espaçamentos entre os *pixels* são de 3 μm.

O silicone amorfo é um detector sensível à luz, que ao receber o feixe eletrônico, fornece um sinal para cada *pixel* da imagem. É o material mais usado para a confecção do arranjo do fotocondutor TFT usado nos detectores indiretos que utiliza o cintilador de iodeto de césio, especialmente nos digitais de campo total.

Os raios X são capturados pelo cintilador de césio (fósforo) e convertidos em luz visível, que se espalha no interior do detector. Quanto maior for a exposição aos raios X, maior será a absorção destas radiações, maior será a conversão em luz e maior será o armazenamento da carga elétrica. O detector TFT ou CCD transforma esta luz em sinal eletrônico. Este sinal é processado pelo computador, que gera uma imagem digital de alta qualidade e com baixo ruído. Esta imagem é imediatamente exibida no monitor de alta resolução (mínimo 5 mP), onde é otimizada e interpretados os seus achados, podendo ser impressa a *laser*, arquivada no HD, CD, DVD ou transmitida via web. A imagem é adquirida primariamente de forma digital, mas, por passar por etapa intermediária formando luz visível, o processo é considerado um método indireto (duas etapas).

A espessura da camada do cintilador de iodeto de césio usado em detector para mamografia varia de 150 a 250 micrômetros, existindo uma relação inversa entre a sensibilidade e a resolução espacial. A camada espessa do cintilador é mais sensível aos raios X e oferece maior captação, forma maior quantidade de luz e imprime maior velocidade ao processo, mas dá maior difusão da luz que se espalha sobre os *pixels,* reduzindo a resolução. A camada fina emite menos luz, mas oferece maior resolução da imagem por dar menor borramento. Deve haver um equilíbrio entre a espessura do fósforo e a velocidade, para fornecer uma imagem de alta resolução com baixa dose (Fig. 15-5).

O sistema digital indireto tem uma resolução espacial reduzida com relação ao sistema analógico, não ultrapassando 5 pl/mm pelo espalhamento da luz. Esta perda po-

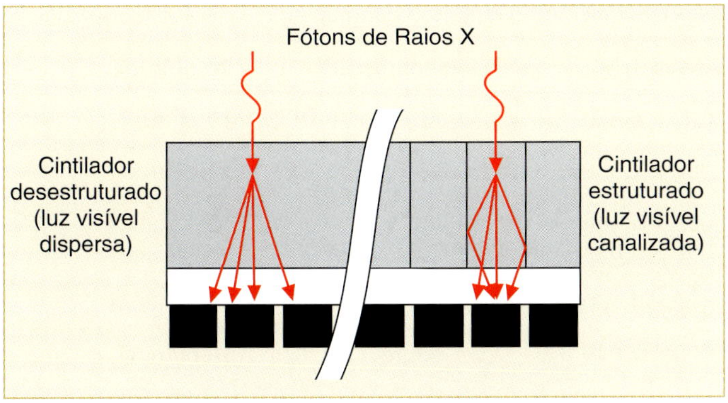

Fig. 15-5. Sistema indireto: fótons de raios X incidindo sobre o fósforo cintilador de Iodeto de césio, formando a luz que é absorvida pelos fotodiodos de silicone amorfo em arranjo de TFT.

de ser compensada pelo ganho do contraste que é manuseado pelo operador e pela grande latitude do sistema, que permite visualizar desde a pele até as estruturas profundas. Significa dizer que a imagem digital, mesmo com menor resolução espacial e um *pixel* de 100 μ, não necessariamente implica em perda de qualidade da imagem. Este limite de resolução corresponde a uma matriz de 4.096 × 4.096 *pixels* e um ganho nos detalhes de imagem, similar a um *pixel* de 50 micrômetros de diâmetro.

No sistema digital indireto, que usa o detector de fósforo (CsI), ocorre a redução da resolução espacial, devido ao uso do cintilador de fósforo, que espalha a luz nos *pixels* adjacentes e causa borramento, similar ao sistema filme-*écran*, baixando a resolução. A nitidez da imagem no detector digital indireto é menor se comparada com a imagem capturada pelo selênio amorfo, e menor que a obtida pelo sistema filme-*écran*.

O cintilador à base de iodeto de césio dá um borramento menor que os demais fósforos usados no sistema tela-filme, permitindo, assim, usar uma camada de cintilador mais espessa, que melhora a eficiência de detecção do *quantum* (DQE). Já no fotocondutor de selênio, onde não forma a luz, o sinal eletrônico que é formado diretamente pelos raios X, não dá borramento (Fig. 15-6).

Existem diferentes detectores de conversão de mamografia digital indireta à base de iodeto de césio, campo total, comercialmente disponíveis, sendo exemplos os da Fischer e da GE, este bem divulgado no Brasil. A diferença é que a GE usa receptor tipo área TFT, com MFT de 0,40 em 4 ciclos/mm e a Fischer usa receptor em linha tipo CCD, com MFT de 0,52 (vide Quadro 15-3).

- O **sistema gerador de imagem digital da GEMS** vem acoplado ao equipamento Senographe 2.000D da GE e é constituído por fina e uniforme camada de fósforo à base de iodeto de césio (CsI), depositado sobre um grande painel de silicone amorfo (detector) com 1.920 × 2.304 elementos de *pixel*, contendo milhões de fotodiodos que funcionam como transistores. É um painel plano de fósforo com fotocondutor TFT (transistores de filme fino), com *pixel* de 100 micrômetros, que é o limite para imagem mamográfica. A tela de fósforo de armazenamento tem um tamanho de *pixel* de 100 μm, com digitalização para 14 *bits/pixels* e corresponde a uma resolução espacial de 5 pl/mm com o uso de grade. Cada elemento diodo sensível à luz é conectado por um TFT de maneira que a luz emitida pelo fósforo seja transformada em sinal elétrico, que é lido e digitalizado pelo computa-

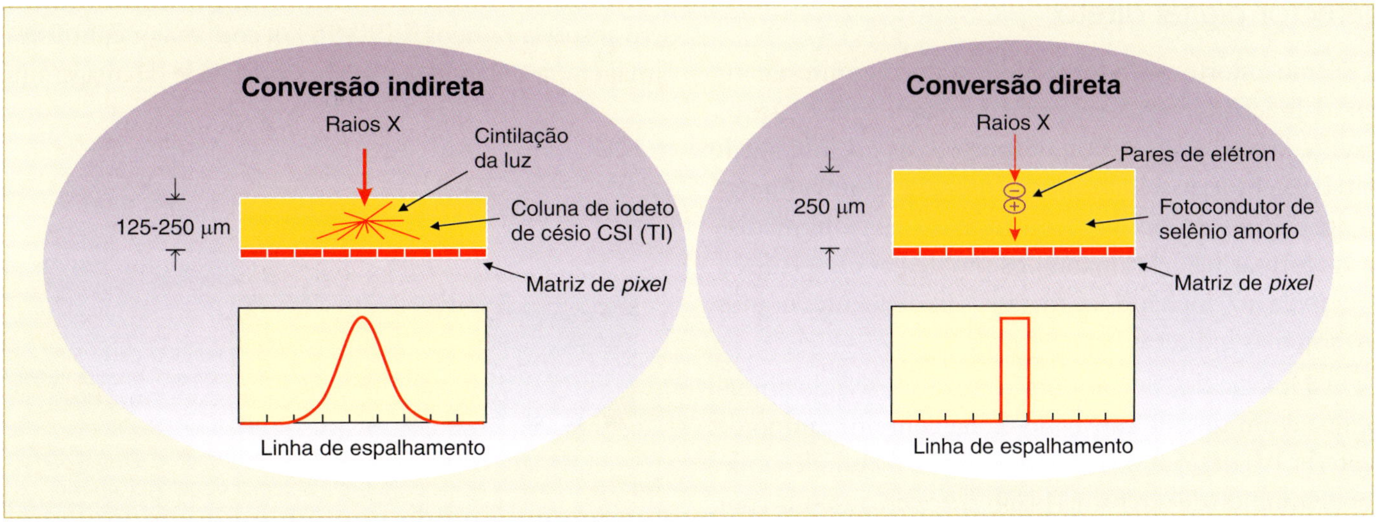

Fig. 15-6. Conversão indireta com formação da luz e conversão direta, em que os raios X formam diretamente o sinal eletrônico, que vai criar a imagem. (Figura do site www.hologic.com.)

Quadro 15-3. Características técnicas de cada fabricante mostrando o tipo de detector, o tamanho da imagem e a resolução espacial

Fabricante	Detector	Tamanho (cm)	TAM-matriz	Tamanho/*pixel*	Resolução
Fujifilm	Fósforo-CR	18 × 24	3.600 × 4.800	50 μm	10 pl/mm
GEMS	A si-CsI-DR-TFT	19 × 23	1.900 × 2.300	100 μm	5 pl/mm
Fischer	Slot-scan-DR CCD Cs – DR	21 × 29 11 × 15	4.096 × 5624 4.096 × 5.624	54 μm 27 μm	18,5 pl/mm
Selênia-Lorad	A Se-DR-TFT	24 × 29	3.400 × 4.100	70 μm	7,14 pl/mm
Kodak	Fósforo CR	24 × 30	3.560 × 4.640	20 px/μm	10 pl/mm
Agfa	Fósforo CR			20 px/μm	

dor. Tem um detector que confere um FOV com dimensão de 19 × 23 cm, que permite otimizar o posicionamento das mamas volumosas que não cabem no negatoscópio-padrão de 18 × 24 cm. Evita exposição adicional com redução de dose, perda de tempo e reduz o custo. Entretanto, nas mamas pequenas, deixa apenas uma pequena imagem em uma borda do filme.

- O **SenoScan digital da Fischer** (Scanning Phosphor-CCD system) é um sistema fósforo CCD (dispositivo de carga acoplada), que usa um detector com base em fibra ótica e CsI ativado com tálio que emite luz através de estreita abertura e transmite a um conjunto linear de CCDs acoplados. A luz produzida pelo cristal de iodeto de césio é coletada pela face plana da fibra ótica. Tem uma matriz de *pixel* de 4.096 × 5.625 com receptor de 22 × 30 cm, que permite um elemento de *pixel* com tamanho de até 54 μm de tamanho e uma digitalização próxima de 12 *bits/pixel*.

Detector digital direto

O selênio amorfo é um fotocondutor que permite a conversão direta dos raios X em sinais elétricos digitais. O processo se faz em etapa única, porque os raios X interagem com o receptor de selênio amorfo, que transforma diretamente os raios em sinal eletrônico, sem etapa intermediária de formar luz, eliminando os problemas associados à difusão da luz, inerente aos materiais fluorescentes usados nos sistemas indiretos.

A Hologic desenvolveu um receptor de selênio amorfo, que é um tipo de conversão direta com um campo de visão (FOV) de 25 × 29 cm e um *pixel* de 70 μm de tamanho. É munido de um painel plano *flat panel*, revestido por uma fina camada de selênio amorfo que absorve os raios X, gerando diretamente um sinal eletrônico por meio de transistores. Esta conversão direta baseia-se no arranjo de finas camadas de transistores (filme fino) em sua superfície (matriz de TFT), que captura os fótons. Este sinal eletrônico é processado e forma uma imagem digital, que é exibida no monitor de alta resolução. As distintas funções como aquisição, armazenamento e exibição são executadas por fontes independentes, que permitem trabalhar com larga faixa de latitude, podendo manusear o brilho e o contraste e otimizar cada um deles isoladamente.

O selênio amorfo (aSe) é um fotocondutor usado no sistema digital direto, com espessura de 250 micrômetros (μm). É um tipo de detector direto com tecnologia avançada, com a vantagem de oferecer alta DQE e alta MTF, que resulta em melhor qualidade de imagem com baixo nível de ruído e menor dose. A nova tecnologia aumenta a precisão diagnóstica por melhorar a visibilidade das pequenas estruturas e fornecer alta resolução espacial e melhor nitidez e baixa dose (Yaffe) (Fig. 15-7).

Esta tecnologia tem capacidade de fornecer alta eficiência quântica do detector (alta DQE) ou alta eficiência em absorver os raios X (90-95%), com maior contraste da imagem, resultando em melhor qualidade da imagem ma-

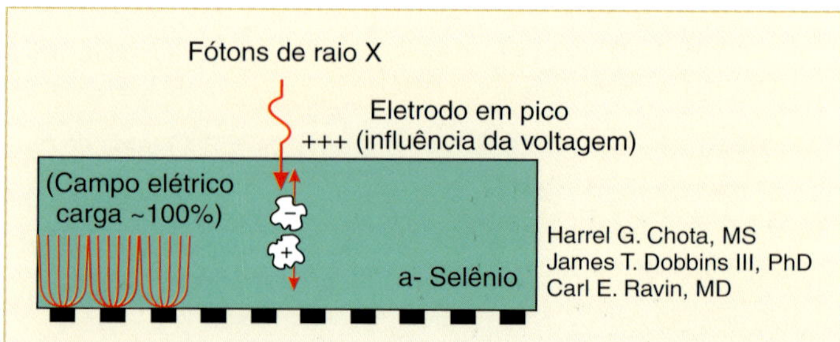

Fig. 15-7. Raios X incidindo sobre o detector de selênio amorfo, formando um sinal eletrônico que vai gerar a imagem digital direta. Nesta tecnologia não se forma luz. (Imagem cedida por Harrel Chotas e autores.)

mográfica e melhor rendimento no diagnóstico. Quanto maior for a absorção das fotos de raios X pelo detector, maior será o nível de informações armazenadas. Os receptores de painel plano exibem maior eficiência que o sistema filme-*écran*. Além de maior eficiência, o selênio permite uma maior resolução espacial em menor tamanho do *pixel*, se comparado com o silício amorfo ou a radiografia digitalizada (CR).

O receptor direto é a segunda geração de detectores digitais para a captura de imagem mamográfica, onde o cintilador de césio foi substituído por um fotocondutor à base de selênio amorfo (aSe), que faz a conversão direta. Não é um cintilador fluorescente e sim um fotocondutor, com alta eficiência em absorver os raios X e converter em sinal elétrico, que vai formar a imagem (Directray detector). O selênio é utilizado como material fotocondutor pela alta eficiência em absorver os raios e pela alta resolução espacial (20 pl/mm em 100 volts), na dependência da espessura de sua camada. O fotocondutor não permite difusão lateral da luz, porque os raios X são absorvidos diretamente pelo selênio. Mesmo com camada espessa (250 μm), não dá borramento da imagem. Entretanto, uma maior espessura da camada de selênio pode resultar em fonte de borramento. O sistema fica conectado com estação de trabalho de altíssima resolução (5 Mp), com ferramentas próprias que trabalham a imagem como ampliação, inversão e até inclusão de comentários.

Tecnologia do selênio

O uso do selênio amorfo (aSe) como fotocondutor teve seu processo industrial aperfeiçoado nos anos 1970. Tem tecnologia e processo de síntese conhecido em xeromamografia e fotocopiadora, sendo considerado como o melhor fotocondutor. A tecnologia com selênio é diferente das demais, porque não utiliza fósforo e sim um fotocondutor que absorve os raios X e gera diretamente um sinal eletrônico sem etapa intermediária de conversão em luz. O tamanho do elemento de *pixel* do detector é de 70 μm e a digitalização de 14 *bits/pixels* com um MFT de 0,80 em 4 ciclos/mm.

O selênio é uma evolução em mamografia digital por fornecer pequenos *pixels* com alta resolução da imagem, resultando em maior rendimento do diagnóstico mamográfico, com menor dose.

O fotocondutor de selênio amorfo tem uma espessura de 250 μm. Como a resolução de imagem depende do tamanho do *pixel*, o detector de selênio pode oferecer alta resolução, que melhora a resolução da imagem e ainda permite ser reduzido, acompanhando a evolução da tecnologia, o que não acontece com o cintilador de césio, que não se beneficia com a redução do tamanho do *pixel*, devido à difusão da luz.

O condutor de selênio amorfo, diferente dos detectores fluorescentes, não dá borramento. Quando exposto aos raios X, descarrega com intensidade proporcional à radiação recebida pela placa. Após escaneado por feixe de raios *laser*, o selênio libera as cargas residuais, que formam a imagem digital que é exibida no monitor.

Antes da exposição, é aplicada uma corrente de alta voltagem na superfície da camada de selênio através de um eletrodo, para criar um campo elétrico. Ao se aplicar uma voltagem de 25 kV através do detector, forma-se um campo elétrico e o feixe de elétrons se movimenta em direção a um eletrodo, sendo coletado em um capacitor. Sofre influência externa do campo elétrico e da corrente aplicada ao campo. As correntes de elétrons viajam ao longo das linhas, sem movimentação lateral da carga elétrica e sem espalhamento, mesmo com a maior espessura do fotocondutor, evitando assim o borramento da imagem. No sistema digital direto, não há relação entre a sensibilidade do detector e o espessamento da camada fotocondutor.

Um estudo realizado por Pedra *et al.*, na Universidade Stony Brook, de NY, avaliou a sensibilidade do selênio amorfo aos raios. Uma camada uniforme de selênio amorfo foi distribuída em um substrato de vidro contendo eletrodos, semelhante ao painel plano usado no receptor digital. Após a formação de um campo elétrico, uma amostra foi exposta a um espectro de 27 kVp com alvo de molibdênio, gerando um espectro de 16,6 keV. A medição da intensidade do campo elétrico criado em função do selênio estima, com precisão, o total da energia dos raios X absorvidos pelo selênio, que traduz a sensibilidade deste aos raios X, independente do detector.

Dois modelos de detector direto que estão disponíveis no mercado são o Selênia da Lorad (Hologic), e o Inovation, da Siemens, com tecnologia equivalente, respeitando as diferenças nas especificações técnicas, não esquecendo que a tecnologia é patente da Hologic. A Fujifilm está lançando seu DR direto também com tecnologia de selênio amorfo, que foi homologada pela FDA para exame de rastreio desde o ano 2002.

O sistema digital serve de plataforma e oferece aplicações avançadas para incorporar todas as novas tecnologias de geração de imagem que serão incorporadas ao arsenal diagnóstico que melhoram a precisão diagnóstica, como o CAD, a tomossíntese com imagem em 3D, a fusão de ultrassom e mamografia com sistema de dupla energia (dual Energia), além de permitir o uso do PACS, RIS e na telemedicina. Métodos adicionais serão incorporados à tecnologia digital como a CMM (contraste médio de mamografia), similar à RM, que possam impregnar na neovascularização, e a tomossíntese, que afasta a superposição de imagens.

Tamanho do campo para mama

O Programa Americano de Padronização de Qualidade de Mamografia (MQSA) e o padrão de qualidade do ACR exigem que as instalações mamográficas disponham de dois tamanhos-padrão de cassetes para o sistema filme-*écran* (18 × 24 cm e 24 × 30 cm).

Uma pesquisa nos EUA demonstrou que o detector digital com tamanho de 18 × 24 cm é inadequado para a imagem em 20 a 30% das mulheres norte-americanas. Os cassetes pequenos não acomodam mamas grandes no campo de visão e implicam em exposição adicional com aumento da dose, do custo e do tempo gasto. Por outro lado, os grandes filmes ou detectores digitais nas mamas pequenas, além de oferecerem dificuldade na execução, levam a desperdício do filme ou processamento inútil. Também o uso do detector grande, em mamografia digital, faculta sua execução de forma ampliada, que reduz o tamanho do *pixel* e melhora a qualidade da imagem e aumenta a acurácia diagnóstica.

Os fabricantes de equipamentos de mamografia digital têm que padronizar um tamanho ideal para o detector, para acomodar a maioria das mamas, sem requerer exposição adicional com aumento da dose. A variedade de tamanho dos filmes dificulta a avaliação pelo mastologista, porque os negatoscópios são padronizados para filme de 18 × 24 cm. Os diferentes fabricantes produzem imagens de diferentes tamanhos. O CR 850 da Kodak oferece um tamanho de 24 × 30 cm, a DR da GE com 19 × 23 cm, a Fischer DR Scan com 22 × 30 cm. No sistema direto, o Selênia e o Inovation vêm com tamanho padronizado de 24 × 29 cm, que dá maior campo de imagem, ideal para as mamas volumosas, mas oferecem dificuldades nas mamas pequenas (ver Quadro 15-3).

TIPOS DE DETECTORES DIGITAIS

Existem diferentes tipos de detectores de radiografia digital, mas a diferença está no método de captura e na qualidade de imagem. Em mamografia, podem ser usados receptores digitais em linha como o CCD ou receptor digital de área como o TFT (Yaffe 1992). Entre eles estão as telas de armazenamento de fósforo (IP), os detectores de silício ou matrizes de selênio amorfo. Estes detectores estão presentes nas câmaras fotográficas, televisores e equipamentos aeronáuticos.

CCD

O CCD dispositivo de carga acoplada ou *charge-coupled devices* contém uma série de microcapacitores com metal-óxido, semicondutor e fotossensível, disposto como uma matriz e colocado em sua superfície que faz a transferência de energia entre eles até a transmissão do sinal elétrico para a digitalização. Absorve os fótons de luz emitidos pelo cintilador e os transforma em sinal eletrônico. Este sinal vai ser digitalizado e forma uma imagem digital. O sinal dos elementos da matriz da imagem *(pixels)* é lido em forma de série para cada *pixel* e por cada linha.

O CCD é um receptor digital de método indireto em linha, desenvolvido em 1969 para a memória do computador e adaptado para o fotodetector, por demonstrar sensibilidade à luz visível. É utilizado para a conversão de raios X na formação de imagem, na intensificação da imagem, nas câmaras fotográficas, em fluoroscopia e em sistema de televisão. Com CCD pode ser obtida uma matriz de imagem de 4.096 × 4.096 *pixels*, que corresponde a um tamanho de *pixel* de 50 µm e uma resolução de 10 pl/mm

O CCD é um método usado em imagem de vídeo, com uso em vários tipos de detector digital, mas sua tecnologia está ultrapassada. Mesmo fornecendo 50 *pixels* mm para campo completo e 25 Px/mm para imagens de pequena região da mama (campo limitado), oferece dificuldade na imagem digital de campo total, pelo seu pequeno tamanho. Um caminho para superar esta limitação é um detector de raio de luz, composto de uma fila de *chips* do CCD em combinação com um fósforo.

O CCD fica acoplado a um condutor de fibra ótica ou a um sistema de câmara de redução de material cintilográfico para capturar a luz emitida pelo cintilador ou intensificador de tela, com perda de qualidade. Sua tecnologia baseia-se em pequenas aberturas quadradas ou fendas, que constrói a imagem em alguns segundos, enquanto a TFT faz de forma instantânea por ter maior área no painel plano do receptor.

A adição do sistema de lentes reduz o número de fótons que alcança o CCD, mas provoca distorção geométrica com espalhamento das radiações, reduzido a resolução espacial. Este efeito pode ser atenuado com a substituição das lentes por fibra ótica, que transfere para o CCD através de sua face plana e que reduz o espalhamento, mas pode introduzir artefatos na imagem.

TFT

O arranjo de TFT (transistor de filme fino) é um receptor digital de área com um arranjo do *pixel* que coleta o sinal eletrônico. Funciona como um leitor eletrônico ativo (fotodiodo), sendo comumente usado na captura das imagens digital direta e indireta (sistemas CR e DR de radiografia digital). Após a leitura eletrônica, os sinais destes *pixels* são transferidos para o computador pelo circuito integrado para a formação da imagem

O detector de painel fino é confeccionado em acrílico e oferece mais alta eficiência, com melhor qualidade de imagem e baixa dose, além de conter um *solfiware* que revisa e melhora a imagem. Substitui o CCD com a vantagem de oferecer grande área em sua superfície e por ter tecnologia mais avançada, fornecendo uma imagem de qualidade superior.

O avanço recente da tecnologia industrial tornou possível uma nova geração de receptor com integrado sobre um painel fino com transistor de leitura rápida e formação da imagem de melhor qualidade, que excede o sistema filme-*écran* e os fósforos cintilantes.

Os arranjos são depositados em múltiplas camadas sobre a superfície do acrílico, começando com os níveis mais profundos, mudando para os mais superficiais. A composição da camada superior depende do tipo de detector. Na imagem indireta, os raios X e a luz são depositados na camada superficial.

RENDIMENTO DO RECEPTOR DA IMAGEM DIGITAL

A qualidade da imagem é avaliada pela relação de sinais que são informações desejáveis e úteis *versus* os ruídos que trazem informações indesejáveis e prejudiciais que perturbam a avaliação desta imagem. Aumentando o sinal e diminuindo o nível de ruído no sistema, aumenta a visibilidade de pequenas estruturas. Várias abordagens estão disponíveis para quantificar fisicamente o rendimento na formação da imagem digital e para caracterizar sua qualidade, entre elas a combinação da DQE com a MFT, que fornece o desempenho da imagem radiográfica.

Os métodos mais precisos e completos para avaliar o desempenho do sistema de imagem são a função de transferência de modulação (MTF), que quantifica a resolução espacial ou nitidez da imagem e a eficiência quântica de detecção (DQE), que dá a relação sinal-ruído na captura da imagem, sendo fator determinante da dose. A DQE é uma medida da razão do sinal pelo ruído, responsável pela resolução do contraste e pela eficiência da dose. Enquanto a MTF é uma medida de resolução espacial, a DQE é uma medida de eficiência do sistema. Resolução espacial é a capacidade do sistema de visualizar com nitidez pequenos objetos.

Esses parâmetros são utilizados para determinar o rendimento do receptor em capturar as imagens dentro de determinada faixa de frequência espacial e comparar os detectores de imagem digital. No entanto, o rendimento não pode ser descrito por uma simples frequência espacial, porque outros fatores interferem na avaliação do rendimento da imagem.

A DQE e a FTM fornecem a medida física do desempenho da imagem radiográfica. A caracterização de um sistema pode ser feita pela avaliação da curva da MTF e da DQE correspondentes sobre uma frequência. Este espaço é usado para determinar como o sistema captura informações dentro de uma gama de frequências espacial.

Eficiência quântica do detector

A eficiência de detecção quântica (DQE) é uma grandeza física que quantifica a transferência de sinal e determina a exposição necessária para gerar uma imagem de boa qualidade com baixa dose. No fundo, a DQE traduz a capacidade do detector de absorver os fótons e convertê-los em luz, que transmite as informações úteis para o sistema digital produzir uma imagem, tendo influência na resolução do contraste e na dose.

A DQE é a medida do rendimento do receptor na formação da imagem e fornece a medida da relação sinal-ruído que o sistema transfere para a imagem, em função da resolução espacial. Um bom sinal com baixo ruído e alto contraste aumenta a visibilidade de pequenas estruturas. O sistema ideal deveria ter uma DQE de 100% e registrar todas as informações trazidas pelos raios incidentes, sem acrescentar nenhum ruído.

Um fator tão importante quanto o nível de ruídos é o contraste da imagem. Quando se reduz o nível de ruído melhora a visibilidade das estruturas, mas necessita de contraste para mostrar uma imagem com boa definição, especialmente nas estruturas de baixo contraste. Mesmo na imagem digital, onde se manipula o contraste, a imagem não será bem visualizada se houver granulações ou ruídos de fundo, como se observa na Figura 21-1.

A resolução do contraste representa o número de tons de cinza ou o número de degraus que o detector pode capturar. Quanto maior o número de tons de cinza, maior será a facilidade de visualizar e distinguir diferentes densidades entre diferentes tecidos, usando a ferramenta disponível na estação de trabalho.

Vários fatores influenciam a DQE, incluindo a quantidade de raios X absorvida, a amplitude do sinal medido pela MTF e o ruído da imagem. Quanto maior for a DQE, maior será a eficiência do detector de transformar os raios X em luz e menor será a exposição necessária para formar uma boa imagem. O valor da DQE é uma medida do *quantum* de raios X incidentes sobre o receptor e indicativa da sensibilidade deste. A mais alta DQE associada a baixa dose são parâmetros de qualidade da imagem digital. A DQE é graficamente representada por uma curva que relaciona o DQE *versus* a resolução espacial (Fig. 15-8).

A DQE quantifica a capacidade que tem o detector de converter as informações dos raios X em sinal digital para formar uma imagem. Se o detector é capaz de fornecer informação em 8 de cada 10 raios X para o sinal digital, este detector tem uma DQE de 0,8 ou 80%. Assim, o sistema filme-*écran* tem uma eficiência entre 60-70%; o sistema digital com cintilador de césio tem eficiência superior a 80%, enquanto no fotocondutor de selênio amorfo a eficiência é de 90-95%.

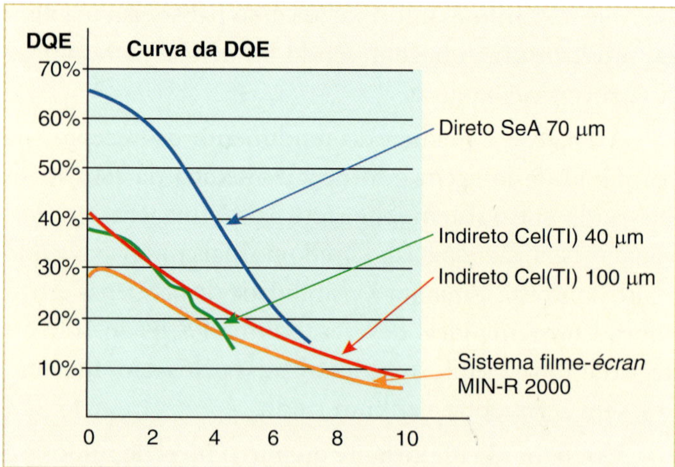

Fig. 15-8. Curva da eficiência quântica (DQE) em função do tipo de receptor da imagem.

O sistema filme-*écran* tem uma alta frequência de modulação (MTF) e alta resolução espacial, mas apresenta baixa DQE, pela pouca eficiência em absorver os raios, se comparado com o cintilador de césio e mesmo com o fotocondutor de selênio.

MTF para o sistema filme-*écran* é superior aos detectores de conversão indireta, enquanto a MTF dos detectores diretos é superior a ambos. A MTF do conversor direto de selênio é superior ao sistema analógico e ao sistema de conversão indireta, porque não ocorre a difusão lateral das cargas e não há borramento. Também o detector de selênio tem maior DQE, porque é mais eficiente em capturar os raios X e converter em elétrons.

O sistema digital indireto tem DQE superior ao sistema filme-*écran*, mesmo com o cintilador espalhando a luz, cujo efeito é mais marcante em baixas frequências espaciais, enquanto em altas frequências espaciais a DQE diminui.

No sistema de detecção indireto, o cintilador espalha a luz que eleva o nível de ruídos. Para compensar a baixa amplitude do sinal, deve baixar a frequência espacial para minimizar o ruído. Mesmo com alta MTF em frequência espacial baixa, os pequenos objetos podem ser perdidos pelos ruídos do sistema. Aumentando a espessura da camada do fósforo cintilador, eleva-se a intensidade do sinal, mas também se aumenta o espalhamento da luz e o nível de ruídos.

O detector de mamografia digital à base de selênio, comparado com digital indireto e tela-filme em termos de DQE tem melhor rendimento. Como no método direto não ocorre formação de luz, a DQE é determinada principalmente pelo tamanho do *pixel.* O método direto permite aumentar a exposição sem cair a MTF, oferecendo uma imagem de alta qualidade, com alta DQE.

Função de transferência de modulação

A transferência da função de modulação (MTF) é a medida de transferência de sinal sobre a faixa de frequência espacial que quantifica a nitidez da imagem, ou seja, mede a resolução transferida através do sistema como um fator de frequência espacial. É responsável pela resolução espacial da imagem. A FTM é o método mais preciso e completo para a avaliação do desempenho do sistema receptor da imagem. A MTF mede ainda o percentual da resistência do sinal que entra no sistema com relação ao sinal que sai em frequências variáveis (Fig. 15-9).

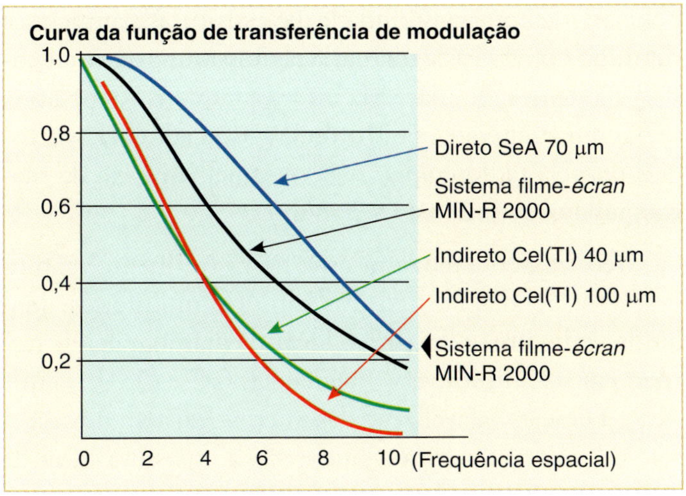

Fig. 15-9. Curva de transferência de modulação para o sistema filme-*écran* e sistema digital de campo total. O sistema digital tem alta resolução para frequência espacial inferior. A MTF diminui à medida que aumenta a frequência espacial. (Fonte: GE PMA Aplication.)

Na avaliação da curva da MFT verifica-se que o sistema filme-*écran* tem alta MTF e melhor resolução espacial, se comparado com o cintilador de césio ou mesmo com o fotocondutor de selênio, que, por ter alta eficiência, melhora a qualidade da imagem com baixa dose. Entretanto, o sistema analógico tem baixa DQE, porque é pouco eficiente para absorver os raios.

Em alta frequência, a relação sinal-ruído torna-se muito baixa porque o sinal é obscurecido pelo ruído. A relação sinal-ruído traduz o grau de visibilidade de uma estrutura em meio ao ruído de fundo. Por isso, o sistema analógico é mais propício a apresentar o ruído na imagem provocado pela granulosidade do filme, que perturba a visualização de pequenos objetos.

A análise da MTF dos componentes de formação da imagem é útil para determinar qual item está limitando a resolução espacial. O responsável pelo borramento pode ser o tamanho do ponto focal ou exposições prolongadas. Nesta situação, a escolha de um receptor de alta velocidade, a redução do tempo ou seleção de pequeno ponto focal, reduz borramento e a dose absorvida. Mesmo com exposição prolongada ou com grande ponto focal, um receptor rápido diminui o borramento. No sistema digital é mais complexo.

A resolução espacial é quantificada em termos de frequência espacial ou pares de linhas/mm que podem ser vistos na imagem, o que equivale a certo valor da MTF. Estes valores podem ser afetados por fatores como contraste, ruídos e borramento da imagem. Valor-padrão de resolução espacial para o sistema analógico é 16 a 20 pl/mm, que equivale a 4-5% da MTF. Já a resolução espacial no sistema digital é determinada pelo tamanho do *pixel* no detector.

A alta MTF da imagem do detector de selênio amorfo (aSe) é superior aos outros detectores de conversão indireta, porque o selênio é mais eficiente em capturar os raios X e convertê-los em sinais elétricos. Como no selênio, a captura se faz de forma direta e não há difusão lateral da carga através do fotocondutor e também a MTF do detector de selênio independe da espessura, então a MTF e a QDE ficam dependendo apenas do tamanho do *pixel*. O receptor digital direto tem uma relação sinal-ruído muito baixa, com alta MTF e alta DQE, que permitem a visualização de finos detalhes. Significa maior rendimento na formação da imagem de qualidade. Até mesmo com uma MTF alta e uma frequência espacial alta, pequenos objetos podem-se perder nos ruídos do sistema.

A nitidez da imagem obtida pelo detector direto de selênio também é superior àquela obtida pelo detector indireto, usando o cintilador de césio. Enquanto a MTF para o método do cintilador de césio cai dramaticamente com o aumento da frequência espacial, a MTF do detector de selênio permanece alta e bem acima de faixa de frequência espacial. Isto resulta em uma MTF duas vezes melhor que o conversor de iodeto césio e 1,36 vez melhor que o sistema filme-*écran*.

Por outro lado, no silicone amorfo, a função de modulação é afetada por sinais de alta frequência e a redução do tamanho do *pixel* não traz benefício, por sofrer limitação da espessura do cintilador, que aumenta a velocidade do receptor, mas reduz a resolução da imagem.

OUTRAS TECNOLOGIAS EMERGENTES

Tomossíntese

O maior empecilho para detecção e avaliação de tumores da mama é devido à superposição de estruturas do próprio órgão, que provoca um ruído estrutural e dificulta a percepção dos tumores no interior da mama.

A tomossíntese é uma espécie de tomografia mamográfica similar à planigrafia linear, com a vantagem de fazer a reconstrução da imagem em tempo real. Como a etimologia da palavra já indica (tomo+síntese), ele corta e produz a fusão ou a reconstrução da imagem em 3D, que é o futuro da mamografia. Tem o poder de reduzir o ruído estrutural e, apesar de não ter resolução espacial do campo plano, um TC de alta resolução pode ser útil na avaliação da mama. A tomossíntese ou mamografia em 3D é aguardada como o futuro da tecnologia digital da mama.

O equipamento consiste de um tubo de raios X fixado em um arco de 20 a 30 graus, que gira em torno da mama, produzindo (± 10) cortes, em vários ângulos e em 30 segundos processa múltiplas imagens nestas incidências e reconstrói a imagem eletronicamente em terceira dimensão. Permite cortes de até 1 mm de espessura com resolução espacial de 100 micrômetros, que ainda é baixa.

A tomossíntese digital combina imagens adquiridas em diversos ângulos pelo tubo colocado em um arco que circula sobre a mama, enquanto o detector se mantém estático ou faz pequeno movimento. A dose total de radiação para tomossíntese mamária é comparável à dose de uma única incidência na mamografia convencional. Deve ter receptor com grande campo de visão e deve preferir o receptor de selênio por ter maior eficiência e menor relação sinal-ruído e nunca no sistema CR. Permite o uso do CAD e a subtração digital do contraste, que podem ser usados isolados ou simultâneos.

Existem no mercado dois fabricantes, mas o receptor móvel é mais eficiente por se deslocar em função da rotação do tubo. Quando o tubo roda para um lado, o receptor se movimenta para o lado oposto, para cobrir toda de radiação. O receptor fixo pode deixar uma área cega quando o tubo chega no limite lateral de seu eixo (Fig. 15-10).

A maior causa de repetição de mamografia é a superposição das estruturas que pode simular ou ocultar lesões, o que não acontece com este método. A tomossíntese dispensa a compressão da mama, comprimindo apenas o suficiente para imobilizá-la. Reduz a repetição de incidências, melhora a visibilidade das estruturas e aumenta a detecção do câncer de mama. A tomossíntese não é alterada pela densidade mamária ou mesmo com o implante, nem com as alterações estruturais provocadas pelas cirurgias ou pela radioterapia. A dose semelhante é a da mamografia convencional (± 2 mGy).

Teoricamente tem aplicação no rastreamento mamográfico e no diagnóstico dos tumores multifocais, mas ainda se discute se ocupará o lugar da mamografia de rastreio em substituição das incidências CC e OML, já que deixa a desejar na avaliação das micros. Existem dúvidas a serem esclarecidas como: qual seria a espessura ideal de corte?; como fazer a localização estereotáxica?; qual seria o método de biopsia a ser usado?; há ou não necessidade de compressão? Finalmente, é um método ainda em estudo e ainda não aprovado pelo FDA.

CTLM

A CTLM® – tomografia computadorizada à *laser* da mama é uma nova tecnologia digital de aquisição direta similar à tomografia, com a diferença que usa raios *laser* em vez de raios X e não usa compressão. Com o paciente em decúbito ventral e com a mama pêndula, um tomógrafo ótico utilizando algoritmos computadorizados faz uma varredura em 360 graus em torno da mama, iniciando próximo à parede torácica até a papila mamária. O CTLM produz cortes coronal, sagital e axial a cada 4 mm, cujos dados são coletados por um detector. As informações óticas são digitalizadas por um computador que processa as múltiplas imagens e reconstrói em terceira dimensão (3D), mostrando uma imagem morfológica e funcional.

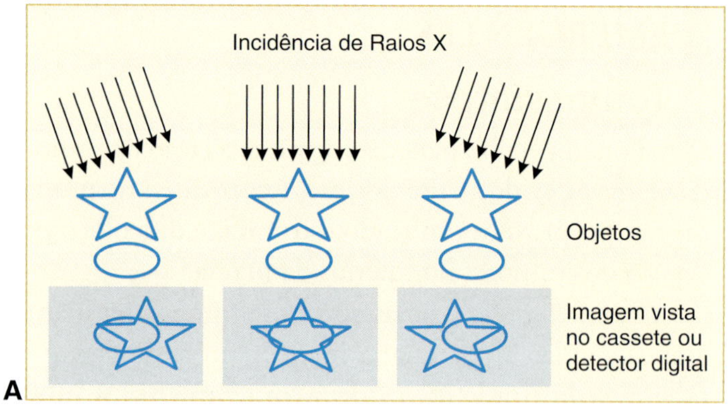

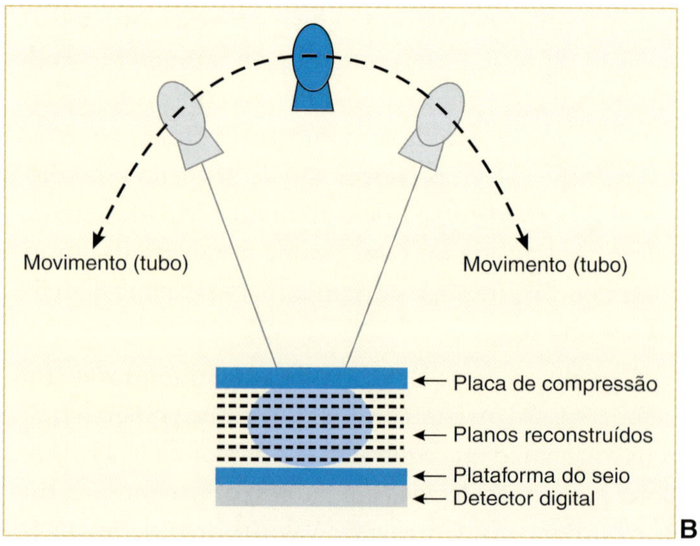

Fig. 15-10. (**A**) Esquema mostrando o planos de corte em diferentes ângulos. (**B**) Receptor da imagem que pode ser fixo e móvel. (Imagem cedida pela Hologic.)

Aumenta a acurácia de detecção da lesão, diferencia o cisto da lesão sólida e fornece o indicativo de malignidade com base no aumento da vascularização, com processo similar à termografia de placa. Pode dar falso-positivo em processos inflamatórios, em qualquer processo que aumente a vascularização do parênquima e falso-negativo em tumores indolentes, de crescimento lento e de bom prognóstico, especialmente nos pacientes idosos.

É um procedimento simples, não invasivo, indolor, não necessita de compressão da mama, nem a expõe a radiações ionizantes, mas ainda está em estudo experimental. Deve ser um exame complementar da mamografia, porém nunca a substitui.

Mamografia digital com subtração de contraste

O sistema digital de aquisição primária oferece o potencial de fazer estudos duplos de subtração de energia. A subtração digital do contraste pode ser útil nas mulheres de alto risco e com mamas densas. Ao subtrair o tecido mamário melhora a visualização das microcalcificações, aumenta a acurácia na visualização e melhora a avaliação na extensão da doença.

O Grupo Francês do Instituto Gustave Roussy faz uma mamografia com baixa (similar à mamografia convencional) e outra alta energia que permite a visualização do contraste iodado. Adquire imagens em duas incidências (CC e OML) após uma única injeção do contraste e duas imagens da mama são feitas com raios X de diferentes energias. A análise na imagem de subtração baseia-se na intensidade do contraste e na morfologia.

A maioria dos cânceres realça após injeção de contraste iodado intravenoso, elevando o índice de detecção precoce. Os detectores digitais distinguem melhor as estruturas de baixo contraste e identificam os tumores com uso de contraste iodado, com baixo custo, se comparado à ressonância magnética ou à tomografia computadorizada da mama.

O processamento de duas imagens com diferentes níveis de atenuação pelo tecido gorduroso, fibroglandular e microcalcificações aumenta a visibilidade de certas estruturas, é um método usado para quantificar a densidade do tecido fibroglandular, mas sua utilidade clínica ainda está no campo experimental.

Estudo em 18 pacientes com imagens suspeitas feitas por mamografia com subtração digital angiográfica mostrou resultados similares à RM com gadolínio, mas a mamografia com subtração foi mais rápida e menos onerosa em relação à ressonância.

Capítulo 16

AVALIAÇÃO DA IMAGEM MAMOGRÁFICA

Alcides Ferreira Santos

INTRODUÇÃO

A interpretação da mamografia deve ser feita de forma lenta e metódica, devendo ter um ambiente silencioso, com iluminação adequada e equipamentos apropriados para evitar falha na percepção de pequenas alterações, evitando erro na interpretação e suas consequências.

A avaliação da imagem mamográfica envolve **recursos técnicos**, como negatoscópio e seus acessórios, **ambiente** com luminosidade adequada e principalmente **recursos humanos**, como médico interpretador com experiência, dedicação, conhecimento no assunto e tempo disponível para pesquisar. Nos recursos técnicos estão inclusas a luminância do negatoscópio (brilho), a iluminação do ambiente e a temperatura de cor. A interpretação da imagem deve basear-se em critérios morfológicos específicos e nunca em conceitos subjetivos de cunho pessoal ou uso da intuição, sujeitos às flutuações diárias.

A avaliação da imagem mamográfica é iniciada pela avaliação dos aspectos visuais, como o posicionamento, o regime de exposição e as condições de processamento do filme. Também são avaliadas as qualidades fotográficas, como densidade óptica, contraste e definição da imagem, bem como as propriedades geométricas, como borramento e nitidez da imagem, além da presença de ruídos e artefatos, que traduzem a má qualidade da imagem (Quadro 16-1).

O potencial de detecção do câncer e de interpretação precisa de uma imagem médica depende da combinação da qualidade da mamografia, das condições de visibilidade do ambiente e da habilidade do observador para interpretar os achados. A mamografia deve ser avaliada em condições de baixa iluminação para não perder nenhuma informação nela contida. Deve ser usado um negatoscópio específico para mamografia, com alta luminância e equipado com foco de luz amarela regulável e lente de aumento.

Quadro 16-1. Avaliação da imagem mamográfica

- Recursos técnicos (negatoscópio e acessórios)
- Recursos humanos (profissional treinado e motivado)
- Iluminação do ambiente
- Propriedades fotográficas (densidade, contraste e definição)
- Propriedades geométricas (nitidez e borramento)

Alguns nódulos de baixa densidade têm um coeficiente de atenuação muito próximo ao parênquima e necessitam de uma imagem de alta definição para contrastar com as estruturas vizinhas e mostrar pequenas estruturas circulares de baixo contraste que podem representar uma lesão maligna disfarçada de forma sutil.

Para a visualização de finos detalhes na variação da densidade óptica e das estruturas lineares e circulares do parênquima e obter a acurácia máxima da imagem, necessita de alta luminância no negatoscópio.

Sob baixa luminância, a acuidade máxima e a resolução do contraste se encontram reduzidas, porque os cones que são responsáveis pela visão em cores e pela acuidade visual somente serão estimulados acima de certo limiar, que é de 20 NIT. A baixa luminância estimula a visão noturna ou escotópica que dificulta a visualização de objetos pequenos e de baixo contraste, especialmente sob a pele e a região retroareolar que estão enegrecidas.

A avaliação da qualidade da imagem depende da capacidade do olho humano e das condições de visualização, até porque a maioria das mamografias é subexposta e tem baixo contraste, bem como a maioria dos negatoscópios, que não tem luminância adequada com prejuízo do diagnóstico.

Existe uma diferença entre o fluxo luminoso, conhecido como iluminação ambiental ou **iluminância,** que é quantificado em Lux/m^2 ou (lúmen), que expressa a luz recebida por uma superfície, e a **luminância,** que é medida em candela por metro quadrado (**NIT**). A palavra NIT vem do latim e significa claridade, representa a quantidade de luz emitida por uma superfície, como a luz emitida pelo negatoscópio.

NEGATOSCÓPIO

Os negatoscópios especificamente desenhados para mamografia constam de quatro corpos isolados que comportam duas mamografias em cada, com controle de luz independente, prestando-se para o estudo comparativo com as mamografias anteriores. Se for de corpo único, deverá ser munido de colimador manual ou de cortinas obturadoras deslizantes e enegrecidas para vedar a luz que irá ofuscar a retina do observador, afetando de forma adversa a capacidade diagnóstica. Com o advento da mamografia digital, cada fabricante produz imagens de diferentes tamanhos, e este modelo de negatoscópio oferece dificuldade, porque só permite colocar imagens-padrão de 18 × 24 cm, correspondente às incidências craniocaudal e oblíqua média lateral.

O filme deve ser todo exposto e estar enegrecido para evitar reflexo em torno da imagem, que ofusca a retina do observador, diminuindo a visualização das estruturas de baixo contraste; por isso, o campo de radiação deve ser colimado para o tamanho do filme, para evitar perda da acuidade visual. A luz advinda das áreas claras ou por fontes de luz que estejam dentro do campo de visão do observador reduz a percepção de pequenos objetos de baixo contraste. O mesmo acontece quando toda a superfície do negatoscópio não está coberta por filme, porque a luz incide nos olhos do observador e reduz a capacidade de percepção. O negatoscópio deve conter luz difusa de cor branca, com brilho uniforme e luminância intensa e homogênea. Todos os negatoscópios devem ter lâmpadas fluorescentes de mesma marca, com 30 W de potência, com a mesma tonalidade de cor (brancas ou azuis) e com o mesmo tempo de uso para evitar o desvio de cor.

Para mamografia, o negatoscópio deve ter luminância de 3.500 NIT (candela/m^2), porque a mamografia gera imagem de densidade óptica muito alta e necessita ser vista nos mínimos detalhes, especialmente as massas de baixa densidade. O brilho do negatoscópio depende do tipo de lâmpada e de sua potência. Devido ao desgaste natural dos cristais de fósforo, as lâmpadas fluorescentes vão perdendo a intensidade luminosa, devendo ser substituídas anualmente ou sempre que reduzir sua luminância. A vida média da lâmpada é de 10 mil horas, mas pode chegar a 20 mil horas ou 2.500 dias com 8 horas/dia, entretanto, após 1.800 horas ou 5 anos, a luminância está muito reduzida e as lâmpadas devem ser substituídas por outras da mesma marca e cor, mas sempre trocar todo o conjunto e nunca individualmente.

A manutenção do fluxo luminoso é dependente do tipo de lâmpada e de sua potência. Alguns fabricantes recomendam que após 5.000 horas de uso, a luminosidade está reduzida em 15%. Para as lâmpadas do fabricante Sylvania, após 4.800 horas de funcionamento, há uma redução de 13% na intensidade luminosa. O fabricante (Philips) afirma que a redução do fluxo luminoso das lâmpadas ocorre em função da temperatura interna do negatoscópio. Acima de 50°C, a redução do fluxo chega a 25%. A curva de redução do fluxo luminoso aumenta mais rápido quando a lâmpada atinge 70% da vida estimada. Na prática, o negatoscópio ligado durante todo o expediente apresenta uma redução importante da luminância após 1 ano de uso contínuo, necessitando de reposição.

A superfície de acrílico também vai ficando amarelada pelo calor e aumenta a absorção da luz, reduzindo a luminosidade do equipamento. É recomendada uma pintura com tinta branca brilhosa ou colocação de papel alumínio no fundo do negatoscópio, que ajuda a refletir a luz e aumenta a luminância do negatoscópio.

Para analisar a pele e o tecido subcutâneo deve ser utilizado um foco de luz incandescente de forte intensidade (luz amarela) com no mínimo 300 W de potência. Os negatoscópios modernos já trazem inserido em seu corpo um foco de luz amarela e são munidos de *dimmer,* que controla e gradua a intensidade luminosa. A luz amarela permite a visualização de detalhes da pele, do complexo aréolo-papilar e do subcutâneo, que, por estarem muito enegrecidos, não vistos na luz fluorescente do negatoscópio. A luz amarela ajuda ainda a mostrar os nódulos subcutâneos, as cicatrizes, as lesões dérmicas e o espessamento com retração de pele presente nos processos inflamatórios. A luz amarela é útil ainda no *status* pós-cirurgia e pós-radioterapia ou no carcinoma inflamatório, que são de difícil visualização na luz branca ou fluorescente. A visualização de estruturas superficiais na luz fluorescente pode indicar subexposição do filme.

Os negatoscópios devem ser instalados afastados de janelas, de outros negatoscópios, de áreas claras ou de fontes de luz externa. Devem estar dispostos lado a lado e nunca em frente, para evitar reflexos quando ambos estão ligados. A luz refletida por outros negatoscópios ou pelas áreas claras da mamografia tira a capacidade de visualizar pequenos detalhes e produz fadiga no observador. As cabines vizinhas quando fora de uso devem estar com lâmpadas desligadas ou com diafragma fechado, para não ofuscarem a visão do observador.

A intensidade luminosa dos negatoscópios é quantificada pelo fotômetro e medida em NIT. Alguns equipamentos medem em footlamberts. O fotômetro contém uma lente que fica em contato direto com a superfície do negatoscópio ou mantido a 20 cm de distância. Deve desligar os demais negastoscópios e a luz ambiental. A medição do fotômetro leva em conta a sensibilidade espectral do olho humano, na faixa de 500 a 650 Kelvin, à qual os cones da fóvea são mais sensíveis.

Por esta razão, em mamografia devem-se usar filmes de base verde ou ortocromáticos, que são sensíveis à luz verde emitida pelo gadolínio na faixa de 500 a 700 nanômetros. O gadolínio é um fósforo de terras raras contido no *écran*, que é eficiente em absorver os raios X e transformá-los em luz verde, que vai impressionar o filme mais rápido, já que este é mais sensível à luz verde. Esta otimização reduz o tempo de exposição e consequentemente a dose, além facilitar sua avaliação, porque o olho humano tem maior percepção na faixa verde do espectro de luz (Fig. 16-1).

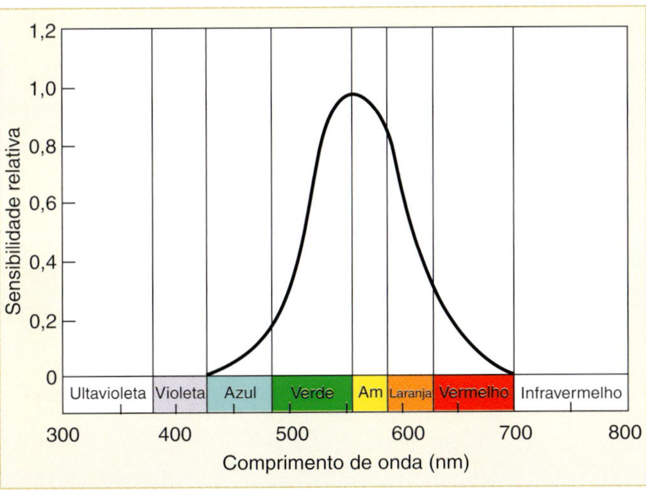

Fig. 16-1. Espectro de luz que é visível pelo olho humano. (Figura do Manual de Controle de Qualidade do ACR – 1994 – modificada.)

O Manual do Controle de Qualidade do ACR recomenda que a luminância deve ser medida em cada um de seus ângulos a 2 cm da borda e compará-las com a mesma medida no centro do negatoscópio. A DIM alemã determina que a homogeneidade ou a diferença de luminosidade entre estes sítios não deve ultrapassar 20%. Também a diferença de luminosidade entre os demais negatoscópios do serviço deve ser inferior a 15%. Nas normas nacionais, a tolerância aceita é de aproximadamente 20%, tanto para uniformidade quanto para variações entre negatoscópios próximos. A diferença de intensidade luminosa entre as áreas de um mesmo negatoscópio e entre os negatoscópios influencia a detectabilidade dos objetos.

LUMINÂNCIA OU LUMINOSIDADE DO NEGATOSCÓPIO

A luminosidade do negatoscópio é definida como luminância, que é a quantidade de luz emitida por uma superfície sendo medida em candela/m^2 ou NIT. A luminância ou brilho é essencial para obter informações diagnósticas na imagem. Na retina do olho humano existem dois tipos de células especializadas ou sensores, que são os cones e bastonetes. Os bastonetes são sensíveis a todos os comprimentos de onda e têm melhor resposta à luz noturna (visão escotópica), mas não visibilizam detalhes e não distinguem as cores. Já os cones são menos sensíveis à luz (visão fotópica) e precisam de maior luminosidade para distinguir as cores e a visão de detalhes.

Para que as pequenas estruturas, sobretudo as microcalcificações, sejam visibilizadas, necessitam que o negatoscópio forneça alta luminância para impressionar os cones na fóvea e fornecer a visão fotópica. O olho humano é capaz de perceber uma ampla faixa de intensidade de luz, entretanto não percebe detalhes de baixo contraste se a imagem tiver baixo brilho. Sob baixa luminância, torna-se difícil a visualização de objetos de pequeno tamanho e de baixo contraste.

Para a visualização de pequenos objetos é necessário um bom contraste ou maior brilho de fundo. A textura da área de fundo também tem efeito significativo. É mais fácil observar um pequeno objeto que está sobre uma superfície uniforme e homogênea, do que em uma área com fundo irregular e heterogênea.

A luminância ou brilho do negatoscópio para mamografia deve ser no mínimo 3.000 NIT, mas o ideal é 3.500 NIT (cd/m^2), para demonstrar os finos detalhes na variação da densidade óptica em mamografia, especialmente nas porções mais escuras da radiografia. A luminosidade para a mama deve ser, no mínimo, o dobro daquela necessária para a radiologia geral. A alta luminância é necessária para mostrar as diferentes estruturas na mamografia de alto contraste. Com o brilho ou a claridade de 1.500 NIT, só visualizam os detalhes em uma densidade óptica de até 2,8. Com brilho de 3.000 NIT visualizam-se detalhes em uma densidade de 3,10 DO, enquanto com 7.000 NIT podem ser visualizados detalhes em uma densidade de 3,40 DO. A baixa luminância é suficiente para fornecer informações para filmes radiológicos, mas são insuficientes para filmes mamográficos, que necessitam de imagem com alta resolução.

Cor

A cor na visão física significa luz visível, que representa um espectro de várias cores, cada uma com um comprimento de onda diferente. Quando estudamos a cor, observamos o comportamento da luz. A luz é uma radiação eletromagnética que possui uma energia para cada comprimento de onda. Percorre o espaço ora se comportando como uma onda, ora como uma partícula; isso caracteriza a natureza dupla da luz. Para estudarmos a cor, temos que considerar a luz como um espectro de radiações com diferentes comprimentos de onda e energias, que apresentam variadas cores.

A temperatura de cor do negatoscópio que influencia as condições de avaliação da imagem deve ser de 4.500 a 6.500 Kelvin. O espectro, que contém luz de diferentes cores, é especificado pela temperatura de cor, sendo medida em Kelvin. Pode ser afetada pelo tipo de lâmpada fluorescente e pelo tipo de tinta refletiva no interior do negatoscópio. A temperatura de cor da luz do dia é próxima a 5.000 Kelvin.

A Comissão da Comunidade Europeia sobre critério de qualidade em imagem diagnóstica, divulgado em 1996, em Luxemburgo, recomendou que a luz que chega ao olho do observador deve ser no mínimo 100 cd/m^2, o que implica que a luminância no negatoscópio seja acima de 3.000 NIT, para demonstrar os finos detalhes na variação da densidade. O protocolo europeu determina que a luminosidade seja entre 2.000 e 4.000 NIT, para permitir a visualização de imagens na faixa de densidade óptica entre 0,5 e 2,2 DO.

A relação entre a luminância do negatoscópio e a iluminação ambiental deve ser 40 para 1, o que equivale a dizer que a luz do negatoscópio deve ser no mínimo 40 vezes mais brilhante que a luz ambiente. O Manual de Controle de Qualidade de Mamografia do ACR estabelece que para mamografia o brilho do negatoscópio deve ser pelo menos o dobro do exigido em radiologia convencional, ou seja, uma luminância mínima de 3.500 NIT, que a luz ambiente seja inferior a 50 lux e uma temperatura de cor seja próxima a 8.430 Kelvin. Um levantamento promovido pelo ACR em cinco serviços dos EUA e Suécia, avaliando o brilho dos negatoscópios e a iluminação ambiental, encontraram uma luminância média próxima a 3.000 NIT e uma iluminação ambiental de cerca de 40 lux, conforme Quadro 16-2.

LUZ AMBIENTE OU ILUMINÂNCIA

A luz ambiente, iluminância ou iluminação ambiental é a quantidade de luz que chega a uma superfície, sendo medida em lux (lúmen/m^2). A unidade antiga é o foto-candles. No caso, a iluminância é a luz que atinge a superfície do negatoscópio.

A iluminação da sala de laudo deve ser de baixa intensidade, compatível com o nível de percepção do olho humano, porque a pupila é influenciada pela luz ambiental. O ambiente deve ter luminosidade indireta controlada com *dimmer*. A intensidade da iluminação do ambiente não deve ultrapassar 40 W durante a leitura da mamografia e deve ser indireta e mantida constante. Um ambiente muito escuro e sem luz externa pode induzir a visão noturna. A alta intensidade da luz ambiental provoca reflexo, que afeta a sensibilidade do observador em detectar pequenas estruturas de baixo contraste na imagem.

Para boa interpretação da mamografia exige-se que a iluminação da sala de laudo ou a câmara clara sejam adequadas, com luz indireta, suave, difusa e inferior a 50 lux para evitar perda da resolução e do contraste da imagem. A luminosidade ambiental superior a 50 lux não produz penumbra. A iluminação acima de 100 lux ou luz direta reduz o contraste perceptível da imagem com leitura inadequada da mamografia. A luz excessiva, mesmo indireta, reduz a acuidade visual (Quadro 16-3).

Quadro 16-2. Desempenho dos negatoscópios avaliado por Haus & Gray em Manual de Controle de Qualidade do ACR

Écran KODAK	Média	Mínimo	Máximo
Luminância-candeia/m^2 (NIT)	2.920	1.620	3.630
Iluminância-lux/m^2 (lumen)	40	6	97
Temperatura de cor (K)	8.400	4.950	10.900

Quadro 16-3. Condições ideais para avaliação das imagens mamográficas

- Recomendações da Comissão Europeia de Controle de Qualidade
- A iluminância do negatoscópio deve ser no mínimo 3.000 candelas/m^2
- A iluminância do ambiente deve ser abaixo de 50 lux
- A temperatura de cor deve ser de 4.500 a 6.500 Kelvin
- O profissional deve se manter a 40 cm do negatoscópio
- Substituir as lâmpadas anualmente
- Limpeza regular no negatoscópio

Fatores que influenciam na avaliação da imagem

A leitura do filme deve ser feita em condições que forneçam boa visualização e conforto para o observador. As informações contidas no filme podem ser perdidas se as condições de luminosidade forem inadequadas. Deve ser evitada a luz direta, que passa através de áreas não expostas do filme ou pelas laterais do filme não exposto, que ao atingir os olhos do observador, diminui a percepção da imagem.

A capacidade do observador visualizar um objeto depende de fatores como tamanho deste objeto, nível de ruído de fundo da imagem, contraste da estrutura com relação aos tecidos circunvizinhos, densidade óptica da imagem, brilho do negatoscópio, luminosidade do ambiente, claridade pela presença de fontes de luzes externa (Fig. 16-2).

A visibilidade depende também da textura da área de fundo, onde se encontra o achado. A estrutura tem visualização máxima quando ela estiver em uma área de fundo uniforme e homogênea e visualização mínima se ela for de baixo contraste ou se estiver posicionada em uma área de fundo texturizado e heterogêneo. Também as estruturas que estiverem superpostas por tecido glandular e as imagens ricas em ruídos oferecem dificuldade para serem visualizadas.

O grau de visibilidade do objeto e o percentual de falso-negativo dependem da luminosidade ambiental, mas dependem especialmente da experiência e da concentração do observador e do tempo disponível para pesquisar os achados sutis e até da distância entre o profissional e a imagem. Vinte por cento dos carcinomas apresentam-se de forma sutil e camuflada (Fig. 16-3).

A claridade produzida por fontes de luz dentro ou próxima ao campo de visão do observador reduz a percepção de detectar pequenos objetos. Esta perda de percepção depende da luminância e do tamanho da fonte e de sua proximidade com o objeto. A luz direta emitida pelas áreas não expostas no filme ou áreas no negatoscópio não cobertas com filme ou qualquer claridade produzida por outras fontes de luz próximas, reduz a acuidade visual do observador, diminuindo a acurácia de detectar detalhes sutis da imagem. Devem-se evitar áreas do negatoscópio descobertas próximas ao filme durante a avaliação das imagens, para evitar a difusão de luz sobre a retina, com perda de detalhes da imagem (Quadro 16-4).

O tamanho do campo de radiação deve ser ajustado para a borda do filme para evitar a luz extrínseca. A colimação excessiva não traz benefício em termos de radia-

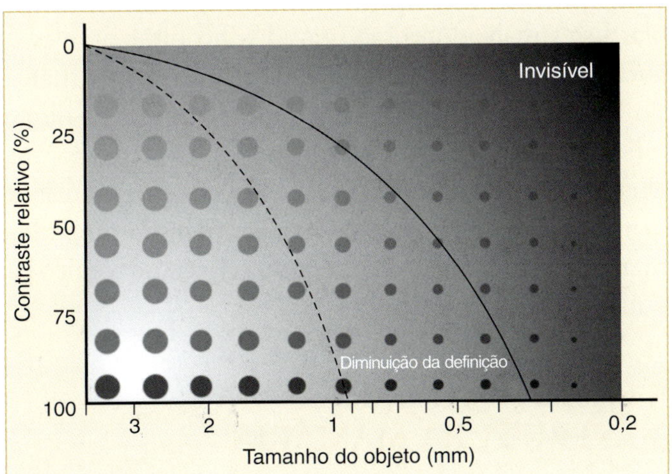

Fig. 16-2. Visibilidade da estrutura em função do contraste e do tamanho do objeto. (Imagem de Princípios de Física em Radiodiagnóstico – Soares JC. CBR.)

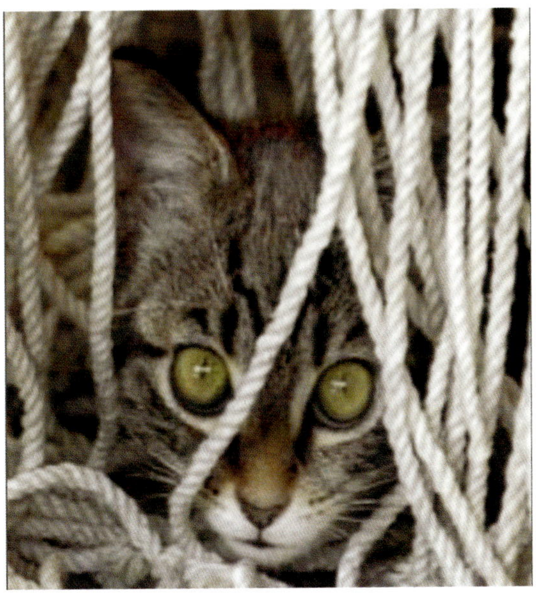

Fig. 16-3. Necessidade de concentração do médico interpretador. (*Site* www.pictureoftheday.kodak)

Quadro 16-4. Fatores que contribuem para a visualização da imagem

A boa visualização das estruturas depende
• Tamanho do objeto
• Contraste e densidade ótica da imagem
• Textura do fundo
• Luminância do negatoscópio
• Luminosidade do ambiente
• Presença de fontes externas de luz
• Distância entre o observador e a imagem
• Experiência, motivação e tempo do observador

ções dispersas e pode excluir da imagem o tecido mamário, que pode conter lesões excluídas na incidência de rotina. Além disso, a luz externa provoca brilho periférico na imagem, que ofusca a retina do médico interpretador, comprometendo a habilidade de detectar pequenas estruturas.

LUPA

Embora as estruturas sejam visíveis a olho nu, uma lente de boa qualidade para ampliar a imagem é um instrumento indispensável e obrigatório para focalizar a atenção em cada área da mama e investigar as microcalcificações. Pequenas massas invisíveis ao olho nu serão visualizadas com o uso da lupa. A lupa deve ter lente de aumento entre 3 a 5 vezes para investigar finos detalhes, especialmente a análise morfológica das microcalcificações e o contorno das massas.

SALA DE LAUDOS

- A sala de laudos deve ter dimensão mínima de 12 metros quadrados e estar localizada próxima à câmara escura, podendo conter abertura para acoplar a bandeja coletora de filmes.
- Teto rebaixado com luz indireta e luz direta de forma graduável.
- Paredes de cor clara com balcão de 45 cm.
- Tomada para o negatoscópio longe de janelas.
- Interruptor com controle de luminosidade para a lâmpada do teto *(dimmer).*
- Tomadas trifásicas e aterradas para computador.
- Tomada 220 V trifásicas para ar-condicionado.
- Tomadas para telefone.
- Duas tomadas extras para energia elétrica.
- Outros materiais acessórios.
- Computador e impressora a jato de tinta ou *laser.*
- Porta-lápis, clipes, lápis gráfico para radiografias, régua, lupa e lixeira.

ROTULAÇÃO DAS MAMOGRAFIAS

A mamografia é um importante documento médico e eventualmente tem importância jurídica. O padrão internacional recomenda que as imagens mamográficas devam estar devidamente identificadas e etiquetadas com marcadores anatômicos radiopacos nos quadrantes externos quando em craniocaudal, ou superior externo quando em oblíquo mediolateral. Deve conter as iniciais do nome e o registro do paciente, os indicadores da lateralidade e da projeção, confeccionados em material radiopaco e colocados sobre o *bucky*, na projeção da axila, próximos à borda superior do filme, para não limitar o nível de informação.

Fatores técnicos do regime de exposição como kV, mAs, força de compressão, espessura da mama e grau de obliquidade do tubo nas incidências oblíquas devem estar presentes no filme, na forma de marcador radiopaco, impresso diretamente na janela do filme ou como etiqueta colada em sua borda. O filme deve ser rotulado com nomenclatura padronizada para facilitar a compreensão e ter tamanho que possa ser facilmente lido.

Os equipamentos modernos já incluem marcadores de filme, que registram o número de identificação do paciente, a idade, o lado da mama, a espessura da mama comprimida, o tipo de projeção, o modo de exposição e a combinação anodo-filtro. Também imprime a data do exame, o nome da instituição, o regime de exposição como a kV e a mAs, a espessura da mama, o nome do técnico, o parâmetro de densidade usado e a posição da fotocélula. Estes marcadores são gravados no filme através da janela radiopaca que está presente no chassi. Esta marcação fornece informações úteis para identificar os filmes, indica a projeção e informa o padrão técnico usado, mas falha nas projeções do lado esquerdo, porque a janela de identificação fica no ângulo inferior, fugindo do padrão internacional. A marcação facilita a seleção de técnica para incidências adicionais.

BASES ANATÔMICAS DA ESTRUTURA MAMÁRIA

Para boa avaliação da imagem, o radiologista necessita estar familiarizado com a anatomia da mama, seu envoltório e estruturas com ela relacionadas, como os músculos e a distribuição dos vasos e dos linfáticos. As estruturas que compõem a mama e têm expressão radiológica são a pele, o complexo areolopapilar, o tecido glandular, o estroma, o tecido adiposo e os vasos, quer sejam arteriais, venosos ou linfáticos.

Pele. A pele recobre toda a glândula e tem a espessura normal de 2 a 3 mm, sendo mais espessa na região areolar, que chega a 8 mm e sulco mamário. A pele é responsável pela sustentação da mama, juntamente com as cristas de Duret, que são a terminação dos ligamentos de Cooper que nela se inserem. Habitualmente a pele não é visível, exceto se houver intensa luminância do negatoscópio ou com auxílio de luz amarela. A pele deve ser avaliada de forma sistemática, mas seu estudo é pouco importante, já que as lesões malignas estão na periferia do parênquima e nunca na pele ou no subcutâneo. Este local pode ser sede de lesões benignas, como cistos epidérmicos ou lipomas. Também quando presente o nódulo é clinicamente palpável ou já mostra infiltração ou retração de pele.

No paciente quadrantectomizado e irradiado, onde os linfáticos são seccionados ocorre dificuldade de retorno da linfa e a mama mostra densidade difusa com pele infiltrada e espessada. Com a radioterapia, a espessura chega até 1 cm ou mais, só regredindo lentamente após 2 a 3 anos, persistindo leve espessamento em 30% dos pacientes, devido à dificuldade de drenagem linfática pela fibrose dos linfáticos. A região areolar é a última a regredir.

Aréola. Tem estrutura discoide, pigmentada com 3 a 5 cm de diâmetro e 5 a 8 mm de espessura. Está situada no ápice do cone mamário, com a papila de forma circular no centro, por onde sejam os óstios dos ductos lactíferos. Contém 18 a 20 glândulas sebáceas e sudoríparas que se mostram como estruturas cônicas conhecidas como tubérculos de Morgagni. Estas estruturas se hipertrofiam durante a gravidez e a lactação (corpúsculos de Montgomery), que são uma glândula sudorípara modificada, responsável pela liberação uma substância gordurosa para lubrificar a aréola no ato da lactação. Esta glândula tende a atrofiar na pós-menopausa. A aréola pode ser sede de nevus, pólipos e cistos sebáceos, cistos de inclusão, que podem estar presentes na mamografia.

Papila. Estrutura dérmica de forma e tamanhos variados, que se projeta como protrusão no centro da aréola, por onde se exteriorizam os ductos lactíferos. Na vigência de patologias inflamatórias dos ductos (galactoforite) ou malignas, pode estar invertida ou umbilicada e mostra-se na mamografia como densidade retroareolar, projetada dentro do parênquima. No posicionamento, a papila deve ficar paralela ao filme, porque sua projeção dentro do parênquima simula nódulo. No carcinoma de Paget da mama a papila está ausente, porque foi destruída pelo tumor.

O revestimento cutâneo deve ser avaliado com o auxílio de luz amarela tipo incandescente, para visualizar eventuais nódulos no subcutâneo, espessamentos e infiltração de pele, que pode traduzir um carcinoma.

Gordura. O coxim gorduroso reveste a glândula em todo o seu contorno, sendo vista como área transparente entre a pele e o tecido glandular, chamada de gordura pré-mamária. A gordura retromamária está atrás do tecido glandular e deve estar presente na mamografia, para assegurar que todo o tecido glandular foi incluído na projeção. O tecido adiposo é permeado e sustentado por septos de tecido conjuntivo, que se dirige para a pele, chamados de ligamentos de Cooper. O espaço interlobular contém pouco tecido adiposo e na mama madura ou senil ocorre a lipossubstituição do tecido glandular, deixando a mama gordurosa.

Vasos. As artérias e as veias são visualizadas de forma simétrica, sobretudo nos quadrantes superiores, porém são indistinguíveis. As artérias são mais tortuosas, mas só serão identificadas se contiverem calcificações. As artérias são mais calibrosas, estão mais nos quadrantes superiores e podem calcificar em sua camada interna (íntima), enquanto as veias têm menor calibre e não calcificam.

O padrão mamário varia individualmente com cada mulher e até na própria mulher ocorre variação em períodos diferentes, especialmente durante o ciclo gravídico-puerperal, sendo bem distinto o aspecto mamográfico na mulher jovem se comparado com a mama da mulher menopausada.

Linfáticos. Os linfáticos formam intensa rede em toda a mama, especialmente na região areolar (complexo de Sappey). Toda a mama drena para o complexo e então flui em direção à axila, onde penetram nos linfonodos. Daí se fundem com outros linfáticos, formando o ducto torácico que desemboca na subclávia, junção com a carótida. Habitualmente não são vistos na mamografia. Nos pacientes que tiveram o conteúdo axilar esvaziado, os linfáticos são seccionados e perdem a continuidade com os linfonodos. Após a radioterapia, ocorre a fibrose dos linfáticos, que são vistos na mamografia como finas trabéculas espessadas, que se dirigem para a axila.

Ductos. São invisíveis, porém em pacientes idosos podem ser identificadas densidades radiais que convergem para a papila com 2 a 4 mm de espessura ou formando estruturas espessas, densas e tortuosas, na região retroareolar, que se dirige para a papila.

Estroma. O tecido fibroso tem uma atenuação semelhante ao tecido glandular e não dá contraste. São visualizados como densidades convexas e curvilíneas na periferia da mama ou como fina estrutura linear na mama gordurosa.

Os ligamentos de Cooper são filamentos de tecido conjuntivo que partem da fáscia peitoral e dirigem-se até a pele, formando uma conexão entre estas estruturas e o tecido glandular. Estes ligamentos são os principais sustentáculos para a mama e devem ser vistos na avaliação mamográfica e ultrassonográfica. São facilmente reconhecidos como densidade curvilínea, partem do parênquima e dirigem-se para a epiderme, onde se fixam. Quando infiltrados por carcinomatose, causam retração da pele, que é um sinal clínico de carcinoma.

Parênquima. O tecido glandular é formado por 18 a 20 lobos mamários, que se conectam à papila através dos ductos lactíferos. Cada lobo contém dezenas de lóbulos (30 a 60), onde estão centenas de ácinos ou elementos produtores de leite. De cada unidade lobular terminal nasce um ducto que recebe outros ductos efluentes e se dirigem para a papila. Todo o complexo é revestido por elementos fibrosos, tecido gorduroso, vasos e nervos.

Os tecidos fibroso e glandular têm a mesma absorção dos raios X, enquanto a gordura tem menor poder de atenuação dando um contraste com os demais componentes da mama. Devido à pouca diferença de absorção das radiações por estas estruturas, a boa mamografia necessita de filme de alto contraste e excelente resolução espacial para mostrar detalhes na estrutura anatômica da mama.

O corpo glandular mostra-se com densidades variadas de forma homogênea ou heterogênea, que apresenta a forma de uma pirâmide, com base voltada para a parede torácica e o ápice direcionado para a papila (Fig. 17-2).

Esta característica intrínseca da mama torna a mamografia o exame radiológico mais exigente em sua execução. O contraste radiológico na mama ocorre em função do tecido denso glandular e fibroso, que tem maior coeficiente de atenuação e absorve mais os raios, se comparado com o tecido adiposo de baixa atenuação, formando um contraste natural. Daí a maior sensibilidade do método na mama lipossubstituída (Fig. 16-4).

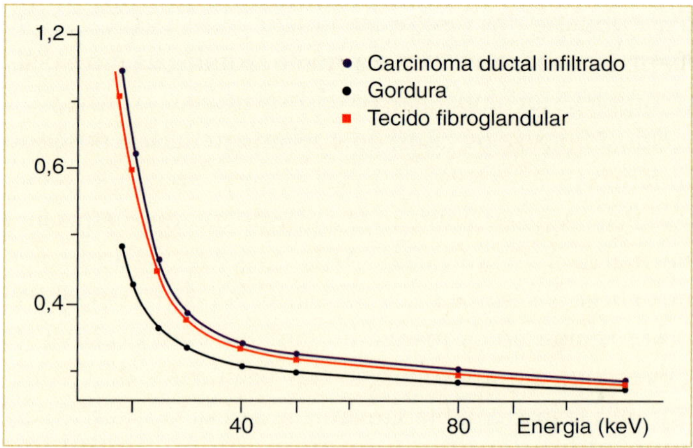

Fig. 16-4. Diferença de atenuação dos raios pelos diferentes tecidos da mama. (Figura de Mamografia Prática, Dronkers DJ, Revinter, 2003.)

AVALIAÇÃO DA IMAGEM MAMOGRÁFICA

A avaliação deve iniciar com uma estimativa global no que diz respeito às qualidades técnicas da imagem, que envolvem o posicionamento e a compressão. Devem-se avaliar as qualidades fotográficas, como o contraste, a densidade e a definição da imagem, bem como as qualidades geométricas, como borramento, nitidez e resolução espacial, e finalmente presença de artefatos ou ruídos, que é fator de má qualidade. Se a imagem não preencher o padrão de qualidade com falha no posicionamento ou desvio do padrão fotográfico ideal, deve-se considerar a mamografia imprópria para o diagnóstico e repetir o exame. A avaliação da qualidade da imagem é feita na dependência da exposição às radiações (Quadro 16-5).

A capacidade de visualização dos detalhes de uma imagem radiográfica depende de fatores como treinamento, condições de observação do radiologista e da distância entre este e a imagem. O olho humano não foca igualmente bem em qualquer distância. A sensibilidade máxima ao contraste ocorre em pequena faixa de distância, com variação individual. A visão a curta distância dá desconforto ao olho do observador. A condição ideal para visibilizar detalhes em uma imagem é alcançada quando o médico interpretador se posiciona a uma distância próxima de 40 cm do negatoscópio.

Quadro 16-5. Rotina na avaliação da imagem mamográfica

- Rotina na avaliação da imagem
- A posição anatômica dos filmes
- Qualidades técnicas (posicionamento, regime de exposição)
- Qualidades fotográficas (contraste, densidade e definição)

A radiografia deve apresentar boa qualidade com definição de imagem, nitidez no contorno das estruturas, densidade óptica adequada e bom contraste para mostrar detalhes das estruturas. O alto contraste, apesar de desejável, deixa a imagem mais sensível a ruídos quânticos e escurece estruturas de baixo contraste, sem mostrar os tons de cinza intermediários.

O posicionamento deve maximizar a quantidade de tecido mamário exposto. O mamilo deve estar em perfil e projetado fora do parênquima para não simular nódulos. O músculo grande peitoral deve ser exposto de forma oblíqua e ser bem visualizado até o nível da linha mamilar, nas incidências oblíquas. A prega inframamária deve ser visível e estar aberta em 90 graus. A falha no posicionamento e a seleção incorreta dos parâmetros técnicos de exposição são as causas mais comuns de repetição de incidências.

A colimação deve ser projetada para a borda do filme para que este fique totalmente exposto, não permitindo a colimação para a superfície da mama, porque as áreas claras afetam adversamente as condições de visão do observador. Esta técnica vale para as mamografias panorâmicas e setorizadas *(spots)*.

A interpretação das mamografias deve ser feita de forma organizada e sistemática, com filmes corretamente colocados, seguindo uma sequência na pesquisa e na descrição dos achados. O ambiente deve ter baixa luminosidade, para visualizar detalhes sutis e reduzir a margem de erro do interpretador.

TÉCNICA DE AVALIAÇÃO

- Colocar os filmes de forma anatômica, como imagem em espelho, com o lado brilhante voltado para o observador e a parte fosca em contato direto com o negatoscópio, que ajuda a avaliar a simetria das mamas e facilita a interpretação por comparar os achados. A aderência ao sistema permite evitar erros comuns, como troca de lados direito-esquerdo e falha na localização das lesões (triangulação).
- As incidências craniocaudal e médio oblíquo lateral devem estar dispostas frontalmente de forma que a mama direita fique à esquerda do observador e vice-versa, como se o paciente estivesse em frente do médico interpretador.
- Iniciar avaliando as qualidades técnicas como posicionamento, seguidas das propriedades fotográficas e geométricas da imagem.
- Fazer uma análise global com uma macroavaliação das radiografias com visão foveal de ambas as mamas, focalizando a imagem inteira de forma panorâmica para avaliar melhor as assimetrias, comparar as densidades e avaliar o contraste, o posicionamento e o conteúdo axilar. Após a visão global do padrão mamário, deve-se usar a luz amarela para avaliar o envoltório como a pele e o complexo areolopapilar e, às vezes, o conteúdo axilar.
- Pesquisar globalmente toda a imagem, verificando massas, assimetrias, calcificações, distorções e achados associados, avaliando o grau de suspeição de cada achado. Esta tarefa está dificultada nas mamas densas, que têm menor sensibilidade e requerem mais dedicação do que a mama gordurosa, que tem alta sensibilidade e fácil avaliação.
- A análise global deve ser seguida de um estudo setorizado em cada área do filme, avaliando alterações como assimetrias, área de distorção, pesquisando microcalcificações e avaliando o contorno das estruturas. É uma tarefa difícil encontrar nódulos na mama densa ou grupamento de microcalcificações em uma mama com micros difusas e semiagrupadas.
- Finalmente rastrear pequenas e sutis estruturas usando lentes de aumento para a avaliação segmentar da imagem, avaliar a morfologia das microcalcificações e estudar o contorno dos nódulos.
- As neoplasias estão sempre localizadas no corpo glandular e nesta área devem ser pesquisados sinais diretos ou indiretos de malignidade. Deve-se dar ênfase ao contorno da estrutura glandular, uma vez que 70% das lesões malignas se localizam no limite do tecido glandular com o envelope adiposo. O corpo glandular está envolvido por tecido gorduroso nos espaços pré- e retromamários, que têm espessura variável. Na mulher idosa, este coxim de tecido gorduroso se confunde com o próprio parênquima lipossubstituído.
- Proceder o estudo comparativo dos corpos mamários, avaliando as simetrias no volume, bem como as assimétricas de densidades, os nódulos mal definidos e as neodensidades, que requerem uma avaliação comparativa com a mamografia anterior.
- Finalmente elaborar um laudo médico de forma clara, concisa e segura, com a classificação do BI-RADS e uma recomendação que vá orientar a conduta do mastologista.

AVALIAÇÃO DOS LINFONODOS

- O estudo da axila é obrigatório na incidência OML, que se avalia juntamente com o prolongamento axilar. Apesar de a mamografia não ser padrão-ouro para estudo de linfonodos e só mostrar bem aqueles do primeiro nível de Berg (axila baixa), deve avaliar a morfologia e sua densidade. Os linfonodos volumosos, hiperdensos e fusionados podem traduzir uma metástase de um carcinoma invasivo. Lembrar que os linfonodos podem estar crescidos nas colagenoses, leucemias e linfomas, sarcoidoses, dermatites e processos inflamatórios.
- Condições clínicas como leucemia, linfoma, artrite reumatoide, sarcoidose, dermatite e processos inflamatórios são responsáveis pela adenomegalia axilar. Quando seu volume ultrapassa 2,5 cm com hilo denso, deve ser considerado suspeito e indicado PAF para esclarecimento diagnóstico.
- Avaliação da pele é pouco importante, mas pode mostrar lesões de baixa densidade no subcutâneo como cisto sebáceo e calcificações dérmicas. A visualização da pele não é viável no sistema filme-*écran*, pela baixa latitude do filme, e sua presença indica que o filme está subexposto ou sub-revelado. O feixe de raios X suficiente para expor o parênquima de forma adequada provoca superexposição na pele, que tem visualização dificultada. Observação da pele e do tecido subcutâneo só é possível com um negatoscópio de intensa luminosidade ou utilizando a luz amarela graduável.

TAXA DE RECONVOCAÇÃO

A reconvocação é um procedimento em que o serviço solicita a presença do paciente, a fim de fazer incidências complementares. É estimado que 10 a 15% das mamografias de rastreio necessitem de incidências complementares, para dirimir dúvidas, mas há o inconveniente de provocar uma ansiedade no paciente. Deve-se evitar a reconvocação porque traz angústia e o radiologista que está na câmara clara deve avaliar a imagem de imediato e repetir, se necessário.

Para reduzir a reconvocação, deve-se orientar o paciente a trazer consigo a mamografia do ano anterior, para estudo comparativo, que segundo Cickles reduz a taxa de reconvocação pela metade. Para avaliar os nódulos, as assimetrias ou as distorções, a comparação com mamografia de 6 ou 12 meses é útil para avaliar sua evolução, mas para comparar as micros com 6 ou mesmo 12 meses pouco ou nada ajuda, porque as alterações são sutis e pouco esclarecedoras. Deve ser comparada com exames de 2 anos antes, quando disponível, que mostram alterações mais evidentes. Para avaliar as micros, o ideal é comparar com a mamografia de 2 anos atrás, já que o metabolismo do cálcio se faz de forma lenta. Exceção se faz no CDIS de alto grau, que tem evolução rápida, com necrose extensa e calcificação dos detritos celulares.

A principal causa de reconvocação é o falso-positivo por assimetrias, distorções, calcificações e nódulos. A grande maioria das assimetrias trata-se de persistência de tecido fibroglandular e o maior percentual de câncer foi encontrado nas microcalcificações. O radiologista não deve superestimar as assimetrias de baixa densidade parcialmente circunscritas ou as micros semiagrupadas, porque apenas 1% delas se relaciona com malignidade.

AVALIAÇÃO DO REGIME DE EXPOSIÇÃO

Para obtenção de uma boa imagem devem ser obedecidos os princípios físicos, como regime de exposição ideal para aquela mama, selecionando a kV, o mAs, o tempo de exposição, a densidade óptica, uma escolha correta do anodo e do filtro, uma combinação filme-*écran* adequada e sobretudo um bom processamento da imagem (Fig. 16-5).

Subexposição. Condição notada quando um filme é atingido por pequena quantidade de luz e produz imagem muito clara, dificultando sua avaliação É manifestada pela incapacidade de se verem detalhes no tecido fibroglandular denso, sendo uma das principais causas de falso-negativo. As estruturas contidas no tecido denso subexposto, ficam obscurecidas e dão resultado falso-negativo. É uma falha irrecuperável que necessita repetir a incidência, porque o filme fica cinza-claro e se torna impróprio para o diagnóstico. Ocorre por baixa amperagem, por sub-revelação por químicos oxidados, diminuição do tempo de revelação ou baixa temperatura do revelador.

Se a baixa exposição ocorreu por baixa miliamperagem, a correção é dobrar a mAs, já que o aumento de 30% surte pouco efeito. Se a causa estiver no processamento, deve tratar-se de químico oxidado ou baixa temperatura e deve ser prontamente corrigido. A boa exposição deve mostrar detalhes no tecido fibroglandular denso, sem ver pele, nem gordura subcutânea, exceto no *spot* ou no ambiente escuro. A pele não é visível, exceto na mama

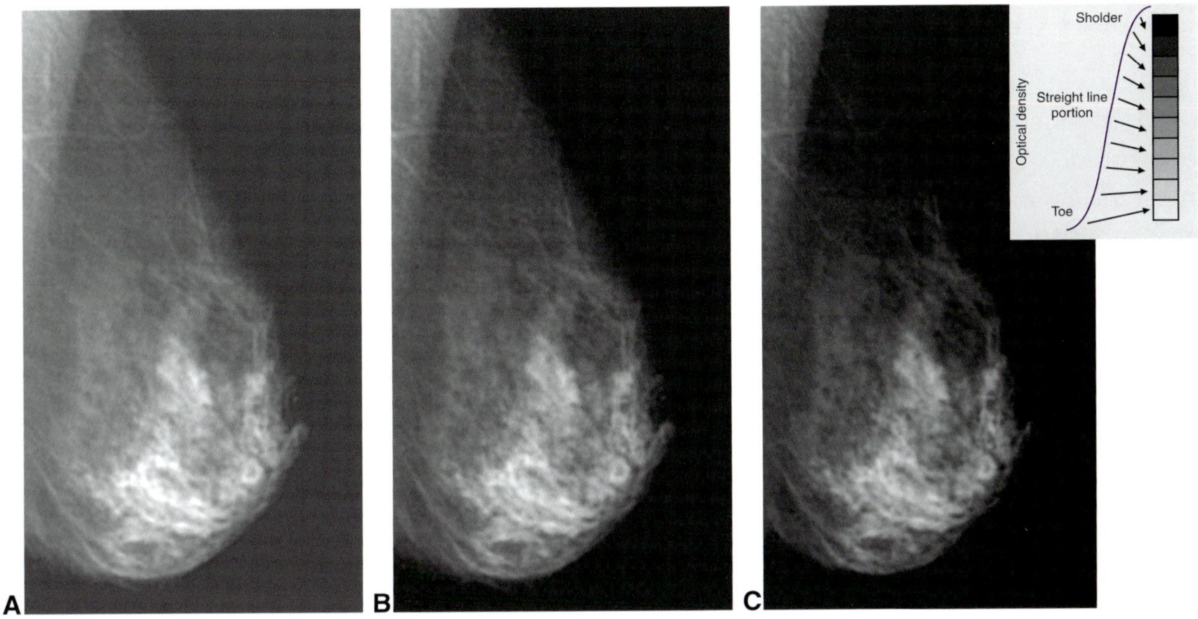

Fig. 16-5. Exposição da mamografia. (**A**) Imagem subexposta mostra-se branca e sem definição, o que obscurece as estruturas. (**B**) Imagem com exposição adequada, mostra boa visualização do parênquima. (**C**) Imagem superexposta, mostra-se enegrecida, o que dificulta a visualização das estruturas de baixa densidade. (Imagem cedida pelo físico J. E. Peixoto.)

delgada exposta à baixa mAs ou com luz amarela intensa. Fora desta condição, a presença de pele indica que o filme está pouco penetrado ou sub-revelado.

Superexposição. Condição notada quando um filme é atingido por quantidade excessiva de luz, produzindo uma imagem muito escura. Dá um enegrecimento do filme que resulta na perda de detalhes nas partes finas e adiposas da mama. Além do excesso da radiação, pode ser provocada por outros fatores, como alta concentração do químico, alta temperatura do revelador e um longo tempo de revelação. A deficiência pode ser recompensada com negatoscópio de grande intensidade luminosa. A luz intensa pode mostrar detalhes em área muito densa, entretanto isto só é possível com uma densidade até 2,8 ou 3,0 DO. Acima deste limite, a mamografia fica imprópria para o diagnóstico e deve ser repetida. A superexposição deve ser corrigida com o processamento adequado e a redução da amperagem a metade.

COMPARAÇÃO COM MAMOGRAMAS PRÉVIOS

O estudo comparativo com mamografias anteriores constitui um importante aliado para evitar o falso-negativo. É muito importante na avaliação das assimetrias, que pode elevar a categoria do 0 para 2, 3 ou 4 do BI-RADS de acordo com o tempo de estabilidade. Entretanto, na ausência de quaisquer achados preocupantes como nas categorias 1 e 2, a mamografia anterior não adiciona benefício.

O mamograma anterior é imprescindível para pesquisar neodensidades e avaliar a estabilidade ou a evolução de uma massa e uma calcificação. O estudo comparativo reduz de forma significativa o percentual de incidências complementares, o uso de BI-RADS 0 e a taxa de reconvocação.

Neodensidade ou densidade em desenvolvimento é uma imagem nodular ou uma assimetria não presente no mamograma prévio. A presença de qualquer densidade, que esteja ausente na mamografia anterior, deve ser considerada neodensidade e deve ser investigada, enquanto um achado, mesmo suspeito, que já estava presente e está inalterada com relação à mamografia anterior, é um forte indicativo de benignidade. O mesmo vale para uma neomicrocalcificação, merecendo esta um seguimento por no mínimo cinco anos. Em uma amostragem de 1.093 mamografias, Basset teve 35 neodensidades com alterações no manejo clínico devido a mamogramas prévios, levando à execução de sete biopsias e tendo encontrado dois cânceres.

Na descrição deve constar se houve alguma alteração significativa, se houve aumento ou redução das massas, da densidade e do número, mas especialmente a morfologia das microcalcificações. Se o paciente foi operado por grupamento de micros, pode-se descrever se a imagem foi total ou parcialmente removida.

DUPLA LEITURA DA MAMOGRAFIA

A cura do câncer da mama só ocorre quando o diagnóstico for precoce e a lesão for detectada no estádio *in situ*; entretanto, este diagnóstico é dificultado pela baixa sensibilidade da mamografia nas mamas densas, que às vezes escondem lesões sutis, quando não calcificadas. Segundo Kopans, o índice de carcinoma na primeira mamografia de rastreio (mamografia de prevalência) é de aproximadamente sete cânceres por 1.000 mamografias realizadas. Já nas mamografias subsequentes (de prevalência), o percentual de câncer encontrado é de aproximadamente 3 por cada 1.000 mulheres rastreadas. Por ser um achado raro, tem uma margem de erro, por negligencia do profissional ou por falha do método, já que a sensibilidade da mamografia é de 90%. Significa dizer que o método falha em 10% dos casos e que um percentual de cânceres mamários não são detectados, mesmo no exame de boa qualidade e avaliados por profissionais competentes, usando equipamentos e ambiente adequados.

Todos os radiologistas eventualmente falham em perceber pequenas alterações, que só são visualizadas em uma segunda leitura. É uma questão de percepção e nem sempre implica em negligência. Leitores diferentes omitem achados diferentes e a reanálise é importante para avaliar alterações sutis e reduzir as interpretações falso-negativas ou falso-positivas.

A leitura das mamografias deve ser feita de forma lenta e metódica, por profissional treinado e motivado em mamografia. O ambiente da sala de laudo deve ser silencioso, para aumentar a concentração, reduzir a margem de erro e aumentar o percentual de detecção de lesões precoces. A imagem deve ser analisada por um profissional e revisada preferencialmente por outro observador independente, o que aumenta a eficácia do método. As falhas podem estar ligadas à falta de experiência do observador, mas às vezes é fruto de pressão recebida no sentido de fornecer o laudo de imediato. A leitura rápida é menos precisa e aumenta a chance de um falso-negativo, dando uma aparência falsa da eficiência do serviço.

Na maioria das vezes, a dupla leitura é feita com a finalidade de reduzir os falso-negativos, que protela um procedimento e traz consequências. Outras vezes é para reduzir os falso-positivos, o que implica em angústia e ansiedade para a paciente e um custo socioeconômico adicional com procedimento intervencionista ou cirurgia desnecessária.

A dupla leitura aumenta o custo, mas traz o benefício de afastar o falso-negativo, por reduzir a falha por percepção ou mesmo por negligência do observador. A leitura executada por dois profissionais diferentes tem demonstrado ser mais eficaz do que uma segunda leitura pelo mesmo observador, mesmo em horários e condições diferentes. Deve ser feita de forma sistemática, com baixo custo, em ambiente e equipamentos apropriados para obter os benefícios do método. Depende do ângulo de visão e da filosofia de quem procede a leitura adicional, se é para evitar custos ou para evitar as consequências de um diagnóstico tardio.

A segunda leitura acrescenta um custo adicional ao serviço, que não é coberto pelo plano de saúde, mas tem o benefício de evitar falha na leitura. Quando ocorre discordância de opiniões entre os profissionais e não se chega a um consenso, pode-se requerer uma terceira opinião para impedir a reconvocação. A segurança é maior quando ocorre a leitura dupla com consenso. A leitura dupla feita por profissionais diferentes, aumentou o índice de detecção de câncer em 7% nas estatísticas de Kopans, 5% na revisão executada por Bird e 15% na reanálise de Tabar. Em publicação de Harvey, em 2003 na AJR, foi demonstrado um aumento da detecção do câncer em 6,3% com a leitura dupla humana.

Um grupo do Laboratório Fleury (São Paulo), avaliando 22.024 mamografias com leitura dupla, feita por profissionais independentes, demonstrou aumento na detecção do câncer em 8,5%. O percentual de reconvocação foi de 1,8%, com achado falso-positivo de 98%, mas gerou indicação adicional de biopsia em 10%, com relação à leitura prévia. O grupo encontrou nove cânceres adicionais no estádio inicial, sendo quatro invasivos e cinco *in situ*, com benefício significante para os quatro pacientes. Entretanto, este benefício pode estar superestimado porque o CAIS, obrigatoriamente, não evolui para carcinoma invasivo, podendo ficar inativo definitivamente. Segundo Dupont e Page, apenas 50% do CAIS tipo ductal evolui para carcinoma invasivo, exceto se for de alto grau. Também só 30% do CLIS padrão lobular evolui para câncer, ao longo de 10 anos, significando apenas um marcador de risco para carcinoma ductal invasivo, que pode aparecer em qualquer local das mamas.

O CAD é outra modalidade de leitura dupla, mas com desempenho inferior à leitura humana, apesar de publicações recentes demonstrarem que o CAD aumentou o percentual de detecção de câncer entre 7 e 21%. Uma publicação da Radiology, em 2004, divulgada por Destounis *et al.*, que avaliou o papel do CAD nas mamografias catalogadas como negativas, demonstrou uma redução da taxa de falso-negativo com a leitura dupla em mamografias de rastreamento com o uso do CAD. O falso-negativo ocorreu em uma proporção 31% na leitura humana, reduziu para 19% com o uso do CAD. Significa dizer que o CAD reduziu os falso-negativos de 31% para 19%, percentual que está acima da taxa esperada.

CAD

O diagnóstico auxiliado pelo computador (CAD) é um *software* que faz uma varredura com digitalização de toda a imagem, realçando qualquer anormalidade que fuja do padrão existente no *software*, como assimetrias, massas e microcalcificações e distorções da arquitetura, alertando o radiologista para áreas suspeitas que requerem maior atenção. Usa algoritmos para identificar e marcar as características que estão associadas às lesões suspeitas, aumentando a detecção de lesões entre 15 e 20%. Diferente da tentativa malsucedida dos anos 1970, não substitui o radiologista e apenas auxilia seu trabalho, chamando a atenção para imagens suspeitas.

É um tipo de inteligência artificial que executa uma segunda leitura e marca as áreas anormais. Codifica e marca com um triângulo as microcalcificações e com um asterisco as massas presentes na imagem. Isto aumenta a eficácia do método, reduz o tempo de leitura, reduz a incidência de falso-negativos e reduz as biopsias desnecessárias. Pode ser prejudicado por lesões sutis e de pequeno tamanho, dando falso-negativo e pode dar falso-positivo marcando áreas que não representam câncer. A maioria tem aspecto de benigno, sendo desconsiderada pelo radiologista (Fig. 16-6).

O primeiro CAD ou diagnóstico auxiliado por computador, (do inglês *computer aided detection*), dispositivo chamado imageChecker® de tecnologia R2 inc., inicialmente foi inserido no sistema digital campo total (Senographe 2000D) da GE e atualmente integra outros equipamentos de mamografia. O *imagechecker* foi aprovado pelo FDA desde 1998 e introduzido na mamografia digital em 2001.

Uma publicação de Timonty *et al.*, na Radiology, em 2001, envolvendo 12.680 mulheres, demonstrou que o CAD detectou 19,5% a mais de carcinoma mamário, com relação à leitura única. Foram encontrados 49 cânceres, sendo que 32 foram vistos pelo CAD e pelo radiologista,

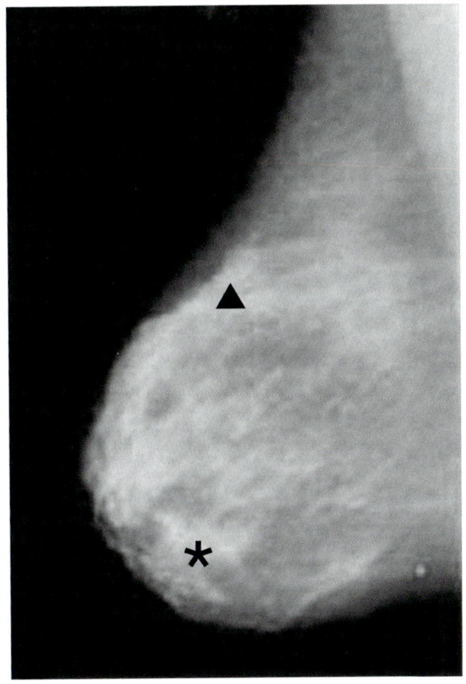

Fig. 16-6. Foto de R2 da Technology, Inc *disponível no site www.r2tech.com/*. O CAD digitaliza o filme e marca áreas suspeitas, codificando com um triângulo as micros e um asterisco as massas. (Autor desconhecido.)

nove foram vistos apenas pelo radiologista e oito só foram vistos pelo radiologista após a avaliação de áreas suspeitas indicadas pelo CAD.

O CAD indica áreas específicas e achados em que médico interpretador deve avaliar com mais atenção e resulta em maior eficácia do método sem perda de tempo. Um estudo prospectivo com 12.860 pacientes, publicado na Radiology, em 2001, por Burhenne e D'Orsi, demonstrou que o CAD marcou corretamente 99% das micros, 84% dos cânceres e 75% dos nódulos e que tem eficácia similar à dupla leitura feita pelo mesmo ou por outro radiologista.

O CAD pode ser usado em mamografia digital DR e no sistema CR com digitalização da imagem, exemplo da Fuji, que produz seu próprio CAD. O equipamento é composto por uma processadora que escaneia a placa de fósforo, que em seguida é digitalizada e analisada por um *software* que identifica e marca as áreas suspeitas de câncer. Esta área é exibida no monitor para ser reavaliada pelo radiologista, manuseando o contraste ou ampliando a imagem, podendo ser impressa em filme.

Estão em desenvolvimento vários CADs, direcionados para todas as modalidades de imagens, como tomografia e ressonância magnética, ultrassom e até para tomossíntese.

Em 2001 foi introduzido um CAD que detecta nódulos pulmonares na radiografia de tórax, e em 2004 foi lançado um CAD que avalia a tomografia do pulmão.

Os estudos são controversos, porque alguns não percebem a diferença com o uso do CAD, enquanto outros demonstram um ganho de 20% na detecção do câncer da mama. O método oferece dificuldade devido à estrutura complexa da mama, à ampla variedade de tecidos normais e à frequência de carcinoma que se apresenta de forma sutil e na fase inicial.

Em uma visão global constata-se que o CAD detecta algumas lesões não visualizadas pelo radiologista, reduz as variações interobservadores e aumenta a eficácia do método, devendo ser avaliada a relação custo-benefício. O CAD tem maior impacto na mamografia de rastreio, mas não supera o radiologista treinado, motivado e com o tempo disponível para uma avaliação minuciosa.

Vários fabricantes produzem seus CADs, como o R2 da Fujifilm, o CADx da GE, o R2 da Hologic e o R2/CAD da Fischer. Já existe um CAD brasileiro, desenvolvido por pesquisadores da Universidade de São Carlos (USP), direcionado para detectar pequenos nódulos e as micros, que podem traduzir um carcinoma *in situ*.

EXPERIÊNCIA DO OBSERVADOR

A perícia do radiologista para diagnosticar com precisão necessita de treinamento, conhecimento no assunto, tempo disponível e exercício contínuo da prática de interpretar imagens. Algumas imagens requerem perícia de um observador devidamente treinado para reduzir o percentual de falso-positivo que induz a uma cirurgia desnecessária ou um falso-negativo que protela o ato cirúrgico. Deve também ter conhecimento técnico sobre posicionamento, com profundo saber sobre os aspectos técnicos da imagem, discernimento na interpretação dos achados, estar sintonizado com o sistema BI-RADS, ter treinamento em ultrassonografia e em procedimentos invasivos, ter conhecimento de auditoria médica, ter controle de qualidade e entender de proteção radiológica.

O médico interpretador deve ter senso crítico da necessidade de incidência complementar, cuja indicação não deve superar 10% dos casos. Deve escolher a projeção que melhor esclareça a dúvida e executar a projeção complementar de imediato para evitar a ansiedade do paciente.

Qualificação técnica. A interpretação do exame mamográfico deve ser feita por radiologista ou mastologista tecnicamente treinado em mamografia, sem sobrecarga de tarefas e legalmente habilitado pelo CBR e AMB. É exigido um treinamento em serviço credenciado pelo Colégio Brasileiro de Radiologia, com tempo integral durante o período mínimo de 12 meses. O bom profissional deve ter conhecimento de física médica nos aspectos concernentes à produção dos raios X, à formação da imagem mamográfica, conhecimento sobre os vários químicos e seus efeitos sobre os filmes e seu processamento. Também é imprescindível o conhecimento das radiações e seus efeitos biológicos, dos princípios de proteção e segurança radiológica, afora os conhecimentos em mastologia, ultrassom e procedimentos invasivos em mama.

Qualificação legal. O radiologista deve ser membro titular do Colégio Brasileiro de Radiologia e ter registro na Secretária de Saúde, junto à Vigilância Sanitária de sua jurisdição, para estar legalmente habilitado.

Os mastologistas e ginecologistas que pretendam executar o procedimento mamográfico, devem ter o título de Qualificação em Mamografia emitido pela Associação Médica Brasileira, por meio do convênio com a FEBRASGO e a Sociedade Brasileira de Mastologia, devendo preencher os pré-requisitos exigidos pelo Colégio Brasileiro de Radiologia.

EMISSÃO DO LAUDO

A sala de laudo deve ter baixa iluminação, ser silenciosa, afastada de barulhos, ser de acesso restrito aos profissionais para proporcionar boa concentração ao interpretador, que emitirá seu laudo seguindo uma sequência lógica com terminologia unificada e linguagem preconizada pelo sistema BI-RADS, preconizado pelo ACR e adotado pelo Colégio Brasileiro de Radiologia.

- O laudo mamográfico é a forma direta de relacionamento entre profissionais e serve de veículo de comunicação do radiologista com os ginecologistas e os mastologistas.
- O laudo deve ser descrito com clareza, de forma concisa e conclusiva, evitando correlacionar com afecções histopatológicas.
- O laudo ambíguo e confuso reduz o valor prático do exame, podendo levar ao tratamento incorreto, cirurgia desnecessária ou atraso no diagnóstico, postergando a cirurgia, que perde o momento ideal de ser feita.
- O laudo deve conter o nome do paciente, o nome do médico solicitante, o registro, a data do exame e o téc-

nico responsável e finalmente assinado e carimbado pelo médico interpretador, com a respectiva inscrição no CRM.

- A descrição do laudo deve iniciar com visão crítica global, comparar os corpos mamários, buscar assimetrias e achados normais, como contorno e espessura da pele e da região areolopapilar, observar retração e espessamento, descrever lesões cutâneas cicatrizes e cirúrgicas, que devem ter marcação metálica.
- Descrição do tipo de parênquima e a composição da mama, que varia de intensamente densa até lipossubstituição total, passando por várias etapas de graduação de densidade.
- Descrição dos achados como massas, calcificações, densidades, distorções, assimetrias vasculares, dilatação ductal, linfonodos axilares e espessamento trabecular, que pode ser difuso ou focal.
- Classificação das lesões por categoria do sistema BI-RADS, usando o léxico padronizado.
- Descrever o estudo comparativo com mamografia anterior relatando a data e as alterações encontradas.
- Finalmente, sugerir conduta, que é apenas uma recomendação para o mastologista, a quem cabe a decisão e a responsabilidade da escolha do procedimento a ser adotado.

Capítulo 17

Posicionamento Mamográfico

Alcides Ferreira Santos

Neste capítulo você vai estudar o posicionamento mamográfico com todos os seus artifícios e as táticas usadas pelo técnico para mostrar no filme todo o tecido mamário e obter o maior número possível de informações em busca do diagnóstico precoce das lesões impalpáveis.

Vamos discutir aspectos em que o técnico em radiologia usa os conhecimentos técnicos sobre o equipamento, sobre os tipos de interação das radiações e o sobre os parâmetros técnicos como kV e mAs, que alteram o espectro dos raios e determinam a qualidade das radiações e o tipo de interação com a matéria.

Com o conhecimento sobre a interação dos raios com o organismo, o técnico pode selecionar a voltagem e a amperagem e escolher o tipo de anodo e de filtro adequados para fornecer uma imagem de qualidade com baixa dose para o paciente.

Para otimizar o sistema, o técnico combina todos os fatores técnicos para produzir raios mais ou menos energéticos em função do tipo de mama do paciente. A otimização da técnica mamográfica consiste de uma série de atividades que inicia com a escolha do filme, o tipo de equipamento, passa pelo bom processamento, pela seleção correta dos fatores técnicos de exposição até as condições de avaliação da imagem.

Finalmente, neste capítulo, discutiremos a importância do técnico como elo entre o paciente e o médico interpretador, sua importância no contexto, seu papel, suas atribuições e responsabilidades, e sua habilitação profissional e legal para exercer a profissão.

Vamos revisar todas as incidências básicas de posicionamento, incidências complementares, incidências localizadas e manobras especiais.

Técnicas básicas. Craniocaudal e oblíqua mediolateral, inclusive na mama masculina.

Técnicas seletivas. Compressão localizada *(spot)* e ampliação.

Técnicas adicionais. Craniocaudal externa, craniocaudal interna, perfis interno e externo, clivagem, axilar e manobras rotacionais e tangenciais.

Técnicas especiais. Manobra de Eklund nas mamas com implante mamário e nos pacientes mastectomizados e reconstruídas. Também a craniocaudal reversa ou caudocranial.

- Princípios de técnica mamográfica:
  - A influência da densidade e da espessura da mama.
  - A importância da voltagem e da amperagem.
  - A importância do material do anodo e da filtragem.
  - A escolha da combinação anodo-filtro.
- O papel do técnico:
  - Aspectos técnicos da mamografia.
  - Compressão mamográfica.
  - Atribuições e responsabilidade do técnico.
  - Habilitação legal e profissional do técnico.

INTRODUÇÃO

A mamografia tem uma acurácia de 90% para detectar as lesões malignas, desde que estejam presentes múltiplos fatores como equipamentos apropriados e ajustados, um bom posicionamento, um técnico bem treinado e motivado em buscar a perfeição, além de ótimo processamento do filme.

Esta sensibilidade em mostrar as lesões malignas varia com a idade e com a composição da mama do paciente. A mama totalmente lipossubstituída dá uma margem de acerto de 98%, enquanto a mama densa de jovem ou mesmo de paciente maduro, que tem mama espessa e rija, esta acuraria cai para 80%, mantendo uma média de 10% de falha no método, que independe do equipamento, do tipo de filme utilizado e da experiência do médico interpretador.

A baixa da acurácia pode ser falha técnica do profissional ou dos equipamentos formadores da imagem, mas pode ser devida ao limite do método, porque não existe teste ou grupo de testes que possam garantir que o paciente não tenha câncer na mama, mesmo porque tudo começa com uma célula modificada geneticamente, que se vai multiplicando em progressão geométrica, obedecendo a um quociente linear. O tumor maligno, dependendo do padrão da mama, precisa de 27 duplicações para ser visível radiologicamente e necessita de 30 duplicações para medir 1 cm de diâmetro e ter um bilhão de células para tornar-se palpável. Então, o tumor pode estar presente e não ser visualizado na imagem pelo seu pequeno tamanho, já que dificilmente a mamografia mostra um nódulo menor que 3 cm.

A mamografia não revela todos os tumores, mesmo que alguns sejam palpáveis, dependendo do poder de atenuação dos raios pelo nódulo. O objeto para ser visualizado precisa ter coeficiente de absorção dos raios diferente com relação ao tecido circunvizinho, para produzir contraste da imagem. Se o tumor tiver a mesma densidade dos tecidos vizinhos e absorver de forma similar, não vai contrastar a imagem e não será visualizado.

Alguns nódulos são clinicamente palpáveis, mas são radiologicamente indetectáveis. Os tumores cirrosos são mais fibrosos, mais infiltrativos e atenuam mais as radiações e se mostram densos e bem contrastados, enquanto os tumores expansivos, como os tipos papilar, coloide e medular, são circunscritos, pouco ou nada infiltrativos, atenuam menos as radiações, dão pouco contraste e podem não ser visualizados na mamografia.

COMPRESSÃO DAS MAMAS

Na mamografia do sistema tela-filme, a compressão é um importante fator de redução das radiações espalhadas, já que usa fótons de baixa energia (25-30 kV) com menor penetração do feixe. Também na mamografia digital a compressão é fundamental, independente de usar método direto ou indireto. Já na xeromamografia que usava alta energia (40-55 kV), a compressão é menos importante.

A compressão ajuda a fixar a mama, reduz a movimentação e evita o borramento geométrico que minimiza a nitidez no contorno da imagem. Diminui a exposição, reduzindo a dose no paciente e o nível de ruídos na imagem. A compressão produz um achatamento com redução da espessura e deixa a mama uniforme e mais delgada, permitindo uma exposição uniforme, tanto na base quanto no ápice da mama.

Outro importante efeito da compressão é reduzir a distância entre o objeto e o receptor de imagem, melhorando a nitidez da imagem e dissociando as estruturas superpostas que podem simular nódulo. Este assunto é mais bem estudado em técnica mamográfica.

A compressão é um importante fator de qualidade de mamografia, pois espalha os tecidos mamários que dão imagens de composição simulando nódulo, mostrando se a imagem é real ou trata-se de efeito somação. A compressão é o principal fator de rejeição da mamografia pelas mulheres que temem sentir dor. A compressão deve ser aplicada de forma lenta e gradual até a mama ficar tensa, devendo o técnico ter a sensibilidade de aplicar a pressão estritamente necessária para manter a mama firme, tolerável pelo paciente, sem provocar dor forte ou trauma. Os pacientes devem sentir a pressão e o desconforto, mas nenhuma dor, que tem um componente psicológico. Quando o paciente controla a compressão, reduz grandemente a ansiedade e se sente mais confortável.

Se a compressão for baixa, aumenta a dose e cai a qualidade, mas, se excessiva, aumenta o desconforto, sem reduzir a espessura, portanto não beneficia o paciente. Se houver estiramento de pele ou dor intensa, deve-se interromper a manobra. O paciente deve ser orientado sobre as vantagens da compressão, para diminuir a ansiedade e colaborar com o técnico. O exame mamográfico deve ser agendado para o período pós-menstrual por estar a mama menos sensível e tolerar melhor a compressão. Eventualmente pode-se reduzir a sensibilidade e usar anti-inflamatório não hormonal.

ASPECTOS PSICOLÓGICOS

A paciente que vai submeter-se ao exame mamográfico apresenta um sentimento de temor, devido ao valor simbólico que a mama representa na compleição corporal. Ela relaciona a presença da mama com sua imagem corporal, com autoestima e com sexualidade, bem como associa a mamografia ao câncer da mama. Afora o sentimento de pudor e invasão de sua privacidade, existe o temor do câncer e o fantasma da mutilação da mama.

A paciente tem a falsa impressão de que a mamografia é dolorosa e provoca sofrimento. Entra em estado de angústia, que provoca tensão emocional e ansiedade, com contratura muscular, que leva à dor e dificulta o posicionamento. O limiar da dor fica baixo e aumenta a intolerância à dor, e ela tenta de forma disfarçada impedir a execução do exame, mas de maneira inconsciente o temor é pelo diagnóstico a que se possa chegar.

A paciente pode reagir com agressão ao profissional que solicitou o exame ou à técnica que o executa, o que dificulta a comunicação e passa a interpretar a compressão normal como excessiva e as incidências adicionais como incompetência do técnico. Quando a paciente é esclarecida de que a compressão fornece melhor qualidade da imagem, passa a tolerar mais, desde que seja aplicada de forma suave e não de forma brusca.

Quando o procedimento não é claramente explicado, a paciente apresenta mais ansiedade, devido ao medo do desconhecido. A incerteza e o medo aumentam sua angústia, que compromete a capacidade de cooperar totalmente com o técnico.

POSICIONAMENTO MAMOGRÁFICO

O termo **posição** refere-se à postura do paciente ou à parte do corpo que está em contato com o filme ou qualquer receptor da imagem, enquanto o termo **projeção** se refere ao sentido do trajeto do feixe de raios X, projetando uma imagem no filme.

A mama deve ser adequadamente posicionada para mostrar no receptor de imagem todo o tecido mamário, bem como as estruturas adjacentes, como o grande peitoral e a axila para fornecer o máximo de informações. Também deve aplicar boa compressão para afastar as estruturas superpostas, mostrar nitidez de detalhes e aumentar a visibilidade das estruturas. Todas as estruturas anatômicas devem ser visíveis na imagem para permitir ao radiologista o diagnóstico preciso. A exibição destas estruturas depende de um posicionamento correto, de boa compressão, de bons equipamentos, de boa técnica de exposição e de colaboração do paciente.

Posicionamento é uma das manobras mais difíceis no diagnóstico das lesões mamárias. Descrito por Goyanes em 1931, é definido como o conjunto de táticas executadas pelo técnico em radiologia no sentido de colocar o paciente em uma posição que mostre a maior quantidade de tecido mamário. Deve ser executado com base no entendimento da anatomia e na mobilidade da mama e utilizar os recursos dos equipamentos modernos e exclusivos para mamografia.

O posicionamento correto é um padrão de qualidade de imagem e deve expor toda a glândula, porque a exclusão do tecido profundo na imagem pode ocultar lesões malignas e o radiologista só interpreta o que vê no filme. Deve-se obter o melhor nível de informação possível da mama e buscar sempre a constante otimização da imagem e o posicionamento correto da fotocélula, de forma que o feixe central fique focalizando na área de maior densidade, para permitir boa penetração e dar mais informações, com menos distorção na imagem.

A manobra preconizada por Louise Miller consiste de um desenho na parede do tórax, delimitando a área que contém tecido mamário e deve ser incluída na radiografia. A manobra mostra as relações anatômicas da mama com os músculos e com a parede torácica e auxilia na compreensão e no treinamento de técnico.

O posicionamento incorreto exclui parte do tecido mamário na projeção e diminui a acurácia do método. O mal posicionamento foi o achado mais comum encontrado no programa de controle de qualidade do Colégio Americano de Radiologia, realizado nos anos 1980. Em 1992, a Comissão de Mamografia do Colégio Brasileiro de Radiologia fez uma avaliação da qualidade da imagem mamográfica e demonstrou que o posicionamento incorreto foi responsável por 28% das falhas do exame mamográfico, associado a 14% de seleção incorreta de técnica mamográfica, como kV e mAs.

Com o advento de equipamentos modernos e dedicados, que permitem a rotação do tubo em 180 graus, associados às manobras técnicas com base nos conhecimentos da anatomia e na mobilidade da mama, o posicionamento tem sido refinado, com melhor visualização das estruturas, o que aumentou o grau de confiança no método. O posicionamento baseia-se na tática de elevar o tecido móvel em direção ao tecido fixo para maximizar a quantidade de tecido mamário a ser visualizado.

No bom posicionamento é desejável que a papila seja mostrada em perfil e projetada fora do parênquima, para não confundir com nódulo intraparenquimatoso e mostrar mais tecido mamário. Entretanto, se a papila em perfil implicar em exclusão de parte da mama, deve priorizar a máxima visualização do tecido mamário. Nunca sacrificar a exposição do tecido mamário para mostrar a papila em perfil. Eventual massa subareolar pode ser mais bem mostrada com uma incidência adicional da região subareolar com o mamilo em perfil.

Variações individuais impedem que o técnico proceda um posicionamento ideal em todas as projeções e em todas as mulheres e só raramente ele consegue obter todos os parâmetros técnicos em todas as exposições.

CONDUTA DO TÉCNICO

O técnico deve empregar todas as táticas disponíveis para mostrar as lesões no filme, executando sempre que necessário as exposições adicionais, como compressão localizada, ampliação, incidências tangenciais ou perfil, que são úteis na avaliação dos achados. Independente da incidência, a fotocélula deverá estar centralizada na área mais densa da mama, para evitar subexposição da imagem.

O técnico e o radiologista devem estar alertas para os aspectos pertinentes da mama operada e irradiada, que é rija, espessa, dolorosa e sem elasticidade, que dificulta a compressão e a avaliação da imagem. Também a execução da mamografia na mastoplastia de aumento é um desafio para o técnico. A mama com implante oferece dificuldade, especialmente se for retroglandular e deve ser executada pelo médico, usando técnica manual.

Todos os filmes devem ser marcados pelos métodos padronizados identificando o nome do paciente, iniciais do técnico, o nome do serviço, a data, o lado e a incidência, para não confundir o que é direita ou esquerda e o que é interno ou externo. Convencionalmente, os marcadores radiopacos de identificação são colocados na porção axilar, na projeção OML e na porção lateral na projeção CC, afastado do tórax, para não superpor com as estruturas anatômicas da imagem. Nos equipamentos modernos, a marcação do filme faz-se de forma automática, que é mostrada na janela do *écran*.

A indicação pode ser feita com marcadores metálicos ou etiquetas adesivas, no entanto, os equipamentos modernos dispõem de identificador de filme, que fornece todas estas informações, acrescentando o nome da instituição, o regime de exposição, como voltagem, amperagem, espessura, tipo de anodo e filtro usado, inclusive a posição da fotocélula, que são mostrados no filme e ainda são gravados em disquetes. Também o *écran* dispõe de uma janela que permite que estas informações sejam impressas no filme.

- O técnico deve receber o paciente de forma educada e atenciosa para ganhar a simpatia do paciente e obter sua cooperação.
- Entender o estado emocional do paciente, que associado à ansiedade e ao *stress,* aumenta a contratura muscular e diminui a capacidade de colaborar.
- Colher a história clínica do paciente, pesquisado os fatores de risco, o uso de hormônio, o passado cirúrgico, seguido ou não de radioterapia.
- Estar atento às peculiaridades de cada paciente e respeitar suas limitações individuais, como cifose, bursite, deficiência física, implantes mamários e marcapasso, bem como sua sensibilidade e privacidade.
- O paciente deve ser orientado com respeito à eventual necessidade de compressão e sobre as incidências complementares. Deve ser informado que as incidências complementares não significam a presença de câncer, mas apenas um estudo mais detalhado de área que não foi bem visualizada na incidência básica.
- O técnico deve ter destreza, ser bem treinado, dominar as etapas do processo e ocupar uma postura correta e lugar adequado para proteção própria e do paciente.
- Demonstrar conhecimento e segurança na execução do procedimento, para inspirar confiança e conquistar a colaboração do paciente. Deve estar familiarizado com os equipamentos e com as técnicas de posicionamento.
- Esclarecer o paciente que a compressão eficaz reduz a dose absorvida, melhora a nitidez e ajuda o radiologista a visualizar melhor as estruturas internas da mama.
- Esclarecer que o movimento vai dar borramento na imagem, que implica em repetir o procedimento.
- Esclarecer ao paciente que sua face ou ombro interposto na projeção vai receber a dose desnecessária e dificultar a avaliação da imagem.
- Preferir, quando possível, o período pós-menstrual para executar o procedimento, porque a mama está menos túrgida, menos densa e, por conseguinte, seu limiar de sensibilidade está mais elevado.

- Esclarecer o paciente sobre o procedimento para diminuir a ansiedade, já que o temor de câncer e a incerteza reduzem a capacidade de cooperar.
- Identificar e datar os filmes nas respectivas incidências para evitar trocas e facilitar o controle e a avaliação das mamografias.
- As mamas devem estar bem posicionadas e bem comprimidas para espalhar as estruturas e evitar a imagem de composição, evitando incidências complementares.
- Aplicar a compressão com delicadeza, de forma gradual, até deixar a mama tensa e esticada, respeitando a individualidade de cada paciente.
- A tentativa de ser simpático e amável com o paciente e não aplicar uma compressão adequada resulta em imagem de má qualidade com maior dose.
- Entender que o excesso de compressão provoca sofrimento e inquietação no paciente, sem benefício na qualidade de imagem e ainda pode traumatizar a mama. Diante da expressão de forte dor deve interromper o procedimento e liberar a compressão.
- Deve haver um equilíbrio, para obter o máximo de compressão com o mínimo de dor.
- Manter a porta fechada durante o procedimento, para manter a privacidade do paciente e evitar a interrupção do exame e a exposição desnecessária.
- Proceder a limpeza de peças que fazem contato direto com o paciente, como a bandeja do *bucky* e compressor no intervalo dos exames. O uso do álcool deve ser evitado por provocar ressecamento e rachadura dos materiais contendo ligas de carbono. Deve usar pano úmido, sendo permitido o álcool diluído com água na proporção de 1 para 4.
- Usar gel antisséptico ou solução aquosa de clorexidina, para limpeza de suas mãos. Nunca limpar as mamas ou as axilas do paciente, para evitar artefatos.
- Mover a parte móvel da mama em direção à parte fixa, no sentido cranial e medial.
- Colimar o feixe para o tamanho do filme, inclusive no *spot* e nas ampliações, de forma que as bordas do filme fiquem negras, para que nenhuma luz estranha possa comprometer a visão do observador.
- A colimação para o tamanho do receptor de imagem propicia que eventual lesão situada fora da área selecionada seja visualizada e impede que a luz do negatoscópio ofusque a visão do médico interpretador. Este princípio é válido apenas para mamografia, já que aumenta as radiações secundárias.
- Proceder a marcação metálica dos nódulos palpáveis, das lesões dérmicas, dos nevus e das cicatrizes, que facilita ao radiologista interpretar os achados mamográficos. Uma densidade ou uma distorção posiciona-

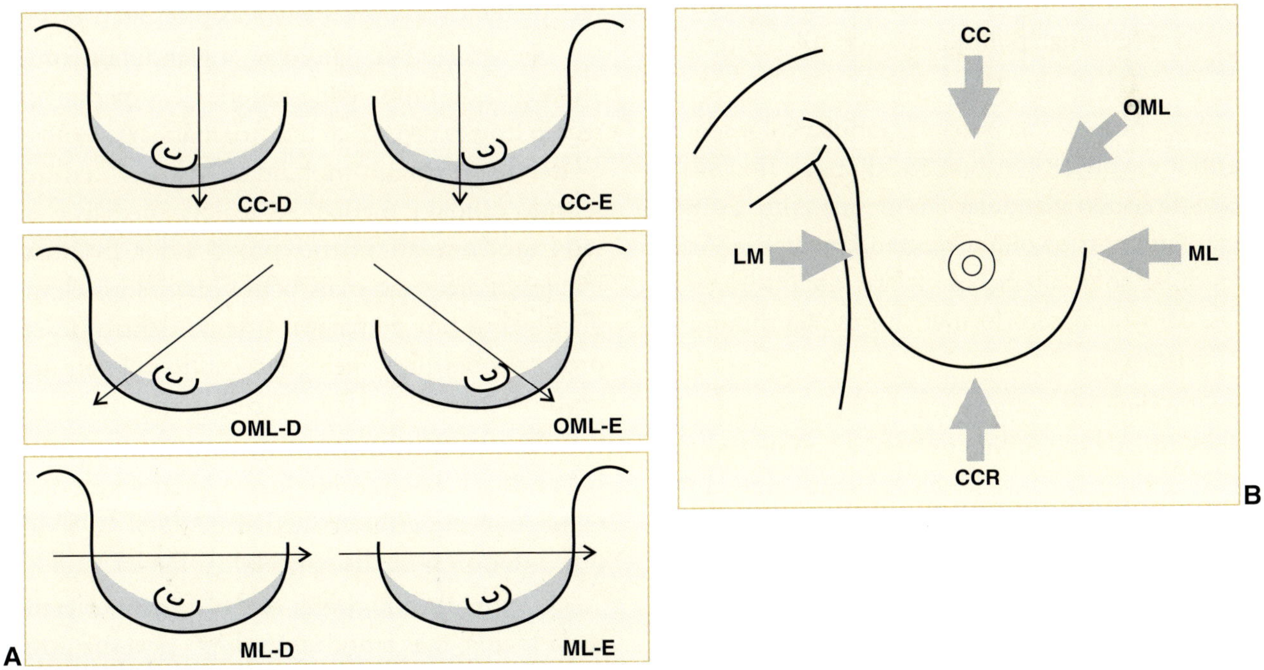

Fig. 17-1. (**A**) Projeção dos raios incidindo sobre a mama nas incidências básicas como CC, OML e perfil. (**B**) Múltiplas incidências complementares como craniocaudal (CC), craniocaudal reversa (CCR), mediolateral ou externo (ML ou P), lateromedial ou perfil interno (LM ou P). Estas projeções são possíveis graças à rotação do tubo de raios X.

da abaixo de uma cicatriz marcada tem uma interpretação diferente da distorção no paciente não operado.

- Evitar as pregas de pele que podem simular imagens ou obscurecer lesões, dificultando a avaliação, devendo escolher um ângulo apropriado, em função da altura do paciente.
- Seguir sempre uma sequência nas projeções, para evitar equívocos na rotina e repetição de incidências.

ANATOMIA DA MAMA

A mama é formada por 15 a 20 lobos, cada um com um ducto próprio. Cada lóbulo tem seu ducto, que inicia na papila e termina na UDLT (unidade ductal lobular terminal), onde tem início o carcinoma. A UDLT é um conjunto formado por um lóbulo com dúctulo terminal responsável pela lactogênese. Vários ductos se unem e formam um seio lactífero, localizado na região retroareolar, que em número de 6 a 8 desembocam na papila mamária. O corpo glandular está envolvido superficialmente pela fáscia superficial e posteriormente pela fáscia profunda. Posterior ao tecido glandular está a gordura retromamária, que serve de parâmetro de qualidade da mamografia.

A glândula mamária ocupa a parede anterolateral do tórax, entre o segundo e o sexto arcos costais, se estende da borda esternal até a linha axilar média. No sentido craniocaudal, a mama se estende da clavícula até a bainha do músculo reto abdominal, pouco abaixo do sulco inframamário.

A mama é composta da porção glandular colocada na região central envolvida por porção adiposa e fibrosa. A quantidade de tecido glandular é a mesma entre as mulheres, o que aumenta o volume é a camada adiposa. A camada glandular sofre alterações cíclicas durante o ciclo menstrual, com flutuação do nível hormonal durante a gravidez e a lactação.

O tecido glandular está envolto anteriormente por uma espessa camada de gordura subcutânea, também chamada gordura pré-mamária. Posteriormente, existe uma fina camada de tecido adiposo interposta entre o tecido glandular e a fáscia peitoral profunda. Esta gordura retromamária deve estar presente na imagem mamográfica. O corpo glandular é permeado por vasos sanguíneos e linfáticos e tecido fibroso, representado pelos ligamentos de Cooper, que ligam a fáscia pré-peitoral à pele e servem de sustentação e proteção da mama (Fig. 17-2).

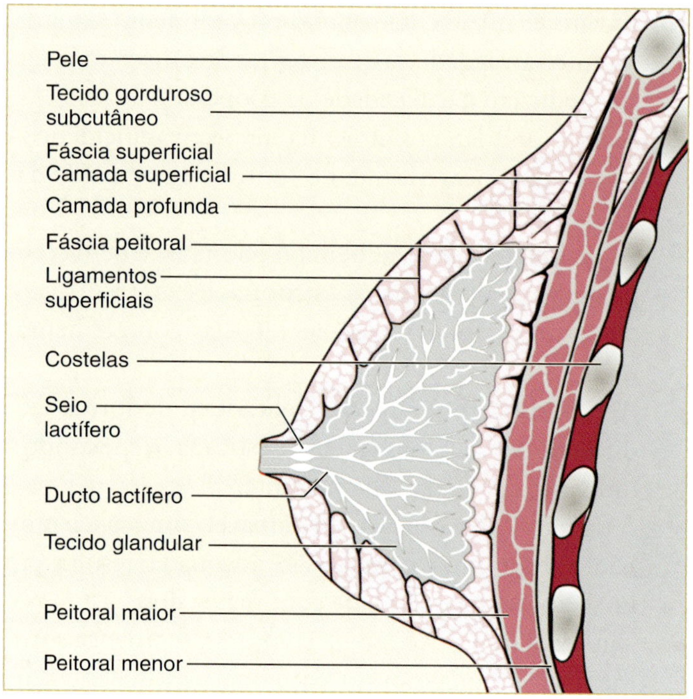

Fig. 17-2. Anatomia da mama, mostrando o tecido glandular com os coxins adiposos pré- e retromamário. Os ligamentos de Cooper ligam o tecido glandular às fácias anterior e posterior. (Imagem cedida por Dronkers, modificada.)

A mama habitualmente tem um formato cônico, com a base mais espessa que o ápice. No entanto, há uma grande variação individual no tamanho da mama e até na mesma mulher, dependendo da idade e do nível hormonal, podendo estar presente a assimetria.

Na ausência de patologia, a glândula mamária apresenta grande mobilidade anterior e superior, devido ao tecido frouxo do espaço retromamário. As regiões inferior e lateral apresentam mobilidade de 3 a 5 cm (até 7) no sentido caudal e medial. As regiões mediais e superiores são fixas e seu estiramento provoca dor. Eventuais nódulos nestas áreas são mais bem visualizados elevando-se a glândula, a fim de colocar a lesão dentro do campo de projeção ou utilizar incidência caudo-cranial com rotação do tubo em 180°C (Fig. 17-3B).

Para fim de triangulação e localização de lesões, a mama pode ser dividida em quatro quadrantes, qualificados como dois **superiores**, medial e lateral (QSM QSL), e dois **inferiores**, medial e lateral (QIM e QIL).

O músculo grande peitoral (GP) tem origem diferente da mama, mas tem relação direta pela sua posição anatômica. O músculo GP é revestido pela fáscia profunda, que serve de leito para a mama, por onde penetram os nervos, vasos sanguíneos e linfáticos, mantendo uma co-

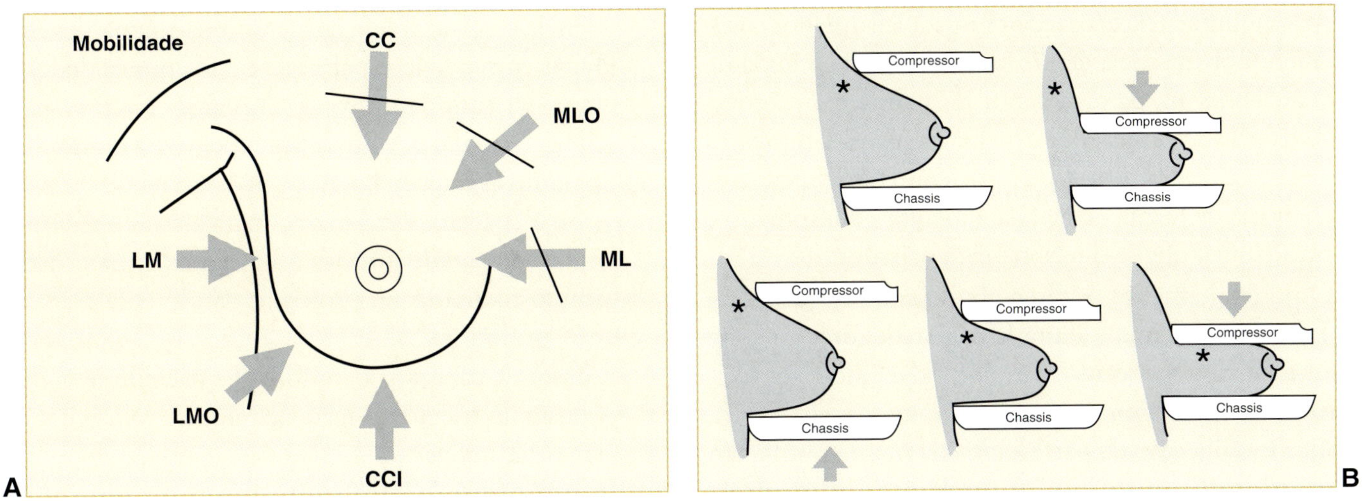

Fig. 17-3. (**A**) Ilustração da mobilidade da mama no sentido caudocranial (CCI) e lateromedial (LM). (**B**) Lesão no segmento superior da mama, que só é mostrada com a elevação da mama. (Imagem cedida do Kopans, modificada.)

nexão direta entre ambos, sendo eventualmente sítio de metástase por contiguidade. Fáscia retromamária pode estar aderida à fáscia pré-peitoral.

O grande peitoral serve de referência para o posicionamento na projeção oblíqua mediolateral e deve estar inclinado em 45 graus e ser mostrado até o nível da linha mamilar, para projetar no filme o máximo de tecido mamário. Já na projeção craniocaudal o grande peitoral deve estar presente em apenas 30% e sua presença indica que toda a mama foi incluída na imagem.

INCIDÊNCIAS MAMOGRÁFICAS BÁSICAS

A incidência mamográfica é a imagem registrada no filme resultante da projeção do feixe de raios X incidindo sobre a mama. Nos procedimentos mamográficos são executados rotineiramente as incidências básicas como craniocaudal (CC) e oblíqua mediolateral (OML). Entretanto, sempre que haja exclusão de parte do parênquima ou as imagens contenham estruturas suspeitas, o procedimento deve ser complementado com incidências adicionais e menos frequentemente com incidências complementares ou manobras especiais, para elucidar o diagnóstico.

As incidências básicas são as projeções-padrão ou essenciais como craniocaudal e oblíquo mediolateral, que são realizadas de forma obrigatória em todas as mamografias de rotina. Podem ser chamadas de mamografia de contato ou panorâmicas. Devem ser obtidas duas projeções em cada mama para expor todo o tecido glandular e permitir uma avaliação bidimensional da mama. Mamografia unilateral só em mastectomizadas ou controle semestral, de achados provavelmente benignos. O exame mamográfico é classificado como mamografia de rastreamento, quando é feita no paciente assintomático e mamografia diagnóstica quando é feita no paciente sintomático.

Alguns países europeus utilizaram a incidência única OML em mamografia de rastreio, com a finalidade de baixar custos, porém esta prática reduziu a acurácia do método e aumentou o câncer de intervalo. O método uniangular usado por Tabar, apesar de menos oneroso, diminui a sensibilidade da mamografia por excluir parte do tecido mamário, deixando zonas cegas. A incidência única faz ocultar entre 11 a 25% das lesões no estágio inicial, resultando em perda de vidas e uma economia apenas de 4%. A incidência biangular é mais precisa e aumenta a acurácia do método.

A rotina das clínicas americanas nas mamografia de rastreio é fazer as incidências básicas e indicar as incidências complementares para um segundo tempo. No Brasil, a cultura é fazer todas as incidências adicionais em tempo único, independente da indicação da mamografia, seja motivada para rastreamento, seja para diagnóstico.

Incidência craniocaudal

A incidência craniocaudal (CC) é uma projeção que oferece melhor imagem por permitir compressão homogênea de toda a glândula, mas não inclui a axila. Segue o mesmo princípio de levar a parte móvel até a parte fixa, facilitando a visualização das lesões na porção alta da mama. O sucesso está na elevação do sulco inframamário, que permite incluir mais parênquima, relaxa os tecidos e propicia melhor compressão. A inobservância desta tática resulta em exclusão de eventuais lesões na parte superior da mama, com estiramento da pele desta área, que é inelástica, e sua compressão provoca dor e desconforto para o paciente. Entretanto, elevar a bandeja de forma exagerada, dificulta a compressão e inverte a papila, que se direciona para baixo.

O posicionamento ótimo é obtido ao se elevar a mama de baixo para cima e afastá-la da parede torácica, para incluir o máximo de tecido mamário e dar ênfase aos tecidos mediais e posteriores, que são menos vistos em OML. A pouca mobilização da parte lateral da mama resulta em exclusão de tecido mamário. Esta exclusão ocorre até pelo fato do chassi ser reto e em contato direto com a parede torácica, que é curva. Apesar de a maioria das lesões se situarem nos quadrantes externos, a incidência CC deve priorizar o quadrante interno, que é mal visualizado na incidência oblíqua.

Técnica de craniocaudal

1. Marcar a porção externa do filme, quando necessário, depende do equipamento.
2. Colocar o tubo de forma vertical com feixe perpendicular à mama.
3. Posicionar o paciente de frente para o equipamento com o corpo alinhado e reto, com a cabeça virada para o lado oposto da mama a ser radiografada. O tórax e o ombro devem estar fletidos para trás e com o braço em rotação externa, estendido ao longo do corpo com o ombro rodado para fora.
4. Centralizar a mama no *bucky* com a papila paralela ao filme. A papila não deve ficar voltada para baixo, nem para cima, para evitar que sua imagem se projete dentro do parênquima e simule um nódulo.
5. Elevar o sulco inframamário de 1 a 5 cm (até 7) para relaxar os tecidos superiores e permitir que lesões altas fiquem dentro da projeção, além de propiciar uma melhor compressão, com mais conforto.
6. Elevar o *bucky* até a prega inframamária, para expor melhor a parte superior da mama.
7. Tracionar a mama, para incluir todo o tecido no campo de projeção do filme, sobretudo o medial, que foi excluído em OML, mesmo que isto implique em exclusão do tecido lateral; O quadrante externo é o sítio mais frequente de câncer e não deve ser negligenciado, mas está bem representado em outras incidências. A tração e a suspensão da mama devem ser feitas com a mão espalmada e não com os dedos, para evitar trauma e pregas na mama. Na presença de prega na axila, deve-se puxar a pele para desfazê-la.
8. Usando as duas mãos espalmadas, o técnico deve tracionar suavemente a mama, para afastar o tecido mamário da parede torácica e aumentar a quantidade de tecido mamário na projeção, dando ênfase aos tecidos profundos.
9. Afastar a cabeça e o ombro do paciente e a mama oposta do trajeto do feixe de raios X, para evitar artefatos na imagem.
10. Elevar a pele da região infraclavicular e alisar as rugas antes de aplicar a compressão final, para evitar a distensão desta e permitir uma compressão mais confortável.
11. Após a tração da mama, aplicar a compressão de forma lenta e gradual até a mama ficar tensa.

Critérios de bom posicionamento em CC, adotado pela Comissão Europeia (CEC 1996):

- Nenhum tecido fibroglandular deve estar presente na borda do filme.
- Mostrar todo o tecido mamário, excluindo a axila.
- Nítida visualização do tecido medial.
- Os corpos mamários devem estar dispostos no filme de forma simétrica.
- Visualizar todo tecido medial, dando pequena rotação interna.
- Ter a papila centralizada e perpendicular à borda do filme.
- Visualizar o grande peitoral, que exibe margem convexa, em pelo menos 30% dos casos, manobra facilitada pelo relaxamento do paciente, que projeta o músculo para a frente.
- Visualizar a gordura retromamária, sem nenhum tecido fibroglandular na borda interna do filme. Isto indica que toda a mama está inclusa na projeção.
- Colimar o feixe para o tamanho do filme para não comprometer a avaliação.

Oblíqua mediolateral

A oblíqua mediolateral (OML) é a incidência que, quando corretamente realizada, inclui mais tecido mamário em única projeção, e permite mostrar a imagem desde o sulco inframamário até a porção média da pirâmide axilar (nível 2 de Berg), pecando por dar zona cega na parte medial da

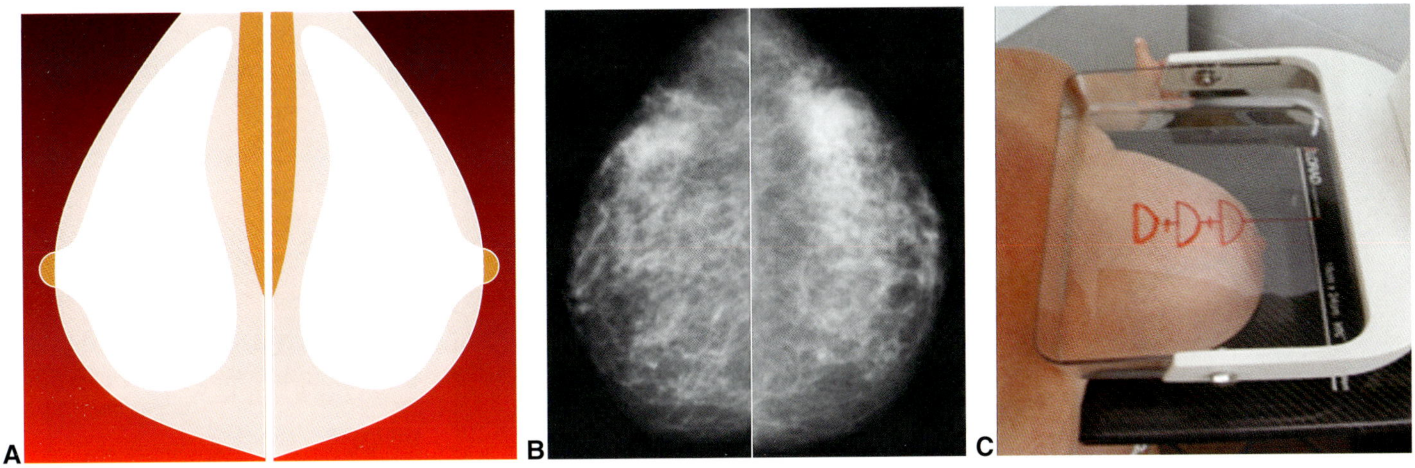

Fig. 17-4. Referências anatômicas na incidência básica. (**A**) Craniocaudal, modelo esquemático do ACR, que mostra a gordura retromamária e as papilas projetadas para fora do parênquima. (**B**) Imagem verdadeira em craniocaudal. (**C**) Posicionamento colocando todo o parênquima no campo de radiação.

mama e ser imprópria para mostrar o ápice axilar. O termo OML diz respeito ao trajeto do feixe de radiações e não ao paciente, já que o feixe de raios X é direcionado de forma oblíqua do superior medial para o inferior lateral da mama, com raios paralelos à borda do músculo peitoral.

É a incidência padronizada que inclui o músculo grande peitoral e o prolongamento axilar. A face lateral da mama, que repousa sobre o músculo grande peitoral, é mobilizada no sentido medial. O músculo pequeno peitoral pode ser visualizado de forma triangular no ângulo superior medial do filme e serve de referência para delimitar o limite superior do nível 1 de Berg, onde está a cadeia central de linfonodos axilares. Se a projeção pegar muito o prolongamento, aumenta a espessura na parte superior e reduz a compressão da mama e o contraste, e ainda deixa a mama pêndula. Entretanto, se a bandeja ficar posicionada muito baixa, não mostra o conteúdo axilar (Fig. 14-5).

Técnica de OML

1. Posicionar o paciente de frente para o equipamento, apoiando a parede lateral do tórax no *bucky*.
2. O ângulo superior externo do *bucky* deve ser inserido no cavo axilar, no nível da linha axilar média, entre os músculos peitoral maior e o grande dorsal. Não incluir o músculo grande dorsal na projeção, que vai aumentar a espessura e dificultar a compressão da mama.
3. Puxar o peitoral e a mama para cima do *bucky*, elevando a mama até deixar o sulco inframamário em 90 graus.
4. Puxar a mama para cima, afastando-a da parede torácica, colocando todo o parênquima, inclusive os tecidos mediais, para dentro do campo de radiação.
5. Rodar o paciente em direção ao filme e centralizar a mama sobre o *bucky*.
6. O técnico inicialmente deve estar posicionado atrás do paciente para encaixar o *bucky* confortavelmente dentro do cavo axilar. Posteriormente deve postar-se no lado oposto da mama a ser radiografada, para tracionar a mama.
7. Ajustar a altura do *bucky* à borda posterior do músculo grande peitoral do paciente.
8. Manter a mão sobre o dorso do paciente, para evitar qualquer movimento.
9. O braço é elevado em 90 graus com relação ao tórax, porém nunca acima do úmero. Apoiar o braço do paciente sobre o equipamento para relaxar a musculatura.
10. Com a borda cubital da mão, o técnico mobiliza a mama para cima e para dentro, afastando-a da parede torácica, juntamente com o músculo GP, que também é móvel. Segura a mama até que a compressão seja suficiente para manter a mama na posição.
11. O úmero deve estar elevado, mantendo o músculo relaxado para evitar tensão.
12. O feixe de radiação deve ser perpendicular à borda externa do músculo grande peitoral.
13. Centralizar a mama, deixando o mamilo paralelo ao filme. Incluir todo tecido mamário, desde o sulco inframamário até a axila. Evitar prega de pele e a fle-

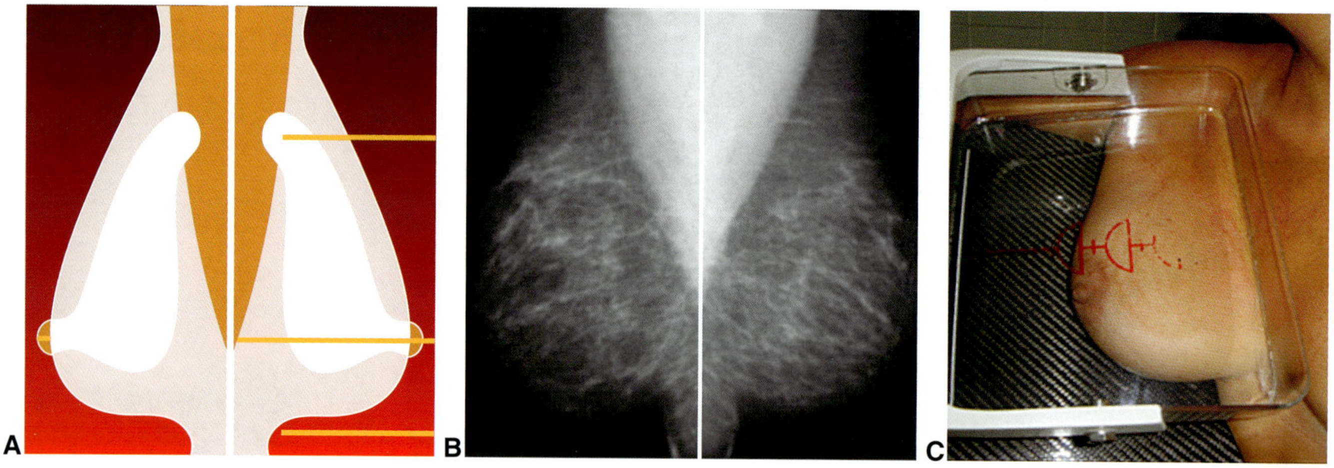

Fig. 17-5. Referências anatômicas na incidência básica oblíqua mediolateral. (**A**) Desenho esquemático do ACR da mama posicionada em OML. Veja o ângulo inferior do GP projetado no nível da papila. (**B**) Imagem real. Ambas mostram todo o parênquima mamário e suas relações com o músculo grande peitoral. (**C**) Posicionamento em OML, colocando todo o parênquima mamário sobre o receptor da imagem.

xão da papila para trás ou para a frente, que simula nódulo.

14. Eliminar as eventuais pregas e dobras cutâneas que provocam dores e perturbam a imagem. A simples manobra de elevar o braço e rodar o pescoço para o lado oposto pode desfazer a prega.
15. Elevar a parte inferior da mama abrindo o ângulo inframamário até 90 graus. A mama pêndula ou triste fica mal comprimida, esconde tecido mamário e facilita a superposição das estruturas.
16. Posicionar a papila de modo que fique tangencial ao feixe de raios X, de forma que se projete para fora do parênquima, evitando a simulação de nódulo. No entanto, esta manobra pode excluir o tecido posterior. Caso isto ocorra, deve-se priorizar o tecido fibroglandular posterior e fazer incidência adicional da região retroareolar.
17. O chassi com filme deve ficar mais próximo aos quadrantes externos, já que os raios partem da linha média para a lateral.
18. Rodar o tubo em torno de 45 graus para que o feixe fique perpendicular ao músculo peitoral maior. A angulação incorreta provoca dobras da pele e exclusão de áreas no campo de projeção.
19. O receptor da imagem deve estar paralelo ao músculo grande peitoral, com variação em função do biotipo do paciente.
20. Em ambas as mamas o tubo deve receber a mesma angulação, para as radiografias ficarem simétricas, variando de 30 a 60 graus, devendo ser ajustado de acordo com o biotipo de cada paciente, para mostrar maior quantidade de parênquima.
21. A angulação deve ser menor nos pacientes magros e altos e maior naquelas mulheres baixas e obesas, para não aparecer a prega axilar. Paciente de peso e altura médios requer um ângulo entre 45 e 55 graus. Nos pacientes altos e magros deve variar de 55 a 60 graus, enquanto naqueles baixos e gordos a angulação deve ser menor, na faixa de 30 a 45 graus, para não aparecer a prega axilar
22. Afastar a gordura abdominal para fora do *bucky*, para evitar a superposição na imagem e para aumentar o ângulo inframamário.
23. Rodar o paciente para incluir todo o parênquima no campo de radiação e aplicar a compressão.
24. Orientar o paciente para prender a respiração no momento do disparo, para evitar o borramento da imagem.
25. Visualizar a gordura retromamária, deixando o mamilo paralelo ao filme. Se impossível, realizar a incidência adicional da região retroareolar (em ML ou CC), para mostrar a papila em perfil.

Critérios de bom posicionamento em OML, adotado pela (CEC 1996):

- Incluir todo o tecido mamário, da axila até o sulco inframamário.
- Visualização nítida do tecido gorduroso retromamário.
- O ângulo inframamário deve ser visualizado e aberto em 90 graus.

- A mama não pode estar pendente.
- As mamas devem estar simétricas, com ausência de pregas cutâneas.
- Não apresentar borramento por movimento do paciente, o que é facilitado pela fixação da mama.
- O músculo GP deve ser visualizado de forma oblíqua, estar largo na parte superior (45 graus) e ser bem visualizado até o nível da linha mamilar em 80% dos casos. O músculo vertical indica mal posicionamento.
- Nenhum tecido fibroglandular deve estar presente na borda do filme.
- O mamilo deve estar projetado em perfil e paralelo ao filme.

Zonas cegas na mamografia

Devido à curvatura da parede torácica e da geometria da mama, haverá sempre exclusão de tecido glandular, com áreas cegas que não serão expostas na projeção, especialmente os tecidos profundos e no quadrante superior interno, onde os tecidos são fixos e resultam em zonas cegas ou mal expostas. Ocorre de forma mais intensa nas mamas rijas e mamas irradiadas, cuja pele é inelástica.

Em OML, a área pré-esternal no quadrante superior interno é quase sempre excluída por ter pouca mobilidade e ficar projetada para fora da borda do filme. Em craniocaudal, os tecidos da parte superior podem deslizar para fora do compressor, especialmente se a mama não for suficientemente elevada e não houver boa compressão.

A escolha da incidência adicional é feita em função do local onde há suspeita de lesão. Se o achado for visto em craniocaudal e estiver nos quadrantes externos, deve fazer CC exagerada; se o achado estiver nos quadrantes internos, fazer CC interna.

Se a lesão foi mostrada em craniocaudal, pode-se fazer a manobra rotacional para dentro ou para fora e mover a lesão na mesma direção. As lesões situadas nos quadrantes superiores internos vistas em craniocaudal são mais bem visualizadas na incidência CC reversa ou caudo-cranial, por aproximar a estrutura do filme. Quando a lesão for vista em OML, pode-se repetir o perfil, que também melhora a nitidez da imagem (Fig. 17-6).

INCIDÊNCIAS LOCALIZADAS

As incidências localizadas ou seletivas são projeções especiais com o objetivo de otimizar a visualização de área suspeita para estudar o contorno de uma imagem, uma distorção de arquitetura ou avaliar um foco de microcalcificações. É a compressão localizada *(spots)* ou a magnificação (MAG) e para obtê-las devem ser observadas por técnicas específicas.

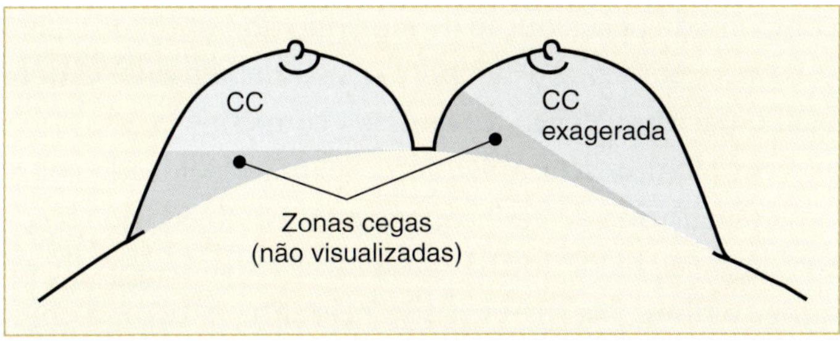

Fig. 17-6. Zonas cegas em CC, onde se dá prioridade à região medial da mama, que é excluída em OML. Em CCE, onde se priorizam os quadrantes laterais e prolongamento axilar. O OML deixa zona cega na área medial da mama, que deve ser explorada na CC.

Ampliação da imagem

A ampliação ou a magnificação (MAG) é um tipo de compressão localizada na qual é usado o artifício de ampliar a imagem do achado suspeito para melhorar a definição e permitir a melhor avaliação no contorno dessa imagem. Caso se pudesse ampliar a mama inteira, na certa se encontrariam mais cânceres, porque a ampliação reduz os ruídos e melhora a nitidez no contorno da imagem.

A ampliação é obrigatória no estudo das micros, na avaliação das margens das lesões nodulares e para avaliar área de distorção da arquitetura. Melhora a qualidade da imagem e avalia com mais precisão o contorno das massas, sobretudo nas lesões impalpáveis, na distorção arquitetural ou na assimetria focal, mostrando melhor resolução espacial. O técnico deve ficar atento para que a ampliação não tire a lesão do campo e colime para o tamanho do filme.

Também a ampliação é mais efetiva na avaliação do número, da forma e da distribuição das microcalcificações, que são mais bem visualizadas, podendo definir melhor a extensão da lesão intraductal, que não foram bem evidenciadas nas incidências básicas.

A ampliação é um tipo de distorção benéfica, que se obtém quando se aproxima o objeto (a mama) do ponto focal e o afasta do sistema receptor de imagem. Ocorre quando se reduz a distância entre a fonte e o objeto e se aumenta a distância entre o objeto e o filme. O fenômeno físico ocorre em virtude da divergência do feixe. Ocorre diminuição do ruído e aumento da nitidez da imagem, que é compensado pela redução do tamanho do ponto focal para 0,1 mm. Aumenta o tempo e consequentemente a dose para o paciente, devendo ser usada com critério.

Na técnica de ampliação, a mama é colocada sobre uma plataforma de acrílico, que afasta o objeto do receptor de imagem de forma que pouca radiação espalhada atinge o filme. Na MAG, a distância entre o foco e o objeto deve ser próxima a 30 cm, ou seja, reduz a distância à metade, e, por conseguinte, aumenta a dose em quatro vezes, seguindo o princípio da lei do inverso do quadrado da distância. Também é dispensado o uso da grade, aumentando assim as radiações dispersas.

Uma plataforma de magnificação é requerida para afastar o objeto do filme e aumentar entre 1,5 a 2 vezes o tamanho do objeto. Quanto menor for o ponto focal, maior será a ampliação da imagem. Ao se utilizar o foco de 0,2 mm, obtém-se uma ampliação de 1,5 vez e, com o foco de 0,1 mm, amplia-se a imagem em 1,8 vez o tamanho usual, porque o chamado foco fino ou microfoco faz compensar a nitidez geométrica. O aumento superior a este valor provoca o borramento da imagem pelo movimento, em decorrência do tempo prolongado, devendo o paciente permanecer imóvel durante a exposição.

A ampliação dispensa o uso da grade, que é prejudicial, porque prolonga a exposição, mas a massa de ar que separa a mama do filme *(air gap)* atua como técnica de afastamento e absorve parte das radiações dispersas antes que elas atinjam o filme.

Técnica de ampliação

- Usar a plataforma de ampliação para apoiar a mama, que não dispõe de grade e faz aproximar a mama do ponto focal e afasta-a do receptor.
- Colocar compressor próprio de 7,5 ou 10 cm.
- Regular o equipamento para o foco fino. Algumas unidades regulam de forma automática, quando se coloca a plataforma de ampliação.
- Colocar a célula fotoelétrica na posição correta.

Compressão seletiva

A compressão seletiva *(spot)* é útil para esclarecer os achados obscurecidos pelo tecido denso, reduzindo a espessura da área suspeita e favorecendo a separação dos tecidos mamários em torno da lesão, para ser avaliada com mais precisão. O *spot* permite maior compressão efetiva da área suspeita, que distingue melhor o contorno do nódulo obscurecido e pode mudar a categoria BI-RADS de 4 para 3, ou vice-versa. Pode ser executada em qualquer incidência, devendo preferir a craniocaudal, por aceitar manobras de rotação e permitir maior compressão localizada. A baixa compressão ou a presença de imagens obscuras pode mostrar uma área de maior densidade e simular um nódulo.

A compressão seletiva permite grande redução da espessura, espalhando os tecidos, melhorando o contraste e a nitidez das estruturas, separando as imagens reais das imagens de composição e reduzindo o efeito de somação.

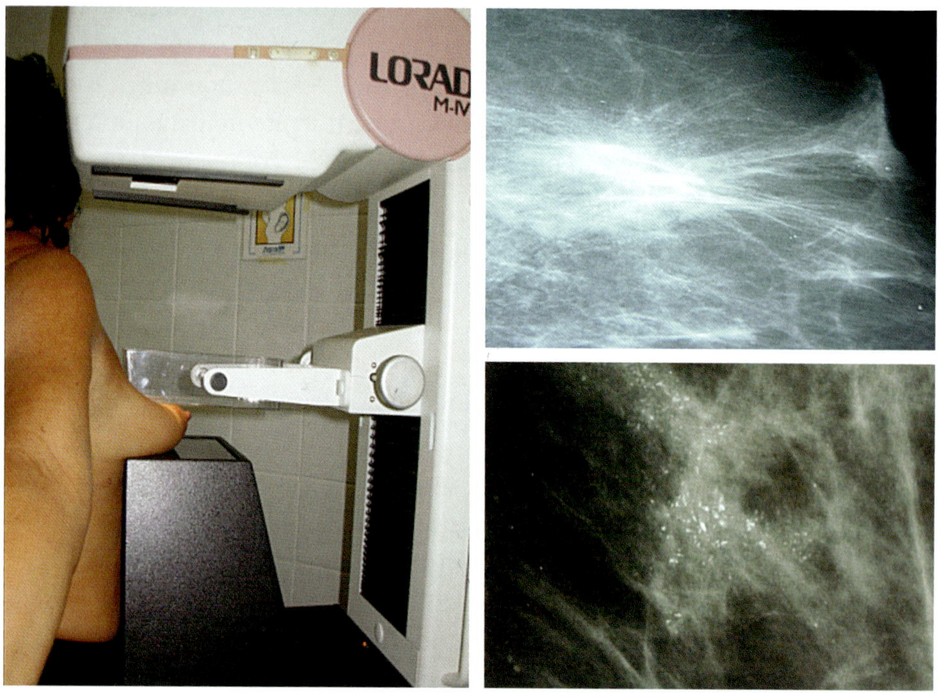

Fig. 17-7. Técnica de ampliação da imagem, que se obtém quando se reduz a distância entre o foco e o objeto e aumenta a distância entre o objeto e o filme. Esta manobra aumenta a nitidez da imagem, mas aumenta a dose. É obrigatória nas microcalcificações suspeitas.

O tecido mamário é mais depressível e se espalha durante a compressão, atenuando a densidade, ao contrário do nódulo que, por ser consistente, não se achata e persiste a imagem, podendo ainda a evidenciar.

A compressão seletiva pode ser combinada com a ampliação, que melhora a resolução espacial da imagem, entretanto, aumenta a dose e o desgaste do tubo. O *spot* ampliado é importante na distorção da arquitetura, porque aumenta a nitidez. Os compressores de tamanho menor e de forma redonda permitem maior compressão, reduzindo o borramento e dando melhor nitidez ao contorno da imagem.

A localização da lesão suspeita no quadrante é feita com relação à papila, que pode ser previamente medida em centímetros e marcada na superfície da mama, com tinta dermográfica, que vai orientar o técnico a aplicar a compressão no local de interesse. A manobra na massa palpável não mostrou benefício.

Na confecção do *spot,* o feixe deve ser colimado para o tamanho do filme, porque a compressão focal pode afastar a lesão para fora do campo. A lesão também pode ser mostrada fora do *spot* por erro do técnico em acertar o alvo, podendo eventualmente mostrar outros achados ainda não identificados (Fig. 17-8).

INCIDÊNCIAS COMPLEMENTARES

As incidências adicionais ou complementares são táticas em que se usam projeções diferentes das incidências básicas. Têm o intuito de esclarecer dúvidas e elevar a acurácia do método, podendo estar associadas a manobras com ou sem angulações do tubo.

São múltiplas táticas tais como craniocaudal exagerada (CCE); craniocaudal reversa ou caudo-cranial (CCR); mediolateral ou perfil externo (ML ou P); lateromedial ou perfil interno (LM ou P); craniocaudal interno (CCI); Cleópatra (ou CCE); clivagem ou dupla compressão; axilar (AXI); manobras angulares, manobras rotacionais (MR ou Roll); manobras tangenciais (MT) e triangulações. Estão inclusas neste grupo as técnicas especiais executadas manualmente, como a mama masculina ou a feminina quando muito pequena e mama com implante de silicone, nas quais se impõem técnicas manuais (Fig. 17-9).

Craniocaudal exagerada (CCE)

É uma visão que permite visualizar as lesões dos quadrantes externos, incluindo aquelas situadas profundamente e no prolongamento axilar. Em virtude da curvatura da parede torácica, haverá sempre exclusão de tecido da área de projeção, resultando em zona cega, mal exposta na parte externa em CC.

A CCE está indicada nas lesões vistas em OML profundo ou no prolongamento, que não aparecem em craniocaudal; quando a CC não mostra bem o quadrante externo; quando há suspeita de lesão na cauda axilar e na avaliação da mama operada com esvaziamento axilar.

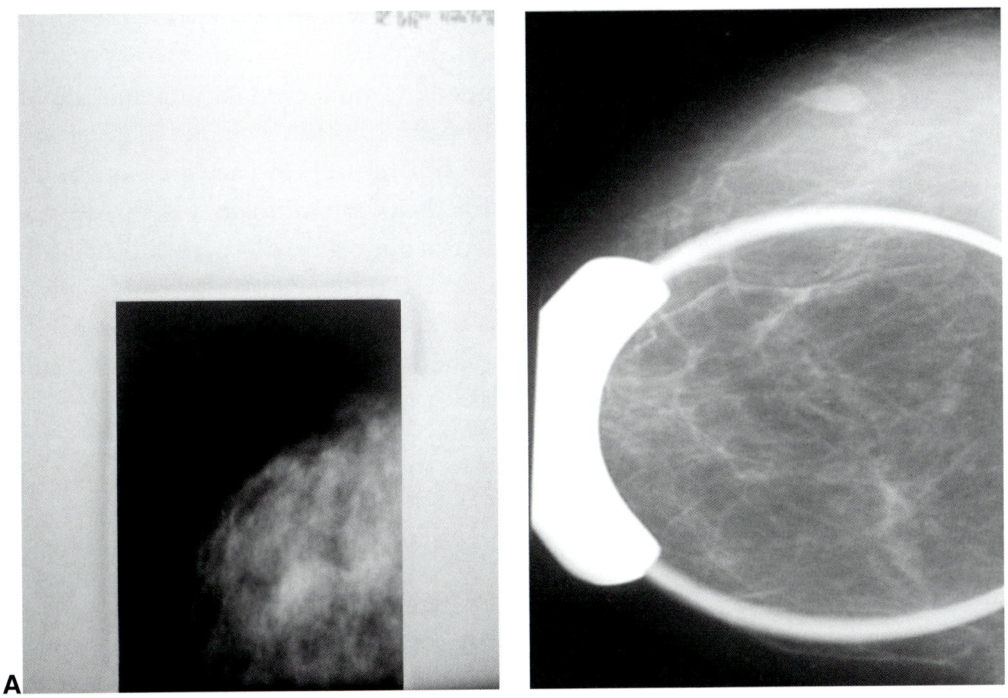

A B

Fig. 17-8. Incidências localizadas. (**A**) Compressão localizada *(spot),* onde o campo de radiação não foi colimado para o tamanho do filme e vai ofuscar a visão do radiologista. (**B**) *Spot* colimado para o tamanho do filme, mostrando o nódulo fora da área de compressão, que poderia passar despercebido.

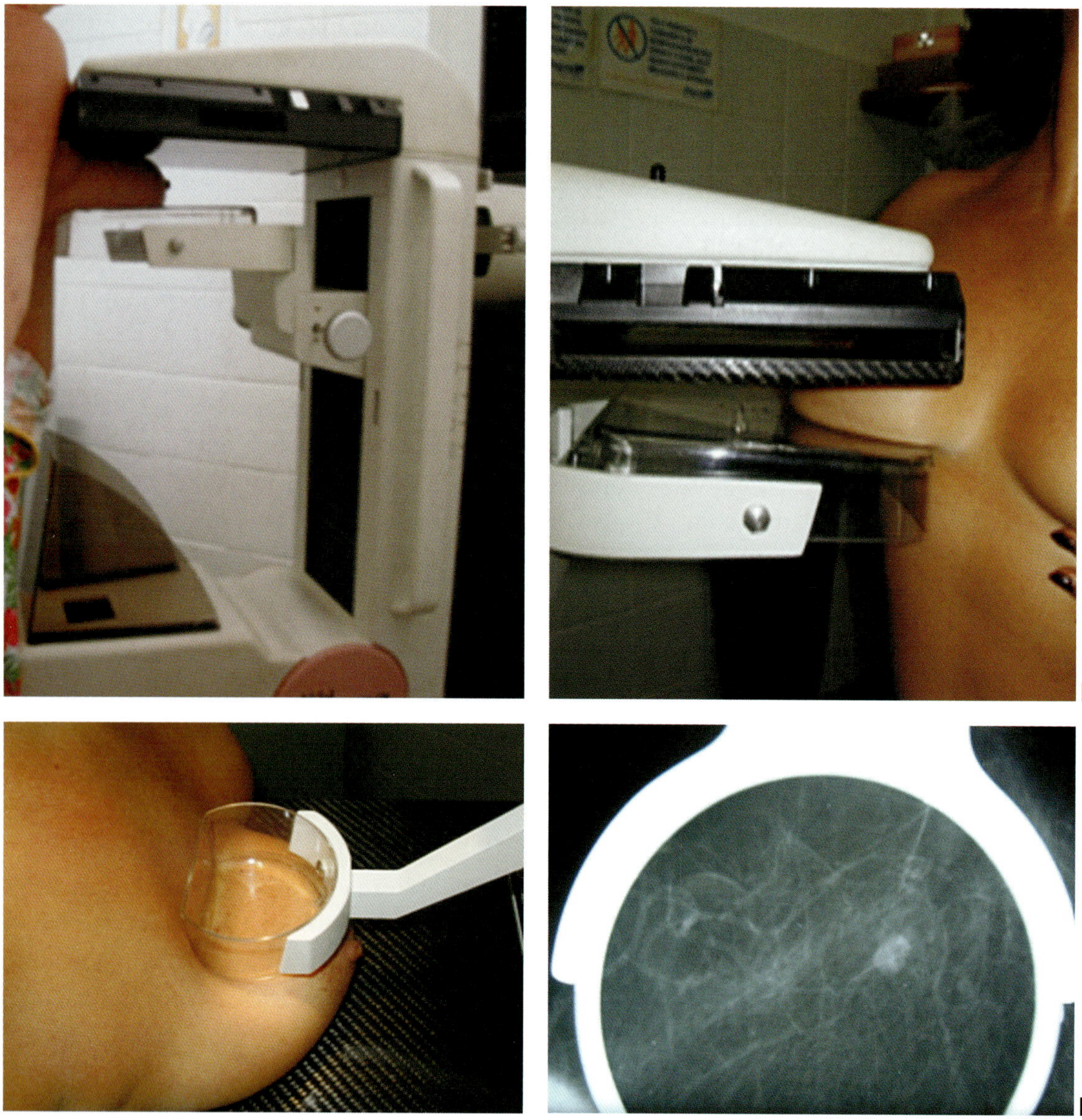

A B C D

Fig. 17-9. Incidências complementares. (**A** e **B**) Craniocranial reversa (CCR), na qual se observa rotação de 180° da ampola. O compressor em baixo e o *bucky* em cima. (**C** e **D**) *Spot* em CC com compressor circular e a imagem mostrando um pequeno nódulo.

Técnica

O tubo deve ser angulado entre 5 e 10 graus, expondo apenas a parte externa da mama e o prolongamento axilar, incluindo o grande peitoral.

Pode também posicionar o paciente em CC e rodar o tubo até que a parte externa da mama repouse sobre o *bucky*. Se o ombro estiver no trajeto do feixe, pode-se fazer pequena rotação no tubo para afastar a cabeça do úmero da área de projeção.

Manter os demais princípios e manobras.

Cleópatra ou prolongamento axilar

A incidência "Cleópatra" é usada para mostrar todo o prolongamento axilar e a região lateral da mama. É aplicada no quadrante superior lateral, na presença de assimetria focal, para uma desfazer uma eventual superposição das estruturas. A Cleópatra substitui a craniocaudal exagerada, porém o tubo fica vertical e o paciente é quem faz a rotação, ficando inclinado em torno de 10 graus, debruçado sobre o *bucky*, para que o feixe caia perpendicular sobre a mama. Imita a posição de Cleópatra (semideitada no divã) e se destina a expor a região externa da mama. Com os equipamentos modernos, esta manobra foi substituída pela craniocaudal exagerada, na qual quem roda é o tubo e o paciente permanece na vertical.

Técnica

O tubo deve estar vertical e perpendicular à mama e o paciente de frente para o receptor, com ligeira inclinação para o lado que se deseja radiografar, para deixar o quadrante externo e cauda axilar em contato com *bucky*.

O braço do lado irradiado é colocado atrás do *bucky* com o cotovelo fletido e repousado sobre o suporte do tubo.

Puxar a cauda axilar para fora, afastando-a da parede torácica, e colocar sobre o cassete, segurando com a mão enquanto aplica a compressão de forma lenta.

Demais manobras, inalteradas

INCIDÊNCIA PERFIL

O perfil pode ser feito em mediolateral ou lateromedial, conforme a localização do achado. Quando a lesão está localizada nos quadrantes mediais, usa-se a projeção lateromedial e quando o achado está nos quadrantes laterais, a mediolateral. Estas táticas visam aproximar a lesão do receptor e melhorar a nitidez no contorno da imagem.

Mediolateral ou perfil externo

É o perfil absoluto com raios horizontais ou 90 graus, em que o feixe é direcionado de dentro para fora e o receptor é colocado na borda externa da mama. Deve mostrar toda a mama sem necessariamente expor o prolongamento axilar, sendo a incidência adicional mais usada. É usado quando a lesão é vista em OML e nunca em craniocaudal (Fig. 17-1). É útil para diferenciar se a lesão é real ou trata-se de superposição de tecido, de artefato no filme ou na pele, como também para mostrar sua localização exata na mama, por mostrar uma relação tridimensional.

Indicação. O perfil é útil para caracterizar a precipitação de cálcio intracístico, avaliando a mobilidade gravitacional do cálcio líquido no interior do cisto. Neste caso, a imagem deve ser ampliada para mostrar melhor os detalhes. Esta incidência pode ser substituída por uma oblíqua, com uma angulação inferior a 90 graus, que também pode fornecer estas informações. Também é útil para localizar e triangular as lesões impalpáveis (atualmente substituída pelos procedimentos esteotáxicos), para triangular as lesões com a visão craniocaudal, localizar para biopsia e tangenciar os achados.

- Está indicada em mamas submetidas à cirurgia conservadora e esvaziamento axilar, já que a axila foi esvaziada. Conduta ainda controvertida.
- Para avaliar o posicionamento do fio metálico, após marcação pré-cirúrgica de lesões não palpáveis.
- O perfil 90 graus avalia se a imagem está localizada na região medial, central ou lateral da mama. Quando em perfil lateral, a lesão se desloca para cima com relação ao mamilo ou está mais alta que na OML, e se conclui que a lesão está na região medial da mama, caso contrário, se ela se desloca para baixo com relação à papila, indica que a lesão está na região lateral e, finalmente, se a lesão não muda com o perfil com relação à oblíqua mediolateral, é porque está na região central da mama.

Técnica

- Rodar o tubo em 90 graus com o feixe horizontal e perpendicular à mama no sentido medial para lateral, com o filme próximo aos quadrantes externos.
- Elevar a mama para a frente e centralizar o mamilo paralelo ao filme.
- Colocar o paciente de frente para o *bucky*, elevando o braço do lado examinado em 90 graus para retirá-lo do campo de radiação.
- Posicionar o *bucky* no cavo axilar em frente ao músculo grande dorsal.
- Puxar a mama e o músculo grande peitoral no sentido cranial e medial, afastando da parede torácica.
- Abrir o ângulo inframamário, afastando o tecido abdominal para baixo.
- Rodar o paciente e aplicar a compressão até a mama ficar tensa e a pele bem esticada.
- Demais manobras, inalteradas.

Lateromedial, perfil interno ou *contact* (LM ou PI)

Indicado para o estudo das lesões nos quadrantes internos, principalmente próximas ao esterno, que são pouco vistas em OML. O feixe reduz a distância entre a lesão e o filme, reduzindo a deformidade geométrica. Reduz o borramento da imagem e melhora a visualização das lesões mediais. Como o nome indica, a compressão se faz a partir da linha axilar posterior em direção ao esterno e deve incluir, sempre que possível, o prolongamento axilar. É útil para mostrar as lesões mediais e fazer triangulações. O detector de imagem fica sobre o esterno e o tubo do lado externo, rodado em 90 graus.

Técnica

- Paciente de frente para o *bucky*, braço do lado examinado elevado, fazendo 90 graus com o tórax e apoiado no *bucky*.
- O cotovelo deve estar fletido, repousando sobre a borda externa do *bucky*.
- Rotação do tubo em 90 graus, com feixe perpendicular à mama, com o *bucky* posicionado sobre o esterno.

- Colocar o filme próximo aos quadrantes internos e posicionar o paciente de frente para o *bucky*, com o tórax inclinado sobre o receptor.
- Mover a mama e o músculo GP para a região medial em direção ao esterno e imprimir a compressão até a mama ficar tensa.
- Centralizar a mama com o mamilo paralelo ao filme.
- Abrir o sulco inframamário, afastando o tecido abdominal para baixo.
- Demais manobras, inalteradas.

Clivagem

A clivagem CV *(cleavage view),* incidência do vale ou dupla compressão é uma projeção craniocaudal que comprime e radiografa de forma simultânea os quadrantes internos de ambas as mamas.

Está indicada para estudar as lesões profundas das regiões posteriores e médias das mamas, especialmente se estiverem localizadas nos quadrantes inferiores próximos ao esterno. Também é útil para esclarecer uma assimetria vista em OML que não foi bem mostrada em craniocaudal (Fig. 17-10).

Técnica

- A posição é semelhante à craniocaudal, com tubo vertical e feixe perpendicular à mama.

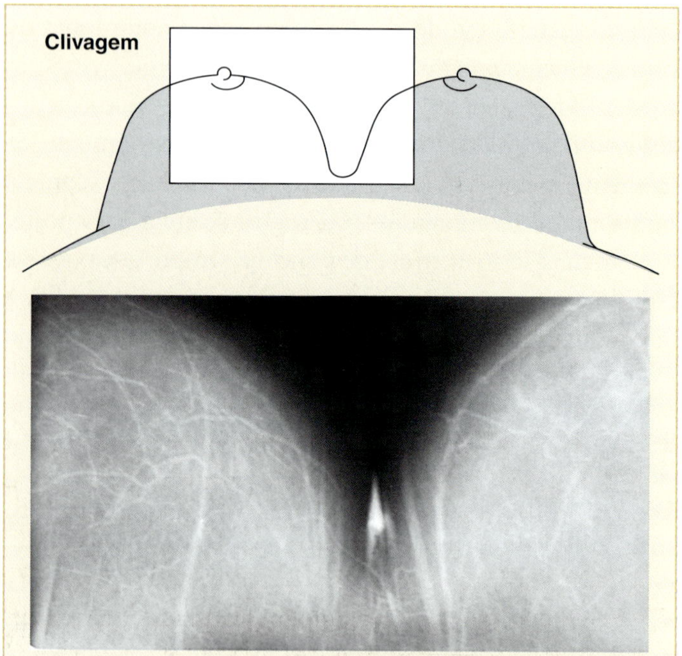

Fig. 17-10. Incidência clivagem, onde se comprimem os quadrantes mediais para estudar lesões situadas nos quadrantes inferiores mediais.

- Centralizar as duas mamas sobre o *bucky*, dando ênfase à exposição dos quadrantes internos. Tubo vertical e feixe perpendicular à mama.
- Elevar o sulco inframamário em 90 graus.
- A cabeça do paciente deve estar fletida para o lado oposto da mama em estudo.
- A técnica deve ficar posicionada atrás do paciente ou em frente a este do lado a ser estudado.
- Puxar todos os tecidos dos quadrantes mediais de ambas as mamas para o *bucky.*
- A fotocélula deve ficar posicionada sob a área de interesse, evitando deixá-la no espaço intermamário que, por conter ar, induz a uma avaliação incorreta pelo exposímetro, levando a uma subexposição.
- Se desejar, pode usar a técnica manual, deixando a fotocélula no espaço intermamário.

Axilar AX

Projeção utilizada para avaliar as lesões da cauda axilar e os linfonodos axilares baixos (níveis 1 e 2) não vista em OML. Quando as incidências básicas da mamografia eram CC e perfil, era rotina fazer a incidência axilar. Com o uso da incidência OML, que mostra bem a axila, a incidência axilar passou para complementares.

Hoje é usada manualmente com compressão nos pacientes com massas axilares volumosas ou no prolongamento axilar, quando há lesão palpável para avaliar o prolongamento axilar.

Na incidência axilar não é obrigatória a inclusão de toda a mama e sim da região axilar. A manobra axilar sem compressão é usada, também, nas axilas esvaziadas, na mama reconstruída e, excepcionalmente, nas mastectomizadas. Tem o uso atual para melhor avaliação morfológica dos linfonodos e em pacientes com pequenos tumores que vão fazer biopsia de linfonodo-sentinela.

Rotação do tubo em 45 graus com feixe mediolateral incluindo costelas e cabeça do úmero.

Paciente com braço elevado em 90 graus e *bucky* colocado no cavo axilar, diante do músculo grande dorsal.

TÉCNICAS MANUAIS

Manobras angulares

A manobra angular consiste em realizar incidências variando a angulação no tubo em torno de 20 graus, com relação à incidência inicial. O objetivo é dissociar as estruturas para diferenciar um nódulo da superposição de estruturas. Marcar no filme a angulação utilizada, conforme convenção.

Colocar o tubo na posição que se deseja estudar com 10 a 20 graus para a direita ou para a esquerda.

Manobras rotacionais

As rotações são usadas sempre que a lesão for mostrada apenas em CC, para afastar as estruturas que se superpõem a um nódulo, borrando seu contorno. A rotação é feita na mama e não no tubo, sendo útil para dissociar as estruturas e afastar o efeito de somação. Consiste em realizar a rotação da mama em torno do seu próprio eixo, apenas deslizando e deslocando o parênquima no sentido lateral (RL) ou no sentido medial (RM), para espalhar os tecidos superpostos e avaliar se a imagem é real. Pode-se obter o mesmo efeito com a rotação do tubo em 20 graus, mudando o ângulo da incidência, desde que altere a orientação do feixe com relação à mama. A rotação também pode ser executada no sentido anteroposterior, desde que se consigam dissociar as estruturas do nódulo. As manobras de rotação da mama estão indicadas nas assimetrias e podem substituir a compressão localizada *(spot)* para avaliar se o aumento da densidade corresponde à densidade em desenvolvimento ou à superposição de tecido fibroglandular. Tem a vantagem de evitar a troca de compressor com perda de tempo.

Deve ser realizada em CC, deslocando os quadrantes superiores. Se a lesão estiver localizada em um dos quadrantes superiores ela se desloca no sentido da rotação, enquanto as lesões dos quadrantes inferiores tendem a mover-se no sentido oposto ou ficarem indiferentes. O filme deve ser marcado indicando o sentido da rotação (Fig. 17-11).

Técnica

Com as mãos espalmadas rodam-se as mamas para dentro ou para fora e se efetua a compressão.

Manobras tangenciais

As manobras tangenciais (TAN) consistem em fazer projeções com feixe tangenciando a mama marcada, com o objetivo de diferenciar se as imagens são cutâneas ou intraparenquimatosas. Esclarecem se as calcificações visualizadas na mamografia estão localizadas dentro do parênquima ou se estão na pele, bem como avaliam se a massa obscurecida pelo tecido denso corresponde ao nódulo palpável que foi previamente marcado.

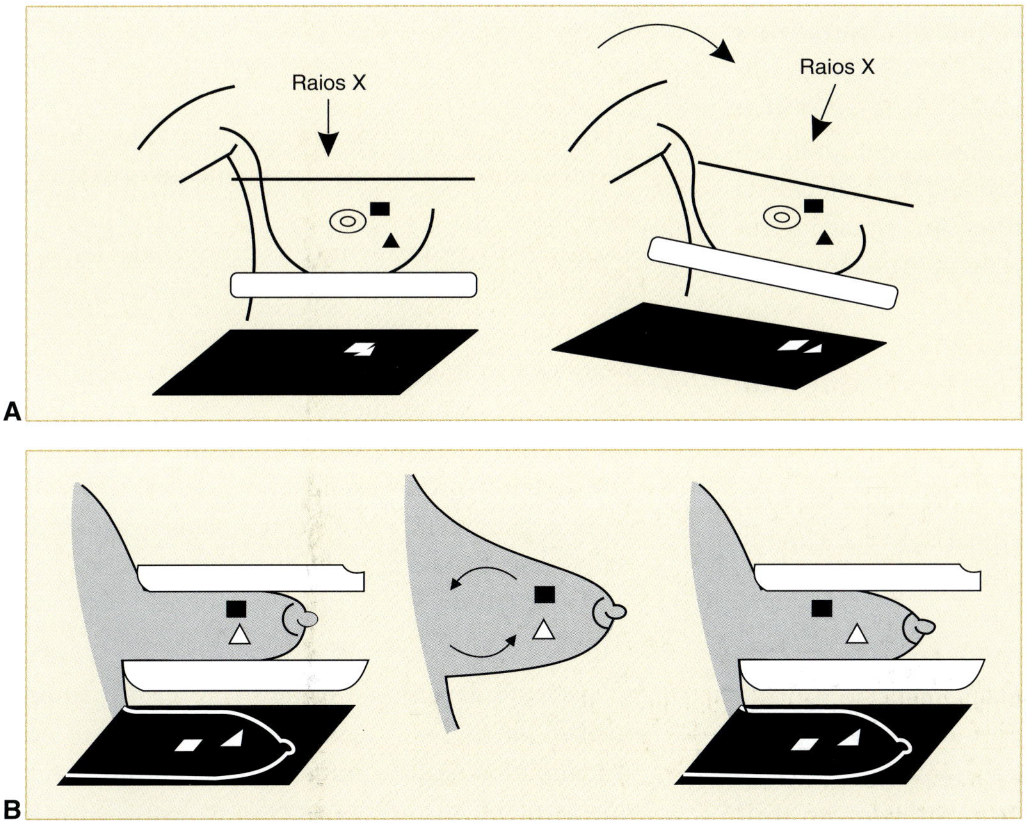

Fig. 17-11. (**A**) Manobra rotacional, onde a mama é rodada para a direita ou para a esquerda para afastar as estruturas que borram o contorno do nódulo. (**B**) A mama foi rodada no sentido anteroposterior. (Imagens cedidas de Kopans, modificada.)

A manobra tangencial consiste em marcar as lesões palpáveis obscurecidas pela densidade ou avaliar os achados mamográficos, como calcificações dérmicas, lesões de pele (cicatrizes, cistos sebáceos, nevus e cosméticos contendo sais metálicos), que se localizam na pele, mas se projetam para dentro do parênquima e simulam nódulos ou microcalcificações. Pode ser útil quando o ultrassom mostra um nódulo e a marcação define se aquela imagem é a mesma vista na mamografia.

A marcação deve estar colocada no local correto da mama e é executada com o auxílio de um compressor fenestrado tipo alfanumérico ou estereotaxia, utilizando um marcador radiopaco. O marcador deve ser colocado sobre a pele da calcificação suspeita e a mama deve ser posicionada para CC ou ML e rodada até que o marcador apareça no campo luminoso.

O tubo deve ser rodado até que o feixe de raios X incida tangencialmente sobre a massa palpável ou área marcada, para demonstrar se as calcificações estão localizadas na pele.

MANOBRAS ESPECIAIS

Manobra de Eklund

A mamografia no paciente que fez mastoplastia de aumento com inclusão de implante de silicone representa um desafio técnico para executar o procedimento e para interpretar a imagem, especialmente se o implante for retroglandular. Deve ser executada pelo médico de forma manual, pelo risco de ruptura da prótese, aplicando um regime especial de exposição em função da densidade e da espessura da mama. Quando a prótese está situada retromuscular não oferece dificuldade e permite melhor visualização do parênquima mamário.

A manobra de Eklund é executada movendo a prótese para trás, de encontro ao tórax, ao mesmo tempo em que puxa a mama para a frente, permitindo a inclusão de mais tecido no campo, aplicando a compressão apenas do tecido mamário. A manobra deve ser precedida das incidências básicas de rotina, com compressão leve, incluindo o implante, podendo substituir a OML por um perfil de 90 graus.

Na técnica manual usa-se uma kV entre 25 e 27 kV com uma mAs de 40 a 60 se a prótese for retroglandular, e de 60 a 80 mAs se a prótese for retromuscular. A incidência retromamária, onde se utilizava alta voltagem (35-40 kV), está abolida.

A execução da mamografia fica dificultada na presença de contratura capsular, por falta de elasticidade da pele e pela pouca compressibilidade do implante. Neste caso, a mama mostra-se endurecida, com paredes abauladas e onduladas ou com massas irregulares. O diâmetro anteroposterior da mama é maior que o transversal. O implante fica aderente ao parênquima, que indica ruptura da cápsula externa do implante. Na contratura capsular deve-se evitar o procedimento, porque a prótese está fixa e o deslocamento posterior fica prejudicado (Fig. 17-12).

Caudocranial (CCR)

É a craniocaudal reversa usada como opção nas mamas muito pequenas, para estudar as lesões na região superior da mama, e opcional na mama masculina e na mama pequena. Na CCR, o equipamento deve ser rodado em 180 graus e o feixe de raios X projeta-se no sentido podocefálico.

Pode ser opcional nos pacientes com marca-passo, quando este estiver implantado na área de compressão, apesar de não haver contraindicação formal. A proibição é apenas para a ressonância.

Melhora a visão das lesões nas regiões superiores da mama ao aproximar a lesão do filme. Ao colocar a parte superior da **mama em contato com o *bucky*, reduz a distância entre o nódulo e o filme e aumenta a nitidez da imagem.**

Indicação

- Massa palpável na parte alta da mama, especialmente no quadrante medial, que é pobremente visto em CC convencional.
- Execução do agulhamento pré-cirúrgico das lesões de localização inferior, que fornece um trajeto mais curto para colocar a agulha.
- Mama masculina para maximizar a quantidade de tecido presente na mamografia.
- Pacientes com ascite, abdômen globoso ou gestação tardia, marca-passo proeminente e deficiências como cifose e peito escavado e mamas pequenas, que têm dificuldade de execução da mamografia.

Técnica

- O paciente deve postar-se de frente para o equipamento.
- Rodar o tubo em 180 graus de forma que *bucky* fique em contato com a região superior da mama e os raios

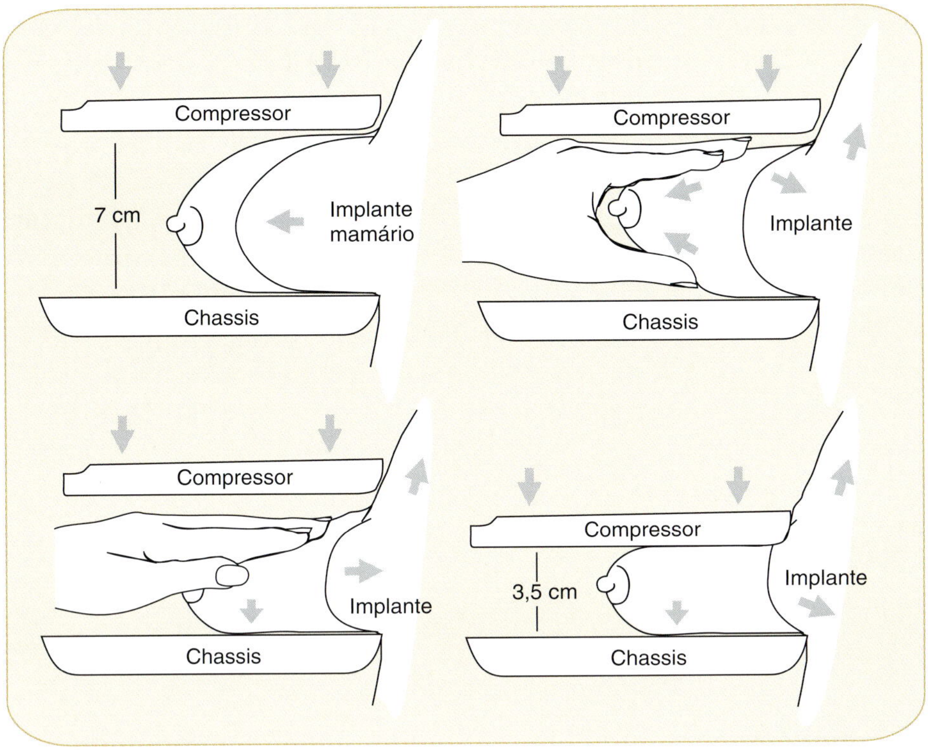

Fig. 17-12. Manobra de Eklund, executada nos implantes retroglandulares, onde se move o implante para traz, enquanto se puxa a mama para a frente.

fiquem direcionados verticalmente de baixo para cima (sentido caudocranial) (Fig. 17-9).

- Colocar o filme sobre os quadrantes superiores próximo à lesão.
- Puxar a mama afastando da parede torácica, elevar o sulco inframamário e executar a compressão manual de forma lenta e gradual.

Mama masculina

Devem-se fazer as incidências básicas seguindo a mesma sistemática da mama feminina pequena. Quando muito pequena, pode-se utilizar a CCR (craniocaudal reversa), que maximiza a quantidade de tecido mamário, devendo rodar o equipamento em 180 graus para que o feixe se dirija de baixo para cima. A incidência OML permanece inalterada. Deve-se usar o auto kV, mas se manual usar 25 kV e mAs de 50, com variação de 20% para mais ou para menos.

Pacientes mastectomizados

Pode-se fazer a incidência de plastão com projeção em OML ou perfil, sem ou com baixa compressão, tendo pouca ou nenhuma utilidade. A imagem na mastectomizada é controversa e não é feita de rotina, mas pode ser usada para avaliar lesão residual, recidiva local na parede torácica ou avaliar a presença de nódulo axilar. Pode-se colocar o *bucky* em 90 graus, com o paciente de costas para o filme.

Mamas reconstruídas

Não devem ser radiografadas, exceto na presença de eventuais nódulos.

Capítulo 18

TÉCNICA MAMOGRÁFICA RADIOLÓGICA

Alcides Ferreira Santos

CONCEITO

A técnica radiológica é a escolha adequada dos parâmetros técnicos de exposição como a voltagem, a amperagem e a combinação alvo-filtro, em função da espessura, da densidade e do tamanho da mama a ser radiografada. Envolve ainda a técnica de posicionamento e engloba a radiologia geral e suas técnicas específicas para órgãos e sistemas. A qualidade da imagem que aumenta a possibilidade de diagnóstico, depende de boa técnica, da escolha dos equipamentos e do tipo de processamento.

Quando o operador seleciona a técnica para um procedimento radiológico, está ajustando a qualidade e a quantidade dos raios X e o tempo de exposição, em função da voltagem e da corrente aplicadas no tubo. A voltagem determina o poder de penetração do feixe, enquanto a corrente determina a intensidade deste.

A mamografia é um exame que utiliza baixa kV e alta mAs para gerar alto contraste e boa definição da imagem, necessários para visibilizar as estruturas que compõem a mama, que têm atenuação e densidades semelhantes. Para cada tipo de mama existe uma voltagem, uma amperagem e uma combinação anodo-filtro que, quando combinadas, geram um excelente resultado em termos de contraste da imagem com menor dose. A escolha da voltagem é feita em função do contraste do objeto e da patologia, enquanto a corrente é selecionada em função do tamanho da mama e do tipo de filme.

Princípios

O objetivo do radiodiagnóstico é tornar visíveis as estruturas no interior do corpo. Para isto é fundamental a escolha correta dos equipamentos, incluindo o sistema receptor de imagem, o processamento e a seleção correta dos parâmetros técnicos pelo operador.

Também devem-se considerar o tipo de filme em uso e o tipo de patologia a ser estudada. A escolha da técnica radiológica envolve não somente o domínio dos parâmetros técnicos, como voltagem, amperagem e material do anodo, mas também das condições físicas da mama, como tamanho, densidade e espessura, que influenciam na qualidade de imagem, sem esquecer a importância do fator compressão.

Na técnica manual, o operador deve proceder a escolha dos valores da kV, da mA e do tempo de exposição de forma a compensar as variações da espessura e da composição do órgão que se quer radiografar, no caso específico da mama. Na prática diária, a escolha é empírica, com base na espessura, no tamanho e na higidez da mama, mas requer conhecimento sobre a produção dos raios X e a interação destes raios com a matéria.

Para a formação de boa imagem radiográfica, o operador deve ajustar os parâmetros de exposição para o tipo de filme em uso, para evitar repetições de incidências com aumento dos custos e da dose para o paciente. A exposição e a imagem de boa qualidade são determinadas pela escolha dos equipamentos e pelo ajuste dos parâmetros técnicos, como tempo de exposição, voltagem, amperagem e compressão. Este ajuste oferece certa dificuldade, sobretudo nas técnicas manuais, e depende do tipo e da espessura da mama que se quer radiografar.

Os equipamentos modernos ajustam automaticamente os parâmetros técnicos, de forma precisa, levando em conta a espessura da mama comprimida. Na alta kV, o equipamento seleciona todos os parâmetros de forma à assegurar um balanço entre a dose e a qualidade de imagem. Um dos parâmetros de qualidade é a densidade óptica ou o grau de enegrecimento do filme que traduz a radiação que chega ao filme, que é regulada pelo controle automático de exposição (CAE).

Na técnica manual, estes parâmetros podem ser manipulados em circunstâncias especiais, sempre respeitando os princípios técnicos de voltagem, amperagem e tempo de exposição, bem como a escolha correta do material do anodo e do filtro disponível no equipamento. Deve existir, fixada no painel de controle, uma tabela de referência, fornecendo o regime de exposição para cada procedimento. A seleção correta dos parâmetros técnicos tem efeito direto na interação das radiações com as estruturas que compõem a mama e ajuda a produzir uma imagem rica em detalhes, que visualize bem as estruturas de interesse e os sinais indiretos de patologia.

O técnico em radiologia torna-se "os olhos e as mãos do radiologista", devendo ter conhecimentos sobre física das radiações, técnica mamográfica e entender o que é densidade e contraste do objeto, porque em função destes parâmetros é selecionado o regime de exposição, como a kV, a mAs e a combinação anodo-filtro.

Quando o técnico seleciona um regime incorreto de exposição, induz o médico ao erro, porque reduz a probabilidade de detectar as estruturas de baixo contraste. A interpretação errônea da imagem pode trazer dano irrecuperável para o paciente, com consequências. O falso-positivo leva a uma cirurgia desnecessária, enquanto o falso-negativo, pode postergar um procedimento cirúrgico, perdendo o momento ideal e as chances de cura para o paciente.

Interação dos raios com a mama

Os raios X ao penetrarem no organismo podem interagir com a matéria com absorção total, que aumenta dose absorvida. Pode ocorrer absorção parcial e desvio dos demais (espalhamento dos fótons) ou transfixar o objeto sem se desviar ou absorver (não interage) e alcançar o filme. Estes últimos raios, que correspondem apenas a 5% do feixe, são responsáveis pela formação da imagem radiográfica. O percentual de raios que alcança o receptor de imagem está relacionado com a voltagem e com o tipo de material do anodo. Também tem relação com a distância entre o ponto focal e o receptor, que obedece a lei do inverso do quadrado da distância. Se esta distância é modificada, deve ser selecionado novo valor da mAs para se obter a mesma densidade óptica. Uma referência a esta afirmação é o fato de que o ato de dobrar a distância implica em quadruplicar a mAs para se obter a mesma exposição no filme.

A boa qualidade da imagem é aquela que permite o maior número de informações diagnósticas com o mínimo de dose. Para conseguir uma boa imagem, com baixa dose, o técnico precisa controlar as interações dos fótons com a mama. Esta interação depende da voltagem aplicada ao tubo e do tipo de material do anodo. O técnico deve entender estes parâmetros para avaliar o regime ideal de voltagem e amperagem e selecionar a melhor combinação anodo-filtro para aquela mama. A absorção dos raios tem relação direta com a densidade e a espessura do objeto e inversamente com a qualidade dos raios. A densidade também tem relação com a espessura do objeto. A parte branca do filme, que traduz a área densa da mama, significa que ela absorveu os raios, enquanto a parte escura, que traduz a região gordurosa da mama, significa que os raios ultrapassaram a glândula.

A interação depende da qualidade dos raios. Esta interação tem impacto na dose, na qualidade e na utilidade da radiografia. O *quantum* de energia do fóton tem relação com o número atômico do anodo e com a voltagem aplicada ao tubo. O conhecimento destes conceitos aumenta a habilidade do técnico em obter uma imagem diagnóstica de alta qualidade com menor dose. Se os fótons forem de baixa energia, serão todos absorvidos e não chegarão ao filme, apenas aumentarão a dose. Se os fótons forem de alta energia, sofrem espalhamento, dispersam as radiações e reduzem o contraste da imagem. O técnico deve conhecer os tipos de interações que vão predominar naquela exposição, para selecionar os parâmetros de forma correta e alcançar um ponto de equilíbrio.

Dose absorvida

Quando as radiações atravessam o organismo, os raios podem ser absorvidos, espalhados e transfixar as estruturas sem interagir.

A dose absorvida representa os raios X que ficam retidos no corpo e representa a energia depositada no organismo.

Esta energia é medida em Gray (Gy), antigamente chamada RADS, sendo 1 Gy = 100 R. A dose absorvida pelo paciente deve ser a menor possível, compatível com uma boa qualidade de imagem. A qualidade da imagem e a dose têm relação com a voltagem. A baixa voltagem dá bom contraste, mas eleva a dose, já a alta voltagem reduz a dose, mas reduz também o contraste por espalhamento dos raios, caindo a qualidade da imagem. Em mamografia digital pode-se reduzir a dose por aumento da voltagem, sem prejuízo do contraste, que pode ser manipulado no monitor.

A dose glandular média (DGM) é a dose de exposição na entrada da pele da mama, que é importante pelo eventual risco de carcinogênese induzido pela mamografia. O Ministério da Saúde estabeleceu como nível máximo de referência em mamografia o valor de 10 mGy para dose de entrada na pele para uma mama comprimida a 4,5 cm, na projeção craniocaudal com grade antidispersiva, usando o anodo e o filtro de molibdênio. O programa de credenciamento adotado pelo Colégio Americano de Radiologia estabeleceu que a dose glandular média deve ser inferior a 3 mGy ou 0,3 RADs por imagem mamográfica, para uma espessura de 4,5 cm com grade antidispersiva, utilizando um simulador de mama.

Existe uma relação direta, mas não linear entre a densidade óptica do filme com a DGM. A densidade óptica é determinada pela corrente (medida em miliampere) aplicada ao tubo na unidade de tempo, medida em segundos (mAs). Sempre que aumenta a amperagem, aumenta a densidade e obrigatoriamente aumenta a dose absorvida. Para se obter uma DO de 0,9; a DGM é 1,27 mGy, mas quando se eleva a densidade para 1,3 DO, que é próximo ao ideal, a dose glandular média alcança 1,70 mGy.

Fatores que influenciam a dose

Os fatores que afetam a dose absorvida estão relacionados com a voltagem, a amperagem, o tipo de material do anodo, o tipo e a espessura do filtro usado, com a distância entre o ponto focal e o objeto a ser radiografado, bem como com a eficiência do *écran* em emitir luz e com a velocidade do filme.

A dose pode ser reduzida pela otimização da combinação a entre voltagem aplicada ao tubo e a combinação do tipo de material do anodo com o material usado na filtragem do feixe. Usando a combinação Mo/Rh, obtém-se uma redução de 25% da dose, se comparado com a combinação Mo/Mo, mas para determinada espessura a dose é menor com a combinação Rh/Rh do que com a Mo/Mo. A redução pode ser de 50% se usar a combinação W/Rh ou Rh/Rh, apesar do prejuízo na qualidade. Para uma espessura do objeto entre 6 e 8 cm, a pista de tungstênio oferece vantagem com relação ao anodo de molibdênio, reduzindo a dose em 50%, devido ao fato de os raios serem mais energéticos e consequentemente menos absorvidos e impressionarem o filme mais rapidamente.

Espessura da mama

A espessura e a composição da mama são fatores que afetam a exposição aos raios X e devem ser levadas em consideração. As mudanças da espessura da mama podem ser compensadas alterando a voltagem e a amperagem, que são manipuladas em função do volume e da composição da mama.

A faixa de kV para o sistema filme-*écran* varia de 22 a 32, mas habitualmente se trabalha entre 25 e 28 e só raramente com 30 kVp, dependendo da espessura e da composição do tecido mamário, bem como do material do alvo, do filtro e do tempo de exposição. A mama densa, grande e com espessura maior que 7 cm, precisa de raios mais energéticos para ultrapassar o parênquima e impressionar o filme. Então, deve-se elevar a kV ou usar o anodo de molibdênio com filtro de ródio (Mo/Rh). Se disponível, o ideal seria usar o anodo e o filtro de ródio (Rh/Rh).

Nas mamas intensamente densas e espessas podem-se utilizar os anodos de ródio ou tungstênio, que são ainda mais energéticos, combinados com o filtro também de ródio, que absorve os raios de baixa e alta energia do feixe (Rh/ Rh ou W/Rh). Tem um efeito positivo na redução da dose, mas efeito negativo na redução do contraste, importante no sistema analógico.

Já as mamas delgadas, menos densas, firmes e pouco espessas (3-5 cm), a melhor imagem é obtida com o anodo de molibdênio e filtro também de Mo (combinação Mo/Mo), com 25 kVp. Esta combinação dá melhor qualidade e mostra as estruturas de baixo e alto contrastes, aumentando a probabilidade de mostrar lesões sutis.

Na mama delgada e gordurosa (< 2,5 cm) independente da densidade, a melhor combinação é Mo/Mo com baixa kVp (22-25), mesmo com o aumento da dose. Na mama pequena, delgada e gordurosa se executada forte compressão pode fazer mamografia sem grade, com baixo kVp (20-22). Neste caso, pode-se retirar o *bucky* e colocar o chassi diretamente sobre o suporte inferior do braço, que reduz a dose e melhora o contraste da imagem (Quadro 18-1).

Material do anodo

A densidade semelhante nas diversas estruturas que compõem a mama dá um baixo contraste na imagem, que é

Quadro 18-1. Influência do material do anodo e da espessura da mama sobre a dose e o contraste

Material	"Z"	Espessura da mama	Energia do feixe	Espectro	Radiações dispersas	Dose	Contraste da imagem
Mo	42	< 5 cm	Baixa	18-20 keV	++	++++	Alto
Rh	45	5-7 cm	Média	20-22"	+++	+++	Médio
W	4	> 7 cm	Alta	22-25"	++++	++	Baixo

realçado ao se utilizarem raios de baixa energia. Em mamografia onde a alta definição da imagem é importante, necessita de baixa energia, já que a melhor imagem se forma em torno de 20 keV, que está na faixa do molibdênio. Os fótons de baixa energia aumentam o contraste entre as estruturas mamárias, limitadas pela espessura da mama e pela densidade específica das várias estruturas que compõem a mama. Então, a melhor imagem mamográfica é produzida com fótons de baixa energia dos raios X característicos do molibdênio no espectro de 18 a 20 keV e dos *bremsstrahlung* (raios espalhados) na faixa de 15 a 20 keV, que oferecem a energia ideal para mamografia.

O tipo do material do anodo da ampola determina o espectro de raios X que o tubo produz. Para aumentar a energia do feixe, deve-se colocar a pista de ródio ou tungstênio, que deixa o feixe mais penetrante e mais apropriado para as mamas intensamente densas e espessas, produzindo imagens com menor contraste.

Cada elemento tem sua faixa de energia característica, que é emitida em função do seu número atômico. O molibdênio, com número atômico 42, emite raios pouco energéticos, enquanto o tungstênio, com elevado número atômico (Z = 74), emite raios altamente energéticos. O ródio com "Z" de 45 emite um espectro de radiações ideal para as mamas mais densas e espessas. Para as mamas de média espessura, o material ideal é o molibdênio, já que o tungstênio e ródio têm maior energia e provocam mais espalhamento, porque a energia característica do ródio e, sobretudo do tungstênio é mais alta e reduz o contraste da imagem. No sistema digital este fator é pouco importante, porque o contraste pode ser manuseado no monitor. Então, podem-se usar raios mais energéticos com baixa dose, sem prejuízo do contraste (Fig. 18-1).

Os raios menos energéticos serão absorvidos pelo tecido mamário, não alcançam o filme e apenas aumentam a dose. Os raios muito energéticos irão transfixar o parênquima facilmente e reduzir a dose, mas espalham as radiações, produzindo raios X de freamento, reduzindo o contraste da imagem e não contribuem na formação da imagem. As radiações dispersas, provocadas pelo espalhamento Compton, têm efeito negativo na mamografia e aumentam a dose no paciente e no operador.

Os efeitos na dose e no contraste podem ser otimizados com filtros de ródio ou paládio, que absorvem os raios de mais alta energia e permitem a passagem de faixa de energia específica (20-22 keV), absorvendo os fótons de baixa energia, reduzindo a dose. A vantagem do ródio é a redução da dose em 30%, se combinado com o filtro também de ródio, entretanto, leva à redução do contraste, por espalhamento. O contraste é maior com a combinação Mo/Mo, usando 28 kVp, do que com a combinação Rh/Rh, com 26 kVp.

Efeitos da voltagem

Os raios que emergem do tubo têm um espectro de energia diferente, ou seja, são polienergéticos, porque emitem raios com energia desde próximo a zero até a kVp aplicada ao tubo, tendo uma energia média. Ao ultrapassar o objeto, os raios de baixa energia são absorvidos e o feixe fica monoenergético, porque só aqueles raios mais penetrantes

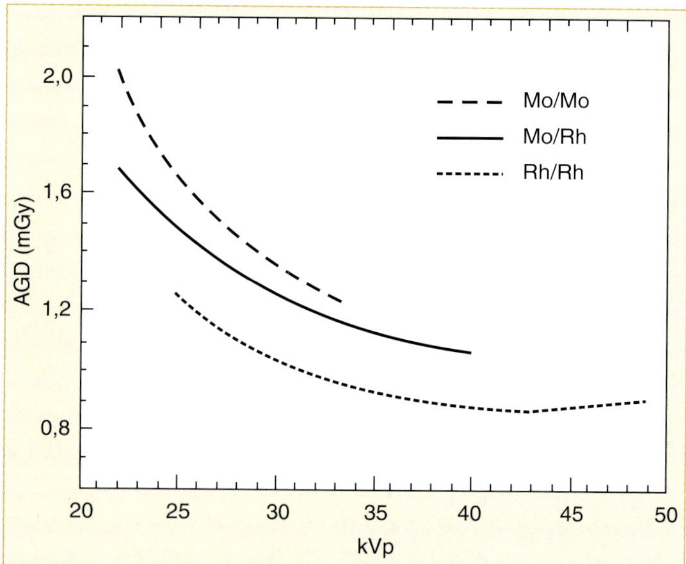

Fig. 18-1. Influência da voltagem e da combinação anodo-filtro na dose glandular média.

conseguem ultrapassar. As mamas densas, ricas em tecidos glandular e fibroso, absorvem mais e requerem raios mais energéticos, enquanto as mamas mais gordurosas absorvem menos e requerem raios menos penetrantes.

O aumento da voltagem resulta em aumento do poder de penetração dos raios e altera a intensidade do feixe, mesmo sem alterar a corrente. O aumento da voltagem aumenta a energia do feixe e aumenta as radiações dispersas que, ao atingirem o filme, reduzem o contraste da imagem, mostram menos tons de cinza e resultam em menor diferença entre as áreas de densidade semelhantes. O aumento da voltagem é benéfico por reduzir a dose, mas dificulta a detecção de lesões de baixo contraste, e a mesma pequena elevação de 1 a 2 kV já modifica a densidade e o contraste da imagem.

O conhecimento da interação da radiação com a matéria e da formação da imagem é importante para o técnico selecionar os parâmetros de exposição como voltagem e amperagem, bem como o tipo de alvo, a combinação alvo-filtro, em função das características do tecido. O grande desafio na otimização do diagnóstico por imagem é controlar a atenuação dos raios para obter um bom contraste entre os tecidos, reduzindo a dose para o paciente (Quadro 18-2).

A técnica radiológica determina a interação dos raios com a matéria, combinando a kV, a mAs e o tipo do material anódico com o filtro utilizados. Quando se aumenta a kV, eleva-se a energia dos raios, que amplia o espalhamento Compton e as radiações espalhadas. As radiações mais penetrantes são menos absorvidas pelo tecido e diminuem a dose, mas reduzem o contraste da imagem pelo espalhamento. Também quando se aumenta a kVp, diminui-se a mAs e se reduz a intensidade do fluxo, independente do material do anodo e da combinação deste com o filtro. Quando se diminui a voltagem, aumenta-se o efeito fotoelétrico, que é benéfico e reduz o espalhamento Compton, que é maléfico. Quando se baixa a kVp, reduz-se o espalhamento, melhora-se o contraste de imagem, mas se aumenta a mAs e o tempo, que aumenta a dose, ferindo os princípios de otimização de dose (Fig. 18-2).

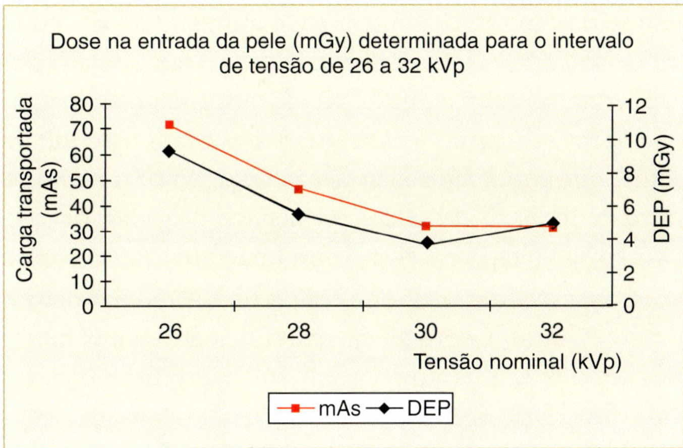

Fig. 18-2. Aumento da dose em função da voltagem e da corrente. (Imagem cedida de Dronkers DJ – Revinter, 2009.)

A voltagem ideal para mamografia é 28 kV, porque dá excelente qualidade, com menor exposição para o paciente. Quando se desejar reduzir a dose, deve-se aumentar a kV, que reduz a mA ou o tempo de exposição. A voltagem de 24 kVp dá uma boa qualidade de imagem, mas aumenta a dose glandular. Deve haver um ponto de equilíbrio que contemple um regime em que se obtenha uma boa qualidade da imagem, com baixa dose. A baixa da kV dá um bom contraste, mas aumenta a dose, e a alta da kV reduz a dose, mas cai o contraste por aumentar as radiações secundárias. A faixa de voltagem entre 22 e 25 kVp com anodo de molibdênio fornece uma alta qualidade de imagem no sistema filme-*écran*, sendo indicada nas mamas delgadas e na radiografia do espécime cirúrgico.

Na imagem digital, a alta voltagem pode ser vantajosa porque o operador manipula os parâmetros no monitor, alterando o brilho, o contraste e a densidade óptica da imagem. Neste caso, a alta energia não altera a imagem e ainda reduz a dose para o paciente. No sistema filme-*écran* em que estes parâmetros são imutáveis, o alto contraste do objeto é importante. Aqui, a alta voltagem espalha as radiações, que ao atingirem o filme, reduzem o contraste. No sistema analógico, a alta voltagem deve ser evitada, o que não é importante no sistema digital.

Na mama densa, que absorve mais raios, o uso da baixa voltagem implica uma dose excessiva, por aumento do

Quadro 18-2. Manipulação da kV e da mAs e seus efeitos na dose e no contraste

kVp	mAs	Energia	Espalhamento	Tempo de exposição	Dose	Contraste	Qualidade da imagem
↑	↓	↑	↑	↓	↓	↓	↓
↓	↑	↓	↓	↑	↑	↑	↑

tempo de exposição. Neste caso, o aumento da kV pode ser benéfico por baixar a dose e reduzir o tempo de exposição, que também reduz o risco de movimento da mama, que borra a imagem. Outra alternativa é usar o anodo de ródio, que emite raios mais energéticos, ou pelo menos o filtro de ródio. Nas mamas pequenas e delgadas, deve-se usar baixa voltagem e alvo de molibdênio.

Para visualizar melhor o tecido fibroglandular denso, o feixe de raios X deve ter energia suficiente para penetrar nos tecidos e uma amperagem suficiente para mostrar uma densidade óptica ideal.

Influência da densidade específica da mama

Tanto o tamanho quanto a espessura da mama comprimida e a densidade específica do tecido ajudam a definir a técnica mamográfica apropriada. Uma mama grande, espessa e densa necessita maior exposição que uma mama pequena, delgada e gordurosa. O tamanho e a espessura da mama são facilmente determináveis, mas a densidade é de difícil avaliação, porque depende das características inerentes do paciente e de fatores como idade, *status* hormonal e período de lactação.

A glândula mamária sofre alterações cíclicas durante o ciclo menstrual, com elevação e diminuição do nível hormonal durante a gravidez e a lactação. Segundo Kopans, a mama aos 30 anos tem 80% de tecido glandular e apenas 20% de tecido gorduroso. Ao longo do tempo vai havendo uma inversão na base de 2% ao ano e ao chegar aos 80 anos ocorre a inversão e predomina o tecido adiposo. Esta afirmativa nem sempre é verdadeira, porque depende do tempo de lactação, que contribui para a diferenciação do tecido glandular com lipossubstituição. O fator mais importante é o genético.

Tipos de composição de mama

Mesmo com a adoção da classificação BI-RADS® do ACR, o critério mais usado pelo técnico para classificar a densidade mamográfica da mama é aquela que se divide em três tipos básicos de mama: a **mama fibroglandular**, a **mama fibroadiposa** e a **mama gordurosa**, que, juntamente com a espessura, servem de parâmetro para a seleção dos fatores de exposição, como a kV e a mAs. Estes fatores técnicos são selecionados tomando como base a proporção de tecido fibroso e glandular, comparado com a quantidade de tecido gorduroso presente. A mama glandular e fibrosa é altamente absorvente dos raios, ao contrário do tecido gorduroso, que tem baixa atenuação e serve de contraste natural no exame mamográfico.

Mama fibroglandular. Está presente na paciente jovem, bem como na grávida e nas lactantes de qualquer idade. Ocorre entre 15 e 40 anos, especialmente naquelas que não gestaram e não amamentaram. Clinicamente, as mamas são rijas, firmes, espessas e com pouca mobilidade. Radiologicamente são muito densas, ricas em tecido glandular e pobres em tecido adiposo, apresentando pouca capacidade de compressão. A mama densa requer duas vezes mais exposição para o filme alcançar a mesma densidade óptica com relação à mama gordurosa (80%:20%).

A mama de alta densidade requer radiação mais energética para penetrar no tecido denso e impressionar o filme. Deve ser usada uma voltagem entre 25 e 30 kV, dependendo da espessura e da consistência da mama. Tecnicamente são de difícil avaliação, baixa sensibilidade e com menor acurácia na detecção de nódulos, que ficam obscurecidos em meio ao parênquima.

Mama fibroadiposa ou moderadamente densa, na qual 50% são gordura e 50% são tecido fibroglandular. Tem densidade média e requer raios menos energéticos do que a mama densa, sendo recomendada uma voltagem próxima a 25 kV. Após 35-40 anos, ocorre substituição gradual e progressiva do tecido fibroglandular por tecido gorduroso, em função da idade, do número de gestações e do período de lactação. A mama é menos densa e aumenta a sensibilidade do exame mamográfico.

Mama gordurosa ou mama lipossubstituída ocorre após os 50 anos ou na pós-menopausa. A maior parte do tecido glandular atrofia, sendo substituída por tecido adiposo. Clinicamente, as mamas são flácidas, pêndulas, pouco consistentes e com mais mobilidade. Radiologicamente apresentam estruturas trabeculares, com densidades mínimas e predomínio de tecido adiposo. Pode ser usada uma voltagem entre 22 e 25 kVp, na dependência da espessura. Esta voltagem é sugerida, mas deve ser ajustada para cada tipo de mama. Eventualmente, a mama pode ser rija, firme e pouco móvel, o que confirma a importância do fator genético e demonstra que a rigidez e a consistência clínica independem da densidade radiológica.

Este padrão requer raios menos energéticos, já que a gordura tem baixo poder de atenuação dos raios. Os raios duros atravessam facilmente, aumentando a densidade óptica de imagem. A mama masculina, por ser gordurosa, fica enquadrada neste grupo (Quadro 18-3).

Quadro 18-3. Escolha dos parâmetros técnicos em função do tipo de mama.

Padrão da mama	Idade (anos)	Teor de gordura	Aspecto clínico	Aspecto radiológico	kVp ideal	Sensibilidade
Fibroglandular	15-40	20:80	Rijas	MD	25-30	++
Fibroadiposa	35-50	50:50	Pouco	MMD	25-27	+++
Gordurosa	> 50	80:20	Flácidas	M LS	22-25	++++

MD = mamas densas; MMD = mamas moderadamente densas; MLS = mamas lipossubstituídas

ENTENDENDO A TÉCNICA RADIOLÓGICA

Em radiologia geral, o princípio é usar uma maior kV e uma menor mAs para fornecer uma boa informação radiológica com baixa dose para o paciente, mas em mamografia se utiliza a técnica desenvolvida por Robert Égan em 1960, que utiliza alta miliamperagem e baixa quilovoltagem, que permite boa resolução da imagem e aumenta a detecção das lesões impalpáveis.

Para obter uma exposição ideal em cada projeção, o operador deve ter conhecimento dos fatores que a influenciam, como a voltagem, a amperagem, e a combinação alvo-filtro, que são selecionadas pelo técnico no painel de controle. Estes fatores básicos controlam a densidade, o contraste e a definição da imagem. A energia contida na radiação está diretamente relacionada com a kVp, com o tipo de material do anodo, com o tipo de circuito e com o tipo de filtragem do feixe.

A escolha da kV deve-se basear nas características individuais de cada mama, variando de 25 a 28 kV, aumentando 10% nas mamas densas. Também deve-se levar em conta o tipo de anodo disponível no equipamento. Na mama delgada e flácida, com anodo de molibdênio, pode-se reduzir um pouco a voltagem para manter o mesmo contraste, desde que haja um potencial constante.

A escolha da voltagem se faz em função do tamanho, da espessura e da densidade da mama. A voltagem representa a energia contida nos raios e dá a qualidade ou o valor energético dos raios, sendo medida em keV. A energia emitida pelo tubo varia de zero até a kV máxima aplicada (kVp), sendo utilizada a faixa média. A quilovoltagem do pico (kVp) é o máximo de diferença potencial aplicada entre o anodo e o catodo e corresponde ao máximo de energia emitida pelo tubo de raios X.

Na técnica manual, a escolha da voltagem e da amperagem é feita de forma aleatória, com base na espessura, no tamanho e na rigidez da mama. Existe uma regra que orienta o operador na escolha da kVp, com base na espessura. A mudança da espessura pode ser compensada alterando a kV. Para mamografia é usada a fórmula: **KV = 2xE₊K**, onde "E" **é a espessura da mama** medida em centímetros e **K é uma constante** específica para cada órgão, que para a mama corresponde a 20. Em radiologia geral, a constante depende do órgão e pode chegar até 50. O equipamento fornece a espessura, que deve ser multiplicada por 2 e somada com o fator 20. Então, em uma mama com 4 cm de espessura, a voltagem máxima escolhida deve ser próxima a 28 kVp. Acho que 18 para a mama seria uma constante mais lógica (Quadro 18-4).

Já a amperagem é calculada com base na kV usada, usando a formula: **mAs = 2x kV**. Por haver uma relação entre corrente e dose, existe um limite para a mAs, e o máximo aceito é 150 mAs para CC e 200 para OML, mas a tendência é baixar para 100 e 150, respectivamente. Alguns parâmetros básicos são descritos abaixo.

Mama masculina. Em CC 25 kV com mAs de 40-60. Em OML deve-se aumentar a kV em 2 unidades.

Radiografia da peça. Usar a técnica de ampliação com leve compressão. Deve-se usar um foco fino com 20 kVp e um mAs de 16-20 (o menor disponível).

Implante mamário. A manobra deve ser manual porque o implante tem grande absorção dos raios e impede que eles alcancem a fotocélula. Isto prolonga o tempo de exposição e provoca superexposição no parênquima e elevação da dose, além do efeito danoso no tubo.

Quilovoltagem (kV)

Quando se liga o tubo de raios X à uma corrente elétrica, ocorre o aquecimento do filamento e os elétrons das ca-

Quadro 18-4. Padrão de técnicas mamográficas

- Voltagem: KV = 2 × E₊K
- Amperagem: mAs = 2 × kV
- Peça: 20 kV com a mAS 16-20 – sempre ampliada
- Mama masculina = mama feminina

madas mais externas se desprendem, formando uma nuvem de elétrons em torno do filamento. Ao se aplicar uma diferença de potencial entre os dois polos, cria-se um campo elétrico e um feixe de elétrons acelerados desprende-se do catodo e se choca com o anodo. Esta desaceleração brusca produz radiações infravermelhas que se manifesta como calor e emite raios X, que vão formar a imagem. A magnitude da energia é diretamente proporcional à diferença de potencial entre os polos. Quanto maior for a voltagem aplicada ao tubo, maior velocidade será impressa aos elétrons e mais energéticos serão os raios X provenientes do impacto dos elétrons sobre o alvo. Entretanto, quando o técnico seleciona 30 kVp e aciona o disparo de raios X, o feixe possui radiações com energias diferentes. Este feixe tem espectro de energia de 0 a 30 keV, dependendo até da distância que o elétron incidente passa do núcleo atômico no alvo.

Esta energia é mensurada em elétrovolt (eV), sendo usado um múltiplo mil vezes maior, que é o quilovolt (keV). Em mamografia, os equipamentos permitem uma variação de 20 a 39 kV, mas se utiliza um diferencial de 22 a 30 kV. Quando se aplica uma kV de 28, significa que a diferença de potencial entre os polos é de 28 mil volts, bem como em radioterapia com acelerador linear usam-se até 6 meV (mega eletronvolt), ou seja, milhões de volts. O aumento da voltagem imprime mais energia aos elétrons com maior poder de penetração ou dureza, sem aumentar o número de elétrons injetados.

A voltagem é responsável pela qualidade dos raios X ou poder de penetração e tem efeito direto no contraste da imagem. O aumento da kV altera o formato do feixe, aumentando tanto a energia média quanto a energia máxima. Sempre que o operador eleva a kVp, diminui a mAs, mantendo a mesma densidade, que é uma característica do gerador de alta tensão.

A kV aplicada vai determinar a energia do feixe e seu poder de penetração. Quanto maior for a tensão aplicada ao tubo, mais penetrante será o feixe de radiação e mais informações serão fornecidas para formar a imagem. Obtém-se uma imagem com menor dose, mas se reduz o contraste da imagem.

A kV ideal resulta em uma imagem de qualidade com menor dose. Ao se aumentar a kV, os raios ficam mais energéticos e são menos absorvidos pela mama. Maior quantidade de raios chega ao filme, deixando-o mais escuro e ainda reduz o tempo de exposição e a dose. Se a kV for menor que a ideal para o procedimento, menor quantidade de raios chegará ao filme e mais clara ficará a imagem.

Nos equipamentos automáticos, a escolha da kV é controlada de forma eletrônica, mas no procedimento manual a escolha da kV e da mAs é empírica, com base na espessura, no tamanho e na rigidez da mama.

É fato conhecido que quando se eleva a kV em 15% produz-se o mesmo efeito, em termos de densidade, de dobrar a mAs ou o tempo de exposição, com a vantagem de reduzir a dose e evitar desgaste do tubo. Entretanto, mesmo que produza a mesma densidade óptica no filme, a imagem fornecida é mais cinza e sem contraste. Também reduz a dose glandular média, mas aumenta a radiação secundária, que vai expor o operador e o paciente. Na prática, o aumento da kV em 15% tem efeito marcante no fluxo de energia, já que reduz a mAs em aproximadamente 50% e diminui a dose (Fig. 18-3).

Esta manobra deve levar em consideração o tipo de imagem que se quer obter, a dose no paciente e as limitações do tubo de raios X. O filme mamográfico é muito mais sensível ao aumento da kV do que ao aumento da mA e do tempo de exposição, porque aumenta o percentual de raios X que ultrapassa o objeto e o atinge.

As mamas altamente densas precisam de raios mais energéticos para ultrapassar a mama e sensibilizar o filme. Deve-se aumentar a kVp ou usar pista de ródio ou tungstênio, quando disponível. Em sua ausência, colocar filtro de ródio. Quanto maior for a kV, maior será o espalhamento das radiações secundárias, que tem efeito negativo para a mamografia por reduzir o contraste da imagem, já que o maior inimigo do contraste é a radiação secundária ou espalhada.

Lembrar que o aumento da kV deixa as radiações mais duras e mais energéticas e amplia seu poder de penetração e sempre piora a qualidade de imagem, independente da combinação anodo-filtro usado. Aumenta a probabilidade de espalhamento Compton, que é negativo para mamografia, por espalhar as radiações e reduzir o contraste da imagem. O aumento da kV reduz a dose na glândula, mas aumenta as radiações secundárias e a dose para o operador e para o paciente. Quando cai a kVp, aumenta a probabilidade de ocorrer efeito fotoelétrico, que é benéfico para mamografia, diminui o efeito Compton com menor espalhamento, menor radiação secundária e melhor qualidade de imagem.

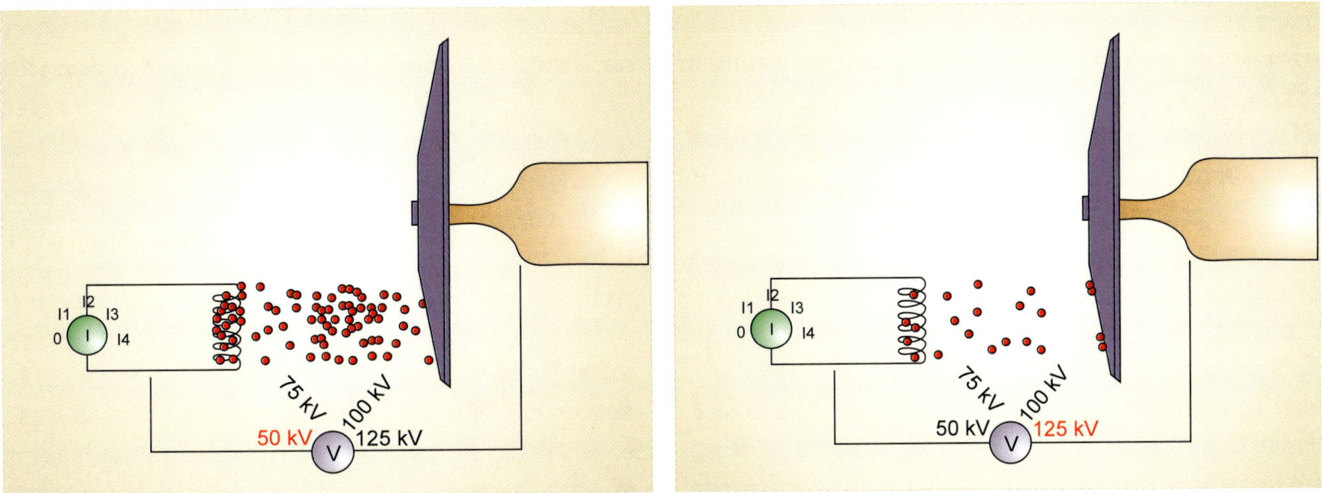

Fig. 18-3. Quando se eleva a voltagem, aumenta-se a energia do feixe e diminui-se a corrente, reduzindo o número de fótons e, consequentemente, a dose. (Imagem cedida pela SAPRA.)

Miliamperagem (mAs)

A mA é a corrente de elétrons que sai do catodo para o anodo no interior do tubo de raios X, também chamada saída do tubo, enquanto mAs corresponde à corrente do tubo pelo tempo em segundos. Para certa kV, a saída das radiações é diretamente proporcional à corrente e ao tempo de exposição. A mA não deve ser confundida com a mAs porque são coisas diferentes.

A amperagem é uma grandeza física que se refere à quantidade de corrente elétrica que passa por um meio, medida em ampere (A), e na unidade de tempo, medida em segundos. Então, a mAs é o produto desta amperagem pelo tempo necessário para ocorrer a passagem do fluxo de elétrons. O tempo é medido em segundos. É o produto da combinação de duas grandezas como a corrente elétrica e o tempo e expressa o número de elétrons que se desloca do catodo e chega ao anodo em cada segundo.

Quando se eleva a mAs, aumenta-se o fluxo de elétrons que parte do catodo e incide sobre o anodo para formar os raios X, mas se aumenta a dose. Se o operador selecionar 200 mA e fixar o tempo em meio segundo, a intensidade total fica reduzida à metade. Assim, uma amperagem de 200 mA no tempo de 0,5 segundo dá uma exposição de 100 mAs. Resumindo: a mA representa o número de elétrons que incide sobre o anodo em cada segundo e a mAs representa o número total de elétrons que atinge o anodo.

A corrente elétrica passando pelo filamento provoca um aquecimento por efeito termiônico e cria uma nuvem de elétrons em torno do catodo. Quanto maior for a mAs, maior será a temperatura e maior será o número de elétrons que se desprende do catodo em direção ao anodo e maior será a formação de raios X em cada segundo de exposição (Fig. 18-4).

Quando se eleva a mAs, aumenta-se o fluxo de elétrons sem aumentar sua energia ou o poder de penetração, ou seja, não se alteram o formato do espectro de energia nem a energia média e sim o número de elétrons que flui do catodo para o anodo. A intensidade do feixe de raios X está diretamente relacionada com o valor da amperagem. O aumento da amperagem tem efeito apenas quantitativo, porque aumenta o número de raios X, sem alterar o poder energético dos raios. Então os fótons de baixa energia são absorvidos pelo tecido mamário, tornando a mAs a maior responsável pela dose absorvida pelo paciente (Fig. 18-5).

A amperagem é um fator técnico primário que controla a densidade óptica da imagem. A exposição que alcança o receptor tem relação com a distância foco-filme. Ao se aumentar a distância entre a fonte e o filme, melhora-se a definição, reduz-se a distorção, mas se necessita elevar a mAs para manter a densidade óptica ideal.

Tempo de exposição

O tempo de exposição é selecionado conjuntamente com a mA e com a kV, que juntas determinarão a exposição. O tempo corresponde à duração da exposição necessária para produzir uma densidade óptica é de aproximadamente 1,25 DO. A exposição produzida pelo tudo de raios X é diretamente proporcional ao tempo. Se houver erro no tempo, provoca-se subexposição ou superexposição e se necessita repetir a exposição, aumentando a dose. O tempo de exposição deve ser o mínimo possível, para prevenir o

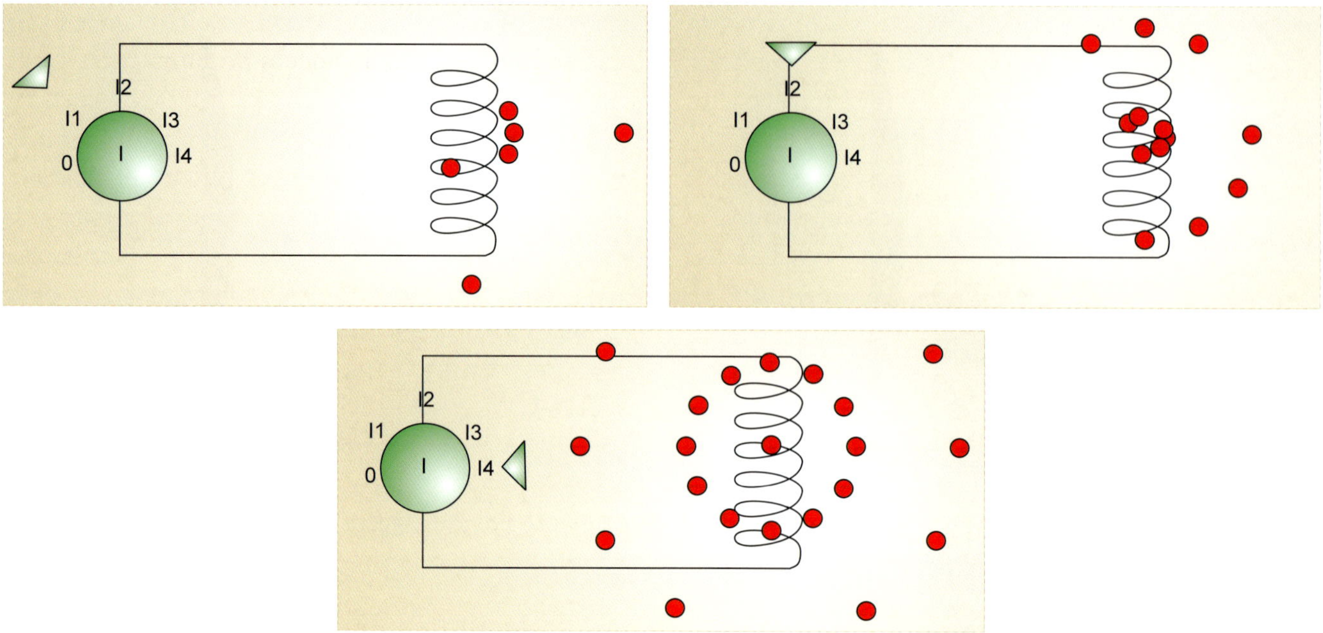

Fig. 18-4. À proporção que se eleva a corrente, aumenta-se a liberação de elétrons em torno do filamento. A energia de migração faz-se em função da diferença de potencial entre os polos. (Imagem cedida pela SAPRA.)

movimento durante a exposição, que leva à perda de definição da imagem.

O tempo deve ser determinado em função do tamanho do ponto focal. É medido em segundos e deve ser o mais curto possível para reduzir o borramento por movimento do paciente. A duração deve ser de 1 a 1,15 segundo. As exposições mais prolongadas que 2 segundos aumentam a chance de borramento por movimento do paciente. Nesta eventualidade, deve-se elevar a mA para reduzir o tempo de exposição. Quando necessário, deve-se elevar a kV que também reduz o tempo. A maioria das exposições é feita com controle automático de exposição, que minimiza a variável da reciprocidade.

Nos equipamentos manuais, o operador seleciona previamente os parâmetros de exposição, inclusive o tempo. A geração de raios X só é interrompida quando expira o tempo pré-determinado pelo técnico. Nos equipamentos automáticos, especialmente em mamografia, o tempo é controlado pelo CAE, a nível do receptor, em função da densidade óptica alcançada no filme.

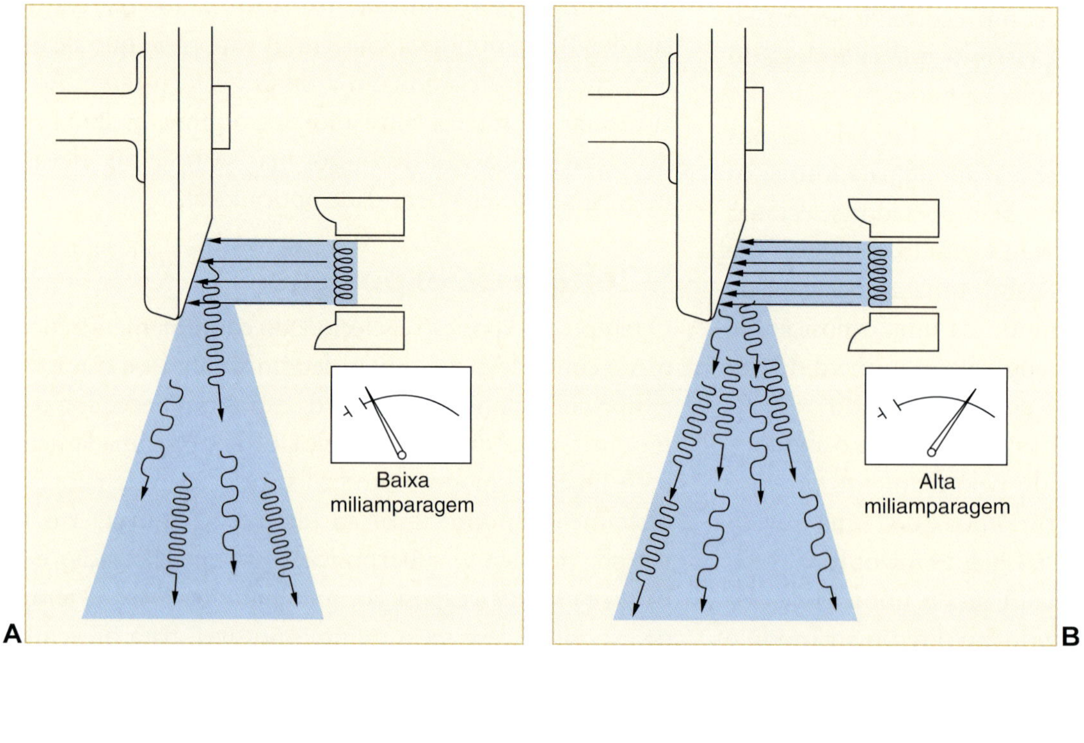

Fig. 18-5. O aumento da amperagem aumenta o fluxo de elétrons, sem aumentar sua energia. (Imagem cedida pela Kodak.)

Material do anodo

O efeito energético pode ser aumentado pela voltagem, mas sofre limitação pela emissão do feixe, dentro da faixa de raios X característicos do material usado no anodo. O material do anodo e do filtro determina a forma do espectro gerado pelo tubo. Estes materiais emitem um espectro rico em fótons, com energia próxima da faixa ótima, que revela alto contraste do objeto, evitando dose excessiva de radiação. A energia das radiações depende do tipo de material do anodo e seu número atômico. Quanto maior for o número atômico do anodo, maior será a energia dos raios X. O material do anodo deve ser de tungstênio, molibdênio ou ródio, porque tem alto ponto de fusão e suporta até 2.380°C, já que a temperatura no anodo chega a 2.000°C no curto momento da exposição.

O molibdênio (Mo), que tem o número atômico de 42, emite raios menos energéticos. Os equipamentos de mamografia devem ser dotados de anodo de molibdênio, que emite um espectro de radiações em uma faixa de energia entre 18 e 20 keV e fornece um espectro ideal para as mamas pequenas e médias.

O ródio (Rh) tem o número atômico de 45 e emite raios mais duros e mais energéticos, com maior poder de penetração que a redução da dose absorvida. Emite um espectro com energia na faixa de 20 a 23 keV, e é mais efetivo nas mamas mais densas, na qual o uso do molibdênio leva a uma exposição excessiva com o aumento da dose. Podem ser usados em mamas densas e muito espessas que necessitam de raios com energia suficiente para ultrapassar a mama e impressionar o filme.

Alguns mamógrafos da Siemens colocam uma pista de tungstênio em substituição ao ródio, que tem um efeito semelhante e é mais energético. O tungstênio (W) tem elevado número atômico 74 e os raios são ainda mais energéticos, fornecendo um espectro na faixa de 22 a 25 keV. Apesar de reduzir a dose, aumenta o espalhamento Compton e reduz o contraste e a definição da imagem.

O tungstênio deixa os raios mais energéticos e com maior poder de penetração. Com o anodo de tungstênio, independente do tipo de filtro, diminui-se o contraste, devendo ser usado em baixa voltagem (menor que 25 kV).

Enquanto o molibdênio está presente em todos os equipamentos do mercado, o anodo de ródio, que é patente do GE, está presente apenas em alguns modelos mais sofisticados desta marca. Não pode ser colocado em outras marcas, por um período de 20 anos, sem a devida autorização ou o pagamento de *royalties*. Os demais fabricantes colocam o ródio apenas no filtro.

O anodo de Mo fornece imagem de alta qualidade, com melhor contraste, mas nas mamas intensamente densas, o W pode ser usado baixando a kVp de 3 a 5 pontos com relação ao anodo de Mo. Durante décadas, a utilização da combinação de anodo e filtro de molibdênio foi considerada padrão-ouro para a mamografia. Atualmente outras combinações anodo-filtro, como Mo/Rh, Rh/Rh, W/Rh vêm ocupando espaço, pelo uso da borda K (K-edge) que aproxima o espectro produzido pelo anodo de tungstênio, para um espectro próximo ao ideal para mamografia. Estudos têm mostrado que, com o alvo de W, com o filtro de absorção em energia apropriada, não há perda de qualidade da imagem com significativa redução da dose.

O anodo de tungstênio tem indicação precisa em radiologia geral que trabalha com alta voltagem. Enquanto na mama se usa um kVp abaixo de 30, na radiografia de coluna necessita-se até de 120 kVp e raios muito energéticos para não serem absorvidos pelos tecidos do corpo. Em mamografia pode ser usado nas mamas intensamente densas com espessura de 7 a 8 cm, que necessitam de raios altamente energéticos. O espectro do feixe de raios X com anodo de tungstênio para energias menores que 40 keV, caracterizam-se por raios X da camada L, com forte espectro contínuo, cujo pico de intensidade depende da tensão aplicada.

Filtragem do feixe

Os tecidos que compõem a mama são tipo glandular, fibroso, vasos e gorduras que têm densidades semelhantes. Os tecidos fibroso e glandular têm a mesma densidade e o mesmo poder de atenuação dos raios, enquanto a gordura tem menor absorção (Fig. 19-1). A boa imagem deve ter um bom contraste e densidade ideal para mostrar as diferenças destas estruturas. O poder de penetração também guarda relação com a voltagem aplicada ao tubo e com o material do anodo, mas também com o tipo de filtragem usada no feixe.

A faixa de energia ideal, que mostra melhor a diferença das estruturas e dá melhor imagem mamográfica, fica entre 18 e 20 keV, porque tem maior absorção diferencial e maior uniformidade de campo, já que o tecido da mama é uniforme. Os raios são polienergéticos e aqueles que estiverem fora deste espectro energético têm efeito negativo na mamografia e devem ser retirados do feixe, devendo escolher o filtro apropriado, de modo a se adequarem às características de cada paciente.

Os fótons de **baixa energia**, ou seja, abaixo de 18 kev, não têm força suficiente para ultrapassar o parênquima da mama e serão absorvidos pela glândula com o aumento da dose, portanto devem ser retirados antes que cheguem à mama. Neste caso, deve ser usado o filtro de molibdênio.

Os fótons de **alta energia** vão aumentar as radiações secundárias e reduzir o contraste do filme e também devem ser retirados. Estes raios são mais difíceis de serem retidos e deve ser utilizado o filtro de ródio, que absorve os raios em uma faixa de energia mais elevada que o de molibdênio, permitindo a passagem em uma faixa entre 20 e 23 keV. Também, sempre que as mamas tenham espessura maior que 5 cm, deve ser usado o filtro de ródio (Fig. 18-6).

O filtro fica posicionado abaixo do tubo de raios X e cumpre esta importante função de absorver os fótons de baixa energia gerados pelo freamento, que apenas vão aumentar a dose e não formam a imagem. Após o filtro, os raios estão mais energéticos e a energia média aumenta, porque a filtragem não absorve apenas os raios de baixa energia.

Boone, em 2002, recomendou que, em mamografia convencional, outros materiais como zircônio, nióbio e rutênio, que têm pico de absorção K na faixa de mamografia (18-22 keV), podem ser utilizados com otimização da dose e sem prejuízo da qualidade. Também o paládio com absorção de 24,3 keV, ou prata, com 25,5 keV, podem ser usados em mamografia digital, onde o contraste é manuseado.

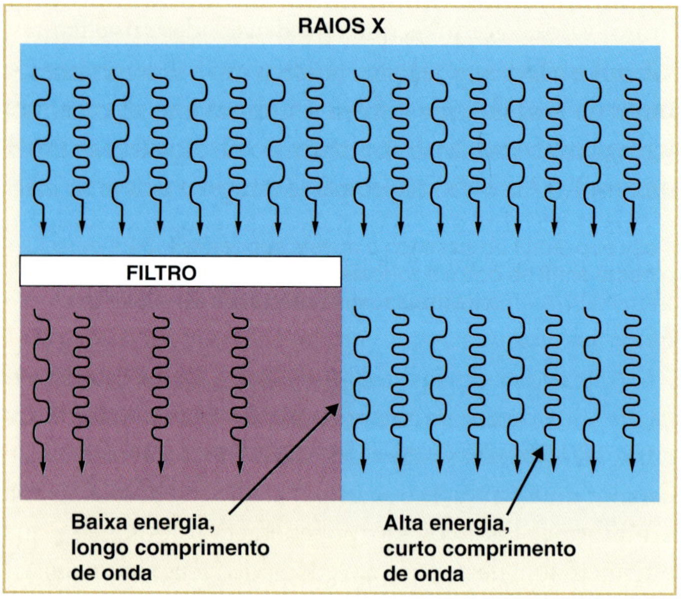

Fig. 18-6. Filtragem do feixe para absorver os raios de baixa energia, que vão ser absorvidos pela pele e aumentar a dose. (Imagem cedida pela Kodak, modificada.)

Combinação anodo-filtro

A escolha da combinação anodo-filtro está diretamente relacionada com a eficiência na formação dos raios X e com a qualidade de imagem. A seleção correta entre as diferentes combinações é importante para maximizar o contraste e reduzir a dose absorvida. O parênquima deve estar adequadamente penetrado pelos raios X, de modo que a borda fibrosa e a trama vascular estejam visíveis.

São utilizados materiais diferentes para o anodo e para o filtro, que ajustam o teor de energia do feixe, sem esquecer a escolha correta da voltagem. Para cada tipo de mama existe uma combinação anodo-filtro que, quando utilizada, proporciona melhor qualidade de imagem e aumenta a probabilidade de mostrar estruturas de alto e baixo contrastes. Devem ser avaliados o tamanho, a espessura e a densidade da mama, para estabelecer um regime ideal de exposição e a escolha correta da combinação anodo-filtro. Com a seleção do alvo e do filtro adequado para a composição e a espessura da mama, obtém-se um ponto de equilíbrio que produz um bom contraste com menor dose absorvida.

Em mamografia, consegue-se a melhor qualidade de imagem com os tubos que contenham anodo de molibdênio, que tem espectro com picos característicos na faixa de baixa energia (18-20 keV), combinado com um filtro também de molibdênio com 0,3 mm de espessura, válido para uma mama de até 5 cm ou em qualquer mama com baixa densidade. É uma combinação de um anodo que produz um feixe de baixa energia com um filtro que absorve os raios de baixa energia. Esta combinação (Mo- -Mo) produz uma janela eficaz, permitindo que passe apenas os raios mais úteis e se forme uma imagem com melhor contraste.

As mamas gordurosas e as delgadas, nas quais o ideal é usar raios menos energéticos, devem ter um regime de 24 kV, com anodo e filtro de molibdênio. Neste caso, o anodo ródio faz reduzir a mAs e baixar a dose, mas deixa o filme mais cinzento.

Nas mamas de tamanho médio, pouco densas e com espessura menor que 5 cm, com composição moderadamente lipossubstituída, a combinação ideal para uma boa imagem é uma kVp de 26, com alvo e filtro de molibdênio (Mo-Mo), que dá melhor contraste com menos radiações secundárias.

Na mama da paciente jovem, com média densidade, com espessura menor que 7 cm, com predomínio de tecido fibroglandular, deve-se usar uma kVp entre 26 a 28. A combinação do alvo de molibdênio com o filtro de ródio (Mo-Ro) retira as radiações mais energéticas.

Para as mamas muito espessas e densas, os fótons de baixa energia são absorvidos pela estrutura que compõe a mama e a combinação Mo-Mo resulta em maior dose. O anodo de molibdênio combinado com o filtro de ródio (Mo-Rh) permite elevar a voltagem, que dá maior poder de penetração ao feixe, se comparado com a combinação Mo-Mo. Esta absorção reduz à proporção que se eleva a energia média do feixe. Entretanto, mesmo que esta energia possa ser ajustada com a elevação da kVp, o efeito fica limitado ao tipo de material do anodo que emite um espectro de baixa energia. Neste caso há como alternativa o alvo de ródio ou tungstênio, apesar de reduzir o contraste.

Porém, mamas muito densas e espessas, que necessitam um feixe ainda mais penetrante, deve-se usar o anodo de ródio combinado com filtro de ródio (Rh-Rh), que fornece um espectro ideal para a mama densa. A combinação Rh-Rh fornece um feixe mais penetrante com energia característica entre 20 e 23 keV, reduzindo a dose, além de preservar o contraste do objeto.

Estas mamas oferecem maior dificuldade na penetração dos raios e a combinação ideal é a ródio-ródio porque emite um feixe mais penetrante. A combinação Rh-Rh é mais efetiva em mamas muito densas, nas quais necessita de raios mais duros para transfixar a glândula, com a vantagem de reduzir a dose, mas com discreta redução do contraste do objeto.

O anodo de ródio emite um raio mais energético e mais penetrante e o filtro de Rh tem maior poder de absorção. A combinação (Rh-Rh) só deve ser indicada nas mamas densas com espessura maior que 5 cm. Reduz a dose em 40% com relação à combinação Mo-Mo, mas reduz o contraste da imagem por ser muito energética e aumentar a dispersão dos raios. Esta lógica vale para o sistema convencional, porque, no sistema digital, a perda do contraste pode ser compensada manipulando a imagem na estação de trabalho.

Nas mamas densas e grandes com espessura maior que 7 cm, que necessitam de raios mais energéticos com maior poder de penetração, deve ser usada uma voltagem próxima a 30 kVp, combinada com anodo e filtro de ródio (Rh-Rh) ou até a combinação W-Rh. Neste tipo de mama, o anodo de ródio, que emite raios mais energéticos e se presta melhor que a combinação Mo-Mo, apesar de maior espalhamento dos raios. Quando disponível pode usar o anodo de tungstênio, combinado com filtro de ródio, que apesar de reduzir o contraste, reduz a dose absorvida. Alguns equipamentos da Siemens possuem anodo de Mo, com segunda pista de tungstênio e filtro de Mo e ródio, enquanto os da GE possuem a segunda pista de ródio e filtro de Mo e Rh.

Na falta de anodo de ródio, que é a grande maioria, pode-se compensar elevando a voltagem para 30 kVp, que diminui a qualidade, mas reduz a dose, já que os raios são menos absorvidos. O aumento da kV contribui para elevar as radiações secundárias, que vão reduzir o contraste e dar um tom de cinza na imagem, reduzindo a capacidade de visualizar estruturas finas e de baixo contraste.

Na ausência do ródio e na necessidade de raios ainda mais energéticos, como nas mamas altamente densas, com espessura maior que 8 cm, também pode ser usado o alvo de tungstênio, sempre combinado com o filtro de ródio. Embora a combinação W-Rh forneça um feixe polienergético, é possível produzir um espectro conveniente que forneça um bom contraste da imagem. Mesmo que não forneça um feixe monoenergético como o Mo e o ródio, o cuidado na escolha da kV e do material do filtro pode revelar um excelente resultado, com equilíbrio entre o contraste e a dose. Estudos têm mostrado que o alvo de tungstênio, com o filtro de absorção em energia apropriada (ródio), fornece significativa redução da dose com pouca perda de qualidade da imagem. Sempre que usar o anodo de ródio ou tungstênio, deve-se usar também o filtro de ródio. Existe uma combinação ideal para mamografia em função da espessura e da densidade (Quadro 18-5).

Compressão da mama

A compressão é uma manobra que se destina a reduzir e uniformizar a espessura da mama, desde a base até o ápice,

Quadro 18-5. Faixa da kV recomendada em função da espessura e da textura da mama

Espessura cm	Baixa densidade		Média densidade		Alta densidade	
	Kv	Pista	Kv	Pista	Kv	Pista
< 3	25	Mo	25	Mo	26	Mo
3-5	26	Mo	26	Mo	27	Mo
5-7	27	Mo	26	Rh	27	Rh
> 7	28	Mo	27	Rh	28	Rh
> 8	28	Mo	2	Rh	25	W

Fonte: Quadro fornecido por Bortolotto, modificado.

permitindo ser penetrada de forma homogênea pelo feixe de raios X, desde a aréola até a parede torácica. A compressão corretamente aplicada é um importante fator que afeta a qualidade de mamografia. A aplicação incorreta da compressão na mama resulta na seleção também incorreta dos parâmetros técnicos, afetando a qualidade da imagem e a dose no paciente. Uma compressão deliberadamente suave, mas firme, combinada com grande habilidade do técnico em trazer para o campo de projeção a maior quantidade de tecido mamário, resulta em uma imagem com bom nível de informação.

A compressão imobiliza a mama, fixando-a no *bucky*, evitando movimento que produz borramento da imagem. Diminui a distância entre o objeto e o receptor, ou seja, aproxima o objeto do filme, que vai melhorar a nitidez e a definição da imagem. Além de diminuir a exposição, reduz a dose absorvida e as radiações dispersas. A compressão vigorosa permite reduzir a espessura dissociando os tecidos superpostos, melhorando o contraste da imagem. No entanto, a compressão exagerada não contribui para melhorar a imagem, resulta em desconforto e dor para o paciente e ainda desestimula a prática da mamografia anual.

A compressão insuficiente resulta em subpenetração dos tecidos profundos e superpenetração dos tecidos superficiais, levando ao borramento e à redução da nitidez no contorno das estruturas. A baixa compressão leva à subexposição em determinadas áreas, que podem esconder massa no interior do parênquima, aumentando o número de falso-negativos. A compressão deve ser suficiente para deixar a mama tensa, mas nunca excessiva, devendo o técnico ter a sensibilidade de aplicar a compressão estritamente necessária para manter a mama firme e a pele estirada, com o mínimo de dor e sem provocar trauma. O paciente deve ser orientado sobre as vantagens da compressão para diminuir a ansiedade e colaborar com o procedimento.

A compressão é o principal fator de rejeição da mamografia pelas mulheres. Deve ser aplicada de forma lenta e gradual, adquirindo a confiança da paciente e ajudando-a a suportar o procedimento, mesmo com desconforto. A dor tem componente psicológico e o preparo da paciente ajuda a combater a ansiedade e promover o equilíbrio emocional, que ajuda suportar melhor a compressão. O desconforto proveniente da compressão tem avaliação complexa e difícil, que depende do seu grau de esclarecimento e da habilidade do técnico em aplicar a compressão adequada com o mínimo de desconforto. A mamografia é mais dolorosa na presença de processo inflamatório prévio, que pode ter a dor exacerbada pela compressão.

O limiar de dor é individual e tem um componente emotivo, já que a manometria mostra que a pressão exercida pelo compressor de 14 kgf, distribuída na mama, corresponde à metade da pressão exercida pelos dedos do examinador durante o exame físico. Também, equipamentos nos quais a paciente controla sua própria compressão, mostraram menos desconforto e compressão mais eficaz do que quando esta é exercida pelo técnico.

Uma das causas de dor é o estiramento da pele, devendo o técnico mantê-la sem dobras, para garantir um procedimento confortável. A compressão exagerada aumenta a dor sem reduzir a espessura e não traz benefício para a paciente. Se a paciente manifestar dor intensa, deve-se interromper a compressão e preparar seu estado psicológico. Em casos extremos, deve-se desistir e pedir que retorne no período pós-menstrual, quando as mamas estiverem menos sensíveis ou fazer terapia antiálgica prévia.

A compressão é um importante fator de qualidade de mamografia, pois espalha os tecidos mamários que dão imagens de composição simulando nódulo, mostrando se a imagem é real ou trata-se de efeito somação. A pressão deve ser aplicada em função do tamanho e da espessura da mama, enquanto as mamas pequenas e flácidas necessitam menos compressão. A compressão também é um importante fator de redução das radiações espalhadas, reduzindo a dose para a paciente e o nível de ruídos na imagem. Isto vale para todas as formas de mamografia, inclusive a digital, onde a compressão é fundamental, independente de usar o método direto ou indireto (Quadro 18-6).

Selecionando a densidade

Entre as qualidades de boa imagem mamográfica, a densidade óptica traduz a quantidade de radiação que o filme recebe e dá o grau de seu enegrecimento.

Quadro 18-6. Importância da compressão na mama

- Uniformiza a espessura da mama
- Dissocia as estruturas e espalha os tecidos
- Imobiliza a mama entre o *bucky* e compressor
- Evita borramento por movimento
- Reduz a dose absorvida

Recomendações

- Explicar à paciente sobre o procedimento
- Aplicar a compressão adequada de forma lenta e gradual

CAE é uma ou mais fotocélulas que medem a quantidade de fótons que ultrapassou a mama e atingiu o centro do filme. Quando a exposição for suficiente para imprimir a densidade ideal de aproximadamente 1,3 DO, o dispositivo interrompe a emissão dos raios de forma automática, deixando o filme uniformemente exposto. Pode ser controlado pelo operador, que pela função de densidade aumenta ou diminui a densidade do sistema.

O controle automático de exposição é um sistema que controla a exposição necessária para atingir uma determinada densidade óptica no filme radiográfico. Para a fotocélula controlar a função de densidade radiográfica, deve ser calibrada em função do tipo do filme e da densidade desejada, incluindo a base e o velamento. A mama densa precisa de mais radiação, que dá alto contraste, e revelar distorção na estrutura densa. A escolha é individual, porque alguns profissionais preferem filmes com maior densidade óptica, enquanto outros enxergam melhor com diferentes tons de cinza e menor densidade.

A densidade óptica tem relação direta com a amperagem, mas guarda relação com o processamento, especialmente com a preservação e a atividade dos químicos, com a temperatura do revelador e com o tempo de processamento.

O seletor de densidade pode ser manuseado pelo operador para controlar a sensibilidade da fotocélula, em função da densidade óptica mostrada no filme. A faixa normal da densidade deve ser entre 1,20 e 1,50 DO. A função densidade varia de +5 a –5, passando por zero na posição central, e pode ser manipulada para mais ou para menos, em função da atividade do químico. Sempre que se aumenta a densidade, diminui-se a sensibilidade da fotocélula aumentando a exposição e sempre que se diminui a densidade, aumenta-se a sensibilidade da célula, que reduz o tempo de exposição. Sempre que se eleva a corrente, aumentam-se o tempo de exposição e a dose. O aumento da densidade em +1 eleva a mAs em 10-12%, aumentando a exposição e a dose. Assim, se a mA estiver em 100 e se elevar para +1, aumenta a mA para aproximadamente 112 mA/s e assim por diante. Nunca selecionar +3, que eleva a dose de forma proibitiva, além de contribuir intensamente para o desgaste do tubo. Neste caso, deve-se trocar o químico.

A seleção manual da função densidade deve ser diária, em função da densidade óptica que o filme apresenta. Se o químico estiver oxidado, o processamento se fará lento e de forma parcial, deixando o filme pouco enegrecido, muito claro e transparente, mostrando a pele e as estruturas subcutâneas. Isto significa que o filme está subexposto ou sub-revelado. Para compensar esta deficiência, pode-se aumentar a densidade para +1 ou +2, que torna o CAE menos sensível e tolera mais a radiação, aumentando o tempo de exposição. Esta manobra aumenta a densidade e o contraste da imagem, mas eleva a dose absorvida pelo paciente. Se permanecer com baixa densidade, deve-se trocar o químico.

O contrário pode ser feito quando o químico está novo, que tem atividade mais intensa e o processamento se faz mais rápido. Se a mamografia fica muito escura (densidade maior que 3,8), o operador deve reduzir a densidade para –1 ou –2, que aumenta a sensibilidade da fotocélula e interrompe a exposição mais precoce, deixando o filme menos enegrecido e reduzindo a dose para o paciente.

Efeito anódico

O efeito anódico ou efeito Hell é uma característica própria dos equipamentos de radiografia que apresentam um fluxo não uniforme de fótons no campo de radiação, ou seja, a intensidade de raios que chega ao paciente é maior na extremidade do catodo, devido a maior absorção do feixe de elétrons pela parte mais profunda do próprio alvo.

O efeito ocorre porque os elétrons precisam atravessar uma quantidade maior de material anódico, antes de se emitirem os raios X e muitos fótons são absorvidos, dando um campo não uniforme. Devido à carga de elétron ser mais intensa na extremidade do catodo do que do anodo, há desenfoque do campo de radiação e a intensidade do feixe é mais intensa junto à parede torácica do que no ápice da mama. O efeito anódico é menos notado na porção central do feixe, porque a intensidade deste é mais uniforme e tem relação com o ângulo do anodo.

O efeito anódico é devido ao desenho angulado da face do anodo e os elétrons, ao se chocarem, são absorvidos de forma diferente, provocando uma variação no fluxo de raios X. A diferença de intensidade é variável e chega a 30-50%, dependendo do ângulo no alvo, da distância foco-filme e do tamanho ponto focal. Quanto menor for o ponto focal e menor a distância entre o foco e o filme, maior será o efeito anódico.

O efeito Hell não pode ser evitado, mas pode ser minimizado angulando o tubo para que toda a radiação incida de maneira uniforme, de forma que a intensidade de radiação recebida no ápice da mama seja a mesma aplica-

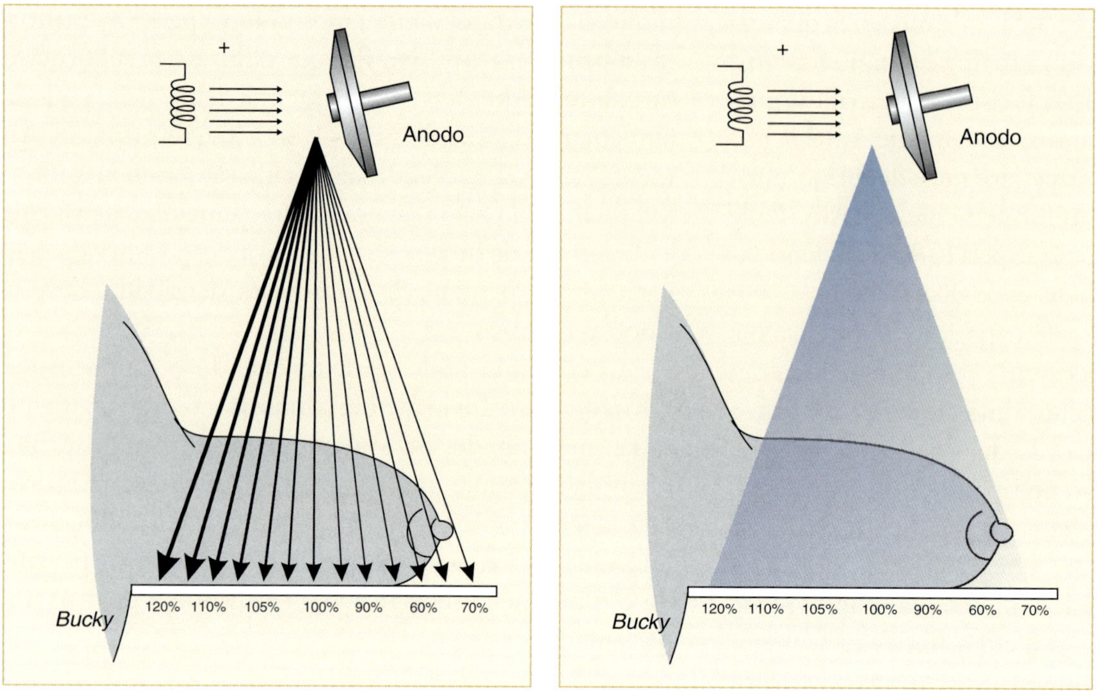

Fig. 18-7. Efeito anódico. A área mais próxima do catodo recebe mais radiações. Quanto menor for a distância foco-filme, menor será o efeito Hell. (Imagem cedida pela Kodak, modificada.)

da na base, junto à parede torácica. Para isto, deve-se reduzir a distância foco-filme, que reduz o ângulo anódico, já que o tamanho do ponto focal é imutável.

Como em mamografia o campo de radiação tem que ser uniforme, deve-se utilizar bem o efeito anódico para melhorar a imagem. Para isto é importante um bom posicionamento, colocando a parte mais espessa da região a ser examinada para o lado do catodo, e aplicar a mesma quantidade de raios, tanto na base quanto no ápice da mama (Fig. 18-7).

Capítulo 19

QUALIDADE DA IMAGEM

Alcides Ferreira Santos

INTRODUÇÃO

No início dos anos 1990 foram desenvolvidos esforços, tanto do Colégio Brasileiro de Radiologia, como das autoridades sanitárias, bem como por parte dos fabricantes no sentido de modernizar o parque de mamógrafos para otimizar a prática mamográfica e melhorar a qualidade da imagem. O objetivo era garantir boa qualidade na formação da imagem mamográfica para detectar as lesões impalpáveis, bem como a motivação e melhoria do desempenho do técnico e do médico-radiologista na produção e interpretação das mamografias.

A imagem de boa qualidade não é aquela bonita, de alto contraste, que é selecionada para divulgar os equipamentos e que fica exposta nos *stands* dos fabricantes. A imagem de qualidade é aquela que foi bem posicionada e mostra toda a estrutura da mama, apresenta médio ou alto contraste e oferece maior nível de informações diagnósticas, com o mínimo de dose aplicada ao paciente. Sua obtenção depende de um equipamento de boa qualidade e devidamente calibrado, de pessoal qualificado e motivado, de um bom processamento da imagem e boas condições de avaliação. Finalmente, a boa imagem mamográfica não deve ter artefatos nem ruídos, que são fatores de má qualidade.

Na avaliação da qualidade da imagem mamográfica são estudadas as qualidades médicas (ou propriedades fotográficas) e as qualidades técnicas (ou propriedades geométricas).

Qualidades médicas ou fotográficas

Propriedades fotográficas dizem respeito aos aspectos visuais no filme, como o posicionamento mamográfico, o regime de exposição, a penetração do feixe, o nível de compressão, o nível de escurecimento do filme (densidade óptica) e a diferença de tons de cinza (contraste), bem como a definição da imagem com o nível de informações fornecidas.

Qualidades técnicas ou geométricas

Propriedades geométricas avaliam as qualidades físicas da mamografia, como a distorção da imagem, a presença de ruídos quânticos e a nitidez das estruturas.

Também são avaliadas as características que dizem respeito ao desempenho dos equipamentos que formam a imagem, como o mamógrafo e seus acessórios e o sistema receptor da imagem, que envolve o filme e o cassete com o *écran*.

As qualidades geométricas dizem respeito a fatores não humanos, como as especificações técnicas dos equipamentos envolvendo o tamanho do ponto focal e as distâncias entre o foco e o filme, entre o objeto e o receptor e entre o foco e o objeto radiografado. Os distúrbios geométricos ocorrem por falta de calibração dos equipamentos, por falta de obediência aos aspectos físicos (fator distância) ou pelo grande tamanho do fósforo contido no *écran*, que aumenta a velocidade do filme, mas borra a imagem. Os transtornos geométricos têm como consequências as distorções, a ampliação e a falta de nitidez da imagem.

Neste capítulo estudaremos as qualidades médicas da imagem mamográfica e todas as propriedades fotográficas como contraste, densidade óptica, latitude e resolução espacial e tudo o que diz respeito à qualidade imagem mamográfica.

Princípios

O objetivo da qualidade mamográfica é obter uma imagem com a maior quantidade de informações possível sobre as estruturas internas da mama, combinado com o mínimo de dose para o paciente. A qualidade se relaciona com o envolvimento de vários fatores técnicos e humanos, dando como resultado uma imagem de boa qualidade com bom contraste e alta definição para visualizar os mínimos detalhes da estrutura radiografada. Entre os fatores de qualidade de imagem mamográfica está a densidade óptica, que dá o grau de enegrecimento do filme e traduz a quantidade de radiação que o filme recebe. Da interação destes fatores deve surgir uma imagem de alto padrão de qualidade e com baixa dose, até porque a maioria das mamografias é executada em pacientes sadios, que devem receber a menor dose possível para não ferir os princípios da proteção radiológica.

A mamografia de alta qualidade requer capacidade de realçar as diferenças entre as diversas estruturas que compõem a mama e fornecer uma boa resolução e bom nível de contraste da imagem, permitindo mostrar as ínfimas estruturas. Portanto, a mamografia de boa qualidade deve mostrar as estruturas normais e anormais da mama, com nitidez no contorno das estruturas, já que a sua finalidade é obter a maior quantidade de informação possível sobre as estruturas internas do órgão radiografado, utilizando a menor dose possível.

Conceitos

Mamografia é uma representação da estrutura da mama que permite visualizar detalhes dos tecidos que estão no interior da mama. Pequenas estruturas de alto contraste, como microcalcificações com dimensão menor que 0,2 mm e estruturas de baixo contraste, só serão visíveis em um sistema de alta definição espacial e com um mínimo de contraste com relação à textura de fundo.

Para ser considerada de boa qualidade para o diagnóstico das lesões impalpáveis, a mamografia deve apresentar nitidez de detalhes, visibilidade das estruturas anatômicas de interesse e conter claramente as informações diagnósticas. O principal parâmetro de qualidade da imagem é o contraste, mas têm importância a resolução espacial, a nitidez e o nível de ruídos. A boa mamografia deve representar todo o tecido mamário com alto contraste e boa resolução, para mostrar alterações sutis, com baixo nível de ruídos e baixa dose para o paciente.

Na imagem mamográfica, os detalhes das estruturas anatômicas e as lesões, como microcalcificações, as ilhas de tecido neoplásico, podem ficar obscurecidos e perdem seu valor diagnóstico se o contraste e a densidade óptica forem insuficientes ou excessivos. O mesmo acontece com as estruturas de baixo contraste radiográfico como os nódulos de pequeno tamanho e os tecidos de densidade aumentada, quando a mamografia apresenta baixo contraste, pois sua visibilidade fica comprometida.

Para executar uma boa mamografia, é necessário entender as interações dos raios com a matéria. O tecido mamário é formado de elementos fibrosos, gordurosos, glandulares e vasos, que têm densidade e poder de atenuação muito semelhantes, entre si. Por isso, necessita de boa resolução da imagem para mostrar as sutis diferenças no contraste destes elementos.

Na mama, a diferença de atenuação dos raios X entre os tecidos normais e anormais é muito pequena, ou seja, a absorção dos raios entre o tecido normal e o patológico é mínima e não forma contraste na imagem, oferecendo dificuldade em sua avaliação. Por isso, o exame mamográfico é muito exigente e requer uma imagem de alta resolução para realçar as mínimas estruturas, e um bom contraste e definição na imagem, para mostrar as mínimas diferenças entre o tecido normal e o patológico. Os nódulos de baixa densidade também têm um coeficiente de atenuação muito próximo ao do parênquima e necessitam de uma imagem de bom contraste e alta resolução para contrastar com as estruturas vizinhas e mostrar pequenas estruturas circulares de baixo contraste, que podem apresentar uma lesão maligna disfarçada de forma sutil.

A mamografia tem uma acurácia de 90% para detectar o câncer, cuja sensibilidade depende da idade do paciente, do teor de gordura e da densidade da lesão, chegando a 98% na mama totalmente gordurosa e a 90% nas mamas densas, falhando nas lesões *in situ* sem microcalcificações, nos carcinomas circunscritos de baixa densidade e no câncer sem massa (carcinoma lobular), que está camuflado no parênquima mamário. A sensibilidade para detectar minúsculas alterações na mamografia depende do equipamento, do processamento apropriado e da habilidade do médico interpretador.

Garantia de qualidade

A garantia da qualidade da imagem com baixa dose envolve toda a cadeia de formação e avaliação da imagem, como discriminado nos itens a seguir. Para obtenção de boa imagem são necessários a escolha correta do equipamento e um ajuste nos diversos parâmetros de seu funcionamento, em função do tipo de receptor de imagem e das características da mama a ser radiografada. Compete ao físico-médico a responsabilidade de prover soluções técnicas, mantendo os equipamentos regulados e calibrados, e cabe ao radiologista o papel de oferecer uma imagem de boa qualidade e interpretá-la corretamente.

A má qualidade mamográfica implica em menor taxa de detecção de lesões subclínicas, aumento das projeções adicionais com elevação do custo e da dose, maior ansiedade do paciente, aumento da taxa de biopsias desnecessárias e redução da confiança no método. As variáveis envolvidas nos processos de obtenção de imagens são grandezas físicas ajustáveis, como voltagem, amperagem, tempo da exposição, tipo de material do anodo e tipo de filtragem do feixe:

- Equipamento especificamente projetado e calibrado.
- Uso de regime de exposição adequado para produzir uma boa imagem.
- Receptor de imagem específico para mamografia.
- Processadora específica e exclusiva para mamografia.

Fatores que interferem na qualidade da imagem

A qualidade da imagem radiológica é o resultado de uma sequência de fatores que estão presentes na cadeia de formação da imagem, que se inicia com um bom posicionamento para expor todo o tecido mamário e envolve uma sequência de componentes, como equipamentos adequados e calibrados; o tipo de circuito gerador de alta tensão, que determina a produção e qualidade do feixe de raios X; o regime de exposição utilizado, como voltagem e amperagem adequadas; o tipo de material usado no anodo e na filtragem do feixe; a densidade e a espessura do objeto a ser radiografado; um *écran* com pequenos cristais de fósforo, que determinam nitidez da imagem; um filme com cristais tabulares de pequeno tamanho e de alta velocidade, que determinam o contraste do filme e as ótimas condições de processamento.

O resultado final da combinação destes componentes é uma imagem com alta definição, exibindo toda a estrutura anatômica da mama, com excelente contraste, que mostra detalhes das estruturas internas da mama, com densidade óptica adequada, máxima nitidez, livre de ruídos, com o mínimo de dose e o máximo de informações.

Nos últimos anos, o avanço da tecnologia permitiu a obtenção de imagem com maior resolução e melhor nitidez para detectar lesões na fase inicial, mas deve conciliar a qualidade de imagem com baixa dose para o paciente. Componentes e parâmetros como o tipo de anodo, o tipo de voltagem e amperagem e a filtragem do feixe, além de influenciar a qualidade da imagem mamográfica, têm efeito marcante na dose. A boa imagem mamográfica deve apresentar todos os parâmetros básicos fundamentais para visualizar, com a maior riqueza de detalhes, todas as informações possíveis das estruturas anatômicas da mama, bem como suas relações com as estruturas vizinhas, para detecção precoce das lesões de baixa densidade (Quadro 19-1).

Especificações dos equipamentos

Os mamógrafos devem ser dedicados, calibrados e específicos.

Voltagem. Deve ter grande variação da voltagem, variando de 20 a 39 kV, para ser capaz de produzir imagens em diferentes tipos de mama. O incremento de tensão é de 1 kV.

Gerador trifásico. De alta frequência ou monofásico retificado com multipulso, dando qualidade ao feixe e evitando a flutuação da voltagem com queda da qualidade dos raios.

Amperagem. Deve ter variação de 20 a 500 miliamperes.

Anodo. De molibdênio. A marca GE tem também pista de ródio e a marca Siemens tem uma segunda pista de tungstênio.

Filtro. De molibdênio, ródio ou alumínio.

Ponto focal. De 0,3 mm para mamografia de contato com grade e 0,1 mm para ampliação. O tamanho do ponto focal é fator fundamental no equipamento, porque determina a resolução espacial da imagem.

Janela. De berílio, com espessura de 0,8 a 1,0 mm para minimizar a atenuação dos raios.

Grade antidispersora. Linear, com fator grade de 4:1 ou 5:1, para absorver as radiações secundárias e aumentar o contraste da imagem. A Lorad tem, com exclusividade,

Quadro 19-1. Cadeia de fatores responsáveis pela qualidade da imagem mamográfica

- Especificações técnicas dos equipamentos para garantir boa exposição
- Tipo de circuito gerador, material do anodo e tipo de filtragem do feixe
- Regime de exposição como voltagem e amperagem adequadas
- Posicionamento mamográfico correto

a grade cruzada ou HTC, com 80 pares de linhas por centímetro, que melhora o contraste da imagem.

Distância foco-filme ou foco-receptor. A distância mínima exigida pela portaria 453 do MS é de 60 cm para mamografia de contato. A marca Lorad tem 65 cm de distância foco-filme (SID). É a distância ideal para facilitar o acesso e o posicionamento do paciente, além de reduzir a dose. Distância maior melhora a nitidez da imagem, mas requer aumento da carga no tubo, e a distância menor que 60 cm aumenta a dose para o paciente.

Ângulo biangulado anodo. Preferencialmente 16 graus para foco grosso e 12 graus para foco fino; alguns fabricantes oferecem ângulos menores. Veja em Equipamentos de Mamografia.

Critérios anatômicos do posicionamento mamográfico

O posicionamento correto em cada incidência é um fator básico da qualidade de imagem porque maximiza a exposição da glândula, inclusive as estruturas adjacentes ao grande peitoral, e fornece uma imagem com o máximo de informações.

A Comissão Europeia adota critérios anatômicos como padrão para a avaliação dos exames radiográficos, além dos demais parâmetros físicos subjetivos utilizados. O método que utiliza critérios anatômicos é facilmente reprodutível e reduz o grau de subjetividade, auxiliando os radiologistas de forma objetiva na avaliação das radiografias. A visualização das áreas anatômicas da mama tem relação direta com a maior acurácia do método, por detectar estruturas que podem significar uma doença. Com base nestes princípios, foram adotados, pela Comissão de Mamografia do CBR, os aspectos anatômicos de interesse radiográfico, tendo como base a sua influência para a visualização das estruturas da mama e dos tecidos adjacentes, expostos a seguir.

Os critérios anatômicos de qualidade da imagem especificam as estruturas anatômicas que devem ser visualizadas na mamografia, para aumentar a precisão diagnóstica. Implicam na colaboração do paciente, no posicionamento correto e no desempenho do técnico na escolha do regime de exposição e em uma compressão correta da mama, e contempla os itens abaixo:

- Todo o parênquima da mama deve ser mostrado no filme, desde a parte mais espessa junto à parede torácica até a parte mais fina de tecido subcutâneo e a papila.
- O tecido fibroglandular deve estar bem espalhado, sem apresentar superposições de estruturas.
- O tecido fibroglandular deve ser adequadamente exposto, com boa penetração do feixe.
- Não deve haver perda de definição do parênquima devido ao movimento.
- As estruturas circulares de baixo contraste e o tecido fibroglandular devem ser visualizados.
- As estruturas lineares de baixo contraste e o tecido fibroglandular devem ser definidos.

Regime de exposição

A voltagem determina a energia dos raios, enquanto a amperagem determina o fluxo de elétrons por unidade de tempo. Quanto maior for a voltagem, maior será o poder de penetração dos raios, maior será a formação de radiação secundária e menor será o contraste da imagem, o que faz cair a qualidade da imagem, independentemente da filtragem utilizada.

Se a voltagem diminuir, os raios ficam menos penetrantes e são mais facilmente absorvidos pelo objeto, o que dá maior contraste, mas aumenta a dose. Quando se reduz a kV, aumenta-se a mAs, que eleva o fluxo de elétrons sem aumentar o poder de penetração. Deve ser usado um regime que represente um equilíbrio de bom contraste com baixa dose. A melhor qualidade de imagem é obtida com anodo de molibdênio, que emite fótons com espectro próximo a 20 keV e oferece maior absorção diferencial no tecido da mama. Os raios com energia abaixo deste nível serão absorvidos pela mama, devendo ser retirados do feixe, já que aumentam a dose no paciente e não ajudam na formação da imagem.

Tipo de exposição

Exposição é o produto da corrente do tubo (mAs), que determina a intensidade do feixe de raios X, pela unidade de tempo, medido em segundos (s), em que se aplica a corrente no tubo: **E = I × T**.

- A exposição pode ser **direta**, quando os raios X impressionam diretamente o filme, que mostra maior nitidez, porém com dose proibitiva.
- Ou **indireta**, com o uso de *écran* intensificador, já que a exposição necessária depende da energia contida na radiação.

Eficiência do receptor de imagem

O receptor de imagem tem influência direta na qualidade de imagem. O sistema tela-filme convencional fornece uma eficiência de 50-70%, dependendo do tipo e do tamanho dos cristais de fósforo contidos no *écran*.

O sistema digital com tecnologia indireta à base de iodeto de césio fornece uma eficiência superior a 80%, enquanto a tecnologia direta à base de selênio amorfo como fotocondutores oferece uma eficiência de 95%, com alta resolução, baixa dose e melhor qualidade de imagem.

Tipo de filme

A composição e forma de produção do filme e o tipo de cristais de prata são determinantes da qualidade. Deve ter alta sensibilidade, com cristais de pequeno tamanho e de forma plana para aumentar a resolução e a velocidade do filme. Os cristais grandes aumentam a velocidade do filme, mas reduzem a nitidez da imagem.

Contraste do objeto radiografado

O contraste do objeto é a diferença na atenuação dos raios X nos vários tecidos da mama e depende da densidade específica, da espessura e do número atômico dos elementos que compõem este objeto (mama). As estruturas de alto "Z" absorvem mais radiações e mostram a estrutura pelo seu contorno. O contraste também guarda relação com o equipamento, com a qualidade das radiações e seu poder de penetração, com o regime de exposição como voltagem, corrente e com filtragem do feixe.

Processamento do filme

Na cadeia de formação da imagem, o processamento responde por 50% da qualidade da imagem. O tipo de químico usado, sua concentração, seu método de preparo e as condições de processamento, bem como a temperatura e o tempo de exposição, têm relação direta com a qualidade de imagem.

Avaliação da imagem

A mamografia, mesmo de boa qualidade, não necessariamente aumenta a precisão diagnóstica. A acurácia da mamografia envolve fatores humanos como motivação e treinamento do médico interpretador para entender o significado dos achados mamográficos.

A avaliação da imagem mamográfica não é fator de qualidade apenas da imagem e sim do serviço de mamografia, já que a imagem de má qualidade diminui a percepção do radiologista e aumenta os resultados falso-negativos. Para boa avaliação da imagem são necessários bom contraste, boa densidade de fundo, nitidez das estruturas, bom regime de exposição, mas também equipamentos adequados e um ambiente com boa luminosidade (Quadro 19-2).

Efeitos da mamografia de baixa qualidade

A finalidade do exame mamográfico é oferecer o diagnóstico do câncer de mama em estádio inicial para aplicar o tratamento adequado, mudando a história natural da doença, reduzindo a mortalidade ou aumentando a sobrevida global, mas para alcançar seu objetivo é necessária de uma imagem de boa qualidade.

As lesões mamárias podem se manifestar por alterações sutis com achados de baixa densidade que às vezes têm a mesma atenuação dos tecidos normais e oferecem dificuldade de visualização.

Qualidade da imagem é a capacidade de representar com exatidão as estruturas ínfimas da mama e implica em uma combinação de contraste, resolução e nitidez da imagem. A boa imagem deve ter baixo nível de ruído e ausência de artefatos. A imagem de baixa qualidade induz ao diagnóstico incorreto, obriga a repetição do exame com exposição desnecessária, com aumento da dose e do custo, além da perda de tempo.

O falso-positivo produz ansiedade e angústia para o paciente e leva a procedimentos invasivos de alto custo ou à cirurgia desnecessária, com seus riscos e sequelas, enquanto o falso-negativo dá uma falsa segurança de saúde e pode postergar uma cirurgia, perdendo a época ideal para cirurgia e a chance de obter a cura.

O conceito de falso-negativo é de um mamograma normal que, no período de um ano, antes do rastreio subsequente, torna-se um câncer. É o câncer de intervalo. O falso-negativo pode ser devido à não visualização da lesão

Quadro 19-2. Avaliação da imagem mamográfica

- Negatoscópio com luminância superior a 3.000 NIT
- Condições de luz ambiental com luminosidade inferior a 50 lux
- Uso de lupa que aumente de 3 a 5 vezes
- Capacidade e motivação dos profissionais, como técnicos e médicos interpretadores, para entender os achados mamográficos

pelo padrão denso da mama, por imperícia ou falta de percepção do observador, por erro no posicionamento ou falha do processamento que não contrasta a imagem. O falso-negativo também ocorre por interpretação incorreta de uma lesão maligna, que foi catalogada como benigna, ou por falsa estabilidade de certas lesões.

O conceito de falso-positivo é todo mamograma que mostra uma imagem suspeita e foi biopsiada, mas que a patologia não mostrou carcinoma. É um agente formador de angústia para o paciente, afora os procedimentos complementares e uma cirurgia dita "desnecessária", com suas consequências financeiras, psicológicas e cosméticas, seguido de um processo fibrótico que vai repercutir nos mamogramas posteriores.

Na avaliação completa da imagem mamográfica, além de verificar as qualidades técnicas anteriormente descritas, que dizem respeito ao fator humano, devem ser avaliadas também as propriedades fotográficas ou qualidades médicas, como o contraste, a densidade óptica, a definição e a resolução espacial da imagem.

Também devem ser avaliadas as propriedades ou qualidades geométricas, que são fatores físicos ou não humanos, que dizem respeito às características técnicas dos equipamentos, como tamanho do ponto focal, distância foco-filme, distância foco-objeto e objeto-receptor, que determinam a nitidez da imagem, recebendo influência de fator externo como movimento do paciente ou do equipamento, que produzem borramento da imagem.

Finalmente, devem ser avaliados o nível de ruídos da imagem e a presença de artefatos, que são fatores de antiqualidade ou fatores de má qualidade. Estes assuntos serão discutidos nos capítulos seguintes.

PROPRIEDADES FOTOGRÁFICAS DA IMAGEM

As propriedades fotográficas da imagem dizem respeito aos aspectos visuais do filme, como nível de enegrecimento (densidade óptica) e diferença de tons de cinza no filme (contraste), que serão discutidos, bem como a definição e a resolução espacial das estruturas com o nível de informações fornecidas pela radiografia.

A imagem visível é formada pelas diferentes atenuações dos raios X pelas várias partes do corpo com diferentes componentes e densidades. Microscopicamente, a imagem é formada por inúmeras e minúsculas partículas de prata metálica, homogeneamente distribuídas no filme e vistas através da luz.

Vários parâmetros são usados para caracterizar a qualidade da imagem radiológica convencional, entre eles o contraste, a densidade óptica de fundo, a definição e a resolução espacial da imagem. Para a imagem digital, dispomos da função de transferência de modulação (MTF), que dá a resolução espacial, e a eficiência quântica de detecção (DQE), que fornece a relação entre o sinal disponível e o nível de ruídos de fundo, que se traduz pela eficiência do sistema em absorver os raios e formar a imagem.

CONTRASTE RADIOGRÁFICO

Conceito

Contraste radiográfico é a diferença de enegrecimento entre áreas distintas e adjacentes de uma radiografia, provocada pela variação na absorção dos fótons pelas diferentes estruturas que compõem o objeto radiografado. Contraste significa diferença. Então, o contraste é gerado pela diferença de densidade entre duas áreas distintas ou duas estruturas presentes no objeto radiografado, ou seja, é a capacidade de diferenciar uma estrutura do tecido vizinho. É a característica mais importante da imagem e se expressa na imagem pelos diferentes tons de cinza entre a estrutura de interesse e o tecido circunjacente.

Contraste radiográfico da imagem é visualizado como diferença na densidade óptica entre as várias partes do filme ou como diferença de brilho entre as áreas mostradas no monitor, se a imagem for digital.

O contraste radiográfico é determinado pelo contraste do objeto e pelo contraste do filme. Enquanto o contraste do objeto é determinado pela composição da estrutura radiografada, o contrate do filme depende da voltagem e guarda relação com o processamento.

O contraste do objeto é expresso em termos de diferença da exposição aos raios X que, ao atravessarem a estrutura (no caso, a mama), transmitem ao receptor a estrutura do objeto radiografado. Já o contraste do filme é influenciado pela voltagem, pelo tamanho do campo de radiação, pelo grau de compressão da mama, pela presença de grade antidispersora e pela quantidade de radiação espalhada.

Uma estrutura presente na imagem só será visualizada se existir contraste entre esta e a área de fundo, e este contraste se faz em função da densidade especifica das estruturas. Quanto maior for a diferença de densidade destas estruturas, maior será o contraste da imagem. Só há contraste na imagem se houver diferença de densidade específica, de espessura ou de composição atômica da estrutura com relação aos tecidos vizinhos, ou seja, a estrutura só será visível se houver diferença de sua densidade com relação ao tecido onde ela estiver inserida.

A absorção dos raios pela estrutura investigada deve ser diferente do tecido circunvizinho. Significa dizer que só haverá contraste se a atenuação dos raios for maior ou menor com relação à área de fundo. A exposição da área de fundo do filme é produzida pelas radiações que transfixaram o objeto e chegaram ao filme, somando-se às radiações espalhadas. Qualquer estrutura ou lesão que absorva igual ao tecido mamário não dá contraste, portanto, não é visível na mamografia. Isto acontece com alguns nódulos que têm o mesmo coeficiente de absorção do parênquima e não são mostrados na imagem ou estão camuflados por trás do tecido fibroglandular normal.

Quando a diferença de densidade entre as estruturas é grande, o contraste radiográfico é alto. Se a diferença de densidade for pouca, o contraste será baixo. O contraste é máximo nos implantes metálicos ou de silicone, onde toda radiação é absorvida pelo objeto radiografado, deixando a estrutura totalmente branca, contrastando com o fundo escuro, onde a grande maioria dos raios ultrapassou a estrutura e atingiu o filme. E o contraste é mínimo ou ausente quando a estrutura e a área vizinha absorveram o mesmo percentual de raios, neste caso, a estrutura não é visível.

O contraste tem relação com a densidade, já que é determinado pela diferença da densidade óptica entre as partes do objeto radiografado. A densidade e o contraste são variantes independentes, mas estão relacionados, porque só existe contraste se existir uma variação de densidade entre as estruturas adjacentes, com diferentes coeficientes de atenuação dos raios.

Se o contraste é a variação de densidade em áreas adjacentes de uma radiografia, quanto maior a variação da densidade óptica, maior será o contraste. Uma imagem rica em definição de sua estrutura tem pouco valor se tiver uma densidade excessiva ou insuficiente. A densidade deve estar dentro da faixa entre 0,45 e 2 DO, que é a faixa de alcance do olho humano. Um contraste maior ou menor depende do órgão que se quer estudar. No tórax, onde são necessários tons de cinza intermediários, é desejável um baixo contraste para mostrar as estruturas finas do pulmão, mas a mama necessita de alto contraste, já que as estruturas têm coeficientes de absorção semelhantes e apresentam semelhantes contrastes (Fig. 19-1).

Contraste em mamografia

Quando o objeto a ser radiografado contém osso e partes moles, a diferença de densidade é grande e não necessita alto contraste radiográfico, mas quando objeto tem apenas partes moles, como a mama, em que seus componentes têm a mesma densidade específica, necessita de alto contraste radiográfico para visualizar as estruturas.

Quando o objeto é formado por estruturas de composição semelhante à da mama, um aumento no contraste eleva a visibilidade desta estrutura. A mama é formada por tecidos fibroso e glandular, que têm a mesma densidade e atenuam os raios com a mesma intensidade, enquanto o tecido adiposo tem baixa atenuação e serve de contraste natural. As diversas áreas absorvem as radiações em proporções distintas e mostram imagens diferentes. Quanto maior for a diferença de densidade entre o achado mamográfico e as estruturas adjacentes, maior será o contraste radiográfico e mais facilmente a lesão será visualizada (Fig. 19-1).

Como os tecidos que compõem mama têm praticamente a mesma capacidade de atenuação, é fundamental que a imagem tenha boa definição e alto nível de contraste para facilitar a visualização das estruturas. O limiar de visibilidade, que é um parâmetro de qualidade, é definido como o produto do contraste pelo tamanho da estrutura. Quanto maior for o contraste, mais evidentes ficarão as diferenças entre as áreas escuras e as claras. A imagem de alto contraste pode ocultar as lesões de baixo contraste e de pequeno tamanho se não tiver boa resolução espacial. Também a recíproca é verdadeira. Mesmo na presença de boa resolução, se a imagem não tiver um bom contraste as estruturas podem não ser visualizadas.

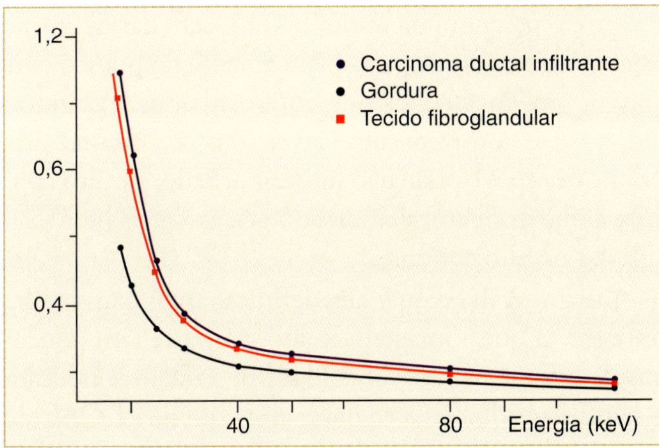

Fig. 19-1. Coeficiente de atenuação linear do tecido fibroglandular com relação ao carcinoma infiltrante e tecido adiposo. (De Yaffe em The Practice of Mammograpkhy, Dronkers, JD e autores 2003, Editora Revinter.)

O alto contraste mostra maior nitidez das estruturas, mas nem sempre adiciona informações e ainda aumenta o nível de ruídos. Entretanto, as lesões de baixo contraste como as massas, necessitam de um nível mínimo de contraste com relação ao pano de fundo, para se tornarem visíveis. O alto contraste é produzido pelo excesso de exposição com amperagem alta. Ele deve mostrar estruturas de alto contraste, como as micros, mas pode obscurecer estruturas de baixo contraste que têm tons intermediários de cinza, como um fibroadenoma que não contrasta com o tecido vizinho.

O alto contraste radiológico deixa mais evidentes as estruturas de alto contraste (micros), que serão mais bem visualizadas, mas reduz a faixa de latitude do filme e pode perder informações, porque algumas estruturas não são bem visualizadas nas radiografias muito claras ou escuras. O filme de alto contraste mostra melhor as estruturas dentro da faixa de densidade ideal, mas exige que o contraste do sujeito combine com a latitude estreita que o filme oferece. Também exige que a escolha da voltagem do tubo, do tipo de material-alvo e do tipo de filtragem, seja correta para o tipo de mama. O contraste da imagem pode ser aumentado com a escolha de um filme de mais alto contraste ou modificando seu método de processamento. Este aumento de contraste enaltece os detalhes na imagem e melhora a visibilidade das estruturas, mas é acompanhado de aumento do ruído da imagem.

A imagem de alto contraste, apesar de desejável, torna-se mais sensível aos ruídos e não mostra os tons de cinza intermediários, podendo esconder um nódulo de baixa densidade, por dificultar a visualização de finas estruturas. Na imagem muito contrastada a gordura muito preta aparece e o parênquima muito branco, sem dar definição das estruturas, porque passa bruscamente do branco para o preto, sem mostrar os tons intermediários. Por outro lado, o baixo contraste com baixos tons de cinza faz perder informações e pode não mostrar achados de alto contraste como as microcalcificações, que são mais bem visibilizadas no alto contraste.

A mamografia requer alta definição, mas com médio contraste, já que a imagem de alto contraste tem poucos tons de cinza e oferece dificuldade de visualizar nódulos de baixa densidade. Deve haver um equilíbrio. Quando muito escura por superexposição ou super-revelação, a visibilidade fica prejudicada, o que pode ser compensado com luz de grande intensidade do negatoscópio, mas quando a imagem fica muito clara por subexposição ou sub-revelação, é irrecuperável e fica imprópria para o diagnóstico, devendo ser repetida. Ambas podem obscurecer pequenas lesões e impedir o diagnóstico precoce, por não detectar lesões de pequeno tamanho e de baixa densidade, especialmente na mamografia de rastreamento.

O fator primário de controle do contraste do filme é a voltagem, mas recebe influência da amperagem. Quanto maior a kV, maior será a energia do feixe e maior será a quantidade de radiações secundárias, o que irá reduzir o contraste do filme. O contraste depende também da espessura do objeto, de sua compressão adequada, do tamanho do campo de radiação e da grade antidispersora. A amperagem responde pela densidade óptica do filme. Quando se aumenta a kV em 15%, é produzido um aumento na densidade igual à duplicação da mAs. Existem outros fatores, como densidade óptica e resolução espacial, que devem apresentar bom desempenho para mostrar detalhes na imagem.

Contraste do objeto

Na cadeia de formação da imagem, o objeto é a estrutura que se deseja radiografar. Os raios projetam no filme a estrutura que está sendo radiografada e refletem a espessura, a densidade e o número atômico dos elementos que compõem este objeto, no caso, a mama.

O corpo humano é composto por diferentes materiais, com diferentes densidades, espessuras, e consequentemente com diferentes capacidades de absorver os fótons. Estes diferentes materiais atenuam as radiações de forma diversa em função de seu número atômico e de sua densidade específica. O contraste do objeto é importante devido às pequenas diferenças nas densidades do tecido normal e das estruturas patológicas da mama, como microcalcificações, e na avaliação do contorno das massas.

O contraste inerente do objeto tem relação com a capacidade de atenuação dos raios X, pelas estruturas que compõem o objeto a ser radiografado. Assim, o osso com maior densidade específica e maior número atômico absorve mais raios que as partes moles adjacentes. Este diferente grau de absorção expressa a densidade específica e se traduz em contraste do objeto.

A absorção dos raios pelo objeto depende da sua espessura e da sua composição. Aumenta com a espessura, com a densidade específica do material e com o número atômico dos elementos que compõem o objeto. Por conseguinte, o contraste do objeto depende da sua espessura, da densidade de seu material e do espectro de energia dos raios X, que por sua vez é determinado pelo material do anodo e o tipo de filtro utilizado.

O contraste do objeto é a diferença na atenuação dos raios X pelos vários tecidos que compõem este objeto. O contraste também guarda relação com o equipamento, com a qualidade das radiações e seu poder de penetração, como o tipo material do anodo, a filtragem do feixe e os fatores de exposição, como voltagem e amperagem.

O contraste do objeto é especialmente importante em mamografia em virtude de diferenças sutis entre o tecido normal e a estrutura patológica presente na mama, e da importância de detectar mínimos detalhes tais como as microcalcificações e as massas de baixo contraste. O contraste do objeto, em última análise, depende dos componentes de sua estrutura, seu conteúdo fibroso, aquoso ou ósseo, que têm diferentes capacidades de atenuação dos raios.

Variáveis que alteram o contraste do objeto

O contraste do objeto é causado pela diferença da atenuação dos raios X entre a lesão e os tecidos vizinhos. Uma estrutura no objeto radiografado só será visível se tiver contraste radiológico diferente do tecido vizinho ou material onde ela está contida. Esta diferença depende da densidade específica, da espessura do objeto radiografado, do grau de compressão da mama, do número atômico das estruturas e do tecido normal. Esta diferença também depende da energia do espectro de raios X usado para produzir a mamografia. O espectro de raios X é determinado pelo material do anodo, pela voltagem aplicada no tubo e pelo tipo de filtragem do feixe (Fig. 19-2).

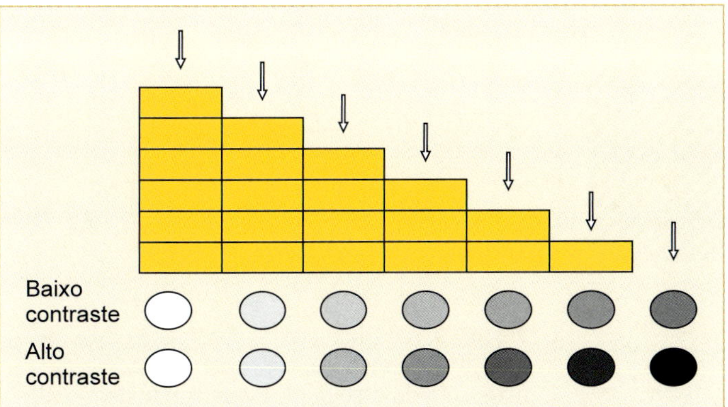

Fig. 19-2. Efeito da espessura do objeto no contraste e na densidade da imagem. O aumento da espessura aumenta a atenuação dos raios e a imagem fica branca.

Densidade específica. É uma grandeza física que traduz a massa por unidade de volume, medida em grama por centímetros cúbicos (g/cm^3 ou g/mL), que independe da densidade óptica. A densidade específica que determina o contraste do objeto tem relação com a massa e com o número atômico da estrutura radiografada.

Uma estrutura de alta densidade e compacta como osso, que é rica em cálcio, com número atômico 20, absorve mais que as partes moles contendo hidrogênio, carbono e nitrogênio, com número atômico entre 2 e 6. Já o bário, usado em contrastes radiológicos, que tem alto número atômico e alta densidade, absorve "todas" as radiações (Quadro 19-3).

Espessura. Há relação direta da atenuação dos raios em função da espessura do objeto a ser radiografado. Quanto mais espessa for a estrutura, maior será a absorção dos raios. Em mamografia, a compressão exerce o papel fundamental de uniformizar e reduzir a espessura da mama. A redução da espessura resulta em menor dispersão, melhora o contraste e dá maior nitidez à imagem. Quanto menor for a espessura, maior será o contraste. Esta diferença é maior para a faixa de baixa energia entre 25-30 keV, onde predomina o efeito fotoelétrico (Quadro 19-4).

Número atômico do objeto. O número atômico (Z) do material que compõe o objeto afeta a absorção dos raios X. Há uma relação direta entre o número atômico do elemento absorvedor com a absorção das radiações. Quanto maior for o "Z" do elemento, maior será a capta-

Quadro 19-3. Diferentes materiais com Z e densidades diferentes absorvem as radiações de formas distintas.

Material	Nº atômico (Z)	Desnidade específica
Músculo	7.42	1,00 g/cm^3
Gordura	5.92	0,91 g/cm^3
Cálcio	20.00	1,55 g/cm^3
Iodo	53.00	4,94 g/cm^3
Bário	56.00	3,50 g/cm^3

Fonte: Princípios de Física em Radiodiagnóstico-CBR. Soares JC.

Quadro 19-4. Fatores que alteram o contraste do objeto

- Voltagem aplicada ao tubo
- Espessura da estrutura radiografada
- Densidade específica do objeto que o compõe
- Número atômico do objeto
- Grau de compressão (se for mama)

ção dos fótons, maior o número de efeito fotoelétrico e melhor o contraste. Esta absorção guarda relação com as diferentes energias dos fótons (Fig. 19-3).

Material do anodo. O contraste do objeto tem relação ainda com a voltagem, que determina a energia dos raios X em função do tipo de material que compõe o anodo. Os raios emitidos pelos alvos de tungstênio e ródio são mais energéticos e têm maior poder de penetração. Eles produzem mais radiações dispersas que reduzem o contraste, deixando um tom cinzento na radiografia, enquanto os raios emitidos pelo anodo de molibdênio são de baixa energia e mais facilmente absorvidos pelo material do objeto. Por serem menos energéticos, emitem um espectro ideal para mamografia, espalhando menos e mostrando melhor contraste na imagem.

Voltagem. A penetração dos raios X em um objeto e o contraste resultante dependem do espectro de energia dos fótons, que tem relação com a voltagem. Destes fatores, apenas a kV pode ser manipulada pelo operador. A voltagem empregada tem importância porque determina o poder de penetração das radiações. O aumento da voltagem eleva a energia do feixe, mas aumenta também as radiações dispersas que, ao atingirem o filme, reduzem o contraste da imagem. O poder de penetração também guarda relação com o material do anodo e com o tipo de filtragem usado no feixe.

Meios de contraste

Os contrastes são substâncias introduzidas no corpo ou no órgão que se deseja estudar, que têm tropismo por determinadas células e órgãos e fazem aumentar a absorção dos raios com relação aos tecidos vizinhos, permitindo visibilizar aquele órgão. São meios artificiais que aumentam o contraste do objeto e devem ter densidade e número atômico diferentes daquele do órgão em estudo, podendo ser radioativos, como o ^{131}I, radiopacos, como o bário, ou radiotransparentes como os gases.

Os meios de contraste têm pouca aplicação em mastologia, mas são de grande interesse em outras modalidades de imagens. Atualmente se estuda o emprego das microbolhas para realçar os nódulos mamários. Compostos com alto ou baixo poder de absorção servem de meios de contraste, como sulfato bário, sais iodados, oxissulfeto de gadolínio e até gases, como ar ou CO_2, que aumentam ou diminuem a atenuação dos raios pelas estruturas, melhorando sua visualização.

Contraste do filme

A imagem no filme radiográfico é formada pela variação na quantidade de prata metálica retida em regiões localizadas do filme, que, em última análise, indica a intensidade de raios X que atravessou a mama e provocou uma densidade na imagem.

O contraste do filme tem relação com o padrão de densidade na radiografia e se modifica de acordo com a densidade óptica do filme. É um contraste inerente ao filme que recebe influência do processo de revelação e tem relação inversa com a latitude do filme. É afetado pelo tipo de filme, pelo nível de densidade óptica da radiogra-

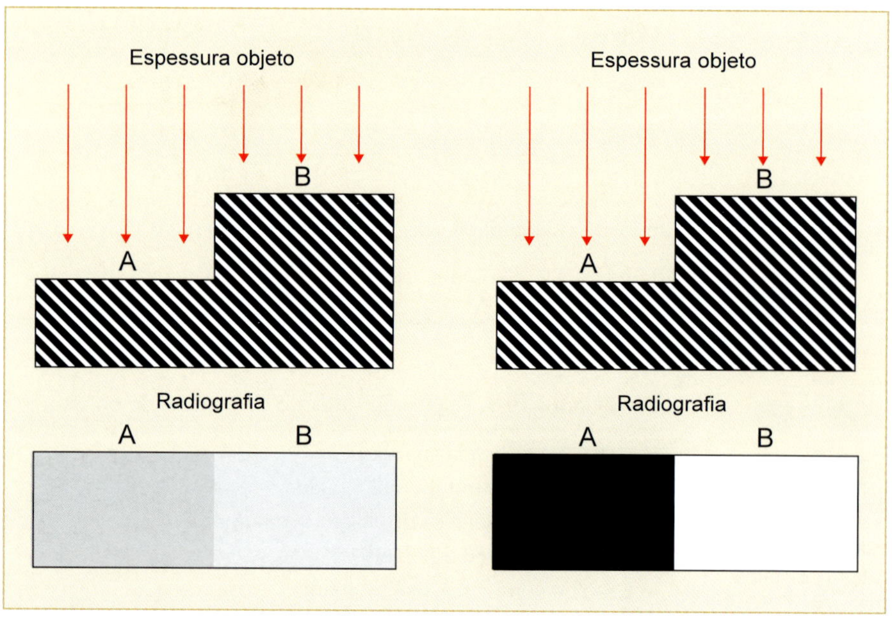

Fig. 19-3. *(A)* Diferença de densidade óptica de duas áreas com baixo contraste em função da espessura do objeto. *(B)* Diferença de densidade com alto contraste em função da espessura do objeto. Mesmo mantendo a mesma espessura, a atenuação ocorreu em função do número atômico do material radiografado.

fia, pelo grau de velamento de base presente no filme, pelo tipo de exposição (direta ou indireta com *écran*) e, finalmente, é afetado pelas condições de processamento, que contribuem com 50% do contraste (Fig. 19-4).

O gradiente de contraste do filme é afetado pela densidade óptica e pelos mesmos fatores que afetam o processamento, como mudança da temperatura do revelador, o tempo de processamento, tipo de solução, revelador contaminado, bem como pelo regime de exposição, como voltagem e amperagem. Um bom contraste do objeto pode ter péssimo contraste radiográfico quando o regime de exposição é incorretamente aplicado.

O contraste da radiografia também depende do contraste do objeto (o que implica em uma técnica adequada) e do contraste do filme. Também têm participação importante no contraste do filme fatores ligados às condições técnicas dos equipamentos e seus acessórios, como grade antidispersão, tipo de filtragem do feixe, limitadores de campo de radiação, bem como o tipo de filme utilizado.

O contraste do filme é avaliado em termos de gradiente da curva característica do filme, que determina o contraste radiográfico final. O gradiente determina ainda a mudança de densidade óptica na mamografia que resulta da variação da intensidade dos raios através da mama.

O contraste do filme determina a latitude, porque os filmes com alto contraste têm faixa de latitude mais estreita e requerem uma exposição mais precisa. Como o contraste é afetado pela quantidade de radiação que o filme absorve, a exposição deve ser produzida em intervalo de valores amplos para fornecer uma imagem com mais informações.

O contraste do filme não é um parâmetro constante. O mesmo tipo de filme pode reduzir seu contraste em função do tipo de exposição e do processamento. Se a radiografia for processada de forma inadequada e ficar subexposta, apresenta baixo contraste e se torna imprópria para o diagnóstico. O contraste da imagem em mamografia depende do espectro de raios X como voltagem e tipo de tensão aplicada ao tubo de raios X, assim como da curva de resposta do filme (curva característica), sendo esta fortemente influenciada pelo processamento do filme.

Fatores que influenciam o contraste do filme

Voltagem. O aumento da voltagem deixa os raios mais energéticos e consequentemente provoca maior espalhamento, aumentando as radiações secundárias, que reduzem o contraste da imagem. A voltagem é o principal determinante do contraste da imagem radiográfica.

Corrente do tubo. O aumento da corrente faz aumentar o fluxo de fótons de raios X, aumentando a densidade óptica. A corrente é o fator determinante da densidade óptica, interferindo no contraste de forma indireta.

Equipamento. Tem participação decisiva no espectro do feixe que forma a imagem, em função do tamanho do ponto focal, do material do anodo, da filtragem do feixe e do tipo de grade.

Grade antidifusora. A grade cumpre o papel de absorver as radiações secundárias, aumentando o contraste e evitando que a radiografia fique cinzenta. O espalhamento das radiações é minimizado pela grade, que é o principal fator de redução do contraste do filme, mas não absorve toda radiação espalhada.

Limitadores do campo ou colimadores. Reduzem a área irradiada, diminuindo as radiações secundárias e melhorando o contraste da imagem.

Tipo de filme. Existem filmes com diferentes níveis de contraste, para distintas aplicações. Em mamografia devem ser de alta sensibilidade, com finas granulações para fornecer boa nitidez e excelente definição na imagem.

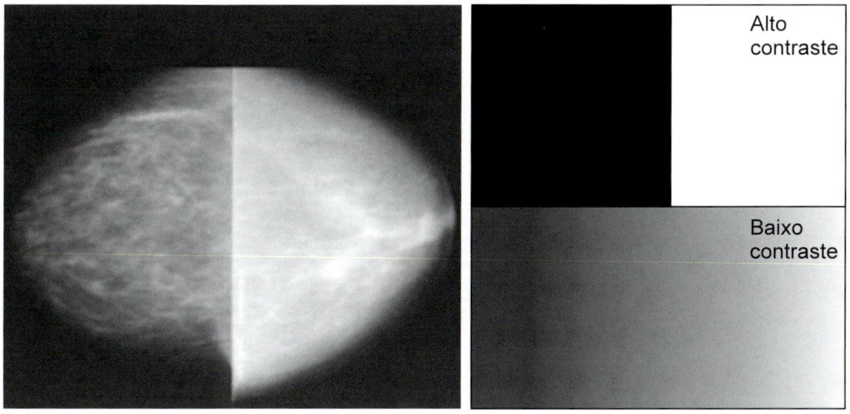

Fig. 19-4. Mamografia e desenho com alto e baixo contraste.

Tipo de exposição. Há uma diferença no contraste e na velocidade entre a exposição direta aos raios X e a exposição indireta usando a tela intensificadora, que forma diferente curva sensitométrica no filme.

Condições de processamento. Para se obter um bom contraste é necessário que a processadora esteja calibrada, a temperatura esteja regulada para próximo a 33 graus e o revelador esteja conservado e com pH próximo a 12. O contraste pode ser modificado pelas diferentes condições da revelação. Os fatores que afetam o processamento afetam também o contraste do filme, como mudança da temperatura do revelador e da água, revelador contaminado, e mudança na taxa de reforço do revelador. Deve-se evitar o uso de revelador oxidado e preparar as soluções corretamente, seguindo as recomendações do fabricante.

O tempo é fundamental para propiciar um contraste máximo com baixo velamento. No início do processo de revelação aumenta-se o contraste até um limite, que passa a cair, caso o tempo se prolongue além do ideal, que é 25 segundos (Quadro 19-5).

Avaliação do contraste da imagem

A avaliação do contraste da imagem é feita pela curva sensitométrica do filme revelado, que fornece propriedades fotográficas do filme, fornecendo o contraste e a densidade óptica, que serve para o controle de qualidade do processamento, com a finalidade de fornecer uma imagem de boa qualidade.

Sensitometria

A sensitometria é um método simples, que avalia o funcionamento da processadora e mede a sensibilidade do filme. É útil na avaliação do contraste e da densidade da imagem, e além de avaliar o regime de exposição (kV e mAs), fornece a atividade do revelador, sua temperatura e tempo de processamento. A medida do contraste do filme é o método mais eficaz para detectar a falha no sistema de processamento.

Quadro 19-5. Fatores que afetam o contraste do filme, que vão desde o equipamento e seus acessórios e o tipo de filme usado às condições de processamento

- Densidade óptica
- Espessura e compressão do objeto
- Voltagem e corrente aplicada ao tubo de raios X
- Tipo de equipamento (material do anodo e tamanho do campo de radiação)
- Tipo e forma de grade antidispersiva
- Tipo de filtragem do feixe
- Tipo de filme usado e tipo de exposição
- Idade e condições de armazenamento do filme
- Processamento do filme (tempo e temperatura e concentração do revelador)

Na sensitometria o filme é exposto a um sensitômetro de luz, que é um dispositivo eletrônico que expõe o filme a uma luz verde semelhante à luz emitida pelo *écran* de terras raras. O sensitômetro contém 21 pequenas áreas retangulares com fontes luminosas que fornecem ao filme uma luz de intensidade crescente. O primeiro degrau não recebe nenhuma luz e o último recebe o máximo de luz verde. Quando o filme é revelado, fornece uma sequência de 21 degraus de diferentes tons de cinza, ou seja, fornece uma imagem com diferentes níveis de densidades.

A sensitometria graficamente é representada por uma curva em forma de "S", que vai desde o branco quase total até o preto absoluto, passando por graus intermediários de cinza, chamada curva sensitométrica (Fig. 19-5). O filme sensibilizado é colocado em um densitômetro, que após medir a densidade óptica, obtém uma curva característica no filme, mostrando uma parte curva e uma parte reta, que é de nosso interesse. Este assunto é mais bem detalhado no capítulo sobre Controle de Qualidade.

Índice de contraste

O índice de contraste é a inclinação entre dois pontos da curva, normalmente entre a densidade mínima e a máxi-

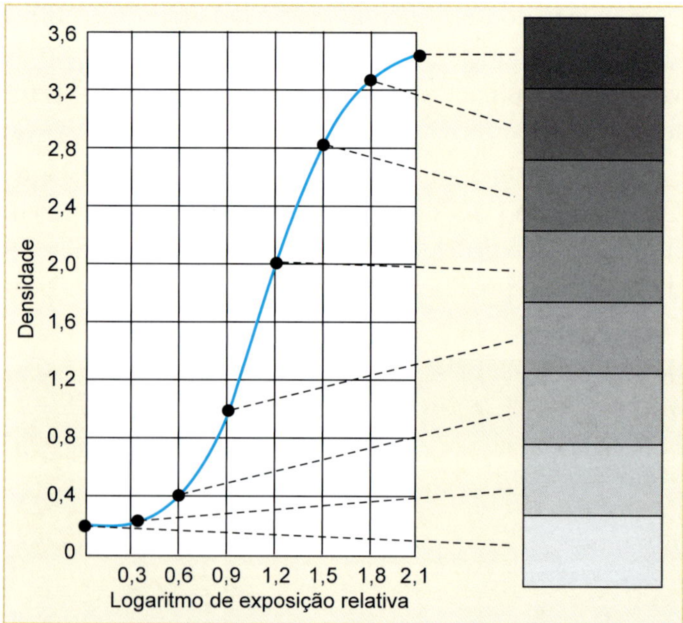

Fig. 19-5. Curva sensitométrica mostrando a densidade óptica e o contraste da imagem mostrada na parte reta da curva, que tem densidade óptica ideal. (Imagem cedida pela Kodak, modificada pelo autor.)

ma, que compreende a faixa visível ao olho humano. O declive da região linear ou da linha reta é definido pelas densidades ópticas na faixa entre 0,45 a 2,20 DO, que é a faixa visível e são os limites úteis ao diagnóstico, servindo para medir o contraste da imagem.

A curva sensitométrica fornece uma inclinação ou um declive da curva característica para a direita ou para a esquerda e que guarda relação com o contraste do filme. O comportamento do contraste do filme é avaliado pela parte reta da curva sensitométrica, que é a porção mais sensível à variação da exposição, e qualquer alteração na densidade destes degraus produz alteração no contraste. O contraste do filme é avaliado pela inclinação da curva. Quanto mais vertical for a parte reta da curva ou quanto mais desviar para a esquerda, maior será a velocidade do filme e, consequentemente, maior será o contraste da radiografia.

A curva característica do filme é a representação da densidade óptica *versus* o número de degraus. É um método simples para controlar a processadora e consiste em monitorar a densidade óptica em todos os degraus. Entretanto, na rotina, a densitometria de apenas três degraus da escala sensitométrica é suficiente para traçar a curva. Cada degrau representa uma região que compõe a curva e são obtidas informações referentes à qualidade do processamento (Fig. 19-6).

1. Degrau 1 ou degrau de base + velamento: parte do filme que não foi exposta.
2. Degrau 11 ou degrau de velocidade: é o degrau de escala sensitométrica que representa a densidade óptica mais próxima de 1 ou 1,30 (se somar com o véu de base). Normalmente é o degrau 11.
3. Degrau 15 ou degrau de contraste: está localizado ± quatro degraus acima do degrau de velocidade (14 a 16).

DENSIDADE ÓPTICA

Conceito

Densidade óptica é o grau de enegrecimento da imagem registrada no filme, produzida pela exposição deste filme aos raios X, à luz ou pelo processamento da imagem. A radiografia exibe diferentes tons de cinza nas diversas áreas e reflete a quantidade de radiações que atravessou a estrutura (mama) e atingiu o filme, deixando-o enegrecido. Quanto maior for o enegrecimento, maior é a densidade óptica do filme e menor é a quantidade de luz que atravessa a radiografia, quando colocado no negatoscópio. A densidade óptica é a relação entre a quantidade de luz que incide em um filme e a quantidade de luz que ultrapassa este filme.

A densidade tem relação com a deposição de sais de prata no filme e, quanto maior for a exposição, maior será a densidade e maior é o grau de enegrecimento. As áreas que foram expostas mostram enegrecimento, que é proporcional à quantidade de radiação recebida. Este enegrecimento é devido a bilhões de minúsculas partículas de sais de prata impregnadas no filme, que bloqueiam a transmissão da luz. Quanto mais intensa for a deposição dos sais de prata, maior será a absorção de luz, menor será a intensidade de luz transmitida pelo negatoscópio, maior será a densidade óptica e mais escuro será o filme.

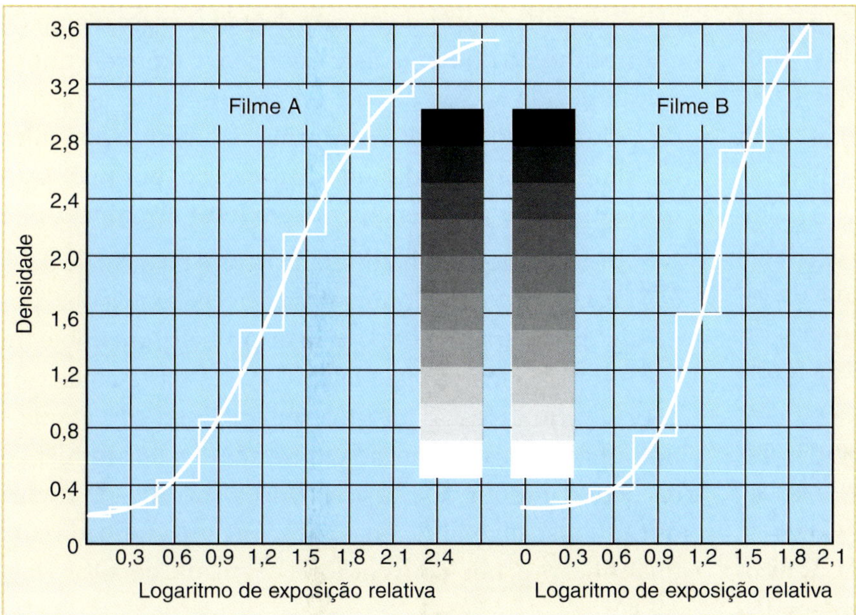

Fig. 19-6. A curva característica de H&D expressa a relação entre a exposição e a densidade óptica. É o método que mede a resposta do filme à exposição pela luz ou pelos raios X, para dada condição de revelação. No centro, tiras sensitométricas mostrando as densidades com diferentes tons de cinza. O contraste do filme tem relação com a inclinação da curva. Observe as diferenças de densidade entre os degraus na parte média da curva nos filmes *A* e *B*. O filme *A* tem mais tons de cinza do que o filme *B*. O filme *A* tem menor contraste que o filme *B*, mas tem maior latitude. O filme *A*, de baixo contraste, produz mais degraus com densidades diferentes da curva *B*. A diferença de contraste é menor no pé e no topo da curva, enquanto no meio há mais tons intermediários de cinza.
A diferença pode ser atribuída ao tipo de filme ou às condições de revelação. (Imagem cedida pela Kodak, modificada.)

Introdução

A densidade óptica é determinada pela amperagem, que regula a quantidade de raios emitidos durante a exposição e pela distância entre o foco e o filme. Quando se duplica a mAs, o número de fótons e a densidade óptica dobram. A densidade óptica é controlada pela fotocélula que, colocada abaixo do filme, mede a intensidade de fótons que atingiu o filme e faz bloquear a emissão dos raios. Pode ser manipulada pelo operador, alterando o item densidade que varia de +5 a –5, passando pelo valor normal que é 0 (zero). A fotocélula deve ser calibrada em função do tipo do filme e da densidade específica do objeto a ser fotografado. A mama densa precisa mais radiação, para produzir melhor contraste e revelar distorção na sua estrutura. A escolha é individual, porque alguns preferem filmes com maior contraste e outros enxergam melhor com diferentes tons de cinza e devem deixar menor densidade.

A distância afeta a densidade de acordo com a lei do inverso do quadrado da distância, que diz "ao dobrar a distância, reduz-se a intensidade a 1/4". Como em mamografia a distância é fixa e padronizada, a mAs é determinante exclusivo para alterar a densidade. Para aumentar a densidade óptica de forma que seja perceptível ao olho humano, é necessário um aumento de, no mínimo, 30% na mAs.

A densidade óptica do filme traduz a quantidade de prata em cada área. O teor de prata fornece um tom que vai desde o branco, onde recebeu pouca exposição, até o negro, que foi muito exposto, passando por tons intermediários de cinza. A densidade óptica ou densidade do filme não deve ser confundida com densidade específica, que é uma grandeza que traduz a massa na unidade de volume que está presente no objeto a ser radiografado, que é medida em kg por metro cúbico (kg/m^3) ou (g/cm^3).

A densidade óptica tem importante influência na qualidade da imagem, especialmente no contraste radiográfico. Em metanálise do programa de rastreio do Reino Unido, Young demonstrou uma relação entre uma densidade óptica média e a detecção de pequenos tumores. Ele mostrou que, em certa faixa de densidade óptica, ocorre maior taxa de detecção de tumores menores que 1 cm. Este fato é demonstrado com o simulador de mama, que mostra a importância da densidade óptica para detecção das lesões de baixo contraste.

A Comissão de Controle de Qualidade do ACR recomenda que, para uma boa interpretação, as mamografias devem apresentar densidade entre 0,45 e 2,0, com densidade ideal em torno de 1,3 DO. Abaixo disto, temos uma área muito clara que se torna invisível, e acima de 2,0 torna as áreas muito escuras e reduz a visualização de estruturas de baixa densidade. Como o enegrecimento do filme depende da quantidade de radiação recebida, pode-se construir uma curva característica relacionando a densidade óptica com a exposição no filme.

Já o protocolo europeu recomenda que a faixa de densidade deve ficar entre 0,6 e 2,2, com uma densidade média de 1,5 DO, por entender que a exposição correta do tecido glandular está entre 1,4 e 2,0, e nesta faixa está a melhor visibilidade. Exceção se faz para as microcalcificações, que podem ser bem avaliadas com baixa densidade, desde que haja contraste com o tecido circunjacente. Entende ainda que uma densidade média mais alta melhora a latitude de exposição do filme, o que traz benefício no filme de alto contraste.

Como a faixa de densidade óptica visível varia de 0,45 a 2,20 DO, significa dizer que na parte clara de baixa densidade o filme absorve a metade da luz incidente e que no filme escuro de alta densidade ele absorve até 1.000 vezes a luz que recebe, transmitindo pequena quantidade.

O valor numérico da densidade varia de próximo a 0 (zero) que é o branco absoluto, até próximo a 4,0, que é o preto absoluto, passando por escala de cinza (degradê) dividida em 21 degraus, mostrando três regiões distintas que apresentam tonalidades diferentes, como mostrada na curva sensitométrica e medida por um densitômetro (Fig. 19-7).

A densidade óptica em cada degrau fornece o grau de enegrecimento do filme. Este valor zero é teórico e nunca é visto devido ao véu de base do próprio filme, acrescido do velamento que ocorre de forma natural e espontânea no filme não exposto durante a fabricação, por manuseio inadequado ou armazenamento em local impróprio.

A percepção do olho humano ocorre na faixa de 0,6 a 2,2 DO. Acima deste limite nossa percepção se reduz, podendo enxergar até 3 DO, se usar um negatoscópio com luz muito brilhante. Esta faixa visível é representada na curva sensitométrica por uma linha reta da curva, que é mais sensível à variação do contraste. O valor numérico da densidade óptica está associado à quantidade de luz que ultrapassou o filme, mas não existe uma unidade para quantificar, e por convenção é chamada de DO (Fig. 19-8).

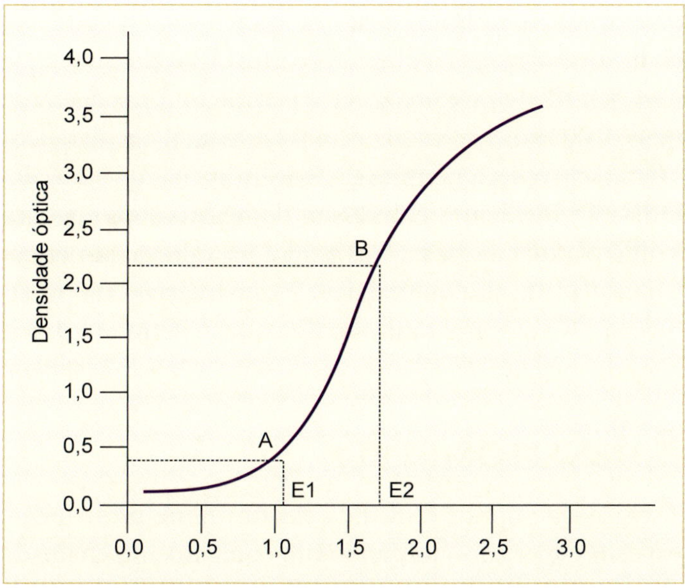

Fig. 19-7. Curva sensitométrica mostrando três regiões distintas. A densidade ideal está contida na parte reta da curva, que corresponde à parte mais útil da imagem e que é a faixa visível pelo olho humano. As regiões na base e no topo de curva, mesmo aumentando a exposição, não trazem benefício. (Imagem cedida pela Kodak, modificada.)

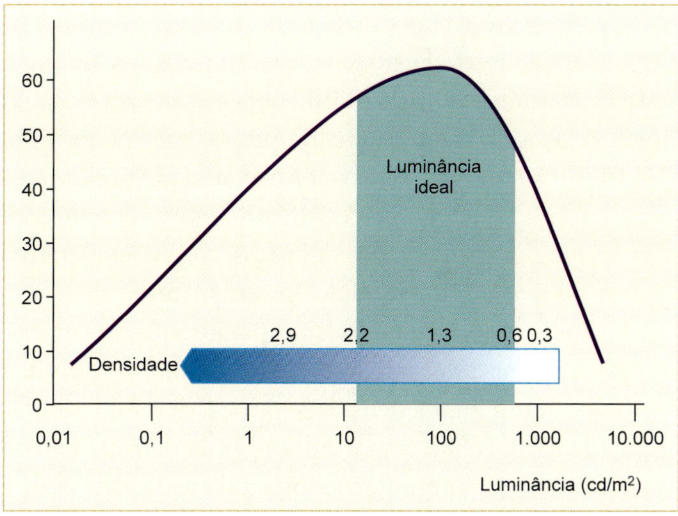

Fig. 19-8. Faixa de densidade visível pelo olho humano, que também depende da luminância do negatoscópio. (Imagem do livro Mamografia prática – DJ Dronkers e outros.)

A variação da densidade óptica determina o contraste que, mesmo sendo fator independente, guarda relação, porque a variação da densidade das estruturas projetadas é traduzida como contraste da imagem.

A densidade óptica é determinada pela amperagem e pela distância entre o ponto focal e o filme, enquanto o contraste é determinado pela voltagem. A amperagem é o fator primário que controla a densidade óptica e exerce o controle regulando o fluxo de raios X emitidos pelo tubo durante a exposição. Significa que a mAs é a principal variável usada para aumentar ou diminuir a densidade e que a subexposição deixa a imagem imprópria para o diagnóstico. A distância foco-filme também exerce controle da densidade de acordo com a lei do quadrado da distância, porém em mamografia o parâmetro é fixo e a Portaria 453 do MS fixou um mínimo de 60 cm para a distância foco-filme (Fig. 19-9).

Os equipamentos devem estar calibrados para aplicar uma exposição que produza uma densidade ideal na radiografia, a fim de visibilizar com precisão as estruturas. É o papel da fotocélula que, colocada abaixo do filme, controla o tempo de exposição. Uma densidade muito pequena, ou subexposição, bem como uma densidade muito grande, ou superexposição, não permite visualizar as estruturas com precisão.

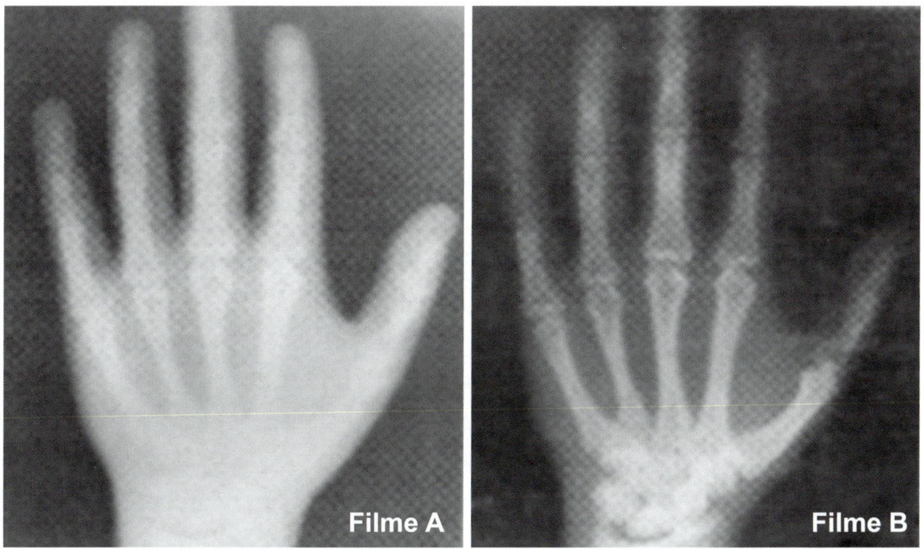

Fig. 19-9. Importância da exposição na imagem. No filme **A** com 2,5 mAs e 60 kVp, a mão está subexposta e sem definição, enquanto no filme **B**, onde dobrou a exposição, com 5 mAs e mesma voltagem, mostrou a imagem bem penetrada e com boa definição. (Figura de Kenneth L Bontrager em Princípios de formação da imagem.)

Como o enegrecimento do filme depende da quantidade de radiação recebida, pode-se construir uma curva característica relacionando a densidade óptica com exposição no filme. A densidade é diretamente proporcional à absorção dos raios e à espessura do objeto. A densidade óptica também tem relação com o processamento, especialmente com a preservação e atividade dos químicos, com a temperatura do revelador e com o tempo de processamento.

O operador pode manusear os parâmetros do equipamento e alterar a densidade óptica do filme. O químico novo pode aumentar a densidade óptica, devendo ser manipulada a fotocélula com a colocação da densidade para menos (–1), para aumentar a sensibilidade da fotocélula e reduzir a exposição. Por outro lado, quando o químico está oxidado, diminui a densidade, deixando o filme transparente. Pode ser aumentado o CAE para +1, o que reduz a sensibilidade da fotocélula e aumenta a exposição, para compensar a sub-revelação. Isto traduz-se por aumento de dose para o paciente.

O conceito físico de densidade óptica é o logaritmo da resistência à passagem da luz. Mede a diferença entre a luz incidente e a luz transmitida e expressa a quantidade de prata metálica retida nas diversas regiões do filme. Por ser uma expressão logarítmica, a densidade 1 significa que o filme foi enegrecido de modo que só 10% da luz incidente conseguem ultrapassar o filme, ou seja, apenas um em cada dez raios incidentes (ou 10%) ultrapassa o filme e é transmitido. Assim como a densidade 2 permite a passagem de apenas 1% dos raios incidentes e indica que o filme absorve 99% da luz que recebe e na densidade 3 apenas 0,1% dos raios ultrapassa o filme, por estar intensamente escuro (Fig. 19-10).

A imagem radiográfica contém áreas de diferentes densidades ópticas, que são visualizadas em diversos tons de cinza. São atribuídos valores numéricos à quantidade de luz que atravessa o filme. As partes claras do filme, que têm densidade próxima a zero, permitem a passagem de quase 100% da luz, enquanto a parte escura, que tem densidade acima de 3, permite a passagem apenas de 0,1% das radiações incidentes e necessita de negatoscópio de alto brilho para ser avaliada. São atribuídos valores numéricos à densidade óptica que vai de 0,2 na parte clara até próximo a 4 DO na parte muito escura, que só permite a passagem de apenas 0,01%.

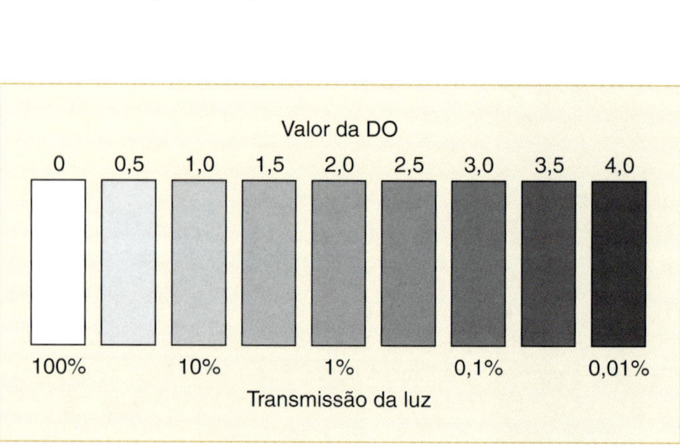

Fig. 19-10. Relação entre densidade óptica e transmissão de luz pelo filme exposto, com valor da densidade de 0 a 4 DO. (Desenho inspirado em Princípios de Física em Radiodiagnóstico do CBR, Soares J.)

DENSITOMETRIA

A densidade óptica é medida em um filme previamente exposto e revelado, utilizando um equipamento chamado densitômetro óptico, que serve para monitorar a qualidade da imagem, medindo o grau de enegrecimento do filme.

O densitômetro é um equipamento que emite um feixe de luz previamente conhecido, que passa através do filme. A parte inferior contém um sensor que converte a luz transmitida em sinal elétrico. Avalia a relação entre a luz incidente e a luz transmitida, convertendo em termos de logaritmo e exibindo em termos de densidade óptica. É medida a densidade óptica nos 21 degraus impressos pelo sensitômetro, atribuindo um valor a cada um deles e traçando uma curva característica do filme.

O densitômetro compara a quantidade de luz que entra em uma determinada área com a intensidade de luz que sai pelo outro lado do filme, medindo a quantidade de luz que atravessou. A densidade pode ser baixa ou alta, de acordo com a quantidade de luz transmitida pela radiografia. Quanto maior for a densidade, menor será a luz que ultrapassa o filme.

Densidade mínima é entre 0,1 e 0,3 DO. É devida à densidade de base somada à densidade do *fog*, que corresponde ao velamento de base (véu de base) encontrado no filme não exposto e processado. Se o véu de base ultrapassar este limite, deve ser determinada a causa e adotada medida corretiva.

Densidade ótima é próxima à unidade 1, que acrescida da densidade natural ou véu de base, deve ter valor em torno de 1.3 DO. Acima deste valor é alta densidade, que deixa o filme muito escuro e pode esconder nódulos ou microcalcificações de baixa densidade. Abaixo deste valor é baixa densidade, que deixa o filme claro e sem contraste.

Densidade máxima é o grau de enegrecimento máximo que atinge o filme, próximo a 3,8 DO. Deixa o filme intensamente enegrecido e dificulta a visualização de nódulos e microcalcificações de baixa densidade.

Transmissão é a quantidade de luz que atravessa o filme e se transmite para o lado oposto. Tem relação inversa com a densidade óptica. Quanto mais escuro estiver o filme, mais absorve e menos transmite a luz. O filme velado, mas não exposto, transmite 80% da luz incidente, devido à densidade de base mais o velamento.

Opacidade é o fator que impede que a luz atravesse o filme.

Gama ou gradiente é a inclinação da parte retilínea da curva, ou seja, é a tangente da parte linear da curva característica de um dado filme, que é a relação entre o contraste e a exposição. A gama (representado por γ) ou parte linear da curva, é a região que recebe exposição correta e a parte mais sensível à variação da exposição. Abaixo deste nível, o filme recebe pouca exposição e não mostra contraste. Com a exposição acima do gradiente, o filme fica superexposto e também não mostra nenhum contraste. Quanto mais a curva se desviar para a esquerda ou ficar vertical, maior será o contraste do filme.

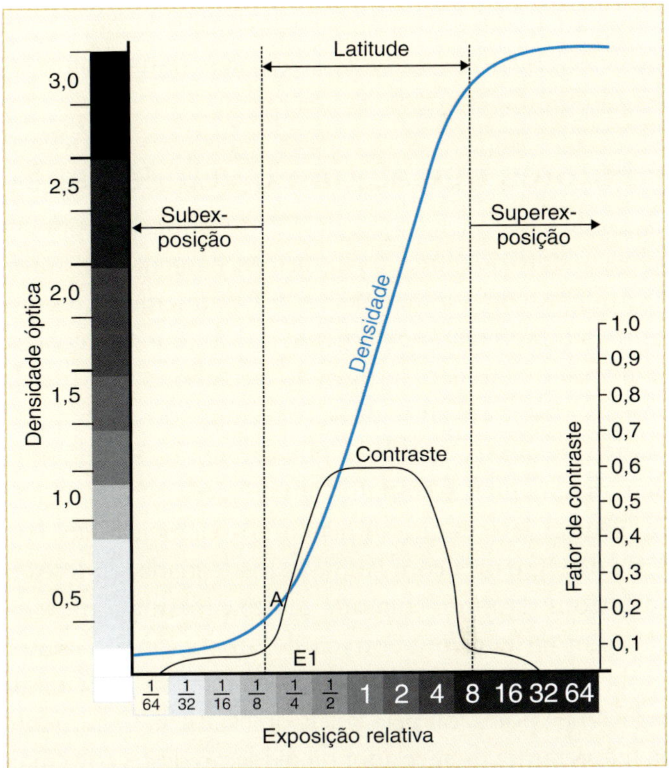

Fig. 19-11. Curva sensitométrica mostrando a área sobexposta na base da curva, a área útil, representada pela parte reta, e a área superexposta no topo da curva.

Gradiente médio

Em filmes radiológicos o gradiente médio é o meio termo entre a densidade máxima e a mínima. É o método mais preciso para determinar o contraste porque resulta da relação entre duas densidades e a exposição necessária para produzi-las. O gradiente médio descreve o contraste médio do filme entre os dois pontos na parte reta da curva. Representa a densidade média entre dois pontos (0,2 a 2,0 DO) e corresponde à parte mais útil no diagnóstico de uma imagem. O contraste da radiografia também depende do contraste do objeto (o que implica em uma técnica adequada) e do contraste do filme (Fig. 19-11).

Para calcular o gradiente médio é necessária uma curva característica registrada com precisão e a interpretação cuidadosa, para que os valores sejam reproduzidos. Pequenas diferenças no formato da curva podem resultar em diferenças significativas nos valores do gradiente médio. Este gradiente médio não deve ser usado para comparar o contraste de diferentes combinações de *écran*-filme (ver Fig. 19-6).

Velamento de base

O véu de base mais *fog* é definido como uma pequena densidade óptica existente em um filme que não foi exposto de forma voluntária para formar uma imagem. A densidade de base + densidade *fog* é quantificada medindo a densidade de uma área do filme que não foi exposta, e deve ser inferior 0,3 DO.

O véu de base é devido à tonalidade azulada do próprio filme produzido em poliéster, e o *fog* (significa nublado) é devido ao enegrecimento no filme que não esteja associado à exposição aos raios X ou à luz emitida pela tela. O filme não exposto apresenta uma densidade de fundo que varia de 0,1 a 0,3 DO, que o olho humano consegue enxergar.

Alguns cristais são sensibilizados mesmo sem receber luz, dando certo grau de enegrecimento no filme, que reduz o contraste da imagem. O velamento pode ocorrer no processo de fabricação, no manuseio inadequado, pelo envelhecimento do filme, pelo armazenamento inadequado pela exposição a radiações ou luz na câmara escura.

O velamento é um processo de difícil ou mesmo de impossível controle, já que está sujeito às radiações naturais de fundo, como raios cósmicos provenientes da desintegração de radionuclídeos no ambiente. Mesmo que estas fontes fujam ao controle do homem, devem ser minimizadas, já que o velamento reduz o contraste do filme, degradando a imagem. O véu de base aumenta a densidade sobre a parte inferior da curva característica, reduzindo sua inclinação, por diminuir o contraste da imagem.

Fatores que afetam o véu de base

O véu de base é afetado por defeito de fabricação, por envelhecimento do filme ou pelo armazenamento em ambiente quente com umidade elevada. O aumento de temperatura reduz a prata por aumento da vibração dos cristais, enquanto o ambiente refrigerado aumenta a vida útil do filme. O filme envelhecido vai precipitando a prata pela alta temperatura e umidade, que aumenta o véu de base, além de dificultar o contato com o *écran*.

Outros fatores que aumentam o velamento são: lanterna de segurança com lâmpada inadequada, danificada ou filtro impróprio, colocada muito próxima à mesa de trabalho; ou devido à entrada de luz na câmara escura; também a exposição por radiação de fuga ou por falta de vedação na porta, ou pela janela do exaustor. O aumento da temperatura do revelador ou oxidação deste, com mais de 30 dias de uso, aumenta o velamento.

Ocorre velamento inerente produzido pela tonalidade azulada da base do filme, que acarreta certa opacidade e fornece uma densidade próxima a 0,2 DO. O velamento químico é decorrente do processamento prolongado, que reduz também os cristais não expostos e aumenta a densidade. O véu de base é provocado pela emulsão e por contaminação dos químicos ou taxa de reforço excessiva.

LATITUDE

Latitude é o intervalo de exposição em que o filme responde com a densidade óptica, compreendida na faixa útil para o diagnóstico, ou aquela região que recebe exposição correta e mostra diferentes níveis de contraste no filme.

Todos os filmes têm um intervalo de exposição dentro do qual produzem melhor contraste, e esta faixa de exposição chama-se latitude. As áreas do filme que receberam exposição acima ou abaixo deste faixa útil ficam sem contraste, o que impede a avaliação da imagem. Um filme não produz o mesmo contraste em todos os níveis de exposição. Isto tem importância na seleção dos fatores de exposição e na escolha dos filmes para boa imagem médica.

A exposição do filme que estiver fora desta faixa ideal, ou seja, acima ou abaixo da parte reta, não é visível e contribui para o diagnóstico. A área do filme na base da curva que não é exposta fica branca, com pouco ou nenhum contraste (subexposta) e não fornece informações diagnósticas. As exposições obtidas acima do intervalo de latitude, ou seja, no topo da curva, ficam muito escuras (superexpostas) e também não fornecem contraste, não se prestando para diagnóstico.

Latitude é a faixa de exposição necessária para produzir uma densidade óptica no filme entre 0,25 e 2,0 DO, na qual são gerados variados tons de cinza com elevado contraste e alto nível de informação. Corresponde à parte reta da curva sensitométrica ou aos degraus de velocidade compreendidos entre 5 a 12. Esta faixa de densidade óptica (0,6 até 2,2) é mais sensível à variação de exposição e perceptível ao olho humano. A latitude de um filme depende do tipo e composição da emulsão contida no filme, do tipo de receptor de imagem e das condições de processamento. Christensen, em 1990, definiu a latitude de um filme radiográfico como a largura da faixa de valores do logaritmo da exposição relativa que produzirão densidades ópticas dentro de uma faixa útil no radiodiagnóstico, normalmente entre 0,25 e 2,0 DO.

Para a visualização de detalhes em uma radiografia, é necessário que a densidade óptica esteja dentro da latitude que produza um contraste da imagem. As radiações secundárias ou aquelas procedentes do feixe primário, que estejam fora da faixa útil de latitude, ficarão na base ou no ombro da curva e não mostrarão contraste.

A mamografia convencional tem baixa amplitude porque o filme não responde de forma linear à intensidade dos fótons incidentes, mostrando uma curva de sensibilidade, onde sua parte inferior responde pouco à exposição e mostra uma área muito clara, que não dá contraste, mesmo aumentando a exposição. Já a parte superior, ou o topo da curva, responde em demasia à exposição, gerando uma área muito escura, que também não dá contraste. Como os cânceres e o tecido mamário às vezes têm a mesma capacidade de atenuação dos raios, é necessária uma amplitude maior na faixa visível para separar as estruturas normais de um eventual tumor. Se não houver contraste entre as estruturas diferentes, elas não serão visualizadas nem distintas, mesmo tendo uma boa resolução espacial.

A mamografia digital e a xeromamografia, que têm maior latitude, respondem de forma linear à intensidade dos fótons recebidos, mostrando uma linha reta e não uma curva. São exemplos marcantes, em que se vê com a mesma nitidez desde a pele até as estruturas profundas.

Na mamografia analógica, que tem baixa latitude com curta escala de cinza, a densidade apropriada para ver o parênquima é suficiente para impedir a visualização da

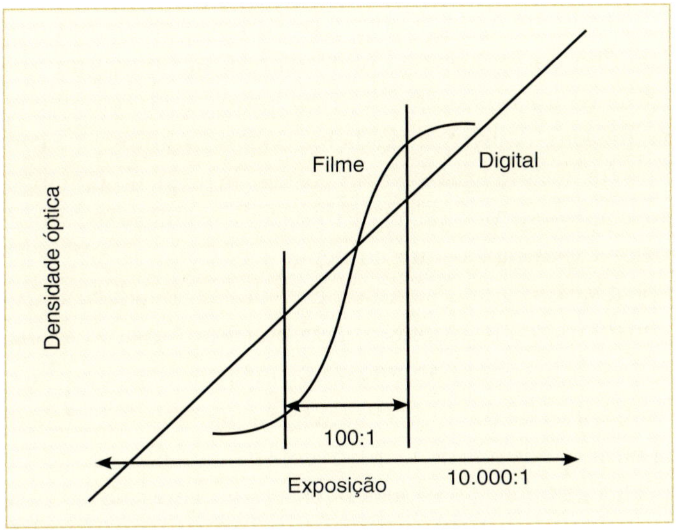

Fig. 19-12. Latitude da imagem. A imagem analógica mostra uma curva característica de filme com resposta em forma de "S". No sistema digital a resposta é linear e é feita em função da exposição. (Figura Haus AG, em Considerações sobre Dose e Qualidade de Imagem – Radiologic Clinics of Norte América.)

pele e do subcutâneo, exceto se sub-revelada ou subexposta. A exposição ideal para mostrar o parênquima já é suficiente para provocar superexposição da pele, que a torna invisível. Se mostrar os detalhes na pele, deixa o parênquima subexposto, o que dificulta sua avaliação.

Há uma relação inversa entre latitude e contraste do filme e, sempre que o contraste aumenta, a latitude diminui. O filme de maior latitude tem menor contraste. O filme deve fornecer um equilíbrio entre o contraste e a latitude. O sistema deve ter latitude suficiente para que os pequenos detalhes no interior da estrutura espessa e profunda, bem como os de estrutura fina e superficial, possam ser visualizados na mesma imagem (Figs. 19-12 e 19-13).

Quando aumenta a voltagem, aumenta o poder de penetração e cai o contraste, por espalhar as radiações. Quando há alto contraste com a kV mais baixa, a latitude fica baixa. Se o contraste tem tons de cinza intermediários, a latitude aumenta. O filme exposto com 100 kV reduz o contraste, mas aumenta a latitude. A latitude também é alterada pelo tipo de filtragem do feixe de raios X.

A latitude pode ser de exposição, que guarda relação com o objeto radiografado, e a latitude do filme, que é mais importante e guarda relação com o contraste do filme.

Latitude do filme. Três filmes com contrastes diferentes são expostos à mesma voltagem. Neste caso, o contraste do sujeito é o mesmo e a diferença se faz por diferente contraste ou velocidade do filme. O filme exposto a 40 kVp tem maior contraste e menor latitude. O filme de 100 kVp tem menor contraste e maior latitude. Sempre que o contraste do filme aumenta, a latitude diminui.

DEFINIÇÃO DA IMAGEM

Definição da imagem é a capacidade de visualizar pequenas estruturas, de baixo e de alto contraste, desde as estruturas lineares finas e pouco densas até os materiais de alta densidade, como as microcalcificações. A definição é a nitidez das estruturas na radiografia, que permite mostrar finos detalhes no filme. Na ausência de nitidez, a estrutura mostra borramento em seu contorno. A visibilidade de uma estrutura tem relação com a densidade óptica e o contraste.

Definição da imagem é a exibição real das linhas estruturais contidas no objeto que se registra no filme, traduzindo em detalhes a imagem produzida. As lesões contidas na mama, como as microcalcificações, as trabéculas e os nódulos de baixo contraste, variam no tamanho e na densidade específica. A perda da definição se faz de forma mais intensa sobre as pequenas estruturas, e a consequência mais importante é a perda de visibilidade destes detalhes.

A definição é um dos parâmetros que determina a qualidade da imagem e tem relação com o tamanho do fósforo da tela intensificadora, sendo afetada por fatores

A

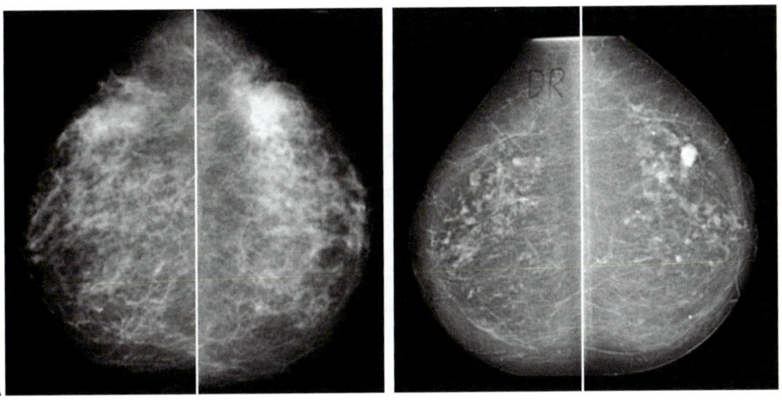

B

Fig. 19-13. (**A**) Mamografia analógica, mostrando todo o parênquima mamário, sem mostrar a pele e o subcutâneo. (**B**) Imagem digital, com grande latitude mostrando desde a pele até os tecidos profundos. Veja que a imagem analógica têm menor latitude e maior contraste.

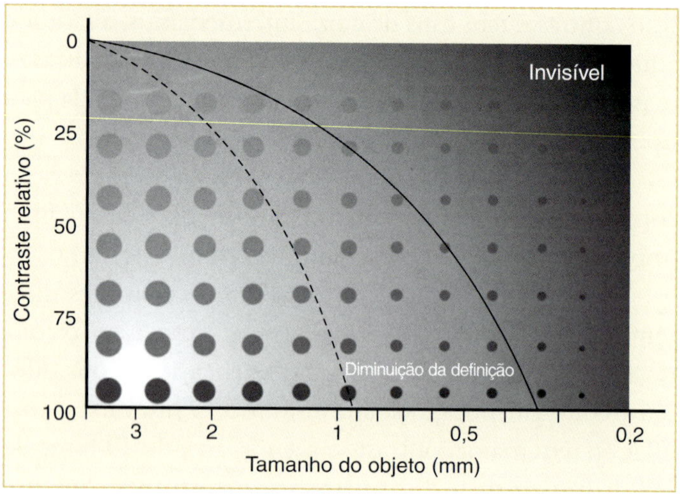

Fig. 19-14. A perda de definição impede a visualização de finos detalhes na imagem e invisibiliza pequenas estruturas.

geométricos. O fator de definição é traduzido como o menor objeto visível, sendo medido em milímetros. Quanto mais finas forem as linhas, mais difícil será a visualização destas estruturas e será necessária maior resolução espacial. Quando diminui o grau de definição da imagem, são reduzidos o contraste e também o limiar de visibilidade das estruturas. Em mamografia, o limite de visibilidade é de 0,15 mm ou 150 μm (Fig. 19-14).

A perda de definição da imagem está presente em todas as imagens radiológicas, inclusive nas fotografias, entretanto alguns métodos fornecem imagens mais definidas e ricas em detalhes, com relação a outros métodos cintilantes, como a medicina nuclear, que mostra uma imagem borrada. A consequência desta é a perda do contraste da estrutura com relação ao tecido circunvizinho, com redução da visibilidade das pequenas estruturas. Visibilidade é uma propriedade fotográfica que, além de ter relação íntima com o contraste, também está relacionada com a densidade óptica da imagem.

A falta de definição depende da espessura da tela e do tamanho dos cristais de fósforo da tela, que provocam dispersão da luz no interior do *écran*, provocando borramento na imagem. A divergência da luz pode ser minimizada com o uso de telas delgadas e com cristais de pequeno tamanho, entretanto este tipo de tela tem baixa sensibilidade e requer maior exposição, o que aumenta a dose. Já as telas mais espessas, com grandes cristais, têm alta sensibilidade à luz e requerem menor exposição, mas provocam maior espalhamento de luz com borramento na imagem (Fig. 19-15).

O nível de definição da imagem mamográfica depende também de fatores técnicos como o tamanho do ponto focal, a distância foco-pele, o tempo de exposição e o risco de movimento durante a exposição. Na imagem analógica, o determinante da definição é o tipo de receptor da imagem com o tamanho do fósforo contido no *écran* e o tamanho e a forma dos cristais de prata contidos no filme. Se a imagem for digital, a definição está relacionada com o número e o tamanho dos *pixels*. Quanto menor for o tamanho do *pixel,* melhor será a resolução espacial da imagem. A compressão da mama contribui para melhorar a resolução, porque à medida que se aproximam as estruturas do filme, melhora a definição de seus contornos, inclusive na imagem digital.

Relação com ponto focal

O principal componente do mamógrafo que determina o limite de resolução espacial da imagem é o tamanho do ponto focal presente no tubo de raios X, pela necessidade de visualizar microcalcificações com dimensão menor que 0,2 mm. Para alcançar o limite de resolução para visualizar as micros, urge ponto focal de pequeno tamanho. A resolução espacial tem relação inversa com o tamanho do ponto focal, já que ela aumenta à medida que reduz o ponto

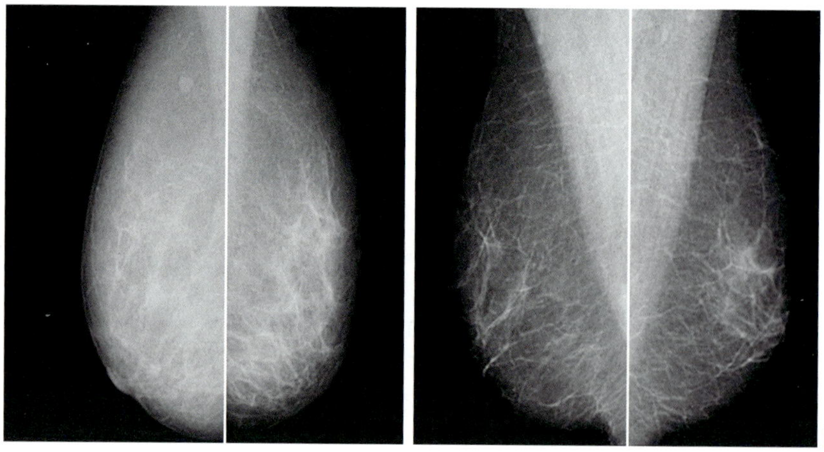

A B

Fig. 19-15. (**A**) Imagem de baixa definição sem mostrar detalhes, dificultando a visualização de pequenas estruturas. (**B**) Imagens de alta definição, onde se observam as finas trabéculas e os microvasos dirigindo-se para a papila.

focal. Quanto maior for o tamanho nominal do foco, menor será a definição, maior será o borramento e menor será a nitidez da imagem.

O tamanho do ponto focal é extremamente importante na resolução espacial da imagem. Em mamografia, que necessita de alta resolução na imagem, é necessário pequeno ponto focal. Então, com um foco de 0,3 mm, a uma distância foco-filme de 60 cm, obtém-se uma resolução de 13 pl/mm, enquanto na radiografia do tórax, onde uma resolução de 3 pl/mm é suficiente, pode-se usar ponto focal de grande tamanho, sem prejuízo na qualidade.

Relação com a distância entre o objeto e o receptor de imagem

Quanto mais próximo o nódulo estiver do receptor, maior será a definição da imagem e maior a nitidez de seu contorno.

A resolução pode ser aumentada movendo o objeto para próximo do foco e afastando o objeto do receptor, processo conhecido como ampliação. Nesta circunstância, a divergência do feixe produz a ampliação da imagem, mas perde a nitidez e aumenta o borramento. Para compensar este ruído, reduz-se o tamanho do foco de 0,3 para 0,1 mm, o que aumenta a nitidez, melhorando a visibilidade das estruturas.

Um aumento na distância entre o foco e o filme melhora a definição da imagem, diminui a exposição do paciente e reduz a distorção da imagem, entretanto, induz a um aumento da exposição, por aumentar a amperagem.

Relação com o receptor

A resolução da imagem é limitada pela incapacidade que tem o receptor de registrar detalhes que o sistema lhe oferece. Este conceito vale para a imagem analógica e para imagem digital. O principal fator de indefinição da imagem analógica está no receptor de imagem e tem relação direta com o tamanho do fósforo presente no *écran*. Quanto menor for tamanho do fósforo, menor será a velocidade do filme e maior será a definição da imagem. Para o sistema digital, a definição da imagem ocorre em função da resolução do monitor, que deve ser superior a 5 *megapixels*.

O filme pode introduzir pequena perda de definição das estruturas. Os cristais de grande tamanho ou camada de emulsão muito espessa, aumentam a velocidade do filme e reduzem o tempo de exposição, mas reduzem a definição da imagem, por difusão lateral da luz no interior do *écran*. O limite da resolução fica dependente do tamanho do fósforo do *écran* e do tamanho do ponto focal.

RESOLUÇÃO ESPACIAL

Conceito

A resolução espacial refere-se à capacidade da radiografia de diferenciar estruturas ou tecidos que estejam adjacentes. Para visualizar dois objetos separados por pequena distância, necessita de boa resolução espacial. A resolução espacial é a separação mínima existente entre duas estruturas distintas e próximas no mesmo objeto e serve de parâmetro para avaliar a definição e a qualidade da imagem. Quanto maior for a resolução, menores serão os objetos individuais que podem ser visualizados separadamente na imagem, ou seja, a alta resolução individualiza melhor as pequenas estruturas que serão vistas separadamente. A capacidade de resolução é determinada pela definição. Quando a definição diminui, as estruturas individuais passam a ser visualizadas como estrutura única com contorno mal definido.

A capacidade de resolução de um sistema é determinada pela definição ou habilidade de exibir finos detalhes com nitidez. À medida que diminui a resolução da imagem, as estruturas vão ficando próximas e se apresentam como uma mancha ou estrutura única, com borramento no seu contorno. Quanto maior for o contraste entre as áreas adjacentes, melhores serão a resolução espacial e a definição da imagem.

Nos últimos anos, o desenvolvimento tecnológico tem permitido a obtenção de imagens com maior resolução e nitidez, possibilitando a detecção do câncer em seu estadiamento inicial. No entanto, deve-se observar que a otimização dos procedimentos requer o conhecimento amplo dos recursos oferecidos pelos diferentes equipamentos.

O tamanho do ponto focal é de fundamental importância no que diz respeito à resolução espacial da imagem. A utilização de equipamento com grande ponto focal pode significar a perda de informações, ocultando as microcalcificações e estruturas de baixo contraste. Também deve haver um compromisso para otimizar uma imagem de boa qualidade com baixa dose de entrada na pele do paciente, especialmente nas mamografias de rastreio, onde o paciente é sadia e assintomático.

O objetivo da resolução espacial da imagem é a obtenção de uma imagem rica em detalhes. Uma imagem do alta resolução mostra uma estrutura fina e delicada das estruturas do objeto, enquanto a imagem de baixa resolução mostra uma estrutura grosseira e pobre em detalhes, com borramento no contorno. A detecção das estruturas de baixo contraste encontradas na mama está condicionada tanto à resolução espacial como ao contraste da imagem, de forma que a resolução espacial é um fator importante, mas depende do contraste para fornecer mais informações. Também, mesmo com resolução espacial elevada, a capacidade de mostrar detalhes no filme fica prejudicada se não houver contraste com as estruturas adjacentes.

O tamanho do objeto pode ser considerado como critério para o limite da resolução espacial. A mamografia exige alta definição para mostrar as partículas menores que 200 micrômetros, mas só é possível se o *écran* contiver cristais de fósforo de pequeno tamanho, porque a resolução espacial é inversamente proporcional ao tamanho do fósforo contido na tela. Também deve haver condições ótimas da cadeia de formação da imagem que vão desde um pequeno ponto focal até um bom processamento. Deve ser considerado o tamanho do fósforo para imagem do sistema tela-filme e o tamanho do tamanho do *pixel* para o sistema digital. A imagem deve ter diferentes tons de cinza (alto contraste), para mostrar estruturas finas de baixo e alto contrastes.

A imagem mamográfica deve ter boa resolução espacial para fornecer uma imagem rica em detalhes e delinear as margens de estruturas lineares, bem como definir as massas e as características morfológicas das pequenas microcalcificações.

A maioria dos filmes mamográficos (sistema analógico) e das telas intensificadoras atualmente utilizadas tem resolução na ordem de 16-20 pl/mm para estruturas de alto contraste, mas para objetos de baixo contraste a resolução deve ser menor em virtude do ruído quântico e da granulosidade da tela, impostos pelo filme de alto contraste.

Uma forma de melhorar a resolução espacial é a ampliação da imagem. Se a mama inteira fosse ampliada mais cânceres seriam mostrados, mas isso é tecnicamente impossível pela geometria do tubo. A sombra de duas estruturas posicionadas próximas na mama pode-se projetar em imagem única e pode não ser mostrada se a imagem não for ampliada.

Causas de borramento

A resolução espacial é uma descrição analítica da nitidez da imagem e envolve estruturas físicas como o ponto focal, as distâncias foco-filme e objeto-filme, a grade, a sensibilidade do filme, o tamanho do cristal de prata e a espessura da emulsão no filme. Assim, a resolução é maior com os grãos de pequeno tamanho e emulsões de pequena espessura, mas reduz a sensibilidade do filme e aumenta a dose.

O principal fator de queda da resolução é o receptor de imagem e decorre espalhamento da luz no interior do *écran*, que tem relação direta com o tamanho do fósforo. No que concerne ao equipamento de mamografia, o fator determinante da resolução é o tamanho do ponto focal, mas recebe influência de fatores geométricos como as distâncias objeto-receptor, foco-filme e foco-objeto. Também o tempo de exposição prolongado ou o movimento do paciente durante a exposição, determina uma perda da resolução, com menor definição e perda da visibilidade de detalhes na imagem. O efeito *crossover* em que, a luz atravessa o filme e se projeta na emulsão do lado oposto, também pode provocar borramento na imagem (Quadro 19-6).

A prevenção do borramento é feita com a escolha de um receptor de alta velocidade para reduzir o tempo de exposição. No que depende do equipamento de mamografia, usa-se foco de pequeno tamanho, para aumentar a nitidez da imagem.

Avaliação da resolução

A forma usual de avaliar a definição da imagem é radiografar o simulador de mama com uma exposição de referência. No interior do fanto estão contidas quatro grades metálicas com definições de 12, 8, 6 e 4 pares de linhas por milímetro, que se presta para avaliar a resolução da imagem. Todas as grades devem ser vistas.

Quadro 19-6. Causas de perda da resolução espacial

Equipamento
- Tamanho do ponto focal
- Receptor de imagem
- Grade

Geométricos – Distâncias
- Foco-filme
- Foco-objeto
- Objeto-filme

Receptor – Sensibilidade do filme
- Tamanho do cristal de haleto
- Espessura da emulsão
- Forma do fósforo

Tempo de exposição
- Movimento
- Efeito *crossover*

Correção
- Receptor de alta velocidade
- Redução do tamanho do ponto focal
- Redução do tempo de exposição

Um método sensível para avaliar este parâmetro é com uma malha metálica posicionada paralelamente ao filme radiográfico e colocada de forma linear, a 5 cm de altura com relação à bandeja de suporte da mama. A medida de resolução determinada pelo teste de barra de chumbo é subjetiva e depende do contraste do filme.

A medida objetiva para avaliar a resolução da imagem, especialmente a digital, é pela função de transferência de modulação (MTF). No sistema analógico, a análise da MTF é útil para determinar qual dos componentes está limitando a resolução espacial e borrando a imagem. A MTF é o método mais preciso e completo para avaliar a resolução espacial do sistema porque descreve a relação da definição e do contraste na imagem-padrão e determina a qualidade com que o sistema captura as imagens em determinada faixa de frequência.

A resolução espacial é quantificada em termos de frequência espacial ou pares de linhas por milímetro (pl/mm), que equivale a um valor de 4-5% da função de transferência de modulação. Os valores básicos da resolução espacial no sistema filme-*écran* são de 16-20 pl/mm ou 5% da MTF. Entretanto, este valor pode ser afetado por parâmetros como contraste, ruído e borramento na imagem, que podem ser minimizados com bom contato filme-*écran*.

Os filmes mamográficos atuais, associados aos *écrans* de grãos finos e planos, permitem obter uma resolução espacial de até 20 pl/mm. O Colégio Americano de Radiologia, em 1993, recomendou que o limite mínimo da resolução espacial em mamografia deve ser de 12 pl/mm, para encontrar o ponto de equilíbrio entre a nitidez geométrica e o borramento do receptor. Isto é válido para um modelo de alto contraste, a 4,5 cm acima do receptor de imagem. Também deve ter boa definição para mostrar uma microcalcificação de 0,2 mm, que pode indicar um carcinoma inicial. O Protocolo Europeu de Controle de Qualidade exige 13, mas considera aceitável 10 pl/mm. Do ponto de vista prático, é importante uma faixa da frequência espacial de 3 a 5 pl/mm, porque nesta faixa são visualizadas as microcalcificações. Uma micro de 0,2 mm corresponde a uma estrutura de 2,5 pl/mm (Fig. 19-16).

Um par de linhas consiste de uma milimétrica tira de chumbo alternada com um espaço vazio de mesma espessura. As linhas metálicas absorvem todas as radiações, enquanto o espaço vazio permite a passagem de todos os raios, produzindo um grande contraste, que serve para medir a resolução espacial. O contraste entre duas linhas (contraste chumbo/ar) pode ser medido pela diferença na densidade óptica no filme ou na intensidade no monitor para sistema digital. Como as linhas vão-se tornando cada vez mais próximas, o número de linhas/mm vai aumentando e a frequência espacial vai crescendo.

O olho humano tem a capacidade de distinguir até 5 pl/mm, que corresponde a cinco linhas e cinco espaços em cada milímetro, que corresponde a cinco espaços de 0,1 mm. O limite da resolução espacial está associado à menor estrutura que deve ser visualizada, no caso as micros de 0,2 mm. Quanto mais finas forem as linhas, mais difícil será sua visualização como linhas separadas e será necessária maior resolução.

A resolução espacial tem relação com o tipo de receptor. O sistema filme-*écran* tem boa resolução, mas fica dependente do contraste e borramento da imagem, e ainda oferece baixa faixa de latitude. Uma alta resolução espacial não implica em boa qualidade, porque necessita de contraste para mostrar detalhes na imagem. Também, mesmo com resolução espacial elevada, a capacidade de mostrar detalhes no filme fica prejudicada se não houver contraste com as estruturas adjacentes.

Em mamografia digital, a resolução é determinada pelo tamanho do *pixel* e pelo método de captura da imagem. Na captura direta com selênio amorfo, a MTF é alta porque não existe movimento lateral de carga e independe da espessura. Já na aquisição de forma indireta, à base de silício amorfo, a resolução cai um pouco devido ao borramento provocado pelo espalhamento de luz pelo cintilador de iodeto de césio.

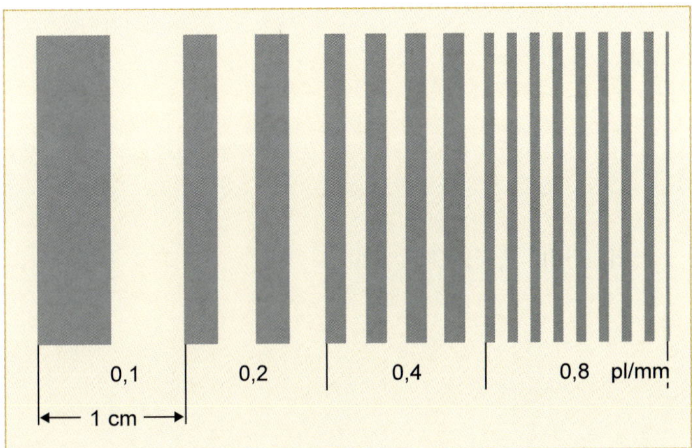

Fig. 19-16. Grade de teste para avaliar a resolução espacial. Um par de linhas consiste de uma faixa branca e uma preta, que corresponde a uma lâmina de chumbo e um espaço vazio.

Capítulo 20

PROPRIEDADES GEOMÉTRICAS DA IMAGEM

Alcides Ferreira Santos

As propriedades geométricas avaliam as qualidades físicas da mamografia, como a distorção da imagem, a presença de ruídos quânticos, o borramento das estruturas e a nitidez da imagem. As qualidades geométricas são oriundas dos fatores técnicos do equipamento, como o tamanho do ponto focal, as distâncias foco-filme, foco-objeto e objeto-receptor, que determinam a nitidez da imagem, recebendo influência de outros fatores, como movimento do objeto ou do próprio equipamento.

As qualidades técnicas dizem respeito a fatores não humanos, como as especificações técnicas dos equipamentos envolvendo o tamanho do ponto focal e as distâncias entre o foco, o filme e o objeto radiografado. Os distúrbios geométricos ocorrem por falta de calibração dos equipamentos, por falta de obediência aos fenômenos físicos (fator distância) ou pelo fósforo de grande tamanho no *écran*, que aumenta a velocidade do filme, mas borra a imagem. Os transtornos geométricos têm como consequências as distorções, a ampliação e a falta de nitidez da imagem.

No que se refere ao receptor da imagem, tem importância o tamanho do fósforo contido no *écran* e a espessura de sua camada, que respondem pela nitidez da imagem. Os cristais de fósforos de tamanhos grandes provocam borramento que diminui a nitidez da imagem, dificultando a avaliação do contorno dos nódulos, especialmente das microcalcificações. Já o filme responde pelo contraste da imagem em função do tamanho e da forma dos cristais de prata, que podem produzir borramento, inclusive gerar radiações cruzadas (borramento de paralaxe).

A imagem radiográfica é uma representação visual de uma estrutura do organismo, que é produzida quando um feixe de raios X, partindo de um ponto na fonte geradora (ponto focal), transfixa o objeto (no caso, a mama) e projeta no filme a estrutura transfixada, em forma de imagem. Os fatores responsáveis pela geometria são a fonte de radiação, o objeto e o filme (receptor) e devem estar colocados de forma que produzam uma imagem que represente com perfeição a imagem em estudo.

A radiografia deve mostrar uma imagem real, sem distorção na forma e com o tamanho mais exato possível. Para isto, o objeto deve estar o mais próximo possível do receptor, para mostrar uma imagem de tamanho real, sem distorção e com nitidez em seu contorno. A imagem guarda relação com o tamanho do ponto focal, com a distância entre a fonte e o filme e com a distância entre o objeto e o receptor da imagem. À medida que se afasta o objeto do filme e o aproxima da fonte, ocorre distorção, com ampliação do tamanho e borramento do contorno.

A nitidez e o borramento têm relação com o ponto focal. Quanto menor for o ponto focal e mais perto o objeto estiver do receptor, maior será a nitidez. Quanto maior for o tamanho do ponto focal, menor será a nitidez e maior será o borramento da imagem.

A boa imagem radiográfica deve obedecer aos princípios físicos, que têm relação com as propriedades geométricas da imagem. Os fatores geométricos são responsáveis pelo borramento, pela distorção e pela ampliação da imagem e têm influência na definição. Os fatores geométricos dependem da fonte emissora de radiação (equipamento), do sistema de registro de imagem e do objeto a ser radiografado, podendo ocorrer movimento do equipamento ou do paciente, que provoca borramento na imagem. Envolvem fatores físicos que dizem respeito às especificações técnicas dos equipamentos, como o tamanho do ponto focal, a distância objeto-filme, a distância entre a fonte de radiação e o objeto, bem como da posição do objeto com relação ao filme. Este princípio vale para o sistema analógico e o digital, mas, neste último, o borramento também tem relação com a difusão da luz produzida pelo iodeto de césio.

Fatores geométricos

Tamanho do ponto focal

O ponto focal origina-se dos raios X e deve ter o menor tamanho possível, porque é responsável pela nitidez da imagem. Quanto maior for o tamanho do foco, maior será o borramento e menor será a nitidez no contorno da estrutura radiografada.

O ponto focal é uma pequena área do anodo, medida em milímetros quadrados, de onde emerge o feixe de raios X. Em mamografia, que necessita de imagem com alta definição, o ponto focal deve ser de 0,1 a 0,3 mm, enquanto na radiologia geral, que é menos exigente, o tamanho do foco é maior, varia de 0,6 a 10 mm e apresenta maior distorção.

Distância foco-filme

A distância foco-filme é responsável pela formação de uma imagem real e sem distorção. Quanto mais a fonte estiver afastada do filme, menos distorcida será a imagem.

Distância fonte-objeto

A distância fonte-objeto é responsável pela ampliação da estrutura radiografada. A ampliação melhora a visualização de detalhes na imagem, aumenta a nitidez das micros e melhora a visualização do contorno das estruturas, mas aumenta a dose e pode dar borramento da imagem. Também a posição do objeto com relação ao filme pode produzir distorção da imagem se o objeto não estiver colocado paralelo ao filme.

Distância entre o objeto e o filme. A distância objeto-filme é responsável pela nitidez da imagem. À proporção que o objeto se aproxima do filme ou do receptor da imagem, melhora a nitidez, dando ênfase à importância da compressão, no caso da mamografia.

Também é importante para a nitidez da imagem o fator filme-tela, que tem relação com o tamanho da granulação do cristal, a espessura da camada de fósforo contida no *écran* e com o filme de dupla emulsão, que dão borramento na imagem. Quanto maior for o tamanho do cristal de prata, maior será o borramento e menos detalhes serão mostrados no filme.

DISTORÇÃO GEOMÉTRICA DA IMAGEM

A distorção é uma deformação na forma ou no tamanho da estrutura, que ocorre quanto o ponto focal não estiver verticalmente colocado acima do objeto. O feixe central deve estar alinhado e o tubo não pode estar inclinado, porque causa distorção. O objeto deve estar alinhado entre o foco e o filme para não haver distorção do tamanho. As partes que estão fora do eixo central dos raios sofrem maior distorção, em virtude da divergência dos raios ou seja, a distorção ocorre sempre que o objeto não estiver paralelo ao filme e os raios não estiverem perpendiculares ao filme. O objeto deve estar alinhado para não haver distorção do tamanho. Quando faltar alinhamento entre o foco, o objeto e o filme, a sombra fica distorcida e a imagem pode ficar aumentada ou diminuída em seu tamanho normal.

A distorção é uma representação errônea do tamanho ou do formado do objeto que se mostra no filme. A ampliação é uma forma de distorção do tamanho, mas pode causar distorção da forma, mostrando oval um objeto que é circular, quando se afasta o objeto do receptor e o aproxima do foco. A distorção depende da espessura e da posição do objeto e da distância entre o objeto e o filme. Quanto mais espesso for o objeto, maior será a distorção, e as partes do objeto que estão fora do feixe central sofrem maior distorção. Também a mudança abrupta na espessura do objeto dá distorção de causa radiográfica (Fig. 20-1).

Nenhuma radiografia mostra uma imagem exatamente igual ao objeto radiografado e sempre ocorre alguma distorção, porque há sempre uma pequena distância entre o objeto e o filme e também porque o feixe de raios X é divergente. Para evitar a distorção e aumentar a nitidez, a distância entre a fonte e o filme deve ser a maior possível e a distância entre o objeto e o filme deve ser a menor possível. Mesmo na mamografia de contato, a mama não fica em contato direto com o receptor, porque a grade

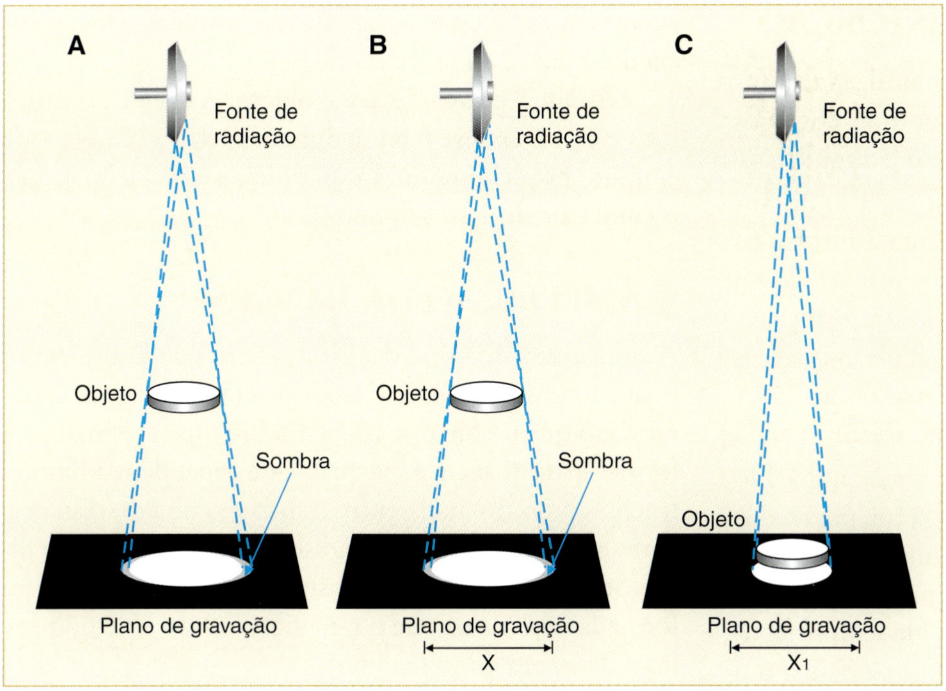

Fig. 20-1. Distorção da imagem. Na Figura **A** ocorreu distorção no formato e no tamanho. Nas Figuras **A** e **B** ocorreu distorção na forma da sombra em função do tamanho do ponto focal. Nas Figuras **B** e **C** com o mesmo ponto focal ocorreu distorção na forma e no tamanho em função da distância entre o objeto e o receptor. (Imagem cedida pela Kodak.)

com espessura de 2 a 3 cm está interposta entre eles, exceto na radiografia das extremidades, na qual ela é dispensada e o contato se faz direto.

A divergência do feixe ocorre porque os raios X se originam de uma fonte puntiforme e se difundem em forma leque. No feixe de raios X, apenas os raios centrais não apresentam divergência porque incidem no objeto com ângulo de 90 graus, ou seja, projetam-se perpendicularmente ao filme. À medida que se afastam do feixe central, alteram o ângulo de incidência dos raios, que aumenta a divergência e distorce mais a imagem.

A divergência do feixe de raios X, combinada com o ponto focal de maior tamanho, provoca borramento geométrico, devido ao efeito penumbra. A penumbra é um fenômeno ótico. O tamanho do feixe deve ser controlado pelos colimadores que absorvem os raios na periferia, controlam o tamanho do campo e impedem o espalhamento dos raios (Fig. 20-2).

A penumbra se forma porque o foco não é pontual e sim quadrangular. As extremidades do objeto radiografado recebem menos fótons que a região central e a imagem fica borrada, sobretudo no lado do catodo. A penumbra é maior no lado do catodo devido à divergência dos raios. Também, quanto maior for o ponto focal, maior será a penumbra. Para evitar a penumbra e obter uma imagem com o máximo de exatidão, o ponto focal deve ser o menor possível e a distância entre o foco e o objeto a maior possível. A distância entre o objeto e o receptor da imagem também deve ser a menor possível.

Quando os raios se projetam sobre o objeto, mostram uma sombra primária no centro e uma sombra secundária na periferia. A sombra principal é perfeitamente nítida, mas cercada de uma penumbra. A superposição da sombra secundária sobre a sombra primária provoca o borramento da imagem por efeito penumbra.

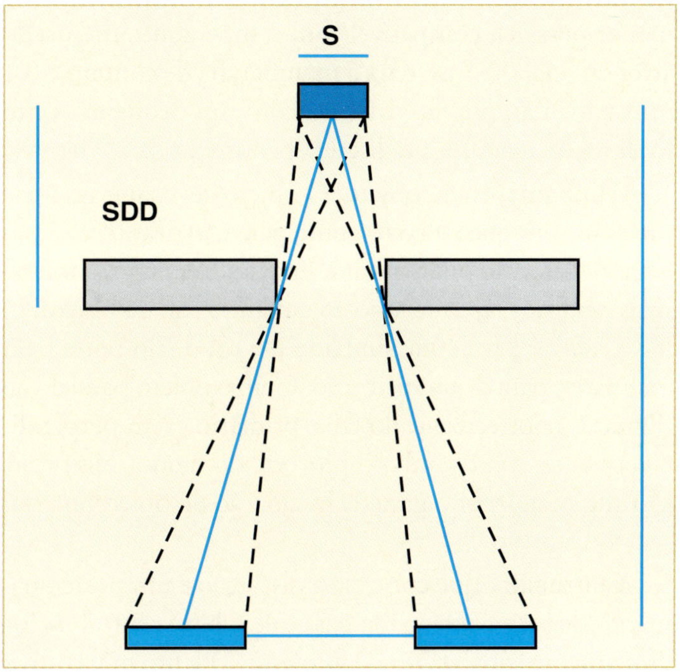

Fig. 20-2. Penumbra do ponto focal (S).

REGRAS PARA EVITAR A DISTORÇÃO

A distorção é controlada por fatores como distância foco-filme, distância objeto-filme, pelo controle dos raios centrais e pelo alinhamento entre o objeto e o filme.

Distância foco-filme (DFF). O aumento da distância foco-filme reduz o tamanho e aumenta a nitidez da imagem, enquanto a redução da distância entre o foco e o objeto aumenta o tamanho (amplia), mas reduz a nitidez. Se aumentar a distância entre o foco e o filme, a imagem fica com boa definição e sem distorção, mas obriga a aumentar a amperagem e consequentemente a dose.

Distância objeto-filme. O objeto a ser radiografado deve estar o mais próximo possível do receptor, para reduzir a distorção e aumentar a nitidez na imagem. Quanto mais próximo o objeto estiver do filme, menor será a distorção e maior será a nitidez da imagem. Há sempre alguma distância, já que o *bucky* está interposto e ocupa um espaço entre o objeto e o filme e impõe uma distância de 2 a 3 cm.

Tamanho do ponto focal. O tamanho do ponto focal é determinado pelo tamanho do filamento do catodo e pelo ângulo do alvo no anodo. O tamanho do ponto focal é fator determinante da resolução espacial e deve ter pequena dimensão, para reduzir o borramento. O ângulo do anodo depende de cada equipamento e deve variar de 10 a 17 graus. Alguns modelos têm anodo biangular, sendo o ângulo menor para a incidência ampliada e o maior para a mamografia de contato. O ponto focal deve ser o menor possível, compatível com o superaquecimento do alvo, ou seja, 0,3 mm para a mamografia de contato e 0,1 mm para a ampliação. Mesmo com um pequeno ponto focal ainda ocorre uma discreta penumbra.

Alinhamento do objeto. O objeto deve estar no mesmo plano em que está o receptor, para não distorcer a imagem. A distorção pode mostrar uma imagem mais curta ou mais alongada, com relação ao tamanho real do objeto. O feixe central deve estar alinhado e o tubo não pode estar inclinado, para evitar distorção. Com o objeto paralelo ao filme, os raios centrais do feixe primário caem perpendicularmente sobre ambos, provocando pouca distorção. Quanto menor for o grau de inclinação do objeto, menor será a distorção.

Outro fator que controla a distorção é um posicionamento de forma adequada para que o feixe central incida diretamente sobre a área de interesse. Quanto mais próximo do centro, menor será a distorção, que aumenta do centro para as bordas, à medida que aumenta a divergência dos raios.

Distância entre o foco e o objeto. A distância entre o foco e o objeto deve ser a maior possível, que combinada com um pequeno ponto focal, evita distorcer a imagem e melhora a definição (Fig. 20-3).

AMPLIAÇÃO DA IMAGEM

A ampliação é um tipo de distorção em que se aumenta a imagem. É um fenômeno físico devido à divergência dos raios em que o objeto se projeta sobre uma área maior. A formação da imagem e sua qualidade dependem de fatores físicos, como distância entre o foco e o objeto, distância entre o objeto e o receptor e distância entre o foco e o filme. Sempre que o objeto é afastado do receptor, a imagem formada será maior que o tamanho real do objeto, que é uma distorção do tamanho.

A ampliação ocorre sempre que se aproxima o objeto do ponto focal e o afasta do receptor da imagem. Quando o objeto se aproxima do foco ocorre o desenfoque, redução da resolução espacial e borramento, que se compensa reduzindo o tamanho do ponto focal.

A ampliação define melhor a morfologia e o número de microcalcificações e mostra o contorno das massas com mais clareza, que auxilia no diagnóstico e na diferenciação

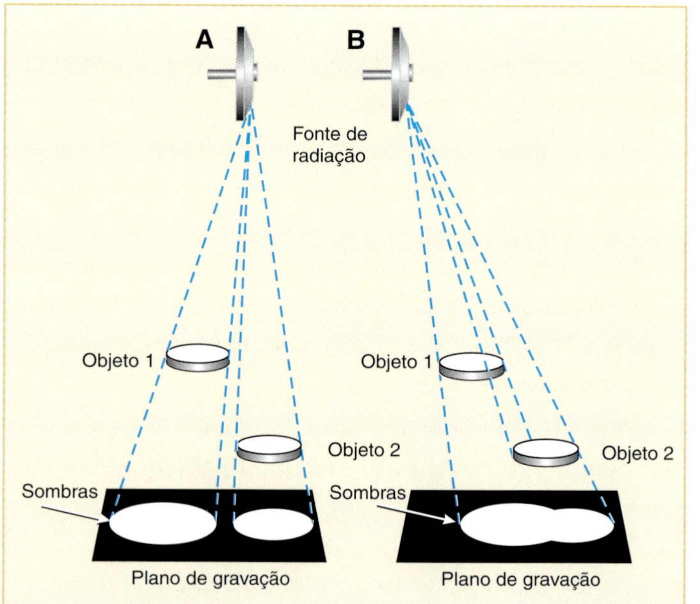

Fig. 20-3. (**A**) Dependendo da direção dos raios e da distância entre o objeto e o receptor, o mesmo objeto produz sombras diferentes. (**B**) Distorção do tamanho do objeto. (Imagem cedida pela Kodak, modificada.)

das lesões. A ampliação se calcula dividindo o tamanho da imagem ampliada pelo tamanho real do objeto radiografado. A ampliação melhora a visualização de finos detalhes da imagem, aumenta a nitidez das micros e o contorno das estruturas, mas aumenta a dose e causa borramento da imagem, reduzindo a resolução desta.

A perda de resolução é compensada com o uso de foco fino, que em mamografia passa de 0,3 para 0,1 mm, diminuindo o borramento e melhorando a visualização da imagem. Isto traz grande sobrecarga ao filamento e pode danificar o tubo. O ponto focal deve ser suficientemente pequeno para permitir a ampliação, sem provocar o borramento da imagem. O microfoco dá uma visão mais definida das microcalcificações, por aumentar a nitidez e minimizar a penumbra (Fig. 20-4).

A ampliação deve ser utilizada na avaliação da morfologia das microcalcificações, no estudo do contorno dos nódulos, na documentação de micros na peça operatória e para determinar a exata extensão do tumor.

A ampliação reduz a resolução da imagem com perda de qualidade, que deve ser compensada com a diminuição do tamanho do foco. A ampliação tem um limite e se ampliar para 1,5 vez, mostra 13 pares de linha por mm, mas se ampliar 2 vezes, mostra apenas 6,5 pl/mm, porque dininui a resolução da imagem.

A ampliação depende da distância entre a fonte e o receptor, mas sobretudo da distância entre o objeto e o filme, que deve ser a maior possível. Também a distância entre a fonte e o objeto, que deve ser a menor possível. Todo equipamento tem um limite de ampliação em função da distância foco-filme, acima do qual o filme começa borrar, porque aumenta a relação sinal-ruído. Se ampliar acima de 1,8 vez, tende a distorcer a imagem com borramento do contorno, que é reduzido nos equipamentos que têm maior distância foco-filme. Para mamografia, a distância mínima é de 60 cm, mas os equipamentos modernos têm uma distância foco-filme de 65 cm, que permite maior ampliação com menor borramento.

No exame ampliado não se usa grade antidispersora e sim o Air gap, que é um método de afastamento entre o objeto e o filme, em que se deixa um espaço de ar. Este intervalo de ar entre o filme e o objeto absorve os fótons e reduz as radiações dispersas.

A formação da imagem e sua qualidade dependem de fatores como distância foco-objeto e distância objeto-receptor. Sempre que o objeto se afasta do receptor, a imagem formada será maior que o tamanho real do objeto. Isto ocorre devido ao feixe de raios X que diverge a partir do ponto focal.

NITIDEZ DA IMAGEM

Conceito

A nitidez é conceituada como a capacidade de definir o contorno dos nódulos, das microcalcificações e das estruturas finas e lineares. A nitidez é a precisão do receptor de imagem em exibir pequenos detalhes e distinguir os limites das estruturas contidas no objeto radiografado. A nitidez é uma propriedade geométrica que mede o limite de resolução da imagem radiográfica. A falta de nitidez resulta em perda de detalhes das estruturas.

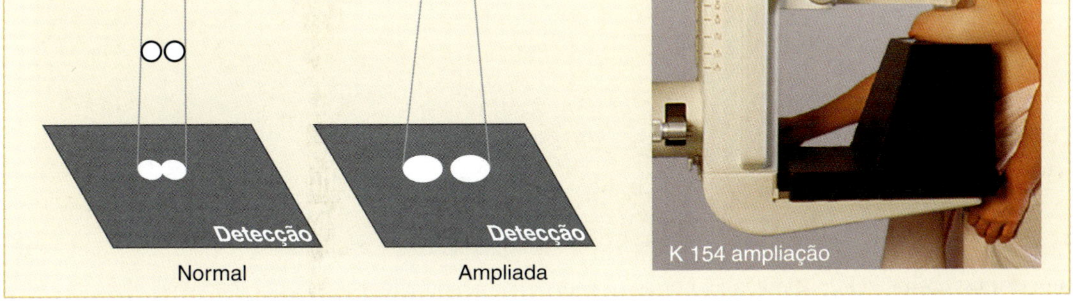

Fig. 20-4. (**A**) A ampliação melhora a resolução espacial, mas aumenta o nível de ruído da imagem. (**B**) A técnica de ampliação aumenta a definição e permite separar as estruturas. Afasta o objeto do receptor e o aproxima do foco. Aumenta a dose pelo fator distância. Também aumenta a nitidez e o contorno da imagem, porque reduz o tamanho do ponto focal de 0,3 para 0,1 mm.

Uma imagem nítida é aquela que mostra muitos detalhes e tem contornos definidos. A nitidez é um requisito para definir uma imagem com boa resolução, mas se a imagem for de baixa definição, também terá pouca nitidez. Quanto maior for a nitidez da imagem radiográfica, melhor será a definição, melhor será o contorno das estruturas e mais informações são fornecidas ao radiologista.

A mamografia deve apresentar boa nitidez para dar visibilidade aos detalhes na estrutura radiografada. A baixa resolução espacial reduz também a capacidade de encontrar pequenas lesões e avaliar a forma das microcalcificações. Para ter boa nitidez, necessita-se de um pequeno ponto focal, menor distância entre o objeto e o receptor, usar *écran* com cristais finos e grãos pequenos, reduzir o movimento e o tempo de exposição. Quanto menor for o tamanho do ponto focal, maior será a nitidez da imagem. Se o ponto focal for grande, cai, reduz a nitidez e aumenta o borramento da imagem. O que reduz a nitidez é a penumbra do ponto focal, borramento por difusão dos raios por movimento, sobretudo do paciente ou por sistema filme-*écran* impróprio (Fig. 20-5 e Quadros 20-1 e 20-2).

A falta de nitidez aparece como borramento do contorno das estruturas finas e lineares e para obter uma imagem nítida necessita-se afastar os fatores geométricos que produzem borramento:

Quadro 20-1. Fatores que aumentam a nitidez

- Pequeno ponto focal
- Menor distância objeto-receptor
- Filme com cristais finos e planos
- Reduzir o tempo de exposição
- Mobilidade do paciente
- Boa compressão

Quadro 20-2. Fatores que causam borramento da imagem

- Grande ponto focal
- Fósforos de grande tamanho
- Movimento do paciente e pulsação arterial
- Movimento do equipamento
- Maior tempo de exposição

- O tamanho do ponto focal deve ser o menor possível.
- A distância entre o objeto e o receptor deve ser a menor possível.
- Fixar o equipamento e aplicar uma compressão adequada ao objeto a ser radiografado para imobilizar o paciente e evitar o movimento.
- Reduzir o tempo de exposição.
- Usar *écran* e filme com camada fina e fósforo de pequeno tamanho, para reduzir a dispersão lateral da luz.
- O objeto e o receptor devem estar em íntimo contato.

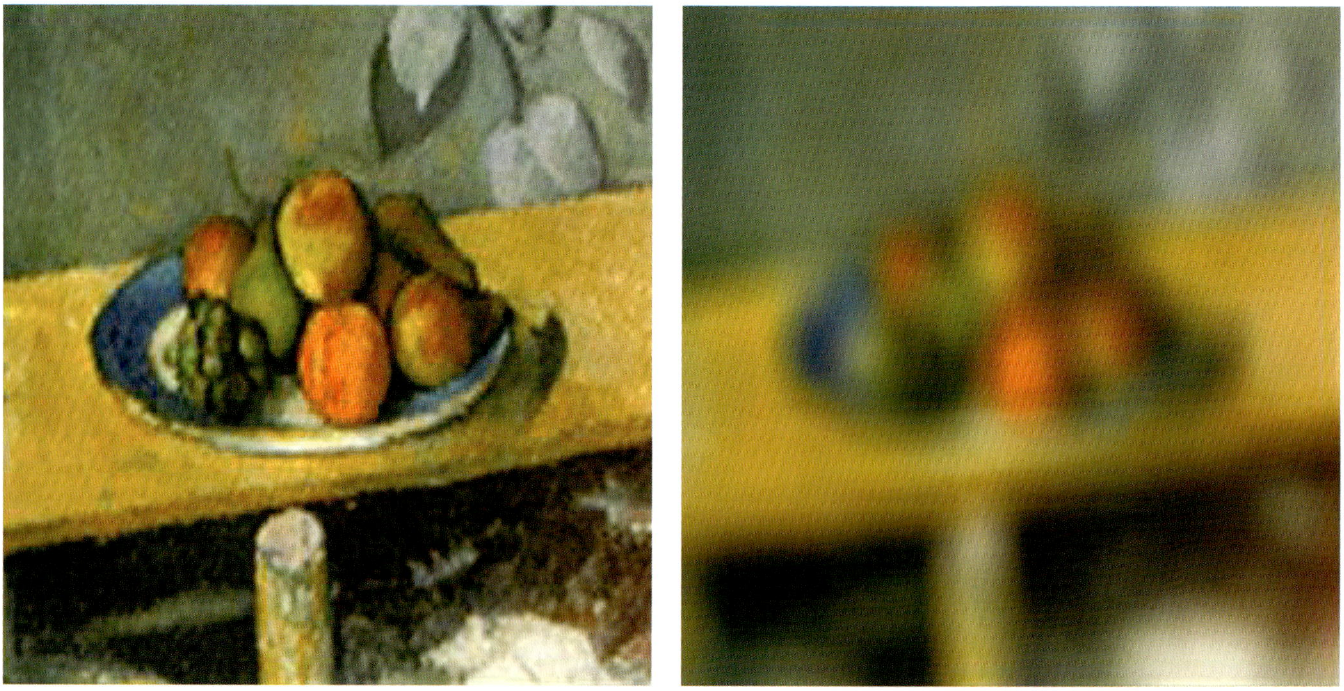

A B

Fig. 20-5. (**A**) Imagem mostrando as estruturas com nitidez. (**B**) Imagem borrada e sem definição. (Imagem cedida por João Emilio Peixoto.)

Fatores que produzem borramento

A falta de nitidez está ligada a **fatores geométricos** como movimento, quer seja do equipamento ou do paciente, até sua pulsação arterial. Pode ser contornada com a imobilização do paciente, compressão adequada e pela redução do tempo de exposição.

Outro fator que interfere na nitidez está ligado à sensibilidade do **sistema de registro de imagem e à espessura do cintilador.** A nitidez é determinada pelo *écran*, que fica em íntimo contato com o filme, enquanto o contraste é determinado apenas pelo filme.

Quanto maior for **o tamanho do cristal** de fósforo contido no *écran* e mais espessa for a **camada da emulsão**, maior será a dispersão da luz e maior será o borramento.

Borramento geométrico da imagem

Borramento radiográfico é a falta de nitidez ou a ausência de detalhes no contorno das estruturas radiografadas e está intimamente relacionado com o contraste, com a resolução e com os ruídos da imagem. A mamografia deve visibilizar o contorno dos nódulos e a forma das microcalcificações, devendo apresentar boa nitidez para visualizar os detalhes na estrutura radiografada. Qualquer borramento na imagem diminui a resolução espacial, com redução da nitidez da imagem e diminuição da capacidade de encontrar e de avaliar as pequenas lesões.

O borramento pode ter causa geométrica e ser provocado pelas **características técnicas** do equipamento, como fator distância e fatores relacionados com o objeto, como a **movimentação** do paciente ou do equipamento. Também pode decorrer do **sistema de receptor** da imagem, como o aumento do tamanho dos cristais contidos no *écran* ou com partículas de pó que impedem o contato íntimo entre o filme e o *écran*. O borramento está intimamente relacionado com o contraste, a resolução e os ruídos da imagem.

Em mamografia digital, o efeito do borramento por movimento é similar ao sistema filme-*écran*, que depende da existência de movimento e do tempo de exposição. A imagem do detector digital indireto tem menor nitidez que a obtida com o sistema tela-filme, em virtude do borramento formado pela difusão de luz emitida pelo fósforo (iodeto de césio). Mesmo com o tamanho do *pixel* abaixo de 100 μm, a nitidez da imagem do detector é limitada pelo borramento de luz do cintilador. Já o sistema digital direto com detector de selênio amorfo (aSe), não tem esta limitação e oferece maior nitidez da imagem porque não usa fósforo como cintilador.

O borramento de causa geométrica tem relação com o tamanho do ponto focal, com a maior distância entre o objeto e o filme (D-Ob-Fi) e com a menor distância entre a fonte e o filme (D-Fo-Fi). Também pode ter borramento de paralaxe, que ocorre no filme de dupla emulsão. Em mamografia é desejável um ponto focal pequeno e uma grande distância foco-filme para reduzir o borramento.

Pelo contrário, combinar um pequeno ponto focal, com um aumento da distância foco-filme e um aumento da distância foco-objeto, resultará em menor borramento geométrico e aumento da nitidez da imagem.

O borramento geométrico tem origem no feixe divergente de raios X, que parte do ponto focal e deixa uma penumbra nas extremidades de sua área de projeção. A divergência do feixe de raios X provoca borramento por formar uma penumbra, que ocorre na dependência do tamanho do ponto focal. Apenas os raios centrais do feixe primário incidem perpendicularmente sobre o filme, enquanto os demais incidem de forma angulada devido à divergência dos raios e provoca uma penumbra, que é maior no lado do catodo (efeito anódico).

Causas de borramento

Tamanho do ponto focal. O ponto focal pequeno é fundamental em mamografia para obter alta resolução da imagem. Quanto menor o tamanho do ponto focal, menor será o borramento e maior será a nitidez, menor será a penumbra e as estruturas serão mais bem visualizadas. Reduzindo o ponto focal à metade, dobra-se a resolução e se diminui o borramento da imagem. Um mamógrafo com grande ponto focal sofre perda de informações porque mostra uma imagem sem nitidez. Também uma grande distância entre o foco e o filme reduz o borramento.

Nos mamógrafos modernos é considerado como foco grosso o tamanho nominal de 0,3 mm, usado para mamografia de contato, e foco de 0,1 mm como foco fino, para incidência ampliada. A distância foco-filme mínima aceita é de 60 cm, para fornecer imagens ricas em detalhes com boa resolução espacial. Não existiria borramento se o ponto focal fosse infinitamente pequeno, mas o impacto do feixe de elétrons em pequena área do anodo provocaria excesso de calor por unidade de área, levando a um superaquecimento no alvo, podendo fundir o material do anodo.

Distância fonte-objeto. Há uma relação direta entre a distância foco-objeto com o borramento da imagem. Para reduzir o borramento geométrico dos raios, o ponto focal deve estar **o mais afastado** possível do objeto e do receptor. O ponto focal dever ser o menor possível e o objeto deve estar o mais próximo possível do receptor, daí a importância da compressão para aproximar o objeto ao filme.

Distância objeto-receptor. A distância entre o objeto e o receptor deve ser a menor possível. Se o objeto tivesse contato direto com o receptor, não haveria nenhum borramento. Existe um princípio físico em que à proporção que o objeto se afasta do receptor, aumenta o borramento da sombra. Na mamografia moderna, a distância entre a mama e o filme é, no mínimo, de 2 cm, devido à grade antidispersiva, espaço este ocupado por ar.

Borramento por distorção do feixe. Tem relação com o tamanho, com o tipo e com a espessura do cristal de fósforo contido no *écran*. Os cristais grandes prejudicam o contato eficiente entre o filme e o *écran* e facilitam a dispersão da luz no interior do *écran* provocando borramento na imagem (Quadros 20-3 e 20-4).

Borramento por difusão de luz no *écran*. O borramento relacionado com o **receptor da imagem** está ligado ao **tipo** de cristal, ao **tamanho** do fósforo e ao tamanho do fósforo contido no *écran* da **espessura da camada** de emulsão.

A dispersão da luz aumenta conforme o tamanho do cristal de fósforo. Quanto maior for o tamanho do cristal, menor será o contato filme-*écran* e maior será a dispersão da luz no interior do *écran*. Os cristais de grande tamanho e camada mais espessa têm maior eficiência em capturar os raios X e emitir luz. Aumentam a velocidade do filme com redução do tempo de exposição, mas dificultam o contato filme-*écran* e provocam borramento por dispersão lateral da luz dentro do *écran*. A espessura da camada de emulsão deve representar um equilíbrio entre a velocidade, a eficiência do fóton e a nitidez da imagem. Já os cristais de pequeno tamanho e a menor espessura da camada de emulsão no *écran* têm menor eficiência, menor velocidade, maior tempo de exposição, mas registra uma imagem mais rica em detalhes e com nitidez no seu contorno. Necessita de um ponto de equilíbrio para obter o mínimo de borramento com a menor exposição.

Quadro 20-3. Causas de borramento geométrico

- Ponto focal de tamanho grande
- Grande distância objeto-filme
- Pequena distância fonte-filme
- Borramento de paralaxe

Quadro 20-4. Como evitar borramento

- O objeto deve estar em contato íntimo com o receptor
- A distância entre a fonte e o objeto deve ser a menor possível
- Evitar mudança abrupta na espessura do objeto
- Evitar movimento do objeto durante a exposição

Nitidez de paralaxe devido ao filme. Nitidez de paralaxe é a falta de nitidez que aparece no filme de emulsão dupla, onde alguns fótons transfixam o filme e são absorvidos pela emulsão do lado oposto do filme, provocando borramento da imagem.

O borramento de paralaxe ou radiação de cruzamento é um ruído sutil que aparece na imagem e ocorre no chassi de tela dupla, porque alguns fótons cruzam o filme e atingem a tela do outro lado, reduzindo a nitidez. O efeito pode ser reduzido com a adição de um pigmento ou tinta especial na emulsão ou no suporte do *écran*, que absorve os fótons e impede sua transfixação.

Os chassis de tela dupla, que são usados com filmes também de emulsão dupla, são mais eficientes em captar os fótons e reduzir a exposição, com menor dose para o paciente, além de prolongar a vida útil do tubo. Em mamografia são usados chassis com tela única com filmes também de emulsão única (Fig. 20-6).

Borramento por movimento. A falta de nitidez por movimento ocorre também quando o objeto (paciente) ou o equipamento se movem durante a exposição, resultando em uma imagem sem definição, mostrando uma imagem de aspecto alongado e com perda de detalhes. O borramento por movimento pode ser reduzido por com-

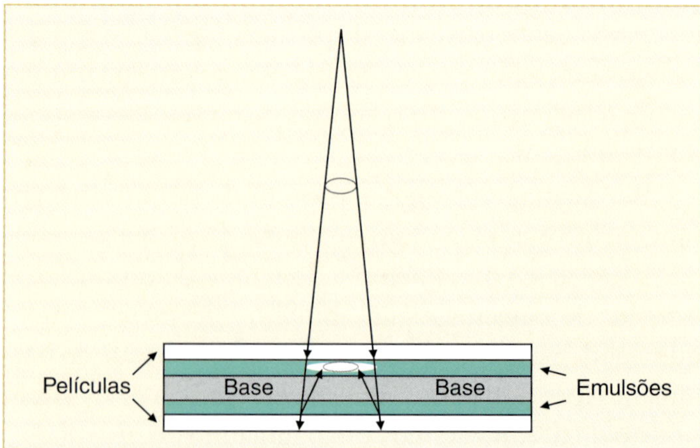

Fig. 20-6. Os fótons cruzam o filme e atingem a tela do outro lado. São refletidos de volta e causam borramento da imagem.

pressão e imobilização do objeto e por redução do tempo de exposição. A compressão adequada e a conscientização dos benefícios obtidos com a imobilidade da mama diminuem o movimento do paciente. A compressão impede o movimento, que é o maior e empecilho para a nitidez.

A longa exposição pode resultar em borramento da imagem pelo movimento, tanto no sistema filme-*écran* quanto no sistema digital. Em mamografia, a maioria dos borramentos é causada por movimento da mama durante a exposição. O borramento pode ser evitado reduzindo o tempo de exposição e com uma compressão eficaz. O borramento também pode ser reduzido com filmes e *écrans* mais velozes, bem como com o aumento da kV nas mamas densas, que reduz o tempo para menos de 2 segundos e diminui a chance de movimento.

Para minimizar o borramento por movimento, deve-se reduzir o tempo e usar um sistema filme-*écran* de alta sensibilidade. Os filmes de velocidade rápida aumentam o borramento, mas diminuem a qualidade, devendo haver um equilíbrio no sistema que use uma combinação filme-*écran* que reduza a dose no paciente e produza uma imagem de alta resolução com baixo ruído.

Como evitar borramento

- O ponto focal deve ser o menor possível.
- A distância objeto-receptor de imagem deve ser a menor possível.
- A distância objeto-ponto focal deve ser a maior possível.
- Reduzir o tempo de exposição aumentando a kV e escolhendo um receptor de alta velocidade.
- Facilitar o contato entre o filme e o *écran* com camadas de fósforo mais delgadas e cristais com partículas menores.
- Filmes com maior velocidade contendo cristais de prata de forma plana.
- Evitar movimento: orientar o paciente e aplicar compressão eficaz.
- Evitar o borramento de paralaxe.

PONTO FOCAL

O ponto focal é uma pequena área no anodo de forma quadrangular ou retangular, medindo 0,6 × 0,6 ou 1 × 1 mm^2 para radiologia geral, que tem relação com o tamanho do filamento do catodo. É uma área virtual do anodo sobre a qual incidem os elétrons emitidos pelo catodo e de onde são emitidos os raios X e corresponde à fonte real de radiação.

O ponto focal é o mesmo que o alvo e corresponde à pequena área do anodo que recebe o impacto do feixe de elétrons. O ponto focal é uma medida imaginária que guarda relação com o tamanho e com a espessura do filamento do catodo. Não existe este ponto real e apenas uma área imaginária no anodo, onde incidem os elétrons vindo do filamento. Do impacto dos elétrons sobre uma pequena área virtual do material do alvo, emerge um feixe de raios X.

O tamanho do ponto focal é um determinante da resolução que permite a visualização de micros menores que 200 micrômetros, que podem indicar um carcinoma. É de fundamental importância no rastreamento mamográfico, no qual um carcinoma inicial pode ser representado pelas microcalcificações, que não são visualizadas nos equipamentos com foco grosso.

Em mamografia, que necessita de alta resolução espacial, o foco grosso deve ser de 0,3 × 0,3 mm e o foco fino deve ser de 0,1 × 0,1 mm, para dar melhor nitidez da imagem, apesar do inconveniente de concentrar muito calor em uma pequena área do anodo e reduzir a vida útil do tubo. Os equipamentos com ponto focal acima do limite produzem imagens sem definição, que impedem a visualização de pequenas estruturas, especialmente as micros, e geram resultados falso-negativos; por isso a ANVISA proibiu o uso dos mamógrafos com focos de 0,6 e 0,4 mm. Esse fato pode ser mostrado na análise da imagem de *phantom*-mama.

O **ponto focal real** corresponde à área de incidência dos elétrons no alvo e guarda relação com o tamanho e a espessura do filamento. Graças à angulação do anodo, o ponto focal efetivo fica menor que o ponto focal real, para melhorar a resolução espacial. A angulação foi uma forma encontrada para aumentar a área de impacto dos elétrons, mantendo o ponto focal pequeno (Fig. 20-7).

O ponto focal efetivo corresponde a área do paciente onde incide o feixe de raios X, que é sempre menor que o ponto focal real. É o tamanho da área projetada no paciente. O ponto focal efetivo é maior do lado do catodo. O conceito do ponto focal efetivo surgiu para se conseguir uma grande área de aquecimento no alvo, mantendo-se ao mesmo tempo um pequeno ponto focal que incide no paciente. É usada a dimensão do tamanho do foco efetivo para designar o tamanho do ponto focal, mas o ponto focal nominal é sempre maior que o ponto focal real.

Assim, temos o tamanho da área em que os elétrons são emitidos (corresponde ao tamanho do filamento), menor que o tamanho do ponto focal real (área de inci-

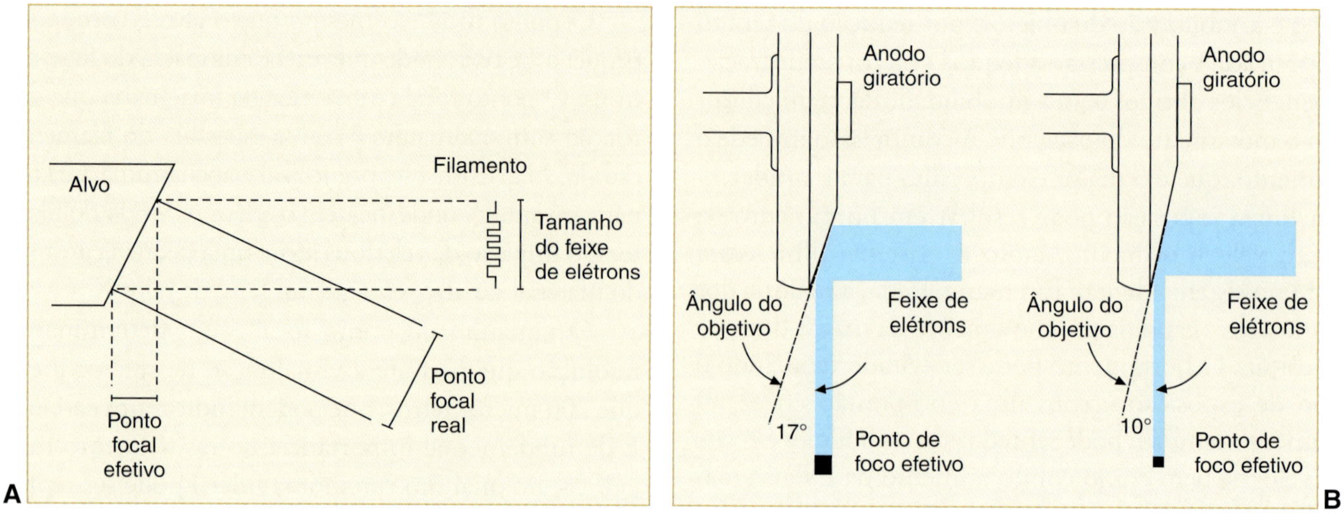

Fig. 20-7. Tamanho do ponto focal efetivo. (**A**) O ponto focal real é maior que o ponto focal efetivo, devido à angulação do anodo. (**B**) Quanto maior for o ângulo do anodo, maior será a área do ponto efetivo. (Imagem cedida pela Kodak.)

dência dos elétrons no alvo) e ainda o ponto focal efetivo (área do feixe que incide no paciente), menor que o ponto focal real. O feixe central deve estar projetado mais para a parede costal e a borda de chassi, para otimizar a maior intensidade do feixe sobre a parte mais espessa da mama (efeito anódico).

O termo "foco nominal" aplica-se quando o fabricante do tubo afirma que o ponto focal do equipamento cumpre a norma vigente da National Eletrical Manufactures Association (NEMA), que define diferentes dimensões de tamanho para o ponto focal. Os produtores de equipamentos definiram que o tamanho do ponto focal nominal deve ser 1,5 a 2 vezes maior que o valor real efetivo, para distribuir a radiação, de forma que incida mais fótons sobre a borda em contato com a parede torácica.

A maioria dos tubos dispõe de dois filamentos de tamanhos diferentes, chamados foco grosso e foco fino, cuja escolha depende da aplicação do equipamento. Foco grosso permite operar com uma amperagem entre 41 e 250 mAs, enquanto o foco fino, usado em técnicas de ampliação, requer uma amperagem entre 10 e 40 mAs. Pelo fato de ser fino, aquece mais o filamento e não pode receber alta corrente, pelo risco de dano ao filamento e pelo superaquecimento focal do anodo.

O ponto focal pequeno é fundamental em mamografia para obter alta resolução e detectar calcificações. Para isto, necessita de pequeno foco, com tamanho nominal de 0,3 mm, com ângulo de 10 a 16 graus para mamografia de contato, e foco fino de 0,1 mm com menor ângulo, de 6-10 graus para ampliação (Fig. 8-9). Com isto se consegue uma imagem detalhada de boa resolução e sem distorção. Os filamentos com espessura superior a 0,4 mm estão proibidos em mamografia, por não definir pequenas estruturas.

Em radiologia convencional, que não necessita de alta resolução de imagem, o foco grosso é, no mínimo, de 1 mm (até 2,5 mm) e o foco fino é, no mínimo, de 0,6 mm. O foco grosso aumenta o tamanho do campo de irradiação e aumenta a área de impacto dos elétrons no anodo, distribui melhor o calor, aumentando a vida útil do tubo, porém tem menor poder de resolução para estruturas finas. Em radioterapia, em que a definição não é importante, o ponto focal é entre 5 e 8 mm, com ângulo de 30 graus. O foco fino dá um campo de 16 cm a 60 cm de distância foco-filme, enquanto o foco grosso dá um campo de 27 cm, para a mesma distância.

O material anódico tem importância e deve ter alto ponto de fusão e estar associado ao cobre, que facilita a dissipação do calor. O anodo deve ser angulado em torno de 13 graus, que aumenta a área de impacto e ajuda a distribuir o calor. Quanto maior o ângulo do anodo, maior é o aumento da área do ponto efetivo. O tamanho do ângulo produz variação da intensidade do feixe, deixando-o heterogêneo (efeito anódico).

O ponto focal deve ser o menor possível, para evitar penumbra, entretanto, quanto menor for o tamanho do ponto focal, maior será a quantidade de calor concentrada por unidade de área no alvo. Se o tempo não fosse intensamente curto, derreteria o anodo e metalizaria suas estruturas.

Para se ter uma boa definição da imagem é necessário que o alvo seja o menor possível, pois quanto menor for o ponto focal, melhor será a nitidez. À medida que se reduz o tamanho do ponto focal, aumenta-se a resolução espacial. O ponto focal pequeno concentra muito calor em uma pequena área do anodo, que pode queimar o tubo. O ideal seria reduzir o ponto focal, mas com limitação, em função do impacto do feixe sobre um ponto do alvo, que pode ultrapassar o nível de calor suportado pelo anodo.

O ponto focal grande dissipa mais o calor, prolonga a vida útil do anodo, mas provoca borramento com redução da definição da imagem. Quanto maior for o ponto focal, maior será o borramento e menor será a resolução e vice-versa, quanto menor for o ponto focal, melhor será a definição e menor será o borramento da imagem.

Deve haver um equilíbrio entre um pequeno ponto focal, que produz grande fluxo de fótons em uma pequena área em um curto espaço de tempo e o ponto focal grande com borramento da imagem, mas com maior proteção do anodo, equação que depende da estrutura que se quer radiografar.

A redução do tamanho do foco aumenta a carga térmica que o tubo pode suportar e obriga a usar baixa amperagem. Uma corrente muito alta ou um tempo muito prolongado pode danificar o anodo e queimar o filamento. Quando se usa amperagem baixa, aumenta-se o tempo de exposição necessário para produzir uma densidade adequada, além de aumentar as chances de borramento por movimento.

O ponto focal afeta a resolução da imagem pelo fato da intensidade dos fótons ser maior nas extremidades. Isto pode causar borramento, porque o ponto focal age como se fossem duas fontes, em vez de uma fonte principal, e surge uma sombra primária e outra secundária ou penumbra.

Capítulo 21

RUÍDOS E ARTEFATOS

Alcides Ferreira Santos

Neste capítulo de qualidade discutiremos fatores que seriam mais bem catalogados como antiqualidade ou fator de qualidade negativa. Ruídos e artefatos são alterações que perturbam a avaliação da imagem e sua presença indica falta de controle da qualidade.

Enquanto os ruídos são gerados pelo sistema formador da imagem, como equipamentos de raios X, e pelo sistema de registro da imagem, como filme e *écran*, os artefatos são gerados por fatores extrínsecos à formação da imagem, como presença de pós, sujeiras ou corpo estranho presente no *écran*, bem como falha no armazenamento e no manuseio do filme.

RUÍDOS

Conceito

Os ruídos são pontos de absorção de fótons que perturbam a imagem radiográfica e podem ser definidos como uma variação aleatória da densidade óptica na radiografia, mesmo se aplicada uma exposição uniforme. Aparece uma granulação de fundo na radiografia que reduz a probabilidade de identificar os detalhes na imagem. É um achado indesejável que permeia a imagem radiológica que não representa a estrutura verdadeira do objeto radiografado, nem contém informações úteis e ainda dificulta a avaliação da imagem.

O ruído é conceituado como uma flutuação indesejada na densidade óptica da radiografia, por captação heterogênea dos fótons, que pode ser provocada por qualquer estrutura que absorva os raios, inclusive peças do próprio tubo, como filtros, janela, óleo, grade e dispositivo de compressão.

Esta variação de densidade óptica da imagem radiográfica (ruídos) é devida à absorção irregular de fótons que tendem a limitar a detecção e dificultar a avaliação dos achados na radiografia. A densidade óptica do filme deve ser homogênea, mas fatores técnicos produzem variações aleatórias da densidade que podem simular estruturas inexistentes e diminuir a qualidade da imagem.

O ruído está presente em todas as imagens médicas, como ressonância magnética, tomografia computadorizada e ultrassom de baixa resolução ou imagem mamográfica ampliada. As imagens cintilográficas em medicina nuclear têm alto nível de ruídos, enquanto a radiologia convencional, com equipamentos calibrados, tem baixo nível. Mesmo na imagem digital, o ruído quântico está sempre presente e nunca pode ser eliminado, mas apenas minimizado, desde que se aumente a eficiência do sistema receptor da imagem (DQE).

Na mamografia analógica causa uma imagem de aspecto granulado ou nevado, que reduz a qualidade da imagem porque pode obscurecer os objetos de pequeno tamanho ou estruturas de baixo contraste. O ruído no sistema filme-*écran* é mais devido à nuance quântica e menos à granulação do filme ou à estrutura da tela. Já na mamografia digital mostra um ruído digital, que depende dos componentes eletrônicos e do tamanho do *pixel.*

Na mamografia digital, mesmo que o fator filme seja eliminado, ocorre variação da sensibilidade do receptor e pode mostrar imagem fantasma, que não tem relação com a estrutura real da mama. Este fator pode ser parcialmente eliminado por imagem uniforme do campo de raios X *(flat fielding),* que faz uma correção da imagem, deixando-a uniforme. Também os receptores digitais de painel plano podem ter ruído residual associado ao circuito eletrônico que digitaliza e amplia o sinal adquirido pelo detector, afora o processo de impressão que, mesmo a *laser*, pode ser fonte de ruídos.

Os ruídos também podem ser gerados em decorrência direta do diferente poder de atenuação dos raios pelos vários tecidos da estrutura radiografada e pode comprometer a capacidade de discernir os pequenos detalhes na imagem. O ruído total envolve fatores intrínsecos do sistema **gerador da imagem**, como o tubo e seus acessórios, da **estrutura do objeto** que se quer radiografar e **do filme**. Apesar de o tubo de raios X ser a principal fonte de ruídos, estes podem ser decorrentes do grande tamanho do fósforo presente no *écran* e do tamanho dos cristais de prata presentes no filme.

Tipos de ruídos

Os tipos de ruídos habituais na imagem mamográfica são o moteado radiológico e os artefatos.

O **moteado radiológico** é qualquer artefato que perturbe a informação radiológica e diz respeito ao equipamento ou ao sistema de receptor da imagem. É o ruído produzido pelos materiais. Para a mamografia filme-tela, as fontes de ruídos radiográficos são o **moteado quântico**, o **moteado estrutural do objeto** e a **granulosidade do filme**.

A formação da imagem ocorre em função da qualidade do feixe de raios X e da quantidade de fótons que alcança o detector. Se o número de fótons for pequeno, torna a imagem ruidosa, com irregularidade e pouca definição em sua estrutura. Quando poucos fótons atingem o receptor, a sombra do objeto fica indistinta. Quando muitos fótons atingem o receptor, melhoram a clareza do objeto, com definição de sua estrutura, o que significa afirmar que, quanto mais fótons chegarem ao filme, mais nitidez terá a imagem.

Quando poucos raios X são usados na exposição, a flutuação na imagem aumenta e aparecem ruídos na imagem, que impedem a visibilidade de estruturas de baixo contraste. Para reduzir o nível de ruídos, necessita-se aumentar a quantidade de raios para dar uma densidade óptica homogênea. Entretanto, isto implica em aumento da exposição com elevação da dose para o paciente, devendo haver um equilíbrio que combine uma densidade homogênea com baixa dose.

O **ruído da estrutura** da tela e da granulosidade do filme aumenta nos sistemas mais sensíveis e resulta na flutuação da quantidade de luz produzida na tela quando ela absorve os raios. A absorção dos raios X pelo *écran* e a conversão em luz produzem uma flutuação da quantidade de fótons que causa ruídos. Assim, no sistema filme-*écran*, o moteado quântico pode ser produzido pela eficiência do sistema em absorver os raios e emitir luz.

O ruído não ocorre apenas em função da velocidade do sistema ou da dose absorvida, mas também em função da eficiência da tela em absorver os fótons e formar luz, que vai expor o filme. O ruído ocorre também pelo fósforo de grande tamanho, que aumenta a difusão da luz dentro do *écran* ou por aumento da sensibilidade do filme (filme rápido). O ruído corre ainda com o aumento da temperatura do revelador, quando poucos raios são usados na formação da imagem e o ruído quântico fica aumentado em função da velocidade do sistema (Quadro 21-1).

Na mamografia com combinação filme-tela, mesmo que a quantidade de radiação usada na exposição seja determinada pela fotocélula, a pouca eficiência do *quantum* da tela influencia a formação do moteado quântico, porque pouca luz é emitida. Nos receptores mais eficientes nos quais os filmes e telas têm maior velocidade, menor percentual de raios X é absorvido para alcançar uma densidade óptica apropriada, sendo mais sujeitos a ruídos. Também pode ocorrer com o processamento mais agressivo, com tempo prolongado.

Moteado quântico

O moteado quântico é o fator que mais contribui para o ruído. É determinado pelo receptor da imagem que, mesmo sendo uniformemente exposto, tem uma distribuição

Quadro 21-1. Fontes e tipos de ruídos. Causas de ruídos

A. Fontes de ruídos
- Equipamento de raios X
- Estrutura do objeto radiografado
- Tipo do filme

Tipos de ruídos
- Moteado quântico
- Moteado estrutural do objeto
- Granulosidade do filme

B. Fontes de ruídos quânticos
- Eficiência da tela
- Difusão da luz no *écran*
- Tamanho do fósforo
- Moteado estrutural
- Tipo de granulosidade do filme
- Temperatura do revelador

irregular e aleatória na absorção dos fótons de raios X, dando uma variação espacial de densidade na radiografia. Como os fótons incidem aleatoriamente sobre o detector, ocorre uma flutuação da imagem que não fica exposta de forma homogênea. Ocorre porque o número de *quanta* de raios X absorvido pelos tecidos é diferente e algumas áreas recebem um fluxo de elétrons superior à área vizinha, dando uma imagem de aspecto pontilhada e heterogênea.

Quando os raios X são absorvidos e convertidos em luz, resultam em ruídos pela variação da quantidade de luz produzida pelo fósforo presente no *écran*. Quando se usa o *écran* de cristais grandes e filmes mais sensíveis, menos raios X são absorvidos pelo *écran* e os ruídos tornam-se mais evidentes.

O ruído quântico ou mancha quântica é similar a um chuvisco na lajota ou no asfalto, onde aparece um moteado, sem molhar o asfalto. Deixa apenas um pontilhado de gotas de água, distribuídas de forma uniforme e aleatória. Com o aumento da chuva, a lajota é molhada de maneira uniforme e fica homogênea. São mais evidenciados nos filmes de alto contraste e nos casos de processamento longo (Fig. 21-1).

Em radiologia geral, o moteado quântico também é o principal responsável pela formação de ruídos, devido à flutuação da densidade, que aparece na radiografia uniformemente exposta. A maior fonte de ruídos está ligada à **estrutura do *écran***, em virtude da variação da quantidade de luz produzida, à **granulosidade do filme** e a artefatos de processamento com distribuição irregular na **revelação** dos cristais de prata.

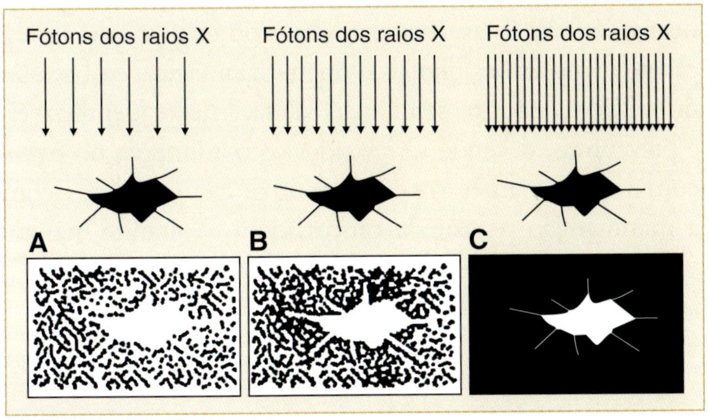

Fig. 21-1. Moteado quântico. O ruído quântico ocorre em função do número de fótons que alcança o filme. À medida que aumenta o número de fótons, há mais clareza da estrutura que se procura ou se deseja estudar. (**A**) Se poucos fótons atingem o filme, não há definição no objeto. (**B**) Se aumentar o número de fótons, melhora a definição do objeto. (**C**) Se muitos fótons chegarem ao filme, deixam uma exposição uniforme e há nitidez no objeto radiografado. (Imagem cedida pelo Kopans, modificada.)

O moteado é influenciado por fatores como velocidade e contraste do filme, pela eficiência do *écran* em absorver os raios X e transformá-los em luz, pela difusão dessa luz dentro do *écran* e pela qualidade da radiação. O filme de alto contraste é mais sensível e gera mais ruídos que aquele de baixo contraste.

Moteado estrutural. É o ruído das estruturas anatômicas que produzem flutuação na imagem. É um ruído decorrente das próprias estruturas da mama que estão superpostas e compromete a capacidade de perceber pequenas alterações eventualmente existentes. Pode depender também da distribuição e do tamanho do fósforo no *écran*.

Granulosidade do filme. A granulação do filme causa irregularidade na imagem e impede a percepção de pequenas alterações patológicas eventualmente existentes. A granulosidade do filme é a fonte de ruído dominante na alta frequência espacial com poucos ciclos por mm. Depende da distribuição e do tamanho dos cristais de haletos de prata na emulsão. É um fenômeno próprio da película. A imagem é formada por cristais aleatoriamente espaçados na emulsão do filme. Estes cristais produzem um pontilhado preto e branco que é distribuído de forma aleatória e que perturba a imagem, dificultando a visualização de pequenos objetos.

Nas telas modernas, com cristais de grande tamanho, aumenta a velocidade do filme e a eficiência em absorver os raios X e transformá-los em luz, no entanto, pode causar borramento da imagem, porque facilita a difusão da luz dentro do *écran*, dando irregularidade na imagem. A difusão da luz no interior do *écran* borra a imagem, aumenta o nível de ruído e reduz a resolução espacial.

Mais importante do que o nível de ruído é a magnitude do sinal da imagem, que dá a eficiência do sistema em absorver radiações e transformar em informações para produzir a imagem. É o detector da eficiência do *quantum* (DQE) do sistema de imagem ou relação sinal-ruído (SNR) que mede a eficiência do sistema mamográfico de transferir informações úteis da estrutura do objeto (mama) para o filme ou para o monitor, se o sistema for digital. Quando se reduz o nível de ruído, melhora-se a visibilidade das estruturas, mas necessita de contraste para mostrar uma imagem com boa definição, especialmente nas estruturas de baixo contraste. O nível de ruído é mais

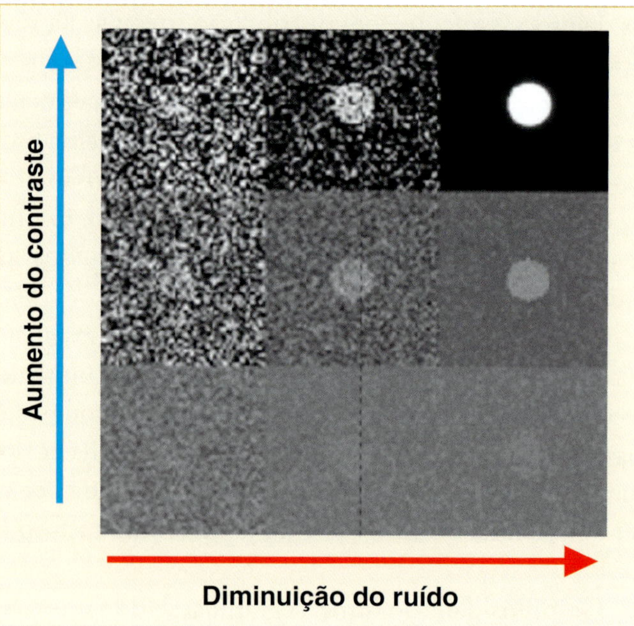

Fig. 21-2. Relação sinal-ruído e sua relação com o contraste da imagem. Quadro da diminuição do ruído *versus* aumento do contraste. No quadro inferior direito, embora com baixo nível de ruído, a estrutura está mal visualizada pela ausência de contraste. (Imagem cedida pela GE – FFDM Tecnology.)

bem descrito pela **força do espectro do ruído** (NPS), que é a representação gráfica de como a variação do sinal da imagem é distribuída sobre a frequência espacial.

Na qualidade da imagem, é necessário o baixo nível de ruído de fundo e o bom contraste da imagem, inclusive no sistema digital que, mesmo podendo manipular o contraste, não a visualiza bem na presença de um fundo heterogêneo e com ruídos. Os parâmetros caminham juntos e o baixo nível de ruídos também não compensa a ausência do contraste e a imagem não é visualizada (Fig. 21-2).

ARTEFATOS

Conceito

Artefatos são contrastes indesejados mostrados na imagem que não têm relação com as estruturas do objeto radiografado ou que não refletem a estrutura anatômica da mama. Artefato literalmente significa feito com arte. É uma estrutura irreal e inexistente na mama, que aparece no filme como uma imagem fantasma ou manipulada. Podem ser corpos estranhos como gases ou dispositivos médicos implantados, como implantes ou marca-passos.

O artefato prejudica a qualidade da imagem, podendo simular lesões inexistentes e esconder lesões verdadeiras, que comprometem a interpretação da imagem, podendo induzir o radiologista ao erro e obrigar a repetição de incidências, com aumento do custo para o serviço e da dose para o paciente.

Enquanto os ruídos são sempre gerados pelo aparato que forma a imagem, inclusive no receptor de imagem, chamados ruídos dos materiais, os artefatos são mais devidos a fatores relacionados com o processamento, pelo manuseio ou armazenamento incorreto do filme, por falta de limpeza do *écran* e da câmara escura com acúmulo de poeiras, por sujeira no *écran*, pelas mãos do técnico, causando impressão digital ou eletricidade estática no filme por manuseio inadequado. O artefato também pode estar ligado ao paciente pelo uso de cremes e pomadas à base de zinco ou alumínio (Quadro 21-2).

Os artefatos são definidos como a variação da densidade óptica na imagem, que não refletem a estrutura radiografada. Eles degradam a imagem obtida e comprometem sua qualidade final, que resulta em perdas ou mascaramento de informações, incluindo resultados falso-positivos e falso-negativos.

O artefato diz respeito a fatores externos, como humanos e acessórios, enquanto o ruído diz respeito a efeitos geométricos do equipamento e do sistema de registro da imagem. Os artefatos são variações de densidade que não refletem estruturas verdadeiras e mostram determinada imagem inexistente na estrutura anatômica da mama, que pode mascarar a detecção ou impedir a caracterização da lesão, por adicionar desordem ou ruído na imagem e simular lesão inexistente no objeto radiografado.

Os artefatos apresentam-se como pontos brancos ou negros, estrias, listas, manchas claras ou escuras, arranhões, cabelos, impressões digitais e ungueais, imagens embaçadas ou imagem de forma semilunar. São facilmente identificáveis e preveníveis, devendo ser evitados com a limpeza no *écran*, com o armazenamento e o manuseio de forma correta e com a manutenção regular da processadora. A grande maioria

Quadro 21-2. Causas de artefatos na imagem

- Equipamentos: dispositivo compressor, grade antidifusora, filtro e *bucky*
- Falha no processamento
- Manuseio e armazenamento incorreto do filme
- Falta e limpeza do *écran* ou da câmara escura
- Acúmulo de poeira ou sujeita no *écran*
- Impressão digital ou ungueal do técnico
- Eletricidade estática por manuseio brusco do filme
- Paciente: pomadas, loções e creme à base de zinco e alumínio

dos artefatos é provocada pelos técnicos, pelo manuseio inadequado dos filmes, pela falta de limpeza da câmara escura e especialmente pelo processamento do filme.

Os artefatos de densidade negativa são decorrentes de falta de contato filme-*écran* provocada por pós, fibras ou outros resíduos aderidos ao *écran*, associada à limpeza do ambiente. Os artefatos negativos são mais frequentes nos filmes de emulsão única, porque não possuem emulsão do lado oposto para ocultar as imagens de sombra ou os arranhões dos rolos. A manipulação incorreta e até as falhas no processo de produção e empacotamento do filme podem resultar em densidade negativa indesejada.

Em mamografia tela-filme, os artefatos são causados pela fonte de raios X quando se aplica baixa compressão na mama pela grade antidifusora, pelo dispositivo de compressão, pelo filtro e até na mesa de suporte da mama *(bucky)*. Usualmente, o artefato está relacionado com a exposição à luz, com o manuseio ou armazenamento incorreto do filme, com a falta de limpeza do *écran*, podendo estar no próprio paciente.

Podem ser produzidos por componentes do equipamento de raios X, mas geralmente são devidos a falhas técnicas e estão na câmara escura por falta de limpeza do piso, das paredes e da processadora e sua presença indica a falta de controle de qualidade da imagem.

A mamografia digital, mesmo eliminando o fator filme, é passível de apresentar artefatos causados por componentes do equipamento de raios X, por falha do receptor que apresenta resposta não uniforme da área de imagem, por erro na leitura, por falha no *hardware* ou no *software*, inclusive durante a impressão da imagem e no equipamento de exibição (monitor). Estes fatores podem ser minimizados ou eliminados com a manutenção e a calibração do sistema.

Fontes de artefatos

Paciente

A fonte dos artefatos pode estar no próprio paciente, como talco, substâncias antiperspirantes, unguentos, loções ou pomadas contendo óxido de zinco, alumínio ou magnésio, que são radiopacos e simulam microcalcificações. Podem aparecer joias, cabelos, dispositivos médicos implantados, como próteses mamárias ou marca-passos. Os artefatos causados por interposição de cabelos mostram-se como linhas brancas, curvilíneas e assimétricas. São mais comumente vistos na incidência craniocaudal do que nas incidências mediolateral oblíqua ou perfil. Já os artefatos de moção se devem à movimentação do paciente durante a exposição e são mais comumente vistos em oblíqua mediolateral. Frequentemente aparece parte do paciente, como projeção do ombro ou da face no campo de radiação, que se projeta no filme.

Corpos estranhos, como clipes ou fragmentos metálicos por ferimento por arma de fogo e implantes médicos, devem ser questionados e salientados pelo paciente. Uma nova fonte de artefatos é o fragmento de agulha deixada pelo cirurgião na ressecção pré-cirúrgica das lesões impalpáveis. A maneira eficaz de evitar estes artefatos é informar aos pacientes, no ato do agendamento do exame, para não usarem produtos nas axilas e nas mamas. Ao ser detectado o artefato, deve ser identificada a fonte e eliminada a causa, com maior brevidade para manter a qualidade da imagem (Fig. 21-3).

Equipamento de raios X

Os artefatos produzidos pelo equipamento de raios X são marcas produzidas pelo dispositivo de compressão ou linhas de grade. São pouco visíveis e às vezes de difícil diferencial se são decorrentes da grade, ou são marcas do rolo da processadora.

Podem também ocorrer por falha na rotação do espelho indicador do campo de visão durante a exposição, falha na movimentação da grade, falha na compressão, alinhamento inadequado do compressor com a bandeja do *bucky* e defeito no dispositivo de compressão. A falha na mobilização da grade produz uma imagem gradeada com listas. Erro na compressão inadequada resulta em imagem borrada, devida ao movimento do paciente ou do equipamento.

Manuseio incorreto pelo técnico

O manuseio impróprio do filme pelo técnico com as mãos sujas, úmidas ou suadas deixa impressão digital e ungueal ou arranhões, sobretudo se ele usa cremes ou loções para as mãos, que podem simular calcificações. Marcas de unhas são vistas como artefatos escuros e curvilíneos determinados pela quebra da emulsão do filme. Se a impressão digital ocorrer antes da exposição radiológica, o artefato será de baixa radiodensidade (branco) e se ocorrer após a exposição, ele terá maior radiodensidade e será preto.

A manipulação errada como o ato de retirar da caixa de forma rápida, provocando o atrito ou o contato brusco

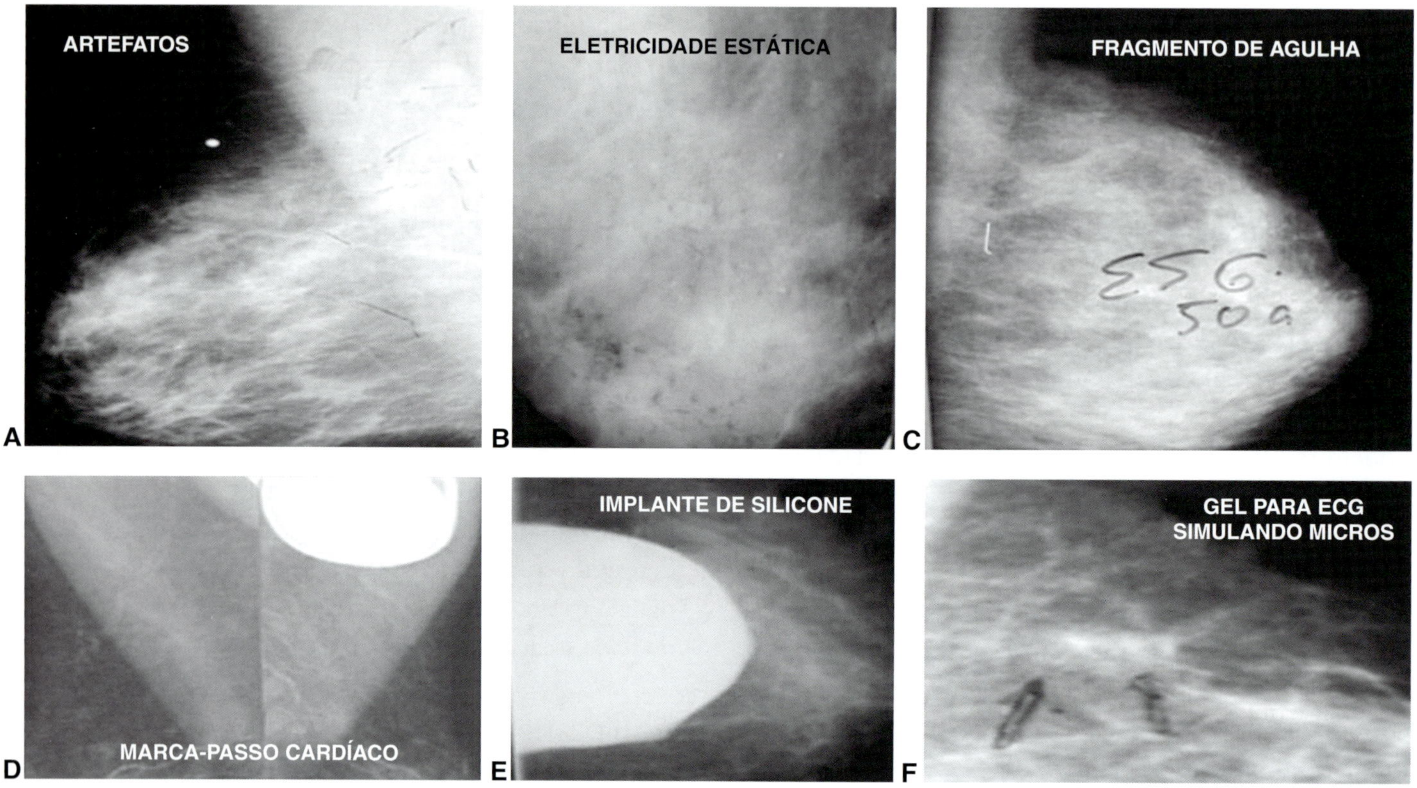

Fig. 21-3. Tipos de artefatos frequentes na prática médica. (**A**) Artefatos possivelmente de rolos. (**B**) Eletricidade estática. (**C**) Fragmento de agulha pelo agulhamento pré-cirúrgico. (**D**) Marca-passo cardíaco. (**E**) Implante mamário. (**F**) Gel de ECG na mama simulando microcalcificações. (Autor desconhecido.)

com o ar, pode produzir eletricidade estática no filme, que dá artefato em forma de árvore ou faísca elétrica. O uso de substâncias antiestáticas produzidas pela Kodak, para uso na limpeza do *écran*, facilita o controle.

Os chassis danificados com trincos ou mal vedados permitem a entrada de luz, dando velamento no filme. A sujeira no *écran* produz pontos ou manchas pretas no filme. O uso de um feixe de luz ultravioleta visualiza eventuais defeitos no *écran* e nos rolos da processadora, que são invisíveis em condições habituais, como poeira ou microgotas de químicos cristalizados.

A presença de corpo estranho, como poeira, cabelo, sujeira e a interposição de ar entre o filme e a tela intensificadora, provoca mau contato entre o filme e o *écran,* com dispersão da luz, aparecendo manchas escuras (densidade negativa) na imagem.

Sujeira, pó, cabelo e fiapos de tecidos podem causar artefatos se depositados dentro dos cassetes. Os grãos de poeira podem bloquear a passagem da luz e impedir que ela alcance o filme, provocando pontos brilhantes no filme. Embora seja impossível eliminar todos os artefatos, estes devem ser minimizados com a limpeza diária da câmara escura e a limpeza semanal e regular do *écran* com tecido que não solte fiapos ou com escova de pelo de camelo, para minimizar estes artefatos.

Outra causa importante de falta de contato entre a tela e o filme é o ar aprisionado entre o filme e o cassete no ato do carregamento, que forma uma imagem escura no filme. Os cassetes carregados devem ser deixados em repouso pelo menos por 15 minutos, para permitir que o ar aprisionado se dissipe. O ato de colocar o filme no cassete é muito importante no filme de emulsão única, porque a emulsão deve sempre estar em contato direto com a tela intensificadora para dar nitidez à imagem.

Armazenamento

Os filmes são condicionados em invólucro hermeticamente fechado para evitar umidade e empacotado em espessa caixa de celulose (papelão). Quando fechada, os filmes podem ser afetados pelo calor e, depois de aberta, deixa os filmes também vulneráveis à umidade atmosférica. A umidade amolece a emulsão e leva à aderência das películas, deixando-as impróprias para o uso. Os filmes devem ser armazenados em posição vertical, com temperatura e umidade adequadas, para evitar a degradação e o velamento do filme (ver Capítulo 14, sobre filmes).

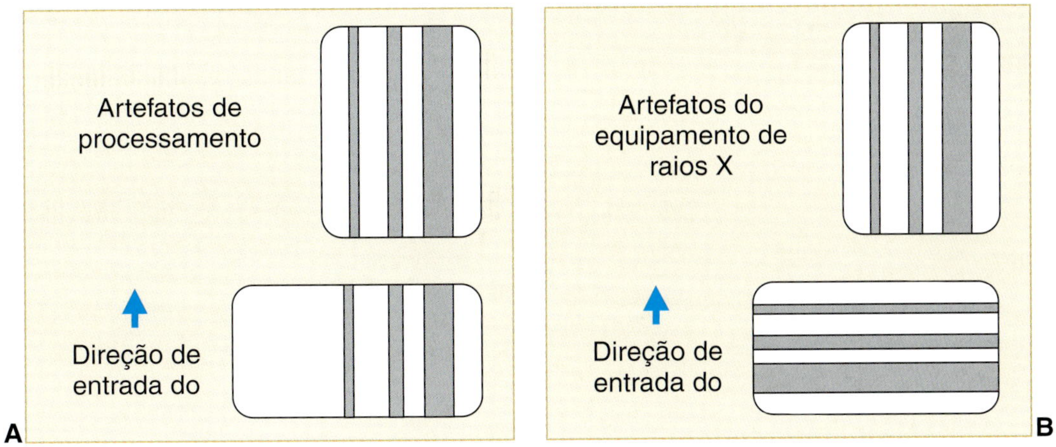

Fig. 21-4. Teste para identificar a causa do artefato. (**A**) O artefato permanece na mesma direção em ambos os filmes, indicando falha no processamento. (**B**) O artefato se mostra em direções ortogonais, indicando que a origem está no equipamento de raios X ou em um de seus componentes.

Processamento

A sujeira nos rolos produz arranhões no filme de forma repetitiva, que são facilmente detectados. Artefatos comuns relacionados com o processador são de formas lineares, geralmente causados por pressão excessiva dos rolos sobre o filme. Para diferenciar se o artefato é devido ao processador ou ao mamógrafo, devem ser expostas duas radiografias com a mesma técnica e colocadas no revelador de forma que uma fique longitudinal e a outra transversal. Se todos os artefatos lineares forem paralelos, a causa está na processadora (rolos), mas se os artefatos forem perpendiculares, a fonte do artefato está no equipamento (Fig. 21-4).

O pó é o artefato mais constante na imagem e se deve à falta de limpeza do piso, das paredes ou do teto da câmara escura. Os artefatos são também devidos à presença de resíduos químicos ou à falta de limpeza nos rolos de transporte ou de cruzamento, que deixam marcas de rolos no filme. Também por vazamento de luz para a câmara escura, dando velamento no filme.

A revelação deve ser feita com a emulsão para baixo porque melhora a resposta com relação ao contraste e evita a formação de imagens fantasmas, afirmação ainda controversa. A pressão não uniforme exercida pelos rolos de transporte ou de secagem deixa marcas de rolos no filme. A melhor maneira de evitar os artefatos é a limpeza diária dos equipamentos e o manuseio adequado dos filmes e fazer o controle diário da qualidade da imagem.

Luz de segurança

A luz de segurança da câmara escura é uma fonte de artefatos, além de produzir velamento no filme. A luz deve ter potência adequada (15 volts) e o filtro deve estar íntegro, para evitar velamento no filme.

Capítulo 22

CONTROLE DE QUALIDADE

Alcides Ferreira Santos

CONCEITO

O controle de qualidade é o conjunto de ações planejadas e sistemáticas que visa garantir o funcionamento do serviço dentro dos padrões recomendados pelos órgãos de vigilância sanitária, mantendo um serviço de alto padrão, oferecendo proteção radiológica ao paciente, ao trabalhador e ao público.

O conceito de controle de qualidade no sentido global baseia-se em um conjunto de normas e procedimentos que vão desde o recrutamento e a motivação do pessoal, até o uso de equipamentos projetados, calibrados e especialmente projetados para mamografia, utilizando técnica adequada na execução da mamografia, treinamento e motivação do médico interpretador das imagens e auditoria médica para monitorar o paciente e avaliar os resultados.

O controle de qualidade no sentido restrito refere-se aos aspectos técnicos do exame, incluindo posicionamento e compressão, uso correto dos parâmetros técnicos dos equipamentos, como voltagem, amperagem, processamento dos filmes e sistema de avaliação da imagem. O objetivo do programa do controle de qualidade é implantar uma rotina de procedimentos para fornecer uma imagem de boa qualidade, evitar exposições desnecessárias e utilizar técnicas radiológicas corretas para aplicar a menor dose possível.

A finalidade do controle de qualidade é melhorar a qualidade diagnóstica e evitar exames falso-negativos e falso-positivos que geram procedimentos desnecessários. No sentido amplo, as medidas devem ser perseguidas por todos e envolvem uma equipe multidisciplinar que inicia pela marcação do exame até a emissão do laudo mamográfico, passando pela recepcionista, pelo técnico em radiologia, pelo médico interpretador com o físico especializado em medicina na retaguarda, cada um executando seu papel de forma isolada, mas sincronizada, sob a supervisão do médico. A recepção é onde o paciente faz o primeiro contato e deve ter boa impressão e receber as primeiras orientações.

HISTÓRICO

Em 1986, Galkin observou que 41% das mamografias tinham padrão de qualidade inaceitável e que o processamento da imagem era o grande responsável. Em 1987, com base no baixo desempenho, o Colégio Americano de Radiologia (ACR) iniciou um programa de cunho educativo que tinha o objetivo de qualificar o pessoal, melhorar a qualidade da imagem, com redução de dose de radiação, mas com especial atenção ao controle no processamento.

Em 1992 foi aprovada uma lei pública nos Estados Unidos que criou o Programa de Padronização de Qualidade de Mamografia (MQSA) e atribuiu competência ao FDA *(Food and Drug Administration)* para normatizar e fiscalizar a prática radiológica. Nesta área de atuação, o FDA estabeleceu normas técnicas e obrigou que a partir de outubro de 1994, todos os serviços de mamografia teriam que se adequar ao programa de qualidade e estarem credenciados pelo ACR, inclusive para receber o reembolso pelo Medicare e órgãos gestores da saúde pública. Os serviços devem ter controle de qualidade abordando os aspectos físicos e técnicos do ACR, que estão de acordo com o protocolo do MQSA.

O credenciamento tinha validade por 3 anos e exigia um certificado para cada unidade mamográfica, avaliando a documentação, a qualidade técnica de imagem, a obediência aos princípios de proteção e a segurança radiológica. Obrigou a aquisição de dispositivos de proteção individual, como dosímetros, aventais plumbíferos e protetores de gônadas, bem como a qualificação do desempenho dos profissionais envolvidos, como médicos, técnicos em radiologia e o físico médico, inclusive na padronização dos laudos momográficos.

Na Europa, o guia de critérios de qualidade da imagem foi instituído em 1993, especialmente para o rastreamento mamográfico, para garantir o nível de qualidade da imagem, evitando diagnósticos incorretos por falha técnica, com procedimentos desnecessários. O radiologista deve receber uma imagem com o máximo de informações diagnósticas possíveis, garantindo um mínimo de dose para o paciente. Alguns países têm seus critérios próprios de padrão de qualidade, como a Alemanha, que adota o DIN 6868.

No Brasil, o programa de controle de qualidade teve início em 1992, coordenado pelo Colégio Brasileiro de Radiologia (CBR), iniciando com o cadastramento dos serviços de mamografia do país. Em 1993, o CBR, em parceria com a CNEN (Comissão Nacional de Energia Nuclear) e o Ministério da Saúde (MS), desenvolveu ações conjuntas com a finalidade de implementar um programa de controle de qualidade nos serviços de mamografia no país.

A CNEN, juntamente com a vigilância sanitária, avaliou os serviços em relação à qualidade dos equipamentos (mamógrafos e processadoras) no nível técnico das equipes, incluindo desde o radiologista até o técnico em radiologia. Na avaliação da qualidade da imagem, ficou demonstrada a má qualidade das mamografias e se mostrou que os equipamentos estavam ultrapassados, os médicos eram despreparados e desmotivados, gerando erro no diagnóstico, com suas consequências.

O CBR promoveu campanha de caráter educativo, em nível nacional, estimulando a aderência voluntária dos serviços ao programa de controle de qualidade para corrigir as falhas e melhorar a imagem. Em 1993, o CBR criou a comissão de mamografia para avaliar as doses de radiações, a qualidade de imagem e o nível de diagnóstico no País. Instituiu o selo de qualidade em mamografia, que é um indicador de qualidade do serviço e confere credibilidade perante a sociedade, para as instituições que preencherem as qualidades mínimas.

A comissão percorreu todo o país promovendo eventos, treinando e motivando os radiologistas, qualificando os serviços, em um processo de mobilização dos profissionais, conscientizando da necessidade de melhorar a qualidade técnica da mamografia, padronizando a interpretação das imagens e estimulando a unificação da linguagem nos laudos, de acordo com o sistema BI-RADS.

O programa recebeu apoio do Departamento de Radiologia da Universidade Federal do Rio de Janeiro, coordenado pelo professor Hilton Koch, então presidente do CBR, que intensificou a administração de cursos para radiologistas e incentivou a pesquisa em mastologia, envolvendo múltiplas especialidades afins, motivando muitas teses de mestrado no assunto, tendo como meta o diagnóstico precoce do câncer de mama.

O programa de controle de qualidade pelo Colégio Brasileiro de Radiologia, em um processo de convencimento dos profissionais e empresários, estimulou a substituição do parque de mamógrafos, a aderência ao programa e a implantação do selo de qualidade. O CBR conscientizou os profissionais dos malefícios da mamografia de má qualidade e suas consequências. Os resultados falso-negativos dão uma falsa segurança e postergam o tratamento, perdendo o período ideal para a cirurgia, enquanto os falso-positivos levam a angústia, ansiedade, trauma psicológico e induzem um procedimento invasivo ou uma cirurgia desnecessária, com suas consequências.

A implantação do programa de controle de qualidade ocorreu também em consequência das preocupações do CBR, sociedades científicas e órgãos de vigilância sanitária e pela própria sociedade, para otimizar a qualidade e reduzir a dose.

O Colégio Brasileiro de Radiologia consolidou acordo com a Federação Brasileira de Ginecologia (FEBRASGO) e a Sociedade Brasileira de Mastologia (SBM), habilitando profissionais para desenvolver ações que envolvam o diagnóstico precoce, oferecendo treinamento para médicos interpretadores, técnicos em radiologia, físicos médicos, com a finalidade de treinar e motivar profissionais que lidam direta ou indiretamente com mamografia.

Na concessão do selo de qualidade do CBR, são analisados e quantificados os aspectos radiológicos de interesses relativos às características técnicas do mamógrafo, da processadora e da combinação filme-tela fluorescente. São também analisados os parâmetros da técnica radiográfica, a composição e a espessura da mama comprimida, a densidade óptica das imagens e a dose absorvida pelo paciente. Na segunda etapa, as mamografias são avaliadas por vários membros da comissão, de forma isolada e independente. Nesta etapa, são quantificados os aspectos radiológicos de interesses relativos à visualização de marcas anatômicas, como posicionamento, definição, contraste, ruído e artefatos de imagem. As radiografias são apresentadas a cada membro da comissão, em um negatoscópio específico para mamografias. Ajusta-se a colimação do campo de luz do negatoscópio e a iluminação ambiente para a interpretação. Em geral, nesta etapa da avaliação, que inclui a análise parcialmente subjetiva feita pelos radiologistas, mostra-se um grau de concordância muito bom entre as respostas dadas pelos especialistas e por membros da comissão. O Colégio Brasileiro de Radiologia (CBR) é a única entidade que possui credencial da Agência de Vigilância Sanitária (ANVISA) para a concessão do selo de qualidade aos serviços de mamografia. O selo tem duração provisória, devendo ser renovado anualmente.

Em 1998 foi assinado um convênio de cooperação mútua entre o Ministério da Saúde e a CNEN, com a finalidade de fortalecer e descentralizar a vigilância sanitária, criar núcleos de referência em radiações ionizantes de apoio ao programa, que delegou competência à CNEN para fazer controle de qualidade em radiodiagnóstico e coordenar o treinamento das autoridades sanitárias.

PROGRAMA DE CONTROLE DE QUALIDADE

O Programa de Garantia de Qualidade do CBR em radiologia médica visa obter imagens de boa qualidade para obter um diagnóstico correto, com redução da dose no paciente, já que reduz o número de repetição dos exames, além de baixar os custos. Deve compreender o controle de qualidade dos equipamentos de raios X com execução dos testes e a adequação dos parâmetros que estiverem em desacordo com os padrões aceitos, bem como o do controle de procedimentos. Para obter a qualidade da imagem, necessita-se de equipamentos dedicados e calibrados, otimização do processamento da imagem e treinamento e motivação dos profissionais que vão interpretar a imagem. Uma falha em algum dos elementos dessa cadeia pode resultar em prejuízo na qualidade final da imagem.

Os indicadores de qualidade fundamentais no programa de qualidade são a redução do percentual de filmes rejeitados e a redução da dose. A qualidade pode ser avaliada por critérios anatômicos, como posicionamento mamográfico, e por critérios físicos da imagem como o simulador de mama *(phantom)*.

O programa se destina a identificar e corrigir as falhas, corrigir os erros humanos, assim como promover as medidas necessárias para evitar que os equipamentos operem fora do padrão estabelecido pelo fabricante. O controle dos parâmetros físicos de qualidade da mamografia visa manter a uniformidade da densidade óptica, boa definição da imagem, alto contraste e evitar artefatos. Deve avaliar o nível técnico do pessoal e o desempenho dos equipamentos, para proteger os pacientes dos efeitos das radiações.

O controle de qualidade reduz o número de filmes rejeitados e número de artefatos na imagem, que na grande maioria se trata de procedimento simples, como limpeza do *écran*, armazenamento inadequado dos filmes e ajuste de tensão do tubo.

A implantação do programa de controle de qualidade envolve inicialmente o teste de aceitação dos equipamentos e posteriormente os testes de constância de todos os elementos da cadeia de formação da imagem, conforme o Protocolo de Qualidade da Comissão Europeia (CEC 2001) ou protocolo do ACR.

- No programa de controle de qualidade deve haver treinamento básico e conscientização do papel de cada indivíduo dentro do contexto global, conscientizando desde pessoal da recepção, da limpeza, da enfermagem, o pessoal de apoio, até técnicos em radiologia e médico interpretador, que devem ser treinados e motivados para trabalhar de forma isolada, mas sincrônica, sob a supervisão do médico-radiologista, que é o responsável legal e o técnico pelo servico.
- Definir as responsabilidades técnicas e formalizar a participação dos envolvidos.
- Promover a auditoria médica periódica, organizando a coleta de dados para avaliar as taxas de acertos e erros, levantamento da sensibilidade e da especificidade, taxa de biopsias desnecessárias e o número de cânceres encontrados.
- A auditoria médica deve incluir os dados sobre os mamogramas positivos e a correlação com o resultado das biopsias cirúrgicas.
- Torna obrigatória a presença de um físico especializado em medicina para assegurar que os equipamentos estejam dentro do padrão aceito, bem como orientar o técnico na execução dos testes de qualidade.

Possuir um banco de dados para armazenar as informações pessoais dos pacientes, possibilitar o seguimento dos pacientes e garantir uma linguagem padronizada entre os imaginologistas.

Finalmente, demonstrar que com a otimização do padrão técnico dos recursos humanos é possível obter boa qualidade da imagem, com baixo custo e com o mínimo de exposição para o paciente e para o trabalhador.

A manutenção da imagem clínica de alta qualidade é o principal objetivo do programa de controle de qualidade e deve pesquisar eventuais deficiências na imagem, como falha do posicionamento e especialmente no processamento, que é a parte mais sensível à variação do sistema. A deficiência específica e suas possíveis causas permitem à equipe corrigir as falhas com brevidade.

O programa de manutenção deve ser sistemático e preventivo, para aferir os parâmetros físicos e técnicos, apontando as falhas existentes e suas possíveis causas para proceder a correção com brevidade. O programa visa reduzir as falhas nos equipamentos, que acarreta erros na exposição e deixa o filme sub ou superexposto. A monitoração deve ser de toda a sequência, que vai desde a formação dos raios X e a qualidade do feixe, até a avaliação da imagem, passando pelo processamento, sem esquecer de otimizar a dose para o paciente. Qualquer variação do padrão deve ter identificada sua causa e receber ação corretiva de imediato.

A rotina de controle de qualidade deve ser diária, semanal, mensal, trimestral, semestral e anual, de acordo com cada item. Requer um esforço constante, com revisão diária do técnico, mensal do radiologista e anual do físico médico, que implica em educar e treinar os profissionais envolvidos e exige equipamentos calibrados para executar os testes. Finalmente, é preciso que a análise, a interpretação das imagens e a emissão dos laudos sigam a linguagem padronizada pelo BI-RADS.

PADRÃO DE QUALIDADE EM MAMOGRAFIA

O serviço deve ter como filosofia de trabalho a prestação de serviço de boa qualidade com a mínima exposição do paciente à radiação. Deve dispor de equipe especializada para executar os testes de controle de qualidade e instrumentos como fotômetro, densitômetro, sensitômetro, simulador de mama, termômetro, que são utilizados nos procedimentos de controle de qualidade.

A mamografia deve ser realizada por técnicos treinados e motivados, usando equipamentos dedicados, filmes específicos e processados de forma correta. A sala de laudo deve ter luz ambiente e ser suave, indireta e de baixa intensidade. O médico interpretador deve ter qualificação técnica e legal e dispor de um negatoscópio de alta luminância para facilitar a detecção das lesões pré-malignas ou câncer na fase inicial, expressos de forma sutil.

RESPONSABILIDADE PELO CONTROLE DE QUALIDADE

Compete ao técnico em mamografia

O técnico é o responsável pelas tarefas de controle de qualidade, que devem ser executadas de acordo com a recomendação do CBR, na frequência da idade dos equipamentos, do volume do serviço e dos problemas encontrados.

O técnico tem um papel importante no bom atendimento e na qualidade da imagem. Deve ter treinamento específico na área, percepção acurada das deficiências da imagem e repassar todas as informações ao médico interpretador.

- Limpeza diária da câmara escura, para evitar artefatos na imagem.
- Controle diário da processadora com aferição da temperatura do revelador, da sensitometria e da densitometria do filme, antes da revelação das imagens clínicas.
- Limpeza dos *écrans* semanalmente ou sempre que surgir artefatos.
- Limpeza no negatoscópio com frequência semanal, utilizando um fotômetro e avaliando a uniformidade da luminância do negatoscópio e a luz ambiente da sala de laudo.
- Zelar pala integração das vestimentas de proteção individual.
- Análise trimestral da retenção do fixador nos filmes, utilizando um *kit* próprio, para verificar a presença de químico residual, que deixa o filme sensível à luz e torna a imagem amarelada.
- Vedação da câmara escura, com frequência semestral, verificando a entrada de luz pela porta, pelo passa-chassi ou pela janela do exaustor e até pela luz de segurança.

Compete ao médico interpretador

- Avaliação dos aspectos de técnica radiográfica, como posicionamento e compressão, nível da exposição e propriedades fotográficas e geométricas da imagem. Esta avaliação deve ser feita na câmara clara e realizada de forma contínua e permanente.
- Avaliação mensal da imagem do simulador de mama, avaliando as propriedades fotográficas da imagem, como densidade, contraste e definição da imagem.

- Avaliação trimestral das exposições repetidas, detectando as falhas e corrigindo as causas.
- Monitoração da luminância do negatoscópio, que deve ser uniforme, intensa e superior a 3.000 NIT (candela/m^2), bem como a iluminação ambiental da sala de laudos, que deve ser cerca de 50 lux (lúmen/m^2).
- As deficiências mais frequentes incluem falhas no posicionamento, presença de artefatos da imagem, falta de compressão, exposição incorreta e falta de nitidez no contorno das estruturas.

Compete ao físico médico

A portaria 453 do MS estabelece (item 4.44) que: "Todo equipamento de raios X diagnóstico deve ser mantido em condições adequadas de funcionamento e submetido regularmente à verificação de seu desempenho", estabelecendo ainda a frequência mínima para a realização dos testes.

A visita semestral ou anual do físico médico tem o objetivo de avaliar os equipamentos para detectar problemas que interfiram na capacidade diagnóstica. Os equipamentos devem ser calibrados anualmente e avaliados todos os seus parâmetros, a fim de garantir a qualidade da imagem e a baixa dose no paciente. Ele é responsável pelos aspectos puramente físicos e mecânicos dos equipamentos, no que se refere à formação da imagem.

Os seguintes parâmetros devem ser avaliados e calibrados:

- Teste de aceitação dos equipamentos no ato da instalação.
- Testes periódicos para garantir a constância de cada elemento da cadeia de formação da imagem.
- Avaliação das mudanças no desempenho dos equipamentos, sugerindo medidas corretivas.
- Supervisionar o trabalho do técnico em mamografia, orientando-o no desempenho de suas tarefas.
- Alinhamento do campo de radiação com o receptor de imagem, regulando o eixo central do feixe de raios X.
- Exatidão e reprodutibilidade da tensão do tubo de raios X.
- Linearidade e reprodutibilidade da exposição.
- Força de compressão da mama.
- Exatidão do tempo de exposição.
- Executar os testes de sensibilidade e desempenho da fotocélula.
- Avaliar o tamanho do ponto focal.
- Qualidade dos feixes de raios X.
- Avaliar a colimação do feixe de raios X.
- Alinhamento da placa de compressão.
- Teste de contato filme-*écran*.
- Avaliação da dose glandular média na superfície da mama.
- Avaliação da qualidade de imagem do simulador de mama *(phantom)*, que dá informações sobre a definição da imagem e resolução espacial, detalhes de alto contraste e baixo contraste, massas tumorais e densidade óptica de fundo.
- Avaliar a reprodutibilidade da taxa de kerma no ar.
- Assessorar o radiologista e procurar artefatos da grade e do chassi, avaliando o contato filme-*écran*, as propriedades fotográficas como densidade e contraste e avaliar a qualidade de imagem do simulador.
- Fornecer laudo técnico anual sobre as condições de funcionamento dos equipamentos para exibir aos órgãos de fiscalização. Neste relatório, deve constar a presença de todos os equipamentos de testes e qualificação do pessoal.

EQUIPAMENTOS NECESSÁRIOS PARA AVALIAR A QUALIDADE DA IMAGEM

Simulador de mama ou *phantom*-mama. Para avaliar vários parâmetros, como a densidade óptica, o contraste e a resolução da imagem, o limiar de alto e baixo contraste, a estabilidade do rendimento do tubo de raios X e a sensibilidade do controle de exposição automática diante da mudança da espessura do objeto.

Densitômetro. Equipamento digital ou eletrônico projetado para medir a densidade óptica ou o grau de enegrecimento dos filmes fotográficos ou radiográficos. Contém uma luz na parte inferior e um sensor na parte superior, que ficam dispostos frontalmente ao colocar o filme sensibilizado. É um dispositivo que compara a quantidade de luz que entra com a intensidade de luz que sai e mede a quantidade de luz que atravessou o filme, dando uma relação logarítmica entre os raios incidentes e os raios transmitidos através do filme.

Sensitômetro. Equipamento digital que controla o sistema de processamento dos filmes radiológicos e avalia o contraste da imagem. O sensitômetro é um dispositivo eletrônico que expõe o filme com diferentes intensidades de luz, previamente conhecida, a diferentes áreas de um filme e permite medir a densidade óptica e obter a curva característica do filme, produzida por aquela exposição.

O chamado sensitômetro de luz emite luz verde com o mesmo comprimento de onda da luz emitida pelo *écran* intensificador de terras raras, atualmente em uso. Contém 21 pequenas áreas retangulares com fontes luminosas munidas de filtros que modulam de forma crescente a intensidade de luz que chega ao filme. O primeiro degrau não recebe nenhuma luz e o último recebe o máximo de luz de cor verde, fornecendo uma sequência *degradée* de 21 degraus de diferentes tons de cinza, que graficamente forma uma curva que vai do branco quase total ao preto absoluto, passando por graus intermediários de tons de cinza.

Termômetro digital, para avaliar a temperatura do revelador. Nunca usar termômetro de mercúrio, que pode romper e danificar a processadora.

Fotômetro. É um dispositivo concebido para avaliar a luminância ou a intensidade de luz emitida pela superfície do negatoscópio ou da luz ambiente.

Lupa com aumento de 5 a 8 vezes, para avaliar a resolução espacial.

Espuma de alta densidade com dimensões de 3,5 × 16 × 25 cm^3, para avaliar o alinhamento da placa de compressão.

Tela ou malha de cobre, para avaliar o contato filme-*écran*.

Balança de piso (ou de banheiro) para avaliar a força de compressão.

Cronômetro digital de raios X para analisar a exatidão e a reprodutibilidade do tempo de exposição.

Relógio digital, para medir o tempo do processamento do filme.

Negatoscópio, para observação das estruturas do simulador.

Conjunto de cassetes com caixa de filmes virgens.

SIMULADOR DE MAMA

A confiabilidade na detecção e no diagnóstico do câncer de mama depende da qualidade da imagem radiológica que pode ser quantificada por meio da análise de parâmetros como contraste e densidade óptica da imagem e resolução espacial da imagem. Em tese, quanto melhor a qualidade da imagem, maior a taxa de detecção dos cânceres na fase inicial. A melhor e mais usual forma de avaliar a qualidade de imagem mamográfica é com o simulador radiológico de mama adotado pelo CBR, que permite avaliar os parâmetros abaixo.

O *phantom*-mama ou mama fantasma, tem a capacidade de atenuar o feixe de raios X da mesma forma que a mama humana e simula uma mama comprimida com 4 a 5 cm de espessura, tendo 50% de tecido glandular e 50% de gordura (moderadamente densa). O *phantom*-mama é produzido em acrílico (PMMA), medindo 5 cm de espessura, 12 cm de largura e 16 cm de comprimento, contendo materiais de diferentes tamanhos, formas e densidades, sendo algumas visíveis e outras invisíveis na imagem radiográfica (depende do fabricante). Estes materiais mimetizam diferentes estruturas normais e anormais contidas na mama, como fibras, tecido fibroglandular, estruturas de alto e baixo contraste, massas tumorais e partículas que simulam microcalcificações.

A imagem do simulador fornece todas as informações sobre os equipamentos geradores da imagem, bem como se o equipamento de raios X, a processadora e a combinação filme-*écran*, estão funcionando dentro dos padrões, mostrando dados físicos necessários para uma completa avaliação da imagem. O *phantom*-mama elimina as variáveis dependentes do paciente, como qualidade do tecido mamário, posicionamento e nível de compressão aplicada à mama.

FUNÇÕES DO SIMULADOR DE MAMA

- O *phantom*-mama permite ainda avaliar vários parâmetros físicos de qualidade, como definição, densidade óptica, contraste e resolução espacial da imagem.
- Aplicar os testes de aceitação do mamógrafo, os testes de constância diária, mensal e anual do programa de controle de qualidade exigido pelo MS.
- Avaliar a estabilidade do rendimento do tubo de raios X.
- Estruturas lineares de baixo e alto contraste, estruturas circulares de baixo contraste e estruturas de alto contraste, como as microcalcificações.
- Mostrar as estruturas lineares de baixo contraste do tecido fibroglandular.
- Avaliar a reprodutibilidade do controle automático de exposição (CAE).
- Definir as estruturas de alto contraste, como as microcalcificações.
- Avaliar o contraste das estruturas circulares de baixo contraste, como os nódulos.

Os simuladores radiológicos diferem entre si quanto aos métodos de análises, aos critérios de aceitação e alguns parâmetros que permitem avaliar os tipos e as dimensões das estruturas dos testes. O ACR considera como visível uma estrutura quando se visualiza 50% de sua dimensão.

O ACR adota o *phantom* RMI 156 ou modelo Nuclear Associates 18-220 como Mammographic Accreditation Phantom, que também identifica artefatos no sistema devido ao processamento, à grade e ao filtro. A imagem do simulador mamográfico americano contém 16 estruturas, sendo seis fibras, cinco micros e cinco massas. A análise no negatoscópio deve mostrar um escore mínimo de dez estruturas, sendo quatro fibras, três grupos de micros e três estruturas circulares, para se enquadrar no padrão de qualidade do ACR.

O *phanton*-mama (CDM), de fabricação nacional, corresponde a uma mama de 5 cm de espessura e composta por 50% de tecido adiposo e 50% de tecido glandular. É equivalente ao RMI, sendo mais completo. Além das demais estruturas, contém ainda quatro grades metálicas, de diferentes pares de linhas para avaliar a resolução da imagem. É o modelo recomendado pelo Colégio Brasileiro de Radiologia em seu programa de controle de qualidade. O simulador CDM é confeccionado em três módulos de acrílico, sendo uma placa de cera de $20 \times 120 \times 160$ mm^3, onde estão inseridas as estruturas e mais duas placas homogêneas de $10 \times 120 \times 160$ mm^3. A primeira tem 3 cm de espessura, contendo a resina onde são incrustadas as estruturas e corresponde a uma mama de 3 cm de espessura. Acompanha duas outras estruturas, também em acrílico, mas sem incrustações, com 1 cm de espessura, mas com mesmo formato, com o objetivo de atingir uma espessura total de 5 cm. O fato de ser dividida em módulos permite simular mamas com espessuras diferentes, o que é útil no teste de constância do controle automático de exposição.

O *phantom*-mama CDM contém 34 estruturas, sendo cinco massas circulares, cinco microcalcificações, seis fibras de *nylon,* oito discos de baixa densidade, seis discos de alto contraste e quatro grades metálicas. Quando radiografado devem ser vistas 29 estruturas, sendo: quatro grades, quatro massas, quatro micros, quatro fibras, sete discos de baixo contraste e seis discos de alto contraste, com diferenças entre si. A não visualização das estruturas até o valor limite indica perda da definição ou do contraste e necessita identificar a causa e corrigir a falha. Existem algumas críticas irrelevantes quanto aos simuladores das marcas CIRS e CDM, que não preenchem todos os requisitos do Ministério da Saúde, no tocante ao desempenho da qualidade da imagem, por não conterem as dimensões exatas das massas tumorais, fibras e micros exigidas pela portaria 453. Cada simulador possui uma curva específica de calibração.

O *phantom*-mama nacional CDM é mais completo por fornecer mais informações. Contém quatro grades metálicas, que permitem avaliar também a resolução espacial. No bloco principal existem seis furos passantes com diversos materiais no seu interior, que atenuam seletivamente o feixe de raios X e, desta forma, produzem uma escala de densidades óticas que permite avaliar quantitativamente o contraste da imagem produzida e registrada no filme radiográfico. Existe, ainda, um sétimo furo passante, que contém um disco de chumbo no seu interior com 1 mm de espessura, cuja função é atenuar completamente o feixe de raios X. Esta estrutura deixa uma região não exposta à radiação, que produz uma área branca na imagem do simulador. Se esta área ficar escura, indica que está recebendo efeito dos agentes reveladores. Desta maneira é possível medir o velamento do filme durante o seu processamento. A densidade óptica do *phantom* deve variar de 1,2 a 1,4 DO.

- As quatro grades metálicas com malhas de quatro, seis, oito e 12 pares de linhas por milímetro, avaliam a definição da imagem por meio de sua resolução espacial. As quatro grades existentes devem ser visualizadas, necessitando o uso da lupa para a última. Caso esta não seja visível, significa que a resolução espacial está baixa e pode não mostrar as pequenas micros, que exigem calibração do ponto focal ou até a troca do tubo.
- Cinco massas ou calotas esféricas de *nylon* que simulam nódulos. Têm dimensões Ø $9{,}5 \times 3{,}4$ mm, Ø $7{,}7 \times 2{,}9$ mm, Ø $5{,}5 \times 2$ mm, Ø 4×2 mm e Ø $2 \times 0{,}8$ mm. Estas massas estão incrustadas na cera e têm a função de avaliar as massas tumorais de diversos tamanhos, devendo ser vistos quatro elementos dos cinco existentes. Devem ser visualizadas as estruturas com até 4 mm de diâmetro e 2 mm de espessura.
- Cinco objetos de alto contraste confeccionados em partículas de hidróxido de alumínio (Al $0H_3$, medindo ± 450, 350, 300, 250 e 180 micrômetros), que simulam microcalcificações. Os quatro primeiros grupamentos devem ser visualizadas a olho nu, mas o último só será visualizado se ampliado. Devem ser visualizadas as partículas com até 0,2 mm ou 200 μm de diâmetro.
- Seis fibras que simulam estruturas lineares de baixo contraste, de 1,4; 1,2; 0,8; 0,7; 0,6 e 0,4 mm, que si-

mulam tecido fibroso e medem o limite de visualização de objetos lineares de baixo contraste. Devem ser visualizadas quatro das seis fibras existentes, ou seja, as fibras com até 0,7 mm de diâmetro. À não visualização, deve-se pensar em problema no processamento.

- Oito discos de poliéster de baixo contraste, com 0,6 mm de diâmetro, medindo 0,1; 0,2; 0,3; 0,4; 0,5; 0,6; 0,7 e 0,8 mm de espessura. Os discos simulam nódulos de baixa densidade e avaliam a visualização de objetos circulares de baixo contraste. Devem ser visualizados até os discos com espessura de 5 mm.
- Seis áreas de alto contraste entre os tons de cinza. Quando radiografadas com exposição de referência e com a medida da densidade em cada degrau, fornecem o valor da inclinação da reta de contraste na sensitometria.

Existem outras marcas como Ackermann (Dupont, Stevenage), Barts (White and Tucker), CIRS XI, (sistema de referência de imagem computorizada) USA (Leeds TOR(MAX) e Leeds TOR(MAM), Faxil Leeds, Newcastle, e RMI 152 (Gammex RMI, Nottingham). Faulkner e Law estudaram o efeito na imagem em vários modelos de *phantom*-mama e avaliaram a mudança do contraste causado quando muda a voltagem entre 25 a 35 kVp. Também foi avaliada a mudança na resolução espacial causada por diferentes tamanhos de ponto focal. As pesquisas mostraram que alguns não detectaram detalhes presentes no simulador, mas nenhum apresentou resultados significativamente superiores aos demais, sendo que o Leeds TOR(MAM) da Faxil, o Newcastle e o Ackermann da Dupont foram mais sensíveis às mudanças dos parâmetros (Fig. 22-1).

QUALIDADES DA MAMOGRAFIA

A frequência mínima dos testes de controle de qualidade é estabelecida pela portaria 453 do Ministério da Saúde e deve ser executada pelo técnico, pelo radiologista e pelo físico médico. Inicialmente deve ser executada de forma mais frequente para fornecer a curva de aprendizado à equipe e alcançar a estabilidade dos equipamentos. Posteriormente deve obedecer a frequência mínima recomendada pela Portaria 453 do MS. A frequência também depende do tempo de uso dos equipamentos e das falhas encontradas. A avaliação das qualidades é uma forma de controlar a qualidade de uma radiografia, verificando o nível de informações diagnósticas contidas na imagem, que também fornece dados sobre a qualidade dos equipamentos e sobre as qualidades médicas e técnicas da imagem.

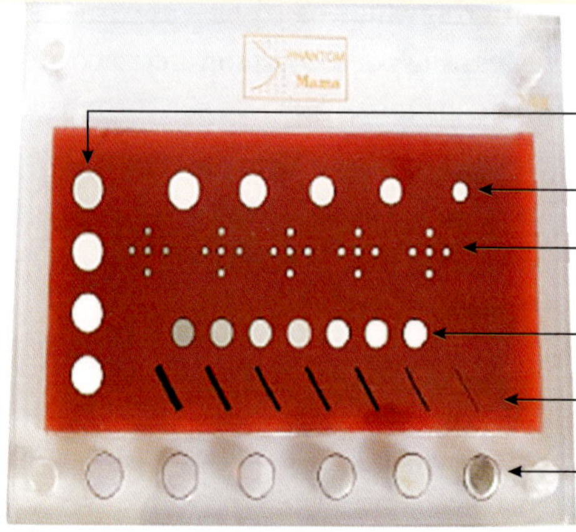

Fig. 22-1. Simulador radiográfico de mama nacional (CDM) contendo estruturas similares àquelas encontradas na mama. Contêm 34 estruturas, sendo cinco massas circulares, cinco microcalcificações, seis fibras de *nylon*, oito discos de baixa densidade, seis discos de alto contraste e quatro grades metálicas. No teste de controle de qualidade, 29 estruturas devem ser visualizadas.

O radiologista deve avaliar as **qualidades médicas** com a interpretação dos achados nas mamografias diagnósticas, analisar a técnica radiológica e as propriedades fotográficas, bem como as **qualidades técnicas**, onde são avaliados os parâmetros geométricos, como o desempenho dos equipamentos simuladores e os objetos de teste.

QUALIDADE MÉDICA DA MAMOGRAFIA

A observação clínica das imagens deve ser diária e contínua. Deve ser feita na câmara clara, pelo médico interpretador, e requer um esforço permanente, observando inicialmente o posicionamento e as qualidades técnicas ou fotográficas. As principais deficiências da imagem clínica estão relacionadas com o posicionamento, a falta de compressão, a falha na escolha do regime de exposição e a falta de contraste da imagem.

Posicionamento. Avaliar se todo o tecido mamário foi incluído na projeção; avaliar a presença de prega cutânea; se os mamilos estão em perfil; se o músculo grande peitoral está visível até o nível do mamilo bilateralmente, de forma inclinada, e finalmente se as mamas estão pendentes e os ângulos inframamários presentes e abertos. As falhas devem-se ao posicionamento incorreto.

Propriedades fotográficas. Dizem respeito aos aspectos visuais no filme ou aos aspectos físicos, como o nível de escurecimento do filme (densidade), a diferença de tons de cinza (contraste) e a definição da imagem com o nível de informações fornecidas pela imagem. Também a presença de ruídos e artefatos na imagem, seguida da avaliação médica. Se a qualidade da imagem não preencher os padrões de qualidade, o exame de ser repetido antes da interpretação dos achados diagnósticos.

Falha de exposição. A boa exposição deve mostrar detalhes no tecido fibroglandular denso, sem ver pele nem gordura subcutânea, exceto no *spot* ou no ambiente escuro. A presença de pele indica estar pouco penetrado ou sub-revelado. A má penetração deve-se à falha na compressão, com o mau posicionamento do CAE e com a técnica radiológica errada, como baixa mAs. A compressão reduz a espessura que, além de reduzir a dose, melhora a definição da imagem. A mama mal penetrada pode esconder as micros e as massas de baixo contraste e reduzir a acurácia do exame. As falhas podem ser facilmente detectadas pela visualização da pele, não visualizando as linhas fibróticas e as estruturas vasculares através do parênquima denso. Neste caso, não deve haver borramento por movimento (Quadro 22-1).

Quadro 22-1. Causas de imagens mal penetradas

- Aparência: a imagem fica branca e sem definição
- Causas: CAE mal posicionado
- Baixa compressão
- Erro dos parâmetros técnicos
- Falha do processamento
- Contaminação dos químicos
- Chassi posicionado para o prolongamento axilar, por aumentar a espessura

O QUE OBSERVAR NOS FILMES

Subexposição. A subexposição é manifestada pela incapacidade de mostrar detalhes no tecido fibroglandular denso. As estruturas contidas no tecido denso subexposto podem ficar obscurecidas e dar resultado falso-negativo. É uma das falhas mais frequentes. A subexposição é irrecuperável e deixa a imagem imprópria para o diagnóstico, necessitando sua repetição, porque o filme fica cinza claro.

Superexposição. Resulta na perda de detalhes nas partes finas e adiposas da mama. É provocada por excesso de radiações, mas fatores como alta concentração do químico, alta temperatura do revelador e tempo de revelação prolongado podem exacerbar o efeito. Provoca um enegrecimento do filme que pode ser recompensado com negatoscópio com grande intensidade luminosa.

Filme claro. Deve-se a subexposição ou sub-revelação ou falta de ajuste da mAs ou da kVp, densidade muito baixa por fotocélula mal posicionada ou exposição parcial por parte do operador. Deve-se verificar se o lado fosco do filme foi colocado voltado para o *écran*. A não observância deste detalhe vai gerar uma imagem branca e sem definição.

Filme escuro. Pode ser causado por superexposição ou super-revelação e se deve a falta de ajuste da kVp, densidade ou miliamperagem muito altas, fotocélula mal posicionada ou filme errado.

Filme totalmente claro. Filme processado sem ser exposto.

Filme totalmente preto. Exposição à luz branca antes do processamento.

Filme com linhas escuras tipo arboriforme. Deve-se à eletricidade estática por falha no manuseio do filme, provocando atrito na retirada rápida da caixa ou contato brusco com o ar.

Velamento. Mostra uma tonalidade cinza e pode ser por falta de vedação da câmara escura com entrada de luz, chassi defeituoso, defeito de fabricação ou falha no manuseio ou no armazenamento do filme.

Artefatos. Os artefatos se manifestam como pontos brilhantes ou negros, listas, manchas, arranhões, cabelos, impressões digitais e ungueais. São facilmente identificáveis devendo ser evitados com a limpeza frequente do *écran*, com o cuidado no armazenamento e no manuseio dos filmes e com a manutenção da processadora.

QUALIDADES TÉCNICAS DA MAMOGRAFIA

Na avaliação das qualidades técnicas são verificadas as características que dizem respeito ao desempenho dos equipamentos formadores da imagem, que vão desde o equipamento de mamografia e seus acessórios até o sistema filme-*écran*, passando pela processadora e pelos químicos. As qualidades técnicas são avaliadas na imagem do simulador de mama (*phantom*-mama) pela visualização dos objetos de testes nele contidos.

O QUE AVALIAR

Propriedades geométricas. Avaliam as qualidades físicas da mamografia, como a distorção da imagem, a presença de ruídos quânticos e a nitidez das estruturas. Diz respeito a fatores não humanos, como os equipamentos, envolvendo o tamanho do ponto focal e o tipo de registro de imagem, com o tamanho dos cristais do *écran*, que têm relação com o borramento da imagem.

Borramento das estruturas. Pode ser decorrente do movimento do paciente, exposição prolongada, baixa compressão ou fatores técnicos, como a combinação filme-*écran* com granulações grandes e ponto focal grosso.

TESTES DO CONTROLE DA QUALIDADE

A portaria 453 do Ministério da Saúde determina que os equipamentos devem ser dedicados à mamografia, detalha os procedimentos que devem ser realizados para uma correta análise da qualidade nos equipamentos, determina, ainda, a obrigatoriedade, a frequência e os requisitos mínimos de cada um dos testes. A frequência dos testes e os limites de tolerância estão descritos no anexo da Resolução nº 64/2003 da ANVISA.

TESTE DO EQUIPAMENTO DE MAMOGRAFIA

O controle de qualidade inicia com a escolha dos equipamentos pelas especificações técnicas do mamógrafo e de seus componentes, que você estuda no capítulo sobre proteção radiológica.

Antes de pôr em funcionamento, deve-se fazer teste de aceitação do tubo de raios X, do receptor de imagem e da processadora, para garantir que seu desempenho esteja dentro dos padrões exigidos pelo Ministério da Saúde. Os equipamentos de raios X podem produzir níveis diferentes de exposição ao longo do tempo, mesmo usando os mesmos parâmetros técnicos, como kV e mAs. Com o uso, o nível de exposição vai diminuindo, devendo ser calibrado periodicamente para verificar a precisão e a constância da exposição.

Os equipamentos devem ser calibrados no ato da instalação e anualmente pelo físico médico devidamente treinado, para estabelecer os parâmetros de funcionamento adequados dos equipamentos e obter uma imagem de boa qualidade, com a mínima exposição para o paciente e para o operador.

A calibração é um procedimento técnico que consiste na medição da taxa de exposição de raios X, em cada amperagem passível de ser selecionada no equipamento, com a finalidade de proceder um ajuste no circuito interno do gerador. Se o equipamento não estiver devidamente calibrado é impossível garantir a qualidade dos raios X gerados e a baixa dose, resultando em uma imagem de má qualidade com exposição desnecessária ao paciente, gerando repetição de exames, com aumento do custo e perda de tempo.

COLIMAÇÃO DO FEIXE

A finalidade do teste é garantir que o campo de radiação não se projete em uma área maior que o tamanho do filme. Garante que campo de radiação coincida com o tamanho do chassi, que é quase correspondente ao tamanho do filme. Os raios X devem cobrir todo o filme, sem ultrapassar a bandeja de suporte, especialmente no lado da parede torácica. Faz exposição manual de 28 kV com 20 mAs.

São usados dois chassis carregados e duas moedas. Colocam-se um chassi carregado no interior do *bucky* e outro sobre este, posicionado 3 cm adiante. O teste do colimador deve verificar a coincidência do campo luminoso, com campo de radiação. A colimação do feixe de raios X, deve ser avaliada em função da distância foco-filme (Fig. 22-2). O campo de radiação não pode ultrapassar o tamanho do filme, ou seja, os raios devem-se projetar dentro do filme. A tolerância de desvio entre o campo luminoso e o campo de raios X é de 2% da distância foco-filme (Fo-Fi), para a extensão do campo lateral e 1% para a extensão do lado da parede torácica.

Material. Três chassis carregados, duas moedas e uma chave de cadeado.

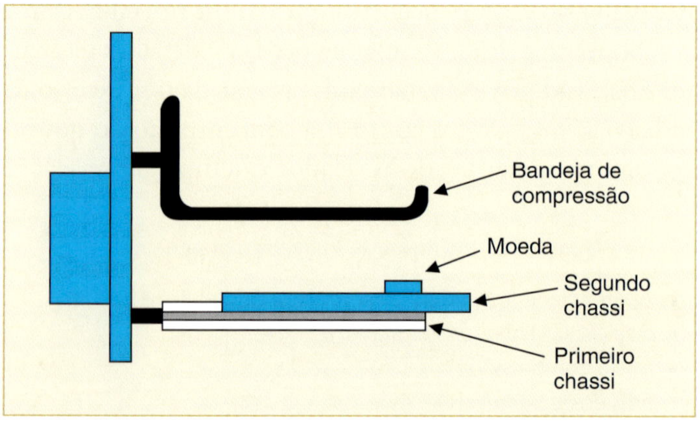

Fig. 22-2. Teste de alinhamento entre o campo de radiação e o receptor de imagem. (Colégio Brasileiro de Radiologia – *Programa de certificação de qualidade em testes de controle de qualidade.* São Paulo: CBR, 2001.

EXATIDÃO E REPRODUTIBILIDADE DA TENSÃO DO TUBO DE RAIOS X

O teste da compensação da tensão do tubo é feito por uma exposição de referência com voltagens de 26, 28 e 30 kV. O teste se destina a medir a variação da kVp durante a exposição para avaliar o rendimento do tubo e inclui o uso do chassi com filme. A saída da radiação é um teste útil para avaliar o rendimento do gerador de alta tensão e permite detectar eventual falha no tubo. A variação ideal da densidade óptica, nas três medições, deve ficar próxima a 10%, com tolerância de até 20% da DO de referência.

CONTROLE DE EXPOSIÇÃO AUTOMÁTICO (CAE) OU LINEARIDADE DE EXPOSIÇÃO

A finalidade do teste é garantir uma densidade uniforme na mama, independente de sua espessura. A reprodutibilidade do CAE pode ser testada em uma exposição de referência com o *phantom* ou simulador de mama e avalia a capacidade de compensação do tubo em função da mudança da espessura do objeto radiografado. Reduzindo a espessura do objeto em 1 cm, deve ocorrer uma variação da densidade óptica próxima a 10%. Também ao se manter a espessura fixa em 5 cm e aumentando a voltagem em +2 kV obtém-se a mesma variação.

O teste avalia a precisão e a sensibilidade do CAE em alterar os parâmetros técnicos quando se modifica a espessura do objeto ou a tensão aplicada no tubo de raios X. Expõe o primeiro filme com 5, 4 e 3 cm, usando o mesmo chassi, sem esquecer de registrar a mAs em cada espessura do simulador, que é selecionada de forma automática. Após revelar o filme e fazer a densitometria das quatro imagens, deve-se verificar se a mAs reduziu em função da diminuição da espessura do simulador.

Para uma espessura de 5 cm, o CAE dá uma mAs de 56 para deixar uma densidade de 1,25 DO, mas ao baixar a espessura para 4 cm a mAs cai para 28, para uma DO de 1,37, o que equivale dizer que o CAE reduz o tempo de exposição, quando o objeto tem menor espessura.

O CAE deve produzir uma resposta linear à exposição. Ao longo do tempo e com o uso, o CAE fica menos sensível aos raios, vai perdendo a capacidade de avaliar a densidade e o equipamento vai aumentando a mAs e, consequentemente, a dose. O CAE descalibrado altera o tempo de exposição, podendo levar à subexposição, reduzindo o contraste, ou à superexposição, elevando o contraste. Neste último caso, pode ser compensado com luz de forte intensidade, mas na subexposição a imagem fica imprópria para o diagnóstico e se impõe a repetição do procedimento.

Na avaliação do CAE, as densidades óticas produzidas nos filmes por meio destes dispositivos não podem apresentar variações maiores que 20% para mamas com espessura entre 2 e 5 cm. A variação ideal é inferior à aproximadamente 10%, para impedir que o filme saia muito claro ou muito escuro. Com a variação da densidade acima de 20% ou 0,15 da DO estabelecida, deve-se esclarecer a causa e determinar a correção. Falhas na operação do dispositivo de controle automático da exposição resultam em filmes com densidades ópticas inadequadas e, assim, perda de contraste e aumento da dose para as pacientes (ACR- 1993).

Entende-se como exposição de referência uma exposição executada no *phantom*-mama com a espessura de 5 cm, usando voltagem de 28 kV, com grade, fotocélula na posição 2, densidade na posição central (normal) equipamento programado para autotime, se disponível.

Material. Um *phantom*-mama, 1 chassi e uma caixa contendo no mínimo quatro filmes virgens.

Força de compressão

A finalidade do teste é garantir a compressão adequada da mama. O dispositivo de compressão do mamógrafo deve aplicar compressão correta para deixar a espessura da mama uniforme, já que a mama tem forma cônica. A compressão é fundamental para deixar o tecido mamário com a mesma espessura, desde a base até o ápice e evitar superexposição no ápice e subexposição na base. A baixa compressão facilita a superposição de parênquima mamário, simulando nódulo, enquanto a alta compressão aumenta o sofrimento para o paciente, sem benefício para a qualidade da imagem.

O compressor da mama deve estar regulado para aplicar uma força entre o mínimo de 11 e o máximo de 18 kGf/cm^3 (com média de 14). Deve ser utilizada uma balança de banheiro que mede a compressão suportada por um tempo mínimo de 1 minuto. A força de compressão tem valor diferente em função da unidade utilizada, que depende do equipamento. Pode ser de 11 a 18 pelo Sistema Internacional (kgf), de 25 a 40 com a libra por polegada (unidade inglesa) e de 65 a 130 Newtons, no sistema americano.

Material. Uma balança de banheiro e duas toalhas pequenas.

Alinhamento da bandeja de compressão

O teste avalia a distância entre o *bucky* e o compressor para garantir uma compressão uniforme na mama. Devem ser medidas as distâncias nos quatro ângulos (anteriores e posteriores). A deformidade da placa de compressão pode ser medida com uma espuma de borracha colocada entre o *bucky* e o compressor. A distância deve ser igual nos quatro ângulos do compressor, mas a comissão europeia permite uma diferença de até 5 mm para a carga simétrica e até 15 mm para a carga assimétrica (Fig. 22-3).

Material. Espuma de alta densidade (mínima de 33) medindo 20 cm de comprimento por 15 cm de largura e 10 de altura e uma régua.

Homogeneidade luminosa do negatoscópio

A intensidade luminosa do negatoscópio é medida em NIT (candela/m^2). A luminância deve ser uniforme e com intensidade superior a 3.000 NITs, medida por um fotômetro colocado em sua superfície ou até 20 cm de distância. Todos os negatoscópios, assim como as luzes do ambiente, devem estar desligados. A chave seletora do fotômetro deve estar calibrada para candela/m^2.

Teste. Deve ser medida a luminância no centro do negatoscópio e nos quatro ângulos, a uma distância de 2 cm da borda. A diferença deve ser menor que 20%. Também a diferença entre os vários negatoscópios do serviço não deve ultrapassar 15%. Para se obter uma luminância homogênea do negatoscópio, deve-se verificar se as lâmpadas são da mesma marca, da mesma cor e tem o mesmo tempo de uso.

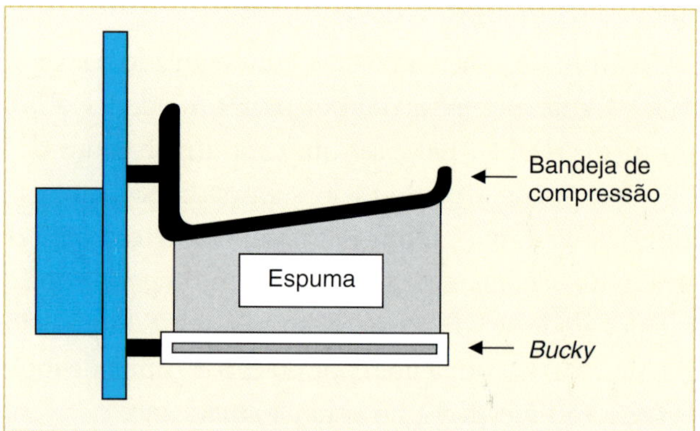

Fig. 22-3. Alinhamento da bandeja de compressão. A compressão deve ser uniforme nos quatro ângulos, com tolerância de 5 mm.

Iluminância do ambiente. A intensidade luminosa do ambiente é medida em lux (lúmen/m^2) e deve ser inferior a 50 lux. É utilizado um fotômetro calibrado para lux e colocado na mesa de laudo, mantendo todos os negatoscópios desligados, para não interferir no teste.

CONTROLE DE QUALIDADE DO PROCESSADOR

O controle de qualidade do processador tem por objetivo verificar se os parâmetros do processamento estão de acordo com a recomendação do fabricante e manter ajustadas as condições de operação da processadora para se obter uma imagem de qualidade. Qualquer alteração nas condições de revelação como tempo e temperatura, pode resultar em uma variação da densidade óptica, do contraste, com alteração da curva sensitométrica.

O rendimento da processadora deve ser feito diariamente com auxílio de um sensitômetro e um densitômetro. Após a sensitometria, o filme deve ser analisado com um densitômetro calibrado. Devem ser verificados a temperatura do revelador, o tempo de processamento, o nível e a cor dos químicos e sua taxa de reposição, a sensitometria, a taxa de retenção do fixador, além de uma imagem do *phantom*. Quanto ao ambiente de processamento deve verificar o grau de organização e a limpeza da câmara escura.

A sensitometria é a melhor forma de avaliar as condições de funcionamento da processadora, que fornece o comportamento diário do sistema. A sensitometria produzida pelo sensitômetro de luz fornece a constância da processadora, porque guarda boa correlação com o gradiente do filme medido pela sensitometria produzida pelos raios X. Deve ser executada sempre no início do expediente, após estabilizar a temperatura do revelador. O teste-padrão é fornecido como gráfico da curva sensitométrica que correlaciona a densidade óptica com a exposição que foi necessária para gerar aquela densidade. Quando o processamento está insuficiente, ocorre redução do contraste, que não pode ser recuperado.

A temperatura da solução reveladora é um importante fator de contraste do filme e deve ser próxima a 33°C, com uma variação de 0,5 grau.

O tempo também é importante e deve ser medido desde a entrada do filme na bandeja de alimentação até sua queda na bandeja de entrega. Para mamografia, usa-se o tempo estendido de 130 segundos, podendo ter uma variação de 5 segundos.

A densitometria e a sensitometria são métodos para avaliar a densidade óptica e o contraste da imagem, bem como as condições de processamento do filme. Para executar o controle de qualidade são necessários: um termômetro digital, que determina a temperatura do revelador; um sensitômetro, que expõe o filme com diferentes intensidades de luz; e um densitômetro, que determina a densidade óptica do filme previamente sensibilizado.

SENSITOMETRIA

A sensitometria é um método que mede a sensibilidade do filme. É a melhor maneira de avaliar as condições de operação da processadora. É útil na avaliação das propriedades fotográficas do filme e do controle de qualidade da revelação, contribuindo para se obter o diagnóstico preciso, através da análise e da interpretação da imagem radiológica.

Por meio da sensitometria obtêm-se informações sobre o processamento do filme, propiciando melhora na qualidade de imagem radiológica. A sensitometria monitora a flutuação das condições de processamento e compara com o teste-padrão de velocidade do filme, do contraste e do véu de base. O desvio do teste-padrão, além da variação aceitável, deve ser prontamente corrigido.

Um filme é exposto ao sensitômetro e quando revelado mostra uma escala graduada de 21 degraus de tons de cinza, com três regiões distintas, mostrados graficamente como uma curva característica. O procedimento deve ser feito na câmara escura com a processadora em funcionamento e já aquecida. Coloca-se o filme no sensitômetro e se efetua o disparo. A luz emitida sensibiliza o filme em escala crescente. O filme deve ser colocado de forma que a emulsão fique voltada para baixo, de onde parte o feixe de luz verde. Revela-se o filme também com a emulsão para baixo, colocando-se a parte sensibilizada para a frente para evitar velamento adicional. Esta medida avalia a influência do contraste da imagem quando o filme é revelado. A medida do contraste do filme é o método mais eficaz para detectar a falha no sistema de processamento.

A sensitometria é um método simples de controle diário e consiste em monitorar a densidade óptica e o contraste da imagem. Pode ser feita de forma resumida, medindo-se a densidade nos três degraus de referência, sendo um em cada região, devendo medir os degraus 1, 11 e 15 da escala sensitométrica que, fornecendo três valores, o suficientes para traçar a curva sensitométrica.

A sensitometria avalia fatores como o regime de exposição e condições de processamento que afetam a aparência de uma radiografia. Estuda as relações entre as características do filme e sua relação com o *écran*, com a velocidade do filme, com a densidade ou com o enegrecimento do filme. Também avalia a processadora, como atividade e temperatura do revelador e tempo de processamento. Como os *écrans* atuais são modernos e contêm fósforos de alta eficiência em transformar os raios X em luz, esta relação fica dependente do tipo de filme.

SENSITÔMETRO

É um equipamento que emite uma luz com intensidade crescente e expõe o filme de forma que cada degrau receba uma intensidade de luz 70 a 100% maior que o degrau anterior. O sensitômetro emite luz de intensidade e cor igual à emitida pelo *écran*, mas é munido de filtros com capacidade de atenuar esta luz de forma decrescente, de maneira que o degrau 1 não recebe nenhuma luz e o degrau 21 recebe o máximo de luz. O primeiro degrau recebe filtração total e o último não recebe nenhuma filtração, permitindo passar toda a luz.

O degrau 1, que não recebe nenhuma luz, deve mostrar-se muito branco, revelando apenas o véu de base + *fog;* os degraus seguintes que recebem luz de intensidade progressiva, vão apresentando tons de cinza intermediários, em uma escala crescente até o degrau 21. O degrau subsequente tem 0,15 DO com relação ao degrau anterior. O último, que não possui filtro, recebe luz intensa e deve ficar totalmente enegrecido.

Quando um filme recebe diferente quantidade de exposição entre as áreas, mostra diferentes contrastes, que podem ser avaliados pela diferença de densidade. Na sensitometria, uma tira do filme é dividida em pequenas áreas, onde cada degrau é exposto a um nível de radiação diferente. Após o processamento, o filme deve ser avaliado por um densitômetro calibrado e cada área deverá mostrar uma densidade óptica diferente.

CURVA SENSITOMÉTRICA DO FILME

É a relação entre a densidade óptica de uma radiografia e a exposição necessária para produzir aquela densidade, avaliando a relação entre a densidade óptica em cada degrau *versus* a exposição necessária para atingir aquela densidade, sofrendo influência da revelação.

A curva característica do filme é um gráfico que expressa a relação entre o grau de exposição e a densidade óptica que ela provoca e descreve o comportamento do contraste em amplo intervalo de exposição, ou seja, descreve em gráfico a resposta de um filme a luz ou raios X, para dada condição de revelação, e dá muitas informações a respeito da exposição do filme e do processamento.

A curva característica do filme é o parâmetro técnico mais importante como padrão de qualidade do processamento. Tem relação com o tipo de filme, com o tipo de emulsão e com o processamento da imagem. A curva se altera com o grau de revelação causado pela mudança da atividade do revelador, com alteração do tempo de revelação ou da temperatura do revelador. Na prática, mede a resposta do filme às condições do processamento e relaciona as densidades ópticas resultantes de diferentes níveis de exposição. A curva é específica para cada máquina e cada instalação deve ter o seu padrão. O filme exposto em um sensitômetro calibrado deve produzir em cada degrau uma densidade óptica similar àquela obtida pelo filme durante uma exposição de rotina.

A curva sensitométrica do filme mede as densidades óticas nos vários degraus, representadas graficamente por pontos que, quando ligados, formam uma curva característica. O filme sensibilizado e revelado fornece informações sobre o grau de exposição, a velocidade do filme e a influência do contraste da imagem. O contraste geral é medido pela escala de alto contraste, com cinco degraus de tons de cinza, que mostra uma reta inclinada com valor base de 0,53, sendo permitida uma variação de 10% de inclinação, variando de 0,48 a 0,58.

A curva característica demonstrada por Hunter e Driffield (H&D), em 1890, mostra que o filme tem uma resposta complexa à exposição aos raios X e à luz, formando uma curva em forma de sigmoide, com três regiões distintas, que exibem diferentes densidades ópticas e diferentes contrastes (Fig. 22-4).

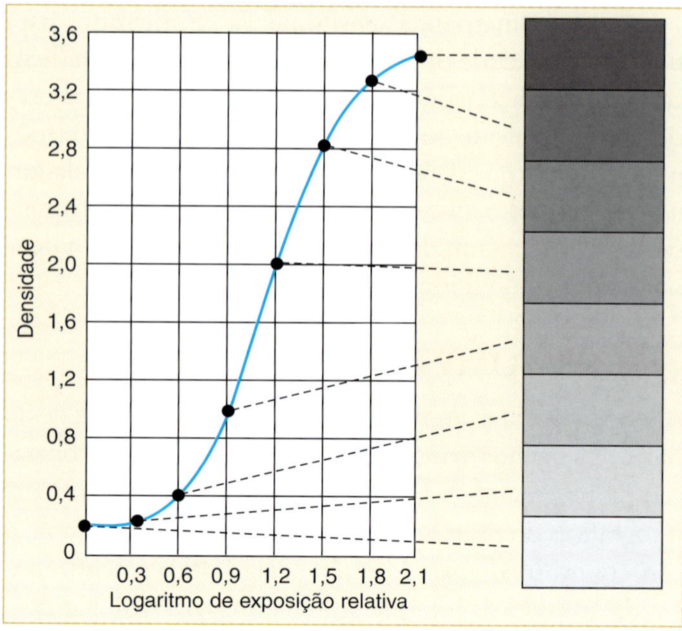

Fig. 22-4. Curva sensitométrica é a relação entre a exposição recebida pelo filme e a densidade óptica produzida neste filme. Mostra três regiões distintas com diferentes níveis de contraste e descreve o comportamento do contraste da imagem. (Imagem cedida pela Kodak.)

Na **parte inferior da curva** (degraus de 1 a 4), chamada base + *fog* ou degraus de velamento, está a base da curva. Aqui, o baixo nível de exposição produz pouca alteração na densidade do filme, que permanece branco ou com leves tons de cinza. O degrau 1 não recebe nenhuma exposição à luz, enquanto os demais recebem exposição crescente. Esta região da curva está associada à baixa exposição e corresponde à área de baixa densidade óptica. Esta porção da curva é pouco sensível à radiação, e mesmo aumentando a exposição, produz pouca alteração na densidade e não dá contraste na imagem, porque o filme não responde aos fótons.

Na parte vertical (degraus de 5 a 12), chamada degraus de sensibilidade ou de velocidade, encontram-se a parte reta ou linear da curva e a porção mais sensível à variação da exposição e à variação devido ao processamento. Qualquer alteração na densidade destes degraus altera o grau de enegrecimento e induz à perda do contraste. A parte linear da curva dá a latitude de densidade do filme, ou seja, dá os tons de cinza intermediários entre a baixa densidade da parte inferior e a alta densidade da parte superior da curva. Um pequeno aumento na quantidade de raios que alcança o filme leva a um grande escurecimento da imagem, porque a parte reta é mais sensível à variação de exposição. Quanto mais ascendente o trajeto da curva, maior serão o contraste e a velocidade do filme, ou seja, um desvio para a esquerda resulta em aumento do contaste e um desvio para a direita implica em redução do contraste, que é bem mostrado na curva H&D.

Na **parte superior** (degraus de 13 a 21) estão os degraus de contraste. É o ombro, onde a curva cai e a inclinação diminui, mesmo quando se aumenta a exposição. O filme é muito sensível à radiação e qualquer aumento da exposição produz uma resposta excessiva aos raios, deixando o filme muito preto. Por ter alta densidade, ou seja, ser muito enegrecida, fica sem contraste e as estruturas ficam imperceptíveis ao olho humano. A densidade óptica aumentada pode ser recuperada com negatoscópio de alta luminância, mas a baixa densidade é irrecuperável.

Na avaliação das características do filme pela sensitometria não importa o valor quantitativo da densidade de cada área e sim a diferença de exposição entre as várias áreas do filme. O mais importante é o contraste que é mostrado pelas diferentes densidades e está presente pela parte reta da curva, produzidas por diferentes exposições no filme.

O contraste entre duas áreas vizinhas é variável ao longo da escala. Na parte inferior da curva, onde há pouca exposição, a diferença é mínima. Na parte reta da curva a diferença de contraste entre as áreas vizinhas cresce gradualmente até atingir o valor máximo, para decrescer no ombro da curva, onde a exposição é máxima.

DENSITOMETRIA

Depois de exposto a um sensitômetro de luz, o filme é revelado e levado a um densitômetro, onde é medida a densidade óptica ou o grau de enegrecimento em cada degrau. A exposição produz uma escala progressiva com 21 degraus com três regiões distintas, que vão do branco absoluto, onde não recebeu nenhuma luz, até o negro absoluto, que recebeu o máximo de luz, passando por tons intermediários de cinza, mostrando uma curva em S com três áreas distintas.

Na **região clara** ou **base da curva** encontram-se os degraus de 1 a 4, que se apresentam de cor branca, com pequenas nuances perceptíveis a olho humano. Devem mostrar pouca densidade óptica, já que o filme não foi exposto ou recebeu pouca luz. O filme permanece branco, sem dar contraste, com densidade óptica de 0,2 a 0,3 DO, que corresponde ao véu de base ou névoa. Densidade-padrão da base + *fog* é 0,24 DO (variação de 0,18 a 0,26)

Na **região intermediária** ou **parte reta da curva** estão os degraus de 5 a 12, também chamados degraus de velocidade ou de sensibilidade, que mostram um enegrecimento progressivo, de fácil diferenciação e correspondem à faixa visível a olho humano. É a parte da curva com diferentes tons de cinza, que é útil para o diagnóstico.

A diferença de densidade óptica deve ser lenta e gradual, para mostrar diferentes tons de cinza, que aumentam a capacidade de mostrar estruturas de baixo contraste. Com o filme de alto contraste, há uma progressão mais rápida do branco para o preto e menos tons intermediários de cinza, o que dificulta a visualização de estruturas de baixo contraste.

Deve ter uma densidade próxima a 1,20 DO, que corresponde ao véu de base (0,20) acrescido do grau de enegrecimento mais próximo do ideal, que é 1 DO, tendo como referência o degrau 11. É a parte mais sensível às condições de operabilidade da processadora e a variação máxima permitida é 0,10 DO com relação ao padrão. Densidade-padrão da velocidade: 1,30 (variação de 0,70 a 1,40) (Fig. 22-5).

Região escura ou **joelho da curva.** São os degraus de 13 a 21, tendo como referência o de número 15 na escala sensitométrica, também chamados degraus de contraste. O filme se apresenta escuro, com escala de negro crescente, com densidade óptica entre 3,20 a 3,60 DO, com variação imperceptível a olho humano e não dá contraste. Densidade-padrão de contraste: 3,40 DO (variação de 3,10 a 3,70).

SIMULADOR DE MAMA *(PHANTOM)*

A finalidade do teste é avaliar o contraste e a definição da imagem. O contraste e a densidade devem ser avaliados mensalmente com uma exposição de referência usando um simulador de mama com 5 cm de espessura para avaliar a qualidade da imagem. Deve-se usar sempre o mesmo chassi para evitar diferença de sensibilidade nos variados *écrans* e ser avaliado pelo mesmo profissional.

A película deve ser analisada pelo radiologista, que deve avaliar o número de estruturas visualizadas, a definição da imagem, a densidade, o contraste e a mAs utilizada, comparando com a imagem-padrão. Identificar falhas por acaso existentes, corrigir a causa e arquivar o filme à disposição da autoridade sanitária.

O simulador de mama tem o objetivo de avaliar se os aspectos como densidade, contraste e definição de imagem estão dentro dos parâmetros indicados pelo fabricante e recomendados pela Portaria 453 do MS. Avalia também as estruturas circulares de baixo contraste, as estruturas lineares de baixo e alto contraste, bem como as microcalcificações.

A avaliação do resultado depende do tipo de simulador usado. A não visualização das estruturas até o valor limite indica perda de definição ou do contraste e necessi-

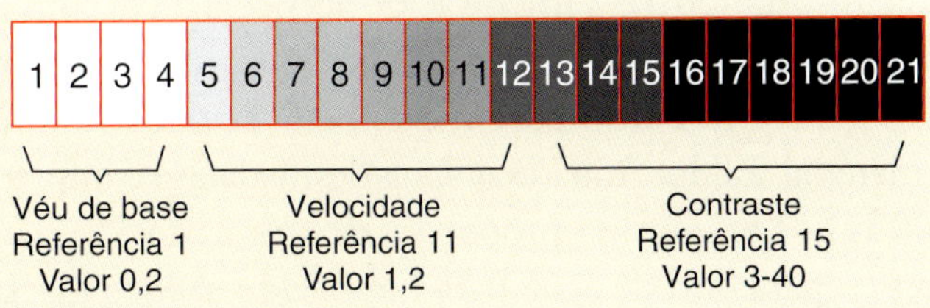

Fig. 22-5. Densitometria mostrando os 21 degraus com diferentes tons de cinza e as distintas regiões. A área de interesse é a da velocidade que mostra diferentes tons de cinza e corresponde à área visível a olho humano.

ta corrigir a falha. No caso do *phantom* nacional CDM, que tem 34 estruturas, devem ser visualizadas 29.

Material. Um simulador de mama, um chassi carregado e uma lupa de aumento.

RETENÇÃO DO FIXADOR

O agente fixador deve remover os cristais de prata não revelados. A lavagem deve remover o excesso de produtos químicos, especialmente os resíduos do agente fixador, que vão degradar a imagem ao longo do tempo. O tiossulfato retido no filme determina a duração útil da imagem radiográfica. Se o tiossulfato ficar retido no filme, vai reagir com o nitrato de prata no ar e formar o sulfato de prata, que dá uma tonalidade amarelada ao filme, reduzindo a vida útil da imagem.

A quantidade de fixador retido no filme pode ser avaliada com um *kit* próprio fornecido pela Kodak. É a solução hipoteste (Hypotest) ou hipofixer, composta de nitrato de prata e ácido acético. O hipo estima a quantidade de fixador residual retida no filme processado, que não deve ultrapassar 5 microgramas/cm^2. Se a retenção for superior a este valor, deve sofrer correção. O padrão americano recomenda a retenção máxima de 30 μg por polegada quadrada. A determinação da retenção do fixador é fator de qualidade do processamento e indica se a lavagem está eficiente.

O teste consiste em colocar uma gota do hipofixer na superfície do filme recentemente processado e aguardar 2 minutos. Ter o cuidado de pingar o hipoteste no lado do filme que contém a emulsão. Surgirão tonalidades escuras, que vão aumentar dependendo da quantidade de fixador residual existente no filme.

A presença de fixador residual indica deficiência na lavagem do filme e deve ser checado se o tanque de água está cheio e se o líquido está fluindo corretamente. Deve-se verificar também se a taxa de reposição do fixador está correta.

Na ausência do hipofixer, a mistura pode ser manipulada misturando 12,5 mL de ácido acético a 28% com 75 mL de água destilada e mexer. Enquanto isso, adicionar 0,75 g de nitrato de prata e mexer bem até dissolver todo o material sólido. Adicionar água destilada até completar 100 mL. Deve ser na proporção de três partes de ácido acético para oito de água para fazer ácido acético glacial. Evitar contato com a pele e mucosas e colocar em lugar frio e escuro, já que a solução é fotossensível. Receita preconizada pelo ACR constante no Manual de Controle de Qualidade, 1994.

ANÁLISE DA REPETIÇÃO DOS FILMES

A avaliação do número de filmes rejeitados é fator de qualidade e indicativo da necessidade de manutenção dos equipamentos (mamógrafo ou processadora).

O técnico deve ajustar os parâmetros de exposição para o tipo de filme em uso, para evitar repetições de incidências com o aumento dos custos e da dose. Este ajuste oferece certa dificuldade, sobretudo nas técnicas manuais e nas mamas densas e espessas.

A análise deve determinar o número de repetições, procurando identificar a origem do problema e corrigir a causa, para evitar a exposição desnecessária. Os filmes rejeitados e descartados devem ser guardados para identificar a causa e proceder a correção. O percentual de rejeição deve ser avaliado a cada três meses, verificando o número do técnico e o número do chassi, com o intuito de corrigir as falhas. Se estas forem por posicionamento incorreto, indicam a necessidade de capacitação do pessoal, enquanto as falhas do processamento indicam a falta de limpeza na processadora, um erro na preparação ou a saturação dos químicos. Podem ser marcas de rolo, velamento do filme, artefatos por resíduo de químico cristalizado ou sub-revelação. Já as falhas relacionadas com os equipamentos são por defeito da fotocélula, falta de regulagem no sistema de compressão e defeito no *écran*.

A maioria das repetições é por posicionamento incorreto, subexposição, superexposição, artefatos no manuseio do filme, como riscos ou impressão digital, induzidos pelo técnico, uso de técnica inadequada, borramento por mobilidade do paciente, falta de identificação e por alteração da densidade óptica pela processadora. Deve ser empregado um regime adequado de exposição (kV e mAs) com base na espessura e na densidade, com escolha da combinação alvo-filtro, para fazer uma exposição adequada, com o mínimo de dose.

O percentual de rejeição depende do padrão de qualidade da clínica. Um filme aceitável por um serviço pode ser rejeitado por outra clínica ou outro profissional, que o julga impróprio para o diagnóstico. O Colégio Americano de Radiologia aceita o índice de repetição para radiologia geral abaixo de 10%, sendo que o ideal é 5%, enquanto em mamografia o índice de repetição é aceito até 5%, devendo o ideal ser limitado a 2%.

TEMPO DE PROCESSAMENTO

A medição do tempo de processamento deve ser iniciada no momento de entrada na bandeja de alimentação, com o filme colocado de forma vertical, até ser liberado na bandeja de entrega. Em mamografia, apesar de os filmes serem mais sensíveis, necessita-se de um tempo mais prolongado. O tempo-padrão seco a seco deve ser de 130 segundos para o filme Min-R 2000, usando a processadora calibrada e específica.

FLUXO DA ÁGUA

O filme mal lavado vai deixar resíduo do agente fixador, que deteriora a qualidade do filme e dificulta o estudo comparativo com mamografias posteriores. O fluxo de água deve ser, no mínimo, de 1 litro por minuto, medido com o auxílio de um recipiente graduado e um relógio.

LIMPEZA DO NEGATOSCÓPIO

A limpeza e a inspeção do negatoscópio devem ser feitas com frequência trimestral, verificando a integridade das lâmpadas, para mantê-lo livre de sujeita e garantir uma luminância uniforme.

CONTROLE DE QUALIDADE DO CONTATO FILME-*ÉCRAN*

A finalidade é assegurar se o filme está em íntimo contato com o *écran*. O teste deve ser feito em todos os chassis. O sistema de registro de imagem em mamografia analógica é formado por uma tela intensificadora em contato com um filme de emulsão única. A falta de contato por interposição de bolhas de ar ou pequenas partículas entre a tela e o filme provoca uma mancha escura no filme, chamada densidade negativa. A limpeza do cassete destina-se a reduzir as partículas de poeira e sujeira que dão artefatos na imagem.

O contato entre o *écran* intensificador e o filme radiográfico durante a realização da mamografia exerce influência significativa na nitidez da imagem, porque a mamografia necessita de resolução entre 16-20 pl/mm para mostrar detalhes na imagem e micros de 200 micrômetros. O teste de contato íntimo entre o filme e o *écran* para cassetes de mamografia pode ser feito utilizando uma malha metálica ou uma tela de cobre contendo 40 linhas por polegada inserida no acrílico (Fig. 22-6).

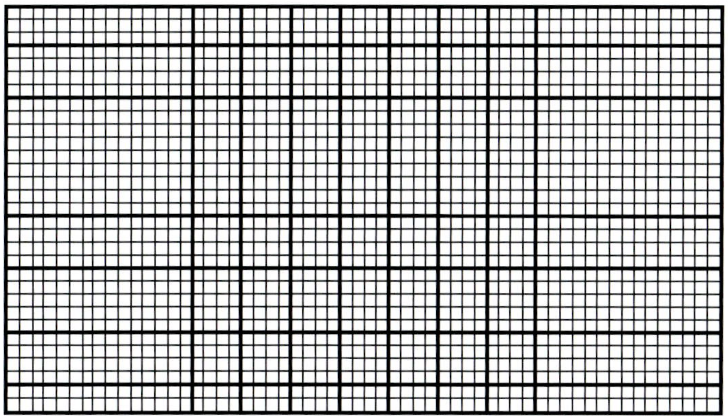

Fig. 22-6. Fotografia da tela de cobre. O contato filme-*écran* pode ser testado com malha de cobre para assegurar que existe bom contato. A ausência do contato mostra manchas escuras. Se maior que 1 cm ou várias pequenas manchas escuras, indica a necessidade de substituir o chassi.

Material. Os quatro chassis carregados e identificados e a malha metálica de cobre.

Teste. Executar uma limpeza cuidadosa em todos os *écrans* e cassetes a serem analisados. Todos os *écrans* devem estar identificados. Colocar o cassete carregado sobre o *bucky* e cobri-lo com a malha de cobre. Aproximar o dispositivo de compressão ao cassete e fazer uma exposição de referência com baixa amperagem (20 mAs e 28 kV), para produzir uma densidade óptica entre 2 e 3 DO. A operação deve ser repetida em cada chassi, utilizando filmes da mesma caixa. Revelar os filmes e avaliar no negatoscópio.

As regiões de mau contato entre a tela e o filme aparecem borradas, com manchas escuras. Os cassetes com uma área escura maior que 1 cm ou mais de duas pequenas áreas de mau contato devem ser rejeitados e substituídos (Fig. 22-7). As radiografias de contato com várias áreas escuras, distribuídas de forma aleatória, podem indicar a presença de bolhas de ar interpostas entre o filme e o *écran*. As telas devem ser limpas e o teste repetido após 15 minutos. Se persistirem as imagens, indica dano no *écran* e deve-se substituir o cassete. Pequenas áreas escuras correspondem a pequenas partículas ou sujeira ou mesmo retenção de ar entre o filme e o *écran*. Deve-se limpar o *écran* e após 15 minutos, repetir o teste. A avaliação pode ser auxiliada por uma fonte de luz ultravioleta, que é útil para mostrar sujeira no *écran*.

Avaliação. É permitida a presença de uma área escura de até 1 cm de extensão ou múltiplas pequenas densidades. Acima disto, deve-se substituir o cassete e não apenas o *écran*.

Verificar se há contato íntimo e perfeito entre o filme e a tela intensificadora, já que a perda do contato dá borramento ou mancha na imagem. Deve ser feito anualmente ou sempre que surja artefato. As causas comuns são partículas de poeira ou pó e deterioração da espuma amortecedora.

FREQUÊNCIA DOS TESTES DE ROTINA

Os testes podem ser realizados com frequência diária, semestral, mensal, trimestral, semestral ou anual. Devem ser executados pelo técnico ou pelo físico médico, arquivados em pasta própria e colocados à disposição da autoridade sanitária.

Testes diários

As ações de controle de qualidade são executadas diariamente pela equipe, especialmente pelo técnico em raios X. Os testes diários visam a garantir a constância da qualidade da imagem. As condições da processadora devem ser avaliadas diariamente, antes do início dos processamentos clínicos, aferindo a temperatura do revelador. Quando estabilizar a temperatura, devem-se realizar a sensitometria e a densitometria, verificar o nível dos químicos e se a processadora está funcionando de acordo com os parâmetros indicados pelo fabricante.

O processamento deve ser otimizado para o tipo de filme em uso e os químicos devem ser recomendados pelo fabricante, para garantir um bom contraste e uma densidade ideal. Se a densidade óptica estiver acima do limite permitido de variação, deve ser repetida a operação. Se o fato persistir, deve ser acionado o serviço de manutenção. A maioria das alterações ocorre de forma abrupta e qualquer desvio do padrão deve ser identificado, e corrigido o defeito.

- Os testes diários da processadora incluem temperatura do revelador, sensitometria e densitometria do filme, já que a variação do tempo e da temperatura da revelação e a qualidade dos químicos afetam de forma significativa a qualidade da imagem.
- Ligar a processadora no mínimo 10 minutos antes e processar dois filmes virgens para limpar eventuais sujeiras nos rolos e evitar artefatos.
- **A limpeza dos rolos da processadora evita que o filme se risque ou danifique.**
- Limpeza da câmara escura deve ser diária, para deixá-la livre de poeira e reduzir os artefatos na imagem.
- Também a limpeza da processadora deve ser diária, para evitar artefatos da imagem e dano aos rolos. A limpeza evita a cristalização de resíduos dos químicos, que dificultam o transporte e arranham os filmes.
- No final do expediente, deve-se deixar a tampa da processadora semiaberta, para facilitar a evaporação dos gases.

Testes semanais

A limpeza dos *écrans* tem como objetivo eliminar poeiras e outros materiais que resultam em artefatos na imagem. A limpeza deve ser executada semanalmente ou sempre que surjam artefatos, em função do volume de trabalho.

- A limpeza semanal do *écran* deve ser executada com pano limpo e macio, tipo perfex, sem gorduras, evitando-se escovas ou gases, que arranham, e algodão, que solta pelos. O ar comprimido recomendado por alguns produz poeiras.

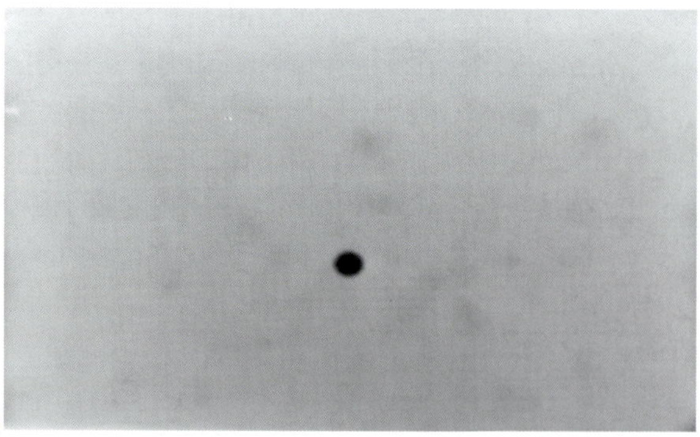

A

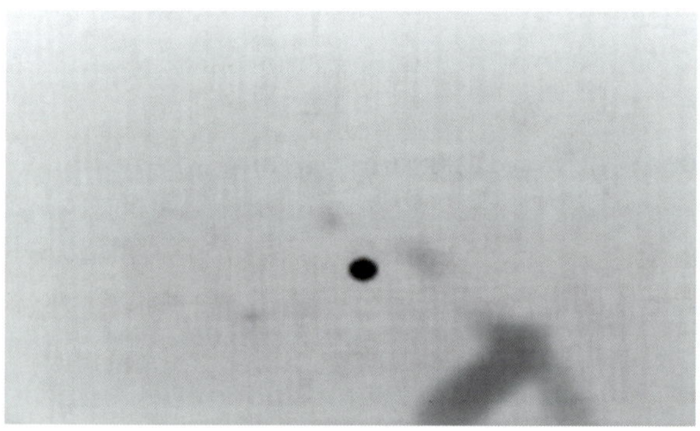

B

Fig. 22-7. (**A**) Padrão difuso de densidade em toda a imagem, pelo ar preso entre o filme e o *écran*. (**B**) Área de densidade medindo mais de 1 cm, que indica falta de contato filme-*écran*, caracteriza um teste reprovado e o cassete deve ser substituído. (Imagem cedida pela Kodak.)

- Pode ser usado um produto específico com propriedade antiestática, fornecido pela Kodak. Os *écrans* devem estar livres de poeira, sujeira ou cabelos, que podem simular calcificações ou dar manchas que degradam a imagem.

Testes mensais

- A avaliação mensal com o *phantom*-mama para verificar se a densidade óptica, o contraste e a definição se mantêm dentro dos padrões ideais.
- Verificar a vedação da câmara escura, observando se há entrada de luz através da porta, do passa-filme ou da janela do exaustor que vai induzir o velamento do filme. Para boa observação, o técnico deve permanecer 5 minutos no interior da câmara para que haja adaptação da retina ao ambiente escuro.
- Mensalmente deve ser feita a limpeza completa de todos os *racks*.
- Lavagem dos tanques de reabastecimento e cubas dos químicos.
- Troca dos filtros do revelador e da água.
- Limpeza do negatoscópio.

Testes trimestrais

- Velamento da câmara escura.
- Monitoramento da compressão.
- Avaliar a luminosidade do negatoscópio e da sala de laudo.
- Índice de rejeição das radiografias.
- Análise trimestral da retenção do fixador nos filmes (teste do hipofixer).

Testes semestrais

- Contato filme-*écran*.
- Vedação da câmara escura.

Testes anuais

- Testes anuais visam garantir a constância de cada elemento da cadeia de formação da imagem.
- Alinhar o campo de radiação com o receptor de imagem, regulando o eixo central do feixe de raios X.
- Exatidão e reprodutibilidade da tensão do tubo de raios X.
- Linearidade e reprodutibilidade da exposição.
- Força de compressão da mama.
- Exatidão do tempo de exposição.
- Executar os testes de sensibilidade e desempenho da fotocélula.
- Avaliar o tamanho do ponto focal.
- Qualidade dos feixes de raios X.
- Avaliar a colimação do feixe de raios X.
- Alinhar a bandeja de compressão.
- Avaliar a dose glandular média na superfície da mama.
- Avaliar a reprodutibilidade da taxa de kerma no ar.
- Fornecer laudo técnico anual sobre as condições de funcionamento dos equipamentos para exibir aos órgãos de fiscalização. Neste relatório deve constar a presença de todos os equipamentos de testes e qualificação do pessoal.

Capítulo 23

EXIGÊNCIAS BÁSICAS DO SERVIÇO DE MAMOGRAFIA

Alcides Ferreira Santos

A mamografia de alta qualidade requer atuação dos vários profissionais como o radiologista, o técnico em mamografia, o físico médico, o responsável técnico e o supervisor de proteção radiológica, bem como o pessoal de infraestrutura. Todos devem trabalhar de forma sincronizada, para prestar um serviço de alto nível técnico e oferecer imagem de alta qualidade.

No aspecto legal, o serviço deve ter alvará de funcionamento emitido pela autoridade sanitária, Certificado de Qualidade emitido pelo Colégio Brasileiro Radiologia (CBR) e os profissionais devem ser qualificados e motivados para participar do programa de educação médica continuada.

O Certificado ou Selo de Qualidade é um requisito básico para credenciar o serviço perante a sociedade, perante a comunidade médica e perante os órgãos fiscalizadores de que a mamografia está sendo executada e avaliada dentro dos rígidos parâmetros técnicos exigidos pelo Ministério da Saúde e adotados pelo Colégio Brasileiro de Radiologia.

O serviço deve dispor de equipe especializada para executar os testes de controle de qualidade e instrumentos como fotômetro, densitômetro, sensitômetro, simulador de mama e termômetro, que são utilizados pelo técnico e pelo físico nos procedimentos de controle de qualidade da imagem.

Cada teste tem sua frequência para ser executado. Alguns devem ser realizados diariamente, outros têm frequência semanal, mensal, trimestral, semestral ou anual e até quadrienal. Os testes de Controle de Qualidade devem ser executados pelo técnico ou pelo físico médico, arquivados em pasta própria e colocados à disposição da autoridade sanitária. Inicialmente devem ter frequência diária para permitir que a equipe alcance a curva de aprendizado e se familiarize com a estabilidade dos equipamentos. Posteriormente deve ter frequência mínima estabelecida pelo Ministério da Saúde ou diante de eventual anormalidade.

O serviço deve ter como lema o controle das radiações, dando ênfase aos aspectos de segurança, procurando limitar a probabilidade da ocorrência de eventos incertos e acidentais. Deve seguir os critérios de Segurança Radiológica como redundância, independência e reduzir o fator humano, seguindo os princípios de proteção radiológica com limitação e otimização da dose. A finalidade é impedir os efeitos determinísticos e limitar o risco de efeitos estocásticos das radiações, e em última análise visa a proteção do trabalhador, do público e do próprio paciente.

RESPONSABILIDADE DO SERVIÇO

A acurácia da mamografia tem relação direta com os equipamentos, filmes e *écrans* compatíveis e de boa qualidade, técnico treinado e motivado, médico interpretador devidamente habilitado e adequado sistema de avaliação da imagem. Recomenda-se a aquisição de equipamentos adequados como mamógrafos, processadoras, filmes e químicos, que atendam aos requisitos de desempenho estabelecidos pelo CBR.

No aspecto técnico, o serviço deve adquirir equipamento de alta qualidade, com tecnologia moderna, sistema de processamento específico para mamografia e negatoscópio de alta luminância, para oferecer uma imagem de boa qualidade com baixa dose.

No aspecto de recursos humanos, o serviço deve possuir um programa de controle de qualidade de forma contínua e efetiva, ter auditorias médicas para avaliar a precisão dos resultados, ter pessoal qualificado e motivado, como médico interpretador, físico médico, técnico em radiologia e pessoal de infraestrutura bem treinado e trabalhando de forma sincronizada e coesa.

O serviço deve possuir um programa de controle de qualidade de caráter contínuo e efetivo. A comissão de controle de qualidade deve ser composta pelo radiologista, pelo técnico em mamografia, pelo supervisor de proteção radiológica e pelo físico médico, que devem assumir a responsabilidade de executar os testes de qualidade de forma regular e sistemática.

O serviço deve ter um sistema informatizado com banco de dados que facilite a auditoria médica e permita avaliar o desempenho da equipe ao longo do tempo, e forneça dados para que cada radiologista possa avaliar seu próprio desempenho.

Deve haver auditoria frequente e periódica, com a finalidade de analisar e avaliar a eficiência do serviço, os dados epidemiológicos e o desempenho do médico interpretador, para identificar e corrigir as eventuais falhas. Devem ser levantados os dados estatísticos como sensibilidade e especificidade, falso-positivo, falso-negativo e quantificar as biopsias desnecessárias motivadas por achados mamográficos.

O serviço deve ter infraestrutura para administração de cursos de aperfeiçoamento pessoal da equipe, inclusive o pessoal de apoio e da limpeza.

Deve ser implementado um programa de treinamento e reciclagem anual contemplando tópicos como operação dos equipamentos incluindo técnica de exposição, proteção radiológica e processos de otimização de doses.

O serviço deve dispor de instrumentos de proteção individual, processamento da imagem e dosimetria com os aspectos legais. Deve ter contrato de manutenção preventiva e corretiva mensal dos equipamentos de raios X e da processadora, com pessoal qualificado para manter o padrão estabelecido pelo fabricante, avaliando os parâmetros de processamento como a gravidade específica e a taxa de reabastecimento.

O assentamento dos procedimentos radiológicos efetuados e os testes de controle de qualidade devem ser arquivados por 5 anos. Os testes dosimétricos de proteção individual do trabalhador devem ser armazenados à disposição da vigilância sanitária por 30 anos após cessar o manuseio com radiações ionizantes, mesmo para empregados já demitidos e até os já falecidos.

Assim, todo o serviço de mamografia, dada sua missão a favor da saúde da mulher, deve-se preocupar com um aprimoramento permanente, de forma que se consiga uma integração harmônica das áreas médicas, tecnológicas, administrativas, econômicas, assistenciais e, se for o caso, também das áreas docentes e de pesquisa.

ESTRUTURA FÍSICA DO SERVIÇO

O projeto de instalação do serviço deve ter recepção, sala de espera para pacientes, vestiário, sala de espera interna para o preparo dos pacientes, sanitários, sala de exame, câmara escura e sala de interpretação de laudo, também chamada de câmara clara. As áreas internas devem ser bem ventiladas, com boa iluminação e sinalização visual indicando ao público as áreas críticas. A Lei nº 10.098/2000, chamada de Lei de Acessibilidade, que estabelece normas para o acesso das pessoas deficientes, obriga que os prestadores de serviço disponham de estacionamento especial em local privilegiado para o deficiente. Também torna obrigatória uma rampa de acesso para cadeira de rodas, banheiro especial com instalações amplas e corrimão confeccionado especialmente para os deficientes.

A estrutura física deve ser projetada de forma que as salas de raios X estejam localizadas em área de pouco fluxo e afastada da recepção. Deve haver uma antessala de mamografia com *box* individual com privacidade, onde o paciente tira a blusa e veste uma bata, para otimizar o tempo do técnico.

A câmara escura deve ser contígua à sala de raios X e à sala de laudo, de forma que o filme processado caia na câmara clara. Adjacente à câmara escura, deve haver uma área aberta e ventilada para depósito provisório e tratamento dos resíduos sólidos contidos nos químicos.

O equipamento de raios X deve ser montado de forma que o feixe primário não fique direcionado para a porta de entrada ou para o painel de controle (Fig. 23-1).

O ambiente onde há instalações radiológicas é classificado em área livre e área controlada (ver Fig. 5-5).

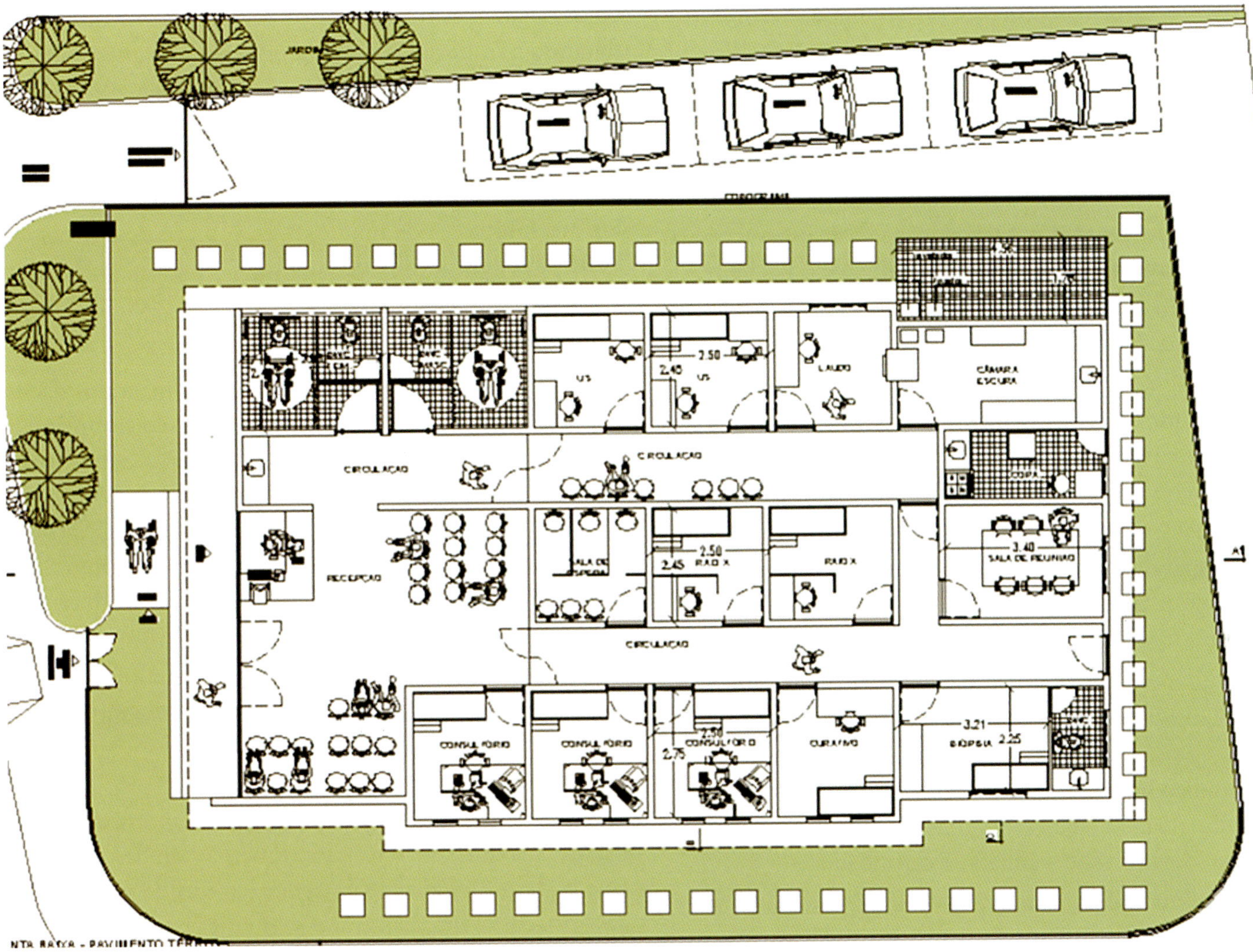

Fig. 23-1. Planta básica de uma clínica de radiomastologia.

Área controlada. É a sala onde está instalado o equipamento de raios X, a sala de comando, atrás do biombo de proteção para o técnico. A sala de instalação é a sala onde se realiza o procedimento e está sujeita às regras especiais de proteção e segurança radiológica para reduzir as exposições desnecessárias ou acidentais. A sala de raios X deve ter sinalização adequada e o acesso deve ser restrito e exclusivo ao profissional, quando em trabalho.

Deve possuir barreira física com blindagem coletiva suficiente para garantir o baixo nível de radiação no ar (kerma). Deve ser sinalizada com dizeres "Não é permitida a permanência de acompanhantes" e "Se for indispensável sua presença, exija o avental de proteção individual". Nesta área, o levantamento radiométrico não deve detectar mais que 5 mSv por ano.

Área livre. É a área adjacente à sala de raios X, sobre o aspecto de proteção radiológica. Não se monitora a pessoa do público, mas deve ser monitorada a área para garantir o nível mínimo de radiação. A radiometria na área livre não deve ultrapassar 1 mSv anual, que é decorrente das radiações cósmicas recebidas, que fogem ao controle do homem.

A monitoração da área só necessita ser contínua nas instalações nucleares, onde há perigo constante de acidente, sendo dispensada nas instalações de radiodiagnóstico.

EQUIPE QUE COMPÕE O SERVIÇO

Marcação de exame. Representa o primeiro contato do paciente com o serviço de mamografia, podendo ocorrer pessoalmente ou por telefone. Na marcação, o paciente deve ser comunicado sobre o dia e a hora do exame e orientado para evitar o uso de talco ou cremes que podem comprometer a interpretação da imagem da mama e sobre a importância de trazer consigo as mamografias anteriores para estudo comparativo.

Recepcionista. Faz o primeiro atendimento, identifica o paciente e preenche seu prontuário. Deve ser pessoa alegre, bem humorada, ter facilidade de comunicação e habilidade no relacionamento com o público.

Atendente. Conduz o paciente à sala de espera, traz o laudo digitado e assinado para ser entregue o paciente.

Técnico em raios X. Prepara o paciente, executa a mamografia, leva ao médico interpretador na sala de laudos e conduz o paciente de volta à sala de espera.

Operador de câmara escura. Um técnico em raios X, que processa o filme e faz recarga do chassi. Eventualmente pode ser o mesmo profissional que acumula as funções de técnico e operador de câmara escura.

Pessoal de limpeza. Mantém o ambiente agradável e limpo, com papel fundamental na câmara escura, que contribui na prevenção de artefatos na imagem.

Digitador. Digita o laudo, imprime e salva uma cópia em arquivo eletrônico, que deve ficar arquivado por 5 anos.

Médico interpretador. Analisa a mamografia, faz um rascunho do laudo para ser digitado e emite um laudo definitivo, devidamente assinado e carimbado.

Administrador. Confere os dados pessoais, faz as devidas anotações em arquivo próprio e coloca à disposição da autoridade sanitária.

Recepção

O primeiro contato direto do paciente no serviço é com a recepcionista, que serve de elo na comunicação entre o paciente e a clínica e deve deixar uma boa impressão.

Ao se apresentar no serviço, o paciente deve ser recebido de forma gentil e atendido com presteza pela equipe de recepção. O bom contato inicial facilita a comunicação entre as pessoas, inspira confiança no serviço e na equipe. O paciente deve ser investido do sentimento de segurança e perceber que está protegido por profissionais competentes e dedicados e que não apenas representa um objeto de lucro fácil em uma entidade mercantilista que usa o paciente apenas como objeto para obter lucro financeiro.

Na recepção devem estar disponíveis folhetos explicativos sobre diagnóstico precoce do câncer de mama, estimulando o hábito do autoexame mensal, do exame clínico das mamas semestral por profissional habilitado e ressaltando a importância da mamografia anualmente.

Deve fazer identificação do paciente, anotação dos dados pessoais, colhendo o nome completo, idade, cor, endereço, nome do médico solicitante e o motivo do exame. O paciente deve receber folhetos informativos sobre o valor e as limitações da mamografia, o prazo de entrega do exame e ser encaminhado ao setor próprio.

Pessoal de Apoio

O pessoal de apoio é responsável pela colheita dos dados pessoais como nome, história clínica, passado cirúrgico e o tipo de cirurgia, o uso de prótese mamária, e o motivo do exame, que vão orientar o médico interpretador. A história familiar de câncer de mama, a história ginecológica como idade da menarca, a paridade, a idade da menopausa e uso de terapia hormonal, são indicadores de risco para câncer.

Devem ser pesquisadas condições mórbidas preexistentes como sequela de AVC, cifose, bursite ou qualquer limitação física que dificulte a técnica mamográfica, bem como a importância da mamografia anterior para estudo comparativo.

Deve informar ao paciente sobre a importância do exame, sua duração, o uso de cosméticos ou desodorantes que podem prejudicar a imagem e o uso de vestimentas apropriadas, a fim de inspirar segurança e reduzir a ansiedade no paciente, para melhorar a qualidade do exame.

A equipe de apoio deve ser bem treinada e reciclada, ter bom relacionamento interpessoal e trabalhar de forma sincronizada e integrada com o técnico e com a recepção, sob a supervisão do médico responsável, para dar o dinamismo ao serviço e otimizar quanto à rapidez do atendimento e na emissão do laudo. Deve-se respeitar as preferências individuais do paciente por determinados profissionais e oferecer respostas às suas perguntas.

FUNÇÃO E RESPONSABILIDADE

O papel do técnico

- O técnico é considerado os olhos e as mãos do radiologista, servindo de elo entre o paciente, o radiologista e a equipe de apoio.
- O técnico tem papel fundamental na rotina do serviço e deve-se envolver com o paciente e com todas as atividades afins, do preparo dos químicos à execução dos testes de controle de qualidade.

- O técnico em radiologia deve estar técnica e legalmente habilitado para executar os procedimentos radiológicos, mas só poderá fazê-lo se autorizado pelo médico responsável e sob supervisão deste.
- O técnico deve ser calmo, gentil e educado, já que o medo da doença produz angústia e ansiedade no paciente, que passa a enxergar na equipe a esperança de diagnosticar e propiciar a cura de sua doença.
- Deve executar o posicionamento de forma adequada, empregando táticas que incluam todo o tecido mamário no campo de radiação, para mostrar todo o parênquima e evitar a repetição do procedimento.
- Deve ser eficiente na técnica de posicionamento e na compressão, inclusive nas incidências adicionais, nas manobras rotacionais, tangenciais, angulares e manobras especiais, como a de Eklund nas pacientes com implante mamário.
- Deve ter habilidade e paciência para executar o procedimento em pacientes com deficiência, bursites, artrites e naquelas que foram quadrantectomizadas ou possuam implante mamário.
- Para obter um bom posicionamento, o técnico precisa ter conhecimento, habilidade e destreza, mas sobretudo envolvimento emocional com o paciente, para garantir sua colaboração.
- Deve informar ao paciente sobre a rotina do exame, especialmente na primeira vez, mostrando a importância da compressão nas mamas e da necessidade de eventuais incidências complementares. Esta atitude permite ao paciente aceitar as incidências adicionais, suportar melhor a compressão e impede que ele atribua uma eventual repetição a um erro ou despreparo da técnico.
- Deve avaliar o estado psicológico do paciente, como ansiedade, respeitando sua sensibilidade individual, e proceder a compressão com delicadeza.
- O técnico deve conversar com o paciente enquanto executa a compressão gradual, para ganhar sua confiança. Deve esclarecê-lo de que quanto maior a compressão, melhor a qualidade da imagem, menor a dose de radiação recebido e ainda assegura maior precisão no diagnóstico.
- Deve ter equilíbrio emocional e conduta eticamente confiável e respeito ao pudor e à intimidade do paciente.
- Deve manter uma linha de conduta ética compatível com sua atividade de técnico.
- Deve ter percepção acurada e senso crítico das deficiências técnicas apresentadas nas imagens, discutir com o responsável técnico as possíveis falhas e procurar corrigi-las.
- Deve fazer reciclagem frequente e atualização em técnicas mamográficas.
- O técnico deve estar apto para atender o paciente transmitindo segurança, dando-lhe atenção, respondendo suas perguntas e informando de forma clara sobre o exame e conscientizando-o da vantagem da compressão.
- O técnico deve ter consciência de que, pela natureza de seu trabalho, está exposto a risco profissional, devendo cumprir os postulados de proteção e segurança radiológica, a fim de proteger a si próprio, os pacientes e os eventuais acompanhantes dos efeitos das radiações.

Funções do técnico em radiologia

- Compete ao técnico o importante papel na prevenção de artefatos, sendo responsável pelo manuseio e armazenamento dos filmes, pela limpeza diária do equipamento e da câmara escura, pela limpeza semanal dos chassis e especialmente pela limpeza diária, semanal e mensal da processadora.
- Executar as atividades de rotina de acordo com o regulamento de radioproteção.
- Pesquisar se a mamografia é diagnóstica ou de rastreio. No primeiro caso deve executar um exame mais acurado e cuidadoso.
- Executar o posicionamento adequado e aplicar uma compressão apropriada de forma eficiente e gradual, enquanto avalia a tolerância do paciente.
- Zelar pela manutenção da ordem no ambiente de trabalho, dando prioridade para os idosos e deficientes.
- Conferir o nome do paciente e o exame a ser realizado.
- Fazer a anotação de todos os procedimentos radiográficos realizados no serviço.
- Quando em trabalho, sempre colocar o dosímetro daquela empresa.
- Tratar o paciente com cortesia e respeito, evitando comentários desnecessários e dispensáveis.
- Identificar e datar os filmes nas respectivas incidências para evitar trocas e facilitar o controle e a avaliação das mamografias.
- Deixar as mamografias em ordem para serem laudadas, digitadas e liberadas.

- Selecionar o receptor de imagem mais apropriado em função do tamanho da mama, podendo colocar o chassi de 24 × 30 cm nas mamas pêndulas e volumosas.
- Evitar exposição médica desnecessária e notificar à autoridade sanitária as condições inseguras de trabalho.
- Notificar ao titular sua gravidez confirmada ou suspeita, para ter garantido o limite de dose a que está sujeita a trabalhadora grávida.
- Exigir a presença do médico responsável para realizar o procedimento médico em pacientes nos quais tenha dificuldade ou em pacientes com implante mamário.
- Utilizar o dosímetro individual quando em serviço, que embora não reduza a exposição, registra e quantifica, ao longo do tempo, a dose absorvida, e orienta a proteção radiológica.
- Prover o acompanhante de vestimentas blindadas de proteção individual (EPI) como avental, proteção de gônadas e tiroide, quando for indispensável sua presença no recinto.
- Não permitir que o acompanhante fique na frente do feixe primário e sempre provê-lo de avental e ou luva de proteção.
- Não permitir que outro profissional contenha o paciente, já que este está sujeito à restrição de dose.
- Comunicar ao responsável técnico os defeitos ou mau funcionamento dos equipamentos.
- Dar assistência ao profissional médico nos procedimentos intervencionistas.
- Acompanhar os técnicos na manutenção preventiva e corretiva do mamógrafo e da processadora e discutir eventuais dúvidas.
- Executar diária, semanal ou mensalmente os testes de controle de qualidade, discutir com o responsável técnico e com o físico médico, para então arquivar em pasta própria.
- Dar um atendimento de qualidade ao paciente e registrar as informações em ficha própria.
- Preencher corretamente a ficha de anamnese, colhendo a história pessoal e familiar do paciente, registrando o nome, a idade, o motivo do exame e histórico de gravidez e lactação, uso de terapia hormonal, passado cirúrgico, informações que serão úteis ao radiologista na interpretação dos achados.
- Verificar e registrar achados como assimetrias, eventuais nódulos, fluxo papilar, abaulamento, depressões, alterações de pele como espessamento, *nevus* e cicatrizes.
- Identificar previamente e sempre executar a marcação metálica ou radiopaca dos *nevus,* cicatrizes e nódulos palpáveis para facilitar a interpretação do observador.
- Ter conhecimento das técnicas de exposição mamográficas como kV e mAs, no sentido de escolher um regime de exposição adequado para cada tipo de mama, a fim de otimizar a dose e evitar repetição de incidências.
- Entender de técnicas mamográficas para executar as mamografias, selecionando a voltagem e a amperagem adequadas, especialmente nas manobras manuais e nos equipamentos manuais.
- Utilizar boa técnica radiológica selecionando a kV e a mAs para obter boa densidade óptica e bom contraste, fornecendo ao radiologista uma imagem rica em informações diagnósticas.
- Determinar a combinação alvo-filtro adequada para aquele tipo de mama.
- Fixar tabela de técnicas manuais para o estudo das micros, para pacientes com implante mamário, para mamas delgadas e para técnicas de estudo da peça operatória.

Responsabilidade do técnico

- Compete ao técnico a execução dos testes simples de controle de qualidade da imagem como a sensitometria e a densitometria com confecção da curva sensitométrica, a aferição da força de compressão, o teste do *phantom*-mama, os testes de colimação do campo de radiação e reprodutibilidade da fotocélula.
- A execução dos testes de controle de qualidade deve obedecer a uma frequência mínima recomendada pela Vigilância Sanitária, mas deve-se adequar ao volume de serviço, à idade dos equipamentos e ao volume de problemas encontrados.
- Deve discutir os testes de controle de qualidade com o responsável técnico e com o físico médico, para então arquivar em pasta própria.
- Deve informar imediatamente ao supervisor de proteção radiológica qualquer evento que possa resultar em elevação do nível de radiação, ou que fira os princípios de proteção radiológica ou ao perceber risco de ocorrência de acidentes.
- Utilizar a manobra manual de Eklund movendo a prótese para trás ao mesmo tempo em que puxa a mama para frente, permitindo a inclusão de mais tecido no campo e compressão apenas do tecido mamário.

Testes de controle de qualidade de competência do técnico

- Sensitometria e densitometria.
- Avaliação da sensibilidade da fotocélula.
- Avaliação das imagens clínicas, incluindo o posicionamento, a compressão, o contraste e a densidade, pesquisando artefatos da imagem.
- Avaliação da qualidade da imagem, analisando as radiografias do simulador da mama.
- Avaliação dos parâmetros básicos da processadora, testando o tempo, a temperatura dos químicos, verificando a gravidade específica e a taxa de reabastecimento dos químicos.
- Avaliação do contato filme-*écran*, fazendo o teste com malha de cobre.

Habilitação profissional do técnico

Para desempenhar as atividades de técnico de raios X, é necessário:

- Possuir certificado de 1° e 2° graus ou equivalente.
- Ter qualificação técnica e inscrição e registro no Conselho Regional de Técnicos em Radiologia.
- O técnico deve ser treinado e motivado, com o mínimo de 40 horas em mamografia, participar anualmente do curso de treinamento continuado, ter experiência na execução do procedimento e nas incidências complementares.
- Comprovar conhecimento e experiência em técnicas mamográficas e princípios de proteção radiológica, ter treinamento no manejo dos químicos e no trato da câmara escura.

Habilitação legal

A Lei 7.394/85, que regulamentou o exercício da profissão de técnico em radiologia, era incompleta, confusa e de difícil aplicação. Estabelecia a duração de curso de nível médio em escola técnica, mas não estabelecia carga horária, nem currículo mínimo, deixando a critério do Conselho Federal de Educação.

A Lei 10.508/2000 no Art 1°, diz que são condições para o exercício da profissão de técnico em radiologia: "ser portador de certificado de conclusão do ensino médio e possuir formação profissional mínima de nível técnico em Radiologia". A lei eliminou a obrigação da escolaridade de 3 anos em escola técnica e determinou que a competência deve ser feita por horas-aulas e trabalhos práticos na área específica de radiodiagnóstico.

Tecnólogo

Recentemente, surgiu a figura do tecnólogo em radiologia, que é um profissional de nível superior, apto a desenvolver atividades na área específica de tecnologia em radiações, que visa a formar profissionais aptos executar os exames de rotina em radiologia convencional, tomografia linear, tomografia computadorizada, mamografia, ressonância magnética, clínicas de radioterapia e de medicina nuclear.

O curso de tecnologia em radiações tem duração de 3 anos e fornece conhecimento desde a física das radiações, proteção e segurança radiológica, manipulação e calibração dos equipamentos, controle de qualidade da imagem, dando respaldo profissional para gerenciar um serviço de radiologia.

Além disso, pode atuar na área industrial e como consultor em empresas ligadas ao ramo de equipamentos radiológicos e acessórios. O tecnólogo em radiologia pode ser o responsável técnico e supervisor de radioproteção em clínica de radiodiagnóstico ou se dedicar ao ensino de nível superior.

Responsabilidade do médico interpretador

O médico interpretador é o responsável pelo padrão técnico da qualidade da imagem e pelos cuidados com o paciente. A ele compete fazer supervisão do serviço, especialmente no ambiente de formação, do processamento e da avaliação da imagem, inclusive no controle de qualidade, para assegurar o padrão de qualidade na imagem.

Deve participar de cursos educativos de física das radiações, proteção e segurança radiológica, ter conhecimento da formação dos raios X, do processamento do filme e ter experiência na interpretação da imagem mamográfica.

Deve realizar o exame clínico da mama do paciente, correlacionando com a história clínica, avaliar a mamografia e correlacionar com os mamogramas anteriores, se disponíveis.

Deve avaliar os aspectos técnicos da mamografia, como posicionamento, nível de compressão, regime de voltagem e amperagem utilizadas pelo técnico e, se julgar conveniente, indicar incidências complementares.

Emissão de laudo mamográfico, de forma concisa, clara e objetiva, evitando termos ambíguos e conotação histopatológica.

Seguir a recomendação do BI-RADS no que se refere à padronização da terminologia dos achados mamográficos e à uniformização da linguagem de expressão no laudo mamográfico, no sentido de facilitar sua compreensão pelo médico solicitante.

Manter íntimo e permanente contato com o técnico em mamografia e discutir eventuais falhas ou presença de artefatos na imagem.

A auditoria deve avaliar o desempenho do médico interpretador, levantando os erros e acertos, quantificando o número de falso-positivos, de falso-negativos, de biopsias realizadas e sua correlação dos achados mamográficos com achados patológicos.

Qualificação do profissional interpretador

O médico interpretador deve ter conhecimento de anatomia, fisiologia e patologia da mama, bem como profundo conhecimento em mastologia.

Entender de técnica radiológica, em todos os seus aspectos, como posicionamento, compressão e especialmente o regime da técnica mamográfica como a voltagem e amperagem usada pelo técnico.

Deve ter conhecimento completo dos componentes técnicos dos equipamentos, da formação dos raios X e de seus aspectos fotográficos e geométricos, especialmente os parâmetros que influenciam a qualidade dos raios como voltagem, amperagem, filtragem e comportamento do material anódico.

Deve ter treinamento técnico e motivação na interpretação da imagem mamográfica.

Deve ter domínio e conhecimento na avaliação da imagem ultrassônica, que é um aliado adjuvante de grande utilidade na avaliação mamográfica, bem como nos procedimentos intervencionistas.

Qualificação legal do médico interpretador

Deve ser membro titular do Colégio Brasileiro de Radiologia, com treinamento e dedicação em mamografia.

Ter certificado de área de atuação em mastologia, concedido pelo CBR e Associação Médica Brasileira, em convênio com a Sociedade Brasileira de Mastologia e a FEBRASGO, necessitando para tal ter título de especialista em mastologia (TEMA) ou em ginecologia (TEGO).

Para aquisição do diploma de área de atuação em mamografia, o CBR exige treinamento mínimo de 1 ano, com tempo integral em instituição reconhecida pelo Programa de Qualidade em Mamografia do CBR ou pela Comissão Nacional de Residência Médica do MEC.

Apresentar declaração assinada por Membro Titular do CBR ou Membro Associado que possua certificado de área de atuação em mamografia de que o profissional tem vivência pessoal e contínua na interpretação de no mínimo mil exames mamográficos e estar familiarizado com o léxico do BI-RADS para emissão do laudo mamográfico.

Participar de curso de atualização e educação continuada em mamografia e congressos nas áreas de mastologia e radiologia.

Responsabilidade do físico médico

O físico médico deve ser habilitado em radiodiagnóstico, e devidamente treinado para realizar os testes de controle de qualidade. Pode ser qualquer profissional médico com profundo conhecimento em física médica e proteção radiológica, que possua habilidade em realizar e interpretar todos os testes de controle de qualidade da imagem. Pode ser um radiologista com treinamento em física médica ou mastologista com conhecimento em física das radiações e proteção radiológica, avaliado e aprovado pelo CNEN.

Uma das responsabilidades do físico médico na área do radiodiagnóstico é prover soluções técnicas para os problemas decorrentes da utilização de sistemas radiográficos para fins de diagnóstico. A ele compete definir os parâmetros ótimos de operação das diversas partes do sistema e calibrar os equipamentos. Entretanto, após atingir esta meta, cabe ao radiologista a última palavra sobre a qualidade da imagem.

O físico médico serve de elo entre a equipe de profissionais que executa os procedimentos com o técnico, o radiologista e a equipe de manutenção do equipamento.

Na visita semestral ou anual, o físico deve verificar os registros de controle de qualidade, avaliar os laudos dosimétricos, discutir os resultados com o supervisor técnico e com o técnico em radiologia, preparar o relatório dos achados para o supervisor e para o médico interpretador, incluindo as recomendações e a forma de correção.

Compete ao físico médico

O físico médico é responsável pelo teste de aceite do equipamento durante a instalação, pela avaliação do desempenho dos equipamentos com medida corretiva, caso necessário, e pela supervisão do técnico nas tarefas de controle de qualidade. Deve haver interação do físico médico com o médico interpretador e especialmente com os técnicos na orientação dos testes de controle de qualidade. O físico médico pode acumular a função de Supervisor de Proteção Radiológica.

O teste de aceitação é executado pelo fabricante durante a instalação do equipamento, devendo ser acompanhado pelo físico médico.

Os testes de controle de qualidade devem ser feitos no ato da instalação do equipamento, e sempre que houver mudança no equipamento. Anualmente, devem-se fazer os testes de Constância dos equipamentos.

Os testes anuais feitos pelo físico médico têm o objetivo de detectar fatores que reduzem a capacidade de diagnóstico ou que aumentem a dose para o paciente. Deve aferir os parâmetros físicos e técnicos do sistema de formação, do processamento e da avaliação da imagem.

Testes de qualidade de competência do físico médico

- Os testes de constância são utilizados para prevenir falhas e evitar exposições desnecessárias.
- Avaliação de monitoração individual de cada trabalhador.
- Calibração do tamanho do ponto focal.
- Alinhamento do dispositivo de compressão.
- Alinhamento do feixe central de raios X.
- Levantamento radiométrico a cada 4 anos.
- Teste de radiação de fuga de cabeçote.

Os demais testes de controle de qualidade são atribuições do técnico.

EXIGÊNCIAS LEGAIS DO SERVIÇO DE MAMOGRAFIA

Licenciamento

A prática de qualquer atividade radiodiagnóstica, bem como os equipamentos e acessórios, deve estar em conformidade com a Portaria 1.884/94 do Ministério da Saúde, que estabelece exigência de estrutura física básica e dimensões mínimas das instalações de fontes de radiações para aprovação do projeto.

Nenhuma entidade que envolva radiação ionizante pode funcionar sem estar devidamente licenciada pela vigilância sanitária, cuja autorização está condicionada a análise e parecer favorável do projeto básico de arquitetura das instalações, com classificação das áreas adjacentes.

Em fevereiro de 2002 foi emitida a Resolução da Diretoria Colegiada (RDC) nº 50, que dispõe sobre a responsabilidade técnica para planejamento, programação, elaboração e avaliação dos projetos físicos para estabelecimentos assistenciais de saúde, na área pública ou privada. A Resolução RDC nº 307, de novembro de 2002, determinou que todos os estabelecimentos destinados a prestação de assistência à saúde à população, tais como hospitais, clínicas, centros de saúde que doravante forem construídos, reformados ou ampliados, deverão se adequar à RDC nº 50, inclusive com as retificações publicadas.

Deve apresentar o projeto físico com planta baixa e cortes relevantes, apresentando *layout* das salas de raios X e sala de controle, a posição dos equipamentos, o painel de controle, as janelas e mesa de exame.

O projeto de instalação deve contemplar os princípios de proteção radiológica, minimizando a probabilidade de acidentes e diminuindo a dependência do fator humano.

Deve conter a descrição técnica das blindagens de portas, paredes, piso teto, incluindo o tipo de material utilizado, a espessura e a densidade, com cálculo de blindagem assinado por um físico médico ou outro profissional com certificado equivalente reconhecido pelo Ministério da Saúde.

Deve anexar a relação dos equipamentos de raios X, incluindo o fabricante, modelo, ano de fabricação e especificações técnicas do equipamento de raios X, a variação da mA e da kVp e seus acessórios, que devem ter registro mo Ministério da Saúde.

Alvará de funcionamento:

- O licenciamento fica condicionado à apresentação de documentos, descrição dos equipamentos, identificação do serviço, relação dos procedimentos, dos termos de responsabilidade e do levantamento radiométrico.
- O requerimento deve ser preenchido e assinado pelo responsável técnico, acompanhado da ficha cadastral, que deve conter as descrições técnicas dos equipamentos especificando número, modelo, registro no Ministério da Saúde, gerador de alta tensão, data da instalação, inclusive tipo de registro da imagem.

- Deve conter a descrição detalhada do serviço com relação dos seus funcionários e suas funções.
- Deve conter a descrição detalhada da estrutura do serviço, especificando sua área controlada com o tipo de blindagem e os equipamentos de proteção individual (EPI) como avental plumbífero e protetores de gônadas e de tiroide.
- Deve apresentar o certificado de blindagem do cabeçote e termo de aceitação do equipamento de raios X, fornecidos pelo fabricante ou físico médico.
- Participar do programa de garantia de qualidade, incluindo manutenção do equipamento, da processadora e o programa de treinamento periódico.
- Relação dos exames a serem praticados com a carga do trabalho máxima semanal.
- Levantamento radiométrico ambiental das áreas controladas e áreas livres, que avalia a taxa de kerma no ar do ambiente. A radiometria é obrigatória para obtenção do alvará de funcionamento e oferece a segurança de que as áreas livres estão realmente isentas de radiações. Deve ser verificada a blindagem de paredes, portas, visores e biombos da sala de raios X.
- O laudo deve ser fornecido por especialista em física médica ou por empresa credenciada pela CNEN.
- O alvará de funcionamento contendo a identificação dos equipamentos tem validade por 2 anos e deve ser afixado em lugar visível do público.
- A inspeção deve ser anual, mas o licenciamento vale por 2 anos e o levantamento radiométrico tem validade por 4 anos.

Responsabilidades básicas do serviço

A Portaria 453/98 do Ministério da Saúde regulamenta as diretrizes técnicas de proteção e segurança radiológica, estabelece requisitos básicos de proteção em radiodiagnóstico e disciplina a prática com raios X para fins diagnósticos, terapia e processos intervencionistas.

A portaria define as responsabilidades básicas dos envolvidos com a prática, inclusive dos prestadores de serviços e fornecedores, e atribui competência à Vigilância Sanitária para normatizar e fiscalizar as pessoas físicas ou jurídicas envolvidas com a prática médica que usam radiações ionizantes.

A equipe deve ser composta por médico radiologista ou mastologista habilitado pelo CBR, físico médico especializado em radiodiagnóstico e um técnico em radiologia com treinamento em mamografia.

Responsável primária. É o titular ou responsável pela pessoa jurídica que tem poder de decisão administrativa.

Responsabilidade técnica (RT). Radiologista, mastologista ou ginecologista com área de atuação em mamografia reconhecido pelo Colégio Brasileiro de Radiologia.

Supervisor de proteção radiológica (SPR). Nomeado para assessorar o titular, implantar o programa de controle de qualidade e conferir os testes de constância e calibração dos equipamentos. Deve ser um físico médico, podendo ser um radiologista ou médico com conhecimento em física das radiações, proteção radiológica, ser qualificado e estar habilitado pelo CBR.

Estas modalidades de responsabilidades podem ser assumidas cumulativamente pelo mesmo profissional, desde que assine termos independentes e não haja prejuízo de responsabilidades e de desempenho das atividades.

Responsável jurídico

- Compete aos titulares e empregadores a responsabilidade principal pela segurança e proteção dos pacientes, dos trabalhadores e do público, devendo assegurar recursos financeiros e materiais humanos para garantir o cumprimento da portaria.
- Nomear profissionais qualificados para executar e responder pelos procedimentos técnicos e intervencionistas, avaliar as qualidades fotográficas e geométricas da imagem, responder pelo controle de qualidade da imagem e pela segurança radiológica (responsável técnico).
- Nomear um médico com conhecimento em física das radiações e proteção radiológica, ou físico médico habilitado em radiodiagnóstico, para responder pelas ações como supervisor pela proteção e segurança radiológica (SPR).
- Garantir os recursos necessários para o treinamento e atualização periódica da equipe sobre procedimentos radiológicos e proteção radiológica.
- Zelar pelas medidas de restrição de dose para que a exposição do trabalhador e do público seja tão baixa quanto possível, garantindo os postulados de otimização, inclusive para os acompanhantes e voluntários.
- Prover a monitoração individual e o controle da saúde do pessoal ocupacionalmente exposto.
- Prover vestimentas de proteção individual para proteger os pacientes, os membros da equipe e os eventuais

acompanhantes, fornecendo instrumentos proteção individual como avental plumbífero, protetores de gônadas e de tiroide.
- Manter o estabelecimento licenciado junto à autoridade sanitária local.
- Tomar as medidas necessárias para controle de qualidade e medidas para evitar falhas e erros humanos com treinamento ao pessoal envolvido e com calibração adequada dos equipamentos de raios X.
- Garantir aos trabalhadores o acesso às informações sobre proteção radiológica e ao laudo da dosimetria.

Responsável técnico (RT)

O responsável técnico deve ser médico e membro titular do CRB ou ter certificado de área de atuação em mamografia emitido pelo CBR e AMB, ter conhecimento em física médica, proteção radiológica e ter sido avaliado em física de radiodiagnóstico por órgão homologado pelo ministério de Saúde (CNEN). Pode ser um tecnólogo em radiologia com treinamento em radiodiagnóstico. O RT é o responsável pela execução dos procedimentos radiológicos, levando em conta os princípios de proteção radiológica.

Caberá ao responsável técnico

- Estar presente durante todos os horários de funcionamento do serviço.
- Assumir a responsabilidade por todos os procedimentos que ocorrerem no serviço.
- Zelar pela otimização da dose, sem prejuízo dos padrões de qualidade.
- Supervisionar as atividades dos técnicos na qualidade da imagem e no controle de qualidade.
- Assegurar que os procedimentos sejam executados com técnicas e equipamentos adequados, com restrição e otimização da dose.
- Orientar e supervisionar as atividades da equipe quanto às técnicas e aos procedimentos radiológicos.
- Garantir e apoiar o programa de controle de qualidade, otimizando a proteção radiológica.
- Garantir o assentamento, em livro próprio, dos procedimentos radiográficos realizados, mantê-lo atualizado e colocá-lo à disposição da autoridade sanitária.

Supervisor de proteção radiológica (SPR)

O supervisor de proteção radiológica deve possuir título de especialista em física de radiodiagnóstico emitido pelo órgão competente, ou ser médico qualificado que tenha conhecimento em física de radiodiagnóstico, metrologia das radiações, proteção radiológica e tenha sido avaliado CBR/CNEN.

Pode ser pessoa física ou jurídica e não obrigatoriamente ligada à empresa, devendo, quando possível, ser funcionário da própria instituição.

Cabe ao supervisor de proteção radiológica

- Assessorar o responsável legal do serviço nos assuntos relativos à radioproteção.
- Responsabilizar-se por todas as ações que envolvam a radioproteção.
- Informar ao responsável legal as necessidades de gastos para a manutenção das boas condições de radioproteção do serviço e dos custos envolvidos.
- Supervisionar continuamente o cumprimento do plano de radioproteção, implementando o princípio da otimização radiológica.
- Responsabilizar-se pela implementação do programa de garantia de qualidade.
- Informar aos trabalhadores mensalmente os registros de doses equivalentes.
- Treinar, reciclar e orientar os trabalhadores ocupacionalmente expostos.
- Acompanhar a autoridade sanitária competente durante a vistoria.
- Redigir instruções sobre radioproteção a serem distribuídas aos trabalhadores e/ou aos pacientes.
- Assessorar o titular no que se refere à proteção radiológica, realizando a monitoração individual e de áreas (ambiental), aplicando as ações corretivas, quando couber.
- Verificar se as instalações estão de acordo com os requisitos de proteção radiológica exigidos na Portaria 453/98.
- Garantir que os equipamentos operem com segurança, podendo interromper os procedimentos inseguros.
- Implementar o programa de controle de qualidade de imagem, garantindo a restrição e otimização da dose, reduzindo a probabilidade de exposição acidental.
- Coordenar o programa de treinamento periódico da equipe sobre proteção e segurança radiológica.
- Realizar monitoração da área de forma periódica e manter o assentamento dos dados obtidos, incluindo as informações sobre possíveis ações corretivas.

- Recomendar ações corretivas para sanar as deficiências, quando existentes.
- Manter disponíveis aos trabalhadores as informações sobre os assentamentos da monitoração individual.
- Redigir e distribuir instruções sobre proteção radiológica aos pacientes e profissionais envolvidos e ao público.

EXIGÊNCIAS DO SERVIÇO DE MASTOLOGIA

Equipamento de Mamografia

Os equipamentos devem ser projetados e calibrados especificamente para mamografia, obedecendo às especificações abaixo:

- O gerador de alta tensão deve ser trifásico de alta frequência ou monofásico retificado para onda completa ou circuito multipulso, para manter uma tensão constante.
- Deve ter grande variação da voltagem, variando de 20 a 35 kV, para ser capaz de produzir imagens em diferentes tipos de mama, com incremento de tensão de 1 kV.
- A amperagem deve ter variação de 20 a 500 miliamperes.
- Anodo deve ser molibdênio, podendo ter pista de ródio ou mesmo de tungstênio.
  - Filtro de molibdênio com 0,03 mm ou ródio com 0,25 mm equivalente a 1,5 mm de alumínio, para reduzir a dose.
  - Ponto focal máximo de 0,3 mm para mamografia de contato e foco máximo de 0,1 mm para ampliação.
  - Controle de exposição automática com indicador luminoso.
  - Diafragma regulável com localização luminosa.
  - Distância foco-filme mínima de 60 cm para mamografia de contato e 30 cm para ampliação, no sentido de reduzir a dose.
  - Grade antidispersora para absorver as radiações secundárias, preferencialmente a grade cruzada.
  - Cabeçote com blindagem para permitir taxa de kerma no ar menor que 1 mGy/hora, a 1 metro de distância do tubo.
  - A processadora deve ser específica e dedicada à mama.
  - Usar filme de alta velocidade e de alto contraste combinado com *écran* compatível.
  - O serviço deve possuir simulador de mama *(phantom)* que identifique a imagem de uma fibra de 0,75 mm, uma microcalcificação de 0,2 mm e uma massa de 0,75 mm, de acordo com modelo adotado pelo CBR.
  - O serviço que usa imagem analógica deve dispor de receptores de imagem de tamanhos diferentes (18 × 24 e 24 × 30), que devem estar disponíveis para as mamas volumosas, para evitar repetição de incidências. O chassi de tamanho menor na mama volumosa pode excluir a região axilar e/ou sulco inframamário, reduzindo o nível de informação.
  - Deve possuir negatoscópio de alta luminância para melhor avaliação das mamografias.

SALA DE RAIOS X OU SALA DE INSTALAÇÃO

O conceito global de instalação radiológica é todo estabelecimento onde se produz, utiliza, transporta ou armazena fonte de radiação. O serviço de mamografia é considerado instalação de baixa complexidade.

A sala de instalação radiológica deve obedecer aos requisitos físicos estabelecidos pela Portaria 1.884/94, complementada pela Resolução RDC nº 50 de 21.02.02, que dispõe sobre avaliação de projetos físicos para estabelecimentos assistenciais de saúde, além de definir responsabilidade técnica.

- O projeto de construção da sala de instalação ou sala de raios X deve obedecer aos requisitos físicos estabelecidos pelos instrumentos legais acima descritos que normatizam o planejamento, a elaboração e avaliação de projetos físicos para estabelecimentos de saúde, e deve satisfazer aos itens abaixo:
  - As diretrizes são delineadas para proteção à saúde do trabalhador e do público.
  - Deve ter um projeto físico com cálculo de blindagem da sala de raios X assinado por profissional qualificado com conhecimento em física médica e proteção radiológica.
  - A sala de espera dos pacientes deve ser área livre de radiações.
  - O equipamento de raios X só deve operar sob supervisão direta de profissional qualificado.
  - O tubo deve ser posicionado e colocado de forma que o feixe primário não fique direcionado para

áreas de espera ou para porta de entrada da sala de raios X.

- A porta deve ter blindagem com mínimo de 1 mm de chumbo de forma contínua e sem fissuras até 2,10 metros de altura, de forma que proporcione proteção radiológica. A porta deve ser identificada com o símbolo da radiação e permanecer fechada durante o procedimento e enquanto o paciente estiver no seu interior.
- As paredes, o piso e o teto devem ser blindados até 2,10 m de altura com massa de barita de 1,0 cm de espessura ou grande espessura de concreto, exceto para mamografia, onde se dispensa blindagem especial e se exige apenas tijolo compacto.
- Deve conter negatoscópio com boa luminância para orientar o técnico nas incidências adicionais.
- O ambiente deve ser mantido em uma temperatura inferior a 25°C, para permitir bom funcionamento do equipamento e ajudar no resfriamento do anodo.
- Deve conter apenas um equipamento de raios X e os acessórios mínimos indispensáveis para o tipo de procedimento a que se destina. Os utensílios necessários devem ser confeccionados com material de baixo número atômico.
- A área física deve ter, no mínimo, 9 m^2 para mamografia e o mínimo de 25 m^2 para radiologia geral, de acordo com o tipo de equipamento. Deve ter espaço para circulação do técnico e do paciente.
- O suporte mecânico vertical, que serve de base para fixar o braço, deve estar posicionado em local que permita a livre rotação do arco em C com o cabeçote e ofereça espaço para circulação do paciente e do técnico.
- O painel de comando deve ter blindagem para proteção ao trabalhador. Pode estar no interior da sala de raios X, desde que tenha biombo fixo de vidro plumbífero, com altura mínima de 2,10 m, e fique fora do feixe primário.
- Se estiver em sala contígua, deve permitir ao operador do ponto de disparo a observação visual direta e comunicação verbal com o paciente. Se o painel de comando estiver no interior da sala de raios X, deve ter biombo fixo com altura mínima de 2,10 m, e ficar afastado do feixe primário.
- A cabine de comando deve ter dimensão apropriada e ser posicionada de modo que o operador tenha controle de todo o ambiente, tenha fácil comunicação com o paciente e de onde perceba a eventual entrada de pessoas.
- Deve dispor de equipamento de proteção individual (EPI), como avental de chumbo, protetores de tiroide, de gônadas e de olhos. O avental deve ter espessura mínima de 0,25 mm de chumbo e ficar pendurado ou mantido em superfície horizontal sem dobras para evitar fissuras da camada de chumbo. Em mamografia, deve ter, no mínimo, o avental plumbífero e o protetor de tiroide para alguns pacientes, equipe e acompanhantes, quando for indispensável a sua presença. Vale lembrar que esta delgada camada de chumbo absorve apenas as radiações secundárias e nunca o feixe primário, não devendo o acompanhante ficar de frente para o feixe primário.
- Deve conter suporte apropriado para manter o avental de chumbo, evitando dobras.
- Deve conter tabela de exposição para orientar o técnico nos procedimentos manuais, a fim de ajudar o operador a selecionar a voltagem e a amperagem adequadas para cada mama, de acordo com a espessura e densidade das mamas.

Sinalização obrigatória

- Na porta de entrada na sala de raios X deve estar o símbolo internacional da radiação ionizante, acompanhado da inscrição "Raios X, entrada proibida a pessoas não autorizadas" com o símbolo da radiação ionizante fornecido pela CNEN.
- Deve ter sinalização luminosa vermelha e adesivos de advertência ao público acima da porta da sala de raios X, com o seguinte aviso: "Quando a luz vermelha estiver acesa, a entrada é proibida" (Fig. 23-2).
- A lâmpada de advertência colocada acima da porta da sala de raios X deve estar acesa quando o equipamento estiver ligado.
- As portas de acesso à sala de raios X deverão ser providas de lâmpadas indicadoras do acionamento do feixe.
- Na sala de espera, deve estar exposto quadro de orientação aos pacientes e aviso para gestantes que não devem se submeter às radiações ionizantes.
- Na porta da sala de raios X deve estar afixado o seguinte aviso: "Não é permitida a permanência de acompanhantes na sala durante o exame, salvo quando estritamente necessária".

- No interior da sala devem ser afixados os seguintes avisos: "Nesta sala só deve permanecer um paciente de cada vez", e "Quando for estritamente necessário, exija e use corretamente o avental de chumbo e/ou o protetor de tiroide, para sua proteção".

Garantia de qualidade

- Os titulares devem implantar um programa de controle de qualidade, envolvendo qualidade de imagem e proteção radiológica, e fazer manutenção preventiva e corretiva dos equipamentos e da processadora, para manter a qualidade da imagem.
- Devem verificar as condições de operação dos instrumentos, os parâmetros técnicos do equipamento pelos testes de constância para prevenir falhas e resultarem a exposições desnecessárias, bem como avaliação de monitoração individual.
- Devem implementar auditoria interna e programa de treinamento periódico.
- O controle de qualidade passa por pessoal qualificado, com conhecimento no assunto e comprometido com o serviço, devendo ser feito pelo técnico em radiologia e pelo físico médico.

Preparo da sala de raios X

- O preparo da rede elétrica deve seguir a orientação do fabricante, devendo ser munido de corrente bifásica, fazendo aterramento com haste de cobre de 2,5 metros.
- Estabilizador eletrônico com potência de 7,5 kVA recomendado pelos fabricantes, para evitar variação de corrente e aumentar a vida útil do equipamento.
- Duas tomadas com aterramento para o equipamento de mamografia.
- Lâmpada de segurança (vermelha) com interruptor, acima da porta da sala.
- Tomada para o negatoscópio de parede.
- Tomada de 220 V para o equipamento de estereotaxia.
- Disjuntor de 30 mA para o mamógrafo.
- Tomada para telefone.
- Duas tomadas extras.
- Tomada de 220 V para o ar condicionado.
- Prateleiras para colocar os acessórios indispensáveis ao uso do mamógrafo (compressores, plataforma de ampliação...).
- Suporte para manter o avental plumbífero pendurado.
- Se o equipamento não dispuser de siglas no *bucky*, ou não forem automáticos, necessitam de numeradores de filme com siglas como: CCD, CCE, OML-D, OML-E, MAG-D, MAG-E, SPOT-D e SPOT-E, que devem ser aderidas no local apropriado do *bucky*, de acordo com as normas internacionais.

TRATAMENTO DOS RESÍDUOS SÓLIDOS DE SAÚDE

A Resolução RDC nº 33, de 25 de fevereiro de 2003 da ANVISA, é uma norma técnica que regulamenta a produção, o manuseio, o transporte e o tratamento eficiente dos Resíduos Sólidos dos Serviços de Saúde (RSS), visando à proteção dos trabalhadores, à preservação da saúde pública, dos recursos naturais e à proteção do meio ambiente.

O gerenciamento dos RSS constitui-se em um conjunto de procedimentos implementados a partir de bases

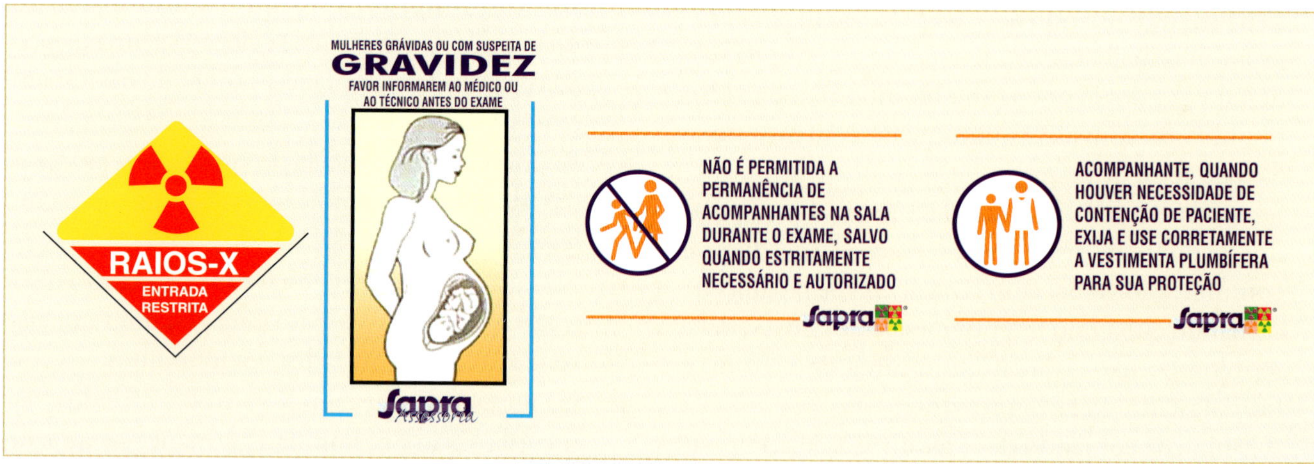

Fig. 23-2. Adesivos de advertências visuais para serem fixados acima da porta da sala de raios X e no interior da sala. (Imagem cedida pela Sapra.)

científicas e técnicas, planejados com objetivo de reduzir a produção de resíduos sólidos e minimizar seus efeitos sobre o meio ambiente.

Participaram na elaboração do documento a CNEN, a Comissão Nacional do Meio Ambiente (CONAMA), a Fundação Nacional de Saúde, a Comissão de Infecção Hospitalar e Vigilâncias Sanitárias de alguns estados, bem como entidades representativas das áreas afins e profissionais especializados no assunto.

A norma técnica abrange todos os serviços de saúde humana e animal e envolve desde os objetos perfurocortantes, infectantes, quimioterápicos, hemoderivados, laboratórios e indústria farmacêutica e bioquímica, que geram resíduos sólidos e que possam oferecer perigo à saúde. Incluem as clínicas de imagem que geram resíduos químicos e as clínicas de medicina nuclear, que geram rejeitos radioativos.

A Resolução responsabiliza os fabricantes, os importadores de produtos que gerem resíduos, especialmente os classificados no Grupo B, fornecendo informações sobre o risco inerente ao manejo e à destinação final do produto ou do resíduo. Estes agentes devem informar o nome comercial, o princípio ativo e a forma farmacêutica do produto.

Obriga os geradores de Resíduos Sólidos de Saúde a elaborar um plano de gerenciamento com empenho de recursos físicos e materiais e capacitação de recursos humanos envolvidos no manejo dos RSS. Obriga as empresas a implementar ações voltadas para a prevenção de doença ocupacional. Envolve a cadeia desde a geração, a identificação, o acondicionamento e a embalagem em saco ou recipiente, de acordo com o risco de cada resíduo, bem como o transporte interno e o armazenamento temporário dos materiais sólidos prejudiciais à saúde.

Obriga os prestadores de serviços a obterem licença dos órgãos de controle ambiental para coleta, transporte, armazenamento, tratamento e destinação final dos RSS.

Com base nas Resoluções CONAMA n°s 5/1993 e 283/2001, na NBR-10004 da ABNT – Resíduos Sólidos e na NBR – 12.808 da ABNT de 1993 e em outros estudos e documentos pertinentes à matéria, classifica os resíduos de origem e periculosidades diferentes em classes A a D, com números e subclasses do tipo de resíduo, que recebem cuidados e tratamentos diferentes.

Resíduos do grupo A

Os do grupo A são potencialmente infectantes e contêm agentes biológicos com virulência que apresenta risco de infecção na população. Incluem neste grupo insumos farmacêuticos vencidos, contaminados ou impróprios para o consumo. Também antibióticos, quimioterápicos, produtos hemoderivados, resíduos de laboratórios e clínicas que trabalhem com vacinas e organismos vivos, peças anatômicas e restos de material humano ou animal.

Os RSS do grupo A podem ser submetidos a processo de descontaminação dentro do próprio serviço com autoclave, com tecnologia que elimine a carga bacteriana e altere sua estrutura física, devendo ser acondicionados e tratados como resíduo tipo D. Posteriormente, estes resíduos devem ser colocados em saco branco leitoso, impermeável, resistente a ruptura e a vazamento, com base na NBR 9.191/2000 da ABNT e substitutivas. Os RSS do grupo A devem ter o símbolo de substância infectante constante na NBR 7.500 da ABNT de 2000, com rótulos de fundo branco, desenho e contornos pretos. Posteriormente devem ser encaminhados para incineração, de acordo com o definido na RDC ANVISA nº 305/2002 ou outra que vier a substituí-la.

Sua área de atuação é nas clínicas de anatomia patológica, clínicas médicas e cirúrgicas, nas clínicas de imagem que executam pequenos procedimentos, onde se usam luvas, gazes, esparadrapos, materiais cortantes, contrastes, anestésicos etc. Estão neste grupo os materiais como gesso, luvas, esparadrapo, algodão, gazes, compressas, equipo de soro e outros similares, que tenham tido contato ou não com sangue, tecidos ou fluidos orgânicos.

Tratamento dos RSS

O tratamento dos RSS consiste na aplicação de método, técnica ou processo que modifique as características biológicas ou a composição dos RSS, que leve à redução ou eliminação do risco de causar doença. Pode ser aplicado no estabelecimento gerador ou em estabelecimento especializado, observadas as condições de segurança para o transporte entre o estabelecimento gerador e o local do tratamento.

As empresas especializadas em tratamento de resíduos de serviços de saúde devem ter licença de funcionamento emitida pelos órgãos normatizadores como IBAMA e CPRH (Companhia Pernambucana de Recursos Hídricos, em Pernambuco) ou similares, sendo passíveis de fiscalização pela Vigilância Sanitária e pelos órgãos de controle ambiental.

Os resíduos devem ser inicialmente acondicionados de maneira compatível com o processo de descontaminação a ser utilizado.

O transporte interno dos vários resíduos deve ser feito separadamente e em recipientes específicos a cada grupo de resíduos.

Na coleta e no transporte dos RSS até o destino final, devem ser usadas técnicas que garantam a preservação da integridade física do pessoal, da população e do meio ambiente e estar de acordo com os órgãos de limpeza urbana.

O transporte interno dos resíduos deve ser realizado em sentido único, com roteiro definido e em horários não coincidentes com a distribuição de roupas, alimentos e medicamentos, períodos de visita ou na hora de maior fluxo de pessoas no serviço.

Os recipientes de depósito e transporte devem ser providos de rodas revestidas de material que reduza o ruído e não imponha o excesso de carga ao trabalhador do transporte. Os grandes recipientes (mais de 400 L) devem possuir válvula de drenagem no fundo.

Os recipientes para transporte interno devem ser constituídos de material rígido, lavável, impermeável, provido de tampa articulada ao próprio corpo do equipamento, cantos arredondados e serem identificados como "Resíduos Sólidos".

A clínica deve ter uma sala de armazenamento temporário dos resíduos, identificada como "Sala de Resíduos". Seu piso e suas paredes devem ser impermeáveis e seu tamanho deve ser suficiente para guardar os recipientes coletores ou equipamentos especiais para desinfecção dos resíduos tipo A.

O pessoal envolvido diretamente com o gerenciamento de resíduos deve ser capacitado, motivado e atualizado periodicamente para o manejo de resíduos, incluindo a sua responsabilidade com a higiene pessoal e dos materiais.

Resíduos do grupo B

Os do grupo B são os resíduos contendo substâncias químicas que apresentam risco à saúde pública ou ao meio ambiente, independente de suas características de inflamabilidade, corrosividade, reatividade e toxicidade. Estão inclusas as substâncias antineoplásicas que têm efeito citotóxico e teratogênico e outros resíduos perigosos, que devem ser encaminhados ao aterro sanitário.

Tem importância especialmente o subgrupo B5, por estarem inclusos os resíduos gerados pela revelação e fixação dos filmes de raios X no sistema de imagem analógica e outros resíduos contendo metais pesados. O grupo B deve ser identificado pelo símbolo de risco associado, de acordo com a NBR 7.500 da ABNT, e encaminhado ao aterro sanitário industrial como "Resíduos Perigosos", classe I, ou serem submetidos a tratamento por empresa especializada e licenciada por órgãos ambientais para este fim.

Os reveladores usados devem ser neutralizados com produtos ácidos (pH 7-9) e então descartados com grande quantidade de água no sistema de esgoto sanitário com sistema de tratamento. Os fixadores usados devem ser submetidos a processo de recuperação da prata no próprio serviço, corrigindo o pH com substâncias alcalinas e lançados no esgoto diluídos com muita água. Neste caso, a empresa deve adquirir um equipamento que recupera a prata metálica do fixador e neutraliza o pH dos agentes fixadores e reveladores, o que faculta que as soluções sejam lançadas diretamente no esgoto, desde que este receba tratamento pelos órgãos públicos.

Outra alternativa é acondicionar os agentes reveladores e fixadores em bombonas de material compatível com o líquido armazenado, devidamente identificado seu conteúdo. Os recipientes devem ter tampas com cores diferentes e ser encaminhados a empresa especializada em tratamento dos resíduos sólidos. O material deve ter o nome "resíduos químicos" e mostrar o símbolo de "poluente ambiental". Os recipientes devem ser rígidos, resistentes a impacto, com tampa rosqueada e vedante, sendo observadas as exigências de compatibilidade química dos resíduos e devidamente identificados como poluentes ambientais.

Também devem ser observadas as exigências de compatibilidade de cada resíduo com os materiais das embalagens, de forma a evitar reação química entre os componentes do resíduo com a embalagem, enfraquecendo ou deteriorando a mesma, lembrando a possibilidade de que o material da embalagem seja permeável aos componentes do resíduo.

As soluções concentradas de reveladores e de fixadores não utilizadas devem receber o mesmo tratamento.

A empresa deve designar profissional devidamente habilitado, em função do tipo de resíduo a ser gerenciado, para exercer o cargo de responsável técnico pela elaboração e implantação do Programa de Gerenciamento do RSS. Deve ser um profissional de nível superior com habilitação na área de química (Engenheiro Químico, Farmacêutico ou Biólogo), com treinamento em gerenciamento de resíduos de serviço de saúde, independentemente do volume de resíduos gerados.

O abrigo de resíduos do grupo B deve estar identificado, em local de fácil visualização, com sinalização de segurança "Resíduos Químicos", com símbolo baseado na norma ABNT – NBR 7.500.

Resíduos do grupo C

Os resíduos do grupo C são os rejeitos radioativos gerados no manuseio de radioisótopos. Devem ser separados de acordo com a natureza física do radionuclídeo presente e acondicionados em recipientes etiquetados, datados e mantidos no local da instalação destinado exclusivamente para o armazenamento provisório de rejeitos radioativos, até futura liberação, conforme Norma 6.05 da CNEN. O tratamento dispensado aos rejeitos do grupo C – Rejeitos Radioativos é o armazenamento, em condições adequadas, para o decaimento do elemento radioativo. O objetivo do armazenamento para decaimento é manter o rejeito radioativo sob controle até que sua atividade atinja níveis que permitam liberá-lo como resíduo não radioativo. Se os rejeitos radioativos forem líquidos, devem ser acondicionados em frascos de até 2 litros ou em bombonas de material compatível, rígidos e resistentes a impacto e que possuam tampa rosqueada e vedante.

O grupo C é representado pelo símbolo internacional de radiação ionizante (cor magenta) em rótulos de fundo amarelo e contornos pretos, acrescido da expressão "Rejeito Radioativo". Segundo a Norma 6.05 da CNEN/NE, deve indicar o risco que aquele resíduo apresenta, além de fornecer informações sobre o conteúdo, nome do elemento radioativo, tempo de decaimento, data de geração e nome da unidade geradora.

Os recipientes para os materiais perfurocortantes contaminados com rejeito radioativo devem receber a inscrição de "Perfurocortante" e a inscrição "Rejeito Radioativo" e demais informações exigidas. A sala de decaimento de rejeitos radioativos deve ter o seu acesso controlado. Deve estar sinalizada com o símbolo internacional de presença de radiação ionizante e de área de acesso restrito.

Para serviços de Medicina Nuclear, que geram rejeitos radioativos associados ou não a qualquer outro tipo de resíduo, deve-se indicar profissionais de nível superior devidamente registrados pela CNEN nas áreas de atuação correspondentes, conforme a Norma CNEN-NE 6.01 ou CNEN-NE 3.03.

Resíduos do grupo D

Os do grupo D são todos os gerados nos serviços que não necessitam tratamento diferenciado nem tratamento especial, devendo ser considerados resíduos sólidos urbanos. Devem ser identificados e colocados em sacos impermeáveis de cor azul e colocados no lixo comum.

Resíduos do grupo E

Os resíduos do grupo E são os materiais perfurocortantes. Devem ser descartados no local de sua geração imediatamente após o uso e colocados em recipientes rígidos, resistentes a punctura, ruptura e vazamento, com tampa e devidamente identificados. O grupo E é representado pelo símbolo de substância infectante com rótulos de fundo branco, desenho e contornos pretos, acrescido da inscrição de "Resíduo Perfurocortante", indicando o risco que aquele resíduo apresenta. Estão neste grupo os objetos perfurantes ou cortocontundentes como lâminas de barbear, bisturis, agulhas, escalpes, ampolas de vidro, lâminas e outros assemelhados provenientes de serviços de saúde.

Os materiais perfurocortantes contaminados com rejeitos radioativos deverão ser acondicionados separadamente e receber tratamento similar aos do grupo C.

Portaria 33 da ANVISA

A Resolução da Diretoria Colegiada (RDC) nº 33, de 25.02.03 da ANVISA, dispõe sobre o regulamento técnico para o gerenciamento de resíduos de serviços de saúde.

Considerando a necessidade de prevenir e reduzir os riscos à saúde e ao meio ambiente, por meio do correto gerenciamento dos resíduos gerados pelos serviços de saúde. Considerando que os serviços de saúde são responsáveis pelo correto gerenciamento de todos os Resíduos de Serviços de Saúde por eles gerados, atendendo às normas de exigências legais, desde o momento de sua geração até a sua destinação final.

Art. 5º – Todos os serviços em funcionamento, abrangidos pelo Regulamento Técnico em anexo, terão prazo máximo de 12 meses para se adequarem aos requisitos nele contidos. A partir da publicação do Regulamento Técnico, os novos serviços e aqueles que pretendam reiniciar suas atividades deverão atender na íntegra as exigências nele contidas, previamente ao seu funcionamento.

Gerenciamento de resíduos de serviços de saúde – diretrizes gerais

CAPÍTULO I – HISTÓRICO: O Regulamento Técnico para o Gerenciamento de Resíduos de Saúde foi elaborado a partir do trabalho conjunto de técnicos da ANVISA e profissionais de entidades de áreas representativas, que foram convidados para elaborar o documento inicial. (...)

CAPÍTULO II – ABRANGÊNCIA: Este Regulamento aplica-se a todos os geradores de Resíduos de Serviços de Saúde – RSS (o que inclui hospitais e clínicas, serviços de atendimento radiológico, de radioterapia, de medicina nuclear e serviços de tratamento quimioterápico, entre outros).

CAPÍTULO III – GERENCIAMENTO DOS RESÍDUOS DE SERVIÇOS DE SAÚDE: O gerenciamento do RSS constitui-se de um conjunto de procedimentos de gestão, planejados e implementados a partir de bases científicas e técnicas, normativas e legais, com o objetivo de minimizar a produção de resíduos e proporcionar aos resíduos gerados um encaminhamento seguro, de forma eficiente, visando a proteção dos trabalhadores, a preservação da saúde publica, dos recursos naturais e do meio ambiente.

Com base nas características e no volume dos RSS gerados, deve ser elaborado um Plano de Gerenciamento de Resíduos de Serviços de Saúde – PGRSS, estabelecendo as diretrizes de manejo dos RSS, regulando os processos de segregação, acondicionamento, identificação, transporte interno, armazenamento temporário, tratamento, armazenamento externo, coleta e transporte externo e destinação final.

CAPÍTULO IV – RESPONSABILIDADES: É de responsabilidade dos dirigentes dos estabelecimentos geradores de RSS:

- A definição do Plano de Gerenciamento de Resíduos de Serviços de Saúde – PGRSS referente ao estabelecimento sob sua responsabilidade, obedecendo a critérios técnicos, legislação ambiental e outras orientações contidas neste Regulamento. Cópia do PGRSS deve estar disponível para consulta sob solicitação da autoridade sanitária ou ambiental competente, dos funcionários, dos pacientes e do público em geral.
- A designação de profissional devidamente habilitado, em função do tipo de resíduos a ser gerenciado, para exercer a função de responsável pela elaboração e implantação do PGRSS, obedecendo às seguintes características:
  - Para serviços que geram exclusivamente resíduos potencialmente infectantes e comuns, profissional da área de saúde com treinamento no gerenciamento de resíduos de serviço de saúde.
  - Fazer constar nos termos de licitação e de contratação sobre os serviços referentes ao tema desta Resolução e seu Regulamento Técnico, as exigências de comprovação de capacitação e treinamento dos funcionários das firmas prestadoras de serviço de limpeza e conservação que pretendam atuar nos estabelecimentos de saúde, bem como no transporte, tratamento e destinação final destes resíduos.

Um Parecer Técnico, emitido pela Kodak *(Karestream Health)* sobre a Toxicidade e o Gerenciamento dos Resíduos Químicos em Radiologia está no Capítulo 9, sobre Câmara Escura.

Capítulo 24

Prevenção do Câncer de Mama

Alcides Ferreira Santos

É fundamental fazer a detecção precoce por meio da mamografia, para reduzir a mortalidade; não sendo possível, proporcionar uma vida com qualidade; não sendo possível, propiciar uma morte com dignidade.

INTRODUÇÃO

O carcinoma de mama (CM) é o tipo de câncer mais frequente em mulheres no mundo ocidental e a segunda causa de morte, perdendo apenas para o câncer de pulmão, que, apesar de menos frequente, leva à morte precoce em 100% dos casos. É a primeira causa de morte em mulheres entre 15 e 54 anos. A incidência do CM aumenta no percentual de 1,2% ao ano, sobretudo nos países em desenvolvimento, talvez por aumento da procura ou por aumento da expectativa de vida da mulher. A recém-nascida americana tem uma chance de 1 em cada 9 ou 12% de desenvolver câncer de mama ao longo da vida, se viver até os 80 anos, com pico ocorrendo na quinta década.

O registro do câncer da mama iniciou-se nos Estados Unidos em 1930 e vem aumentando talvez devido ao diagnóstico precoce. Mostrou um pico entre 1982 e 1987 pelo vultoso aumento do rastreamento mamográfico. Enquanto isto, a mortalidade vem-se mantendo estável nos últimos 50 anos, apesar de estudos recentes mostrarem sua queda em alguns países europeus e nos Estados Unidos.

No Brasil, a estimativa para o ano 2008 era que houvesse 49.400 mil novos casos com quase 14.000 mortes, o que significaria dizer que 1 em cada 14 mulheres que vivessem até 80 anos fatalmente teriam câncer de mama. Apesar disto, não há nenhum programa de rastreamento a nível de saúde pública e, em uma população de 40 milhões de mulheres com mais de 40 anos, só 10% fazem a mamografia de forma regular.

Prevenção é o ato de impedir que o evento aconteça. Todo o trabalho médico é dirigido para prevenir doença, desconforto, impotência funcional, despesa ou mesmo a morte, também chamada de desenlace. O princípio básico da medicina atual é prevenir as doenças, apesar de os médicos gastarem a maior parte de seu tempo tratando-as, em vez de preveni-las.

O objetivo é prevenir a ocorrência da iniciação do câncer com a mudança no estilo de vida e nos hábitos alimentares ou com cirurgias redutoras de risco ou impedir a promoção, com o uso de drogas quimiopreventivas. A prevenção do câncer da mama é difícil porque a doença é complexa, multifatorial e tem múltiplos fatores etiológicos, como endógenos (estrógenos) e ambientais, que são de difícil controle.

Existem três tipos de prevenção das doenças ou da morte. A **forma primária**, na qual você remove a causa básica e impede que o evento aconteça; a **prevenção secundária**, que apenas impede a progressão da doença com o diagnóstico precoce; e a **prevenção terciária**, que impede, previne ou reduz as complicações, maximizando o tempo de vida com melhor qualidade. Este capítulo interessa apenas à prevenção secundária.

PREVENÇÃO PRIMÁRIA

A prevenção primária tem como objetivo identificar e, se possível, remover os fatores de risco ou inibir sua ação, que pode ser com o uso de quimiopreventivos ou com cirurgias redutoras de risco. Quimiopreventivos são compostos naturais ou sintéticos para prevenir, inibir, desacelerar ou reverter a carcinogênese antes que o evento clínico aconteça.

PREVENÇÃO SECUNDÁRIA

A prevenção secundária impede a progressão da doença modificando sua história natural. Se a lesão for detectada ainda na fase *in situ* ou invasiva inicial e, se aplicado o tratamento correto e eficaz, propicia-se a cura ou o aumento da sobrevida. A prevenção secundária separa as pessoas clinicamente sadias, mas apresenta a doença de forma silenciosa ou detém os fatores de risco que favoreçam a iniciação e a promoção.

A prevenção secundária é praticada em âmbito clínico como citológico para o colo uterino, como a pesquisa de sangue oculto nas fezes são exemplos dessa modalidade de prevenção. A mamografia não impede que o evento aconteça, mas se fizer o diagnóstico precoce, quando a doença ainda estiver localizada e for aplicado o tratamento correto, impede-se a evolução da doença, levando à cura do paciente. Envolve aspectos educativos a nível de população, médicos e profissionais de saúde, treinados e motivados, e um programa de saúde pública, que faça rastreio do câncer da mama.

Na ausência ou na ineficácia da prevenção primária, a alternativa é utilizar os mecanismos secundários como processo de rastreio nos pacientes sadios, para detectar precocemente as lesões na forma assintomática, identificando os fatores de risco e as lesões pré-malignas e tratá-las de forma eficiente, preferencialmente na fase *in situ*. Para isto, usamos três procedimentos básicos que se complementam na detecção precoce das lesões, que são o **autoexame das mamas**, o **exame clínico**, executado por profissional habilitado, e a **mamografia** de rastreio na população sadia.

O objetivo do rastreio é reduzir o número de casos avançados, que hoje é 2/3 dos casos, e detectar 75% das lesões na fase inicial (estádios clínicos 0 e 1), o que já foi alcançado em países do primeiro mundo, que têm estatística inversa, com apenas 1/3 dos casos avançados. O resultado é a redução da mortalidade, proporcionando a maior sobrevida com qualidade, e diminuição do período de internação e dos custos financeiro e social com o tratamento adjuvante. A doença na fase inicial recebe cirurgia conservadora, com melhor resultado estético e menos mutilação, preservando a autoestima e a sexualidade do paciente.

AUTOEXAME DAS MAMAS

O autoexame da mama (AEM) é a inspeção visual e a palpação sistemática do tecido mamário, como a autoavaliação pelo próprio paciente. Divulgado por Haagensen em 1949 e publicado em 1952, no JAMA nº 149, o autoexame vem ganhando aceitação pela simplicidade, praticidade, ausência de custos, dispensa de tecnologia sofisticada e por afastar do paciente a falsa segurança de uma mamografia normal. Na época, o autor já relatava que 70-80% dos tumores da mama são diagnosticados pelo paciente, o que ainda hoje é verdadeiro e, embora ocorra de forma acidental, traz benefício.

Não há evidência científica que o AEM reduza a mortalidade, mas evita a cirurgia mutiladora, diminui a recidiva local e oferece melhor qualidade de vida e pode aumentar a sobrevida global do paciente.

O autoexame é útil nas mulheres com mamas densas nas quais a mamografia é menos efetiva, bem como em antecipar o diagnóstico de tumores palpáveis e mostrar as lesões benignas. O AEM deve ser recomendado para todas as mulheres após 30 anos, inclusive as gestantes e lactantes, devendo neste caso esvaziar as mamas para diminuir a turgência (Fig. 24-1).

Embora o diâmetro médio dos nódulos achados pelo autoexame seja de 2 cm, quando a doença já é sistêmica, ele é útil para detectar os chamados cânceres de intervalo (**CI**) que são tumores que surgem no intervalo entre os rastreios. Correspondem a 10-20% das lesões que escaparam de ser detectadas pelo exame clínico e pela mamografia e surgem no intervalo antes do rastreio subsequente.

Apesar da divulgação e mesmo sendo um procedimento simples e econômico, o autoexame nunca teve boa aceitação, por razões físicas e psicológicas, independente da faixa etária. No programa educacional da ACS (Sociedade de Cancerologia Americana), só 20% aderiram. No Brasil, uma pesquisa INCA/IBOPE demonstrou que 43% sabem como realizar, porém só 14% o fazem regularmente.

O AEM sofre rejeição nos pacientes emocionalmente instáveis, que se sentem aterrorizados ao se palparem ou têm cancerofobia. Também recebem influências de fatores sociais, crenças culturais, medo, recato, falta de confiança no método e se sentirem inaptas para executar.

O AEM ficou desacreditado porque só 5% dos carcinomas mínimos e 55% dos carcinomas invasivos em está-

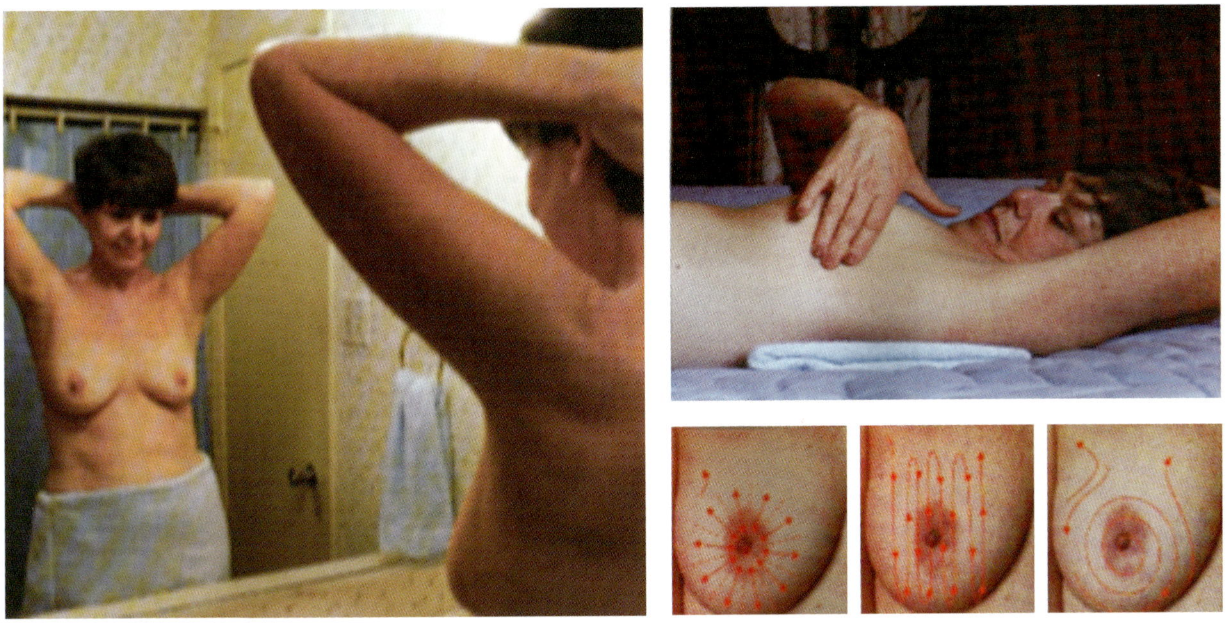

Fig. 24-1. Técnicas de autoexame das mamas.

gio 1 foram detectados pelo método e só mostrou eficácia nos tumores maiores. A esta altura, a doença já está disseminada e mesmo antecipando a cirurgia não produz impacto na redução da mortalidade.

Frank, em 1985, desaconselhou o AEM por não reduzir a mortalidade e causar cancerofobia. Foster, em 1984, dizia que as mulheres que praticam o autoexame têm menor mortalidade com relação àquelas que não o praticam. Gastrim, em 1976, Foster, em 1978, Taylor, em 1984 e Philip, em 1986, verificaram que o índice de detecção precoce era maior nas usuárias do método (1,23 *versus* 0,75 em 1.000 pacientes não aderentes).

O AEM deve ser executado mensalmente após os 30 anos de idade, entre o 5º e o 8º dia do ciclo, quando a mama está menos infiltrada e menos sensível à palpação. Nas pacientes histerectomizadas e nas menopausadas, realizar sempre na primeira semana de cada mês. É de difícil execução nas mamas grandes e pêndulas e nas portadoras de implantes. É pouco aceita nas idosas por razões físicas e psicológicas.

Pode ser feito durante o banho ou no ato de se vestir, diante ao espelho, seguindo a técnica-padrão para o exame físico e sempre cobrindo todo o perímetro onde há tecido mamário.

Devem ser seguidas as três etapas: **inspeção, estática** e **dinâmica**, com o paciente em pé, diante do espelho, com braços elevados, caídos ao longo do corpo e colocado nos quadris, que permite observar alterações na forma e no tamanho, bem como erupções cutâneas, abaulamentos, saliências, depressões, retração e espessamento de pele e fluxo papilar.

A autopalpação deve ser feita com o paciente sentada ou em pé e em decúbito dorsal com travesseiro sob o dorso. As mamas devem ser palpadas sistematicamente de forma circular no sentido horário, observando as alterações acima, devendo-se estender até a região axilar e as fossas supra e infraclaviculares à procura de linfonodos.

Devem ser utilizadas campanhas educativas demonstrando o método, mostrando a anatomia da glândula, a incidência e a mortalidade do câncer da mama. Usar vídeos educativos e panfletos com linguagem apropriada e utilizar atrizes como modelo adjuvante para motivar as mulheres. Promover palestra para instruir os grupos comunitários e conscientizá-las da necessidade de praticar o AEM e visitar seu mastologista com regularidade.

As campanhas mal elaboradas podem provocar cancerofobia, aumentar a procura de médicos por pacientes jovens, induzindo a exames e biopsias desnecessárias. Mesmo de efeito duvidoso e controverso, deve-se estimular até para conhecimento de seu próprio corpo e incentivar a visita ao seu médico com mais frequência. Finalmente, ressaltamos que as campanhas de higiene dentária trouxeram melhora substancial na saúde bucal.

EXAME CLÍNICO DA MAMA

O exame clínico da mama (ECM) é um tempo obrigatório na mamografia de rastreio e deve ser executado de forma sistemática, padronizada, adequada, completa e sem pressa, por todos os clínicos, ginecologistas, mastologistas, inclusive nas gestantes e lactantes, devendo neste caso proceder a ordenha ou esvaziamento para diminuir o ingurgitamento e aumentar a sensibilidade do método.

Deve ser executado pelo mastologista ou clínico treinado para detectar 12 a 15% dos tumores ocultados pela mamografia, que em sua maioria são palpáveis (câncer de intervalo). A palpação realizada por enfermeiras treinadas e motivadas tem mostrado bons resultados, mas o exame clínico do paciente é um ato exclusivo do médico.

O período ideal para a execução do ECM é a fase pós-menstrual, quando as mamas estão menos sensíveis, menos nodulares, menos espessadas e menos ingurgitadas, devendo ter frequência semestral nas pacientes de risco e anual nas assintomáticas e sem fator de risco.

O ECM deve ser iniciado aos 30 anos e precedido de minuciosa anamnese colhendo a história menstrual, reprodutiva e hormonal, os fatores de risco, os antecedentes pessoais e familiares de câncer de mama. Têm limitações nas mamas densas, volumosas, em pacientes operadas e irradiadas, por se apresentarem túrgidas ou infiltradas e nos tumores pequenos e profundos, que têm margem de erro de 25-30%. É mais sensível nas mamas pequenas flácidas, com tumores pequenos, de localização superficial e periférica.

No projeto de detecção precoce do câncer de mama do Instituto Nacional de Câncer (EUA) promovido pela Sociedade Americana de Cancerologia, que rastreou 280 mil mulheres, o ECM isoladamente detectou 7% dos tumores palpáveis. A sensibilidade varia em função do tamanho e da profundidade do tumor e do tamanho e rigidez das mamas.

O cenário deve proporcionar uma privacidade adequada, um ambiente climatizado e boa iluminação. O médico deve ser sensível às nuances individuais que provocam inquietação com sofrimento físico e psicológico durante o exame, sofrendo interferência dos costumes, da crença cultural e até medo de eventuais achados.

Deve ser realizada a inspeção estática, na qual se observam cor, forma, volume das mamas, bem como assimetrias de tamanho, erupções cutâneas, proeminência venosa, abaulamento, saliências e depressões, retração de papila e espessamento da pele. A inspeção dinâmica deve ser executada com a paciente sentada, braços elevados acima da cabeça, com pressão sobre o quadril e tórax inclinado para a frente, para facilitar a observação dos sinais acima mencionados.

A palpação deve ser executada com a paciente sentada, usando a face palmar das falanges distais. A palpação pode ser de forma radiada ou circular, palpando-se as cadeias linfonodais cervicais, axilares, supra e infraclaviculares, bem como os quadrantes externos, que nesta posição facilita a identificação de massa nesse quadrante e no prolongamento axilar. Deve ser dada ênfase aos quadrantes externos, onde se assesta a maioria das patologias malignas e deve despender mais tempo ao exame.

Com a paciente deitada, para tornar o tecido mamário mais espalhado sobre a parede torácica, são examinados os quadrantes mediais e central, de forma circular, iniciando pelo complexo areolopapilar, seguindo o sentido horário, podendo ou não usar travesseiro sob o ombro. Isto é particularmente importante nas mamas flácidas e pêndulas.

Durante o exame, deve o médico comunicar-se com a paciente, explicando sua intenção, a fim de reduzir a ansiedade e orientá-la quanto aos achados e sobre a necessidade do AEM e a época ideal para sua próxima visita e sua próxima mamografia.

A expressão da papila deve ser feita com delicadeza. As secreções papilares devem ser avaliadas e só devem ser valorizadas quando não lácteas, espontâneas, persistentes, serosas ou serossanguineas, que fluem por único ducto, especialmente se na menopausa e de forma clara e límpida (água de rocha). Deve ser observada a consistência das mamas que se podem apresentar firmes e rijas nas pacientes jovens ou moles, flácidas e pastosas nas menopausadas. As lesões benignas são móveis, de contorno regular, podendo ser dolorosas, enquanto as malignas são duras, com pouca mobilidade, contornos irregulares e habitualmente indolores.

As pacientes lactantes, gestantes, operadas e irradiadas e com implantes devem ter atenção especial, devido à dificuldade técnica que, em si, constitui um desafio para o examinador. A consistência do tecido mamário ao ECM nem sempre tem relação com a densidade radiográfica mostrada na mamografia, sobretudo na mama operada e irradiada.

Devem ser avaliadas todas as massas e demais achados, descrevendo o tamanho em centímetros; a localização por quadrante; se a forma é redonda ou oval; se o contorno é regular ou mal definido; se a consistência amolecida ou firme; se a mobilidade com relação à pele e aos tecidos adjacentes e dor presente.

A palpação das cadeias linfonodais é importante na prática médica, pois um linfonodo pode ser o único achado clínico de um carcinoma oculto. Deve ser realizada com a paciente sentada, elevando-se os braços da mesma para obter relaxamento e palpar os ápices axilares, devendo anotar o número, o tamanho, a consistência e a mobilidade dos linfonodos.

RASTREAMENTO MAMOGRÁFICO

Histórico do rastreamento

O uso da mamografia como diagnóstico de lesões mamárias data de 1913, quando um cirurgião alemão, chamado Albert Salomon, descreveu sua experiência com radiografia das mamas operadas. Ele distinguiu as lesões infiltrativas das circunscritas e mostrou alguns cânceres impalpáveis. O radiologista Staford Warren fez a primeira mamografia na década de 1930, mas foi pouco aceita por dificuldades técnicas dos equipamentos da época. Em 1958, Kremens introduziu o termo "detecção precoce do câncer da mama" nas indicações da mamografia, após revisar 1.000 mamografias.

Égan, em 1962, apresentou a técnica de alta miliamperagem e baixa kilovoltagem, mostrando imagens fidedignas e de baixo constraste. Publicou 53 casos de carcinomas não palpáveis pelo exame clínico, que chamou de carcinomas ocultos. Sua técnica foi recomendada pela Comissão de Controle do Câncer da Mama como adequada para rastreio mamográfico e o ACR iniciou o treinamento dos radiologistas e técnicos.

Em 1951, Raul Leborne descreveu o aspecto radiológico das microcalcificações e correlações histopatológicas, cujo conceito continua válido e atual.

Trabalhos de rastreios

A eficácia do rastreio mamográfico, para reduzir a mortalidade em mulheres acima de 50 anos, foi mostrada nos estudos randomizados e controlados e confirmados pelas metanálises. Oito estudos, incluindo mulheres de 40 a 69 anos, foram feitos nos anos 1970 e 1980 com o fim de comprovar os benefícios do rastreamento mamográfico na redução da mortalidade, mostrando um valor P de 0,05%.

O primeiro rastreio periódico foi feito em 1958, por Gershon-Cohem, em mulheres acima dos 40 anos e mostrou redução de mortalidade.

Em 1963, foi instituído o primeiro e principal estudo controlado e randomizado de rastreio nos EUA, o chamado Plano de Seguro de Saúde da Grande Nova York (HIP), conduzido por Shapiro, no período de 1963 a 1970, que foi publicado no JAMA 215, em 1971. As mulheres se submeteram à triagem periódica, incluindo exame clínico das mamas associado à mamografia anual em 31 mil mulheres entre 40 e 64 anos, cujo resultado foi divulgado por Strax, em 1973. Após 7 anos, demonstrou de forma inequívoca, uma redução da mortalidade em 30%, com relação ao grupo-controle, independente da idade.

A mortalidade foi de 163 no grupo-controle contra 126 no grupo de estudos, mesmo com equipamentos ultrapassados. As pacientes que tiveram seus tumores diagnosticados por Mg tinham lesões menores e tiveram maior sobrevida global com relação àquelas diagnosticadas pelo ECM de forma mais tardia.

Em 1973 foi criado o Projeto de Demonstração de Detecção do Câncer de Mama (*Breast Cancer Detection Demonstration Project* – BCDDP), com o objetivo de utilizar novas técnicas na detecção precoce. O BCDDP envolveu 280.000 mulheres de 35 a 74 anos, em 28 centros, fazendo mamografia com dupla incidência e exame físico entre 1973 e 1981, mostrando um resultado similar ao estudo HIP. Entretanto, por ser um estudo não randomizado, com base na população, não se podia tirar dados conclusivos sobre o valor da prevenção secundária.

O estudo foi patrocinado pelo NCI e ACS, demonstrou ainda melhor benefício e forneceu apoio ao estudo HIP, por incluir mulheres abaixo de 50 anos, talvez por utilizar equipamentos modernos e melhor treinamento profissional. Na comparação entre o BCDDP e o HIP, houve duplicação do índice de detecção dos carcinomas e redução do número de câncer de intervalo, porque a mamografia era de melhor qualidade. Em 1975, foi lançado o projeto DOM, em Nijmegen e Utrecht, na Holanda, com estudos de caso-controle. No estudo de Nijmegen, todas as mulheres entre 35 e 65 anos foram convidadas a fazer mamografia em incidência única a cada 2 anos, associada ao exame físico da mama. Entre 1975 e 1982, o índice de mortalidade caiu 52%. No estudo de Utrecht, foram envolvidas mulheres entre 50 e 64 anos, fazendo uma mamografia base e repetida com 12, 18 e 24 meses. O índice de mortalidade no grupo de estudos caiu 70%, com relação aos controles.

Em 1977, foram iniciados dois estudos randomizados de rastreamento nas cidades suecas de Kopparbaearg e Ostergotland (estudos WE da Suécia), com duração de 5 e 7 anos respectivamente. Setenta e sete mil mulheres participaram do grupo de rastreio e 56.000 no grupo-controle. Foi feita a mamografia em incidência única, com intervalo de 24 meses, sem exame físico das mamas. A redução da mortalidade foi de 40% nas mulheres com idade entre 50 e 74 anos, mas não reduziu nas mulheres abaixo de 49 anos.

O estudo sueco randomizado, de Malmo, fez mamografia nas duas incidências a cada 18 a 24 meses, sem exame clínico em 21.000 mulheres com mais de 45 anos. Houve uma redução da mortalidade por câncer de mama em 19% por um período de 12 anos. Outro estudo, também sueco, feito em Estocolmo, iniciado em 1981, randomizou 40.000 mulheres entre 40 e 64 anos com mamografia a cada 30 meses, sem exame físico, demonstrando uma redução da mortalidade em 30% nas mulheres mais jovens e 43% nas mulheres acima de 50 anos.

Entre 1977 e 1982, a mamografia, isoladamente, não associada ao exame físico, foi avaliada no Canadá e no Reino Unido, como objeto de dar o diagnóstico precoce. O estudo canadense (NBSS) foi excluído por não preencher os requisitos mínimos do rastreio, como a execução do ECM prévio à triagem, mamografia imprópria para o diagnóstico. Foram incluídas mulheres com tumores palpáveis e mais de quatro linfonodos positivos (viés de seleção).

Outro estudo realizado na Finlândia, entre 1973 e 1986, conduzido por Gastrim, envolvendo 29.000 mulheres, seguindo-as por 14 anos, mostrou redução da mortalidade, independente da idade (Quadro 24-1).

Apesar das controvérsias, a conclusão de 11 estudos é que a mamografia é o mais importante método de diagnóstico precoce e reduz a mortalidade em cerca de 30%. Entretanto, há unanimidade de que a boa qualidade da imagem, o treinamento do médico e o uso de dupla incidência associada ao exame clínico da mama e intervalo de 1 ano melhoram o índice de detecção e há espaço para reduzir ainda mais a mortalidade do câncer da mama.

A recomendação é de que o rastreio deve iniciar aos 40 anos, mas Moskovitz, em 1988, recomendou que nas pacientes com história familiar de carcinoma, o rastreio deve iniciar aos 30 anos. A Sociedade Brasileira de Mastologia recomenda que a paciente com história familiar de primeiro grau deve iniciar o rastreio 10 anos antes da idade em que sua mãe teve o câncer.

A mamografia é uma única técnica não invasiva com baixa dose de irradiação e com melhor relação risco-benefício, que aumentou a precisão diagnóstica. Mesmo sendo um procedimento simples, exige meticulosa escolha do equipamento e pessoal dedicado para produzir melhor resultado.

É o melhor método para detectar lesões na fase pré-clínica, quando ainda localizada. Mostra um tumor de até 3 mm, se corretamente executada, na dependência da idade e da densidade do parênquima.

Conceitos em rastreamento

Os objetivos do rastreamento mamográfico (RMg) são encontrar, no seio da população, as pacientes assintomáticas com lesões pré-malignas e lesões iniciais e aplicar o tratamento eficaz antes que a doença se torne disseminada. Em resumo, o rastreamento visa a aumentar o diagnóstico das formas *in situ* e dos carcinomas invasivos iniciais, diminuir o número de casos avançados, melhorar a sobrevida global e, acima de tudo, reduzir a mortalidade do câncer de mama. A mamografia pode ser de rastreamento, em mulheres assintomáticas, também chamada mamografia diagnóstica, ou como método de investigação, em mulheres sintomáticas, chamada mamografia diagnóstica. A ma-

Quadro 24-1. Resumo dos estudos de rastreamento randomizados e controlados com seguimento de 8 a 18 anos, mostrando uma redução da mortalidade

Estudo	Anos	Incidência	Frequência	Seguimento	Redução da mortalidade	I.C (95%)
HIP	63-70	2	12 m	18 a	23%	(0,53-1,11)
Malmo	76-86	1-2	18-24 m	12 a	49%	(0,22-1,17)
Kopparberg	77-86	1	24 m	13 a	27%	(0,37-1,41)
Edinburg	79-88	1-2	24 m	11 a	22%	(0,46-1,51)
Guthenburg	82-88	2	18 m	10 a	40%	(0,34-1,08)
Stockolm	81-88	2	28 m	8 a	+4%	(0,53-2,05)
Ostergothand	77-85	1	24 m	13 a	+2%	(0,52-1,99)
NBCC	Excluído					

Oito estudos incluindo mulheres de 40 a 49 anos, mostraram redução de 24% – p = 0,05%

mografia de rastreio visa a identificar a doença na mulher assintomática, ainda na fase inicial, enquanto a mamografia diagnóstica visa avaliar se a lesão já palpável é benigna ou maligna. Portanto, a mamografia de rastreio deve preceder a diagnóstica.

A **mamografia de rastreamento** é indicada na mulher sadia, assintomática, na qual se rastreiam lesões pré-invasivas ou invasivas na fase inicial. Neste caso, é facultado ao serviço executar apenas as incidências básicas de craniocaudal e oblíquo mediolateral, sem incidências complementares. A mamografia de rastreio ou de prevalência (MgR) fornece o número de câncer de mama (CM) existente naquele momento. O valor preditivo positivo (VPP) da mamografia é maior e oferece um rendimento de 7 cânceres em cada 1.000 mamografias realizadas, contra 4 para cada 1.000 nas mamografias subsequentes.

A **mamografia diagnóstica** é indicada nas pacientes com alterações mamográficas ou pacientes sintomáticas com nódulos, fluxo papilar ou massa palpável, e impõe ao radiologista uma investigação mais cuidadosa com manobras adicionais ou com a execução do ultrassom dirigido. A mamografia diagnóstica ou Mg de incidência fornece o número de casos novos a cada ano. É aquela feita em pacientes sintomáticas com nódulos, fluxo papilar ou massa palpável e visa avaliar a presença de tumores multicêntricos e o estudo da mama oposta na busca do câncer sincrônico.

O rastreamento mamográfico deve ser uma iniciativa do Estado, porque tem alto custo e necessita de *softwares* avançados para avaliar os resultados, ter banco de dados para fazer seguimento dos casos e auditoria para avaliar os resultados falso-negativos e falso-positivos. Além do alto custo com a aquisição dos equipamentos de mamografia, tem o custo com a manutenção do serviço, no que se refere ao diagnóstico por imagem, seguido de biopsias e agulhamento das lesões impalpáveis. Além da necessidade de uma estrutura complexa que envolve desde uma infraestrutura hospitalar pública aos recursos humanos (pessoal treinado e motivado), também com equipe dedicada, envolvendo pessoal de apoio de enfermagem, psicólogos, fisioterapeutas, mastologistas, imaginologistas e patologistas treinados no manejo das pacientes suspeitas e aptidão para executar as cirurgias. Necessita ter suporte de apoio para fazer o tratamento adjuvante, como oncologistas e radioterapêutas, que têm altíssimo custo.

No Brasil não existe um programa público oficial de rastreio e sim a mamografia periódica. Esta é uma modalidade de baixo custo que depende da iniciativa da própria paciente ou da recomendação de seu médico. Em termos de saúde pública, não existe um parque de mamógrafos que seja suficiente para atender a população do SUS. Na impossibilidade fazer o rastreio em massa na população deve-se dar prioridade às pacientes com fatores de risco para câncer da mama. Vale ressaltar que dos 50.000 mamógrafos instalados no Brasil, apenas próximo a 2.000 unidades atendem ao SUS, que corresponde a menos de 5%, e cerca de 300 mil mulheres acima de 40 anos não têm acesso à mamografia.

Por iniciativa do Ministério da Saúde, foi promulgada a Lei 11.664, em 29.04.08, que efetiva as ações de saúde da mulher, assegura a detecção precoce e o tratamento do câncer da mama no Sistema Único de Saúde (SUS). A lei entra em vigor 1 ano após a sua promulgação e estabelece que o primeiro rastreio deve ser aos 40 anos e ter frequência anual. Com este direito assegurado a toda mulher, subentende-se que se deve aumentar o número de mamógrafos disponíveis para contemplar toda a população carente.

Mamografia falso-negativa. A Mg falso-negativa ocorre quando lesão não é vista na Mg, mas surge um câncer no intervalo de 1 ano ou na Mg subsequente. Leva a um retardo na biopsia e o prognóstico pode ser adversamente afetado, pois a densidade oculta nódulos e distorções de arquitetura, ocorrendo, sobretudo, na paciente jovem com mamas densas sem a presença de gordura, que serve de contraste natural na detecção da lesão, que é às vezes palpável.

Também pode ocorrer quando o ambiente é inadequado e por subestimação das lesões, na crença de que lesões circunscritas e calcificações monomorfas são sempre benignas.

Algumas mamas não se prestam para imagens mamográficas ótimas, assim como nem todas as lesões são bem caracterizadas na mamografia. A não visualização da lesão ocorre em função da densidade e pelo fato de o quociente de atenuação dos raios ser semelhante ao do parênquima, que oculta os tumores e leva ao falso-negativo. A principal causa de falso-negativo é a densidade do parênquima e responde por 10-15% das falhas na mamografia.

Falso-positivo. Quando a mamografia mostra achados suspeitos, é feita a biopsia e a patologia demonstra ser negativa para carcinoma.

Verdadeiro-positivo. Quando a patologia confirma carcinoma dentro de um ano após uma mamografia descrita como suspeita ou altamente suspeita.

Fatores técnicos, como equipamentos inapropriados, mau posicionamento, tipo de filme, boa técnica com compressão e interpretador treinado e dedicado para perceber lesões sutis e sinais secundários de câncer.

Câncer de intervalo (CI) surge no intervalo entre as mamografias e é diagnosticado pelo autoexame, antes da mamografia subsequente. O CI serve como medida de eficiência no programa de rastreio de câncer de mama.

Tem um potencial metastático mais agressivo, com tempo de duplicação mais curto e deveria ser tratado mais agressivamente, apesar de relatos recentes negarem esta afirmativa. Corresponde a 12% dos cânceres e pode ser reduzido se rastreado anualmente nas duas incidências, sobretudo se associado ao exame clínico. Ocorre com os tumores de crescimento rápido que são imperceptíveis no primeiro rastreio e às vezes já é sistêmico no rastreio subsequente. Seu achado varia com a idade e com o intervalo entre os rastreios, tem relação com a velocidade de crescimento do tumor, com a qualidade de imagem e com a experiência do observador em detectar pequenas e sutis lesões, já presentes mamografia.

Nos estudos randomizados para avaliar a eficácia da mamografia na detecção precoce do Ca da mama, muitos pacientes tiveram mamografia negativa e apresentaram Ca no intervalo antes do segundo rastreio. Tabar, no estudo sueco de dois condados, repetia a Mg a cada 2 anos nas pacientes com menos de 50 anos, envolvendo 163.000 mulheres com mais de 40 anos, seguindo-as por 7 anos. Teve 104 CI entre 465 cânceres de mama, sendo que 10% eram *in situ* e 18 foram atribuídos à falha na percepção na mamografia anterior. Apenas 86 foram catalogados como CI, comparando com 178 no grupo-controle, que tiveram a mesma sobrevida e mesmo intervalo livre de doença, com relação ao grupo-controle.

Características do rastreamento

Um bom teste de rastreio deve ter alta sensibilidade para não perder os poucos casos da doença existente (prevalência) e alta especificidade para reduzir o falso-positivo (F+), evitando cirurgias desnecessárias e efeitos psicológicos como ansiedade na paciente. Os testes de rastreio devem preencher certos requisitos antes de serem incorporados ao arsenal de periódicos.

O padrão-ouro para o rastreamento é o tempo de seguimento. O valor preditivo positivo (VPP) do rastreio do câncer da mama é baixo porque a prevalência também o é, mesmo em pacientes de risco, selecionado por idade, sexo e outras características em que a prevalência é maior. Um exemplo de alta prevalência é o fato na mama da jovem ser encontrado em um câncer para cada 16 biopsias, enquanto aos 70 anos a proporção é um caso em cada duas biopsias.

Um bom teste de rastreio deve ser simples, rápido, ter baixo custo, o mínimo preparo e sem agendamento. Especialmente na mulher sadia, que requer risco mínimo e excelente qualidade e que o benefício comprovado da mamografia exceda o risco teórico da carcinogênese.

Seguro. O rastreio deve ter baixo risco e pouca radiação, sobretudo na mulher sadia. O risco é insignificante com dose de 0,5 cGy no centro da mama, desprezível e mesmo incomensurável, podendo ocorrer um câncer em cada milhão de mamografias realizadas.

Aceitação. Para o programa surtir efeito precisa ter adesão de participantes voluntários, já que estes são mais cooperativos. A baixa adesão é por falta de recomendação médica, baixo proveito do exame, custo elevado e risco de radiação. Em uma pesquisa realizada em 1985, só 19% das mulheres americanas abaixo de 50 anos e 25% após esta idade fizeram mamografias.

Houve empenho do ACR (Colégio Americano de Radiologia) endossado pela ACS, (Sociedade Americana de Cancerologia), inúmeros institutos e sociedades científicas que envidaram esforços, com campanhas de educação dos médicos e pacientes com respeito aos benefícios da mamografia. Apesar da manchete aterrorizante publicada em jornal canadense de que "a mamografia matará seis vezes mais mulheres do que salvará" seu benefício comprovado excede o risco teórico de carcinogênese, mesmo porque as aderentes do estudo HIP receberam doses 40 vezes superior à dose aplicada pela mamografia atual, sem nenhum aumento na incidência do câncer de mama.

Apesar da triagem mamográfica ter demonstrado redução da mortalidade, o rastreio tem sido alvo de controvérsia e ainda se discute sua eficácia, especialmente na paciente abaixo de 50 anos. Bailar, em 1976, questionou o valor da triagem mamográfica, alegando haver viés de detecção. Significa dizer que o subgrupo que tem fator de risco está mais preocupado e adere mais ao programa, enquanto os cânceres poderão estar naquelas mulheres não inscritas no programa, já que apenas 20% das pacientes com CM têm fator de risco. Fentimam afirma que o rastreio só salva vidas se detectar a lesão na fase *in situ*, apesar de que nem todos os CAIS evoluem para câncer, afirmativa que é verdadeira. Esta afirmação é baseada na teoria de Fisher, de que o câncer invasivo já é uma doença sistêmica.

Modalidades de rastreio

Temendo o efeito das radiações ionizantes, que foram superestimadas no passado, inúmeras outras modalidades de rastreio foram tentadas a exemplo da cintilografia mamária, transiluminação, termografia de placa, RM, TC, US, sendo todos abandonados pela baixa sensibilidade ou pelo elevado custo.

Transiluminação. O método baseia-se no aumento da absorção das radiações eletromagnéticas em uma faixa próxima ao vermelho ou ao infravermelho, pelo tecido mamário, com vascularização aumentada. Foi verificado que o câncer da mama absorve mais radiação próxima à faixa do infravermelho do que o tecido benigno. A luz fria penetra no tecido mamário mesmo denso e obtém uma imagem fotográfica da mama transiluminada, capturada por uma câmara infravermelha. O método é semelhante à diafanografia preconizada por Charles Gros e mostrou ser pouco sensível e desprovido de valor no diagnóstico precoce, porque é incapaz de mostrar lesões pequenas e profundas na mama.

Xeromamografia. É um processo de imagem eletrostática, desenvolvida por Carlson, iniciado no Hutzel Hospital. É o processo convencional de raios X, produzindo imagem sob uma chapa de alumínio revestido por selênio como fotocondutor. Dá uma imagem xerográfica azulada de alta sensibilidade, porém com radiação 6 a 8 vezes superior à mamografia convencional, sendo abandonada em 1989, pelo próprio fabricante (Xerox).

Termografia. Descrita por Lawson, em 1956, após observar que o câncer de mama se associava à elevação da temperatura da pele. Usava um padrão de temperatura estabilizada com raios infravermelhos que são absorvidos pelos cristais líquidos de ésteres de colesterol que mudam de cor em resposta à temperatura da mama, mas a resposta é inespecífica. Foi lançado como rastreio, sendo método inócuo, barato, simples, mas se mostrou ineficaz por baixa sensibilidade em detectar lesões mínimas e foi abandonado porque pequenas lesões não demonstram temperatura elevada e mulheres com diferença de temperatura entre as mamas não têm câncer.

Ressonância magnética (RM). É um método isento de radiação ionizante, que produz imagem metabólica de alta resolução. Tem despertado expectativa no diagnóstico das lesões subclínicas contrastadas com gadolínio, que permite diferenciar o tecido maligno do benigno, desde que haja angiogênese. Necessita de bobina especificamente projetada para a mama a fim de maximizar a resolução das imagens mamárias e estudar os detalhes no parênquima, avaliando a extensão do tumor e seu componente intraductal, especialmente nas mamas densas e com imagem axilar de alta qualidade, adequada para quantificar o número de linfonodos. A ressonância é fundamental para diagnosticar as lesões multicêntricas e o carcinoma lobular.

A RM é um método mais sensível e específico que a mamografia, mas ainda não está inserida no arsenal do rastreamento pelo alto custo. Tem alta taxa de falso-positivo, especialmente na paciente acima de 50 anos. Tem indicação limitada na avaliação de implantes, mamas densas, tumores multicêntricos e na suspeita de Ca lobular. Também na avaliação da extensão intraductal da doença e para diferenciar a fibrose cicatricial da recidiva local.

Tomografia computadorizada. O método fornece uma imagem estrutural com alta resolução espacial. É pouco sensível nas lesões subclínicas, existindo falso-positivo e falso-negativo. Tem sensibilidade de 70-90% e especificidade 80-90%. Também é pouco utilizada pelo alto custo e está limitada às mamas densas, operadas e irradiadas.

Cintilografia. O sestamibi marcado com tecnécio 99 tem alta precisão, com sensibilidade de 50-70% para câncer de mama, entretanto, tem baixa acuidade nas lesões impalpáveis e em tumores menores que 1 cm, estando em descrédito.

O papel do ultrassom. O ultrassom, mesmo com alto poder de resolução, nem sempre esclarece a natureza da imagem, pela sua baixa acuidade em detectar lesões iniciais e ainda pelo alto índice de falso-positivo, provocando biopsias desnecessárias e ansiedade na paciente. Tomaz Kolb, em 1998, demonstrou baixa sensibilidade do ultrassom nas mamas densas, mostrando 0,3% ou apenas 11 casos em 3.626 casos, mostrando que é ineficaz para o rastreio do câncer de mama. Pode ser usado na mama densa, na mulher jovem, na grávida, na paciente com risco genético e na mama operada, não é recomendado para o rastreio das lesões impalpáveis.

Suas limitações são maus resultados nas mamas grandes e gordurosas, com tumores isoecoicos, incapacidade de mostrar micros, detecção inconsistente nas lesões pequenas (< 1 cm) e critérios não confiáveis para diferenciar as massas benignas das malignas.

A **mamografia (Mg)** é o melhor método de imagem com risco desprezível, de baixo custo e fácil execução, que detecta precocemente as lesões subclínicas da mama antes da disseminação se executada de forma adequada com equipamento adequado, filme correto e processamento apropriado. Sua sensibilidade é de 90% e foi o único método que conseguiu reduzir a mortalidade em 30% ao se seguir o padrão técnico em sua execução.

Objetivos do rastreamento

Na ausência ou na ineficácia da prevenção primária, o diagnóstico precoce é o método mais eficaz para controlar o câncer de mama. Sua meta é detectar o câncer na fase pré-clínica, interromper a progressão da doença e reduzir a mortalidade do câncer da mama. O rastreio identifica a doença quando ainda está localizada é inacessível ao diagnóstico clínico, mas detectável na mamografia. Para isto, necessita que a lesão tenha 2-3 mm, implica em 22 duplicações e 3-8 anos de duração.

O diagnóstico na fase inicial pode alterar ou interromper a história natural do câncer de mama, postergar ou evitar a morte, se detectado o tumor silencioso quando ainda localizado.

Os tumores invasivos iniciais, se conduzidos de forma adequada e aplicado o tratamento precoce, também se podem propiciar de cura ou aumento da sobrevida, com cirurgia de baixa morbidade e bom resultado cosmético. Além disso, o diagnóstico precoce recebe uma cirurgia conservadora que reduz os custos, mantém a autoestima e a sexualidade da paciente, sem sofrer mutilação, mantendo a boa qualidade de vida. Já os casos avançados implicam em cirurgia mutiladora, com alto custo social e financeiro, produzem má qualidade de vida e, apesar de receberem rádio e quimioterapia, têm o desfecho letal.

O RMg é um tanto discutido pela complexidade que envolve a evolução da doença, já que cada tumor tem seu ritmo de crescimento e nem todos os tumores crescem com a mesma velocidade. Alguns crescem rápido, outros evoluem de forma indolente, com longa evolução, mas a maioria se coloca na faixa intermediária.

A eficácia do rastreamento mamográfico seria incrementada se o método pudesse detectar com precisão todas as lesões na forma não invasiva com alterações pré-malignas, para reduzir a mortalidade. Entretanto, o rastreamento não detecta todos os cânceres devido à heterogeneidade da doença, que tem diferentes tipos histológicos e diferentes conteúdos em tecido fibroso e absorvem as radiações de formas diferentes. Para que a mamografia mostre a lesão, ela necessita ter diferente coeficiente de atenuação aos raios com relação ao tecido circunvizinho, para produzir contraste na imagem.

Algumas lesões não são visualizadas porque são ínfimas e sutis e se escondem no parênquima denso e outras porque têm a mesma densidade do parênquima e não causam contraste com o próprio tecido mamário. O médico procura o câncer nas lesões precursoras e outras imagens porque 20% dos cânceres de mama são diagnosticados por achados de sinais secundários, como calcificações, distorções arquiteturais, assimetrias e neodensidades. O radiologista deve interpretar com perfeição, descrevendo o significado dos achados para evitar a postergação da cirurgia e a cirurgia desnecessária com suas consequências.

BIOLOGIA TUMORAL

A carcinogênese é um processo multifatorial, que se origina nas células indiferenciadas dos dúctulos terminais do lóbulo mamário. O processo lento ocorre em múltiplas etapas, como iniciação, promoção, progressão e metastatização. As últimas etapas podem ocorrer de forma simultânea e independente.

A iniciação é sempre genética, mas nem sempre hereditária. O dano ocorre diretamente na célula e se faz de forma instantânea. Na iniciação, ocorre uma alteração no DNA da célula (mutação), deixando um clone geneticamente alterado, com capacidade de imortalizar aquela célula. A iniciação é causada por fatores físicos, como uma radiação; por fatores químicos, como substâncias carcinogenéticas contidas nos alimentos conservados; ou por fatores biológicos, como um vírus, a exemplo do HPV no colo uterino. Mesmo ocorrendo a iniciação, nem sempre há progressão, na dependência dos fatores promotores.

A promoção se faz lentamente, levando décadas e pode nunca evoluir, dependendo dos fatores genéticos como genes supressores, como o P53, BRCA 1 e 2, PTEN, CHECK 2 e ATM, e fatores promotores como os oncogens CERB-2, C-Myc, Interleucina 2 e RAS, podendo ser potencializados pelos estrógenos, talvez via fatores de crescimento. Já a progressão ocorre na dependência de fatores enzimáticos que facilitam a invasão da membrana basal como a catepsina D e a colagenase tipo IV, potencializados por peptídeos como fatores de crescimento.

O Ca de mama é insidioso e desenvolve lentamente. Não sabemos com exatidão a sua gênese, nem o método que o previna de forma eficaz. Não dispomos de tratamento curativo na fase tardia, nem curamos as metástases. O modelo teórico de evolução da célula hiperplásica para Ca invasivo, passando por hiperplasia atípica e

CAIS, parece não ser obrigatório. Só 10% das hiperplasias evoluem para o câncer e só 30-50% dos carcinomas *in situ,* fatalmente, evoluirão para o Ca invasivo. Os métodos de prevenção primária são pouco eficazes. Apenas temos esperado pelo diagnóstico acidental feito pela própria paciente por meio de uma mamografia eventual, quando a doença já é sistêmica.

O tempo de duplicação (**TD**) do tumor mamário tem relação com o crescimento tumoral e suas metástases. É um complexo de eventos e envolve um balanço entre ganhos e perdas. O TD varia de **23 a 209 dias**, com média de 120 dias e é autocontrolado por sua biologia e influenciado por genes promotores, potencializados pelos estrógenos, que estimulam ou inibem as mitoses.

A mamografia para ser eficaz deve ser feita quando detectável e curável para reduzir a mortalidade. Daí a controvérsia se a triagem mesmo detectando pequenos tumores provoca impacto na redução da mortalidade.

Os tumores de evolução rápida têm pequena chance de serem detectados e a Mg tem-se mostrado ineficaz em reduzir a mortalidade porque estes tumores escapam do rastreio básico por serem ínfimos e surgem no intervalo do rastreio ou na Mg subsequente, quando já ultrapassaram o limite de cura, por crescerem rápido. São os chamados basaloides, que são biologicamente agressivos, com curto tempo de duplicação, altamente indiferenciados, com alto grau nuclear. Estes tumores são receptores hormonais negativos, com presença de oncogenes desfavoráveis, como o C-erb-B2, com alto índice de proliferação celular, e são preditivos de recidiva precoce e menor sobrevida global.

Os tumores de evolução lenta, mesmo sendo indetectáveis na Mg de base, serão vistos nos rastreios subsequentes quando ainda curáveis. A Mg é eficaz neste tipo de tumor porque está presente muito tempo antes de se tornar palpável. São do tipo indolente que pode nunca ser letal, pois são biologicamente diferenciados, com baixo grau nuclear, receptores hormonais positivos e estão associados a longa sobrevida (Fig. 24-2).

Na evolução do câncer da mama existem três fases distintas: A fase **subclínica, curável e indetectável**; a fase ainda **subclínica, curável, mas já detectável**; e a fase **clínica detectável**, mas já sistêmica e incurável.

Na **primeira** fase, o tumor é curável, não palpável, mede entre 2 e 3 mm, tem de 2 a 10 anos de evolução e contém (10^6) ou 1 milhão células. O tumor ainda está localizado, já sofreu quase 20 duplicações, mas ainda é inacessível aos métodos diagnósticos, sendo fruto de achados ocasionais. Corresponde a 2-3% das lesões em pacientes que se submeteram a uma biopsia esporádica, às vezes sem indicação precisa, ou por pequeno espessamento. O diagnóstico mamográfico tem impacto na mortalidade.

Na **segunda** fase, o tumor também é impalpável, mas já detectável à mamografia e ainda curável. Sofreu mais de 20 duplicações, tem tempo superior a 4 anos, estando nesta faixa o maior benefício da mamografia, com impacto na mortalidade. Estas fases são pré-clínicas, duram 7 a

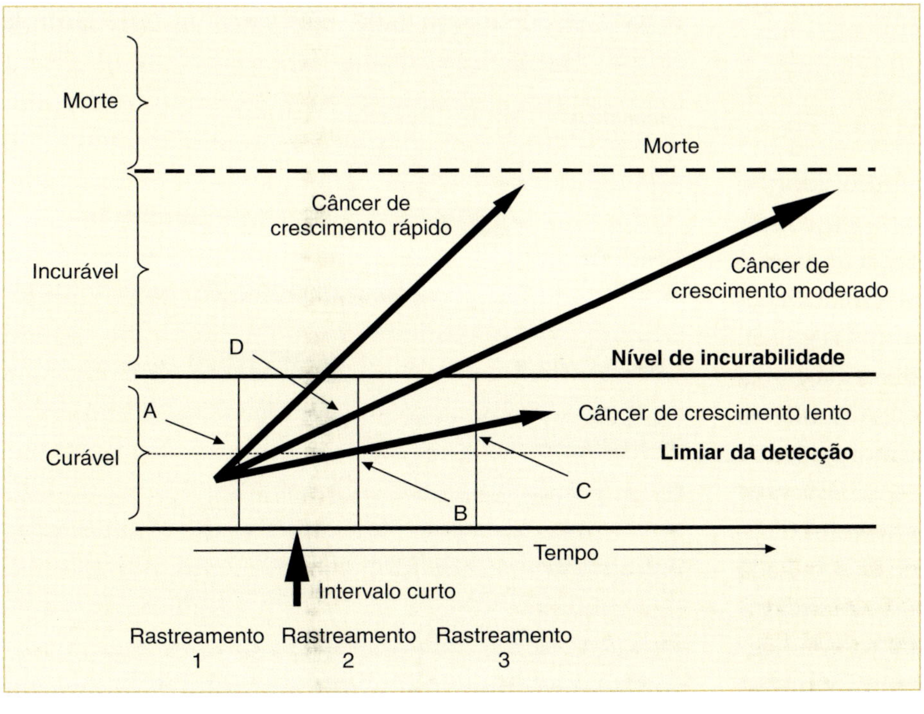

Fig. 24-2. Causas de falha da mamografia em função da biologia tumoral. (Imagem cedida pelo Kopans, modificada.)

8 anos, dependendo da agressividade do tumor, que mede menos que 1 cm. A doença com lesão pré-clínicas só é vista pelo rastreio, mas o tumor para ser visualizado precisa estar acima do limiar de detecção e depende do teor de gordura contido na mama. Também sua percepção tem relação com fatores como qualidades técnicas da imagem, ótimas condições de visualização e acuidade do observador.

Na **terceira** fase, o tumor é palpável ou não, mas a doença já é sistêmica. Mesmo sendo tumor inicial, já é biologicamente tardio. É acessível ao exame clínico e visível na mamografia e a detecção precoce apenas oferece a oportunidade de uma cirurgia conservadora, com baixo custo, com melhor qualidade de vida e aumento da sobrevida. Entretanto, não reduz a mortalidade e fatalmente levará à morte, podendo ser de forma indolente, com longa sobrevida ou de forma rápida e agressiva.

Após 30 duplicações, o tumor é palpável, mede 1 cm de diâmetro, detém 1 bilhão de células (ou 10^9 células), tem idade superior a 8 anos, aumentando a probabilidade de se tornar sistêmico. A doença é considerada sistêmica e, assim sendo, será incurável, podendo estar disseminada ou evoluir de forma rápida e agressiva ou de forma indolente e ter evolução longa.

Uma vez ultrapassada a linha de cura ou a faixa na qual ocorre a metástase, mesmo que conduzida de forma adequada, apenas se aumenta a sobrevida, mas caminha-se inexoravelmente para a morte, mesmo que tenha longa sobrevida. Não há cura espontânea, mesmo que apresente longo intervalo livre da doença, mas quase 30% das pacientes morrem de outras patologias.

BENEFÍCIO DA MAMOGRAFIA

O benefício mostrado nem sempre é comprovado. Só ocorre benefício se o diagnóstico for feito na doença localizada. O benefício é maior se o rastreio for feito com a lesão já dentro do limiar de detecção. A avaliação do benefício é feita em função do número de CAIS e do Ca inicial, mas também em função do aumento da sobrevida global e, especialmente, pela queda da mortalidade. A vantagem do rastreio deve ser avaliada pela redução da mortalidade e não pela sobrevida. As taxas de sobrevida mostradas nem sempre são verdadeiras, pela ocorrência de vieses. O diagnóstico precoce nem sempre traduz aumento da sobrevida ou diminui a mortalidade, porque a doença já está sistêmica. Um exemplo é uma paciente que teve um tumor diagnosticado e tratado e uma sobrevida de 6 anos. Outra paciente. no mesmo estádio clínico, teve o diagnóstico 2 anos após, foi tratada e teve uma sobrevida de 4 anos (viés de tempo). A sobrevida foi a mesma, apenas o diagnóstico e a cirurgia foram mais precoces, mas ambas já tinham micrometástases (Fig. 24-3).

O benefício só pode ser provado por trabalho randomizado comparando as mortes por câncer de mama no grupo de estudo que foi rastreado com o grupo-controle. A amostra deve ter grande tamanho, o tempo deve ser longo o suficiente para ser estatisticamente significante (8 a 10 anos) e provar o benefício, já que o câncer de mama é uma doença de longa evolução. A magnitude da redução da mortalidade depende da qualidade da mamografia, da habilidade do interpretador e da frequência do rastreio.

Estas informações sobre benefício podem não ser verdadeiras porque ocorrem vícios ou viés. Os estudos deveriam ter longa duração, as mulheres foram convidadas e voluntárias (vício de seleção) e podem ter ocorrido tendências na escolha e nas conclusões.

Tempo de ganho (**TG**) ou tempo de vantagem é o período entre a detecção da lesão pela triagem e o momento em que ela se torna palpável e clinicamente detectável. O TG é variável e depende da idade da paciente, da biologia do tumor e do tempo que a lesão estava na fase pré-clínica, que, segundo Feig, é de 2 anos, mas pode chegar a 4 anos na mulher idosa. Significa dizer que a mamografia descobre o câncer 2 anos antes de ele se tornar palpável.

Valter e Day avaliando o estudo HIP demonstraram que a estimativa do TG é 1,7 ano para o câncer de mama detectável por mamografia, mas varia em uma faixa de

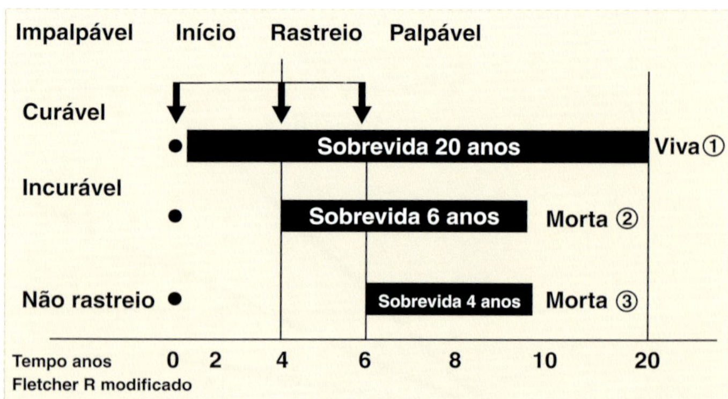

Fig. 24-3. O diagnóstico precoce aparenta maior sobrevida, mas nem sempre reduz a mortalidade. *Paciente 1:* fez rastreio no início, operou e estava viva após 20 anos; *Paciente 2:* fez rastreio após 4 anos de doença. Operou mais precoce e viveu 6 anos – doença sistêmica; *Paciente 3:* não fez rastreio e o tumor ficou palpável após 6 anos. Operou, mas morreu após 4 anos – doença sistêmica. (Imagem cedida por Fletcher, modificada.)

0,4 a 3 anos em função da idade, alterando em função do fato de encontrar o tumor no primeiro rastreio ou nas mamografias subsequentes.

O tempo de ganho longo é dado pelo diagnóstico precoce ou pelo tratamento eficaz, enquanto o TG curto indica diagnóstico tardio e tratamento ineficaz porque a doença já é sistêmica.

Viés de duração. Ocorre pelo fato de um CAIS assintomático ser encontrado pela mamografia e operado. Fica a ideia de que se salvou uma vida, entretanto, o CAIS poderia nunca evoluir para câncer invasivo e sua detecção pela triagem mamográfica teria pouco ou nenhum impacto na mortalidade.

Viés de tempo. O exame de rastreio só é eficaz nos tumores de crescimento lento, porque já estão presentes há muito tempo, antes de se tornarem sintomáticos. Os tumores de crescimento rápido são imperceptíveis no primeiro rastreio e já são incuráveis no segundo, quando já têm diagnóstico clínico e a mamografia não dá impacto na mortalidade (Fig. 24-2).

Viés de adesão. Resulta do grau de aderência e da motivação das pacientes em participar do programa de rastreio. As voluntárias são mais cooperativas por terem mais fatores de risco, visitam seu médico com regularidade e têm melhor prognóstico que as demais, porque tiveram o diagnóstico mais precoce.

Viés de detecção. Defendido por Bailar, em 1976, questiona o valor do rastreamento. Um subgrupo de pacientes que adere ao programa, por ter fator de risco, está mais preocupado e pode ter mais câncer que as não aderentes ao programa. É uma autosseleção dos convidados, que por ter fator de risco são mais receptíveis ao rastreio.

CUSTO SOCIAL E FINANCEIRO DO RASTREAMENTO

A mamografia é um procedimento não invasivo, simples, não exige preparo, de fácil execução e praticamente isento de risco, com custo financeiro inferior a U$ 50 anual, que é custeado pelo Ministério de Saúde e pelos planos de saúde, com custo inferior a um cinto de segurança ou *air bag* colocado no automóvel, que também pode salvar a vida do condutor.

O procedimento mamográfico, em si, tem baixo custo econômico na execução. Entretanto, um percentual de 6-10% apresenta alterações, que necessitam ser complementadas com ultrassom seguido de uma biopsia e até uma cirurgia, que pode embutir um elevado custo social e financeiro, pelo alto índice de falso-positivo.

A Mg é muito sensível e as alterações mamográficas são inespecíficas e dão apenas um diagnóstico presumido, exceto nas lesões sabidamente benignas, do BI-RADS 2. Apresenta 10% de falso-negativo, que dá uma falsa impressão de saudável, podendo retardar a cirurgia, perdendo o tempo ideal para intervir.

Também leva ao falso-positivo que leva a cirurgias desnecessárias, com elevado custo social, como afastamento do trabalho, efeitos psicológicos e gera ansiedade e angústia na paciente. Também expõe a paciente a risco cirúrgico e anestésico, com efeito físico por trauma cirúrgico, com sequela estética e lesões fibróticas, que podem dificultar a avaliação das mamografias subsequentes.

A literatura mostra que 10% das mamografias apresentam achados anormais e o expressivo percentual de 30% vai para cirurgia, das quais 2/3 são benignas, o que equivale a dizer que 66% das cirurgias são desnecessárias e apenas cerca de 30% das cirurgias beneficiam a paciente.

Os achados mamográficos que jamais iriam evoluir para carcinomas são levados a cirurgias, trazendo traumas psicológicos, cosméticos e custo financeiro.

CONTROVÉRSIAS NO RASTREAMENTO

Há controvérsia no rastreamento em pacientes abaixo de 50 anos, com relação a idade em que se deve iniciar o rastreio, e qual a frequência deste, qual risco de radiação, qual a taxa aceitável de biopsia e qual o custo-benefício do rastreio.

Exposição à radiação

A exposição de mulheres sadias no rastreamento requer o mínimo de risco com o máximo de qualidade de imagens. A dose recebida é mínima e bem abaixo da permitida pela Portaria 453/98 do Ministério da Saúde, que é de 10 mGy, na entrada da pele (DEP).

Jamais se provou que a Mg induziu ao câncer, mesmo com alta dose de radiação. Os programas de rastreamento dos anos 1960 e 1970 expuseram as mulheres à elevada dose de radiação, pelo foco grosso dos mamógrafos e pelos filmes existentes na época, entretanto, não houve aumento do câncer mamário nesta população. Os sobreviventes de Hiroshima e Nagasaki, que receberam doses altas, bem como as mulheres americanas que fizerem fluoroscopia para tuberculose pulmonar nos anos 1920 a 1930, tiveram maior incidência de CM, que surgiram tardiamente, até 20 anos após. Vale ressaltar que elas receberam de 100 a 1.000 rads (1 R = 100 cGy), enquanto na mamografia atual, em duas incidências, a dose não ultrapassa de 0,25 rads (2,5 mGy) por mama, com risco teórico de induzir cinco cânceres por 1 milhão de mamografias.

Bassed e Gold, em 1987, atribuíram um risco semelhante às radiações cósmicas recebidas durante um vôo aéreo ou ao dirigir nos grandes centros do país. É um risco teórico, hipotético e desprezível, que deve ser comparado com o benefício obtido. Um editorial do JAMA, em 1987, considerou desprezível o risco das radiações em mulheres com mais de 40 anos.

As experiências com radiações como o BEIR (Comitê de Pesquisa sobre os Efeitos Biológicos das Radiações) são provenientes de explosões atômicas (Hiroshima e Nagasaki), da exposição para o tratamento de tuberculose (Massachussets e Canadá) e radioterapia para o tratamento de processos inflamatórios, como mastite (Nova York), na qual se usava alta dose (de 1 a 20 Gray). O risco de efeitos biológicos na mamografia, mesmo em duas incidências é hipotético e teórico, já que recebe dose de 2,5 mGy, que é insignificante, ao se considerar o benefício da cura com o diagnóstico precoce.

Quem deveria ser triada? As entidades médicas representadas pelo ACS, ACR e FAF (Academia de Médicos da Família) recomendam:

- Toda mulher com sinal ou sintoma deve fazer o ECM e a mamografia anual.
- Toda mulher deve fazer mamografia de base entre 35 e 40 anos.
- Toda mulher maior de 40 anos deve fazer Mg e ECM anual.

Onde fazer o rastreio? Pode ser executado em serviços públicos ou **clínicas privadas** na comunidade. Nos **centros hospitalares** não faz parte do hábito de nosso povo procurar um hospital para fazer mamografia, além de poder assustar um pouco as mulheres pelo contato físico com outros pacientes graves, que causa certo pavor. As **unidades móveis** têm sido úteis em levar o programa às comunidades distantes e menos favorecidas, mas devem ter qualidade e estar vinculadas às unidades físicas de referência que executem o ECM e ofereçam apoio na execução dos procedimentos necessários, inclusive punção de biopsia e marcação das lesões não palpáveis.

Quando iniciar? Apesar de opiniões discordantes, o rastreamento se deve iniciar aos 40 anos, mesmo que haja mais falso-negativo, mas não existem marcadores fidedignos que indiquem em quem a doença vai desenvolver. Deve ser iniciado nesta época, quando a incidência aumenta acentuadamente, chegando a 15,9% e 24% dos óbitos por câncer de mama.

O maior risco é o das mulheres com mais de 40 anos, mas a incidência acontece progressivamente até os 70 anos. Nas pacientes cujas mães tiveram câncer de mama, deve-se fazer a mamografia de base 10 anos antes da idade com que sua mãe teve o câncer.

O padrão de densidade tipo P2 e DY, descrito por Wolfe e considerado de risco, parece não existir e não mostrou ser marcador eficiente. A densidade do parênquima varia com a idade e o *status* hormonal, já está presente desde a menarca e tende a regridir após a menopausa. O perfil hormonal também não mostrou ser útil para indicar mamografia. As tentativas de determinar o risco em função da densidade e das alterações morfoestruturais do parênquima também fracassaram, apesar de estudos recentes tentarem requentar as afirmativas abandonadas, por falta de evidências científicas.

O tumor nesta faixa etária tem pior prognóstico, com crescimento mais rápido, até porque a incidência de câncer de mama entre 41 e 50 anos é quase a mesma da faixa etária de 51 a 60 anos (Quadro 24-2).

Qual o grupo que se beneficia? Toda mulher maior de 40 anos. A taxa de ganho é crescente com a idade. Após os 70 anos, a sensibilidade é maior e pode aumentar o intervalo entre as mamografias.

Qual a periodicidade? O intervalo de 1 ano preconizado por Schapiro no estudo HIP é mais aceito, mais seguro e mais eficaz em reduzir o Ca de intervalo e detectar os tumores de crescimento rápido. Nos tumores de crescimento lento, a frequência bianual preconizada por Tabar é suficiente, mas, já que não temos indicativo de quais terão evolução rápida, devemos considerar todos com este potencial. Não há indicação de grupo que se beneficie, nem marcador de risco que seja preciso. Feig afir-

Quadro 24-2. Gráfico do percentual de câncer de mama em função da idade, mostrada em números e em gráfico. A incidência do câncer entre 41 e 50 anos é similar àquela entre 51 a 60 anos (Feig SA)

Idade	41-50	51-60	61-70	71-80
Número	28.900	31.500	44.200	41.900
% em 1.000	1,3-1,6	2,2-2,6	3,3-3,9	2,9-3,2
Percentual	15,9%	17,3%	25%	23%

ma que a mamografia anual reduz em 10% a estimativa de mortalidade com relação à bienal.

Quantas incidências? Deve ser biangular em duas incidências (CC e OML), que é mais precisa. O método uniangular usado por Tabar, apesar de menos oneroso, deixa a desejar, porque diminui a sensibilidade pelo fato de excluir parte do tecido mamário, deixando zonas cegas, aumentando o câncer de intervalo. O princípio geral dominante é que a lesão para ser considerada real deve ser visualizada nas duas incidências. Anderson, em 1978, demonstrou menor acurácia da mamografia em incidência única, perdendo até 11% dos cânceres. A incidência única faz-se ocultar entre 11 e 25% das lesões no estádio inicial, resultando em perda de vidas e uma economia financeira de apenas de 4%. A incidência biangular é mais precisa e aumenta a acurácia do método.

Rastreamento de 40 a 49 anos

Não há consenso no benefício em mulheres abaixo de 50 anos e acima de 75, mesmo porque poucas mulheres nesta faixa etária foram incluídas nos programas de rastreio.

O argumento de que só 20% dos CM ocorrem abaixo de 50 anos é verdadeiro, mas enganoso e que a incidência entre 40 e 50 anos é quase a mesma entre 50 e 60 anos (15,8 para 17,2). Com este argumento comprova-se que o rastreamento nesta idade é tão justificável quanto após os 50 anos. Também é fato consensual que os carcinomas diagnosticados após 50 anos surgiram na década anterior, porque carcinoma mamário tem evolução lenta (Fig. 24-4).

A metanálise de 8, efetuada por Smart dos dados disponíveis em 1995 (exceto o estudo canadense), mostrou uma redução estatisticamente significante de 24% na mortalidade em mulheres de 40 a 50 anos, que indica que o rastreio nesta idade tem o mesmo benefício que após os 50 anos. Feig afirma que a redução de morte chegaria a 35% se todas as mulheres suecas tivessem sido rastreadas anualmente.

Vêm se acumulando evidências de que o rastreio beneficia mulheres mais jovens. Este benefício aparece tardiamente e no estudo HIP e só foi demonstrado após 7 anos, devido a maior densidade do parênquima nesta faixa etária. Teve maior benefício no CAIS e requer maior período de seguimento. Esta tese ganha espaço nesta época em que aumenta a incidência do câncer da mama na paciente jovem.

Rastreamento nas pacientes idosas

Nas pacientes maiores que 70 anos só dois estudos incluíram a mulher idosa no rastreio e pouco se sabe sobre os benefícios nesta faixa etária com menor expectativa de vida.

O NCI, em 1994, publicou na revista Câncer, a recomendação de que na mulher idosa o ECM anual e a Mg bianual eram suficientes, considerando que nesta faixa etária a mamografia tem uma sensibilidade próxima a 98%. Estudos retrospectivos em 670 mulheres idosas comparadas com seus pares de 50 a 64 anos, demonstraram que a taxa de detecção era mais alta nas jovens (9,2 *versus* 5,7%), bem como o índice de acerto de biopsia na mamografia anormal foi de 65% *versus* 40% com relação à mais jovem. O mesmo raciocínio pode ser empregado nas mamas lipossubstituídas da mulher jovem, já que tem alta sensibilidade para a detecção das lesões de forma precoce.

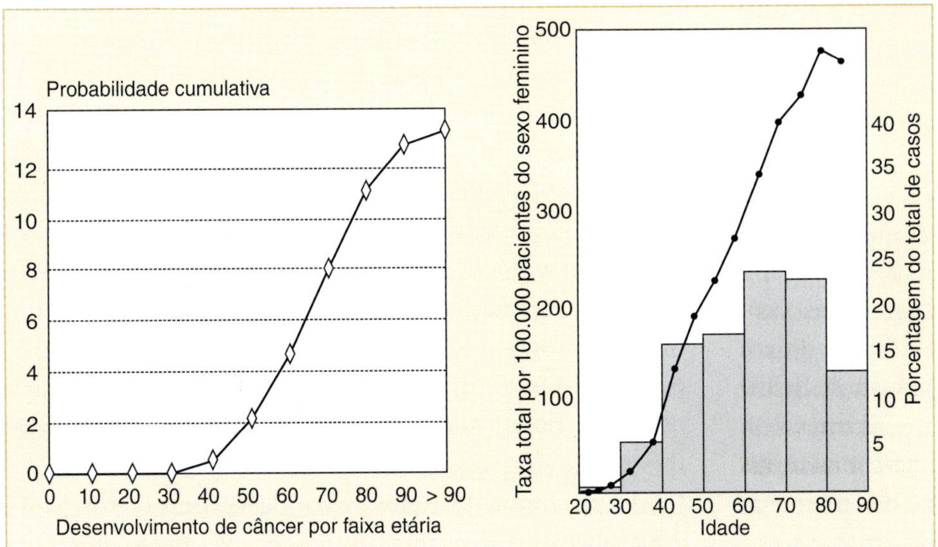

Fig. 24-4. Incidência de câncer da mama em função da faixa etária. (Imagem cedida pelo Kopans.)

Erros do passado

Na década de 1970 houve grande comoção na mídia e relatórios de que o risco na triagem mamográfica superava o benefício. Esta superestimação de risco gerou um temor desnecessário, levando milhares de mulheres a recusar o exame mamográfico.

Estas afirmativas não perduraram, já que nas aderentes dos estudos de rastreio, mesmo recebendo alta dose de radiação, não houve maior incidência do câncer de mama e ainda demonstraram uma redução da mortalidade de 25%, independente da idade.

Em 1967, Wolfe classificou o parênquima mamário em N1, P1, P2 e DY e considerou o padrão ductal proeminente e mamas densas como fator de risco. Não é verdade, porque a densidade mamária está mais relacionada com a fibrose do que com o tecido glandular. Esta afirmativa é mostrada pelo patologista que apenas encontra deposição de colágeno periductal com ou sem mudança no epitélio do ducto. A grande maioria trata-se apenas de dilatação e fibrose periductal, já que ocorre mais na região retroareolar. O padrão P2 e DY que traduz a densidade nunca foi demonstrado ser fator de risco, já que tem conotação genética, está presente desde a menarca e altera com a idade. Está ausente aos 70 anos e regride para N1, quando há uma lipossubstituição total.

É controverso se a triagem detectando pequenos tumores pode salvar a vida, exceto no CAIS, pois nem todos evoluirão para a invasão. Os críticos do estudo HIP justificam que o número de vidas salvas foi pequeno, que os equipamentos eram ultrapassados, induzindo alta doses de radiação, bem como o Ca de intervalo foi elevado, chegando a 42%, o que mostra sua ineficiência.

Bailar questiona o valor da triagem porque é o subgrupo com fator de risco mais preocupado e adere mais ao programa e os cânceres podem estar naquelas não aderentes (viés de detecção). Skrabanek acha que o CM é incurável e o diagnóstico precoce não evita mortes e afirmou que não houve redução de morte nas duas populações suecas e que havia excesso de diagnóstico e de cirurgias. Wright publicou estudo examinando um número expressivo de mulheres e mostrou que o dano era três vezes maior que o benefício e só era justificado na mulher de alto risco. Demonstrou que 5,5% das Mg eram anormais, havia excesso de diagnóstico e que 60% das cirurgias eram desnecessárias. Feig afirma que o risco e o benefício na indução do câncer na mamografia de rastreio é de "uma vida perdida para cada 906 vidas salvas".

Requisitos para o rastreamento

A promoção de um programa ativo de rastreamento de cunho público ou privado para reduzir a mortalidade requer requisitos básicos, como equipe multidisciplinar descrita a seguir, além do equipamentos modernos, filmes específicos, processamento ótimo e excelentes condições de avaliação.

Mamografista treinado, motivado, dedicado à mama, habituado em procedimentos estereotáxicos como agulhamentos, punções e sem sobrecarga de serviço.

Cirurgiões inteirados, familiarizados com métodos modernos e técnicas apropriadas para explorar as lesões não palpáveis, inclusive ter curva de aprendizado em linfonodo sentinela.

Citopatologistas treinados com profundo conhecimento em patologia mamária e habituados a manipular pequenas amostras, para reduzir o número de biopsias de fragmentos.

Clínicas habituadas no manejo da oncomastologia e no manuseio das drogas.

Técnico em mamografia devidamente treinado, motivado, educado e com tempo integral.

Outros profissionais de saúde, como ginecologistas cirurgiões, enfermeiras e agentes comunitários, ajudarão no sucesso do programa educando a população e maximizando a sua participação no aconselhamento e na adesão ao programa.

Controle de qualidade

Em 1987, o ACR (Colégio Americano de Radiologia) instituiu um programa para avaliar a qualidade dos serviços e detectar quantos e quais serviços eram eficientes em detectar pequenos cânceres. Atualmente esta avaliação é coordenada pela FDA e pelas seguradoras de saúde.

No Brasil, o Colégio Brasileiro de Radiologia criou um programa idêntico em 1992 fazendo um cadastramento de todas as clínicas radiológicas e instituiu um programa de controle de qualidade, que avaliava o serviço em termos de recursos humanos, de qualidade de imagem e de dose de radiação. Associado ao programa houve um intenso processo de educação com cursos e palestras, conscientizando os médicos da necessidade de melhorar a qualidade da imagem e de modernizar seu parque de mamógrafos.

O programa deve envolver toda a cadeia de formação e a avaliação da imagem, como equipamentos apropriados e calibrados, bom posicionamento, filmes especiais, processamento ótimo, avaliação com negatoscópio apropriado e ambiente com iluminação adequada para melhor avaliação da imagem e não passar despercebida pequena imagem que pode resultar em desastre para paciente, afora as implicações legais.

A avaliação ou a interpretação do exame deve ser feita por radiologista ou mastologista tecnicamente treinado em mamografia, sem sobrecarga de tarefas e legalmente habilitado pelo CBR e AMB. O laudo deve ser visto e revisto preferencialmente por outro observador que na certa aumentará a eficácia do método, reduzindo o falso-negativo. Vale ressaltar que a interpretação da mamografia exige um ambiente adequado, com luz indireta, suave, com luminosidade inferior a 50 lux. O negatoscópio deve ser específico e adequado, com luminância (superior a 3.000 NITS) ou (candela/m^2) de forma intensa, homogênea e uniforme, associada à luz incandescente e regulável para analisar melhor os detalhes da pele e do subcutâneo. A lupa é um instrumento obrigatório e útil na avaliação de pequenas estruturas, sobretudo nas microcalcificações.

Diretrizes do rastreamento

Em desrespeito às evidências científicas e aos aspectos médicos, fatores econômicos e considerações políticas têm determinado a idade e a frequência do rastreamento. Entidades não médicas oficiais e privadas americanas não recomendam o rastreio em mulheres abaixo de 50 anos, tirando das mulheres a oportunidade de ter diagnóstico precoce de sua doença, o que fere os princípios da bioética.

A recomendação da UICC, ACS e NCI em seminário realizado em outubro de 1991, em Pasadena, Califórnia, sobre diretrizes de rastreamento de CM, é de rastreio em mulheres acima de 40 anos, tomando por base os dados científicos existentes naquele momento.

Em setembro de 1993, em outro simpósio sobre rastreamento mamográfico, também recomendou o rastreio após os 40 anos, bem como aconselhou que se façam novos estudos randomizados com grande amostragem e com boa qualidade de imagem, com a finalidade de resolver a controvérsia sobre o rastreamento.

Em dezembro de 1993, foi realizado um seminário internacional do NCI sobre rastreamento no câncer da mama, em Bethesda, Maryland, incentivado pelos resultados de 7 anos do estudo canadense, publicado em outubro de 1992. O seminário foi coordenado pela Dra. Suzana Fletcher, que já havia publicado editorial em um jornal médico do qual era redatora, manifestando-se contrária ao rastreamento. Por motivos econômicos e pressionada pelo plano oficial de saúde (Medicare) foi modificada a decisão no sentido de não mais defender o rastreamento mamográfico em pacientes abaixo de 50 anos, recomendando apenas o exame clínico das mamas anualmente.

Emitiu relatório que manda interromper o rastreio em mulheres abaixo de 50 anos, contrariando a opinião pessoal do então diretor, Sam Broder, o NCI e o Conselho Consultivo, composto por especialistas externos que haviam recomendado o rastreio nesta faixa etária. A Sociedade de Cancerologia, a Associação Médica e o Colégio Americano de Radiologia reiteraram o seu apoio incondicional ao rastreamento nas pacientes após 40 anos, com base nos dados disponíveis sobre o assunto.

Capítulo 25

SISTEMA BI-RADS

Alcides Ferreira Santos

INTRODUÇÃO

O Sistema BI-RADS™ é uma marca registrada do Colégio Americano de Radiologia (ACR) para classificação das lesões mamárias, produzido em 1992 e revisado em 1993 e 1995. Em 2000, foi aperfeiçoado e introduzida a categoria zero no sistema. Em 2003, foi publicada a 4ª edição, que acrescentou a categoria 6, alterou a categoria 4, mudou alguns conceitos sobre densidade e aumentou o grau de suspeição das calcificações. Também padronizou a linguagem, que se estendeu para as imagens ultrassônicas, tomográficas e ressonância magnética. No Brasil, existe a edição brasileira traduzida e publicada na íntegra em 2005 pelo Colégio Brasileiro de Radiologia (CBR), com autorização do ACR.

A tradução do termo BI-RADS® *(Breast Imaging Reporting And Data System),* designa um sistema de arquivo de dados e emissão de laudos para imagem mamária, criado para sistematizar os termos que descrevem os achados mamográficos. Foi traduzido para o português e está disponível no Colégio Brasileiro de Radiologia. O BI-RADS, mesmo limitado ao continente Americano, já está em prática há 10 anos, mas a Europa já o utiliza na maioria dos países, a exemplo da Alemanha e da França, que devem modificá-lo, segundo o estilo e consenso europeu.

O BI-RADS é um documento dinâmico que envolve a prática de avaliação dos achados mamográficos e a organização do laudo mamográfico, estando sujeito às alterações que reflitam as mudanças do presente, podendo ser revisto e atualizado a qualquer tempo pela comissão, que aceita sugestões e questionamentos. Ele oferece uma classificação que, utilizando aspectos morfológicos, separa por categorias os achados que, tendo um equivalente potencial para câncer, devem receber os mesmos cuidados, e ainda sugere uma conduta uniformizada para estes achados. Assim, a categoria 2 contém os achados cujo risco de câncer é igual ao da população, e o BR 3 tem um risco absoluto de 2-3%. Pelo levantamento da auditoria do ACR, a categoria 4 teve um valor preditivo positivo de 34%, enquanto na categoria 5 o VPP foi de 81%. As maiores controvérsias estão nas categorias 3 e 4, já que nas 2 e 5 há um consenso quanto à conduta.

O BI-RADS é um novo estilo de avaliação, que cria um vocabulário padronizado para descrição das imagens mamográficas e de monitoração dos resultados. Por ser patenteado, não pode ser modificado em seu conteúdo, nem utilizado sem o consentimento expresso do ACR. Inicialmente foi criado para a mamografia de rastreio, mas posteriormente se estendeu para as mamografias periódicas e diagnósticas.

A elaboração do BI-RADS foi fruto do trabalho conjunto de várias comissões de expressivos radiologistas do ACR, com cooperação do Instituto Nacional do Câncer, do Centro de Prevenção e Controle de Doenças de Atlanta (CDC), *Food and Drug Administration* (FDA), Associação Médica Americana (AMA), Colégio Americano de Cirurgiões e Colégio Americano de Patologia. Inicialmente, o ACR designou uma comissão composta por brilhantes imaginologistas, presidida pelo Doutor Gerald D. Dodd, que coordenou a força-tarefa do ACR.

- Daniel B. Kopans – vice-presidente
- Carl J. D'Orsi – vice-presidente
- Dorit D. Adler, M.D.

- Lawrence W. Bassett, M.D.
- R. James Brenner, M.D.
- Gerald D. Dodd, M.D.
- Stephen A. Feig, M.D.
- Valerie P. Jackson, M.D
- Michael A. Lopiano, M.D.
- Robert McLelland, M.D.
- Myron Moskowitz, M.D.
- Edward A. Sickles, M.D.

No Brasil, a adoção do BI-RADS foi fruto do consenso multidisciplinar promovido pelo Colégio Brasileiro de Radiologia em 1998, com participação das entidades interessadas em mamografia, como Sociedade Brasileira de Mastologia e FEBRASGO, integrando um programa mais amplo de controle de qualidade, desenvolvido pelo próprio CBR, no sentido de melhorar o padrão de prestação de serviço à sociedade. Em fevereiro de 2004 a comissão de Mamografia do CBR recomendou a utilização do ACR-BI-RADS, quarta edição.

Inicialmente não havia uniformidade na descrição dos achados e os laudos eram descritos de forma ambígua, o que provocava ansiedade no paciente, dificultava a conduta do mastologista e a análise da auditoria médica em avaliar os resultados.

Hoje, o BI-RADS é uma norma de conduta de caráter educativo, que serve de manto protetor para o radiologista diante de acusação de negligência, possibilita a comunicação entre os profissionais, reduz a ambiguidade dos laudos mamográficos e estimula os profissionais a se manterem atualizados. O sistema é aceito pelas instituições científicas e passa a ser um guia de conduta na prática médica diária do radiologista, especialmente nas lesões não palpáveis e em caso de acusação de erro médico, quando terá o respaldo das entidades médicas.

Para o paciente que costuma ler os laudos, os termos BI-RADS geram curiosidade que requer tradução, mas após a explicação convincente o léxico inspira confiança nos médicos, quando se descobre que é um sistema universal feito com critério e que traduz uma preocupação das entidades médicas com a saúde da população.

OBJETIVO DO BI-RADS

O sistema BI-RADS foi desenvolvido com finalidade unificar a linguagem na interpretação das imagens mamárias e garantir o relatório mamográfico, de forma padronizada e conclusiva, reduzindo a confusão na descrição dos laudos. Com a padronização da terminologia, todos os radiologistas dão o mesmo nome para os mesmos achados, facilitando a comunicação com o mastologista, que pode orientar a conduta, além de facilitar a monitoração dos resultados.

As lesões devem ser identificadas e descritas, mencionando as características morfológicas, atribuindo a cada uma delas uma categoria de acordo com a provável malignidade. Para isto, requer profundo conhecimento da imaginologia, das patologias mamárias e da terapêutica indicada.

O sistema fornece um instrumento que facilita a auditoria médica do serviço de mamografia e fornece subsídios para avaliar a qualidade de atendimento prestado ao paciente e facilitar a comunicação entre os profissionais. Ele também alimenta um sistema em rede com a memória do laudo (PACS e RIS), que pode orientar outros profissionais que fazem o ultrassom ou RM, mesmo em outros setores da clínica.

O sistema dispõe ainda de um banco de dados que coleta as informações detalhadas sobre o número de cânceres encontrados no programa de detecção precoce, bem como armazena dados sobre os achados mamográficos, o número de biopsias realizadas e seus resultados.

O imaginologista deve ter sua atenção focada na interpretação da imagem e ser conhecedor do vocabulário do BI-RADS, para facilitar a interpretação das imagens e emitir laudo com terminologia clara e resumida, facilitando e orientando a conduta do clínico (Quadro 25-1).

SESSÕES DO BI-RADS

A versão original do BI-RADS é composta de cinco sessões, descritas a seguir, sendo que no Brasil apenas os dois primeiros itens foram adotados, ficando os demais reser-

Quadro 25-1. Objetivos do BI-RADS

- Padronizar o formato dos laudos mamográficos
- Padronizar uma linguagem comum
- Facilitar a comunicação entre os profissionais
- Reduzir a confusão de interpretação dos achados
- Facilitar a monitoração dos resultados
- Melhorar a qualidade do atendimento ao paciente
- Fornecer o VPP de cada grupo de lesões
- Reduzir a ambiguidade dos laudos
- Facilitar o ensino e a pesquisa em mamografia
- Armazenar e monitorar dados sobre mamografia
- Orientar o julgamento de má prática

vados para países que tenham programa de rastreamento do câncer de mama:

1. **Vocabulário ou léxico:** para descrição das imagens mamárias.
2. **Relatório mamográfico:** emissão de laudo com linguagem padronizada.
3. **Seguimento e monitoração** dos resultados.
4. **Banco de dados** que coleta as informações para auditoria.
5. **Apêndices:** sistema que permite a identificação dos achados por meio de códigos. É um glossário que define os termos estatísticos usados em epidemiologia clínica.
6. **Capítulo guia:** que orienta o uso do sistema.

Vocabulário. A heterogeneidade da terminologia usada pelos radiologistas trazia frequente confusão entre os diversos profissionais que descrevem o mesmo achado de forma diferente. A padronização, além de simplificar a descrição, reduz a confusão e o tempo dispensado para interpretar a imagem. Também facilita o aprendizado e permite analisar os dados e avaliar seus próprios resultados, comparando outras instituições. O BI-RADS padronizou a linguagem, que vem sendo alterada ao longo do tempo, seguindo a recomendação da força-tarefa sobre câncer de mama do ACR, que já vem usando uma terminologia unificada desde 1988. Exemplo: Uma imagem obscura que poderia tratar-se de nódulo ou superposição de tecido glandular, era descrita como um esboço de formação nodular, como uma estrutura algo nodular ou formação noduliforme, o que causava confusão para o mastologista e os ginecologistas, e angústia para o paciente. Alguns casos eram levados para cirurgia de forma desnecessária.

Relatório mamográfico. O sistema dispensa a informatização sofisticada, mas encoraja o laudo computadorizado, que permite facilitar o relato e a coleta simultânea de dados e fica disponível para a auditoria médica futura.

Bancos de dados. O sistema dispõe de coleta e armazenamento de dados para uso em auditoria e garantir a qualidade do programa, evidenciando o sucesso ou a falha do rastreio em mostrar lesões ocultas. No gerenciamento dos resultados, deve buscar a coleta de dados e de informações importantes que possa validar o método, para atualizar o banco de dados e facilitar a auditoria do serviço.

A auditoria é um importante fator de qualidade, porque, com base nos falso-negativos e positivos, avalia a sensibilidade do método e contribui para identificar as falhas e corrigir as deficiências estruturais e pessoais.

Uma auditoria médica requer uma coleta de dados sistemática com subsequente análise. A auditoria permite ao radiologista monitorar seus próprios resultados e comparar sua opinião com o resultado da biopsia e com a evolução clínica do paciente, ou mesmo avaliar o número de falso-positivos e falso-negativos de seus laudos.

Apêndice. Por meio de um sistema de códigos representado por letras e números, descreve de forma padronizada todos os achados, incluindo a forma, o tamanho, a localização do nódulo, o diagnóstico, a conduta adotada e os resultados. Estes dados são fornecidos ao sistema nacional de diagnóstico precoce, que vai figurar nas estatísticas do país, e além de permitir o controle e a monitoração dos resultados, vão facilitar o aprendizado e fornecer subsídios para a avaliação global do sistema.

Existem vários tipos de apêndices, sendo um específico para posicionamento mamográfico, outro para patologias, outro para sistema de diagnóstico precoce e, finalmente, outro para seguimento.

Glossário. Por fim, o sistema BI-RADS dispõe de um glossário que conceitua os termos técnicos usuais em epidemiologia clínica para facilitar a monitoração dos resultados, avaliar a eficácia do sistema, desde a eficiência até a qualidade. Neste capítulo, trataremos apenas do vocabulário com descrição das categorias e emissão do laudo mamográfico. Os demais assuntos não têm utilidade prática em nosso País.

LINGUAGEM DO BI-RADS

Tipos de achados

Os tipos de achados podem ser um **nódulo**, uma **densidade**, densidade assimétrica, tecido mamário assimétrico, uma **distorção da arquitetura** ou uma **calcificação**. A versão 4 do BI-RADS substituiu o termo densidade por assimetria, podendo ser focal ou global. Existem os **achados associados**, como retração e espessamento de pele, lesões dérmicas, retração de papila, proeminência ductal, vascularização assimétrica, espessamento trabecular, alterações no volume e forma da transparência dos linfonodos intramamários e axilares.

Descrição dos achados mamográficos

Os achados mais significativos são os nódulos, as calcificações, as distorções e as assimetrias. Na descrição dos achados mamográficos, deve ser expresso com clareza qual o **tipo de achado**, o **tamanho** e a **forma** , como é seu **contor-**

no, qual a sua **localização** no quadrante ou região, sua **posição** e qual o **lado** onde se assenta o achado, que devem ser descritos com terminologia clara e padronizada, para ser entendida pelo mastologista.

CONCEITOS DOS ACHADOS

Nódulo

O **nódulo**, ou massa, é uma imagem tridimensional que ocupa espaço, apresenta bordas convexas, devendo ser visto nas duas projeções ortogonais. Pelo conceito BI-RADS, o nódulo deve ser descrito de forma padronizada e completa, relatando a **forma**, o **tamanho**, os **contornos**, a **densidade**, a **localização** e a **posição** na mama onde se assesta o nódulo.

Forma do nódulo

Quanto à forma, o nódulo, ou a massa, pode ser descrito como redondo, oval, lobulado, irregular e com distorção da arquitetura (Fig. 25-1).

Redondo. O nódulo é circunscrito com forma esférica e circular.

Oval. O nódulo é elíptico, em forma de ovo.

Lobulado. O nódulo apresenta ondulações, podendo bi ou multilobulado.

Irregular ou mal definido. É todo nódulo que não apresenta as formas acima ou toda massa mal definida, que requer investigação.

Distorção da arquitetura. A massa está distorcida, emitindo espículas que partem de um núcleo central e se irradiam. A distorção não tem massa definida, nem configura nódulo.

Comentário. Alguns discordam do fato da distorção ser rotulada em nódulo, já que o conceito básico de distorção de arquitetura é não apresentar nódulo.

Contorno do nódulo

Quanto ao contorno, ou às margens, o nódulo pode ser descrito como circunscrito, microlobulado, obscuro, indistinto e espiculado. O contorno é o maior indicador de malignidade e deve-se sobrepor à forma.

Circunscrito. A margem é redonda, oval ou lobulada, com contorno bem definido, com nítida transição com o tecido vizinho, mostrando totalmente seu contorno, que afasta infiltração carcinomatosa. É aceita como circunscrita uma imagem com 25% de seu contorno obscuro. É temerário, porque pode ter microinvasão ou mesmo invasão franca ao longo da extensão mal visualizada. Considero que a margem deve ser visualizada em todo seu contorno.

Microlobulado. Apresenta margens circunscritas com pequenas ondulações no contorno. É um sinal indireto de malignidade, que pode estar presente no carcinoma medular.

Obscuro. O nódulo de contorno obscuro tem o contorno parcialmente oculto pela superposição de tecido glandular, o que não permite a visualização de todo seu contorno. O contorno do nódulo está circunscrito de um lado, mas está obscurecido do outro pelo tecido denso, dando um efeito somação. O ultrassom se impõe e, se for cisto, passa para categoria 2, e se for sólido de contorno nítido, passa para B-3. Se o ultrassom mostrar apenas um dos critérios de malignidade descritos por Stavros, passa para B-4.

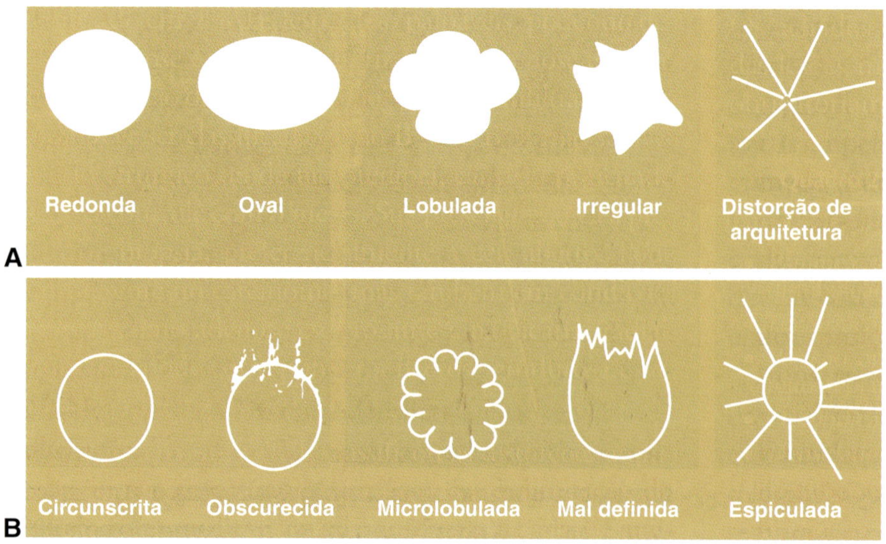

Fig. 25-1. (**A**) A forma do nódulo pode ser redonda, oval, lobulada, irregular e com distorção da arquitetura. (**B**) O contorno dos nódulos pode ser circunscrito, microlobulado, obscuro, indistinto e espiculado. (Figuras do Kopans modificadas.)

Indistinto. A imagem está mal definida, com contornos borrados ou mal visualizados por infiltração de células tumorais, normalmente não existindo parênquima denso em seu contorno. Os fatores que provocam má definição do nódulo são infiltração maligna e processos inflamatórios.

Espiculado. A imagem tem contorno irregular, emitindo espículas radiais com infiltração carcinomatosa dos ligamentos. As espículas partem do núcleo e mostram um aspecto radiado. Não pode ter história de cirurgia prévia, nem configurar nódulo. A presença de espículas em 10% da borda deve caracterizá-la como espiculada.

Descrição do tamanho

Quanto ao tamanho, o nódulo deve ser quantificado em centímetros, medido em seu maior diâmetro, devendo ser medido em dois eixos. Imagens com grande diferença de tamanho entre os eixos são indicativas de benignidade.

Densidade

No conceito do radiologista, o termo densidade define a atenuação relativa dos raios na lesão, em comparação com a atenuação pelo parênquima mamário. No BI-RADS, o conceito de densidade é a presença de uma área densa, sem configurar nódulo, mostrada apenas em única incidência.

Nas versões anteriores do BI-RADS, as densidades eram conceituadas como uma densidade unilateral, mostrada em uma incidência, sem apresentar forma nodular, sem distorção da arquitetura e sem apresentar calcificações. Era classificada como densidade assimétrica focal, densidade assimétrica e tecido mamário assimétrico, em função do seu tamanho. Na versão 2003 do BI-RADS, **o termo densidade assimétrica foi substituído por assimetria,** podendo ser focal ou global. Acrescento os termos de distribuição segmentar e regional para contemplar aquelas assimetrias de tamanho intermediário e médio.

A **assimetria, no conceito atual**, é uma pequena área de densidade unilateral de tecido fibroglandular, sem correspondência na mama oposta. As assimetrias focais são imagens planas, sem configurar nódulo. Não contêm micros, não têm bordas externas convexas, sendo visíveis nas duas incidências mamográficas. Este assunto será descrito adiante.

Distorção de arquitetura

A **distorção da arquitetura** é representada por convergências de espículas espessadas, sem configurar nódulo ou densidade. Ocorrem espessamento e retração do tecido fibroso, devido à reação desmoblástica do tecido circunvizinho.

Calcificações

Na classificação inicial do BI-RADS, as calcificações eram divididas em tipicamente benignas, provavelmente benignas, suspeitas e altamente suspeitas. Esta classificação contemplava as lesões provavelmente benignas, onde melhor se enquadram as micros tipo lobular, de formas redondas e ovais e de contorno regular. Na versão atualizada de 1998, foi reduzida para três categorias: benignas, indeterminadas e altamente suspeitas.

Calcificações benignas

As calcificações benignas são os achados mais frequentes, variando de 8% nos pacientes jovens a quase 90% na mulher idosa. São grandes, regulares, difusas, bilaterais, homogêneas, redondas e ovais com centro radiolucente, lineares, grosseiras, vasculares, em casca de ovo, leite de cálcio e pós-cirúrgicas. Não requerem nenhuma investigação adicional, mas a presença de calcificações benignas não afasta a possibilidade de processo maligno concomitante. As micros, para serem catalogadas como benignas, devem ter o centro radiolucente e estão presentes nas calcificações de pele e na necrose gordurosa. Ocorrem em 60% dos casos e têm risco de malignidade de 0,2%. Veja em microcalcificações.

Provavelmente benignas

Na versão original, as microcalcificações redondas ou ovais, regulares e puntiformes, dispostas aleatoriamente, com mesma forma e densidade, eram categoria 3. São distribuídas de formas difusa, semiagrupadas ou formando múltiplos grupamentos com mesma forma e mesma densidade. Têm risco malignidade inferior a 2% e devem ser seguidas. De uma série de 1.234 micros lisas e regulares estudadas por Kopans, apenas 0,1% estava associada a câncer.

A versão de 2003 considerou as micros redondas e puntiformes como classe 4, pela probabilidade de estarem presentes no carcinoma *in situ* tipo cribriforme. Na nova edição esta modalidade foi abolida, mas seria o melhor espaço para enquadrar os grupamentos isolados de micros monomorfas e regulares, nos grupamentos múltiplos e nas lesões 4A e 4B, com biopsia negativa.

Estão nesta categoria os grupamentos múltiplos com micros de formas e distribuições semelhantes. Podem ter distribuição difusa ou regional, mas normalmente são bilaterais e tendem a estar semiagrupadas, por terem origem nos lóbulos. São catalogadas como B-3.

Indeterminadas

As micros indeterminadas formam um grupo intermediário que não aparenta morfologia tipicamente benigna, mas não preenche os requisitos de malignidade. São micros arredondadas ou amorfas, de dimensões e formas semelhantes, em número variável e com distribuição agrupada, segmentar ou regional. Têm discreto pleomorfismo, sem apresentar formas lineares ou ramificadas, mas não preenchem os critérios de benignidade, sendo difícil de classificá-las de forma precisa. Sua forma tende a ser redonda, mas, não têm forma específica e são catalogadas como B-4. Quanto mais aumenta o número e a variação das formas maior é a probabilidade de câncer.

A quarta versão do BI-RADS introduziu neste grupo as calcificações grosseiras e heterogêneas. São calcificações maiores que 0,5 mm, com formas e tamanhos variáveis e com grau intermediário de suspeição. São calcificações grosseiras, mas são menores que aquelas grosseiras decorrentes da esteatonecrose.

Também foram inclusas neste grupo as calcificações amorfas, às quais se atribuiu um risco intermediário, com probabilidade de 20% para malignidade, exceto quando distribuídas de forma difusa. Ainda as calcificações amorfas arredondadas ou em floco de neve, sem forma definida, que têm médio grau de suspeição. São semelhantes a grãos de areia e habitualmente estão presentes na adenose e até nos cistos, mas podem representar um carcinoma. São catalogadas como B-4 (Quadro 25-2).

Quadro 25-2. Microcalcificações indeterminadas

BI-RADS 4: 4ª versão
Micros de formas indeterminadas ou pleomorfas
Micros agrupadas ou segmentares
Novas formas de micros (neomicros)
Micros que aumentam de número e de formas
Micros grosseiras e heterogêneas
a) Com grupos múltiplos (4A)
b) Pleomorfas com grupo único (4B)
c) Grupo linear ou segmentar (4C)
Micros monomorfas lineares seguindo o ducto (4B)
Micros redondas (4A) (> 0,5 mm)

Altamente suspeitas

As micros altamente suspeitas são menores que 0,5 mm, com formas e densidades diferentes. São pleomorfas, irregulares, heterogêneas, lineares ou em forma de letras seguindo o trajeto dos ductos. Têm distribuição agrupada ou segmentar e são ramificadas, descontínuas e arborescentes, em formato de Y ou X, sugerindo depósito intraductal, que traduz um carcinoma *in situ* ou mesmo já invasivo. São catalogadas como BI-RADS 5.

Descrição das microcalcificações

Na descrição das microcalcificações ou simplesmente micros, devem ser evidenciados seus aspectos geométricos, que incluem sua **morfologia**, seu **tamanho**, sua **distribuição**, seu **tipo**, seu **número** e sua **densidade**, que devem ser descritas de forma padronizada.

Forma. Quanto à forma, podem ser redondas, ovais, poliédricas, amorfas, monomorfas ou pleomorfas (de formas variadas).

Distribuição. Quanto à distribuição topográfica, podem ser catalogadas como **agrupadas**, **segmentares**, **regionais** e **difusas**. As formas agrupadas e segmentares são suspeitas, enquanto as formas regionais e difusas indicam condições benignas tipo lobulares.

Tipo. Finas, lineares, ramificadas, puntiformes, monomorfas e granulares.

Densidade. Baixa, média e alta densidades.

Achados associados

Os achados associados podem estar presentes e ajudam na avaliação diagnóstica das lesões mamárias, podendo estar no parênquima, no envoltório da mama ou na axila.

Tipos de achados. Estão no envoltório da mama como lesões dérmicas *(nevus),* retração de pele ou de papila, espessamento de pele e de trabéculas, assimetria vascular; achados como glândula axilar, linfonodos axilares e intramamários e corpo estranho.

CATEGORIAS DO BI-RADS

O sistema BI-RADS atualmente é composto de sete categorias que reúnem, em cada uma delas, um grupo de achados diferentes que tem risco semelhante para carcinoma e que necessita de uma conduta semelhante.

A categoria é um preditor de malignidade da lesão. Cada classe reúne um grupo de lesões de equivalente valor

Quadro 25-3. Categorias do BI-RADS versão 4 e o significado de seus achados

Categoria 0	Incompleta	Necessita de exame adicional com imagem
Categoria 1	Negativa	Ausência de sinais indicativos de malignidade
Categoria 2	Negativa	Achados benignos
Categoria 3	Negativa	Achados provavelmente benignos
Categoria 4	Positiva	Achados suspeitos
Categoria 5	Positiva	Achados altamente suspeitos
Categoria 6	Positiva	Avaliação de imagem em mama com lesão maligna, já diagnosticada, mas não operada ou fez rádio ou quimioterapia prévia

preditivo positivo para câncer de mama e ainda sugere uma conduta. As categorias 1, 2 e 3 são consideradas mamografia negativa, as 4 e 5 são consideradas positivas e a classe 0 é considerada exame incompleto, em que não é possível dar impressão diagnóstica ou recomendar uma conduta. As mamografias com achados benignos são catalogadas como negativas porque o objetivo da mamografia é reduzir a mortalidade pelo câncer da mama, sendo as lesões benignas consideradas secundárias (Quadro 25-3).

Categoria 0

A categoria zero ou B-0 é uma mamografia inconclusiva de caráter temporário, que necessita de avaliação adicional para afastar ou confirmar uma suspeita. A recomendação era para ser usada apenas para exames de rastreio, mas no Brasil é usada também em mamografia diagnóstica. Na versão original do BI-RADS, é utilizada a categoria **zero** quando as incidências básicas como craniocaudal e oblíqua mediolateral não fornecem informações que permitam chegar a uma conclusão. Os achados radiológicos não confirmam lesões suspeitas, mas também não afastam, e mais informações precisam ser obtidas. É uma imagem inconclusiva que requer uma incidência complementar, como um perfil, uma manobra rotacional ou tangencial, uma compressão localizada, uma ampliação e até uma ressonância magnética. É recomendado o estudo comparativo com o mamograma anterior para avaliar a presença daquele achado ou se trata de neodensidade (Fig. 25-2).

A categoria zero é tida como incompleta e necessita de avaliação por método de imagem para emitir uma opinião final, que pode ser um ultrassom, um estudo comparativo com a mamografia anterior, uma tomografia ou uma ressonância magnética, nunca uma avaliação clínica ou histológica. É uma condição em que não é possível dar uma impressão diagnóstica ou recomendar uma conduta. Não existe uma recomendação de conduta clínica, e sim uma indicação para mais pesquisas, podendo passar para qualquer outra categoria. Após terminar o estudo, a mamografia será enquadrada em uma das categorias de 1 a 5.

Esta categoria demorou a ser aceita e recebe críticas se teria *status* de categoria, porque não existe uma conduta definida, sequer uma certeza se o achado é real. Não defi-

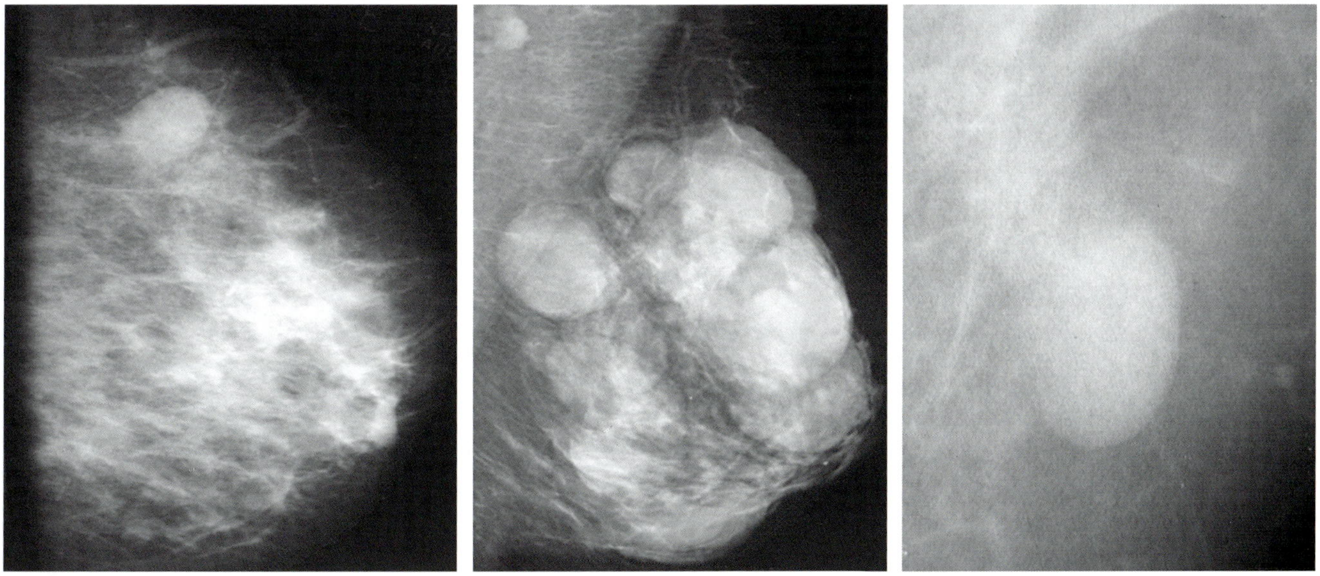

Fig. 25-2. Lesões BI-RADS 0 que necessitam de exame adicional por imagem para esclarecimento.

ne geometricamente o achado, nem esclarece sua natureza, sendo uma espécie de pré-categoria, que precisa de complementação para se enquadrar em uma das demais.

Conduta. Diante de massa palpável ou imagem nodular impõe-se o estudo ecográfico.

Comentários

A mama densa em si não é fator de risco para câncer de mama e deve ser rotulada como categoria 1, independente da densidade presente. A densidade mamária reduz a sensibilidade do método, porém não altera a classe. Para tanto, é necessário que as mamas sejam simétricas e não apresentem sinais primários de malignidade como nódulo, distorção ou micros. Entretanto, nas mamografias diagnósticas é prudente colocar B-0 e sugerir o estudo ecográfico, mesmo sabendo de sua baixa acurácia em mostrar pequenos tumores sólidos, quando profundos. A conduta é justificada também nos pacientes que têm massa palpável ou fatores de risco moderado ou intenso para câncer de mama.

O padrão mamográfico denso não é útil para determinar a frequência do rastreio nem indicação de estudo ecográfico de rotina na mulher assintomática. A densidade é própria da mama jovem, especialmente naquelas que não lactaram, e não constitui fator de risco, desde que sejam simétricas. A densidade apenas traduz o teor de tecido fibroglandular e o nível de estradiol no plasma, podendo estar presente em 20% das pacientes que fazem uso de estrógenos, especialmente no uso combinado com a progesterona.

Na mamografia de rastreio em paciente assintomático com mamas densas, a conduta adotada para segurança jurídica de complementar com o ultrassom pode ser justificada, mas não é convincente, já que a ecografia não é exame indicado para rastreio, pela baixa sensibilidade do método em mostrar pequenas lesões sólidas, além do alto percentual de falso-positivo.

Os profissionais e os pacientes devem estar conscientes de que a mamografia, mesmo negativa, não afasta a existência de patologia. Temos que levar em conta que o método dá uma sensibilidade média de 90% e está passível de dar falso-negativo no percentual de 2 a 20% (média de 10%), mesmo considerando as condições ótimas dos equipamentos, filmes de alta qualidade e a grande experiência do médico examinador.

A limitação é do método, e o radiologista jamais vai ultrapassar esta barreira, independentemente de sua formação, e que pouco se altera se complementar com ultrassom ou tomografia, porque não existe um exame ou grupo de exames que possam dar garantia absoluta da ausência de malignidade.

A rotulação sistemática de indicar BI-RADS 0 e ultrassom leva ao aumento do custo e aumenta o percentual de falso-positivo, o que induz a angústia do paciente. No nódulo pequeno e profundo, mesmo com equipamentos de alta resolução, nem sempre o ultrassom esclarece se é de natureza sólida, se é cisto espesso ou até uma célula gordurosa. A conduta expectativa e a execução da ecografia com 6 meses têm mais chance de esclarecer sua natureza e informar sua evolução no tamanho, e sobretudo no contorno, que é o mais importante indicador de malignidade.

Manuseio dos nódulos

As imagens nodulares de contorno regular menores que 1 cm devem ser catalogadas na classe 3. Se o US mostrar ser sólido, homogêneo, disposição horizontal e de contorno nítido, fica na classe 3, mas se tiver textura heterogênea, e for vertical, passa para 4, dependendo do tamanho, da forma e sobretudo do contorno. Para ser catalogado como 3, não pode apresentar nenhuma das características de malignidade descritas por Stravos. Se o US mostrar ser cisto ou a punção biopsia concluir por benigno, fica na classe 2.

Eventuais achados de nódulos palpáveis com mamografia negativa não devem mudar a categoria e catalogação como BI-RADS 1, já que o radiologista avalia apenas uma imagem BI *(Breast Imaging)* e não um achado clínico. Exame físico deve servir de subsídio para conclusão do laudo, mas não deve alterá-lo em sua essência. Um achado clínico ou um fator de risco intenso para câncer podem influenciar apenas na recomendação da conduta, mas nunca podem alterar a categoria. Entretanto, o radiologista deve colocar 1 e fazer a ressalva de que o nódulo ou a massa palpável naquela mama não tem expressão radiológica, ressalvando que o ultrassom pode esclarecer sua natureza.

Diante da assimetria focal, deve-se fazer estudo comparativo com a mamografia anterior, preferencialmente de 12 meses. Se negativo, fazer manobra rotacional ou compressão localizada. Se a lesão for verdadeira, é B-4 e deve ser investigada.

Se o US for negativo e sem massa palpável, é categoria 3 e deve-se fazer controle. Mesmo com US negativo, se tiver massa palpável, deve-se manter o BI-RADS 3 e sugerir, na recomendação da conduta, a necessidade de explorar. Deve-se descrever no laudo que a massa palpável não se expressou no presente exame.

As lesões limítrofes ou inconclusivas devem ser consideradas incompletas e catalogadas como B-0, com a indicação de proceder outra abordagem para melhor avaliação. Na presença de múltiplos achados, deve ser considerada aquela lesão que expresse maior significado patológico, como por exemplo uma calcificação grosseira associada a um grupamento de micros suspeitas, prevalece a categoria 4, que tem maior conotação com patologia.

Também a quarta edição do BI-RADS recomenda a emissão do laudo mamográfico com base nos achados da mamografia, conjugados com os achados do ultrassom e outros métodos de imagem como cintilografia, ressonância ou TC. Discordo desta recomendação e entendo que o laudo mamográfico deve ser desvinculado dos demais métodos de diagnóstico. No Brasil é inviável, porque nem todos os serviços dispõem destes equipamentos. A avaliação conjunta é muito útil, mas nem sempre é exequível, já que estes equipamentos nem sempre estão disponíveis nos serviços, até mesmo o ultrassom. Nem todos os profissionais executam ambas as modalidades de exame.

Entendo que o laudo mamográfico deve ser emitido independentemente do resultado que o ultrassom possa revelar, porque é um exame complementar da mamografia e nem sempre está disponível no mesmo serviço ou naquele momento, até porque alguns radiologistas não manuseiam o equipamento de ultrassom. A categoria pode mudar na dependência do resultado do ultrassom.

O laudo mamográfico deve ser desvinculado do ultrassom, porque este é outro exame, outro pedido, outro procedimento e às vezes executado por outro profissional. O eventual fato de levar o paciente para o ultrassom e avaliar a natureza do nódulo é conduta individual e digna de elogios porque traduz o envolvimento do profissional com o paciente, mas foge ao dever restrito do profissional, de executar um exame mamográfico. Entretanto, quando o profissional recebe ambas as requisições e executa ambos os procedimentos ou quando são feitos na mesma clínica, mesmo por profissionais diferentes, devem ser avaliados conjuntamente e emitindo o laudo mamográfico em função com os achados ecográficos.

O papel do ultrassom

O ultrassom, mesmo com alto poder de resolução, nem sempre esclarece sua natureza, devido a sua baixa acuidade em detectar lesões iniciais e ainda gera muitos falso-positivos, provocando ansiedade no paciente. Tomas Kolb, em 1998, demonstrou a baixa sensibilidade do ultrassom nas mamas densas, mostrando 0,3%, ou apenas 11 casos em 3.626, mostrando que é ineficaz para o rastreio do câncer de mama. A literatura mostra que o ultrassom em mamas densas, como mamografia normal, vai mostrar 3-4 cânceres em 1000 mulheres.

O ultrassom tem indicação precisa para avaliar achados mamográficos, como nódulos ou assimetrias, na mamografia diagnóstica, na avaliação das massas palpáveis nos pacientes sintomáticos, sendo útil para prever o grau de suspeição e o valor preditivo positivo de malignidade dos nódulos. Mesmo com baixa prevalência, pode ser feito naqueles pacientes com história familiar de câncer e que tenham mamas densas e heterogêneas. O ultrassom deve ser executado pelo operador experiente e com equipamentos de alta frequência (superior a 10 MHz).

O ultrassom é útil para mostrar a morfologia dos nódulos e selecionar aqueles de maior suspeição, que devem ir para a biopsia ou cirurgia, daqueles achados com aspectos morfológicos de benignidade, que podem ser seguidos. Na paciente acima dos 40 anos, especialmente nas mamas substituídas, nunca executar o exame ultrassônico sem avaliação concomitante da mamografia, que serve de indicador de quais regiões devem receber melhor varredura.

Categoria 1

É uma mamografia tida como normal ou negativa, onde estão ausentes os achados indicativos de malignidade. A categoria 1 ou B-1 é toda mamografia que não apresente nódulos, distorção da arquitetura ou microcalcificações e que os corpos mamários estejam simétricos, independentemente da densidade do parênquima, porque densidade não é indicativa de risco, nem necessita de complemento. Eventuais densidades presentes devem estar dispostas de forma simétrica.

Conduta. Seguimento anual, conforme a faixa etária, seguindo a recomendação do CBR:

38-40 anos. Mamografia de base.

40-50 anos. Mamografia anual especialmente se tiver fator de risco.

Maior de 50 anos. Mamografia anual.

Em paciente com mãe ou irmã com câncer de mama diagnosticado, deve-se fazer mamografia anual, iniciando com idade 10 anos antes daquela com que sua mãe ou irmã foi acometida.

Categoria 2: achados benignos

A categoria 2 ou B-2, é um tipo de mamografia negativa em que os achados podem ser rotulados como benignos com absoluta segurança, nos quais o risco de câncer é igual ao da população. Estes achados devem ser descritos de forma clara, especificando o tipo, a forma e a localização, esclarecendo o lado, o quadrante e a profundidade da lesão. A descrição é obrigatória, mas a categoria pode ser dispensada e colocar como categoria 1, que também não apresenta suspeita para câncer.

Estão inclusos nesta categoria os achados tipicamente benignos e as afecções involutivas como os fibroadenomas calcificados, as calcificações grosseiras em pipoca, as calcificações redondas com centro lucente, as calcificações de pele, de ductos, intracísticas (em leite de cálcio), vasculares, de fios de suturas, em casca de ovo, tipo secretória em bastão e também as lesões com conteúdo gorduroso como cisto oleoso, hamartoma, lipoma, esteatonecrose, galactocele e achados associados como linfonodos intraglandular típico e ectasia ductal. Estão inclusos neste grupo os implantes mamários, independentemente de estarem rotos ou íntegros.

É na categoria 2 que a mamografia mostra 100% de especificidade, ou seja, a radiologia dá um diagnóstico de certeza, por apresentar imagens específicas, e dispensa diagnóstico diferencial com câncer, porque a imagem é típica. São imagens inconfundíveis, como lipoma, cisto oleoso ou necrose gordurosa e calcificações de fios de sutura, e a frequente imagem nodular com calcificação grosseira, que é patognomônica do fibroadenoma calcificado (Fig. 25-3).

Conduta. Seguimento conforme a faixa etária, sem cuidados especiais, exceto se tiver fator de risco associado.

Comentários

As categorias B-1 e B-2 são tidas como negativas, têm risco relativo igual ao da população e apenas requerem o rastreio anual. Na mamografia negativa deve ser comentado sobre a periodicidade da mamografia, seguindo a recomendação o Colégio Americano de Radiologia. Entretanto, esta recomendação deve obedecer à convicção do profissional, à história pessoal e familiar de câncer e ao perfil psicológico do paciente e outros fatores de risco presentes.

A mama masculina e a mama operada e irradiada devem receber o mesmo tratamento dispensado à mama

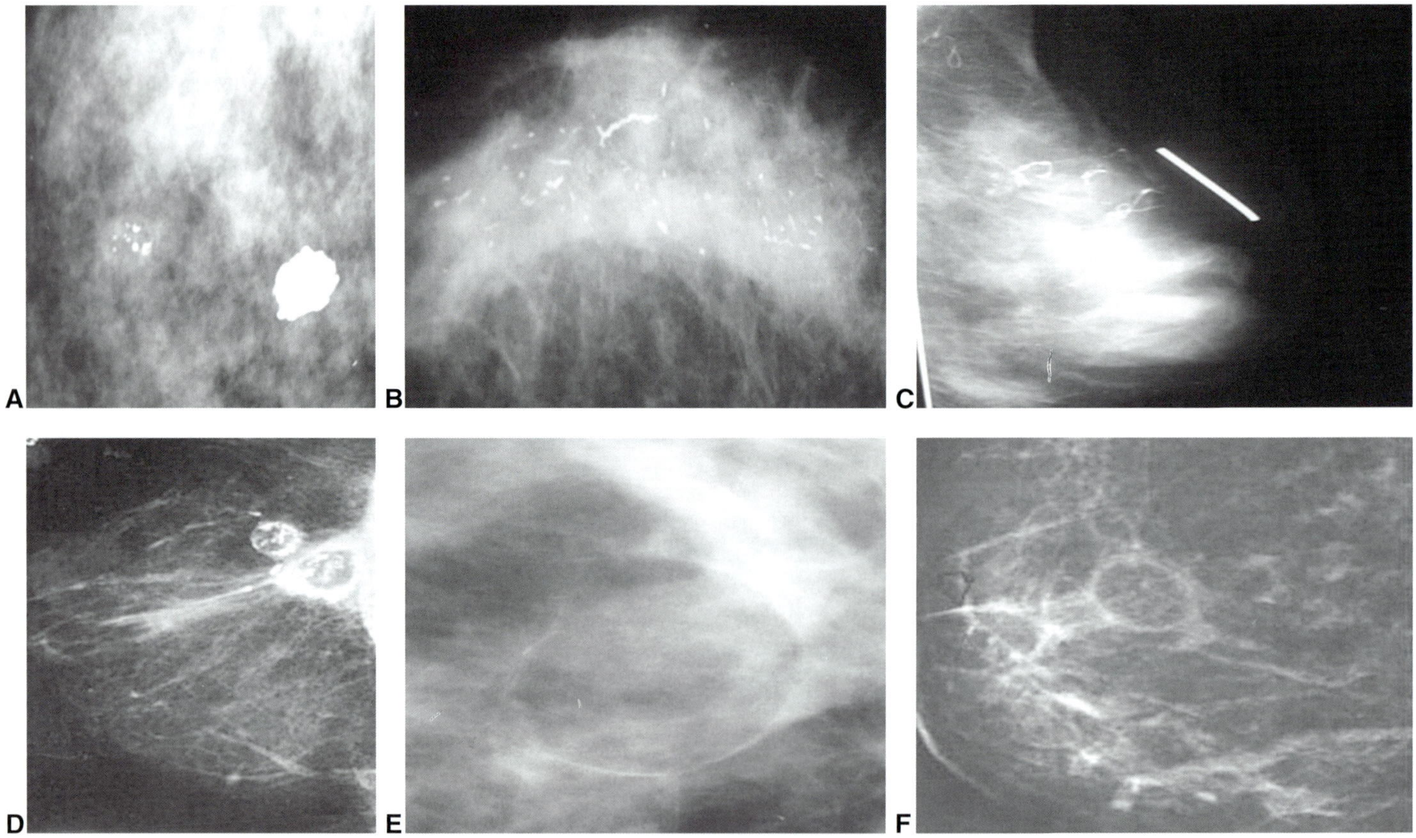

Fig. 25-3. Achados sabidamente benignos. Nesta categoria o método tem alta especificidade. (**A**) Fibroadenomas calcificados. (**B**) Calcificações tipo secretórias ou em bastão. (**C**) Calcificações de sutura. (**D**) Necrose gordurosa. (**E**) Imagem mista ou hamartoma. (**F**) Cisto oleoso. (Autor desconhecido.)

feminina, exceto na reconstrução com retalho, onde se dispensa a radiografia da neomama e da axila.

Categoria 3

Na categoria 3 ou B-3 estão os achados provavelmente benignos que albergam um potencial de malignidade inferior a 2% e devem fazer seguimento. Este grupo de lesões tem baixa probabilidade de malignidade, mesmo que não se possa afastar uma possibilidade remota de câncer. A categoria 3 do BI-RADS é recomendada apenas para a mamografia de rastreio, entretanto, no Brasil não existe um programa oficial de rastreamento e se usa indiscriminadamente. Corresponde a 10% dos achados mamográficos. É uma categoria temporária porque pode ser modificada se o ultrassom demonstrar ser um cisto ou após 3 anos de seguimento, se estável, deve passar para B-2. Também pode evoluir para B-4 se houver aumento do tamanho, se se tornar palpável, se houver alteração no contorno ou mostrar forma irregular.

Tipos de achados

Estão inclusos nesta categoria os nódulos não calcificados de contorno oval ou redondo; nódulo de forma oval ou redonda com até três lobulações; nódulos de baixa densidade, independentemente do tamanho; nódulo não palpável, com contorno regular e definido ou levemente lobulado; nódulos múltiplos aleatórios, bilaterais, com características de benignidade; grupamentos isolados de microcalcificações redondas ou ovais com mesma morfologia e densidade, independentemente do tamanho; grupo de micros isodensas e monomorfas; assimétricas focais múltiplas sem micros e sem massa palpável, assimetria estável há um ano, assimetria que atenuou com a compressão seletiva, dilatação ductal isolada sem fluxo papilar; distorção da arquitetura na mama operada e irradiada. Também achados associados como retração e espessamento de pele ou de papila e imagens catalogadas como 4A e 4B com citologia de benignidade (Quadro 25-4).

As micros no BI-RADS 3 ainda não estão definidas. É obrigatória a ampliação nas duas incidências e explorar a presença de micros pleomorfas no grupamento. A presença de apenas uma micro pleomorfa ou linear em um pequeno grupamento regular passa de B-3 para B-4A. A ampliação com equipamentos diferentes ou mesmo digital ampliada pode simular uma instabilidade, que às vezes já estava presente, mas obscurecida no exame anterior. A ampliação bem executada com equipamento analógico mostra as micros redondas, mas a imagem digital pode provocar certo borramento nas micros e confundir o radiologista. Após a biopsia negativa, os subgrupos 4A e 4B passam para categoria 3 e fazem seguimento, mas a biopsia negativa em 4C deve ser repetida ou retirada (Fig. 25-4).

Quadro 25-4. Lesões BI-RADS 3 ou provavelmente benignas que devem ser seguidas

- Nódulo com contorno regular e definido de baixa densidade
- Nódulo sólido não calcificado
- Nódulo sólido com até 3 lobulações
- Lesões 4A e 4B, com biopsia negativa = 3
- Nódulos múltiplos aleatórios
- Asimétrica focal s/distorção da arquitetura
- Assimetrias focais múltiplas
- Calcificações isodensas monomorfas
- Grupamento isolado de micros redondas e monomorfas
- Distorção com história de cirurgia/RT
- Nódulo de baixa ecogenicidade com RAP
- Dilatação de ducto isolado
- Retração de papila
- Retração de pele

Conduta

A conduta recomendada na categoria 3 é o seguimento. Entretanto, várias condutas podem ser adotadas desde o seguimento até a intervenção cirúrgica, passando por procedimentos invasivos, de acordo com os fatores de risco presentes, o estado psicológico e a procedência do paciente. O seguimento com 6 meses não altera o prognóstico, exceto em um percentual de 3% dos tumores com alto índice mitótico e alto grau nuclear, que podem ter evolução rápida.

- A conduta proposta por Sickles é o seguimento, inicialmente após 4-6 meses, de acordo com o grau de suspeição, e apenas na mama afetada, seguido de controle com 12, 24 e 36 meses. Neste grupo, a vigilância mamográfica e/ou ecográfica é suficiente e a biopsia deve ser evitada. Na sequência de avaliação, a imagem atual deve ser comparada com a primeira imagem, e não com a anterior.
- Os casos em que a imagem não preenche todos os critérios de benignidade ou que o ultrassom apresente apenas um critério morfológico de malignidade preconizado por Stavros, devem ser catalogados como 4 e ser indicada a biopsia percutânea para diagnóstico.

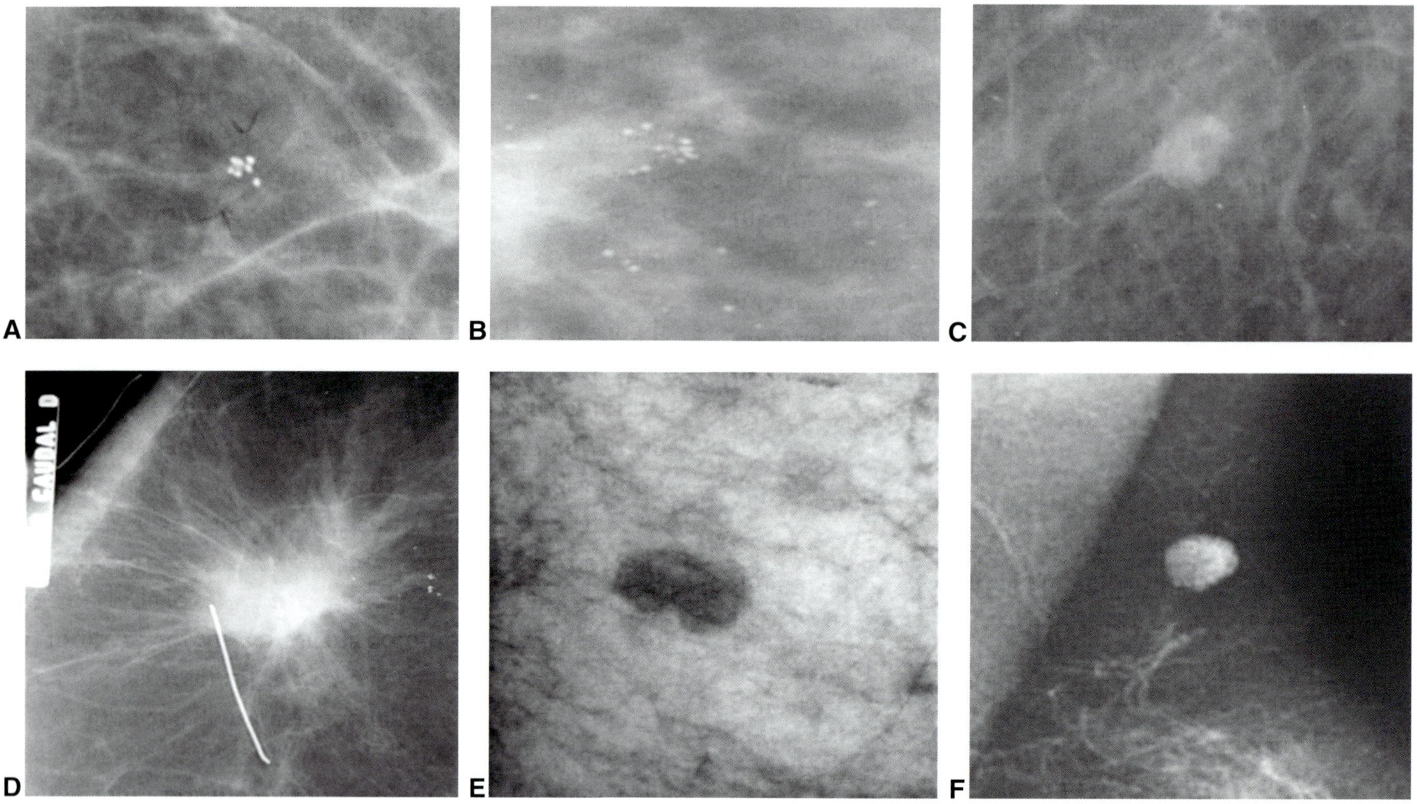

Fig. 25-4. Lesões BI-RADS 3 têm risco de malignidade menor que 2% e apresentam apenas características morfológicas de benignidade. (**A** e **B**) Micros redondas e ovais em pequenos grupamentos. (**D**) Distorção da arquitetura e espessamento de pele na mama operada. (**C**, **E** e **F**) Nódulos de forma oval e contornos lobulados. (Autor desconhecido.)

- A conduta mais prudente deve ser o seguimento, mas nos pacientes ansiosos que não aceitam um pequeno risco, pode ser feita a punção biopsia aspirativa com agulha fina para citologia (PBAAF), punção percutânea de fragmento para histologia (PPF) ou mesmo a mamotomia (MT), que permite maior acurácia. Esta conduta pode ser indicada nos pacientes com fatores de risco histológicos ou genéticos ou em pacientes com extrema instabilidade emocional. Mesmo nos casos de angústia do paciente deve ser recomendada uma PAF, que é um procedimento de fácil execução e pouco agressivo.
- Ressecção cirúrgica com o auxílio da marcação pré-cirúrgica (agulhamento ou outro marcador à base de corantes ou radiofármaco marcado com tecnécio – ROLL) – é uma conduta de exceção, reservada para casos extremos, indicada nos pacientes com fatores de risco genéticos ou história pessoal ou familiar de câncer de mama, considerando o risco cirúrgico, a morbidade e o custo do procedimento.
- A excisão de todos os nódulos de contornos definidos, como finalidade diagnóstica, é uma conduta inviável, se forem considerados os riscos e o custo do procedimento. Devem ser esgotadas as alternativas de imagem e biopsia percutânea. A decisão da cirurgia deve levar em conta o estado psicológico do paciente, a predisposição genética e o critério morfológico da lesão.

Comentários

A categoria 3 é a mais controversa e polêmica, porque a conduta depende do perfil conservador ou radical do mastologista, da existência de profissionais habilitados na colheita e leitura do espécime, e da procedência do paciente que às vezes fica impedido de fazer o controle por motivo geográfico. O seguimento envolve uma equipe multidisciplinar, composta pelo imaginologista para as lesões impalpáveis, pelo citologista ou patologista, que devem ser treinados e dedicados, para reduzir o percentual de falso-negativo. A PAF apresenta um percentual de material insuficiente em até 20% nos tumores fibrosos e hipocelulares, cujo percentual cai para 2% nos tumores hipercelulares, como nos carcinomas e nos linfonodos. Apresenta um percentual de falso-negativo entre 3-5% dos laudos, provocando desconfiança no paciente e controvérsia entre os profissionais.

É a categoria de mais difícil manuseio, porque inclui a maioria dos achados benignos e deve-se fazer uma análise cuidadosa, usar critérios rigorosos e nunca subestimar os achados. Deve-se usar os critérios morfológicos da lesão e nunca a intuição. Nas lesões mamográficas, sempre fazer o ultrassom, que não deve mostrar nenhum dos critérios de malignidade. O tamanho não é critério excludente de B-3, desde que preencha os critérios de benignidade e esteja estável. Sempre se deve ampliar as micros em duas incidências ortogonais e fazer compressão localizada nas assimetrias. O estudo comparativo com o mamograma anterior é de grande serventia.

Não se pode esquecer que em 1-2% dos casos trata-se de carcinoma, e o mastologista deve compartilhar com o paciente e a família de que há uma margem de erro e deixá-lo cúmplice e consciente de que aquele 1% pode ser ele, daí a necessidade de seguimento regular.

A rotulação de benigno após 3 anos de estabilidade pode ser viável para os nódulos, mas é insuficiente para as microcalcificações, já que Millis expectou grupamentos de micros e após 8 anos encontrou carcinoma *in situ*. A dúvida está em saber se aquelas lesões evoluiriam para carcinoma invasivo. Excluído o tipo comedo de alto grau (AG), é sabido que só a minoria dos CAIS evolui para carcinoma invasivo, especialmente se for do tipo histológico lobular, que é apenas um indicador de risco para câncer invasivo.

Seguimento

O tempo de seguimento ainda se discute se é de 2 ou 3 anos; pessoalmente, acho que para os nódulos, 2 anos são suficientes, já que a maioria das alterações surge no primeiro ano de seguimento. A grande maioria das alterações ocorre na forma, no tamanho e na densidade das lesões e ocorre no primeiro ano, sendo mais preocupante a alteração no contorno. Já para as micros, que têm evolução lenta, este tempo é insuficiente, e com base nos trabalhos de Millis, o seguimento deve ser de, no mínimo, 5 anos. A alteração mais preocupante é na morfologia, mas deve-se observar o número e o tamanho das micros. Há relatos de carcinomas encontrados após 5 anos de micros estáveis. As alterações se mostram tardias, devido ao fato de que o metabolismo do cálcio se faz de forma lenta, e o período ideal para fazer estudo comparativo é a mamografia de 2 anos atrás.

A finalidade do controle com 6 meses é para identificar um pequeno percentual inferior a 5%, que tem mau prognóstico e rápido tempo de duplicação. Seriam os casos de carcinomas basaloides, que são receptores hormonais negativos com alto índice mitótico.

Kopans recomenda mamografia a cada 6 meses, por 2 anos. Ele encontrou carcinoma em 5% dos nódulos circunscritos, afastou os nódulos císticos, mas incluiu os nódulos microlobulados. Ele recomenda a cirurgia nos nódulos maiores que 0,8 cm, sugerindo que o mastologista seja mais agressivo.

Cickles recomenda o controle com 4-6 meses na mama afetada, repetindo com 12, 24 e 36 meses. Após este período, se a lesão permanecer estável, é considerada benigna e deve passar para a categoria 2 com controle igual ao da população. O autor encontrou carcinoma em 1,4% dos nódulos menores que 1 cm em que incluía os nódulos císticos. O autor não encontrou aumento de câncer nas imagens maiores que 1 cm, e acha que o tamanho do nódulo não é fator importante, e sim o seu contorno, até porque os nódulos benignos também crescem. O ACR só considera o BI-RADS 3 para as lesões impalpáveis, mas as lesões palpáveis com citologia negativa ou estável há 3 anos podem ser inclusas nesta categoria.

Categoria 4: achados suspeitos

Na categoria 4 ou B-4 estão os achados suspeitos e duvidosos. Para enquadrá-los como B-4 é necessário um ultrassom prévio, para afastar cistos. Em sua ausência, colocar B-0. Compõem um grupo com média ou alta probabilidade de benignidade, mas apresentam um ou mais aspectos morfológicos de malignidade, que necessitam de melhor avaliação. Englobam um espectro heterogêneo de lesões com potencial de malignidade entre 2 a 90% (ou 95% pela versão 4) e valor preditivo positivo médio de 34%. Necessitam investigação cito-histológica ou em casos especiais uma observação cuidadosa, já que 30% dos cânceres se apresentam como B-4.

Estão inclusos nesta categoria quaisquer nódulos de contorno irregular ou mal definido; os nódulos com mais de três macrolobulações ou microlobulados; os nódulos que alteram seu contorno ou aumentam de tamanho; as micros que aumentam de número ou alteram sua forma; as densidades ou microcalcificações em desenvolvimento (neodensidades ou neomicros) não mostradas na mamografia prévia; as distorções arquiteturais sem passado cirúrgico; as microcalcificações pleomorfas agrupadas com forma, tamanho e densidades diferentes; as microcalcificações amorfas de distribuição agrupada, os grupamentos de micros finas ou poliédricas; as assimetrias focais ou globais com massa palpável; os ductos solitários dilatados, associados a fluxo papilar de aspecto serossanguinolento ou aquoso.

A edição de 2003 divide o BI-RADS 4 em três subgrupos (4A, 4B e 4C), de acordo com o grau crescente de suspeição para malignidade. A estratificação da categoria traz controvérsia, porque utiliza critérios subjetivos e pessoais (Fig. 25-5).

- *4A (baixa suspeição):* traduz os nódulos circunscritos com aspecto benigno que o ultrassom mostra serem sólidos. O VPP médio para câncer é de 6% e a biopsia negativa faz cair para B-3. Também as micros monomorfas, que por conterem apenas uma micro de forma linear, não se enquadram na categoria 3. Este subgrupo se confunde com a categoria 3, que também tem baixo risco para carcinoma. Os pequenos nódulos hipoecoicos, que sugerem cisto espesso, continuam sendo B-3, mas de acordo com o aspecto morfológico da imagem, com o perfil psíquico do paciente e na presença de marcadores de risco para câncer de mama, a lesão deve ser investigada.

Estão neste grupo: nódulos sólidos palpáveis, circunscritos, característicos de fibroadenoma, cistos complexos, calcificações grosseiras e heterogêneas, calcificações redondas, mas contendo uma linear, e calcificações amorfas ou indistintas com distribuição regional. Pelo US, é qualquer imagem que tenha pelo menos um dos critérios de malignidade descritos por Stavros.

- *4B (média suspeição):* nódulo circunscrito, com uma das margens indefinida. Se a biopsia for negativa, vai para categoria 3 e se faz seguimento. Seu VPP médio é de 35%. Estão neste grupo as micros que aumentam de número, as neomicros e os nódulos que alteram seu contorno.

Estão neste grupo: nódulo circunscrito, que o US mostre ser sólido, nódulo sólido com múltiplos indicativos de maligno, calcificações amorfas indistintas agrupadas ou segmentares, calcificações puntiformes ou lineares com distribuição segmentar e assimetria focal com massa, que o US mostrou ser sólida.

- *4C (maior suspeição):* são imagens muito suspeitas, como nódulos circunscritos com margens mal definidas e as micros pleomorfas que são muito suspeitas,

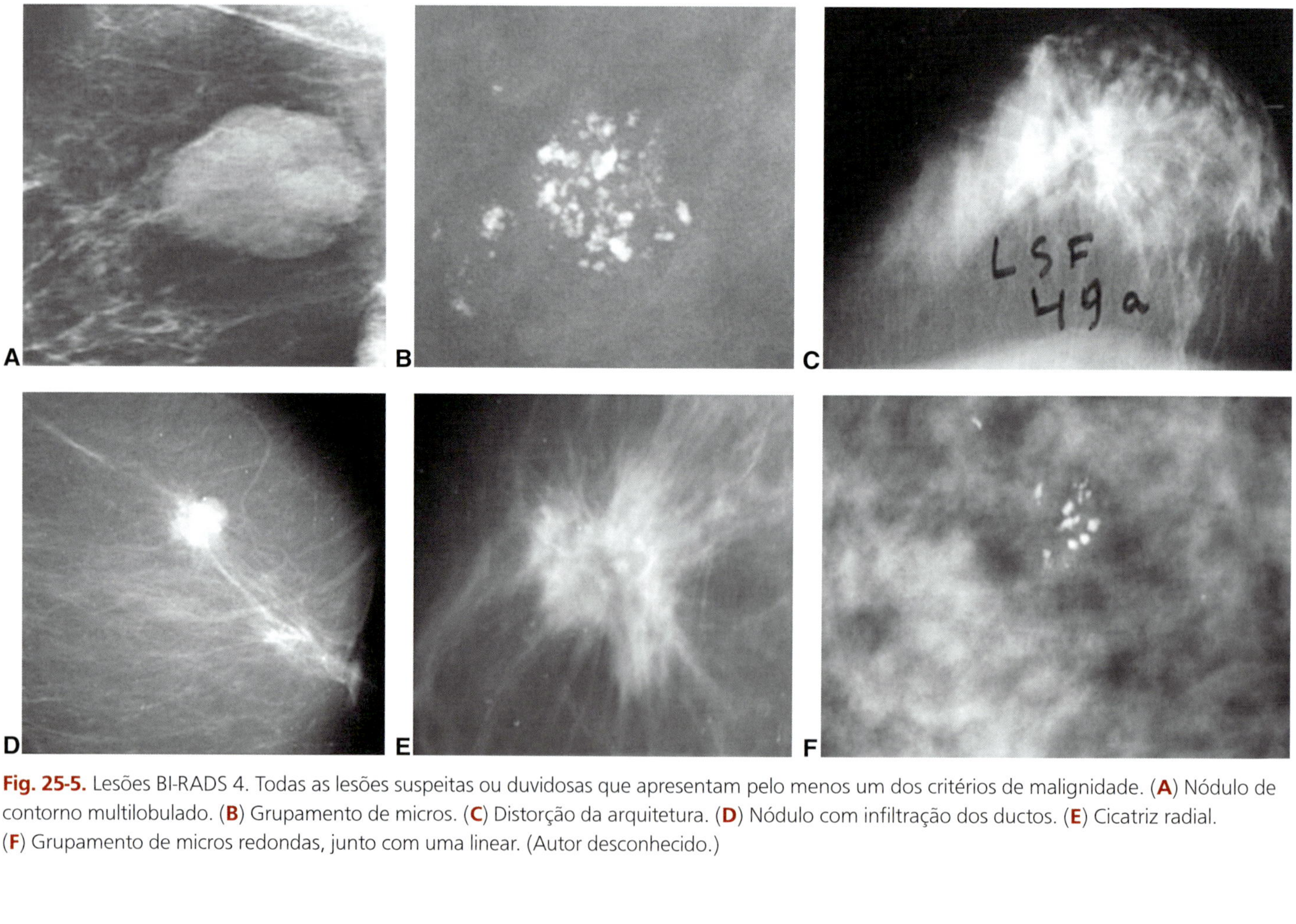

Fig. 25-5. Lesões BI-RADS 4. Todas as lesões suspeitas ou duvidosas que apresentam pelo menos um dos critérios de malignidade. (**A**) Nódulo de contorno multilobulado. (**B**) Grupamento de micros. (**C**) Distorção da arquitetura. (**D**) Nódulo com infiltração dos ductos. (**E**) Cicatriz radial. (**F**) Grupamento de micros redondas, junto com uma linear. (Autor desconhecido.)

mas não são típicas de câncer. Não devem apresentar os sinais clássicos da categoria 5 como núcleo hiperdenso, contornos espiculados ou microcalcificações pleomorfas e lineares e ramificadas. Seu VPP é, na média, 53% e se a biopsia mostrar discordância entre a imagem e a clínica, deve ser tratada como B5.

Estão neste grupo: distorção na arquitetura, sem passado cirúrgico e neomicros agrupadas e pleomorfas.

Recomendação de conduta. Deve ser recomendada a avaliação cito-histológica, que o mastologista pode optar por PBAAF, punção percutânea de fragmentos (PPF) ou *core biopsy*, punção a vácuo ou mamotomia (MT), ou até abordagem cirúrgica com ou sem o auxílio da marcação pré-cirúrgica.

A escolha do procedimento mais apropriado para cada caso ou a simples opção pelo seguimento fica a cargo do médico assistente, que fará de acordo com sua familiaridade com cada método, com a disponibilidade dos equipamentos e de recursos humanos disponíveis para colher e estudar pequenas amostras. A opção pelo seguimento nas lesões suspeitas deve ser previamente discutida com o paciente e seus familiares, expondo o grau de risco e suas comorbidades existentes. Deve ser esclarecido o risco-benefício, fazendo com que o paciente seja cúmplice e assuma parte da responsabilidade.

A recomendação de conduta é uma maneira de envolver o radiologista e imputar a este a corresponsabilidade com a conduta do paciente, que a princípio é salutar. Entretanto, está embutida no sistema de forma sutil a transferência da responsabilidade civil da conduta para o imaginologista que, disfarçadamente, devolve ao mastologista a responsabilidade pela eventual conduta inadequada, quando descreve que a "conduta fica a critério do médico assistente".

A tarefa de discernir a conduta é de responsabilidade do mastologista, que dispõe de mais informações sobre a história pessoal e familiar e o perfil psicológico do paciente e suas morbidades associadas. A nova versão acrescentou controvérsia, já que os limites entre os subgrupos são muito estreitos e os critérios de avaliação são subjetivos. Há uma recomendação não expressa de não estratificar.

Os subgrupos 4A e 4B com biopsia negativa passam para a categoria 3 e fazem seguimento, mas a biopsia negativa no 4C deve ser repetida ou a lesão submetida a extirpação. As micros grosseiras heterogêneas, quando em grupamentos múltiplos e bilaterais, são habitualmente benignas (4A) e devem ser seguidas (Quadro 25-5).

Categoria 5: achados altamente suspeitos

São achados altamente suspeitos e albergam um risco de malignidade superior a 90%. A quarta versão considera 95%. Pelos estudos do ACR, seu valor preditivo positivo médio para os critérios então utilizados foi de 81%, mas em todos se impõe uma conduta cirúrgica, mesmo com a biopsia negativa.

Estão enquadrados nesta categoria os nódulos densos espiculados com núcleo hiperdenso; as microcalcificações pleomorfas de formas lineares ou ramificadas, que desenham o trajeto dos ductos e sugerem extensão do comprometimento intraductal. Também os nódulos de forma indefinida e contornos espiculados e os nódulos palpáveis com microcalcificações extensas com retração ou infiltração de pele (Fig. 25-6).

Apesar da controvérsia, podem ser inclusas nesta categoria as distorções arquiteturais com espículas finas que convergem para um núcleo mais denso, em pacientes sem passado cirúrgico ou radioterápico.

Recomendação de conduta. Recomendar estudo histológico. A abordagem deve ser cirúrgica, precedida ou não de procedimento invasivo para diagnóstico prévio, que é útil para o planejamento cirúrgico e, se for o caso, fazer ressecção de linfonodo-sentinela.

Quadro 25-5. Lesões enquadradas no BI-RADS 4

Lesões BI-RADS 4: 4ª versão – 2003
• Nódulo de contorno irregular ou mal definido
• Nódulo de contorno regular, microlobulado
• Nódulo sólido com + de três lobulações
• Nódulo que cresce ou altera seu contorno
• Assimetria focal ou global com micros
• Assimetrias que aumentam de tamanho
• Assimetria com massa palpável e US normal
• Ectasia ductal c/fluxo serossanguinolento
• Densidade micros em desenvolvimento
• Distorção da arquitetura, sem cirurgia prévia
• Distorção arquitetura sem cirurgia ou RT
• Grupo de micros finas e pleomorfas
• Micros que aumentam de número ou alteram forma
• Micros amorfas de distribuição agrupada
• Micros monomorfas lineares seguindo o ducto
• Micros puntiformes agrupadas

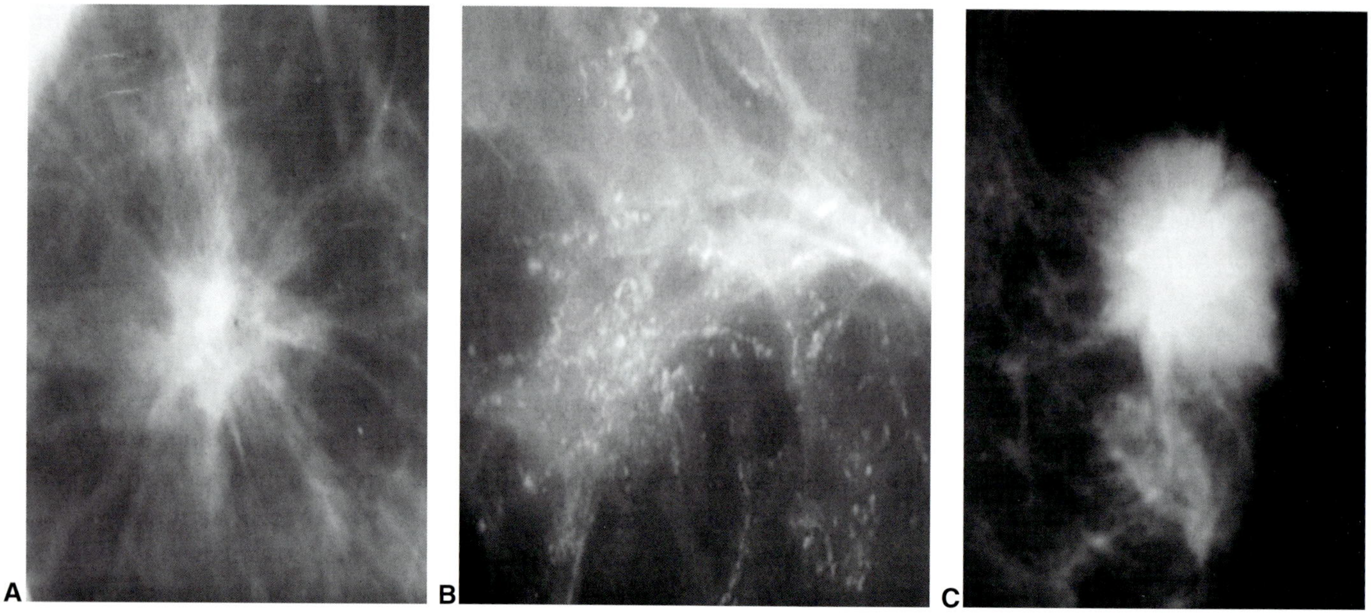

Fig. 25-6. BI-RADS 5. São as lesões com alto risco para malignidade, podendo ser nódulos ou microcalcificações. (**A** e **C**) Lesões espiculadas com núcleo hiperdenso. (**B**) Micros pleomorfas lineares e ramificadas, sugerindo o trajeto do ducto, mas de forma descontínua. (Autor desconhecido.)

Categoria 6: achado maligno já diagnosticado e não operado

Esta categoria foi introduzida na 4ª edição do BI-RADS para paciente que tem câncer da mama diagnosticado por biopsia histológica, mas ainda não foi operado, mas já foi tratado com rádio ou quimioterapia, ou mesmo requer uma segunda opinião. É útil para avaliar a resposta terapêutica da quimioterapia primária, avaliando a redução do tamanho tumoral *(downstage)*, para selecionar os pacientes que irão para cirurgia conservadora daqueles que receberão conduta radical. Foi uma fórmula encontrada para não contaminar a auditoria com falso-negativo de BI-RADS 5.

LAUDO MAMOGRÁFICO

O laudo mamográfico é a forma direta de comunicação do radiologista com os ginecologistas e mastologistas e representa a conclusão final da avaliação da imagem. O laudo serve de veículo de relacionamento entre os profissionais de diferentes especialidades, facilita a auditoria médica e permite ao profissional monitorar e avaliar seu próprio desempenho.

Kopans, em 1986, defendia a importância da normatização do relatório mamográfico, porque o uso de termos dúbios dificulta o entendimento e a conduta pelos profissionais e ainda reduz o valor da mamografia. O laudo vem sendo modificado com o tempo, eliminando termos ou expressões impróprias e inadequadas, que não traduzem o aspecto descritivo da imagem, e sim o aspecto clínico.

A padronização do laudo mamográfico é uma recomendação do sistema BI-RADS do ACR, que recomenda a padronização dos relatórios mamográficos, evitando laudos ambíguos, que levam ao retardo no diagnóstico ou à cirurgia desnecessária.

No Brasil, a padronização do laudo mamográfico faz parte de um programa vigente de controle de qualidade desenvolvido pelo Colégio Brasileiro de Radiologia, cujo relatório vem sendo gradativamente modificado, eliminando expressões impróprias e estabelecendo aquelas que traduzem condições clínicas ou histológicas. As reuniões de consenso de 1998 e 2000, promovidas pelo CBR juntamente com a FEBRASGO e Sociedade Brasileira de Mastologia, recomendam seu uso na prática mamográfica diária.

Confecção do laudo mamográfico

O laudo mamográfico deve ser descrito com clareza, de forma concisa e conclusiva, seguindo uma linguagem e terminologia padronizadas, evitando correlacionar com afecções histológicas. A utilização de uma linguagem uniforme melhora a comunicação entre os profissionais, facilita a compreensão das imagens e ajuda a adoção da conduta mais adequada.

O laudo deve conter informações sumárias das estruturas anatômicas da mama, o motivo do exame, a descrição concisa da composição da mama, a descrição dos achados com linguagem padronizada e, finalmente, a impressão diagnóstica e a recomendação de conduta.

O laudo deve ser emitido após uma avaliação global da mama, seguindo uma sequência lógica, iniciando pela comparação entre as mamas, avaliando a sua simetria. A descrição deve-se iniciar pelo revestimento cutâneo, a gordura pré- e retromamária e a composição da mama, seguindos da descrição dos achados, como nódulos, calcificações, e densidades e achados associados, inclusive os linfonodos axilares.

A confecção do laudo mamográfico divide-se em quatro fases descritas a seguir: **fase clínica**, **fase descritiva**, **impressão diagnóstica** e **recomendação da conduta**.

Fase clínica

A fase clínica inicia-se com a anamnese, seguida de exame físico das mamas, que não devem ser descritos. A ficha clínica deve conter desenho gráfico que facilita a conduta ao mastologista.

Anamnese. Devem constar dados da paciente como nome, idade, registro, idade da primeira gestação a termo, história menstrual e gestacional, uso de terapia hormonal, passado cirúrgico, uso de implante mamário e mamografia anterior. Deve constar o nome do médico solicitante e a indicação clínica do exame, para esclarecer se a finalidade da mamografia é diagnóstica ou de rastreamento.

Exame físico. Inspeção estática e dinâmica, seguida palpação nos quadrantes e na axila. Este tempo é obrigatório e fundamental, mas não deve constar no laudo.

Comentário

A execução do exame clínico das mamas é importante para emissão do laudo mamográfico, que ajuda a definir determinadas densidades mostradas nas mamografias, especialmente nas mamas densas, e pode detectar eventuais processos inflamatórios ou carcinomatosos. Também pode detectar nódulo palpável, ocultado pelo parênquima denso ou localizado na periferia da mama, fora do campo de radiação.

O adágio de que "a clínica é soberana" não se aplica em mastologia, porque só os métodos de imagem mostram as lesões impalpáveis. O exame físico é uma recomendação apenas teórica, já que é humanamente impossível a sua execução nos serviços de grande volume de trabalho.

Fase descritiva

É a fase principal, onde se descrevem todos os aspectos encontrados, fornecendo informações sumárias e claras da estrutura mamária, desde as estruturas da pele, do tecido adiposo subcutâneo e retromamário e do tecido glandular, descrevendo todos os achados anormais, seguindo uma sequência padronizada.

Sequência na descrição do laudo

1. A descrição deve iniciar pelo estudo comparativo das mamas, avaliando o tamanho e a densidade, em uma visão global das imagens em espelho, colocadas no negatoscópio.
2. Avaliação do revestimento cutâneo, observando espessamento e retração de pele e da papila mamária.
3. Avaliação do coxim gorduroso que reveste anterior e posteriormente a glândula mamária.
4. Descrição da composição mamária, descrevendo seu teor em gorduras.
5. Descrição dos tipos de achados mamográficos, como nódulos, distorções, calcificações e assimetrias, relatando o tipo, a forma, o tamanho, a localização e a posição dentro do quadrante, especificando o lado da mama.
6. Descrição dos achados associados, como espessamento de pele, linfonodos axilares e intramamários, que estejam no continente ou no conteúdo da mama e axila, conforme descrição a seguir.
7. Estudo comparativo das mamas com a mamografia anterior.

O **estudo comparativo** deve iniciar com a comparação entre as mamas nas incidências básicas como craniocaudal e oblíqua mediolateral, pesquisando as assimetrias e descrevendo a composição geral da mama. Devem ser descritos os achados básicos como nódulos, calcificações e densidade, relatando o tamanho e as características de cada achado. Quanto às microcalcificações, deve-se descrever sua morfologia e distribuição, seu número e sua densidade.

Estudo do **contorno da mama**, verificando a espessura de **pele** e da região aréolo-papilar. Pesquisar espessamento, retração e infiltração da pele e da papila, descrever lesões cutâneas como *nevus* e cicatrizes cirúrgicas, que devem estar marcadas com clipe ou fio metálico.

Descrição do **tecido adiposo** pré- e especialmente retromamário, que deve estar presente para garantir que toda a mama tenha sido incluída na projeção.

A descrição da densidade ou composição do tecido mamário é feita de acordo com o teor de gordura presente na mama e varia de intensamente densa até a mama totalmente lipossubstituída. O ACR classifica-as como mamas intensamente densas, mamas densas, mamas moderadamente densas, mamas parcialmente lipossubstituídas e mamas totalmente adiposas.

A densidade da mama, em si, não é um indicador de risco para câncer e sim uma alerta sobre a baixa sensibilidade mamográfica. É importante esta informação porque leva ao clínico o grau de confiança no procedimento e a conscientização de que a mama densa diminui a acurácia do exame.

O termo moderadamente denso significa que o parênquima está 50% gorduroso e 50% ainda glandular, enquanto o termo heterogeneamente denso independe da quantidade de tecido fibroglandular, apenas define densidades então presentes de forma heterogênea e granulosa, se comparadas com algumas imagens em que o tecido fibroglandular está distribuído de forma homogênea e suave.

Alguns profissionais, sem fugir às recomendações gerais do BI-RADS, descrevem estas mamas de forma mais clara como mamas densas, parcialmente lipossubstituídas, predomínio de tecido adiposo e mamas adiposas. A mama intensamente densa deve conter mais de 75% de sua composição de tecido fibroglandular, enquanto as mamas gordurosas devem conter mais que 75% de seu conteúdo em gorduras. À proporção que ocorre a substituição gordurosa, aumenta a sensibilidade.

A mama heterogeneamente densa diminui a acurácia porque pode obscurecer eventuais lesões malignas. A densidade tem relação direta com a quantidade de tecido fibroglandular e traduz a sensibilidade do exame. A descrição da densidade, incluindo o teor de gordura na mama, é uma informação fundamental para o mastologista avaliar o grau de confiança na mamografia e a probabilidade de existir uma lesão ocultada pelo parênquima denso.

Já que a mamografia não pode detectar todos os cânceres por limitações físicas, é importante alertar ao clínico de que o tecido denso reduz a capacidade de detectar pequenos cânceres, mesmo palpáveis e que nem todos os tumores são mostrados na mamografia, fato que acontece em função da densidade da mama e do grau de atenuação das radiações pelo tumor com relação ao tecido adjacente.

A mama totalmente adiposa dá uma margem de falso-negativo inferior a 2%, enquanto na mama intensamente densas há uma redução substancial da sensibilidade do exame, que se aproxima de 20%, com valor médio de 10%, que determina a sensibilidade do método. Este percentual é valido para a mamografia de boa qualidade, avaliada em equipamentos adequados, e o radiologista deve ser consciente de que há uma margem de erro, não devida a falha sua, e sim ao limite do próprio método, que ele jamais vai conseguir superar.

DESCRIÇÃO DOS ACHADOS MAMOGRÁFICOS

A descrição dos achados deve-se iniciar com os nódulos, que devem ser descritos de forma padronizada e completa, relatando a **forma**, o **tamanho**, o **contorno**, a **densidade**, a **localização** e a **posição**, para facilitar a conduta do cirurgião. Não esquecer de relatar a lateralidade da mama, se direita ou esquerda, a localização e a posição do achado.

Localização. Deve ser descrito qual o quadrante onde se localiza o achado, se superior ou inferior e lateral ou medial ou na cauda axilar, especificando o lado, se direito ou esquerdo. Deve usar siglas como QSLD (quadrante superior lateral direito), QSLE (quadrante superior lateral esquerdo), QIMD (quadrante inferior medial direito) ou QIME (quadrante inferior medial esquerdo). Devem ser evitados os termos internos e externos, porque a inicial da letra "I"de interno pode confundir com o "I" de inferior e pode facilitar o erro na descrição e na interpretação. Os termos "medial e lateral" afastam este risco.

Para os achados que estão no limite ou na junção dos quadrantes, pode-se usar os termos LQSD ou E, LQID ou E, LQM ou LQL e dizer se direito ou esquerdo, desde que fique clara a localização exata e o lado onde está o achado. Outra alternativa é colocar em termos de horas.

Posição. O termo posição se refere à localização do achado em termo de profundidade, se está no terço anterior, médio ou posterior. Se estiver no "quadrante central" deve ser descrita a posição como subareolar ou profunda e se estiver no prolongamento axilar, pode ser catalogada apenas como de posição caudal.

Descrição da forma

Quanto à forma, o nódulo pode ser redondo, oval, lobulado, irregular e com distorção da arquitetura. Bauab descreve e mostra um nódulo de contorno facetado ou angulado. **Quanto ao contorno** ou às margens, o nódulo pode ser circunscrito, microlobulado, obscuro, indistinto e espiculado.

A descrição da forma, do contorno e do tamanho dos nódulos deve seguir as recomendações BI-RADS anteriormente descritas. O tamanho deve ser quantificado em centímetros, medido no seu maior diâmetro, sem incluir as espículas.

Descrição da densidade

O termo densidade define o grau de atenuação dos raios pela lesão com relação ao parênquima mamário. É uma área de tecido denso com relação ao tecido fibroglandular. A densidade fornece o coeficiente de atenuação dos raios X com relação ao tecido circunvizinho, sendo classificada como de alta densidade, isodensa, baixa, transparente e de densidade mista.

Os nódulos de **alta densidade** são facilmente visíveis porque dão contraste com o tecido vizinho, sendo considerados um padrão de malignidade. Neste grupo estão os carcinomas tipo infiltrativos ou cirrosos, que são ricos em fibras e alguns fibroadenomas.

Os nódulos **isodensos** apresentam a mesma densidade do parênquima e são difíceis de serem visualizados, porque têm a mesma atenuação do tecido mamário e não dão contraste. Estão neste grupo os fibroadenomas, os cânceres tipo expansivos como o papilar, coloide e adenoide cístico, que são pobres em fibras.

Os **hipodensos** são pouco visualizados por terem pouca atenuação com relação ao tecido vizinho e só permitem ser vistos na imagem de alto contraste. Estão neste grupo as lesões de conteúdo gorduroso.

Os nódulos **transparentes** contêm quase só gordura e são indicativos de achados benignos.

As lesões de **densidades mistas** contêm parte lucente e parte densa na mesma estrutura, são indicativas de benignidade e são representadas por hamartoma, lipoma, cisto oleoso e linfonodo intramamário, também chamado de intraglandular.

Comentário. A segunda versão do BI-RADS contempla um tipo de nódulo radiolucente ou de densidade gordurosa e relaciona as imagens que contêm gorduras como o cisto oleoso, o lipoma, a galactocele e o hamartoma. É um paradoxo falar em densidade radiolucente, porque a imagem só é lucente porque é densa. Entretanto, é uma informação importante, já que o câncer nunca contém gordura, podendo aprisioná-la no interior das espículas.

Assimetrias de densidades

Nas versões anteriores do BI-RADS, as densidades eram classificadas como "densidade assimétrica focal", "densidade assimétrica" e "tecido mamário assimétrico", em função de seu tamanho. O tecido mamário assimétrico apresenta uma densidade de maior volume, envolvendo quase toda a mama, mas sem configurar nódulo, sem distorção da arquitetura, sem calcificação e sem gordura no seu interior. Não deveria ter massa palpável e o ultrassom deveria estar normal. A quarta versão do BI-RADS substituiu os termos densidade assimétrica focal e tecido mamário assimétrico por assimetria focal e assimetria global, respectivamente, sem alterar os conceitos dos termos.

As assimetrias são densidades vistas em apenas uma incidência. É uma pequena área de densidade unilateral de tecido fibroglandular, sem correspondência na mama oposta, que se mostra como ilha de tecido mamário. As densidades nodulares frequentemente encontradas na mamografia podem ser devidas a estruturas ductais proeminentes como fibrose periductal ou dilatação ductal (cistos). Habitualmente se mostram como ilhas de tecido mamário.

A **assimetria focal** corresponde a imagens planas, sem configurar nódulo, que não contêm micros, nem distorção da arquitetura. Não tem bordas externas convexas, sendo visível nas duas incidências mamográficas. É uma ilha de tecido denso que pode corresponder à proliferação de um lóbulo mamário, tecido mamário em involução ou à condensação de tecido conjuntivo. Corresponde a uma superposição de tecido glandular disposta de forma assimétrica, que difere da assimetria global apenas pelo seu tamanho. Tem maior suspeição que a assimetria global, especialmente se estiver localizada nos quadrantes inferiores, e requer incidência localizada com ampliação.

A **assimetria focal** está na categoria 3, com potencial de 2-3% para câncer, e deve fazer seguimento, sem uso de terapia hormonal e ser reavaliada com 6 meses. Pode ser o único achado encontrado e se estiver disposta verticalmente se dirigindo para a pele, deve ser investigada. A assimetria focal pode ser devida a uma glândula mamária axilar ou persistência de tecido glandular, sendo mais comum nos quadrantes superiores externos, onde a involução só ocorre tardiamente. Quando nos quadrantes inferiores, especialmente nos mediais, deve-se ter cuidado especial, já que a involução se inicia no quadrante inferior interno e termina no quadrante superior externo. O estudo comparativo com o exame anterior é de extrema importância para definir a categoria.

A assimetria de densidade é um achado normal em 6% das mamografias, mas apenas 2% estão relacionadas com infiltração carcinomatosa, sobretudo com carcinoma lobular que não forma massa. Em 98% dos casos representam ilhas de tecido normal e devem ser catalogadas como B-3, entretanto, se associadas a massa palpável ou ausentes na mamografia anterior, devem ser catalogadas como B-0 e fazer o ultrassom. Se vistas no ultrassom devem catalogados como B-4 e biopsiadas.

A **assimetria global** também não configura nódulo, não tem massa palpável, não tem calcificações nem distorção da arquitetura. Implica em um tamanho maior que 5 cm de extensão e deve atingir, no mínimo, um quadrante ou mesmo envolver toda a mama. A assimetria global é uma variação da normalidade e, na ausência de achado palpável, não é significante. Entretanto, deve-se pensar em carcinoma lobular, que se apresenta sem massa. Pode estar presente na mama operada e irradiada.

Comentário. Pessoalmente, discordo do termo assimetria, por achá-lo impróprio. O termo densidade transmite mais informações e caracteriza um segmento de tecido mamário que tem maior poder de atenuação do feixe de raios X, que pode ter significado clínico, enquanto o termo assimetria transmite o sentimento de tamanhos diferentes entre as mamas, que é uma variação do normal e não traduz uma área que deve ser investigada.

A classificação antiga catalogava a densidade como focal, segmentar, regional ou global, de acordo seu tamanho, o que é mais coerente. O conceito de focal é uma pequena ilha de tecido, e de global é aquela que envolve toda a mama. O fato de atingir todo um quadrante ou 5 cm não caracteriza globalidade e apenas um segmento. Há casos em que as assimetrias têm distribuição segmentar ou mesmo regional e deveriam ter sido contemplados pela versão 4 do BI-RADS.

Distorção de arquitetura

A distorção de arquitetura é um achado mamográfico encontrado em 9% das lesões não palpáveis, podendo dever-se a fibrose cirúrgica, cicatriz radial, adenose esclerosante ou reação desmoblástica por processo infiltrativo maligno. Deve ser classificada como B-4 ou B-5, mas se tiver passado cirúrgico ou de radioterapia, cai para 3, ficando sujeito a controle com 6 meses. Sua presença indica a presença de biopsia, preferencialmente a céu aberto. Pode estar presente no carcinoma, mas também em condições benignas como adenose esclerosante e na cicatriz radial. Raramente pode corresponder a necrose gordurosa e tumor desmoide.

Comentários. O ACR classificou as distorções arquiteturais como categoria 4. A priori tem fundamento, já que tem um valor preditivo de apenas 9% para câncer. Entretanto, a distorção é um achado onde a biopsia percutânea é temerária por ter alto percentual de falso-negativo e se impõe o procedimento cirúrgico, auxiliado ou não pelo marcador. O Colégio Brasileiro de Radiologia enquadra a distorção como B-5 e recomenda a conduta cirúrgica.

Descrição das calcificações

A descrição deve ser feita com clareza, detalhando suas características morfológicas e avaliando seu potencial de malignidade, que servirá de indicador para a conduta.

As calcificações são classificadas como **tipicamente benignas**, que são patognomônicas de benignidade, como um fibroadenoma calcificado, ou aquelas com centro radiolucente, que devem ser seguidas. As do **tipo indeterminado** são aquelas que não apresentam aspectos malignos, mas não são tipicamente benignas. Têm características suspeitas ou duvidosas e devem retiradas ou seguidas com 6 meses. Já as **altamente suspeitas** são os grupamentos com micros pleomorfas, irregulares, heterogêneas, lineares ou ramificadas. Têm alto risco para malignidade e indicação cirúrgica.

Deve-se descrever a forma, o tipo, o número, o tamanho, a distribuição e a densidade das micros. Em função destas características é avaliado o grau de suspeição, predita sua etiologia e são inseridas nas categorias do BI-RADS anteriormente descritas. A morfologia, seguida da distribuição, é o parâmetro mais importante na avaliação das microcalcificações. Na presença de múltiplas e variadas calcificações, deve ser rotulado de acordo com o BI-RADS da lesão que apresenta morfologia mais suspeita. Veja no capítulo sobre calcificações (Quadro 25-6).

Descrição dos achados associados

Os achados associados ajudam na avaliação diagnóstica das lesões mamárias, mas não são relevantes. Não estão obrigatoriamente no parênquima, mas também no envol-

Quadro 25-6. Descrição das micros, segundo o BI-RADS

- *Classificação:* benignas, indeterminadas, alta suspeição
- *Parâmetros:* número, forma, tamanho, densidade e distribuição
- *Localização:* o quadrante (onde está localizado)
- *Posição:* anterior, média, posterior (exceto caudal e retroareolar)
- *Distribuição:* agrupada, segmentar, regional e difusa
- *Densidade:* hipo, normo e hiperdensas
- *Forma:* redondas, puntiformes, lineares, ramificadas, finas, monomorfas, pleomorfas, amorfas e granulares

tório da mama ou na axila. Devem ser descritos, estabelecendo seu grau de suspeição.

Tipos de achados. Descrever a presença de retração de pele e/ou de papila, o espessamento de pele de forma difusa ou localizada, as cicatrizes, a proeminência ductal, o nódulo subcutâneo, as assimetrias de vascularização e do tamanho da mama, o espessamento de trabéculas e as lesões dérmicas *(nevus)* vistas em duas incidências. Descrever a forma e densidade dos linfonodos intramamário e axilares e eventuais implantes mamários de silicone ou artefatos metálicos.

Linfonodos axilares. Descrever a presença ou ausência dos linfonodos axilares, o tamanho, a forma e a densidade. Se grandes, redondos e densos e sem transparência central, devem ser mencionados. Vale ressaltar que os linfonodos axilares alterados têm apenas valor informativo e não alteram a categoria do BI-RADS.

Linfonodo intramamário. É uma estrutura circunscrita, reniforme, multilobulada, localizada quase sempre acima da linha média no quadrante superior lateral, mas pode estar em qualquer local. É catalogado como B-2, desde que tenha o centro radiolucente, caso contrário deve estar na categoria 3. Se maior que 1 cm, de forma redonda e contorno irregular, com densidade aumentada e múltiplos nódulos confluentes, sugere malignidade e deve ser descrito como nódulo e catalogado como B-4.

Implantes mamários. Na descrição dos achados associados deve ser relatada a presença de implantes de silicone, especificando sua localização, se é retroglandular ou retropeitoral. Deve-se descrever ainda a forma do implante, a presença de abaulamentos ou herniação no seu contorno, bem como sinais indiretos de contratura da cápsula externa ou mesmo ruptura capsular com extravasamento do gel no interior do parênquima.

Estudo comparativo

Deve ser feito estudo comparativo com a mamografia anterior, descrevendo data e tipo de alterações, avaliando a estabilidade da imagem das lesões preexistentes e eventuais modificações na forma, no tipo ou na distribuição das microcalcificações. É importante para avaliar a estabilidade da lesão, exceto em mamografias lipossubstituídas e negativas.

Para avaliar as micros, deve-se preferir as mamografias de 2 anos antes, já que as modificações se fazem de forma lenta e o mamograma de 6 meses traz poucos subsídios. Se for para avaliar nódulo, deve-se preferir a mamografia de 12 ou 6 meses para avaliar a estabilidade. Se não dispuser da mamografia anterior, deve ser mencionada no laudo.

Descrever separadamente a mama direita e esquerda no que se refere aos achados, que podem estar em categorias diferentes. Se tiver achados diferentes, deve-se dar ênfase àquela lesão mais suspeita.

IMPRESSÃO DIAGNÓSTICA

Conclusão diagnóstica sem correlação histológica, enquadrada na categoria do BI-RADS.

RECOMENDAÇÃO DE CONDUTA

Na recomendação da conduta deve-se demonstrar preocupação de acordo com o grau de suspeição, levando em conta o achado mais importante. Deve-se sugerir estudo cito-histológico, deixando a modalidade de abordagem a critério do médico assistente. Deve ser recomendado ao paciente guardar a mamografia e trazer consigo no próximo exame, para estudo comparativo.

Evitar termos dúbios e vagos como opacidade noduliforme, algo nodular ou esboço de nódulo, que só contribui para criar angústia na paciente e confundir o clínico em sua conduta. Na dúvida da existência de nódulo, é recomendado colocar BI-RADS zero e comparar com a mamografia anterior ou sugerir ultrassom.

Deve-se salientar que a mamografia negativa não exclui malignidade e o fato de não ser mostrado não afasta sua existência. Na presença de nódulo palpável ou outra anormalidade clínica, o achado negativo da mamografia não exclui a necessidade de investigar.

Considerações finais

A classificação imaginológica das lesões mamárias segundo o sistema BI-RADS tem sido útil no aprimoramento do diagnóstico das patologias mamárias. A exata compreensão da sua utilidade, não só pelo imaginologista, mas também pelo mastologista, é de extrema importância na prática diária, com consequente terapêutica adequada para o caso. O uso do BI-RADS obriga o médico a pesquisar, entender o conceito dos achados e seu significado patológico.

A padronização pode ser útil para facilitar a comunicação, fornece um modelo padronizado, semiacabado no computador, que apesar de ser prático, tira do profissional a capacidade de criar e a habilidade de redigir seu próprio laudo. Seguir com rigor o padrão técnico tira do médico a oportunidade de manifestar sua individualidade, usar sua própria linguagem com estilo próprio, o que faz a diferença entre os diversos profissionais.

Finalmente, o radiologista deve estar alerta para um objetivo obscuro, escuso que se esconde nas boas intenções do sistema BI-RADS, que impõe responsabilidade civil ao radiologista em uma eventual falha, quando o obriga a dar uma descrição correta e recomendar uma conduta, deixando-o corresponsável.

O radiologista interpreta a imagem como meio de contribuir para o diagnóstico e a orientação na conduta. Um diagnóstico correto e sua conduta apropriada frequentemente necessitam de uma interação íntima entre o médico e o paciente, e às vezes necessita de uma avaliação mais profunda. Esta avaliação envolve desde a história familiar e pessoal de câncer, o perfil psicológico do paciente, uma ou mais avaliações clínicas por um profissional experiente, uma avaliação da viabilidade de seguimento, da disponibilidade de recursos técnicos e financeiros na execução de procedimentos invasivos e avaliação do espécime. Urge também avaliar o risco do procedimento, o risco intrínseco da cirurgia, e a angústia provocada no paciente dos efeitos cosméticos e psicológicos de um procedimento.

Vale ressaltar que o radiologista interpreta apenas os aspectos subjetivos de uma imagem, trabalhando com equipamentos que fabricam algumas imagens e escondem outras, porque o método é falível em sua essência e está sujeito a falha humana, e também pelo fato de que nenhum exame ou grupo de exames fornece um diagnóstico com acerto total.

Exame clínico das mamas (ECM)

É verdade que 8% das lesões malignas passam despercebidas na mamografia e são detectadas pelo exame clínico, mas deve o radiologista executar o exame físico das mamas de forma sistemática?

O exame físico é útil porque existem lesões que são palpáveis, mas são invisíveis na mamografia, entretanto, o procedimento é inviável por absoluta falta de tempo nos serviços de grande movimento. O exame físico é obrigatório e importante para avaliar o tamanho do tumor, a presença de eventual massa palpável nas densidades difusas e diagnosticar achados benignos como edema e infiltração de pele nos processos inflamatórios, mas deve ser executado nos casos selecionados, até por exiguidade de tempo. O conceito de que o exame clínico é soberano não se aplica à mastologia, porque não mostra as lesões impalpáveis.

Apesar de o estudo HIP ter demonstrado eficácia do ECM no ato da mamografia em reduzir a mortalidade por câncer de mama, o benefício do exame físico isolado como diagnóstico precoce nunca foi demonstrado.

Embora alguns técnicos estejam interessados em executar o ECM, não deve ser exigido porque foge às suas atribuições, até porque eles não recebem treinamento específico e seu papel é executar o procedimento mamográfico aplicando técnica adequada.

O ECM não deveria ser exigido para emissão do laudo mamográfico, assim como o radiologista não necessita palpar um abdômen para laudar uma radiografia abdominal ou auscultar um pulmão para uma radiografia do tórax, porque o exame físico é tarefa do clínico.

O exame das mamas é uma técnica que exige tempo, paciência e treinamento para sua execução de forma correta, e não deve ser obrigatório para o radiologista.

É um exame que envolve a inspeção estática e dinâmica e palpação com o paciente sentado e deitado, tendo uma duração mínima de 5 minutos. Depende do tipo de mama, da fase do ciclo em que se procede o exame e da sensibilidade dos dedos do observador.

Pode ser necessário um exame sumário em pacientes que apresentam massas mal definidas na mamografia e onde o exame clínico pode contribuir para elucidar sua natureza e facilitar a emissão do laudo, mas nunca de forma sistemática.

Capítulo 26

MAMA OPERADA E IRRADIADA

Alcides Ferreira Santos

No passado, o radiologista tinha um papel passivo ao interpretar as imagens e indicar a presença ou a inexistência de lesões tumorais. As imagens eram de baixa resolução e sem contraste só mostravam os nódulos grandes e as estruturas de alta densidade. Com o surgimento de equipamentos de alta resolução (grade e foco fino), grade cruzada, combinada com receptores de alta sensibilidade, melhorou a qualidade da imagem, mostrando as lesões subclínicas e aumentando o número de cirurgias.

Com o advento da cirurgia conservadora e dos procedimentos intervencionistas, surgiu novo capítulo no qual o imaginologista ocupa posição interativa e participa ativamente desde a descrição dos achados até o seguimento pós-cirúrgico, passando pela avaliação da extensão do tumor, avaliação do risco de malignidade até interagindo na conduta. A cirurgia conservadora seguida de radioterapia produz espessamento e retração cutânea, assimetrias de densidades, distorções arquiteturais e calcificações, que dificultam o diagnóstico de lesões mamárias e a avaliação da mama nos mamogramas subsequentes.

Nas lesões impalpáveis, o radiologista tem papel fundamental na equipe multidisciplinar, desde a detecção, a punção estereotáxica, a marcação pré-cirúrgica até a radiografia intraoperatória da peça. Também cabe ao radiologista o seguimento da mama operada, daí a necessidade de entender as alterações pós-cirúrgicas e as mudanças introduzidas pela radioterapia, para a correta interpretação dos achados, porque estas alterações podem simular ou ocultar uma neoplasia maligna.

CIRURGIA DA MAMA

As cirurgias habituais na mama são as biopsias, as ressecções setoriais nos processos benignos, a quadrantectomia com esvaziamento axilar ou as mastectomias radicais nas doenças malignas e as mastoplastias redutoras ou de aumento da mama com a utilização de implante de silicone, nas alterações de volume.

As mastectomias radicais podem ser seguidas de reconstrução imediata ou tardia, usando um retalho dermomiocutâneo pediculado do músculo grande dorsal ou do músculo reto abdominal. Em ambos os casos devem ser associadas à redução da mama oposta em busca da simetria.

Dependendo da extensão da cirurgia e do tempo decorrido, aparece densidade mal definida ou distorção da arquitetura, que persiste por mais de 1 ano e dificulta o diagnóstico de recidiva local. Nas cirurgias menores, o edema surge com baixa frequência e regride em 3 meses. Nas cirurgias mais extensas e seguidas de radioterapia, o edema é intenso ou moderado e a mamografia mostra trabéculas espessadas em forma de cordões que se dirigem para a axila, associadas ao espessamento de pele.

Clinicamente a mama operada e irradiada mostra-se espessada, com consistência inelástica e rija, que dificulta a compressão, já que tem espessamento de pele subcutâneo e o parênquima fica infiltrado. Radiologicamente a mama fica branca, densa, homogênea, mostrando densidades lineares que representam os linfáticos espessados, associados à infiltração de pele, especialmente na região areolar.

As alterações regridem lentamente ao longo de 2 anos, mas em 30% dos casos persistem e alguns se tornam permanentes. Após a regressão, o tamanho se normaliza, mas sempre fica mais denso, devido à fibrose actínica das trabéculas, que tem efeito tardio.

Os parâmetros físicos como espessura e resistência à compressão não guardam relação direta com densidade radiográfica. O exame clínico mede a consistência e a elasticidade das estruturas, enquanto a densidade traduz o grau de atenuação dos raios que é feito pelos tecidos fibroso e glandular e varia com o teor de cálcio presente. Também a mama pode ser flácida, ter característica clínica de gordurosa e ser radiologicamente densa. Existem mamas gordurosas que têm dificuldade de compressão e mamas rijas que têm fácil mobilidade.

O tamanho e a espessura da mama são de fácil determinação, mas a densidade é difícil de ser avaliada, porque depende das características inerentes da paciente, como *status* hormonal, gestação e idade. A glândula mamária sofre alterações cíclicas durante o ciclo menstrual com elevação e diminuição do nível hormonal, durante a gravidez e a lactação.

TIPOS DE CIRURGIA NAS MAMAS

Biopsias. A biopsia provoca um pequeno edema que dura 2 a 3 meses. Cickles mostrou que a *core biopsy* só produz mudanças se ocorrer hematoma ou edema. Este efeito pode durar até 6 meses. A lesão espiculada e a distorção são raras e só ocorrem se houver coleção hemática com posterior fibrose.

Ressecção segmentar. As patologias benignas sem radiação mostram alterações que dificilmente são permanentes e dependem da extensão da cirurgia e do tempo decorrido. Em um grupo de 450 pacientes, apenas 2% tinham alterações mamográficas após 3 anos.

Quadrantectomia. É a modalidade de tratamento sub-radical em que se retira o segmento de tecido onde se localiza o tumor, com margem mínima de 1 cm, associado ao esvaziamento axilar em todos os níveis.

O conceito original de quadrantectomia descrito por Veronesi, que retirava todo o quadrante desde a pele até a fáscia do peitoral, está abandonado. O tamanho da cirurgia vem diminuindo e se limita a uma setorectormia com margem de 1 cm. Tem indicação nos tumores menores que 3 ou até 4 cm se a mama for volumosa, dependendo do cirurgião e da aceitação do paciente. Estudos randomizados do NSABP e do Instituto de Tumores de Milão demonstraram a mesma sobrevida global em pacientes que fizeram mastectomia radical e quadrantectomia com esvaziamento axilar seguidas de radioterapia, desde que as margens estivessem livres. É previsto pequeno aumento da recidiva local, que não modifica o prognóstico.

Mastectomia radical. Na mastectomia se faz a retirada total da mama, com grande retalho de pele, incluindo ou não o músculo peitoral menor, ressecado em monobloco com todo o conteúdo axilar.

Reconstrução mamária. Após a mastectomia radical, a mama pode ser reconstruída, com a finalidade de restaurar a imagem corporal e a autoestima da paciente. A reconstrução pode ser feita com o tecido da própria paciente, trazendo o músculo grande dorsal ou o reto abdominal através de túnel no subcutâneo.

Na transposição do reto abdominal é executada uma dermolipectomia inferior, com um retalho volumoso que contenha pele, tecido subcutâneo e músculo reto abdominal, trazendo conjuntamente com o pedículo da artéria e da veia epigástrica superior para nutrir o retalho.

Na opção pelo músculo grande dorsal, o retalho dermomiocutâneo é obtido da região pré-escapular e, devido ao pequeno volume, deve ser introduzida uma prótese de silicone para aumentar o volume e simetrizar com a mama oposta.

Quando há inconveniente de executar o transplante autólogo por dificuldade da área doadora, pode ser feito o transplante alógeno, utilizando uma prótese de silicone. Neste caso, deve ser precedido do uso de expansores para distender a pele. Posteriormente é retirado o expansor e colocado um implante de silicone. Outra alternativa é colocar a prótese de Backer, que é definitiva e consiste de um implante de duplo lúmen, cuja expansão é feita de forma gradual com injeção de soro fisiológico.

A mamografia na mama reconstruída não mostra a habitual orientação radial dos ductos se dirigindo para a papila e apenas uma porção de tecido adiposo e conjuntivo distribuído de forma aleatória, associado ao espessamento de pele na área de sutura. Podem surgir calcificações que engrossam com o tempo, bem como o cisto oleoso, calcificado ou não. O diagnóstico na mama reconstruída deve ser clínico e a mamografia não é útil porque não existe tecido mamário, exceto na mastectomia subcutânea, que fica no tecido mamário. Wolfe recomenda uma radiografia lateral sem compressão da axila, com alta voltagem e alta amperagem, para axilas que não foram irradiadas ou na presença de massa palpável.

Mastoplastia de aumento. Nas mamas hipotróficas, pêndulas ou na síndrome de Polland, pode ser introduzido um implante de silicone para corrigir a deformidade e aumentar o volume ou para alcançar a simetria com a mama oposta e melhorar a imagem corporal.

Próximo de 20% dos implantes de silicone ficam envolvidos por tecido conjuntivo e provocam contratura e fibrose. Após semanas ou anos, formam uma cápsula fibrosa que provoca distorção do implante e endurecimento da mama. Também pode haver ruptura da cápsula externa com derrame do conteúdo para o parênquima, para os linfonodos, para vasos os linfáticos, para o sangue e para o fígado, não se sabendo se necessita estar rota para ocorrer a migração do gel ou ela se faz através dos poros da cápsula do implante. Estudos sugerem que o silicone tem propriedades antigênicas que provocam distúrbios do tecido conjuntivo, como esclerodermia e reações autoimunes como artropatias e doença do colágeno, havendo controvérsia por não ter sido mostrada uma relação entre causa e efeito.

O silicone líquido e a parafina líquida foram usados no passado e hoje estão proibidos, porque o material pode migrar pelo parênquima, formar granulomas e provocar deformidade da mama, que simula nódulo e ainda dificulta o exame clínico da mama.

O gel de silicone consiste de inúmeros polímeros intercruzados de silicone. Quando livres, ultrapassam o invólucro, que atua como membrana semipermeável. O "suor" de silicone (gel Bleed) dá vazamento microscópico através do elastômero intacto do implante, podendo ser visto no tecido mamário e na corrente sanguínea e provocar reação inflamatória. Este silicone livre ou não polimerizado que ultrapassa o envelope pode estimular a produção do colágeno em torno do implante e levar à formação de uma cápsula fibrosa com contratura capsular, que deixa o implante redondo, sem mobilidade e com aumento do diâmetro anteroposterior e assimétrica com relação à altura da mama oposta. O vazamento pode ser visualizado pela RM, estar presente na maioria dos implantes mamários e simular ruptura capsular.

A prótese pode ser revestida com espuma de poliuretano, que tem superfície rugosa e dificulta a migração. O poliuretano é menos reativo, mas é biologicamente degradável e pode romper-se com o tempo. Apesar de o implante recente resistir a uma pressão de 200 libras por polegada, parece degradar com o tempo pela desintegração e aumentar a chance de ruptura. Um estudo retrospectivo sobre complicações do implante mamário e seguido por 8 anos, divulgado por Gabriel *et al.*, publicado pelo NEJM, de 1997, após 8 anos de seguimento, demonstrou que a contratura capsular ocorreu em 15% para ruptura intracapsular e em 3,9% dos casos para ruptura extracapsular ou da cápsula fibrosa.

O implante deixa a mama mais densa e pode dificultar a detecção precoce do câncer com a mamografia, que só permite mostrar os tumores na periferia da mama. A prótese de silicone impede a visualização de 22-70% dos cânceres na imagem mamária, entretanto, não é fator de risco adicional para câncer, já que a prevalência de câncer de mama em paciente com prótese é igual à da população.

O implante pode ser retromuscular, se colocado atrás do músculo grande peitoral, ou retroglandular, se colocado atrás da glândula. Se retromuscular, não dificulta o exame clínico e pouco dificulta a execução da mamografia, sendo um procedimento mais seguro, dando menos rejeição e menos formação de cápsula, apesar de dando menos projeção na mama.

A mama com implante retroglandular fica mais pastosa e dificulta a execução do exame físico e da mamografia pela pouca mobilidade e também está mais associada à formação de cápsula fibrosa. Mesmo com manobra de Eklund, o tecido mamário profundo é mal visualizado, já que reduz em 25% a representação dos tecidos (Fig. 26-1).

A prótese de duplo-lúmen contém uma camada interna de silicone e outra externa de solução salina. Nos Estados Unidos só recentemente foi permitido o uso da prótese de lúmen único, que consiste de um envelope de silicone preenchido com gel de silicone de alta coesão, que tem consistência pastosa e impede sua migração, mesmo em caso de ruptura.

Não há relatos de que a prótese induza à formação do câncer de mama, mas é consensual que dificulta seu diagnóstico precoce. Silverstein, em 1988, demonstrou 20

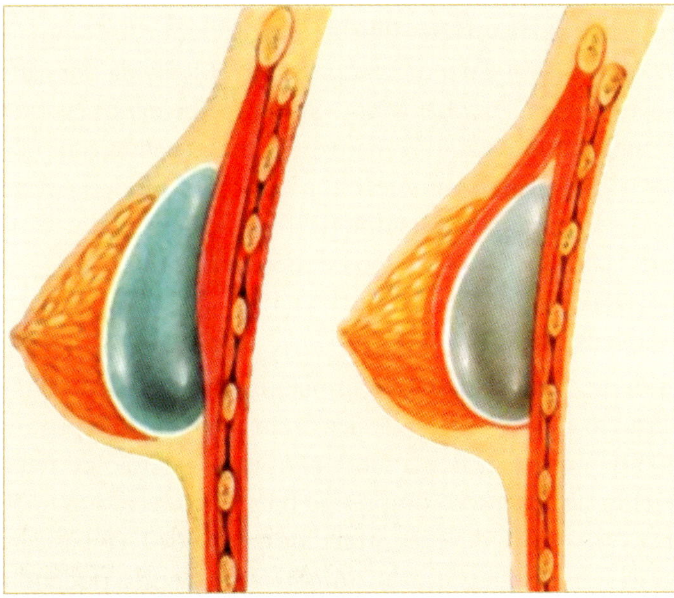

Fig. 26-1. Corte sagital mostrando o implante em posição subglandular e retromuscular. (Imagem cedida pela Silimed.)

pacientes com implante que tiveram câncer de mama, todas com diagnóstico tardio, que ele atribuiu ao implante, e 65% dos casos foram diagnosticados pelas metástases axilares.

O diagnóstico da ruptura da prótese é difícil e nenhum exame mostra se o envelope está roto. A mamografia mostra a superfície do implante, que pode ter depressões e saliências produzidas pela diferença de pressão, dando uma herniação que pode simular uma ruptura focal, se o gel permanecer com um contorno uniforme.

A ruptura pode ser intracapsular ou extracapsular. A intracapsular é a forma mais comum e ocorre em 14% dos casos. Ocorre a ruptura do elastômero, mas o gel fica contido na cápsula fibrosa do organismo. A mamografia mostra-se normal e a ressonância mostra o sinal de Lingüine, que corresponde à flexura da cápsula sobre si própria. Na ruptura extracapsular, que ocorre em 1,4% dos casos, ocorre ruptura do envoltório de silicone e da cápsula fibrosa, com extravasamento de silicone para o parênquima. Neste caso, o diagnóstico é fácil, porque o gel se espalha no interior do parênquima mamário, mostrando imagens densas redondas ou ovoides, que tendem a se dirigir para axila, sendo palpável no exame clínico e mostrado na mamografia.

Mamografia na mastoplastia de aumento

A mama com implante oferece dificuldade para o técnico na escolha do regime de exposição (kV e mAs) e pela pouca mobilidade que ela oferece. A opacidade do silicone obscurece o tecido mamário e dificulta a visualização de eventuais nódulos. Também a prótese pode estar envolvida por cápsula fibrótica e coberta por gordura subcutânea, o que impede a mobilidade. A mamografia na paciente com prótese ou implante é um desafio para os profissionais e deve ser executada manualmente pelo médico, evitando compressão excessiva, pelo risco de ruptura da prótese.

Se o implante estiver no espaço subglandular, necessita de incidências ortogonais, seguida da manobra de Eklund, onde se desloca o implante contra a parede torácica em uma extensão de 2 a 5 cm, enquanto se puxa a mama para fora. A manobra permite a inclusão de mais tecido no campo e compressão apenas do tecido mamário. A manobra deve ser precedida das incidências básicas, com compressão leve, incluindo o implante, podendo substituir o OML por um perfil de 90 graus. No implante submuscular, oferece menos dificuldade e dispensa a manobra de Eklund, porque a mama apresenta mais mobilidade e expõe melhor o parênquima, podendo mostrar uma densidade alongada (em banda), cobrindo a prótese que corresponde ao grande peitoral.

A mamografia é específica para mostrar micros e cisto oleoso, mas é limitada na avaliação da recidiva local e ruptura da cápsula de silicone. É útil para mostrar a ruptura extracapsular com extravasamento para o parênquima e pode mostrar coleção arredondada de silicone fora do implante, que clinicamente se traduz como a massa irregular na periferia da mama que deve ter remoção cirúrgica.

O ultrassom pode mostrar rupturas intra e extracapsular. Apresenta imagem hipoecoica junto à superfície do implante e pode mostrar ecos de reverberação, que simulam ruptura, mas podem ser apenas dobras do envoltório, às vezes mal posicionado. O gel é anecoico e o aumento da ecogenicidade sugere ruptura do envelope, mas não é específico. A opacidade do gel de silicone obscurece o tecido glandular e dificulta a visualização de eventuais nódulos.

A ressonância nuclear magnética é o exame mais útil para avaliar o tecido em torno do implante, porém nem sempre é conclusiva. Pode mostrar rupturas intra e extracapsular. Mostra linhas hiperintensas curvilíneas no interior da prótese, que correspondem ao colabamento da cápsula ou ao sinal de Lingüine, que se formam quando o gel migra e o envelope dobra-se sobre si. O sinal de Lingüine é específico da ruptura intracapsular (Fig. 26-2).

Mastoplastia redutora

É a redução do volume das mamas indicada nas hipermastias ou mamas flácidas e pêndulas, para evitar suas sequelas orgânicas ou psíquicas. É retirado todo o tecido do hemisfério inferior junto com o excesso de pele e transposto o complexo areolopapilar pediculado para a parte superior da mama remanescente (técnica-padrão de Pitanguy).

Pode preservar um retalho inferior (pedículo de Liacyr), no qual se deixa um segmento dermogorduroso com a base inferior voltada para o sulco inframamário e o ápice à altura da aréola. Este pedículo é decorticado e dobrado sobre si para dar volume no polo superior e aumentar a projeção da mama, refazendo a forma e o volume. Esta técnica mostra uma imagem típica da mamografia, evidenciando uma interface nítida entre o retalho e o parênquima.

O cirurgião, na tentativa de elevar o volume do polo superior ou para buscar a forma e o contorno da mama,

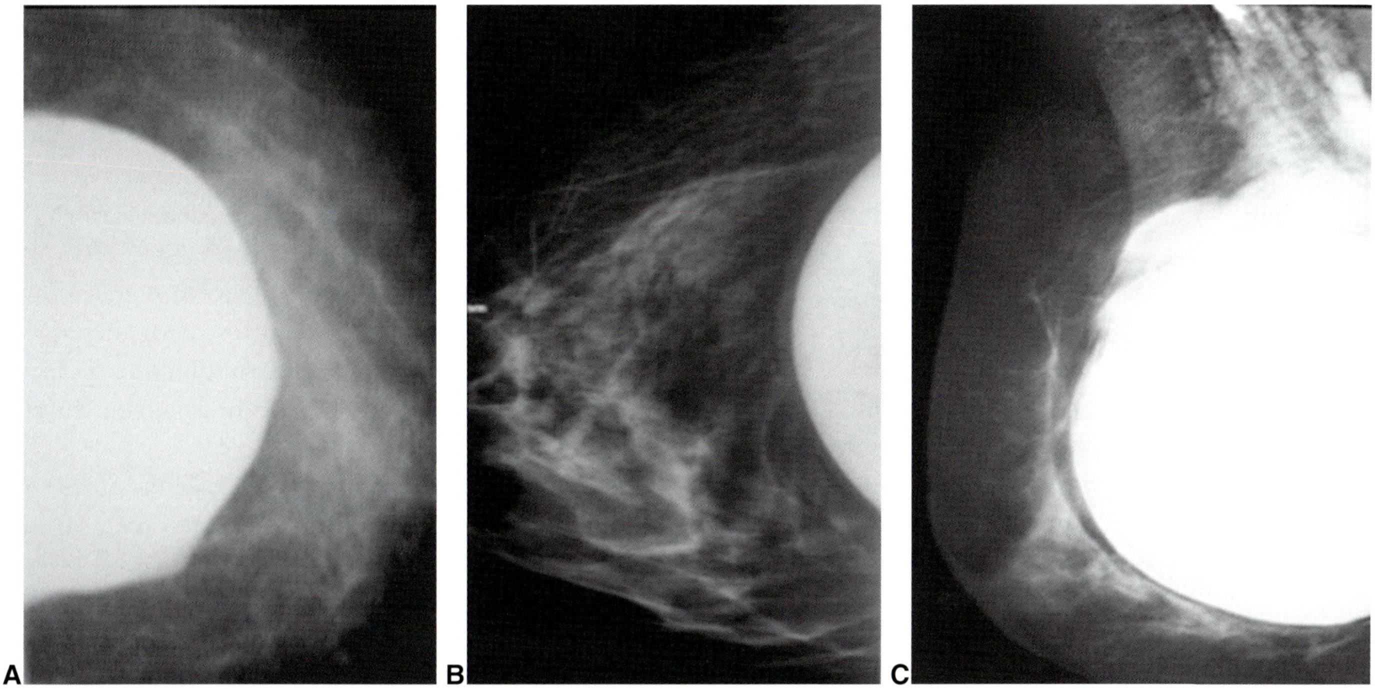

Fig. 26-2. (**A**) Implante retroglandular com cápsula aparentemente íntegra. (**B**) Implante retromuscular com cápsula integra. (**C**) Implante com ruptura da cápsula externa com migração de silicone para o parênquima mamário e para a axila. (Autor desconhecido.)

faz rotação interna de retalhos, que, após o processo de cicatrização, produz um desarranjo das estruturas internas e a mama perde aquele padrão anatômico que mostra todas as estruturas se dirigindo para a papila (Fig. 26-3).

A mastoplastia redutora, independente da técnica utilizada, deixa algumas sequelas, como distorção do parênquima com distribuição irregular do tecido mamário; posteriormente surgem calcificações e necrose gordurosa. Estes achados dão falso-positivos nas mamografias e nos ultrassons subsequentes, podendo simular carcinomas. A desorganização da arquitetura com diferentes graus é o achado mais frequente nas mamas reduzidas, em um percentual de 75%, e se localizam na região retroareolar profunda e nos quadrantes inferiores, seguidos de calcificações na região periareolar e nos quadrantes inferiores.

A mamografia tem aparência variável em função da técnica cirúrgica empregada e pode mostrar fibrose com desarranjo da estrutura fibroglandular, com tendência a

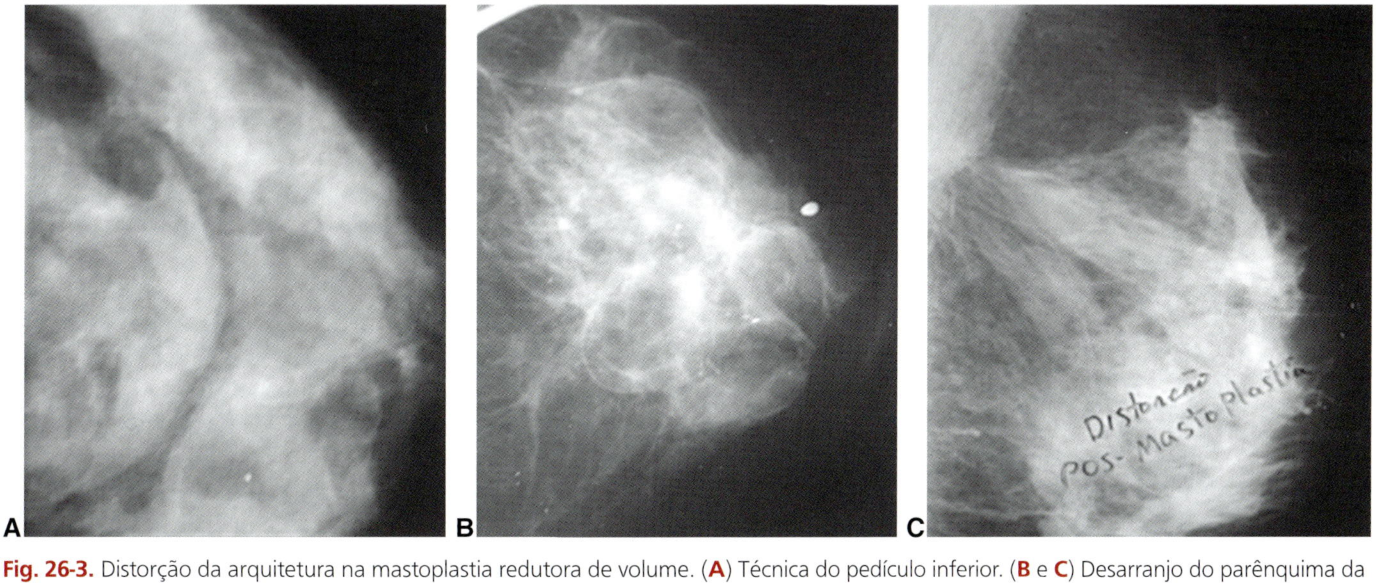

Fig. 26-3. Distorção da arquitetura na mastoplastia redutora de volume. (**A**) Técnica do pedículo inferior. (**B** e **C**) Desarranjo do parênquima da mama operada.

formar espículas ou mesmo distorção da arquitetura, devido à remodelação do parênquima, desfigurando os tecidos que habitualmente tendem a convergir para a papila. Mostra perda do triângulo, que representa a estrutura normal da mama, falta de comunicação entre o parênquima e o complexo aréolo-papilar e, eventualmente, linhas arciformes no polo inferior. Também pode mostrar densidades heterogêneas com ilhas de tecido mamário e elevação e espessamento da papila. Tardiamente podem ser vistas a necrose gordurosa, o cisto oleoso e as calcificações benignas, sobretudo nas cirurgias extensas. A calcificação de sutura pode aparecer tardiamente devido ao retardo na cicatrização e na calcificação dos nós e fios de sutura.

Radioterapia na mama

A radioterapia (RT) é um tratamento adjuvante e não uma abordagem primária. Ela erradica as células residuais se microscópicas, sem bom efeito no tumor macroscópico. A RT tem um papel importante por reduzir em 6 vezes a incidência de recidiva local. Deve ser aplicada próxima a 5.000 cGy (centigray (ou 50 Gy), distribuídas em 25 aplicações de 200 cGy por dia, durante 5 semanas. Nos casos de mal prognóstico, com componente intraductal extenso (CIE) ou com margem exígua, deve ser aplicada um reforço *(booster)* de 1.000 cGy no leito tumoral para evitar a recidiva local. A RT é feita sobre toda a mama, mas, dependendo do caso, irradia-se também as fossas supra e infraclavicular e até a axila.

Efeitos da RT

A radioterapia induz a dilatação e o dano capilar levando à hiperemia com desenvolvimento de área de necrose gordurosa, eritema e hipercromias (radiodermite), com espessamento cutâneo da mama, que regridem após 1 a 2 anos. Pode induzir à necrose epidérmica, especialmente no sulco inframamário e na prega axilar. As complicações mais frequentes são a radiodermite e a pneumonite, mas podem provocar até necrose de arcos costais, na dependência da dose.

Na totalidade dos casos da mama irradiada, a mamografia mostra-se densa, decorrente da atenuação dos raios pelo tecido edemaciado e pela fibrose. Também oferece dificuldade de compressão pela falta de elasticidade da mama e por dor e desconforto. A mamografia mostra apenas gordura e espessamento de trabéculas com edema e fibrose. A radiação sobre a mama produz fibrose dos linfáticos que se dirigem para a axila, originando trabéculas fibróticas. Como estes tênues vasos são responsáveis pela drenagem linfática, a linfa fica represada nas partes mais baixas da mama, simulando um edema, que na realidade corresponde à infiltração linfática intersticial.

A radioterapia também produz edema de pele, que ocorre após algumas semanas do início, associado a espessamento dos linfáticos, que regridem em semanas, meses e até em anos, podendo levar à fibrose permanente. A radiação retarda o processo de cicatrização, que pode mostrar densidade mal definida ou distorção do parênquima, que simula carcinoma.

A mama operada e irradiada fica clinicamente edemaciada, vermelha, firme, rija, inelástica e mais sujeita ao trauma. O edema é maior na região retroareolar. Necessariamente não há uma correlação clínico-radiológica e se palpa uma mama rija e firme e a mamografia mostra apenas gorduras e espessamento de trabéculas. As alterações são difusas e decorrem do edema e da fibrose provocados pela radiação. O ingurgitamento da pele e o espessamento das trabéculas ocorrem na totalidade dos pacientes irradiados e inicia em 2 semanas após da terapia actínica, com tendência a desaparecer após anos (Fig. 26-4).

Após a radioterapia, as mudanças são mais prolongadas e profundas, como distorção, que dificulta a distinção de fibrose com recidiva tumoral, dificultando o diagnóstico da recidiva local. A fibrose pós-cirúrgica tem imagens

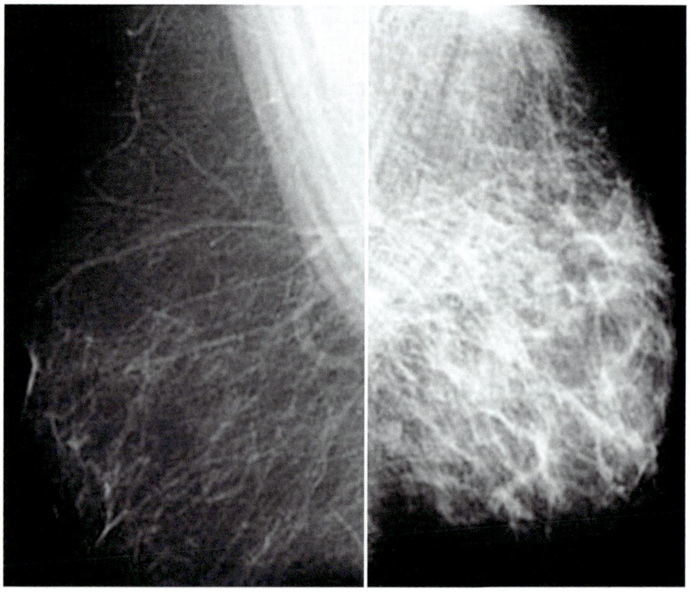

Fig. 26-4. Mama operada e irradiada mostrando distorção na arquitetura, assimetria global na densidade e no tamanho, espessamento de trabéculas com espessamento de pele.

diferentes nas projeções mamográficas, enquanto a recidiva tumoral mantém aparência similar em ambas as projeções. O ultrassom oferece dificuldade pela intensa sombra acústica induzida pela fibrose. Às vezes o diagnóstico de certeza é dado pela RM ou a avaliação com o PET, que mostra a atividade metabólica do tecido, diferenciando se é fibrose ou célula tumoral. Após a distorção da arquitetura, a necrose gordurosa é o achado mais frequente e tardiamente surge um cisto oleoso. A necrose gordurosa mostra lesão encapsulada, com conteúdo gorduroso ou calcificações grandes, que surgem no período de meses até 3 anos.

A radioterapia pode induzir à formação de calcificações benignas, que surgem após 2 anos do término do tratamento. Podem ocorrer calcificações distróficas pelo trauma e pela radiação ou calcificações de fios de suturas, que têm absorção lenta e tiveram a reabsorção retardada pela terapia radiante.

As alterações mamográficas podem regredir após um período, permanecer estáveis ou progredir com o tempo. Se progredir após 1 ano, deve-se excluir a doença recidivante e até indicar a ressecção. A área cicatricial tende a regredir após 2 a 3 anos, mas em 30% dos casos torna-se permanente, devido ao alto grau de fibrose. Deve ser seguida por 6 meses e depois anualmente, até a estabilidade da lesão.

Recidiva local

A recidiva é a recorrência da doença após o tratamento cirúrgico. Ela pode ocorrer de forma local, locorregional ou ser sistêmica. A recidiva ocorre em função dos fatores de prognósticos presentes, como tamanho do tumor, comprometimento das margens, idade jovem, componente intraductal extenso, invasão vascular e linfática do tumor, alto grau histológico e radioterapia tardia. Esporadicamente não se trata de recidiva local ser devida a tumores multicêntricos não diagnosticados.

A **recidiva local** (**RL**) na mastectomia radical é o reaparecimento do câncer no plastão, na parede torácica ou na pele da área adjacente. O diagnóstico é clínico pela presença de nódulo endurecido na pele e subcutâneo e indica que a doença é sistêmica. O diagnóstico é clínico pela presença de nódulos.

Não justifica a radiografia da axila na mulher mastectomizada, desde que o ato cirúrgico seja adequado.

Nas cirurgias conservadoras, 65% das recidivas locais estão no leito tumoral, no mesmo quadrante ou até a 2 cm de distância. Em 60% dos casos se apresenta como único nódulo, mas podem ser múltiplos. A presença de RL em outros quadrantes indica tumores multicêntricos ou um segundo tumor primário. A RL na cirurgia conservadora não altera a sobrevida global, afirmativa consensual aceita no passado e hoje controvertida.

Recidiva locorregional (**RLR**) envolve os linfonodos homolaterais, regiões supra e infraclavicular e cadeia mamária interna, podendo mostrar nódulos satélites na pele do tórax ou na parede abdominal.

Sinais de RL. A recidiva local corre em 1% ao ano ou 10 a 15% em 10 anos na mastectomia radical e em maior frequência na cirurgia conservadora, variando de 10 a 20% em 10 anos nas diferentes estatísticas. Kutz seguiu 276 pacientes com T1 e T2, e após 10 a 21 anos de seguimento com cirurgia conservadora teve um índice de 15,6 de RL contra 7,2% de Ca na mama oposta. A radioterapia é fundamental para reduzir este percentual e a quimioterapia pode contribuir para evitar sua ocorrência.

O tempo de recorrência local ou sistêmica é variável, mas o período mais crítico é entre 18 e 36 meses. Se a RL surgir tardiamente, deve pensar em um segundo tumor primário.

Quando a ressecção tem margens livres, a recidiva local inicia no segundo ano, com um pique de 80% entre 18 e 36 meses e 95% ocorrem em 5 anos, podendo acontecer tardiamente. A ocorrência mais precoce e no local operado é indicativa de tumor residual por cirurgia inadequada. Apesar da controvérsia, entendo que recorrência após 5 anos ou em outro quadrante é considerada um segundo tumor primário. Se a mamografia mostrar imagem espiculada, se o tumor encontrado for *in situ* ou se houver tipo histológico diferente não é recidiva local e sim um novo câncer.

Diagnósticos das recidivas

Em torno de 80% dos diagnósticos de recidiva local são feitos pelo exame clínico semestral da mama, associado à mamografia anual. O ECM responde por 50% dos diagnóstico de recidiva do câncer invasivo, e a mamografia é mais eficiente em mostrar o CAIS, se houver microcalcificações.

Clinicamente a recidiva é percebida como nódulo ou massa endurecida no subcutâneo na área operada. Também se pode mostrar com infiltração na mama, que simula processo inflamatório focal ou como pontos satélites infiltrando a pele (Ca inflamatório). No exame clínico devem-se pesquisar tumorações, novas massas, espessamento da cicatriz, sendo mais eficaz em mostrar câncer invasivo. Deve-se avaliar a área operada, já que 65% das recidivas se situam no leito tumoral ou próximo a ele. O principal fator de risco de RL é o componente intraductal extenso (CIE), pois quando ressecado de forma inadequada, apresenta alto índice de recidiva local, mesmo se irradiado.

A mamografia isolada é responsável pela detecção de 30 a 40% das recidivas locais, mas falha em 50% dos casos devido ao aumento difuso da densidade e pela dificuldade de compressão provocada pela dor e pela baixa elasticidade da mama. A mamografia pode mostrar densidade aumentada com imagem nodular ou distorções, sendo fundamental para mostrar as microcalcificações eventualmente existentes. Há dificuldade no diagnóstico de malignidade na mama operada pelo edema de pele, pela fibrose e pelo espessamento trabecular do parênquima, que se sobrepõe e pode confundir o observador.

O ultrassom na fase inicial pode mostrar coleções líquidas, como seromas ou hematomas, e define se a lesão é sólida ou líquida, mas, na fase tardia, tem difícil avaliação pela sombra acústica provocada pela intensa fibrose e não há dados que apoiem seu uso, apesar de ser feito de rotina.

CONTROLE DA MAMA OPERADA

Fase precoce

Após uma cirurgia, surgem alterações precoces na pele e no parênquima mamário, como edema, hematoma, seroma e necrose gordurosa, e de formas tardias, como espessamento e retração de pele, necrose gordurosa e fibrose cicatricial com distorção da arquitetura. A necrose gordurosa inicia de imediato e se apresenta como massa mal definida e só tardiamente evolui lentamente para cisto oleoso ou granuloma lipofágico com calcificações distróficas.

Alterações precoces são seromas e hematomas que surgem no pós-cirúrgico imediato. Clinicamente, apresentam-se como uma massa assimétrica de forma oval ou redonda e de contorno mal definido no leito cirúrgico, às vezes com flutuação do subcutâneo. Os seromas e hematomas correm em 40 e 50% dos casos e regridem entre 6 e 18 meses, podendo persistir por 3 anos. Estão envoltos por reação desmoblástica com traves fibrosas no interior, que tende a regredir lentamente no período de 1 ano.

Durante o primeiro ano do tratamento conservador, a mamografia mostra uma área densa oval, pouco irregular, com algumas espículas na área operada. Tardiamente, o líquido vai sendo reabsorvido, ocorre reação fibrótica e surge distorção arquitetural ou densidade espiculada, que representa uma cicatriz em evolução, simulando um carcinoma. As complicações dependem da extensão da cirurgia empregada pelo cirurgião, da hemostasia e do tipo e duração da drenagem.

Avaliação pelo ultrassom

As alterações precoces na mama operada são os seromas, os hematomas, o espessamento de pele e a liponecrose. A ecografia mostra espessamento cutâneo com hiperecogenicidade da pele e do parênquima e perda do padrão ecogênico normal.

O **hematoma** se mostra como imagem de forma irregular de contorno mal definido que se pode confundir com abscesso e cistos hemorrágicos. Ambos podem ser anecoicos com ecos internos de baixa amplitude. Podem-se fazer manobras posturais para verificar a mobilidade dos ecos. O abscesso contém fragmentos de tecidos necróticos, depósito de fibrina ou sangue coagulado, mostrando uma estrutura complexa. A pele subjacente fica edemaciada com alterações flogísticas que facilitam o diagnóstico clínico.

O ultrassom pode identificar coleção espessa medindo 3 a 5 cm ou zona hipoecoica diferente com reforço acústico posterior, podendo perceber um cordão fibroso que se dirige para a superfície. Estas coleções regridem após 3 a 6 meses, mas podem perdurar por 18 meses. Apesar de ajudar na moldagem do volume da mama, alguns cirurgiões preferem puncionar para evitar abscesso e antecipar a cicatrização.

Alterações tardias

As alterações tardias são o espessamento e a retração de pele, necrose gordurosa e a fibrose cicatricial com distorção da arquitetura. Ocorre formação progressiva de cicatriz que o ultrassom mostra como área hipoecoica produzida pela necrose gordurosa. Posteriormente, mostra um espessamento cutâneo próximo à cicatriz, que coincide com área hipoecoica com sombra acústica posterior no interior do parênquima.

O paciente que fez cirurgia conservadora necessita ser monitorado para detectar a recorrência do tumor ou um segundo tumor primário, inclusive na mama oposta. A presença de formação tumoral ou microcalcificações não indica um novo tumor, mas pode ser sequela do tratamento cirúrgico ou radiante.

Durante o primeiro ano após a cirurgia conservadora, a mamografia pode mostrar uma massa oval ou irregular com espiculações, que sugere coleção líquida com fibrose periférica, simulando um carcinoma. Tanto a fibrose como a necrose gordurosa ou até uma adenose esclerosante podem simular um novo tumor.

A cicatriz da pele é visível como espessamento cutâneo focal, ou alongado na visão frontal e deve receber marcação metálica prévia. Já a cicatriz interna se forma tardiamente no leito tumoral e se mostra na mamografia como uma área mal definida de tecido denso com centro radiolucente, mostrando estruturas espiculares alongadas com bordas denteadas, que simulam carcinoma. Diferencia da infiltração carcinomatosa por apresentar forma diferente nas diferentes projeções ortogonais e por ter espículas longas. No interior do parênquima surgem estruturas espiculadas ou alongadas, que simulam carcinoma.

O ultrassom nas alterações tardias mostra um aumento difuso da ecogenicidade do parênquima com espessamento cutâneo. Pode mostrar discreta alteração textural e até áreas hipoecoicas de limites imprecisos com ou sem alteração acústica, que dificultam um diagnóstico preciso.

Neste grupo de risco, qualquer achado suspeito, tanto clínico quanto radiológico, é indicativo para biopsia, mesmo com mamografia normal e com a consciência de que a maioria é benigna.

Necrose gordurosa

A necrose gordurosa corresponde à morte de um segmento de tecido mamário, especialmente de gorduras. É devida ao trauma cirúrgico ou a qualquer trauma ou ser decorrente da radioterapia. Pode-se manifestar como massa palpável, que posteriormente a mamografia mostra como uma lesão espiculada, um cisto oleoso ou calcificações distróficas. Pode surgir de forma espontânea ou com o uso de drogas (anticoagulantes). Também ocorre com frequência nas mastoplastias redutoras pela rotação interna de retalhos. Acontece no leito tumoral como massa palpável e simula recidiva local. A necrose ocorre de forma imediata, especialmente na região areolar. Entretanto, na fase tardia, a liponecrose pode liquefazer-se e produzir cisto oleoso, que tende a calcificar ou evoluir para granuloma lipofágico.

O granuloma lipofágico é uma reação granulomatosa do tecido tipo corpo estranho que surge tardiamente. É uma manifestação da necrose gordurosa e pode ser decorrente da radioterapia. É mostrado na mamografia como uma densidade mal definida de contorno espiculado.

Na fase aguda apresenta-se como uma massa mal definida, que a mamografia mostra como área radiolucente. A necrose gordurosa pode mostrar microcalcificações pleomorfas e até agrupadas, adjacente a outras calcificações grosseiras.

Ao ultrassom, o cisto oleoso tem textura anecoica, mas pode ser hipoecoico ou misto, podendo ter sombra acústica posterior e simular carcinoma. Neste caso é obrigatória a mamografia que dá o diagnóstico de certeza com imagem clássica. O ultrassom não diferencia um tumor de um foco de liponecrose. A área hipoecoica, às vezes contendo ecos, simulando tumor intracístico. A transmissão sonora pode estar aumentada, diminuída ou inalterada. A sombra acústica é decorrida da absorção do som pelo material necrótico ou pela calcificação.

Mamografia da mama operada e irradiada

A radiografia da mama operada e irradiada é de difícil análise e tem baixa acurácia, pelo aumento de densidade pelo padrão reticular do parênquima, pelo espessamento cutâneo e possível desarranjo na arquitetura. Deve detectar recidiva local precoce e mostrar as reações desmoblásticas locais, o espessamento de pele e de trabéculas, mas falha em 50% das vezes em mostrar recidivas. A detecção precoce da recorrência local na cirurgia conservadora parece não ter impacto na sobrevida global.

Na presença de microcalcificações extensas deve ser feita mamografia com baixa compressão, antes da radioterapia, para detectar micros residuais. Após a radioterapia, deve-se fazer controle com 6 meses, exceto na mama queimada firme e rija, que dificulta a compressão pela ausência de elasticidade.

A mamografia deve ser repetida com 1 ano quando se inicia o período de estabilidade. Apesar de alguns defenderem sua execução semestral, não há indicativo que demonstre benefício nesta frequência e deve ser anual. A mama recém-operada mostra densidade que representa coleções, como hematoma ou seroma, que são indistinguíveis, podendo estar associadas espiculacões, se houver reação fibrosa envolvendo. O aumento da densidade mamária ocorre pelo edema de pele, pela fibrose do parênquima e pelo espessamento de trabéculas que impedem a compressão e dificultam o diagnóstico.

Os pacientes com microcalcificações extensas, nas micros não bem mostradas na radiografia da peça e quando há dúvidas sobre a ressecção total da lesão, devem fazer mamografia de baixa compressão após 30 dias, mesmo antes da radioterapia, para cientificar se a ressecção das microcalcificações foi completa.

A mamografia pós-operatória só é útil para as microcalcificações, já que só mostra o tumor calcificado. Constatada a presença de micros, deve ser feita a reincisão. Em 29 pacientes que fizerem reincisão por micros, 69% tinham câncer residual. A presença das microcalcificações não indica obrigatoriamente presença de tumor, bem como sua retirada completa não indica a inexistência de tumor residual.

As microcalcificações, quando presentes em pequeno número, não requerem cirurgia e se espera a esterilização pela radioterapia. Após a radioterapia, as micros podem ser absorvidas, permanecer inalteradas ou progredir, entretanto sua presença após a cirurgia conservadora impõe-se uma ressecção ampla, pelo risco de tumor residual.

Se se optar pelo seguimento, deve-se fazer controle do número, o estudo da forma e da extensão das micros com mamografia ampliada. A maioria dos pacientes que têm pequenos grupamentos é negativa para câncer e se deve à adenose esclerosante ou necrose gordurosa. As micros benignas são comuns na mama irradiada, mas se forem finas, heterogêneas e lineares devem-se considerar suspeitas. As novas micros, mesmo que bizarras, redondas ou lineares, podem ser indicativas de tumor. Se as micros estiverem em outro quadrante, a suspeita é ainda maior e devem ser investigadas.

O tempo decorrido entre a terapia e o surgimento dos sinais mamográficos é útil para predizer o risco de malignidade, já que as alterações ocorridas no primeiro ano são benignas em 90% dos casos. Após 1 a 2 anos, inicia o período de estabilidade, que tende a reduzir os sinais tanto clínicos quanto radiológicos.

A mama operada e irradiada torna-se vermelha, firme, dura, inelástica, imprópria para o diagnóstico e só justifica fazer mamografia se tiver micros. As alterações mamográficas são devidas ao edema, espessamento de pele, espessamento de trabéculas, aumento da densidade do parênquima, que tendem a reduzir após 1 ano. Deve fazer o diagnóstico diferencial com carcinoma inflamatório, mastite difusa, trombose da veia cava superior e linfoma.

As pacientes mastectomizadas, seguidas ou não de reconstrução, não se beneficiam com o controle mamográfico, porque o resultado é pobre, exceto se houver achado físico suspeito, especialmente na axila. Podem-se encontrar calcificações finas ou grosseiras, cisto oleoso, esteatonecrose ou granuloma calcificado na periferia. Em um estudo de Propeck, com 185 pacientes mastectomizadas, dez tinham alterações mamográficas e apenas uma tinha recorrência local.

As pacientes que fizeram mastectomia radical seguida de reconstrução com o grande dorsal ou com reto abdominal também não são beneficiadas pela mamografia, exceto aquelas que fizeram mastectomia subcutânea com preservação de pele.

O ultrassom pode ser útil na detecção de imagem tumoral, mas a ressonância magnética é de extrema utilidade no diagnóstico das recorrências locais.

Frequência da mamografia

Após a radioterapia, deve-se fazer controle com 6 meses e seguir anualmente. Não existe base lógica ou dado confiável demonstrando que o intervalo menor que 1 ano, resulte em benefícios. A mamografia precoce aumenta o risco de falso-negativo e só detecta pequeno número de recidivas. Deve ser reservado para paciente de alto risco com componente intraductal extenso, com microcalcificações extensas, que se podem beneficiar com o controle semestral.

A mamografia com 6 meses defendida por alguns autores apenas aumenta o custo e não traz benefício. A mama está intensamente espessada com estase linfática, espessamento de pele e de trabéculas, mostra uma densidade radiológica intensa que impede a visibilização das estruturas. No sítio operado ainda está presente uma cavidade contendo serosidade, que impede uma avaliação adequada, associada a uma área de assimetria irregular, normalmente espiculada pela fibrose que envolve o processo.

A grande maioria das recidivas ocorre após 18 meses e nunca precoce, exceto se existir tumor residual. A frequência ideal do seguimento para avaliar a mama operada e irradiada, bem como o rastreio da mama oposta, deve ser anual, já que a grande maioria tem diagnóstico clínico.

OUTROS MÉTODOS DE AVALIAÇÃO

Ultrassom

O ultrassom é um método simples e eficaz na pesquisa de metástases no fígado e na pelve, mas é pouco eficaz no seguimento da mama operada. Apesar de avaliar a mama e a axila, deixa a desejar pelas dificuldades técnicas em mostrar eventuais nódulos, devido à sombra acústica provocada pela fibrose. No pós-operatório imediato, o US pode mostrar coleções hemáticas ou linfáticas no leito cirúrgico. Durante o primeiro ano, o intenso edema intersticial dificulta a identificação de lesões focais hipoecoicas que podem corresponder a uma recidiva local.

Na fase tardia, com a regressão do edema melhora a sensibilidade ao ultrassom, que pode mostrar uma imagem hipoecoica que corresponde a um linfonodo ou recidiva local. É difícil a diferenciação de uma lesão tumoral de área de necrose gordurosa ou mesmo de uma área de fibrose, que também mostra imagem hipoecoica irregular, mal definida, com sombra posterior e pode simular recidiva. É importante o estudo comparativo com o ultrassom anterior para estudar a evolução.

A **ressonância nuclear magnética** é capaz de diferenciar o processo cicatricial da recidiva local no leito tumoral, com base no princípio de que a fibrose seria avascular. A recidiva local é rara no período inicial. Entretanto, a RM só deve ser feita após o período mínimo de 18 meses, já que a cicatriz também mostra realce, com a injeção do gadolínio, na fase precoce. A RM é muito útil em pacientes com implantes que tenham risco de recidiva local ou na doença multifocal. Não tem indicação para o estudo das coleções líquidas. Também a RM tem papel fundamental no diagnóstico das rupturas do implante de silicone, quando o ultrassom não esclarece. A RM mostra estruturas lineares com fraco sinal no interior do alto sinal do silicone, que indica ruptura intracapsular do implante.

Comportamento biológico das modificações

Na evolução do processo cicatricial existem diferentes fases fisiológicas de recuperação do organismo, que devem ser consideradas no seguimento da mama operada e irradiada, para evitar procedimentos invasivos desnecessários ou retardo no diagnóstico da recidiva.

Fase de mudanças. As alterações são mais intensas nos primeiros 6 meses que seguem a cirurgia, mas ocorrem nos 12 a 18 meses, quando o processo se estabiliza e inicia a regressão. São reações do tecido ao trauma cirúrgico e à radioterapia como edema e espessamento de pele, que são mais intensos entre 6 e 12 meses após a cirurgia e têm regressão lenta e gradual entre 1 e 3 anos, podendo tornar-se permanentes em 30% dos casos.

A área operada repara-se pela formação de fibroblastos que vão depositar a matriz colágena para formar o tecido fibroso, imprescindível para a cicatrização. A reação inflamatória inicialmente envolve o seroma existente que vai sendo absorvido lentamente e forma uma fibrose que se apresenta como área densa de onde partem espículas, que distorcem a arquitetura. Surge uma coleção líquida que se mostra como aumento da densidade. Seromas e hematomas surgem no pós-cirúrgico imediato, regredindo com semanas, podendo persistir por meses ou anos. Sua presença deve-se à cirurgia alargada ou falta de drenagem adequada pelo cirurgião. A mamografia mostra massa oval sem espiculação na área operada. O ultrassom pode ser útil, mostrando coleção líquida no sítio tumoral.

Fase de estabilidade. Ocorre entre 12 e 36 meses e corresponde à falta de mudança no intervalo e deve ser avaliada comparada com o mamograma anterior. Depois de a cicatriz se mostrar estável, a densidade deve ficar inalterada e qualquer mudança como aumento do tamanho, qualquer imagem que configure nódulo, qualquer neodensidade ou neomicros deve ser considerada recorrência do tumor e necessita ser investigada.

Fase de recorrência. Após a estabilidade, uma nova massa ou um grupamento de neomicrocalcificações ou distorção no sítio tumoral é sinal de recidiva local. Próximo de 80% das recidivas ocorrem entre 18 e 36 meses e 95% ocorrem em 5 anos (Fig. 26-5).

BASES ANATÔMICAS E FISIOLÓGICAS

Pele

O tipo, a textura e a espessura da pele variam individualmente, mas a espessura normal da pele é de 0,2 a 3 mm, sendo

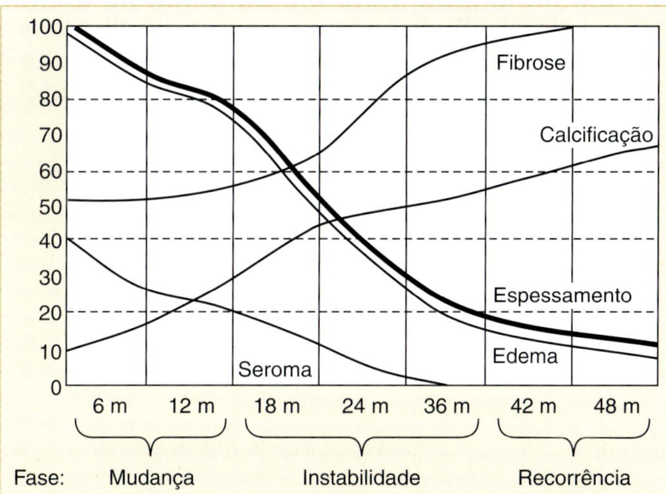

Fig. 26-5. Evolução da mama operada e irradiada. Os seromas surgem mais precoces e tendem a ser reabsorvidos. O edema e o espessamento da pele caminham juntos e regridem lentamente ou nunca regridem. Já as calcificações, sobretudo aquelas decorrentes da esteatonecrose, tendem a aumentar com o tempo. (Desenho com base nos estudos de Ellen Mendelson e Corinne Tobim. *Radiology Clin ON* NA:30-1992.)

mais espessa na região retroareolar e no sulco inframamário. As mamas rijas e pequenas têm a pele mais espessa que as mamas flácidas e grandes. Com a radioterapia, aumenta a espessura da pele podendo chegar a 1 cm ou mais. A regressão se faz lentamente após 2 a 3 anos, persistindo leve espessamento, tornando-se permanente em 30% dos pacientes. A região areolar é a área mais afetada e a última a regredir. O edema de pele e o espessamento do parênquima devem-se à obstrução dos ductos linfáticos devido à fibrose, levando à estase linfática por dificuldade de drenagem.

A conexão do parênquima mamário com a pele faz-se pelo tecido gorduroso e pelos ligamentos fibrosos que se inserem na pele. Os ligamentos de Cooper são septos delicados que partem da fáscia profunda e se dirigem para a pele, onde se inserem como finas fibras chamadas retinácula cútis. Têm formato em leque e atuam como elemento suspensor da mama, dando-lhe sustentação. Na mamografia mostram-se como imagens côncavas especialmente em oblíqua mediolateral. Entretanto, se vistos ao longo do parênquima de forma convexa, protuberante ou achatada, podem indicar a presença de tumor. No ultrassom é visto como ecos lineares hiperecogênicos, dispostos de forma vertical, longitudinal ou oblíqua (ver figura).

A drenagem linfática da mama faz-se para os linfonodos da cadeia mamária interna e sobretudo para a cadeia axilar, que tem seus vasos linfáticos seccionados durante o esvaziamento. Após a radioterapia, ocorre a fibrose com espessamento das trabéculas, que impede a drenagem de linfa da mama para o canal torácico. A estase linfática induz um espessamento da pele da mama que dificulta o manuseio e a interpretação dos achados mamográficos, por deixar a mama difusamente densa.

O espessamento de pele é a mais frequente mudança na mama operada e está presente na totalidade dos pacientes. Nas patologias benignas, o edema é discreto e localizado, regredindo com 2 a 3 meses e as alterações radiológicas são insignificantes. Entretanto, nos processos malignos seguidos de terapia radiante, o edema é intenso e difuso, acompanhado de espessamento das trabéculas, que dificulta a palpação e a execução da mamografia.

ALTERAÇÕES MAMOGRÁFICAS

Achados mamográficos na mama operada

As alterações observadas na mama operada vão desde as alterações clínicas, como endurecimento e infiltração de pele, e alterações radiológicas, como densidades, calcificações e formação fibrose com distorções da arquitetura. Também estão presentes as alterações do tecido de sustentação e o espessamento dos vasos linfáticos, que levam à formação de trabéculas. Nos processos benignos, as alterações são insignificantes e de regressão rápida, mas nos procedimentos mais alargados, seguidos de radioterapia, as alterações são acentuadas e prolongadas. O espessamento de pele e a infiltração do parênquima ocorrem na totalidade dos pacientes, de forma simultânea e similar, têm caráter regressivo e tendem a regredir totalmente com 3 ou 4 anos (Quadros 26-1 e 2).

Edema de pele

O edema de pele pode ser local ou difuso, especialmente quando se esvazia a axila. O edema é a alteração da mama operada e irradiada mais comum, mas deve fazer correlação com a clínica. O espessamento induzido pela radioterapia tem regressão lenta e 60% dos casos têm duração de 2 anos, mas 80% duram em torno de 3 anos, podendo deixar fibrose permanente. Após 3 anos do fim do tratamento, a espessura se normaliza, mas permanece um leve espessamento em 30% dos pacientes.

As alterações dérmicas são mais bem avaliadas pelo exame físico, entretanto o ultrassom pode ser mais útil e mostrar espessamento e retração cutânea, com aumento difuso da ecogenicidade do parênquima. Já a mamografia apenas mostra a pele como uma faixa tangencial de aumento de densidade na periferia. A pele deve ser examinada com luz incandescente, com intensidade forte e graduável, para mostrar a linha de pele com espessamento e ver estruturas de baixo contraste no subcutâneo.

A retração de pele ocorre mais nos tumores superficiais que nos profundos. A retração pode estar presente por processo cicatricial, por extensão direta do tumor à pele pelos ligamentos de Cooper, por traumas ou em virtude de processos fibrosos, como o tumor desmoide que retrai a pele.

Quadro 26-1. Achados mamográficos na mama operada e irradiada

- Espessamento e infiltração de pele
- Hematomas e seromas
- Distorção da arquitetura
- Necrose gordurosa
- Calcificações
- Corpos estranhos
- Recorrência do tumor

Quadro 26-2. Percentual de mudanças na mama operada e irradiada com cirurgia conservadora, ao longo do tempo.

Achados	Tipo	% de paciente	Período
Calcificações	Distróficas	52	78% até 18 meses
	Pleomorfas	43	18-30 meses
Massa ou cicatriz	Coleção líquida	40	Até 6 meses (12)
	Densidade espiculada	60	
	Distorção da arquitetura	60	
Edema	Moderado	100	6-12 meses
	Intenso	72	6-12 meses
	Resolução	60	2 anos
Espessura da pele	De 4-10 mm	100	6-12 meses
	Regressão total	70	2-3 anos
	Regressão parcial	100	2-3 anos
Recorrência	Recidiva local ou recidiva sistêmica	80	18-36 meses

Modificado de Ellen Mendelson e Corinne Tobim. *Radiology Clin On* NA:30-1992.

Edema local

É motivado por ato cirúrgico de menor porte, como trauma, hematoma, necrose gordurosa, produz reação inflamatória local, que regride em 3 meses. A infecção e a cicatrização são as principais causas de espessamento focal da pele.

Edema difuso

O edema é devido ao processo inflamatório do ato cirúrgico e à fibrose da radioterapia, que tornam os ductos linfáticos fibrosados e impedem o retorno da linfa. A drenagem linfática da mama faz-se, sobretudo, através da cadeia linfonodal axilar. A estase de linfa por obstrução dos vasos linfáticos torna a mama congesta e pode simular mastite ou carcinoma inflamatório. A estase é induzida pela rádio e talvez potencializada pela quimioterapia.

O edema de pele e o espessamento de trabéculas ocorrem em todos os pacientes, iniciando 2 semanas após o início da radiação. Inicia-se com o ingurgitamento dérmico seguido pelo espessamento de linfáticos, durando meses a regressão. O edema é mais intenso na região areolar, próximo à cicatriz e no hemisfério inferior da mama. Desaparece lentamente com o tempo, mas pode tornar-se permanente, mesmo de forma leve. Mesmo após a regressão total, a mama fica reduzida de tamanho e permanece radiologicamente densa devido à fibrose actínica.

O edema pode ser severo ou moderado deixando a mama densa e homogênea, o que dificulta a palpação e a compressão mamográfica. O espessamento da pele não é um processo específico e deve fazer o diferencial com o carcinoma inflamatório, mastites intensas pós-radioterapia ou patologias sistêmicas, como insuficiência cardíaca congestiva, tumor de mediastino, cirrose hepática ou obstrução da veia cava superior.

Vasos

As veias são maiores, mais espessas, mais periféricas e podem ser vistas na mamografia, enquanto as artérias são mais delgadas e só são visualizadas quando calcificadas.

Distorção arquitetura

A fibrose cicatricial intraparenquimatosa é vista no sítio tumoral, às vezes associada à espessamento de pele. A fibrose é discreta na fase inicial, tem caráter progressivo e aumenta com o tempo, chegando em 100% após 3 a 4 anos. Tem forma de crescimento progressiva no primeiro ano, tende a estabilizar ou regredir após 24 a 36 meses. É devida a uma reação desmoblástica que segue o seroma ou o hematoma, que após a absorção evolui com fibrose e retração, formando espículas. Devem-se avaliar a história clínica e o passado cirúrgico para diferenciar uma distorção da arquitetura da cicatriz radial e do carcinoma espiculado.

A fibrose cicatricial intraparenquimatosa tem passado cirúrgico. Deve fazer o diagnóstico diferencial com tumor espiculado que tem caráter progressivo, suas espículas são menores e retas, partindo de um núcleo hiperdenso, com aparência similar em ambas as incidências e sem retenção de tecido gorduroso.

Outra lesão que se confunde com carcinoma é a cicatriz radial, uma lesão benigna de causa ignorada, que surge na ausência de trauma ou de cirurgias, e a patologia mostra apenas uma esclerose radial do tecido fibroso. Apresenta núcleo gorduroso contornado por fibrose com espículas longas e muda de aparência em diferentes projeções radiográficas. Tende a regredir após 2 anos.

Todas simulam carcinoma e devem ser exploradas, exceto a distorção em pacientes operados. A cicatriz deve receber marcação metálica durante a confecção da mamografia, para orientar o radiologista. Os procedimentos percutâneos devem ser evitados pelo alto percentual de falso-negativo (Fig. 26-6).

Espessamento do parênquima

A infiltração do parênquima ocorre de forma paralela com o espessamento de pele e ambos regridem de forma simultânea. A infiltração surge após várias semanas, podendo ser devida ao trauma cirúrgico, mas é a radioterapia que mais contribui para fibrosar os linfáticos.

A radiografia da mama operada e irradiada mostra espessamento de pele e espessamento de trabéculas com densidades lineares que se dirigem para axila, associada a um aumento difuso da densidade do parênquima. A mama torna-se espessada com edema difuso da pele, do subcutâneo e do parênquima, que deixa a imagem homogeneamente densa com densidades lineares que representam os linfáticos ingurgitados se dirigindo para a axila e se mostram como trabéculas espessadas.

As trabéculas são pequenas estruturas mostradas na radiografia da mama irradiada, que são resultantes de tecido conjuntivo existente no espaço interlobular, bem como da fibrose de pequenas estruturas, como vasos, tecido fibroso ou ductos linfáticos fibrosados, que são radiologicamente indiferenciáveis. A fibrose e o espessamento dos elementos fibrosos do parênquima, associados ao ingurgitamento dos linfáticos, vasos e espessamento das trabéculas, dão firmeza e rigidez às mamas.

A densidade da mama não pode ser predita pela firmeza, tamanho e rigidez, porque não há correlação clínico-radiológica entre a mama espessa e rija na palpação com o aumento de densidade radiológica. A mama pode estar rija, firme e endurecida e a mamografia mostrá-la totalmente gordurosa com trabéculas grossas e vice-versa. O exame clínico dá as propriedades elásticas da mama, enquanto a mamografia traduz a densidade específica, que traduz a capacidade das estruturas e absorve as radiações. Das estruturas que compõem a mama, o componente que mais atenua os raios é o colágeno. O termo densidade é um parâmetro radiológico, enquanto a rijeza e a firmeza são parâmetros clínicos e frequentemente são discordantes.

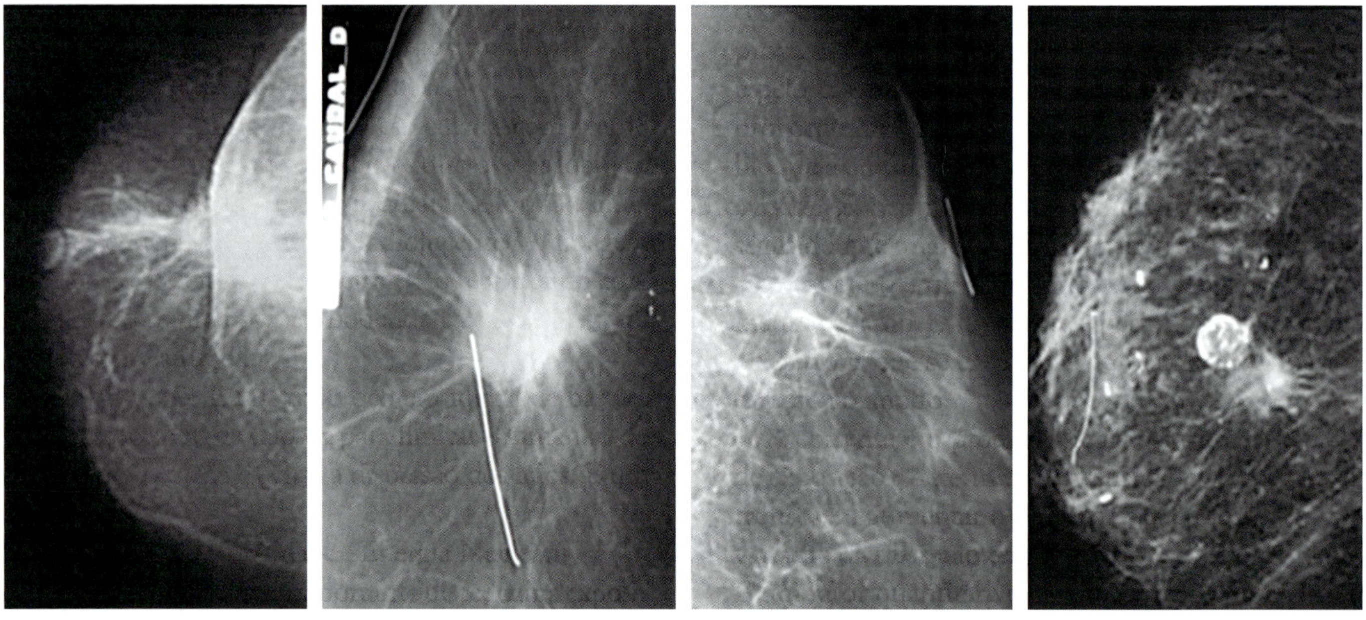

Fig. 26-6. Imagens de distorção da arquitetura na mama operada e irradiada considerada BI-RADS 3. No último, mostra recidiva local que pode passar despercebida. (Autor desconhecido.)

Microcalcificações

A presença de microcalcificações na mama operada constitui o sinal mais comum e sem dúvida o mais importante indicador radiológico de recidiva local. Quarenta e três por cento das micros residuais correspondem à recidiva local, cuja probabilidade aumenta na presença de carcinoma *in situ* tipo comedo.

Na presença de microcalcificações extensas impõe-se uma mamografia de controle no pós-cirúrgico imediato, antes de proceder à radioterapia para excluir as micros residuais. O tumor residual favorece as recidivas locais, especialmente se estiver associado a CIE, que frequentemente está associado a multicentricidade e tem alto risco para recidiva local.

Dershaw encontrou carcinoma residual em 70% das micros mostradas após quadrantectomia (20 de 79), porém sua presença não indica obrigatoriamente tumor, já que esta pode estar presente na adenose esclerosante e em outras condições benignas. Também a presença de micros após o tratamento actínico não indica obrigatoriamente células viáveis, já que a calcificação ocorre, sobretudo, nas células necróticas. Outrossim, a ausência de micros não afasta tumor residual, já que 30% dos carcinomas residuais não têm microcalcificações e também o carcinoma invasivo calcifica pouco e pode existir tumor na área não calcificada. A presença de micros suspeitas não reflete a extensão do tumor, porque a área de micros não é determinante geográfico do tumor. A retirada da área calcificada não garante a retirada do tumor, porque pode haver um tumor invasivo, não calcificado, em área contígua. Esporadicamente as micros estão no tecido normal adjacente a um câncer, que é encontrado por acaso em uma biopsia ocasional.

A presença de micros, quando em pequeno número (1-3), pode fazer controle semestral porque se considera que o tumor microscópio é erradicado pela radioterapia. Entretanto, quanto mais numerosas, devem ser ressecadas, por terem um potencial de 70% de malignidade, já que a radioterapia só tem efeito sobre os tumores microscópicos.

A mamografia tangencial da cicatriz permite diferenciar se o espessamento e as micros estão na pele ou situadas em tecidos profundos. A projeção tangencial também permite fazer a distinção da cicatriz parenquimatosa da fibrose cicatricial de pele, já que nem sempre a cicatriz da pele corresponde ao leito tumoral.

As microcalcificações que aparecem precoces são indicativas de tumor residual e devem ser ressecadas. Já as neomicros surgem no leito tumoral entre 6 e 12 e até com 48 meses após a radioterapia, que ocorre em 28% dos casos, são quase sempre benignas, mas podem traduzir uma recidiva local.

Calcificações

As calcificações ocorrem mais tardiamente (após 2 anos) e se iniciam pela periferia. Produzem massa palpável com mamografia normal e tendem a ocorrer no local do reforço radioterápico. A mamografia é específica e mostra calcificações grandes, com centros radiolucentes, que se formam nos detritos ou necrose gordurosa e surgem após trauma ou espontânea na mama gordurosa, podendo evoluir para cisto oleoso.

As calcificações benignas surgem tardiamente e ocorrem em 30 a 50% dos casos. Têm caráter progressivo, chegando a 60% após 4 anos. Surgem após 2 a 3 anos e são decorrentes da cirurgia e da radioterapia. São grandes, solitárias e irregulares, às vezes com centro radiotransparente.

A calcificação de sutura é um tipo de calcificação distrófica, que ocorre devida à deposição de sais de cálcio nos fios de sutura, que retardam a absorção do material pela radiação e também a cicatrização. A calcificação de sutura é rara nos pacientes não irradiados, mesmo nas cirurgias extensas. Têm formas especiais porque calcificam os nós de forma ramificada, sendo longas e grandes.

As calcificações que surgem após a irradiação são de difícil avaliação, porque não existe uma forma de definir se são devidas a necrose gordurosa, tumor residual ou por processos benignos. Estas calcificações devem receber vigilância especial. As calcificações tipo distróficas resultam da manipulação cirúrgica e da radioterapia. O que calcifica pode ser tecido mesenquimal, como o fibroso ou o adiposo, e surgem em 25% das mamas operadas. Têm aspectos bizarros, como em forma de rede, ou em faixas, mas podem ser redondas, pequenas e suaves, que oferecem dificuldade no diagnóstico. As calcificações que se desenvolvem na cápsula do cisto oleoso podem demonstrar certo pleomorfismo, que simula malignidade (Fig. 26-7).

Corpos estranhos

Outros achados frequentemente encontrados na avaliação da mama operada são os corpos estranhos, como fragmentos metálicos, como clipes de titânio voluntariamente colocados durante a mamotomia, fragmentos metálicos de agulha deixadas pelo cirurgião e eventuais corpos estranhos (gases) (Fig. 26-8).

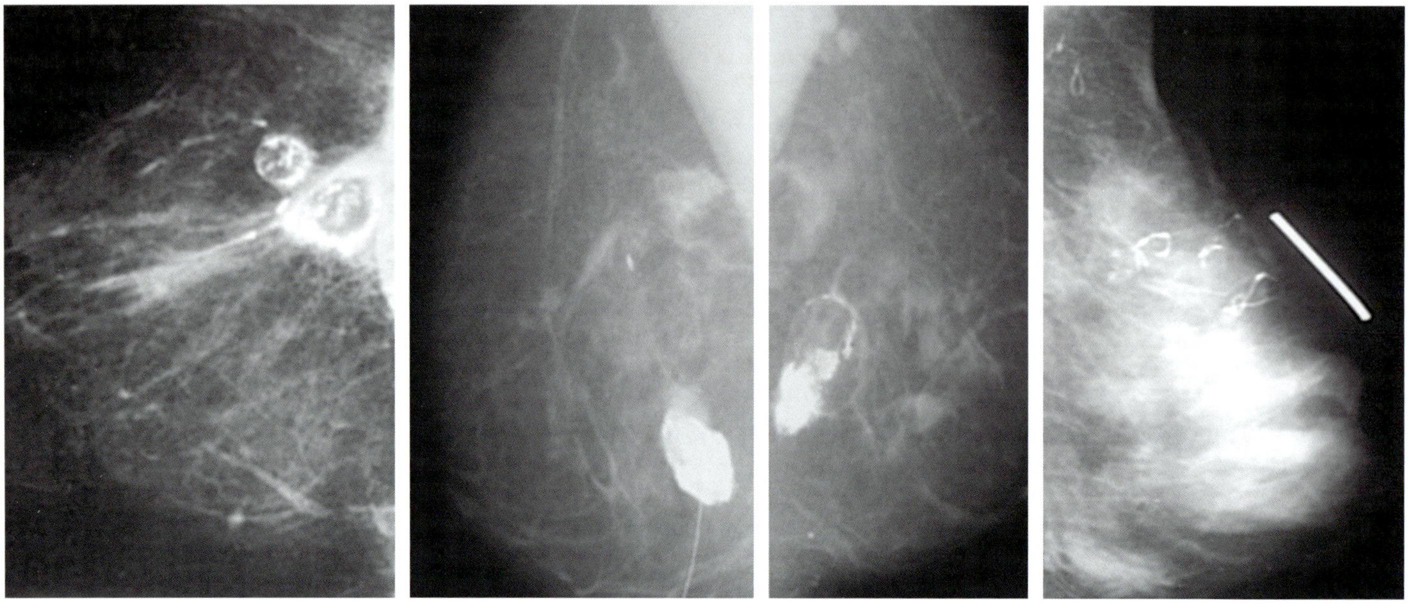

Fig. 26-7. Calcificações benignas de sutura e esteatonecrose, que surgem tardiamente na mama operada. (Autor desconhecido.)

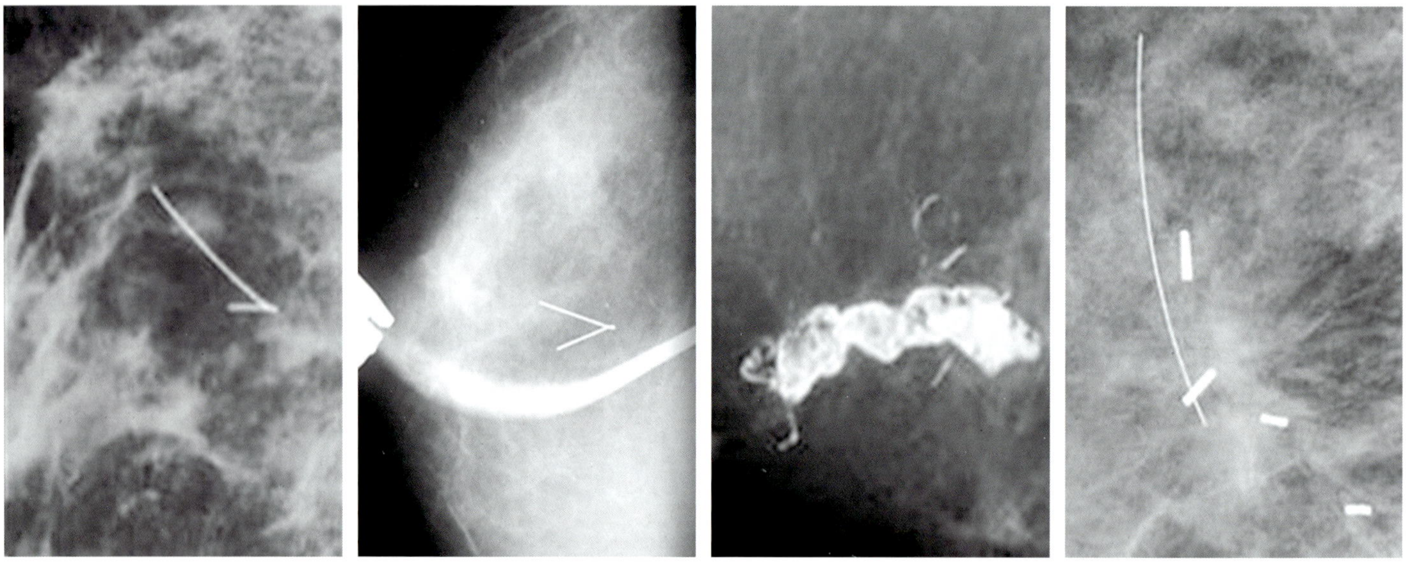

Fig. 26-8. Corpos estranhos eventualmente encontrados na mama operada de forma fortuita ou intencional, como marcador de titânio. (Autor desconhecido.)

Capítulo 27

Analisando a Mamografia

Alcides Ferreira Santos

PRINCÍPIOS

A imagem mamográfica é uma soma de múltiplas estruturas como tecido conjuntivo e glandular interposta por tecido adiposo e permeado por vasos sanguíneos e linfáticos e por tecido fibroso de sustentação, como os ligamentos. O corpo glandular varia na forma, no tamanho, na consistência e na composição e apresenta áreas com densidades e tamanhos variados. As áreas claras correspondem ao tecido fibroso e glandular, enquanto as áreas escuras correspondem ao tecido adiposo. Às vezes as densidades aparecem como ilhas de tecido fibroglandular, que correspondem aos lóbulos ou ao tecido fibroso, ou como estruturas densas e tubulares, que convergem para a região areolar.

A boa mamografia deve representar todo o tecido mamário com nitidez de detalhes e visualizar bem as estruturas. Para isso, a mama precisa ser adequadamente comprimida para afastar superposição das estruturas e bem penetrada para mostrar detalhes na imagem. Incidências complementares ajudam na interpretação dos achados, especialmente a ampliação, que fornece melhor definição de sua forma e o contorno de sua estrutura, melhorando a sensibilidade do método.

Para obter uma imagem de qualidade, necessita-se maximizar as condições técnicas da cadeia de formação e avaliação da imagem, como bom posicionamento, boa aquisição da imagem, filme apropriado, bom processamento do filme, bons equipamentos de avaliação e um ambiente adequado. Finalmente, o médico interpretador deve ser treinado, habilitado e estar motivado.

Cada fator que forma a cadeia atua de forma independente, mas o resultado final depende da soma de cada fator atuando de forma isolada. Se falhar apenas um dos elementos da cadeia, cai a qualidade da imagem. Um bom profissional avaliando uma boa imagem jamais vai detectar uma alteração que foi cortada pelo mal posicionamento, porque o radiologista só vai interpretar um achado se este estiver presente no filme. Também uma lesão mínima não será visualizada se a imagem estiver subexposta ou sem contraste.

A mamografia é considerada o padrão-ouro para a detecção do câncer de mama, embora não mostre todos os tumores mamários. A não detecção ocorre pela enorme variedade das mamas com diferente conteúdo de tecido fibroglandular, que tem diferente atenuação dos raios e pela variedade de formas que as lesões apresentam. Também para que a lesão seja visualizada, necessita-se que ela esteja dentro do limiar de detecção da mamografia que se situa entre 3 e 5 mm, na dependência do teor de gordura e tecido glandular.

A mamografia tem uma acurácia em 90% e falha em 10% dos casos, que dão falso-negativo, por insensibilidade do método ou por falha do observador. Acontece também nas lesões nas quais não ocorre reação desmoblástica, não contém microcalcificações ou se localizam em áreas de tecido glandular denso. Existem lesões que, mesmo sendo palpáveis, não são detectadas pelos métodos de imagem, mesmo porque 20% das lesões se apresentam de forma sutil e camuflada. A detecção da lesão está na dependência direta do teor de gordura presente na mama, que serve de contraste natural.

O conceito de **falso-negativo** é quando uma mamografia se apresenta negativa e aparece um carcinoma antes do rastreio subsequente após 1 ano. É o chamado câncer de intervalo, que ocorre em 12% dos casos e fornece o grau de eficiência da mamografia como instrumento de rastreio. O falso-negativo ocorre devido à não visualização da lesão pelo padrão denso da mama, que pode ocultar os nódulos e distorções. Também pode ocorrer por imperícia ou por falta de percepção do observador, por mal posicionamento, por uso de equipamentos inadequados ou por falha do processamento que não contrasta a imagem. O falso-negativo também ocorre por interpretação incorreta, crença de que lesões circunscritas ou calcificações redondas são sempre benignas, ou por falsa impressão de estabilidade de certas lesões, aparentemente benignas.

O conceito de **falso-positivo** é todo mamograma que mostra uma imagem suspeita, mas que a patologia não mostra como carcinoma. O falso-positivo gera angústia e ansiedade e induz a um procedimento intervencionista ou uma cirurgia dita "desnecessária", com suas consequências financeiras, psicológicas e cosméticas, além de um processo fibrótico que vai repercutir nos mamogramas posteriores.

As pesquisas de Sickles demonstraram que 10% das mamografias detectam anormalidades e que em 70% dos casos são indicadas biopsias nas quais apenas 33% são positivas para malignidade e em 66% dos casos são benignas, concluindo que há um exagero na indicação cirúrgica, que nem sempre beneficia o paciente.

Vantagem da mamografia

A mamografia é o único método de imagem que demonstrou uma redução de 30% na mortalidade por câncer da mama. É o principal instrumento capaz detectar as lesões ainda no estágio subclínico, antecipando o diagnóstico em pelo menos 20 meses com relação ao diagnóstico clínico (o nódulo se tornar palpável). Este tempo de vantagem ocorre em função da idade do paciente e da qualidade da imagem. Feig afirma que esta antecipação é de 2 a 3 anos na mulher pré-menopausa e de 3 a 5 anos na pós-menopausa, trazendo inúmeros benefícios como cirurgia menos mutilante e melhor qualidade de vida. Não obstante o benefício obtido pela mamografia, podemos afirmar que aumentaram também os números de biopsias desnecessárias em lesões ocultas como as BI-RADS 3 e micros benignas que jamais iriam evoluir para câncer.

A mamografia é mais útil no diagnóstico das lesões impalpáveis e assintomáticas, que nas áreas palpáveis ao exame físico. O que se procura é o carcinoma oculto, menor que 1 cm, que pode estar representado por pequena massa, por grupamento de micros ou distorções iniciais, quando ainda são curáveis. O benefício da mamografia está em rastrear as lesões clinicamente ocultas, para fazer a detecção precoce do câncer de mama, quando ainda estiver localizado, para aplicar o tratamento adequado e reduzir a mortalidade. O diagnóstico mamográfico tardio da lesão palpável apenas mostra a morfologia da imagem, avalia o restante da mama afetada, podendo mostrar lesões subclínicas na mama oposta, sendo útil para orientar o planejamento cirúrgico. Entretanto, não altera a sobrevida do paciente, porque a esta altura a doença já é sistêmica, já existem micrometástases e a doença fatalmente recorrerá, mesmo extirpando o tumor ou até toda a mama.

O benefício do diagnóstico precoce faz-se de forma direta para o paciente por impedir a cirurgia mutiladora, mantendo sua autoestima e a sexualidade, podendo ficar curado ou aumentar a sobrevida global. Também evita ou reduz os efeitos maléficos da quimioterapia, proporcionando melhor qualidade de vida. Ocorre um benefício indireto para o paciente, para o estado ou para o plano de saúde, que evita o alto custo do tratamento dos casos avançados, onde se aplica rádio e quimioterapia, com efeito paliativo. Além do alto custo social e financeiro, a quimioterapia induz uma má qualidade de vida e não impede o desfecho fatal.

Sensibilidade da mamografia

A mamografia fornece uma acurácia ou sensibilidade de 90% para detectar as lesões malignas, desde que estejam presentes fatores como equipamentos apropriados e ajustados, bom posicionamento com técnico altamente treinado e motivado em buscar a perfeição, além de ótimo processamento. A sensibilidade da mamografia em mostrar as lesões malignas varia com a idade do paciente e com a composição da mama, especialmente com o teor de tecido adiposo. Entretanto, tem baixa especificidade e pode dar falso-positivo, o que leva à cirurgia desnecessária, gerando ansiedade na paciente.

Para Sickles, a mamografia tem uma limitação da sensibilidade, com resultado falso-negativo entre 5 e 15% nas mamas densas, com percentual médio de cerca de 10%, que pode ocorrer por hiperdensidade das mamas, mal posicionamento, equipamentos de má qualidade, uso de filmes inadequados ou processamento incorreto. Também alguns tumores não são visualizados devido às características intrínsecas do próprio tumor, que absorve as radiações com intensidade igual ao tecido circunjacente e não dá contraste na imagem. O tumor pode ser de baixa, média ou até alta densidade, mas só será visível se tiver contraste com relação ao tecido circunjacente. O falso-negativo ocorre também nos carcinomas sem massa, especialmente no tipo lobular com baixa ou média densidade, que responde por 19% dos carcinomas.

A mama heterogeneamente densa tem baixa sensibilidade em detectar os tumores mal definidos em tecido de fundo heterogêneo, mesmo quando o tumor é palpável.

Nas mamas densas do paciente jovem ou mesmo do paciente maduro, com mama espessa e rija que não lactou, a acurácia cai para próximo a 80%, mantendo uma média de falha de 10%, que independe do equipamento, do tipo de filme utilizado e da experiência do médico interpretador. Esta margem de falha é peculiar ao método, que só oferece uma sensibilidade média de 90%, mas pode ser exacerbada por falha do profissional e pela estrutura física que lhe é oferecida.

A falha é do método e não do profissional, que nunca vai ultrapassar este limite e dar um diagnóstico de certeza em todos os casos, porque não existe teste ou grupo de testes que possam garantir a ausência de câncer inicial na mama, mesmo porque tudo começa com uma célula e se vai multiplicando em progressão geométrica, obedecendo a uma curva em função do tempo. O tumor precisa de 27 duplicações para ser visível radiologicamente, dependendo do padrão da mama e necessita de 30 duplicações para medir 1 cm de diâmetro, ter 1 bilhão de células e se tornar palpável. O tempo de duplicação médio é de 23 a 209 dias, com média de 120 dias, na dependência da biologia tumoral, atualmente chamada assinatura genética. A velocidade do crescimento é maior nos pacientes jovens e obedece ao modelo de Gompertz, que defende que "a velocidade de crescimento do tumor reduz, à medida que o tamanho aumenta".

A mama totalmente lipossubstituída dá um diagnóstico de certeza em até 98%, porque pequenos tumores podem não ser visualizados mesmo em mamas gordurosas, em função de sua densidade, do tamanho do nódulo e de seu contraste com relação aos tecidos vizinhos.

O médico interpretador deve estar atualizado e procurar obter o retorno de seus laudos para sua própria auditoria. Também deve fazer estudo comparativo com mamografias anteriores para reduzir o número de falso-negativo e usar de rotina a leitura dupla das mamografias, que reduz a margem de erro por falta de percepção de um carcinoma camuflado no tecido glandular heterogêneo. A dificuldade de avaliação da mamografia está no próprio órgão, já que não existe uma estrutura-padrão para ser considerada normal e sim uma variedade de mamas com formas, tamanhos e densidades diferentes e uma gama de achados que em 45% são inespecíficos.

A especificidade da mamografia é de 55 a 60%, porque a maioria dos achados é inespecífico e dá apenas um diagnóstico presumido. Como as imagens são inespecíficas e o diagnóstico baseia-se nas alterações estruturais, é importante a comparação com a mama oposta. A mamografia permite dar diagnóstico de certeza apenas naquelas que apresentam características específicas e patognomônicas, enquadradas na categoria 2 do BI-RADS, como o cisto sebáceo, a necrose gordurosa, o fibroadenoma calcificado, o lipoma, os hamartomas e os linfonodos intramamários de aspectos típicos, onde a especificidade chega a 100% e dispensa diagnóstico diferencial com carcinoma.

Embora algumas imagens sejam altamente sugestivas de câncer, a maioria é inespecífica, porque há semelhanças entre as formas, o contorno e a densidade das imagens. A imagem mamográfica, apesar de boa sensibilidade, tem baixa especificidade, não sendo confiável para diagnosticar câncer, porque alguns carcinomas têm imagens com aparência de benignidade e algumas lesões benignas têm aspecto espiculado, simulando câncer.

Basicamente, a mamografia é responsável pelo diagnóstico das lesões impalpáveis, mas secundariamente é útil para avaliar as lesões mamárias que são inespecíficas, podendo demonstrar benignidade em lesões específicas e evitar a cirurgia.

A MAMA NORMAL

O conceito de mama normal é difícil de definir, porque cada paciente tem um tipo e uma forma de mama que lhe é normal e obedece a uma conotação genética. O chamado "normal" é um dado estatístico e tem como referência o tipo que é mais frequente. Não existe um padrão mamário que seja definido como normal porque existe uma grande variedade de mamas com formatos, tamanhos e densidades diferentes que são normais, para aquela mulher, embora sejam diferentes das demais.

O conceito de mamografia normal deve ser evitado porque há variações individuais do padrão mamário. A ausência de achados deve ser rotulada como mamografia negativa, já que existe um espectro de padrões mamários considerados normais, que vai desde aquela intensamente densa até aquela totalmente gordurosa. É impossível uma definição precisa do que é normal, porque existem pacientes jovens com mamas flácidas e substituídas e pacientes idosas com padrão mamário denso. O que mais provoca o amadurecimento da mama com lipossubstituição é uma gravidez a termo, seguida de lactação prolongada.

Anatomia da mama

A mama é constituída de pele, de tecido subcutâneo em diferentes proporções e diferentes locais, pelo sistema ductal, pelo tecido glandular e pelo tecido fibroso de sustentação, permeado por vasos sanguíneos e linfáticos. Está localizada entre as fáscias superficial e profunda. Apresenta variação da densidade em função da fase do ciclo, sendo mais densa no período pré-menstrual. Neste período, a mama está mais dolorosa com menor compressibilidade do tecido glandular, que dificulta a avaliação.

A mama é um órgão heterogêneo, dinâmico, sujeito às flutuações hormonais cíclicas, que são detectadas clinicamente e mostradas pela ressonância magnética, que mostra intensificação do contraste. Há uma variação anatômica e histológica na mama, que ocorre ao longo do tempo, desde a infância até a involução, passando pela idade reprodutiva e pelo ciclo gravídico e pela lactação. Fora da gravidez, as alterações são decorrentes do edema cíclico do lóbulo com discreto aumento do tamanho do lóbulo, deixando o tecido glandular mais consistente e mais sensível à compressão no período pré-menstrual.

A mama tem forma cônica com base voltada para a parede torácica (Fig. 26-1). Está localizada na região anterior do tórax entre o 2º e 6º arcos costais, mas se estende como delgada camada de tecido glandular superiormente até a clavícula. Seu limite medial é a borda esternal e lateralmente se estende até a linha axilar média. Apresenta mobilidade no sentido caudo-cranial e no sentido latero-medial, que é útil no posicionamento mamográfico, para incluir todo o parênquima mamário no campo de radiação que coincide com o filme.

A glândula mamária adulta consiste de 15 a 20 lobos dispostos de forma radiada, que convergem para a papila e que atuam como glândulas isoladas ligadas aos ductos galactóforos. De cada lóbulo parte um ducto que se dirige para a papila. Estes lobos estão envolvidos por tecido conjuntivo de sustentação que é parte do ligamento de Cooper. Estes ligamentos são estruturas fibrosas, em formas de cavidades (lóculos), de diferentes tamanhos e formas, em número de 15 a 20 lóculos, que envolvem os lobos mamários. Os ligamentos de Cooper partem da fáscia profunda, transfixam a mama e inserem-se na pele através da retinácula cútis ou cristas de Duret. Quando infiltradas por carcinoma encurtam-se e produzem retração da pele.

O lóbulo ou unidade lobular ductal terminal (ULDT) é a unidade anatomofuncional e a parte mais importante da mama. É constituído de células epiteliais, mioepiteliais, pelo estroma intralobular e pelos dutos terminais intra e extralobular, terminando em fundo cego e formando um cacho de ácinos. Setenta e cinco por cento dos lóbulos estão na periferia da mama. O termo ácino é usado na mama lactante, devendo chamá-lo de ducto terminal. A união de inúmeros lóbulos forma o lobo que contém um sistema de drenagem própria, com ducto que se dirige em direção à papila. Cada lóbulo é formado por 30 brotos chamados ductos terminais. Os ductos terminais são múltiplos e compreendem os ramos finais da rede ductal, que terminam em dedo de luva e formam dilatação sacular que formará os ácinos.

Os lóbulos estão mais na periferia da mama, sendo formados por tecido fibroso de sustentação e por tecido glandular formando os lóbulos que são a unidade anatomofuncional da mama, UDLT. A maioria dos cânceres inicia-se na UDLT, cujas células são mais indiferenciadas e estão sob constante bombardeio hormonal cíclico.

A quantidade de lóbulos depende da idade e do *status* hormonal, sendo máxima na mama lactante e mínima na mulher idosa. Na fase pré-menstrual apresenta proliferação celular com alterações edematosas, que dificultam o exame mamográfico. Na adenose, ocorre proliferação benigna dos ductos intralobulares e das células mioepiteliais. Quando associada à esclerose (adenose esclerosante), ocorre intensa fibrose, distorcendo o lóbulo, que mostra aparência de infiltração carcinomatosa. A mamografia é pouco útil porque não diferencia os processos fibróticos das lesões malignas.

Os ductos terminais ou intralobulares desembocam em um ducto excretor periférico, formando os ductos excretores secundários e se dirigindo à papila, formando os ductos principais. Vários pequenos ductos secundários fundem-se formando os seios lactíferos, que habitualmente são individualizados como densidades lineares ou levemente nodulares na região retroareolar, convergindo para a papila. Alguns ductos podem se exteriorizar como óstios na base da papila ou na aréola de forma isolada. Nem todos os ductos provenientes dos ductos chegam à papila. Cooper encontrou apenas 7 a 10 orifícios na papila e 12 sistemas ductolobulares. Outros autores encontraram entre 5 e 9 ductos chegando à papila. Isto ocorre porque, na formação ductal, à proporção que os ductos penetram no parênquima vão-se bifurcando para formar vários lóbulos, que são externamente revestidos por tecido fibroso.

Os ductos lactíferos são estruturas lineares e serpiginosas com espessura de 1 mm que se irradiam a partir da papila. O ducto proximal ou retroareolar continua-se pelo interior do tecido mamário, terminando nos lóbulos em fundo cego tipo dedo de luva, onde ocorre a produção do leite. Os ductos retroareolares são terminais no ponto de vista funcional (fluxo lácteo), mas são proximais do ponto de vista da embriogênese. Na 19ª semana de vida intrauterina, ocorre a invaginarão dos primórdios ductais que mergulham pelo mesênquima e vão originar os primórdios ductais e lobulares. À proporção que os ductos penetram no parênquima, de forma arborescente, vão reduzindo a espessura e terminam no interior do lóbulo.

Anatomia radiológica da mama

Os diferentes tecidos que compõem a mama interagem de forma diferente com as radiações, mostrando densidades diferentes, em função de sua densidade específica e do peso atômico de seus componentes. Se a estrutura fosse homogênea, a imagem também seria homogênea e até monótona.

Os tecidos glandulares e fibrosos têm o mesmo coeficiente de absorção e são inseparáveis radiologicamente. Absorvem a maioria das radiações e mostram imagens hiperdensas ou claras, enquanto o tecido gorduroso, que não oferece resistência à passagem dos raios X, mostra uma imagem escura ou transparente. O tecido adiposo apresenta-se radiolucente, permeando o tecido glandular.

Na mamografia, os ductos lactíferos apresentam-se como densidades lineares, levemente lobuladas ou nodulares, dirigindo-se para as papilas, que são vistas na região retroareolar. Os ductos normais não são visíveis, exceto na região retroareolar se estiverem dilatados. Os ductos proeminentes não têm significado patológicos, exceto se associados à imagem nodular, ao fluxo papilar serosanguinolento ou à massa palpável. Clinicamente, os ductos não são palpáveis, exceto se estiverem dilatados ou nas galactoforites.

Os ligamentos de Cooper apresentam-se na mamografia como densidades curvilíneas arciformes ou arqueadas, que partem da fáscia pré-peitoral, cruzam a mama e se inserem na pele, como crista de Duret. Apresentam estruturas côncavas, podendo provocar retração da borda do parênquima, que devem ter imagem em espelho na mama oposta. A presença de densidade convexa ou com protuberância ou retração na borda do parênquima pode ser um indicativo de malignidade (sinal da tenda). Os ligamentos são visualizados no interior do tecido celular subcutâneo, na região pré-peitoral, sendo mais evidenciados nas incidências oblíquas mediolaterais, junto à borda parenquimatosa superior.

Os lóbulos medem entre 1 e 2 mm e são vistos na mamografia como pequenas densidades nodulares de contorno irregular, envolvidos por tecido adiposo, enquanto na ductografia os lóbulos se mostram como densidades fofas de aspecto infiltrativo.

Na mulher madura, o principal responsável pela densidade radiológica difusa da mama é a fibrose estromal, enquanto na mulher jovem a densidade difusa é mais devida à proliferação dos lóbulos. As densidades nodulares frequentemente encontradas na mamografia são devidas à proeminência das estruturas ductais, como a fibrose periductal, ou à dilatação de ductos (cistos). Habitualmente se mostram como ilhas de tecido mamário, que podem corresponder à proliferação dos lóbulos ou ao tecido conjuntivo. Estes achados devem ser considerados "normais" e a mamografia considerada como negativa, exceto se aparece como entidade única e na presença de fatores de risco. Assim, a densidade radiológica da mama, à luz da microscopia, mostra morfologias diferentes com estruturas estromais, lobulares e fibrose periductal. As densidades focais mal definidas traduzem a representação radiológica dos tecidos conjuntivos extralobular e dos lóbulos mamários.

Padrão de densidade na mama jovem

A mama jovem é rica em tecidos glandular e fibroso e pobre em gorduras, na proporção de 90:10, com redução gradativa em 1-2% ao ano, sem mudança brusca aos 50 anos. Na maturidade ocorre uma atrofia lenta e gradual do tecido conjuntivo e do componente glandular com afinamento das trabéculas e substituição por tecido adiposo. Em algumas mulheres não ocorre a lipossubstituição. A mulher mais magra tem padrão mais denso que as obesas porque a mama é depósito de gordura.

A mama normal da mulher jovem é radiopaca, porque é composta basicamente por tecido fibroglandular, que é denso e limita a acurácia da mamografia. Com o aumento da idade e após a lactação, o tecido glandular é substituído por tecido gorduroso, que é radiotransparente e serve de contraste natural, facilitando a percepção das lesões. A maturação completa da mama ocorre após uma gravidez completa seguida de lactação.

A densidade mamária está relacionada com a idade, mas o fator determinante é o fator genético. Tem relação com a idade e com a atividade mamária, porque as mulheres que lactaram são mais lipossubstituídas. Algumas mulheres idosas têm padrão mamário denso, que não muda mesmo após a menopausa. Não há um abismo na lipossubstituição aos 50 anos porque ela ocorre de forma lenta e independe da idade e do *status* menopausal. Também 10% das mulheres jovens têm mama gordurosa, com redução da espessura das trabéculas, mesmo sem lactar.

O grau da densidade mamária é útil para avaliar a sensibilidade do método. A sensibilidade fica reduzida na mama densa porque o grau de atenuação dos raios pelos tecidos glandular e fibroso é similar à atenuação pelo carcinoma (Fig. 19-1). O colágeno é o componente de maior densidade radiológica e o fator mais atenuante das radiações. Lesões benignas como os fibroadenomas e a adenose esclerosante são ricas em colágeno e são altamente atenuantes, enquanto lesões malignas como os carcinomas papilíferos, medulares e coloides são pobres em tecido fibroso e pouco atenuantes.

A mama da mulher adulta é um órgão em involução e tende a ficar mais radiotransparente ao longo do tempo. A involução resulta da substituição do tecido glandular e tecido fibroso e colágeno por gordura. A mama normal só aumenta de densidade por perda de peso, que reabsorve a gordura ou por uso de terapia hormonal, que prolifera o tecido glandular de forma difusa. Se aumentar a densidade de forma segmentar, deve ser comparada com a mamografia anterior e, se caracterizar neodensidade, deve ser investigado.

O uso do estrogênio independente da apresentação clínica e da via de administração, pode causar um aumento de densidade em cerca de 30%, especialmente se associado à progesterona e na dependência do tipo e da dose do estrógeno. Também induz à formação do cisto mamário, que também contribui para aumentar a densidade radiológica.

A mama está sujeita às alterações de densidade durante a gravidez e a lactação, durante o período menstrual e pelo uso de hormônios. No início da gravidez ocorre proliferação dos ductos e dos lóbulos com aumento das secreções, ingurgitamento vascular, deixando a glândula aumentada de volume e túrgida.

A **mama lactante.** A mama lactante tem densidade aumentada com densidades heterogêneas, induzidas pela hipertrofia dos lóbulos, que reduz a sensibilidade do exame.

Relação com tamanho. Não há relação entre o tamanho da mama e o risco de desenvolver o câncer, porque a quantidade de tecido fibroglandular nas mamas grande e pequena é similar e o aumento do volume é devido ao aumento do tecido gorduroso.

Padrão parenquimatoso

O conceito de mama densa é aquela rica em tecido glandular e fibroso, com relação ao tecido adiposo, que é mais bem avaliada na incidência craniocaudal. O padrão mamográfico denso tem sido associado à maior incidência de câncer de mama, cuja associação até então não foi demonstrada. A densidade mamária não é indicador de risco para câncer, já que este surge em mama de padrão gorduroso e aumenta com a idade, já que 80% dos carcinomas surgem na pós-menopausa.

Pode-se aceitar que o padrão denso seja fator de risco na paciente com mais de 35 anos, nuligesta, mas não pela densidade em si, e sim pela nuliparidade. Uma gravidez a termo, seguida de lactação, produz uma diferenciação nas células deixando-as menos susceptíveis aos fatores físicos e químicos do ambiente, que são carcinogenéticos. Existem várias classificações para descrever a densidade da mama:

Tabar classificou as mamas como Tabar 1 a 5 em função da densidade crescente e atribuiu fator de risco crescente, na dependência da densidade.

O BI-RADS classifica a densidade mamária como intensamente densa, moderadamente densa, predomínio de tecido gorduroso e mama lipossubstituída. Esta classificação não é usada para indicar risco adicional e sim para alertar o mastologista ou o ginecologista de que na mama densa tem menor acurácia na detecção do câncer.

Em 1967, Wolfe classificou o parênquima mamário em N1, P1, P2 e DY. O padrão N1 seria a mama predominantemente adiposa, o padrão P1 seria a mama gordurosa com proeminência ductal, devido à fibrose periductal, o padrão P2 seria a mama heterogeneamente densa e finalmente o padrão DY seria a mama extremamente densa. Considerou a mama densa como "mama anormal" e associou a densidade mamária como fator de risco adicional. Afirmou que o padrão DY teria um risco relativo de 3,4 vezes maior para câncer de mama. Wolfe achava que o padrão tecidual predizia o risco de câncer, mas isto não é verdade, porque o câncer surge em todos os padrões, inclusive é muito frequente na mama lipossubstituída.

Esta afirmativa parece não ser verdadeira, pois o patologista estudando a mama densa, apenas encontra deposição de colágeno periductal com ou sem mudança no epitélio ductal e só eventualmente encontra proliferação intralobular. A grande maioria trata-se apenas de dilatação ductal, já que ocorre mais na região retroareolar. Os padrões P2 e DY, que têm densidade aumentada, não mostraram ser marcadores de risco, já que a densidade está presente desde a menarca e altera com a idade. A densidade está ausente aos 70 anos, quando o padrão regride para N1. Nesta faixa etária, muitos cânceres são encontrados e há uma lipossubstituição total. Outro argumento que descredencia esta teoria é que a maior densidade mamária é encontrada no período do menacme, onde o nível hormonal está alto, apesar de 80% dos cânceres serem encontrados na pós-menopausa, quando o nível hormonal já está baixo e a mama está lipossubstituída. O perfil hormonal também não demonstrou relação com a incidência de câncer.

O grupo canadense relatou um risco cinco vezes maior na mama densa com relação à mama gordurosa. Os relatos que relacionaram a densidade mamária com o risco aumentado de câncer não parecem ser verdadeiros e a mama densa deve ser rotulada como normal. A densidade do parênquima tem conotação genética, mas varia com a idade e *status* hormonal, já está presente desde a menarca e regride após a menopausa. As tentativas de determinar o risco em função da densidade e das alterações morfoestruturais do parênquima fracassaram. Apenas a mama densa é menos sensível em mostrar nódulo, exceto se tiver distorção ou micros. Mas o câncer pode não ser visto na mama gordurosa, na dependência do tamanho da lesão.

Densidade e firmeza

O conceito de densidade é radiológico e significa um tecido com grande poder de atenuação dos raios, enquanto o conceito de firmeza é clínico e está relacionado com a rigidez e a dureza da mama.

A mama densa é o padrão mamário no qual o parênquima atenua os raios X, podendo ocultar lesões com o mesmo coeficiente de atenuação. Quando o nódulo e o tecido circunvizinho têm a mesma atenuação aos raios X, obscurece suas bordas e não dá contraste com a estrutura vizinha, não sendo visualizado na imagem. E quanto mais tecido adiposo contiver a mama, mais facilmente os tumores densos serão visualizados no meio da gordura, que serve de contraste natural.

As lesões densas têm a mesma atenuação que o tecido conjuntivo e são indistinguíveis, exceto se houver distorção da arquitetura ou calcificações. A atenuação se faz em função do número atômico dos átomos contidos nas moléculas. As estruturas que contêm cálcio são mais atenuantes, seguidas das estruturas fibrosas ou conjuntivas extralobulares, já as gorduras são pouco atenuantes.

A densidade radiológica não pode ser predita baseando-se no tamanho e na firmeza ou na rigidez do tecido mamário. Não há um parâmetro clínico que prediga a densidade radiológica. A mama densa aos raios X é diferente da mama firme ao exame clínico, porque a densidade é um padrão radiológico, enquanto rigidez e firmeza são parâmetros clínicos.

Uma mama pequena firme e rija pode ser radiolucente, enquanto uma mama grande e pêndula pode ser radiologicamente densa. O tamanho, a espessura ou resistência à compressão não tem relação com a densidade radiológica. As mamas gordurosas frequentemente são firmes e resistentes à compressão, o mesmo acontece com as mamas da mulher idosa, quando operadas e irradiadas.

A altura e o peso são melhores clínicos indicadores de densidade radiológica, porque as mulheres mais altas e magras têm mamas mais densas, enquanto as baixas e obesas têm mamas mais radiotransparentes, o que nem sempre é verdadeiro. O único parâmetro que determina com precisão a densidade radiológica é a mamografia, porque ela mede a densidade a nível de átomos. O exame clínico não prediz a densidade, porque avalia apenas a rigidez física, a consistência e a elasticidade dos tecidos.

A MAMA ANORMAL

Para encontrar as anormalidades, precisa-se entender a mama normal, o que é difícil, porque existe uma grande variedade de padrão mamário que é considerado "normal" e que precisa ser entendida para uma interpretação exata dos achados anormais. É fundamental conhecer a anatomia e a histologia da mama para interpretar os achados imaginológicos. Existem imagens benignas que sugerem malignidade e imagens malignas que simulam lesões benignas, do mesmo modo que existem achados histológicos, como hiperplasias atípicos, que são fatores predisponentes, mas jamais desenvolverão câncer, porque dependem da biologia tumoral da lesão. Fica impossível separar o que é "normal" do "anormal", porque cada mulher tem um padrão mamário que lhe é normal, mas é diferente das demais mulheres. Não existe um limite nítido separando estas condições e os limites existentes não são exatos.

A variação individual da imagem ocorre em função do teor de tecido glandular e do tecido adiposo, guardando relação com a idade da paciente, com a história reprodutiva, com o ciclo menstrual, com o uso de hormônio, com o tempo de lactação da mama, além do fator genético.

Uma mamografia negativa não significa ausência de câncer, porque este se forma no tecido normal e se inicia com alteração em única célula e a lesão necessita de centenas de milhões delas para serem visibilizadas. A lesão só é mostrada na mamografia se tiver 3 a 4 mm, dependendo do teor de gordura. Frequentemente, existe tecido mamário anormal como hiperplasia epitelial, carcinoma *in situ* tipo lobular ou mesmo pequenos carcinomas invasivos em uma mamografia "normal", que não tem representação radiográfica ou pode mostrar uma densidade que não caracteriza achado suspeito. Não existe nenhuma imagem mamográfica que defina ou sugira a presença de hiperplasia atípica ou carcinoma lobular *in situ,* ao contrário do CDIS, que tem as microcalcificações como importante marcador.

O CLIS, agora neoplasia lobular, frequentemente é encontrado em mamas densas na mulher pré-menopausada e o carcinoma lobular invasivo pode-se apresentar como densidade amorfa e inespecífica, que simula tecido normal. É o carcinoma sem massa que, mesmo de grande extensão, não é visto na mamografia, nem no ultrassom e sequer apresenta massa palpável.

O carcinoma lobular invasivo tem detecção difícil e seu diagnóstico é retardado, porque se desenvolve de forma insidiosa e não caracteriza nódulo. Ilha de tecido mamário que não regride com o tempo pode ser uma neoplasia lobular, que é uma das causas de falso-negativo em mamografia. Quando visível na mamografia apresenta margens mal definidas com distorção, semelhante ao Ca ductal. Inicialmente, o CLI não produz massa ou mostra uma área assimétrica com margens mal definidas, de caráter crescente, em uma área de tecido denso. Habitualmente não é detectado nas mamografias subsequentes, até que se torne clinicamente palpável. As calcificações podem ocorrer, mas não é a forma habitual de se manifestar e quase sempre estão no tecido vizinho e não são a razão da biopsia.

Detecção de câncer na mama densa

Nem todas as lesões são visualizadas na mamografia porque algumas são ínfimas e sutis e são invisíveis no parênquima denso. Outras porque têm a mesma densidade do parênquima e não produzem contraste com o próprio tecido mamário circunjacente. É sabido que 20% das lesões malignas se apresentam de forma camuflada e induzem ao falso-negativo na mamografia.

Grau de atenuação das lesões

A atenuação é a capacidade que tem a estrutura de absorver as radiações. Após as calcificações, as estruturas mais atenuantes da mama são os tecidos fibrosos e glandulares, enquanto as gorduras e lesões gordurosas, como cisto oleoso, lipoma e galactocele são pouco atenuantes.

A capacidade do nódulo ser visualizado na mamografia depende do seu poder de atenuação com relação à densidade de fundo. Para que o tumor seja visto, precisa provocar contraste na imagem, ou seja, absorver as radiações com intensidade diferente com relação ao tecido circunvizinho. Alguns nódulos, clinicamente palpáveis podem ser radiologicamente indetectáveis.

Os tumores tipo infiltrativos ou cirrosos são ricos em tecido fibroso, atenuam mais as radiações e se mostram densos e bem contrastados. Também os fibroadenomas podem-se apresentar muito atenuantes, dependendo do seu teor de tecido fibroso. Já os tumores tipo expansivo são ricos em tecido celular e pobres em fibroso, são pouco atenuantes, não produzem contraste e podem não ser visualizados. São exemplos os tumores papilar, coloide, tubular e medular, que são circunscritos ou microlobulados, que são isodensos e pouco atenuantes.

INTERPRETANDO A MAMOGRAFIA

A sequência de etapas na interpretação mamográfica é encontrar os achados, avaliar seu significado e seu grau de suspeição para carcinoma, qual a sua localização e posição na mama, qual seu tamanho e qual a conduta mais recomendada para o caso. A segunda etapa da interpretação mamográfica é caracterizar sua natureza e avaliar se é uma imagem real ou superposição de tecido glandular. Também se deve avaliar se se trata de uma massa ou de apenas uma assimetria de densidade. Na avaliação das massas, as lesões redondas, ovais e lobuladas, com bordas nítidas e definidas, que não distorcem o parênquima, têm pouca probabilidade de malignidade, enquanto aquelas de contornos não circunscritos formam reação desmoblástica e devem receber atenção especial.

Muitas imagens nodulares são falsas lesões e correspondem a superposição das estruturas normais. As dúvidas devem ser esclarecidas com exame adicional. Se a imagem for real, deve-se determinar se corresponde a um achado benigno, suspeito ou altamente suspeito e enquadrar na categoria do BI-RADS.

Os tipos de achados podem ser um **nódulo**, uma **assimetria de densidade**, uma **distorção da arquitetura** ou uma **calcificação**. Existem os **achados associados**, como retração e espessamento de pele, lesões dérmicas, retração de papila, proeminência ductal, vascularização assimétrica, espessamento trabecular, alterações no volume, forma da transparência dos linfonodos intramamários e axilares. Os achados mais significativos são os nódulos, as calcificações, as distorções e as assimetrias.

Todos estes achados devem ser descritos com clareza descrevendo qual o **tipo de achado**, qual a sua **forma**, como é o seu **contorno**, qual o seu **tamanho**, qual a sua **localização** e a **posição** no quadrante ou na região e qual o **lado** da mama afetada. Os achados devem ser descritos de forma clara e objetiva, com terminologia clara e padronizada, evitando termos dúbios, para não confundir o mastologista.

O conceito clássico de nódulo ou massa é uma imagem que é vista com aspecto similar nas duas incidências ortogonais, apresenta bordas externas parcial ou totalmente convexas e mostra uma imagem volumétrica em terceira dimensão. Já a assimetria é uma imagem plana, sem bordas convexas, usualmente retém gordura no seu interior, sendo vista apenas em uma incidência. As assimetrias de densidade podem ser focal ou global, em função de seu tamanho e ambas devem ser vistas nas duas projeções.

CONCEITOS DOS ACHADOS

Nódulo

O nódulo ou massa é uma imagem tridimensional que ocupa espaço, apresenta bordas convexas, devendo ser visto nas duas projeções ortogonais. O nódulo deve ser descrito de forma padronizada e completa, utilizar o vocabulário do BI-RADS relatando sua forma, seus contornos, seu tamanho, sua densidade, sua localização e sua posição na mama onde se assesta o nódulo.

Forma do nódulo

Quanto à forma, o nódulo ou massa pode ser descrito como redondo, oval, lobulado, irregular e com distorção da arquitetura (Fig. 25-1A).

Redondo. O nódulo é circunscrito com forma esférica e circular.

Oval. O nódulo é elíptico em forma de ovo.

Lobulado. O nódulo apresenta ondulações, podendo ser bi ou multilobulado. Algumas lesões mesmo circunscritas apresentam contornos ondulados ou lobulados. Os fibroadenomas nem sempre são redondos, mas usualmente têm contornos lobulados. Quanto maior for o número de lobulações, maior será o grau de suspeição. Até três lobulações sugere benignidade e se encaixa na categoria B-3, mas quando acima de quatro lobulações passa para B-4, especialmente se microlobulado, passando a ser suspeito e investigado.

Irregular ou mal definido. É todo nódulo que não apresenta as formas redonda, oval ou lobulada ou toda e qualquer massa mal definida.

Distorção da arquitetura. A massa está distorcida emitindo espículas que partem de um núcleo central. A distorção não tem massa definida, não configura nódulo nem tem micros. A presença de estrutura convexa, deve ser descrita como imagem nodular e descrita como tal.

Contorno

Quanto ao contorno ou margens, o nódulo pode ser descrito como circunscrito e não circunscrito. As margens das lesões não circunscritas podem ser microlobuladas, obscuras, mal definidas e espiculadas (Fig. 25-1B). O contorno ou margem é a interface entre a lesão e o tecido circunvizinho. É o mais importante fator de suspeição para malignidade. O contorno é o maior indicador de malignidade e deve sobrepor a forma.

Circunscrito. A margem é redonda, oval ou lobulada, com contorno bem definido e nítido com relação ao tecido vizinho, mostrando totalmente seu contorno, que afasta infiltração carcinomatosa. As lesões circunscritas mais comuns são os cistos e os fibroadenomas. O conceito de circunscrito é o nódulo com nitidez em 75% de seu contorno. Entendo que deve ser 100%, porque uma pequena área obscura pode corresponder a uma microinvasão ou mesmo uma invasão franca.

As lesões com margens de transição nítida com o tecido vizinho quase sempre são benignas e podem fazer seguimento, enquanto as lesões com margem mal definida têm maior probabilidade de malignidade e devem ser investigadas. Uma imagem aparentemente circunscrita pode-se mostrar microlobulada ou mal definida quando se amplia, porque aumenta a nitidez de seu contorno.

Microlobulado. As microlobulações são pequenas ondulações presentes na superfície do nódulo encontradas no carcinoma tipo medular. Apresentam margens circunscritas com pequenas ondulações. A microlobulação é um sinal indireto de malignidade, que pode estar presente no carcinoma medular. As ondulações são milimétricas e têm significado patológico diferente do nódulo lobulado que tem ondulações grandes. Acima de quatro lobulações a lesão é considerada suspeita. Quanto mais lobulações, maior será a chance de malignidade.

Obscuro. O contorno da imagem é mal visualizado pela superposição de tecido glandular. O contorno está borrado e confunde o observador. A borda está nítida de um lado, mas está obscurecida parcialmente por tecido glandular do lado oposto, sugerindo que as margens estão infiltradas por tecido neoplásico.

Indistinto ou mal definido. O contorno é mal visualizado por infiltração de células tumorais para o tecido circunvizinho, normalmente não existindo parênquima denso em seu contorno. Toda margem mal definida é muito suspeita de câncer, mas pode ser um processo inflamatório. Deve ser catalogada como B-0 e indicado o estudo ecográfico. Se mostrar cisto, volta para B-2 e se mostrar ser sólido, para B-4 ou B-5, conforme sua aparência, e deve ser biopsiada. As lesões malignas têm contorno indistinto, porque as células se infiltram no tecido vizinho e mostram uma margem mal delimitada. Lesões benignas, como fibroadenomas e hematomas e processos inflamatórios, podem apresentar contorno irregular e simular carcinoma. O hematoma na fase tardia e os cistos, quando associados a processo inflamatório com fibrose pericística, podem mostrar imagem de contorno mal definido.

Espiculado. A imagem tem forma irregular, emitindo espículas radiais com infiltração carcinomatosa dos ligamentos. As espículas partem do núcleo e mostram um aspecto radiado.

Descrição do tamanho

Quanto ao tamanho, o nódulo deve ser quantificado em centímetros, medido em seu maior diâmetro, devendo ser medido em dois eixos ortogonais. Imagens com grande diferença de tamanho entre os eixos, são indicativas de benignidade.

O tamanho é útil no estadiamento dos tumores e um importante indicador de prognóstico, já que estudos prospectivos mostraram que os tumores menores que 1 cm estão relacionados com maior sobrevida. Silverstein afirma que 20% dos tumores de 1 cm já são infiltrantes e têm comprometimento axilar no ato do diagnóstico. Por convenção, o tamanho do tumor deve ser medido sem incluir as espículas. Também o diâmetro clínico se presta para efeito de estadiamento clínico, mas para efeito de tratamento adjuvante, o critério aceito é o histopatológico.

Densidade ou assimetrias

No conceito do radiologista, o termo densidade define a atenuação relativa dos raios pela lesão, em comparação com a atenuação pelo parênquima mamário.

Nas versões anteriores do BI-RADS, o conceito de densidade era a presença de uma área densa, sem configurar nódulo e sem distorção da arquitetura, mostrada apenas em única incidência. Eram classificadas como densidade assimétrica focal, densidade assimétrica e tecido mamário assimétrico, em função do seu tamanho. Na quarta versão, de 2003, o termo densidade foi substituído por assimetria e classificado como focal ou global. Acrescento os termos de distribuição segmentar e regional para contemplar aquelas assimetrias de tamanhos segmentar e regional, que não são focais nem globais (ver a seguir).

Localização

O termo localização indica o quadrante onde se localiza o achado, se superior ou inferior, se lateral ou medial ou em seus limites. Também se está na região retroareolar ou na cauda axilar. O laudo deve especificar o lado, se direito ou esquerdo, de forma que fique clara a localização exata e o lado onde está o achado.

Deve-se verificar se o achado está intraparenquimatoso ou se se trata de lesão de pele que, pela forma esférica da mama ou pela geometria da compressão, pode-se projetar no parênquima, o que pode ocorrer com as lesões de pele ou calcificações dérmicas. Quando intraparenquimatoso deve ser esclarecida a localização tridimensional em termos de quadrantes ou de fuso horário, para facilitar o estudo ecográfico e o procedimento invasivo.

Posição

O termo posição refere-se à localização do achado em termo de profundidade. Deve ser descrita a profundidade, se anterior, média ou posterior, exceto se estiver na região retroareolar ou no prolongamento axilar, que apenas deve citar a localização como retroareolar ou caudal.

Marcação

As estruturas situadas na pele e abaixo dela, podem-se projetar no interior do parênquima e simular patologias, devido à forma esférica da mama. As lesões palpáveis devem ser marcadas. As calcificações dérmicas sem núcleo radiolucente podem simular lesões intramamárias e necessitam de incidências tangenciais, para confirmar sua localização dérmica.

Os *nevus* pequenos e as lesões planas dificilmente são visualizados e os pigmentos não têm representação na imagem. As lesões da pele para serem visualizadas necessitam ser firmes, elevadas e que atenuem as radiações. Os nevus e as lesões elevadas podem ser visualizados como massas circunscritas com interface de ar em seu contorno, que na projeção craniocaudal mostram halo transparente causado pela presença de ar contornando a lesão. Os cistos sebáceos, as lesões elevadas e até os nódulos palpáveis devem receber marcação metálica.

Triangulação

Antes da conclusão de um achado, o radiologista deve-se cientificar se o achado é real e a verdadeira localização e posição, o que é feito pela triangulação das lesões.

As lesões mostradas apenas em uma projeção, só devem ser indicadas a qualquer procedimento após confirmadas como verdadeiras. A triangulação pode ser feita alterando o ângulo de projeção. Pode haver sobreposição de estruturas mamárias normais e simular nódulo. Deve ser pesquisado na projeção que inicialmente mostrou o achado, mudando o ângulo de incidência do feixe. Se a lesão foi vista em CC, pode rodar o equipamento ou executar uma manobra rotacional na mama de, no mínimo, 10 graus, mas se foi vista em OML, deve fazer um perfil de 90 graus. Se o achado for uma distorção da arquitetura, fazer compressão focal, se possível ampliada, que pode ser útil para separar melhor as estruturas e eliminar a superposição. A ampliação reduz o ruído da imagem, melhora a nitidez e ajuda a determinar sua verdadeira natureza, por mostrar melhor a morfologia da imagem.

LESÕES MALIGNAS

Localização dos tumores malignos

Anatomicamente os carcinomas têm incidências diferentes nos quadrantes diferentes, porque os quadrantes têm diferentes quantidades de tecido glandular. Também, por causa ignorada, são pouco maiores na mama esquerda. O QSL é o que tem mais parênquima. No levantamento de Cickles, mais que 52% dos carcinomas são encontrados nos quadrantes superiores externos, seguidos de 15% nos quadrantes superiores mediais, 14% na região retroareolar, 11% no quadrante interior lateral e 8% no inferior medial. Setenta por cento dos cânceres se desenvolvem na periferia do tecido glandular, na interface entre o parênquima e o coxim gorduroso, sendo subcutâneo ou retroglandular. A lesão profunda pode dar retração intensa do corpo mamário, às vezes mostrando uma imagem em tenda. Não confundir com inserção medial do pequeno peitoral ou tumor desmoide, que mostram uma imagem semelhante.

Os tumores estão mais na periferia, porque se iniciam nas unidades ductais lobulares (UDLT) e a maioria dos lóbulos se encontra na periferia da glândula. Pode também ser induzido ou potencializado pela retenção de carcinógenos pelo tecido gorduroso. Entretanto, o câncer pode ser encontrado em qualquer parte, inclusive no subcutâneo e até na pele, onde eventualmente existem ductos e pode situar o câncer ductal.

Os carcinomas são habitualmente encontrados nos achados mamográficos primários, como nódulo ou massa, microcalcificações e nas distorções arquiteturais, mas 20% dos cânceres são detectados nos achados secundários, como assimetrias, neodensidades, espessamento cutâneo ou trabecular, retração mamilar ou cutânea, assimetria vascular, dilatação de ducto único ou adenopatia axilar. Os tumores malignos podem ser circunscritos e não circunscritos e são classificados como primários e metastáticos.

Nódulo primário circunscrito

Os carcinomas tipo expansivo como o medular, papilífero, mucinoso e tubular apresentam os contornos circunscritos em pelo menos 75% de sua borda e não dão espículas por conterem pouco tecido fibroso. O conceito de circunscrito é uma transição nítida entre o nódulo e o tecido subjacente. Apesar da controvérsia, é permitido que até 25% do contorno estejam obscuros. Os tumores circunscritos respondem por 5-7% dos carcinomas. O principal tipo é o medular que, mesmo tendo forma regular, seu contorno é microlobulado ou mal definido, e traduz microinfiltração carcinomatosa. Embora tenha bom prognóstico e seja indolente, pode ser agressivo. Sickles, analisando massas sólidas impalpáveis e sem micros, encontrou

2% de malignidade. As lesões circunscritas podem ter formas redonda, oval ou lobulada e, quando múltiplas e bilaterais, falam a favor de benignidade, como cistos, fibroadenomas e papilomas. As formas irregulares e com distorção da arquitetura estão incluídas nas lesões não circunscritas.

Massas não circunscritas

As lesões não circunscritas podem ter forma irregular e mostrar distorção de arquitetura. Qualquer distorção do parênquima em pacientes sem passado cirúrgico deve ser considerada suspeita. A maioria dos cânceres tem forma irregular e contorno mal definido, devido à invasão tumoral para o tecido vizinho. O tipo padrão tem forma irregular, contorno espiculado, talvez devido à infiltração carcinomatosa, com emissão de espículas que partem do tumor e se infiltram pelo tecido fibroso (ligamentos de Cooper). A análise microscópica mostra células neoplásicas com reação desmoblástica a esta invasão, proveniente da proliferação de tecido fibroso induzido pela presença de enzimas.

Tumores metastáticos

Na presença de imagens circunscritas e múltiplas deve-se pensar em fibroadenomas ou cistos. Entretanto, em pacientes com passado de câncer, deve-se suspeitar de lesões metastáticas, especialmente se bilateral. Após as metástases da mama oposta, as lesões secundárias mais frequentes encontradas na mama são o melanoma, o linfoma e as metástases do câncer de pulmão e de ovário. Eventualmente podem ser sarcomas, fibro-histiocitomas que não apresentam características específicas.

As metástases se mostram como lesões únicas ou múltiplas, de contorno preciso, mais redondo que oval, mas podem-se apresentar como densidade difusa atingindo toda a mama, especialmente nas metástases ovarianas ou por contiguidade da mama oposta, onde mostra espessamento cutâneo.

Os tumores metastáticos respondem por 1% das lesões mamárias, sendo que 7% são de origem hematológica e 3% têm diferentes origens. Surgem como nódulos móveis superficiais, indolores sem comprometer a pele e sem fluxo papilar. Apresentam-se como lesão única em 85%, como lesões múltiplas em 11% e de forma difusa em 4% dos casos. São mais frequentes nos quadrantes superiores laterais, entre 8 e 26% são bilaterais e 30% dos casos estão associados à adenopatia reacional.

Os tumores metastáticos são circunscritos ou microlobulados e nunca ficam espiculados, nem mostram calcificações de orientação intraductal. Estão localizados no subcutâneo e têm crescimento tipo expansivo e nunca infiltrativo.

ASSIMETRIA DAS MAMAS

O termo assimetria no conceito atual é uma pequena área de densidade unilateral de tecido fibroglandular sem correspondência na mama oposta, sendo visível em apenas uma incidência mamográfica. As assimetrias focais são imagens planas, sem configurar nódulo, vistas nas duas projeções. Não contêm micros, nem têm suas bordas externas convexas (ver Capítulo 25).

As mamas são simétricas e o tecido mamário deve ter distribuição simétrica e apresentar densidades similares mostrando imagem em espelho com a mama oposta. Nas cicatrizes cirúrgicas, no tecido mamário remanescente, na reação desmoblástica, nas densidades em desenvolvimento, bem como nas lesões benignas ou malignas produzem assimetrias no parênquima.

O conceito atual de assimetria é a presença de densidade isolada, unilateral, mostrada apenas em uma incidência, sem distorção do parênquima e sem forma definida, não configurando nódulo e não apresentando zona central densa, nem microcalcificações. Na assimetria, as células infiltram o parênquima e não possuem massa e apenas produzem um aumento de densidade. A assimetria é caracterizada como uma densidade assimétrica do parênquima, que se mostra como ilhas de maior densidade e de tamanhos diferentes em meio ao tecido normal, sem correspondência com a mama oposta. As estruturas trabeculares e o padrão arquitetural permanecem normais, dirigindo-se para a papila.

No estudo comparativo da mama, o tecido glandular deve-se mostrar simétrico, quando examinadas na mesma projeção. Na assimetria aparece uma densidade em uma mama, que está ausente na imagem em espelho contralateral. Um aumento da densidade em uma mama previamente normal, na ausência de terapia hormonal ou a presença de uma neodensidade são considerados suspeitos. Em 97% dos casos é decorrente de persistência de tecido fibroglandular que não involuiu. Ocasionalmente pode mostrar discreta diferença no volume da mama, sem significado patológico, que é devido à resposta aos hormônios e aos fatores de crescimento.

Mesmo na assimetria global as estruturas internas são similares em termos de tecido fibroglandular e mantêm a convergência para a papila. Na menopausa, a mama deve mostrar sinais de involução que se inicia nos quadrantes inferiores, seguida do superior medial e finaliza no quadrante superior externo, que é o último a involuir.

No BI-RADS original, bem como no Kopans, as assimetrias eram classificadas como densidade assimétrica focal, segmentar, regional ou tecido mamário assimétrico, dependendo do seu tamanho. Considerava como focal uma pequena densidade e como tecido mamário assimétrico, quando atinge quase toda a mama. A classificação antiga era mais didática e mais informativa.

A quarta versão do BI-RADS substituiu o termo "densidade" por assimetria e classificou como assimetria focal e global. Classificou como **massa** as lesões tridimensionais, que têm bordas convexas, e ocupam espaço, sendo vistas nas duas projeções ortogonais.

As **assimetrias** são densidades unidimensionais, sem bordas convexas, vistas apenas em uma incidência. Já as **assimetrias focais** são densidades planas, sem bordas convexas, que envolvem pequena área e usualmente contêm gorduras. São vistas em duas projeções e ocupam uma área menor que 5 cm, sem caracterizar massa. São mais suspeitas e devem fazer incidência complementar e o estudo comparativo com o exame anterior. Ocorrem em 6% das mulheres na pré-menopausa e respondem por 1-3% dos cânceres (2% para Kopans e 2% para Sickles). Habitualmente é a superposição de tecido fibroglandular, a proliferação celular induzida por hormônios ou glândula mamária axilar. Deve ser afastada a malignidade.

Já as **assimetrias globais** são aquelas que envolvem uma área maior que 5 cm ou ocupam todo um quadrante. Habitualmente correspondem a tecido fibroglandular, às vezes sob influência hormonal, mas não se afasta um carcinoma.

Assim, a assimetria focal difere da massa, pela ausência de bordas convexas, e difere da assimetria global somente no tamanho da área da mama envolvida. Assimetria focal ou de forma segmentar tem mais risco de malignidade, se comparada com a global.

A mudança não foi uma ideia sábia, porque o termo "densidade" na linguagem do radiologista significa um tecido que atenua mais os raios, com relação ao tecido circunjacente. Já a palavra assimetria é uma característica anatômica e se refere mais ao tamanho da mama, sem especificar seu grau de atenuação.

Atualmente, a assimetria focal é considerada uma densidade até 5 cm, o que é um contrassenso. O termo focal deveria referir-se a uma pequena ilha de densidade, ou seja, a um foco e não a uma área. A nova versão aboliu o termo "tecido mamário assimétrico", que passou a ser assimetria global. Também é incompreensível, porque uma densidade que atinge apenas um quadrante (25%), não é global e sim segmentar ou regional. Para ser global é necessário que envolva quase toda a mama e não apenas um quadrante. Então, os termos antigos davam mais informações sobre o tamanho exato da densidade. Entendo que as assimetrias deveriam ser focal, segmentar, regional e global, que dão uma ideia exata do tamanho da densidade. As modalidades focais e segmentares seriam mais preocupantes.

A assimetria focal pode ser devida à imagem de composição, uma involução assimétrica de um lóbulo mamário. Está presente em 3 a 5% das mamas normais, mas pode estar associada a processos proliferativos, como a hiperplasia epitelial e até à carcinoma. Kopans encontrou 2% de malignidade ao acompanhar 252 mulheres por 3 anos e Sickles demonstrou que 3% dos carcinomas se expressam como densidade assimétrica.

As assimetrias são mais encontradas nos prolongamentos axilares, que podem traduzir glândula acessória do segundo e terceiro pares. Têm tamanhos diferentes e aparecem como ilha densa em meio ao tecido normal. O motivo é ignorado, mas talvez esteja ligado ao número de receptores de fatores de crescimento ou ao teor de estrógeno circulante. Também pode ser devido à terapia hormonal, que pode produzir uma densidade difusa ou focal em um tecido que contém mais receptores e oferece maior resposta ao hormônio.

Nas lesões não palpáveis, a densidade assimétrica representa doença maligna em 3% dos casos e a maioria corresponde a parênquima mamário assimétrico por falta de involução fisiológica, mas as assimetrias focais mal definidas podem ser a representação radiológica do tecido conjuntivo extralobular da glândula. Devem ser enquadradas como B-3, mas quando associadas à massa palpável ou ao ultrassom positivo, devem-se considerar suspeitas e indicar o estudo histopatológico,

Se tem maior densidade no centro e se impõe a compressão localizada, se possível ampliada, para mostrar seu contorno ou uma incidência angulada. Na maioria dos casos trata-se de ilha de tecido glandular sem significado patológico. Frequentemente está associada às mamas heterogêneas, que têm difícil distinção entre uma ilha de tecido glandular e um tumor. Em uma série de 448 densidades focais, estudadas por Sickles, apenas 0,4% mostraram ser câncer. Se não houver massa nem distorção, não se justifica a intervenção. Em uma amostragem de 8.408 mulheres, Kopans encontrou tecido mamário assimétrico em 3% das mamografias e estão mais presentes nos quadrantes externos.

O primeiro passo é verificar se a assimetria é devida a uma massa indistinta, se resulta da falta de compressão ou sobreposição das estruturas, que simulam imagem nodular. Uma compressão seletiva focal pode separar as estruturas, reduzir a distância entre o objeto e o receptor, melhorando a definição no contorno da imagem. A ampliação melhora a nitidez da imagem, reduz o ruído e facilita o estudo da morfologia das margens. A persistência da densidade deve ser catalogada como B-0 e indicar o ultrassom. A comparação com a mamografia anterior é fundamental na avaliação das assimetrias.

O **tecido mamário assimétrico,** agora chamado **assimetria global**, é uma alteração do tecido mamário normal, fruto da variação do desenvolvimento. Mostra-se como maior área de parênquima denso, de distribuição regional ou global, com densidade mais heterogênea com relação à imagem em espelho da mama oposta. É mais encontrada nos quadrantes superiores laterais e catalogada categoria 3, exceto se tiver massa palpável. Kopans, avaliando 8.408 mamografias, encontrou tecido mamário assimétrico em 3%.

Na assimetria global não há massa palpável, não ocorre área de maior densidade ou gordura central, nem calcificações e o padrão trabecular é preservado. Sua margem é indefinida, mas sem definir nódulo ou distorção de arquitetura, é mais encontrado nos quadrantes externos e dificilmente é palpável ao exame físico.

Eventualmente pode ser motivado por procedimento cirúrgico que retirou parte do parênquima denso na mama contralateral, que confunde o radiologista em avaliações posteriores. A assimetria global raramente está associada ao câncer, mas quando clinicamente palpável ou mostra outros sinais indiretos de malignidade, deve ser biopsiada. Esporadicamente mostra crescimento insidioso e se trata de carcinoma lobular, que se apresenta como uma assimetria difusa de densidade, sem formar massa, sem micros e sem distorção na arquitetura e representa 19% dos cânceres.

A assimetria global pode estar relacionada com a proliferação celular, com processos inflamatórios, traumas e uso de terapia hormonal, que aumentam a densidade em 20 a 30% dos casos. Deve-se lembrar que as infiltrações dos linfáticos da pele podem estar presentes no carcinoma inflamatório, na pós-radioterapia, bem como nos processos fisiológicos da gravidez e da lactação. O exame físico é obrigatório para pesquisar massa palpável, bem como é imprescindível o estudo comparativo com mamografia anterior.

As assimetrias devem ser catalogadas como B-3 e fazer seguimento, mas podem ser enquadradas nas categorias 0, 2, 3 ou 4 do BI-RADS. Se estiver ausente na mamografia anterior, considerar como neodensidade e colocar B-0. Se estiver inalterada com relação à mamografia de 3 anos atrás, passa para B-2. Se tiver massa palpável, catalogar como B-0 e indicar o ultrassom. Os achados devem ser avaliados com 6, 12, 24 e 36 meses (Sickles). Se estável após 2 anos, passar para categoria 2, especialmente se nos quadrantes superiores laterais. Se a assimetria estiver disposta verticalmente se dirigindo para a pele, deve ser investigada, especialmente se estiver em quadrantes inferiores ou no quadrante medial, que é o primeiro setor a involuir. A recomendação inicial é evitar o hormônio, mas após 2 anos, quando estável, pode ser liberada para terapia hormonal.

Neodensidades ou densidade em desenvolvimento. Os tecidos glandulares e fibrosos regridem com a idade e são substituídos por gordura. A presença de uma densidade que estava ausente na mamografia anterior deve ser catalogada como neodensidade ou densidade em desenvolvimento e ser avaliada. É mais frequente no paciente com cirurgia prévia e no uso de terapia hormonal.

A neoassimetria focal ou aumento da densidade com relação do exame anterior tem probabilidade de malignidade de 10 a 15%. Contribui com 6 a 10% do carcinoma das lesões não palpáveis. O estudo comparativo com a mamografia de 2 anos anterior é mais útil no estudo comparativo. Uma densidade em desenvolvimento na ausência de histórico cirúrgico, trauma ou infecção do local, deve ser enquadrada na categoria 4 e requer avaliação adicional.

Os cistos são os maiores responsáveis pelas neodensidades e qualquer anormalidade focal implica em revisão cuidadosa e requer estudo ecográfico ou mesmo cito-histológico. Quando as neodensidades são múltiplas quase sempre são benignas.

DISTORÇÕES DA ARQUITETURA

Distorção da arquitetura são espículas fibrosas que partem de um núcleo e se distendem de forma radial para o tecido vizinho em diversas direções, determinam alterações da arquitetura glandular, podendo haver retração do parênquima. Pode estar presente o sinal da tenda, que é uma retração focal da borda do parênquima. A distorção é um sinal indireto mais comum de câncer, corresponde a 9% das lesões não palpáveis e não pode configurar nódulo.

Na distorção da arquitetura ocorre uma reação desmoblástica do parênquima circunjacente, aumentando o estroma e o colágeno periductal, que produz retração do tecido normal em torno do câncer. A retração pode ocorrer na borda do parênquima, dando uma imagem em tenda.

As estruturas do parênquima mamário são direcionadas para a papila e sempre que fogem deste padrão devem sofrer investigação, devendo iniciar com compressão focal de forma ampliada. A mamografia mostra uma desorganização do tecido fibroglandular, que ocorre frequentemente na borda do parênquima e distorce o tecido, sem configurar imagem nodular. Na distorção da arquitetura o tecido é pobre em células e rico em tecido fibroso, não se prestando para a citologia e pouco indicado para a punção de fragmento, pelo risco de falso-negativo.

Espículas. São projeções fibrosas de forma filamentar, que partem do núcleo tumor e se estendem de forma radial para o tecido vizinho. As espiculacões representam espessamento e fibrose dos ligamentos por infiltração de células malignas. O tamanho varia de alguns milímetros até vários centímetros. A presença de espícula é um indicativo de malignidade.

Reação desmoblástica. É uma resposta do parênquima, induzida por uma enzima, que prolifera do tecido fibroso circunjacente ao carcinoma. Leva à distorção do tecido mamário, por ocorrer um aumento do estroma e do colágeno periductal, provocando desarranjo dos ductos e do ligamento de Cooper, levando a uma distorção do parênquima mamário.

A distorção é um sinal importante e sutil de malignidade, embora possa ocorrer retração do parênquima em entidades benignas, como fibrose cicatricial, cicatriz radial, necrose gordurosa e adenose esclerosante e raramente tumor desmoide. Outra entidade rara é a esclerodermia que pode mostrar uma imagem espiculada, às vezes calcificada, que simula carcinoma.

Quase sempre é palpável, mas quando impalpável está relacionada com câncer em 9%. Quando associada a microcalcificações, deve ser considerada suspeita e a biopsia impõe-se. Nas mamas densas são difíceis de se visualizar, devendo-se fazer manobras de compressão seletiva com ampliação, para afastar o tecido vizinho e melhorar definição da imagem.

A distorção da arquitetura, se tridimensional, e na ausência de cirurgia ou radioterapia prévia deve ser biopsiada. Deve ser catalogada como B-4C, mas tratada como 5, ou seja, indicada a ressecção cirúrgica. Os procedimentos percutâneos devem ser evitados, pela probabilidade de falso-negativo. O ultrassom fornece poucas informações, mas pode mostrar área hipoecoica mal definida, com sombra acústica posterior. O diagnóstico definitivo é feito pelo patologista, que pode identificar um carcinoma ou uma esclerose radial.

Causas de distorção da arquitetura

- Carcinoma.
- Fibrose cicatricial.
- Cicatriz radial.
- Adenose esclerosante.
- Esteatonecrose.
- Reação desmoblástica.
- Tumor desmoide.

Adenose esclerosante. É uma modalidade de AFBM com proliferação dos lóbulos, associada a intensa fibrose periacinar, que comprime os lóbulos e distorce o parênquima. A imagem mamográfica se mostra como massa espiculada e mal definida, que simula uma infiltração carcinomatosa.

Carcinoma infiltrativo. Aumenta o estroma e o colágeno periductal, provocando desarranjo dos ductos e dos ligamentos de Cooper. O que caracteriza a infiltração carcinomatosa é que suas espículas são mais curtas, têm o núcleo hiperdenso e têm aparência similar em ambas as projeções.

Cicatriz radial. É uma distorção fibrosa do parênquima, de causa ignorada, sem passado de cirurgia ou de trauma. Geralmente é pouco celular e as estruturas irradiam-se de forma espiculada. Ocorre entre 30 e 50 anos, sendo mais frequente em necropsias e parece estar associada a carcinoma tubular, CDIS ou HEAT. Sua maior importância é sua semelhança com os carcinomas espiculados e quando associado ao CAIS é de baixo grau, como sólido, papilar ou cribiforme.

Radiologicamente se mostra como distorção do parênquima, com padrão pseudoinvasivo, com espículas longas e radiadas que partem de um núcleo radiolucente.

Em 25% dos casos está associada às microcalcificações e entre 10 e 40% dos casos está associada a carcinoma tubular ou hiperplasia atípica. A imagem muda de aparência nas diferentes incidências (CC e OML).

Conduta é a excisão ampla, devendo ser evitados os procedimentos percutâneos e o diagnóstico definitivo é feito pelo patologista.

Histologicamente é um processo cicatricial com lóbulos retidos pelo tecido fibroso, contendo hiperplasia epitelial nos ductos. O tecido fibroso torna-se esclerosado de forma radial, podendo estar presentes a papilomatose ou a adenose.

Fibrose cicatricial. A fibrose cicatricial pós-cirúrgica ou necrose gordurosa são causas de distorções benignas da arquitetura. A cicatriz tende a regredir após 12 a 18 meses. Após este período, se não houver regressão deve ser considerada suspeita. O diagnóstico da fibrose cicatricial é auxiliado pela história de cirurgia prévia. A área de distorção deve coincidir com a cicatriz subjacente, que deve receber marcação metálica. A mamografia não diferencia uma cicatriz de uma lesão intraparenquimatosa.

A fibrose pós-cirúrgica forma-se no sítio da cirurgia e se faz à custa da proliferação dos fibroblastos. Forma-se uma coleção hemática ou serosa (hematoma ou seroma), que é absorvida ao longo do tempo e forma traves fibrosas e tardiamente leva a uma distorção da arquitetura na área operada. Habitualmente vem associada à retração e espessamento de pele. Nas pequenas cirurgias, pode resultar em cicatriz residual, que regride após 1 ano, mas, nas grandes cirurgias, especialmente se associada à radioterapia, a cicatriz pode-se tornar permanente. As cicatrizes pós-cirúrgicas mudam de aparência nas diferentes projeções.

Tumor desmoide. O tumor desmoide é uma proliferação fibroblástica de natureza benigna, originada das estruturas faciais. É mais prevalente na mulher na idade reprodutiva. Apresenta-se como grande massa infiltrante, mal delimitada e por contiguidade tende a infiltrar nos músculos, vasos, nervos e tendões. Como não tem cápsula, tende a recidivar se não for extirpada com margem. O diagnóstico e o seguimento são feitos pela ressonância magnética.

Microcalcificações. Este assunto está descrito no Capítulo 28.

TUMORES BENIGNOS

Fibroadenomas. É uma massa circunscrita, de forma ovalada ou lobulada, com falsa cápsula, que surge habitualmente em mulheres entre 18 a 25 anos, que provém da proliferação do tecido conjuntivo de um lóbulo. Podem ser encontrados em qualquer local na mama, onde existam lóbulos. Habitualmente são multilobulados, sem distorcer o parênquima adjacente, sendo impossível a distinção com o tumor filoide, com cistos ou mesmo com os carcinomas circunscritos. Estão na categoria 3 do BI-RADS ou na 4 se forem palpáveis. Quando apresentam calcificação grosseira, são tipicamente benignos devendo ser catalogados como B-2. A calcificação se faz de forma centrípeta, iniciando em sua cápsula e se dirigindo para o centro. Podem ser confundidos com osteosarcoma calcificado.

Papilomas intraductais. São pequenos tumores encontrados dos ductos terminais, com dimensão de 2 a 3 mm, podendo ter grande dimensão quando isolados na região retroareolar. A mamografia só mostra os tumores maiores, circundados por tecido adiposo. O papiloma dificilmente é visível à mamografia, exceto se calcificado. Quando volumoso, é visto como massa de baixa densidade na região retroareolar. A ductografia com contraste mostra uma imagem de subtração, mas não define o diagnóstico e pode provocar o abscesso, devendo ser abolida. O ultrassom com sonda de alta resolução, além de mostrar bem a estrutura, ainda facilita a punção com agulha fina. O papiloma ductal isolado é encontrado nos ductos terminais retroareolares e tem relação com benignidade e não constitui fator de risco adicional, enquanto os papilomas múltiplos (papilomatose) estão nos ductos secundários localizados na periferia. Estão no grupo de lesões proliferativas e constituem fator de risco leve (duas vezes), para câncer subsequente.

Lipomas. São lesões lucentes de contorno circunscrito, contornado por halo denso. A imagem consiste de uma ilha gordurosa permeada por finos septos internos e revestida por tênue cápsula de tecido conjuntivo. Clinicamente se apresentam como nódulos subcutâneos macios, móveis de tamanho variável, localizam-se mais na periferia do parênquima, sendo mais frequentes na mulher menopausada.

Hamartoma. É uma lesão de padrão misto com contorno circunscrito, habitualmente de grande tamanho, que mostra áreas densas entremeadas por áreas lucentes, apresentando um halo mal definido em seu contorno. São grandes e quase sempre impalpáveis. Têm forma redonda ou oval, com fina cápsula de tecido conjuntivo. O hamartoma se localiza mais frequentemente na região retroareolar. Também chamado de fibroadenolipoma, que etimologicamente explica sua composição de tecido fibroso, associado ao tecido glandular e ao tecido adiposo, em proporções variáveis. Cada hamartoma mostra um aspecto diferente em função do teor de cada um destes componentes. As lesões mistas são catalogadas como benignas e enquadradas na categoria 2 do BI-RADS.

Esteatonecroses. São áreas radiolucentes com estrias densas no interior. A patologia mostra acúmulo de macrófagos. Podem-se apresentar como um cisto oleoso, como lesão espiculada ou como calcificações distróficas. No pós-operatório, ocorre uma fibrose reparativa que simula carcinoma ou como calcificações grosseiras. As calcificações inicialmente são atípicas, e posteriormente ficam características de benignidade. A necrose gordurosa é decorrente da cirurgia, potencializada pela radioterapia, mas pode ocorrer de forma espontânea, na colagenose e por uso de anticoagulantes. Surge de 1 a 2 anos após a cirurgia e pode ser reabsorvida ao longo do tempo, podendo conter calcificações grosseiras. A reação orgânica da gordura morta com material hemorrágico, juntamente com células inflamatórias, provoca uma reação inflamatória, que, ao cicatrizar, leva à fibrose, produzindo uma distorção da arquitetura.

Cisto oleoso. É um acúmulo de gordura em forma de geleia, formada de triglicerídeos, contornada por fina cápsula radiopaca. É uma forma de necrose gordurosa focal, usualmente impalpável, envolta por cápsula de tecido conjuntivo. O cisto oleoso confunde com o cisto de parede calcificada.

Cisto de inclusão epidérmico. Se mostra como imagem nodular de tamanho variável localizada no subcutâneo. É mais denso com relação à gordura e visível na mamografia. Todas as lesões radiolucentes como os lipomas, o cisto oleoso e a galactocele, têm aparências semelhantes, porque têm conteúdo gorduroso.

Cistos. Os cistos são as massas mamárias mais frequentemente encontradas na faixa etária entre 25 a 45 anos, especialmente na perimenopausa, podendo estar presentes em qualquer idade. Ocorrem devido à dilatação dos ductos por desequilíbrio entre a produção e a reabsorção da secreção ductal e crescem à partir do ducto terminal. Usualmente são lóbulos dilatados com diferentes tamanhos, por desequilíbrio na absorção ou por metaplasia apócrina das células acinares. Têm forma redonda ou ovalada, podendo ser múltiplos e bilaterais e apresentam densidade maior que o fibroadenoma. Radiologicamente se manifestam como imagem nodular densa, circunscrita, podendo estar presente o sinal do halo radiolucente. Às vezes está obscurecido pelo tecido glandular ou como densidade focal mal definida. Podem mostrar um contorno irregular ou até espiculado, quando associados ao processo inflamatório ou à adenose esclerosante. O diagnóstico de certeza é feito pelo ultrassom que diferencia de forma segura se o nódulo é cisto ou sólido. Quando contém leite de cálcio ou calcifica suas paredes é mais bem mostrado pela mamografia. Na presença de calcificações periféricas, deve pesquisar outras de forma linear ou não circulares.

Sinal do halo. É uma fina linha em forma de anel radiotransparente que é vista contornando as massas circunscritas, sobretudo no cisto mamário. Pode-se mostrar total ou apenas um segmento, sendo mais bem vista quando há gordura na periferia da lesão. É um achado característico das lesões benignas, mas eventualmente pode ser visto nas lesões malignas, sobretudo no carcinoma papilífero e no carcinoma no interior do fibroadenoma. Também imagens grosseiramente circunscritas podem mostrar margem infiltrada no estudo microscópico. Na verdade, o sinal do halo é uma ilusão de ótica ou efeito Mach por falsa impressão na retina devido à interface abrupta entre as estruturas vizinhas. O exame densitométrico não mostra diferença da densidade óptica.

Dilatação de ducto único. É uma dilatação que se mostra como estrutura tubular, dilatada e ramificada e pode ser o único e sutil sinal de carcinoma intraductal profundo. É mais evidente na mama gordurosa e pode ser uma reação desmoblástica. Quando isolada, enquadra-se no B-3 e necessita apenas de vigilância. A dilatação isolada é decorrente da ectasia ductal, podendo ser devida a um papiloma intraductal ou de causa ignorada. Há uma constante secreção e reabsorção dos líquidos com dilatação do ducto, que leva ao um distúrbio da reabsorção, associado à atrofia das células mioepiteliais, que são responsáveis pelo tônus do ducto. Também os orifícios dos ductos podem ficar obstruídos por tampão proteico. Alguns relatos não comprovados têm associado a ectasia ductal isolada à malignidade em até 1% dos casos, quando associado a fluxo papilar serosanguinolento.

Hematoma. Mostra-se como imagem circunscrita ou mal definida, resultante da coleção sanguínea por trauma. Se apenas houve a infiltração sanguínea, mostra densidade difusa no parênquima. Quando associado à processo inflamatório, mostra contorno irregular e evolui para a área de distorção do parênquima. O diagnóstico é feito pela história e pelo exame clínico. Desaparece espontâneo, mas pode surgir distorção da arquitetura, que persiste por 1 ano.

Abscesso. Apresenta como lesão densa de contorno mal definido, localizado mais na região retroareolar. O diagnóstico é clínico, podendo ser complementado pelo ultrassom.

Linfonodos intramamários. Está presente em 5% das mamografias. Apresenta-se como imagem nodular de forma reniforme, redonda, oval ou lobulada, com diâmetro menor que 1 cm, usualmente com centro radiolucente. Pode estar isolado, em fileira ou como aglomerado de pequenos nódulos. Tem baixa ou média densidade e tende a mostrar núcleo radiolucente por conter tecido gorduroso no hilo. A maioria dos linfonodos intramamários localiza-se nos quadrantes externos, mas podem estar presente em qualquer local da mama, podendo ser múltiplos e bilaterais. Para ser catalogado como linfonodo intraglandular e ser rotulado como B-2, é necessário que seu hilo seja radiolucente. Quando redondo e com hilo denso, deve ser catalogado como B-3 e corresponder a cistos, a um fibroadenomas e até um carcinoma circunscrito. O linfonodo não típico mostrado no ultrassom deve ser marcado e radiografado, para avaliar se é o mesmo mostrado na mamografia.

Quando maior que 1 cm é sinal indireto de processo inflamatório ou infiltração neoplásica, condições em que apresenta aumento de densidade e perde a radiolucência. Lembrar que a maioria dos cânceres se situa nos quadrantes externos.

Linfonodo torácico lateral. É frequentemente solitário, unilateral, sem gordura hilar, medindo em torno de 1 cm, sendo visualizado na incidência oblíqua medialateral. Habitualmente ele é palpável como nódulo móvel e indolor, localizado na linha axilar média, entre o 4º e o 6º espaço intercostal.

Linfonodos axilares. Os linfonodos axilares são achados mamográficos habituais e são vistos como massa de baixa ou média densidade de forma oval ou reniforme, contendo centro radiolúcido, com tendência a acompanhar os vasos. São assimétricos em número e em tamanho. Medem 1 a 1,5 cm, mas podem atingir até 3 a 4 cm naqueles pacientes mais idosos e obesos, que apresentam tendência à deposição de gordura. Condições clínicas, como leucemia, linfoma, artrite reumatoide, sarcoidose, dermatite e processos inflamatórios, são responsáveis pela adenomegalia, axilar.

Os sinais que sugerem infiltração carcinomatosa no linfonodo são o aumento da densidade radiológica, a forma esférica, a alta densidade radiológica, o tamanho superior a 2,5 cm e a consistência endurecida. Entretanto, o único critério que confirma definitivamente é o histológico. Quando seu volume ultrapassa 2,5 cm com hilo denso, deve-se considerá-lo suspeito e indicar PAF para esclarecimento diagnóstico. Evitar punção de fragmentos nos linfonodos axilares. Se espiculado e mal definido é maligno em 65%. Na presença de micros irregulares e finas deve-se suspeitar de metástases.

Quando atingidos por metástase, tornam-se densos, mais redondos e perdem a radiolucência, pela infiltração tumoral no hilo. Ocasionalmente podem ser o único e isolado sinal de um carcinoma oculto na mama. No início, permanecem com contorno definido e nem sempre aumenta de volume, só o fazendo posteriormente, quando se tornam endurecidos, de contorno irregular e de forma globosa. As micros podem estar presentes nos portadores de artrites, HIV, leucemia, colagenoses e pacientes que usam sais de ouro.

A mamografia é um bom instrumento para avaliar a axila, mas é imprecisa e fornece uma informação limitada, apenas em oblíqua mediolateral nos níveis 1 e às vezes no nível 2 de Berg, mostrando apenas a cadeia central de linfonodos axilares, chamado nível 1 de Berg. Os linfonodos nos níveis 2 e 3 não são visualizados na mamografia.

Mama masculina. A estrutura glandular pode estar ausente ou se mostrar como densidade triangular na região retroareolar, com base voltada para a parede torácica e ápice direcionado para a papila. Habitualmente se mostra como densidade na região retroareolar uni ou bilateral, de tamanhos diferentes, envolvida por tecido gorduroso. A ginecomastia tem conduta similar à mama feminina.

Assimetria vascular. Geralmente a vasculatura da mama é simétrica em tamanho e distribuição. Uma dilatação vascular pode ser um achado normal ou se dever a um processo inflamatório ou neoplásico. Eventualmente a assimetria vascular é devida à obstrução vascular na axila ou no mediastino provocando estase venosa. Pode haver falha ou dificuldade técnica no posicionamento, que aplicou compressões diferentes. Quando unilateral, deve servir como alerta para processo maligno. Como fator isolado é inespecífico, mas o radiologista deve pesquisar outros sinais, como massas ou assimetrias. As veias mamárias são maiores, visíveis e mais periféricas do que as artérias. As veias são vistas na mamografia, enquanto as artérias não são visualizadas, exceto se houver calcificação na íntima.

Capítulo 28

CALCIFICAÇÕES MAMÁRIAS

Alcides Ferreira Santos

PRINCÍPIOS

A mamografia é a forma de prevenção secundária e o único método que mostra as microcalcificações, que podem ser a representação radiológica de uma hiperplasia atípica, um CDIS ou mesmo um carcinoma invasivo inicial. As microcalcificações são o principal marcador do CDIS porque indicam pequenas lesões intraductais. Um carcinoma mamário que tem um diagnóstico precoce e recebe um tratamento adequado obtém a cura em 97% dos casos. Portanto, a mamografia é o único método que pode interromper a história natural do câncer de mama e que já demonstrou redução de 30% da mortalidade por este câncer.

O conhecimento de que as microcalcificações estão associadas a processos malignos elegeu a mamografia como o melhor exame para a detecção precoce do câncer de mama. A mamografia é único exame que mostra minúsculas partículas de cálcio no interior do ducto, que podem representar um carcinoma *in situ,* e deve ser diagnosticado antes que se torne invasivo. Stomper *et al.* relataram que 20% dos carcinomas são diagnosticados na forma *in situ* pela mamografia.

À proporção que as células crescem no interior do ducto, ficam sem suprimento sanguíneo, tornam-se hipóxicas e ocorre a necrose. O acúmulo de células necrosadas altera o pH e favorece a deposição de sais de cálcio e de outros metais no interior do ducto, fato que ocorre mais frequentemente no carcinoma *in situ* tipo comedo de alta agressividade. Quando o Ca se torna invasivo, raramente calcifica porque ocorre a neovascularização que lhe fornece aporte sanguíneo. Enquanto o CDIS tem as micros como seu principal marcador, o carcinoma infiltrante manifesta-se por massa endurecida, palpável ou não. O CDIS mostra micros tipicamente malignas, enquanto o CLIS raramente calcifica ou o faz de forma atípica, porque não produz necrose.

A necrose é um indicador de agressividade e indica um crescimento rápido, ocorrendo mais no CDIS tipo comedo com alto grau nuclear com necrose central. A deposição de cálcio em debris necróticos encontrados nos ductos indica biologia tumoral agressiva. Os graus nucleares 2 e 3 calcificam em 94%. Já o tipo cribriforme de baixo grau não calcifica ou o faz do tipo puntiforme, o que dificulta o diagnóstico. Os carcinomas lobulares raramente calcificam e quando o fazem é de forma atípica.

Quando as micros estão agrupadas, são finas, pleomorfas e estão no interior dos ductos, são relacionadas com o câncer em 30%. Usualmente o componente intraductal é extenso e afeta vários ductos, comprometendo todo um lóbulo, e as micros têm forma linear e ramificada, distribuição segmentar, seguindo o trajeto do ducto em direção à papila, sendo considerada BI-RADS 5 com probabilidade de até 95% para malignidade. Já a forma difusa é devida à adenose, mas pode estar relacionada com neoplasia lobular com infiltração de células pelo parênquima.

GÊNESE DAS CALCIFICAÇÕES

A calcificação é um fenômeno metabólico em que ocorre a deposição de sais de cálcio nas células glandulares da mama, nos lóbulos, nos ductos mamários, no estroma e no acúmulo de colesterol das paredes das artérias da mama.

A composição das microcalcificações ainda é incerta, mas parece estar associada a outros metais como o ferro e chumbo, especialmente nas calcificações patológicas. Na análise espectrométrica feita por Lanyi, em 1986, constatou-se que as micros são formadas de fosfato tricálcico e hidroxiapatita. Nas análises espectrais *(in vitro)* feitas por Galkins, em 1982, encontraram-se o cálcio e outros elementos em pequenas quantidades como sódio, magnésio, potássio, cloro, flúor e compostos como fosfatos, carbonatos e citratos. As microcalcificações correm com nível sérico de cálcio normal e sem distúrbios metabólicos, mas podem aparecer nos distúrbios do metabolismo do cálcio, na hipercalcemia, na insuficiência renal crônica, na doença de Addison e no hiperparatiroidismo.

As calcificações podem estar relacionadas com processos inflamatórios, degenerativos, metabólicos e traumas e algumas proteínas podem servir de matriz para calcificar. Podem-se formar no material cristalino ou nas secreções celulares encontradas do CDIS bem diferenciado, tipo cribriforme. São produzidas pela secreção dos ácinos ou se formam nos detritos das células necróticas.

A gênese das calcificações também pode ser decorrente de traumas, cirurgias extensas ou radioterapia. Pode resultar de secreção ativa da própria célula ou se dever à necrose da célula tumoral, mas até o epitélio normal pode calcificar.

A causa real da deposição é ignorada, mas o cálcio sérico se fixa pela alteração no pH do tecido necrosado. A maioria das microcalcificações é benigna e sua incidência aumenta com a idade. A maioria das microcalcificações é formada de hidroxiapatita ou fosfato de cálcio, que se fixam nos detritos das células necróticas.

COMPOSIÇÃO DAS MICROCALCIFICAÇÕES

Com base nos estudos histoquímicos, Frappart descreveu dois tipos de calcificações.

Tipo 1. As calcificações tipo 1, também chamadas weddelite, são formadas de oxalato ou carbonato de cálcio di-hidratado. São ácidas, birrefringentes, de forma poliédrica ou romboide, e ocorrem em 10-15% dos casos. O oxalato de cálcio não reage com a hematoxilina-eosina, por conseguinte não são vistas na microscopia óptica, necessitando de luz polarizada para serem visualizadas pela refringência. Noventa por cento das calcificações de oxalato de cálcio estão relacionadas com condições benignas como cistos e alterações apócrinas e só raramente têm relação com neoplasia lobular *in situ*. Nem sempre são vistas pela radiologia convencional, sendo visualizadas mais frequentemente pelo patologista. As calcificações de carbonato de cálcio podem ser absorvidas e desaparecer ao longo do tempo.

Tipo 2. As calcificações tipo 2 são basófilas se associadas a necrose, ou eosinófilas se associadas a material proteináceo. Decorrem da deposição de partículas de fosfato tricálcico $[Ca5(PO_4)^3OH]$ e hidroxiapatita $[3Ca^3 (PO_4)^2 (OH)^2]$ no tecido necrosado ou nos debris de produtos secretórios no interior do ducto. Respondem por mais de 70% dos achados mamográficos. Na mamografia mostram-se esféricas, irregulares e ramificadas. Não são absorvidas.

As calcificações de oxalato de cálcio estão associadas à casos benignos, enquanto os fosfatos estão associados a casos malignos. As primeiras podem ser reabsorvidas e desaparecer, enquanto as últimas podem aumentar em número, manterem-se estáveis ou evoluir, mas nunca regridem.

LOCALIZAÇÃO DAS MICROS

Setenta por cento das microcalcificações são benignas e se formam nos lóbulos, mas podem estar no estroma intra e extralobular e até fora do tecido glandular, como na pele, nos vasos, no interior do fibroadenoma, no cisto oleoso, na esteatonecrose e no cisto calcificado.

As **microcalcificações lobulares** são redondas, puntiformes, monomorfas e mostram um arranjo circular em forma de roseta, porque toma a forma do espaço onde estão contidas. As micros lobulares estão relacionadas com condições benignas como adenose, papilomatose, esteatonecrose, fibroadenoma e calcificações vasculares na fase inicial. Têm distribuição difusa, regional ou formando pequenos e múltiplos grupamentos monomorfos, que correspondem a múltiplos lóbulos.

As condições benignas como o fibroadenoma, os cistos e a adenose também se originam nos lóbulos. As micros acinares são tipicamente benignas. São pequenas, lisas, redondas, formadas nos ácinos dos lóbulos e nos microcistos.

As calcificações vasculares ocorrem no endotélio, por deposição de material orgânico, por isso só as artérias com ateromas calcificam. As veias são vistas na mamografia e não calcificam, mas as artérias só são visualizadas quando calcificadas. Têm relação com a idade, diabete e com insuficiência renal. A calcificação das artérias está associada a doença cardiovascular em 9% e quando em jovens indica aterosclerose precoce e constitui um fator de risco para doença cardíaca. A calcificação inicial do vaso, quando está na bifurcação ou em apenas uma parede, simula carcinoma.

As **calcificações estromais** são difusas, bilaterais e inespecíficas. Parecem ser devidas a colagenose e sugerem benignidade, mas falta comprovação. As calcificações estromais são um tipo de calcificação distrófica que ocorre nos tecidos desvitalizados ou necrosados por traumas ou cirurgias, mas são mais induzidas pela radioterapia. Podem surgir no tecido conjuntivo, na necrose gordurosa e nos granulomas.

As **calcificações de pele** estão mais relacionadas com glândulas sebáceas, mas podem ocorrer nos folículos pilosos, nos cistos sebáceos e nas cicatrizes. O material sebáceo tem sais no seu interior, que podem-se calcificar. As calcificações de pele são comuns e têm aparência típica com formas esféricas e poligonais com centro lucente. São dispersas e estão situadas mais frequentemente na borda esternal e no sulco inframamário, podendo estar semiagrupadas. Artefatos como pós, desodorantes, gel para eletrocardiograma e impressão digital podem simular microcalcificações.

Calcificações intraductais. As calcificações intraductais variam de microscópicas até depósitos grosseiros. A calcificação ductal, quando de forma grosseira, indica calcificação de resíduos no interior do ducto e é benigna. São as **calcificações secretórias** encontradas na ectasia ductal que têm formas alongadas em formato de palito ou bastão. Seguem o trajeto do ducto, mas são homogêneas, contínuas e têm contorno regular e suave. Estão mais na região retroareolar, mas podem envolver toda a mama e quase sempre são bilaterais e assimétricas. A mastite plasmocitária presente neste quadro é uma resposta orgânica, tipo corpo estranho, ao material contido no interior do ducto. Ocorre uma reação inflamatória associada à fibrose periductal com presença de mastócitos que infiltra o tecido mamário. A mastite é uma consequência e nunca a causa da deposição do material na luz do ducto.

Já as calcificações intraductais, quando microscópicas, finas, lineares, heterogêneas, descontínuas, irregulares, distribuídas de formas agrupadas ou segmentares, tomando a forma de letras como X, Y e V, desenhando o trajeto do ducto, são altamente suspeitas de malignidade.

MICROCALCIFICAÇÕES DUCTAIS

As microcalcificações ductais, ou simplesmente micros, estão associadas a carcinomas *in situ* em 80% e aos carcinomas invasivos em 30%. Kopans afirma que se micros estiverem associadas à imagem nodular, o valor preditivo para câncer chega a 50%.

As micros têm dimensões entre 100 a 500 micrômetros (μm), representam 42% das lesões não palpáveis e estão presentes, em nível histológico, entre 25 a 80% dos CAIS e em 80% dos cânceres invasivos. Estão presentes em 50% das mamografias e 12% das massas. As micros pequenas e agrupadas de formas irregulares, medindo de 100 a 300 μm, são ainda mais suspeitas de malignidade. Quanto menor for o tamanho das micros e maior for seu polimorfismo, maior será o grau de suspeição de câncer e maior será a agressividade do tumor. As micros puntiformes habitualmente estão associadas à adenose, que é a proliferação da quantidade de ductos terminais, mas pode estar presente no CDIS tipo cribriforme.

Usualmente as micros estão presentes em 80% das mamas, mas devido a seu pequeno tamanho e sua baixa densidade, só 55% delas são visíveis na mamografia, mesmo se ampliadas, sendo visualizadas apenas na microscopia óptica pelo patologista. As micros menores que 100 μm não são vistas pelo radiologista, mesmo com lente de aumento. Os equipamentos de mamografia hoje disponíveis, quer digitais ou analógicos, só detectam as micros com diâmetro maior que 180-200 μm (Quadro 28-1).

As micros malignas são sempre intraductais e se formam nos tecidos necrosados, apesar de existirem calcificações intraductais grosseiras e benignas. As células proliferam-se no interior do ducto, provocando a dilatação deste. Devido à falta de suprimento sanguíneo, ocorre hipoxia, seguida de necrose celular, que dá origem às calcificações. Apesar de agrupada, a deposição de cálcio se faz ao acaso, de forma irregular no centro do tumor, moldando-se em função do ducto. Seu crescimento é de forma linear, seguindo o trajeto do ducto.

Suas formas são granulares, finas, lineares, irregulares e com aspecto de grãos de areia. Têm formas, tamanhos e densidades diferentes, são irregulares, heterogêneas e estão agrupadas. Usualmente o padrão é linear e ramificado, com componente intraductal extenso, mostrando uma distribuição segmentar, comprometendo vários ductos e envolvendo todo um lóbulo. Têm relação com hiperplasia epitelial atípica, carcinoma ductal *in situ* e carcinoma invasivo. Já as calcificações delicadas e finas, se agrupadas, podem ser manifestação de um carcinoma *in situ* tipo cribriforme, papilar ou micropapilar, mas podem ser alterações benignas.

Quadro 28-1. Valor preditivo das microcalcificações. Mostra a relação do número e do tamanho das micros com a probabilidade de malignidade

Autor	nº	CAIS	Ca invasivo	Benigno	Comentários
Egan-92	455	52 (11%)	50 (11%)	353 (78%)	Foco com + 3 Mc
Ciato-87	263	23 (9%)	40 (15%)	200 (76%)	–
Hall-88	213	30 (14%)	22 (10%)	161 (76%)	Excluiu CLIS
Powell-83	249	Incluso	42 (17%)	207 (83%)	Excluiu CLIS
Meyer-80	635	Incluso	107 (17%)	528 (83%)	1.261 lesões
DeLefanton-94	400	Incluso	98 (25%)	302 (75%)	+ 5 mc agrupadas
Maranhão N	141	Incluso	24 (17%)	95 (67%)	12% de h. atípicas

As micros típicas de CDIS tipo comedo são ramificadas e assumem formas lineares descontínuas atingindo vários ductos, mostrando uma distribuição enfileirada de forma triangular, o que é indicativo de carcinoma. Já as micros lobulares são solitárias, redondas, puntiformes e distribuídas difusamente. Estão relacionadas com alterações fibrocísticas e tendem a ocorrer de forma simétrica na mama oposta.

Na prática, não há como diferenciar com certeza um grupamento benigno de um maligno, porque existem calcificações tipicamente benignas que estão presentes nos carcinomas e micros tipicamente malignas que a microscopia mostra serem benignas. Às vezes, um grupamento de micros apenas indica um Ca contíguo que é encontrado por um acaso. Também não há como diferenciar as micros do CDIS daquelas contidas no Ca invasivo, mesmo existindo massa palpável ou densidade adjacente ao foco de micros.

O câncer invasivo pouco calcifica e a remoção do tecido calcificado não garante a excisão do tumor. A área onde estão as micros suspeitas não reflete a extensão do tumor, porque as micros são indicadoras do componente *in situ*. A ressecção da área calcificada não garante a retirada de todo o tumor, porque pode haver um tumor invasivo, não calcificado, na área contígua. Ocasionalmente micros benignas podem estar no tecido adjacente a uma neoplasia câncer, sendo encontradas por acaso em uma biopsia ocasional.

Tipos de calcificações

Quanto ao tamanho, o BI-RADS classificou o acúmulo de cálcio como **microcalcificações** aquelas menores que 500 μm (micrômetros) ou 0,5 mm; como **calcificações** aquelas com tamanho entre 0,5 a 2 mm, e como **calcificações grosseiras** aquelas com diâmetro de 2 mm até as bizarras e de grande tamanho.

Calcificações e macrocalcificações grosseiras têm padrão de crescimento diferente e têm relação com benignidade. Se estiverem contidas em uma massa circunscrita, indicam fibroadenoma calcificado.

Já as micros menores que 500 μm são marcadores de malignidade, especialmente quando pleomorfas e heterogêneas e lineares. As micros entre 100 e 300 μm dispostas de forma agrupada irregular são altamente suspeitas. As micros menores que 100 μm não são vistas pelo radiologista, e apenas pela microscopia.

Quanto ao grau de risco, o BI-RADS classificou como benignas, indeterminadas e altamente suspeitas.

Quanto à origem, podem ser lobulares ductais, estromais e fora do tecido glandular, como as calcificações vasculares e no tecido gorduroso.

Quanto à **distribuição**, as micros podem ser agrupadas, segmentares, regionais ou difusas. As formas difusas e regionais têm relação com processos benignos, enquanto aquelas agrupadas e segmentares têm relação com malignidade. É impossível separar as calcificações benignas das malignas, mas aquelas dispostas de forma agrupada ou segmentar, em forma triangular dirigindo-se para a papila são altamente suspeitas.

CLASSIFICAÇÃO DAS MICROCALCIFICAÇÕES

Existe uma extensa variação do número, da forma, da densidade e do tamanho que traduz o grau de suspeição e guarda relação com carcinoma. A maioria é assimétrica e tem aspectos morfológicos de benignidade. As calcificações benignas são grandes, esparsas, regulares, de margens lisas, homogêneas, ovais ou redondas, de baixa densidade, frequentemente bilaterais e têm centro radiolucente.

Os achados microscópicos variam desde um processo funcional até um carcinoma invasivo, passando por um carcinoma *in situ* (CAIS) tipo comedômico com extensa necrose. É a chamada calcificação intraductal que guarda estreita relação com malignidade em 30% dos casos, servindo de indicativo para diagnóstico precoce e deve ser avaliada conforme os aspectos a seguir.

O conceito de Leborne sobre microcalcificações, publicado no *Am. Journal* em 1951 e na *Radiology* em 1953, continua válido e atual."Numerosas calcificações puntiformes semelhantes a finos grãos de sal, geralmente agrupadas na mama, correspondem a um carcinoma em 30%". Stomper demonstrou que as calcificações lineares estão presentes em 47% dos CDIS tipo comedo e em 18% dos tipos cribriforme, sólido ou papilar. Sickles afirma que 22% das micros finas, lineares e ramificadas são malignas.

Le Gal, em 1984, fez classificação morfológica e dividiu as microcalcificações em cinco tipos com graus de suspeição diferentes, que servem de indicativo de risco para carcinoma. Esta classificação continua verdadeira, mas não serve de referência na prática médica diária.

- *Tipo I:* anulares, redondas, discoides, com centro radiolúcido. São todas benignas.
- *Tipo II:* são de tamanho uniforme e de formas redondas ou ovais. Dez a 20% são malignas.
- *Tipo III:* puntiformes, tipo poeira, de difícil visualização. Vinte a 40% são malignas.
- *Tipo IV:* irregulares, poliédricas, tipo grão de sal. Setenta por cento são malignas.
- *Tipo V:* ramificadas, finas curvilíneas, ramificadas, lineares, em forma de letras.

Cickles, em 1996, classificou as microcalcificações em função de seu tamanho, sua forma, sua distribuição, sua densidade e do número de micros/cm^3. Não alterou em sua essência, mas usou terminologia diferente da adotada pelo ACR no sistema BI-RADS.

AVALIAÇÃO DAS CALCIFICAÇÕES

A avaliação das calcificações deve ser cuidadosa e a descrição deve ser feita com clareza, detalhando suas características morfológicas e avaliando seu potencial de malignidade, que servirá de indicador para a conduta. Algumas calcificações são patognomônicas de benignidade, como um fibroadenoma calcificado, as esteatonecroses ou aquelas com centro radiolucente, enquanto as microcalcificações relacionadas com malignidade são muito pequenas e necessitam de ampliação para melhor avaliação de seu contorno. O grupo intermediário é daquelas que não aparentam morfologia de benignas, mas também não preenchem os requisitos de malignidade.

As calcificações são classificadas como **tipicamente benignas**, patognomônicas de benignidade, como um fibroadenoma calcificado ou aquelas com centro radiolucente que devem ser seguidas. As do **tipo indeterminado** não apresentam aspectos de malignos, mas não são tipicamente benignas; têm características suspeitas ou duvidosas e devem retiradas ou seguidas com 6 meses. Já as micros **altamente suspeitas** são os grupamentos com micros pleomorfas, irregulares, heterogêneas, lineares ou ramificadas. Têm alto risco para malignidade e indicação cirúrgica.

Deve-se descrever a forma, o tipo, o número, o tamanho, a distribuição e a densidade das micros. Em função destas características morfológicas, é avaliado o grau de suspeição, é predita sua etiologia e são categorizadas pelo BI-RADS. A morfologia, seguida da distribuição, é o parâmetro mais importante na avaliação das microcalcificações. Na presença de múltiplas e variadas calcificações, deve-se rotular de acordo com a categoria da lesão que apresenta morfologia mais suspeita.

Comentário. Na classificação inicial do BI-RADS, as calcificações eram divididas em **tipicamente benignas, provavelmente benignas, suspeitas e altamente suspeitas.** Esta classificação era mais completa e contemplava as lesões provavelmente benignas, onde melhor se enquadram as micros tipo lobular de formas redondas e ovais e de contorno regular. Também contemplavam aquelas micros muito suspeitas, mas não lineares nem ramificadas do BI-RADS 5, que têm probabilidade de 95% para câncer. Algumas micros, como os grupamentos pleomorfos que são B-4B ou B-4C, não se enquadram nas indeterminadas de pouca suspeição, nem naquelas altamente suspeitas da classe 5. A meu ver, a versão atualizada de 1998, pecou ao reduzir para três categorias: benignas, indeterminadas e altamente suspeitas.

CALCIFICAÇÕES BENIGNAS

As calcificações benignas são os achados mais frequentes, variando de 8% nas pacientes jovens a quase 90% na mulher idosa. São usualmente grandes, regulares, difusas, bilaterais, homogêneas, redondas e ovais com centro radiolucente. Podem ser intraductais em bastonetes nas calcificações secretórias; ser grosseiras na necrose gordurosa; ter forma de pipoca nos fibroadenomas hialinizados; forma de bastões nos detritos orgânicos sedimentados nas paredes dos vasos; em casca de ovo nas calcificações das paredes dos cistos; amorfas na deposição de leite de cálcio no interior dos cistos, e distróficas nas pacientes operadas e irradiadas, conforme descrição a seguir. A maioria das calcificações benigna é específica e patognomônica de benignidade e não requer nenhuma investigação adicional, mas a presença de calcificações benignas não afasta a possibilidade de processo maligno concomitante. Algumas micros benignas podem simular carcinoma. Acontecem nas calcificações vasculares na fase inicial, naquelas em leite de cálcio ou nas calcificações periféricas nos cistos. Neste caso, deve-se avaliar presença de micros não circulares. As micros para serem catalogadas como benignas, devem ter o centro radiolucente, presente nas calcificações de pele e na necrose gordurosa, no cisto oleoso e no fibroadenoma calcificado. Ocorrem em 60% dos casos e têm risco de malignidade de 0,2% (Fig. 28-1).

Tipos de calcificações

Grosseiras. São calcificações grandes, hiperdensas, brilhantes, irregulares com aspecto de pipoca, que indicam a involução de um fibroadenoma, talvez por hipoestrogenismo, já que ocorre com mais frequência na pós-menopausa. As calcificações se iniciam na pseudocápsula do fibroadenoma e se dirigem para o interior, tomando a forma irregular. Aumentam com a idade, devendo-se à hialinização do tecido involutivo, como no fibroadenoma. Um por cento das calcificações grosseiras ossifica. Podem estar contidas no interior do cisto como forma de leite de cálcio, em forma de casca de ovo com centro radiolucente, no cisto oleoso, nas calcificações vasculares, na esteatonecrose ou no interior dos ductos.

Vasculares. As calcificações vasculares têm formas lineares, paralelas ou tortuosas. Estão relacionadas com placas de ateroma calcificado na íntima das artérias e seguem de forma descontínua o trajeto do vaso. As calcificações da camada média da artéria, chamadas de esclerose de Monkeberg, ocorrem sobretudo na mulher menopausada. Ocorrem mais nas mulheres diabéticas e nas pacientes renais crônicas ou com colagenoses. Na paciente jovem, pode indicar fator de risco para doença cardiovascular ou hiperparatiroidismo. Na fase inicial, pode calcificar apenas uma das paredes de forma tênue e se mostra como pequeno grupamento, que simula um carcinoma.

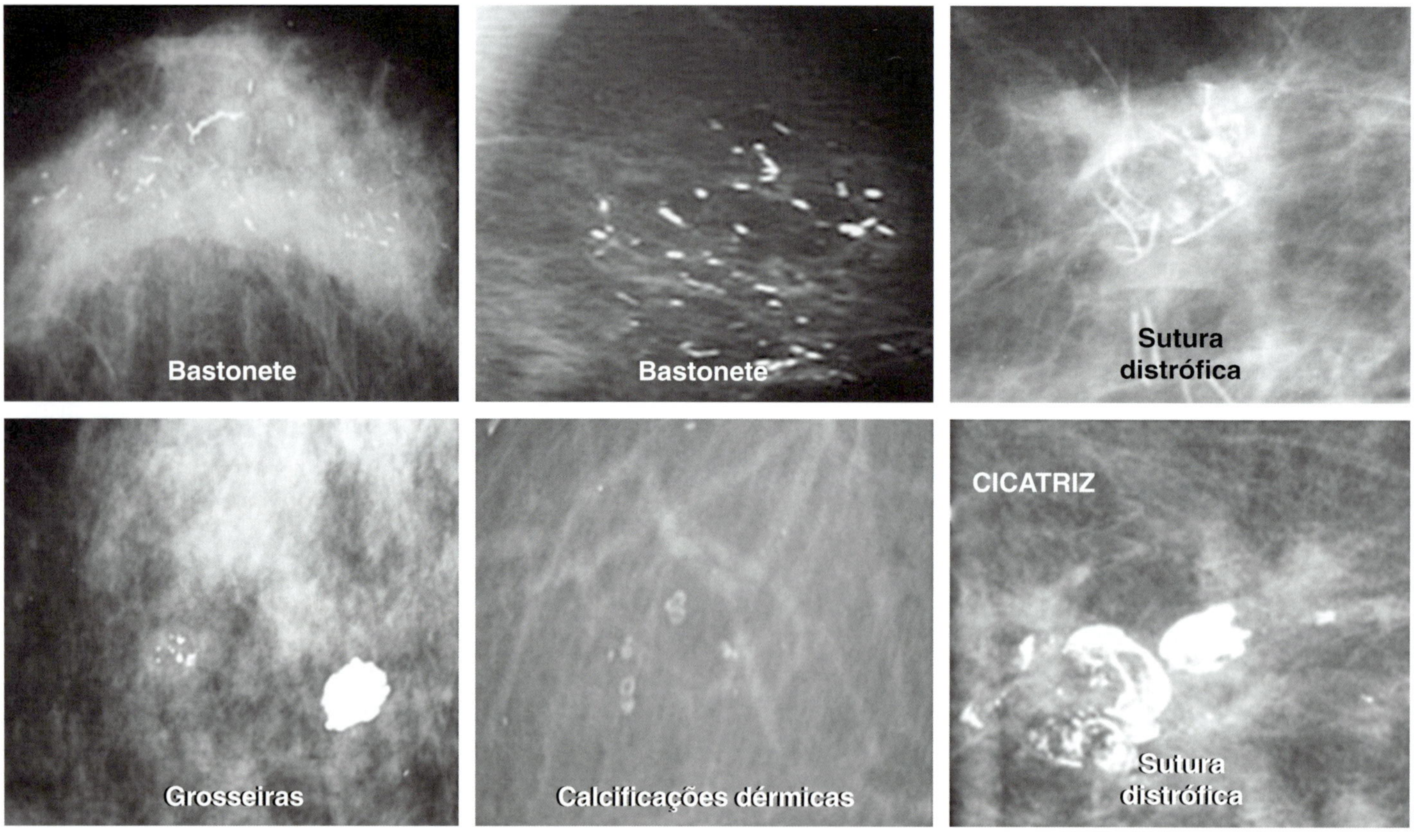

Fig. 28-1. Calcificações benignas. (Autor desconhecido.)

Pele. São calcificações redondas ou poliédricas, atípicas, com núcleo radiolucente. Às vezes elas apresentam-se de forma linear em apenas uma incidência. São sempre benignas e ocorrem nas glândulas sebáceas ou nas papilas dérmicas. Podem-se dever a artefatos por uso de talco ou cremes à base de óxido de zinco, que simulam micros. Quando suspeitas, devem ser investigadas com a incidência tangencial da pele, para confirmar se as calcificações estão na pele ou no interior do parênquima. Estão dispersas na mama, mas frequentemente estão na borda esternal e na região axilar e são invisíveis na inspeção. Ocorrem nas glândulas sebáceas, nem sempre visíveis na inspeção.

Distróficas. As calcificações distróficas são grandes, irregulares e podem ter núcleo radiolucente e formas bizarras. As calcificações correm nas mamas operadas ou seguem a um trauma. Surgem entre 6 e 18 meses, estão relacionadas com a liponecrose e ocorrem em 30% das mamas irradiadas. O que calcifica é o tecido fibroso ou adiposo e quando pequenas podem causar dificuldade diagnóstica.

A calcificação de sutura é um tipo de calcificação distrófica em que ocorre deposição de cálcio na matriz colagenosa do material de sutura, que tem absorção retardada pela radioterapia. Tem relação com trauma prévio. São grandes, de formas lineares ou tubulares, podendo mostrar os nós cirúrgicos. A calcificação ocorre nos tecidos mortos, nas áreas de necrose tumoral e nos granulomas. Podem estar associadas às células gigantes tipo corpo estranho.

Secretórias. São calcificações grandes, lineares, homogêneas, difusas e bilaterais em forma de agulha ou bastão, podendo ser ramificadas, orientadas ao longo do ducto, dirigindo-se para a papila. São calcificações formadas nos detritos celulares que se coletam na luz do ducto e são indicativas de ectasia ductal. A presença de detritos funciona como material estranho e provoca reação inflamatória periductal, com infiltração de plasmócitos e linfócitos (mastite plasmocitária). São sempre benignas e às vezes radiolucentes. Normalmente são bilaterais, mas são assimétricas, podendo ser unilaterais ou mesmo focais.

Lobulares. São calcificações grandes, regulares, ovais e lisas e estão dispostas aleatoriamente. São formadas nos ácinos e consideradas benignas, e ocorrem na adenose e na adenose esclerosante. Quando extensas, podem estar no estroma fibroso extracelular. Quanto pequenas são chamadas de puntiformes e se confundem com as pleomorfas.

Em casca de ovo. Significam depósito de cálcio na periferia da necrose gordurosa ou deposição cálcica na parede do cisto. São calcificações finas, benignas e de forma esférica.

Em leite de cálcio. São calcificações sólidas e amorfas por sedimentação de cálcio no interior do cisto. São dispersas e bilaterais, podendo ser focais. São amorfas e mudam de forma conforme a incidência, por sofrer ação da gravidade. Mostram formas redondas e borradas quando vistas em craniocaudal, e fusiformes ou em meia lua, ou mesmo como densidade alongada se vistas em oblíqua mediolateral ou em perfil 90 graus, porque os raios incidem no sentido horizontal. A incidência deve ser ampliada para serem mais bem visualizadas.

Esteatonecrose cística. São calcificações sempre benignas, com centro radiolucente, que se formam nos detritos, ou necrose gordurosa. Surgem após trauma ou de forma espontânea na mama gordurosa.

MICROCALCIFICAÇÕES PROVAVELMENTE BENIGNAS

Na versão original do BI-RADS, as microcalcificações redondas ou ovais, regulares e puntiformes, dispostas aleatoriamente, com mesma forma e densidade, estavam na categoria B-3, quando distribuídas de forma difusa, semiagrupadas ou formando múltiplos grupamentos com mesma forma e densidade. Na versão de 2003, consideraram-se as micros redondas e puntiformes como classe B-4A, pela probabilidade de estarem presentes no carcinoma *in situ* tipo cribriforme, abolindo a modalidade de BI-RADS 3 para micros.

Entendo que alguns tipos de micros devem receber seguimento e ainda há espaço para as "micros provavelmente benignas" para enquadrar as lesões de baixo risco. A filosofia é evitar as cirurgias desnecessárias. Se catalogar como categoria 4 implica em procedimento invasivo, que quase sempre é a biopsia excisional, tem valor preditivo de 1-2%, e não se justifica. As calcificações redondas e regulares dificilmente estão associadas a câncer. Têm risco malignidade inferior a 2% e devem ser seguidas. De uma série de 1.234 micros lisas e regulares, estudadas por Kopans, apenas 0,1% estava associada ao câncer. As micros de distribuição difusa ou regional normalmente são bilaterais e tendem a estar semiagrupadas, por terem origem nos lóbulos. Na prática médica diária, devem ser inseridas na categoria 3 e fazer seguimento (Fig. 28-2).

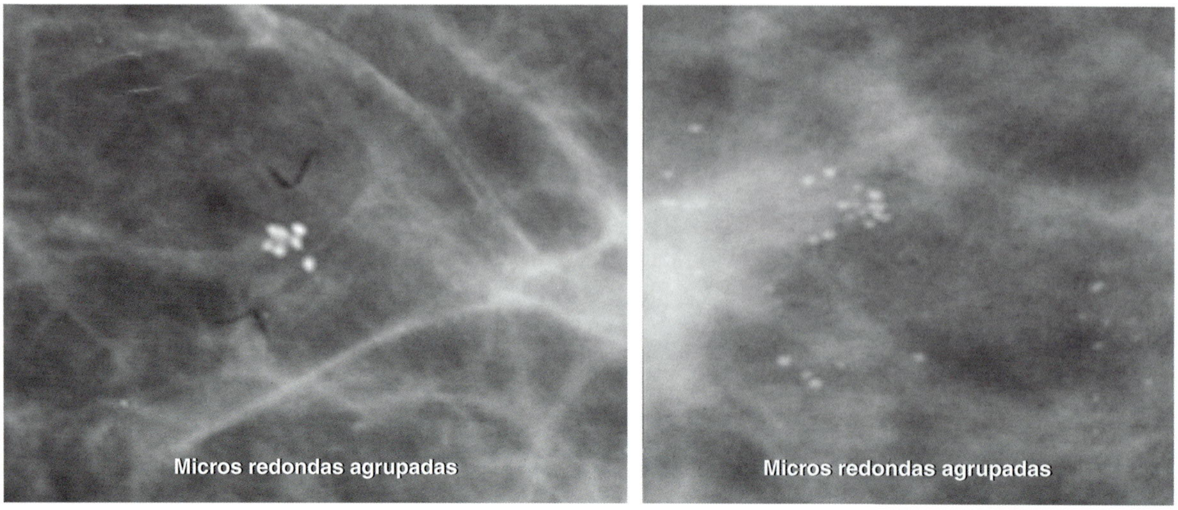

Fig. 28-2. Calcificações provavelmente benignas.

Podem ser enquadradas no BI-RADS 3:

- Os grupamentos isolados de micros monomorfas, os múltiplos focos de formas, tamanho e densidade similares, as calcificações isodensas monomorfas de formas redondas e ovais, quer sejam difusas ou semiagrupadas.
- As lesões B-4A e B-4B, com biopsia negativa ou se estáveis há 3 anos.

Estas lesões, mesmo biopsiadas, não podem voltar para B-2 porque têm uma margem de erro, nem devem permanecer em 4, porque serão seguidas por um período mínimo de 3-5 anos.

Obs.: 4C é muito suspeita, mas não típica de câncer. Diante de biopsia negativa, deve ser repetida ou excisar a lesão.

Seguimento das micros provavelmente benignas

Sickles relatou que as micros redondas regulares têm probabilidade menor que 1% de malignidade e podem ser seguidas. As calcificações estáveis por 2 anos quase sempre são benignas. O controle deve ser feito com 6 meses na mama afetada, seguido de mamografia anual durante 5 anos.

As micros que aumentam em número e alteram sua forma devem ser consideradas suspeitas e sua estabilidade não deve tranquilizar. Também a estabilidade das micros pleomorfas e indeterminadas não exclui malignidade. A progressão das micros não indica carcinoma, porque só 37% das micros que progridem estão relacionadas com câncer. Um grupamento de micros, mesmo que represente um CDIS de baixo grau, pode permanecer estável por vários anos e nunca evoluir para carcinoma invasivo.

No seguimento das micros não se deve fazer PAF. A punção de fragmento *(core biopsy)* deve ser evitada nos focos agrupados porque se retirar todas as micros, perde-se o marcador para agulhamento posterior, exceto na mamotomia, em que se coloca um clipe de titânio. Nas micros extensas, pode-se fazer *core* para diagnóstico prévio e planejamento da cirurgia, que deve ser mastectomia. A biopsia excisional é o método mais confiável para avaliar as micros suspeitas. A indicação cirúrgica depende de rigorosa análise da morfologia das micros, de eventuais densidades ou assimetrias associadas, da história clínica do paciente e dos achados associados, como fluxo papilar ou massa palpável.

Esporadicamente, as micros benignas podem ser absorvidas, sobretudo se forem formadas de carbonato ou oxalato de cálcio. Entretanto, naquelas formadas por fosfato de cálcio não ocorre a regressão espontânea.

As micros benignas podem diminuir em número por reabsorção, aumentar o número ou permanecer estáveis, mas quando aumentam, causam preocupação e devem ser biopsiadas. A estabilidade das micros redondas é indicativa de benignidade, mas a estabilidade das pleomorfas não afasta carcinoma.

O estudo comparativo com mamografias anteriores é fundamental, mas o período ideal para estudo comparativo é de 2 anos, já que os controles precoces se mostram inalterados pelo fato de que o metabolismo do cálcio se faz de forma muito lenta.

Microcalcificações indeterminadas

As micros indeterminadas formam um grupo intermediário que não aparenta morfologia tipicamente benigna, mas não preenche os requisitos de malignidade. São micros arredondadas, em forma de flocos ou amorfas (psamomatosas), que não permitem uma definição precisa. Têm dimensões e formas semelhantes, em número variável e com distribuição agrupada, segmentar ou regional. Têm discreto pleomorfismo sem apresentar forma linear ou ramificada, mas não preenchem os critérios de benignidade, sendo difícil de classificá-las de forma precisa.

A mamografia tem alta sensibilidade para mostrar as micros, mas tem baixa especificidade em dar um diagnóstico de certeza, porque as micros são facilmente visualizadas, mas são difíceis de serem interpretadas. Incidências ampliadas podem ser úteis na interpretação por fornecerem melhor definição do número, da densidade e especialmente da forma, que é o melhor parâmetro de avaliação, melhorando a sensibilidade do método.

As calcificações benignas, quando acompanhadas de micros pequenas e irregulares, devem ser mais bem investigadas e catalogadas no grupamento mais suspeito (Fig. 28-3).

As micros indeterminadas, especialmente as da categoria 4A, não configuram um padrão típico maligno, apresentam leve pleomorfismo e são assimétricas com relação à mama oposta, mas ficam em uma área cinzenta que não caracteriza malignidade, mas também não a afasta. Em uma série de *core biopsy* estereotáxica feita por Parker, foram encontrados 85% de AFBM e apenas 15% de CDIS de baixo grau. As micros da AFBM são menos densas com relação àquelas presentes no CDIS, mas não permitem uma diferenciação segura.

Sua forma tende a ser redonda, mas não têm uma forma específica e são catalogadas como B-4. As calcificações amorfas ou indistintas são pequenas e não permitem uma classificação morfológica com segurança. Quanto mais aumenta o número e a variação das formas, maior será a probabilidade de câncer.

A quarta versão do BI-RADS introduziu neste grupo as calcificações grosseiras e heterogêneas. São calcificações maiores que 0,5 mm, com formas e tamanhos variáveis e com grau intermediário de suspeição. Mesmo sendo grosseiras, são menores e mais delicadas com relação àquelas muito grosseiras, que estão presentes na esteatonecrose e no fibroadenoma hialinizado. As micros grosseiras heterogêneas, quando em grupamentos múltiplos e bilaterais, são habitualmente benignas (4A) e devem ser seguidas. Quando se apresentam como grupamento isolado, pequenas e pleomorfas, têm risco intermediário (4B).

Foram inclusas neste grupo as calcificações amorfas, às quais se atribuiu um risco intermediário, com probabilidade de 20% para malignidade, exceto quando distribuídas de forma difusa. As calcificações amorfas indistintas são arredondadas ou em floco de neve, sem forma definida, o que dificulta a identificação da forma. Têm médio grau de suspeição e são 4B. São semelhantes a grãos de areia e habitualmente estão presentes na adenose e até nos cistos, mas podem representar um carcinoma. São catalogadas como B-4.

Também estão neste grupo as formas múltiplas e agrupadas de micros grosseiras heterogêneas (4A), as micros redondas (4A), as puntiformes (4B) e as micros amorfas (4B).

As micros redondas nem sempre são distintas das puntiformes, porque ambas são redondas. A diferença é arbitrária e está no tamanho. A quarta edição considerou como puntiformes aquelas menores que 0,5 mm, e como redondas aquelas maiores que 0,5 cm. Ambas foram consideradas de risco intermediário, sendo as redondas catalogadas como B-4A, enquanto as puntiformes como B- 4B (Quadro 28-2).

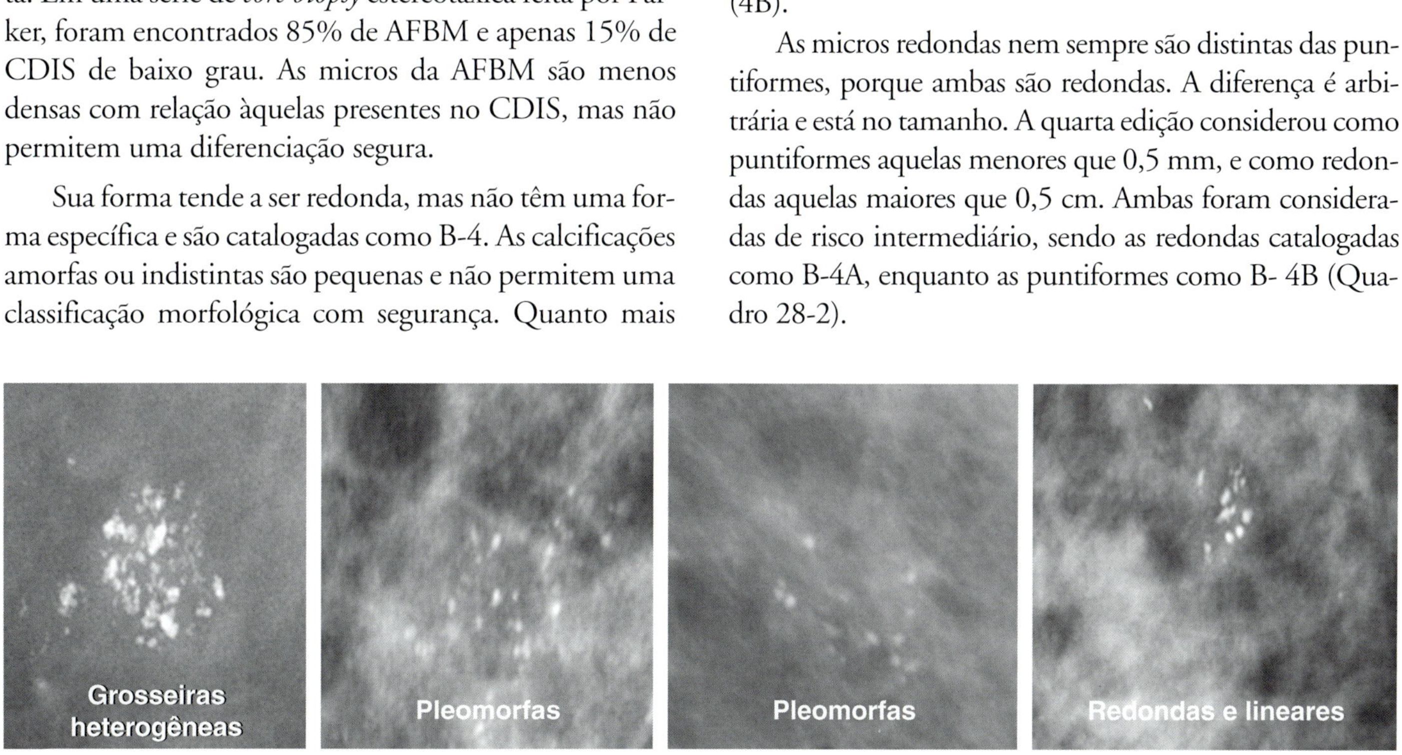

Fig. 28-3. Lesões indeterminadas. (Autor desconhecido.)

Quadro 28-2. Microcalcificações indeterminadas com sua categoria do BI-RADS

- Micros indeterminadas ou pleomorfas
- Micros agrupadas ou segmentares
- Novas formas de micros (neomicros)
- Micros que aumentam de número e de formas
- Micros grosseiras heterogêneas
  - Com grupos múltiplos (4A)
  - Pleomorfas com grupo único (4B)
  - Grupo linear ou segmentar (4C)
- Micros monomorfas lineares seguindo o ducto (4B)
- Micros redondas (> 0,5 mm) e agrupadas são 4A
- Micros puntiformes (< 0,5 mm) agrupadas são 4B
- Grupamento de monomorfas com uma de forma linear
- Micros amorfas 4B (se em floco de neve)

As micros pleomorfas são depósitos heterogêneos irregulares e agrupadas, mas não são lineares. Têm tamanhos, densidades e formas diferentes e estão associadas a carcinoma em 20-30% dos casos. Se pleomorfas com grupamento isolados, estão na categoria 4B. Se pleomorfas em grupos múltiplos, são 4A. Por não terem formas lineares ou ramificadas, não podem ficar na classe 5, e por preencherem maior risco de malignidade, não deveriam ficar no grupo de indeterminadas. Elas têm menor risco com relação à classe 5.

Altamente suspeitas

As micros altamente suspeitas são menores que 0,5 mm (ou 500 μm), com densidades diferentes. São pleomorfas, finas, irregulares, heterogêneas, lineares, seguindo o trajeto dos ductos. Têm distribuição agrupada ou segmentar e têm formas lineares, ramificadas ou arborescentes, em formato de Y, V ou X, sugerindo depósito intraductal, que traduz um carcinoma *in situ* ou mesmo já invasivo. São catalogadas como BI-RADS 5 (Fig. 28-4).

DESCRIÇÃO DAS MICROCALCIFICAÇÕES

Na descrição das microcalcificações, ou simplesmente micros, devem ser evidenciados seus aspectos fotográficos, que incluem sua **morfologia**, seu **tamanho**, sua **distribuição**, seu **tipo**, seu **número** e sua **densidade**, que devem ser descritos de forma padronizada.

Em função destas características, é avaliado o grau de suspeição, é predita sua etiologia e são inseridas nas categorias de risco do BI-RADS. A forma, seguida da distribuição, é o parâmetro mais importante na avaliação das microcalcificações. Na presença de múltiplas e variadas calcificações, deve ser rotulado de acordo com a categoria da lesão que apresente a morfologia mais suspeita.

A descrição deve ser feita com clareza, detalhando suas características morfológicas e avaliando seu potencial de malignidade, que servirá de indicador para a conduta. Localização é a verificação do local exato das calcificações, se estão na pele ou são intraparenquimatosas. Se tiver micros na pele, deve-se fazer incidência tangencial (Quadro 28-3).

Número. Embora uma única micro possa indicar um câncer, só se considera um grupamento se houver mais que 5 micros/cm^3 de tecido mamário.

Forma. Quanto à forma, podem ser redondas, puntiformes, ovais, poliédricas, amorfas ou pleomorfas (de formas variadas), lineares ou ramificadas.

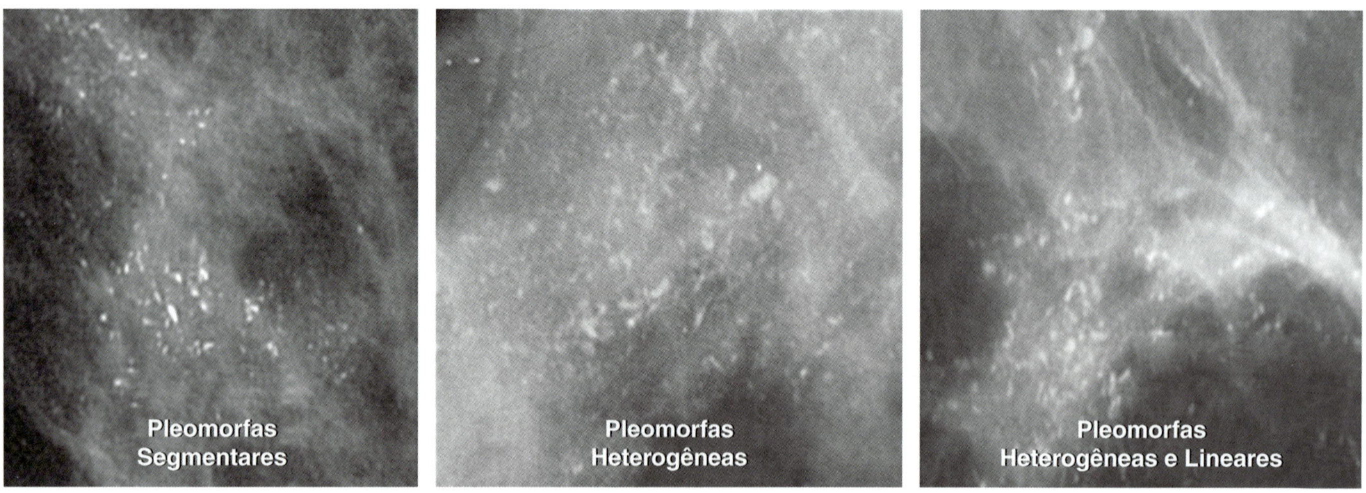

Fig. 28-4. Microcalcificações altamente suspeitas. (Autor desconhecido.)

Quadro 28-3. Descrição das microcalcificações

- *Classificação:* benignas, indeterminadas e alta suspeição
- *Parâmetros:* número, forma, tamanho, densidade e distribuição
- *Localização:* o quadrante (onde está localizado)
- *Posição:* compartimento anterior, médio ou posterior (exceto caudal e retroareolar)
- *Distribuição:* agrupadas, segmentares, regionais e difusas
- *Densidade:* baixa, média e alta densidade
- *Forma:* redondas, puntiformes, lineares, ramificadas, finas, monomorfas, pleomorfas, amorfas e granulares

Distribuição. Quanto à distribuição topográfica, podem ser catalogadas como **agrupadas**, **segmentares**, **regionais** e **difusas**. As formas agrupadas e segmentares são suspeitas, enquanto as formas regionais e difusas indicam condições benignas tipo lobular. As segmentares têm a distribuição triangular e se dirigem para a papila, devendo ser vistas nas duas incidências.

Densidade. Baixa, média e alta densidade, com relação ao parênquima mamário.

Tamanho. O conceito de micros implica em um diâmetro menor que 0,5 mm ou 500 micrômetros (μm), que estão mais comumente presentes no câncer. São visíveis na mamografia de contato quando maiores que 180 μm e quanto menor for o tamanho das micros, maior será o grau de suspeição. As micros menores que 150-200 μm nem sempre são visualizadas na mamografia. Entretanto, entidades benignas como adenose ou alterações fibrocísticas podem conter microcalcificações puntiformes. As calcificações maiores que 0,5 mm têm relação com processos benignos.

As micros de tamanho entre 100 a 300 μm ou < 0,3 mm, são de difícil visualização, necessitando equipamento adequado, técnicas especiais como ampliação para mostrar detalhes, bom processamento do filme, luz adequada e lente de aumento de três a cinco vezes, para obter boa percepção. Quando muito pequenas são visíveis apenas na microscopia.

Forma. Em sua morfologia, podem ser classificadas como irregulares, lineares, redondas, alongadas, lisas, ramificadas, poliédricas, puntiformes e em forma de letras (X, Y e V). Podem mostrar aparência similar nas lesões benignas e malignas. As micros amorfas se formam no vacúolo do Ca cribriforme e 20% têm relação com câncer. São calcificações de secreções. As amorfas indistintas geralmente são redondas e pequenas, o que dificulta a identificação da forma. As micros tomam a forma do espaço onde estão contidas e tendem a modular o ducto, traduzindo a presença de necrose intraductal, característica do CAIS. Podem estar agrupadas ou segmentares, seguindo longitudinalmente um ou vários ductos, com tendência a se dirigir para a papila. O risco aumenta quando são heterogêneas na forma e no tamanho. Podem ser amorfas e monomorfas (9-12%) ou pleomorfas (32 até 48%). A lesão deve ser catalogada de acordo com aquelas micros que apresentarem morfologia mais suspeita. Assim, a presença de apenas uma linear inserida em um grupamento de micros redondas eleva a categoria de B-3 para B-4A.

A morfologia e o número de micros são mais bem vistos na manobra de ampliação, que aumenta a nitidez das margens e determina melhor a extensão do tumor. A ampliação é um tempo obrigatório na avaliação das micros, porque diminui os ruídos e aumenta a nitidez do contorno. É necessário o uso do microfoco de 0,1 mm para aumentar a definição dos micros. A ampliação deve ser entre 1,5 a 1,8 vez, mas se a ampliação for superior a 2 vezes, apresenta borramento da imagem por motivo geométrico. Deve-se ficar alerta de que compressão focal, ao espalhar as estruturas superpostas, pode afastar a lesão suspeita do campo de radiação, motivo pelo qual o campo de radiação deve ser colimado para o tamanho do filme.

Na análise das microcalcificações, a morfologia é o mais importante indicador de malignidade. Se sua forma for esférica, grosseira, redonda e lisa, traduz padrão de benignidade. Já as calcificações nos processos malignos têm formas irregulares, com diferenças na forma e no tamanho e ocupam disposição linear e ramificada seguindo o trajeto do ducto. As diferenças na forma, no tamanho, e na densidade das partículas dão o aspecto heterogêneo que é indicativo de malignidade.

Necessita-se fazer a diferenciação entre as micros tipo secretórias da ectasia ductal e as micros lineares ramificadas de um CDIS, já que ambas são lineares e se formam dentro do ducto. As primeiras são grossas não ramificadas, contínuas, homogêneas e habitualmente bilaterais, difusas e múltiplas, enquanto as segundas são finas, irregulares, lineares, mas descontínuas e podem-se ramificar. As micros lineares são calcificações da comedonecrose e moldam a luz do ducto.

Número. Não há consenso sobre o número mínimo para considerar um grupamento e enquadrá-lo como suspeito. Apesar de não ser absoluto, deve considerar um grupamento com o número mínimo de cinco até incontáveis micros/cm^3 de tecido. O número arbitrário de cinco é o limiar para considerar suspeito, mas é possível que exista câncer com número inferior de micros. Quanto maior for o número de micros e menor for o seu tamanho, maior será o risco de malignidade.

Existe uma relação direta entre o número e o tamanho das micros e a probabilidade de malignidade, porém quando menos que cinco, raramente é câncer, mas não o afasta. Millis encontrou seis casos de câncer com menos de cinco micros, enquanto Egan, em uma série de 115 biopsias, não encontrou nenhum caso abaixo deste limite arbitrário. Também, 84% dos cânceres encontrados por Kopans foram naqueles grupamentos que continham mais de dez micros.

Um levantamento de Maniero, publicado na Radiology em 1996, fazendo *core biopsy* em 138 pacientes com microcalcificações suspeitas e sem massa palpável, com média de sete fragmentos, encontrou 19 casos de câncer, porém todos tinham mais de cinco micros, que foram detectadas pela rádio e pela histologia em 86%, mostrando baixo índice de falso-negativo.

Isoladamente, o número é um fator significativo, mas deve-se avaliar conjuntamente sua forma, sua distribuição e seu tamanho para calcular o grau de suspeição. Se a morfologia for sugestiva de benigna, dispensa avaliação adicional, mas se tiver formas variadas, pequenas, irregulares, heterogêneas e ocupar pequena área de tecido, deve-se considerar a possibilidade de malignidade, especialmente se estiver associada à imagem nodular ou a outros fatores indicativos de neoplasia.

Aspecto. As micros suspeitas estão agrupadas, são heterogêneas, heterodensas, pleomorfas, lineares e ramificadas, podendo ser multifocais. Nesta condição, estão associadas à malignidade em 70% dos casos (Sickles) e quando em pequeno foco, albergam câncer em 30%.

As microcalcificações relacionadas com malignidade são muito pequenas e heterogêneas, necessitando de uma ampliação para serem mais bem avaliadas. A maioria das micros, mesmo agrupadas e pleomorfas, é benigna, mas em 20-30% está presente um carcinoma. Entretanto, quando associado à massa ou densidade, o valor preditivo para câncer aumenta para 50%. Se presente no leito tumoral, indica recidiva local.

Distribuição

Agrupadas. No conceito de grupamento, necessita-se o número mínimo de cinco micros por cm^3 de tecido mamário. Estão na categoria 4 do BI-RADS. Quando heterogêneas e irregulares, devem ser consideradas suspeitas e ser investigadas, mas podem estar presentes em condições benignas como adenose, papiloma e na hiperplasia atípica. As micros agrupadas devem ser visualizadas nas duas incidências e mostrar aparência similar, para diferenciar do falso grupamento, que corresponde à superposição de calcificações em diferentes localizações.

Segmentares. São micros pleomorfas, heterogêneas, irregulares e distribuídas de forma segmentar, mostrando formato triangular. Representam calcificações na rede de ductos dentro de um ou mais lóbulos ou de um segmento, com tendência a se dirigir para a papila, devendo corresponder a carcinoma intraductal extenso ou mesmo invasivo. A distribuição de forma segmentar está na categoria 5 do BI-RADS e deve ser biopsiada. As micros segmentares devem estar dispostas de forma triangular, com vértice voltado para a papila e ser mostradas em ambas as projeções.

Regionais. São calcificações amorfas, redondas, de formatos semelhantes, que se formam nos lóbulos e nos ductos dilatados, ocupando uma área maior que 2 cm. Estão dispersas em grande área do tecido mamário, normalmente presentes na mama oposta, e quase sempre são benignas. Quando associadas a massas palpáveis indicam malignidade e têm fácil diagnóstico.

Difusas. Têm formas redondas, ovais ou amorfas, são distribuídas aleatoriamente em toda a mama e normalmente são bilaterais. Estão isoladas ou em pequenos grupamentos e são benignas, especialmente quando uniformes. Lembrar que podem coexistir grupamentos isolados que são suspeitos e devem receber tratamento diferenciado.

GLOSSÁRIO

Acidente: Qualquer evento não intencional, incluindo erros de operação e falhas de equipamento, com consequências relevantes sob o ponto de vista de proteção radiológica, que possa resultar em exposição anormal aos trabalhadores e aos indivíduos do público.

ACR: Colégio Americano de Radiologia.

Alta resolução: Denominação dada à mamografia quando executada com foco de 0,3 mm e com grade antidispersiva para aumentar a detecção das lesões impalpáveis. Atualmente é um componente obrigatório e alguns utilizam o termo para se referir à mamografia digital. Antes, as mamografias eram de baixa resolução e se usavam focos de 0,4 e 0,6 mm. Estes tipos estão abolidos para a mamografia e deve ser usado o foco de 0,3 mm para a mamografia de contato e de 0,1 mm para a ampliação.

Alvará de funcionamento: Licença ou autorização de funcionamento do serviço fornecida pela autoridade sanitária local.

Área controlada: Área sujeita às regras especiais de proteção e segurança radiológicas, com a finalidade de controlar as exposições normais e evitar exposições não autorizadas ou acidentais.

Área livre: Área isenta de controle especial de proteção radiológica, onde os níveis do equivalente da dose ambiente devem ser inferiores a 0,5 mSv/ano.

Atividade (A): É o número de partículas que se desintegram no intervalo de tempo, ou transformação nuclear que ocorre no material radioativo A unidade internacional é expressa em Becquerel, que é igual a 1 dps. A unidade antiga é o Curie. 1 Ci = 3,7. 10^{10} Bq.

Autoridade sanitária: Autoridade competente quer Federal, Estadual ou Municipal, no âmbito da área de saúde, com poderes legais para baixar regulamentos e executar licenciamento e fiscalização, inclusive na área de segurança e proteção radiológica.

Autorização: Ato administrativo pelo qual a autoridade competente emite um documento permitindo ao requerente executar uma prática ou qualquer ação especificada.

Base + véu: É a densidade óptica da parte do filme revelado, mas não foi exposto.

Becquerel: É o número de desintegração por segundo, que ocorre de forma espontânea no material radioativo. Expressa a atividade do material, sendo medido em dps. O símbolo é o 1Bq e equivale a 1 dps.

Blindagem ou barreira protetora: É um método de controle de exposição externa por impedir a propagação das radiações. O material ou dispositivo é interposto entre uma fonte de radiação e seres humanos com a finalidade de reter as radiações e evitar a exposição aos trabalhadores e ao público.

Braquiterapia: Tratamento especializado em que fontes radioativas seladas ficam em contato direto com o órgão do paciente a ser irradiado.

Bucky: Acessório do equipamento que serve de suporte para a grade antidispersiva, serve de apoio para a mama e aporta o CAE na parte inferior. Contém uma fenda lateral onde se coloca o *écran* com o filme e aporta o receptor de imagem no sistema digital.

Cabeçote: Calota metálica confeccionada em metal revestida internamente por espessa camada de chumbo para reter as radiações, que se dispersam em todas as direções. O cabeçote envolve ampola e direciona os raios para a área que se deseja estudar. Contém uma janela de vidro ou de berílio na parte inferior por onde sai o feixe útil ou feixe primário. O cabeçote absorve as radiações secundárias que são indesejáveis porque aumenta a exposição para o operador e para a paciente.

Calibração: Conjunto de operações destinadas a estabelecer um fator tal que as indicações de um instrumento correspondam aos valores corretos das grandezas a serem medidas.

Camada semirredutora (CSR): É a espessura de um material-padrão capaz de reduzir em 50% a intensidade inicial do feixe, ou seja, capaz de reduzir a exposição à metade, retirando os raios de baixa energia, deixando o feixe mais uniforme e mais energético. A CRS é um importante indicador de qualidade do feixe produzido pelo gerador de raios X.

Capa focalizadora ou cilindro de Wehmelt: Os elétrons são carregados negativamente havendo repulsão entre si. A capa focalizadora é um dispositivo carregado negativamente, que envolve o catodo para evitar a repulsão entre os elétrons, mantendo estes confinados em uma pequena área em torno do filamento e concentrando em uma pequena área do anodo.

Capacidade térmica ou unidade calorífica do filamento: É o limite máximo da mAs e da keV suportadas pelo filamento do tubo. É medida em UC ou HU (unidades Humisfield) e varia de 90 a 300.000 HU, dependendo da curva térmica do equipamento. A capacidade calorífica impõe limite à corrente máxima ao tubo, bem como tempo e número de exposições.

CBR: Colégio Brasileiro de Radiologia.

Cicatriz radial: É uma imagem espiculada com reação fibroelástica central que envolve os ductos e os lóbulos. Suas espículas são longas e se irradiam de forma centrifuga e tendem a ter núcleo radiolucente. A imagem muda nas diferentes incidências. Não tem relação com cirurgia ou trauma prévio, podendo calcificar. Tem relação com Ca tubular.

Cilindro ou cone: É um tubo oco em forma de bastão, ajustável ao tubo de raios X para limitar o tamanho do campo de radiação e evitar a dispersão dos raios. É um colimador.

CNEN: Comissão Nacional de Energia Nuclear.

Colimação: É uma forma importante de reduzir a exposição do paciente, usando artifícios como limitação do tamanho do campo de radiação apenas na área de interesse diagnóstico. Em mamografia o campo deve ser colimado para o tamanho do filme. A colimação é um método de conter as radiações dispersas e melhorar o contraste da imagem.

Colimador: É um dispositivo ou mecanismo utilizado para limitar ou fechar o campo de radiação.

Contaminação radioativa ou contaminação: É a presença de materiais radioativos em pessoas, objetos, meios ou locais. A contaminação ou irradiação interna é o contato direto com o material radioativo não selado ou na fonte aberta. Pode ser externa, quando o contato ocorre na pele, ou interna, quando ocorre a introdução em ferimentos abertos, absorção transdérmica, inalação, ingestão ou injeção, como ocorre em medicina nuclear.

Contraste do objeto: É a diferença na atenuação dos raios X pelas várias estruturas da mama. Depende de qualidade dos raios e do seu poder de penetração, do material do anodo, do filtro, da espessura e do número atômico dos elementos que o compõem o objeto.

Contraste radiográfico: É a diferença de densidade entre duas áreas de uma radiografia. Quando a diferença na densidade é grande, o contraste radiográfico é alto, e quando a diferença é pequena, o contraste é baixo.

Controle de exposição automática (CEA): Também chamado de fotômetro, é uma célula fotoelétrica colocada abaixo do receptor de imagem que mede os fótons que chegam ao filme. É um dispositivo programado para controlar o tempo de exposição, interrompendo o processo quando o filme estiver corretamente exposto, com base na densidade óptica do filme. É um microprocessador que mede a radiação que passa pela mama e pelo cassete e, ao atingir a exposição suficiente para provocar uma densidade óptica ideal no filme, o sensor bloqueia automaticamente a emissão dos raios.

Corrente: É definida como o número de elétron por segundo que migra do catodo para o anodo. É medido em ampere (A) ou submúltiplo mil vezes menor, chamado miliampere (mAs), que permite calcular o fluxo de elétrons que se desprende do filamento e migra em direção ao anodo.

A corrente é o produto da amperagem pelo tempo de exposição e determina a intensidade do fluxo de elétrons, sem aumentar o poder de penetração, por isso a variação da mAs não tem efeito no espectro do raios X. É um fator quantitativo e quanto maior for a corrente no tubo, maior será o número de elétrons e maior será a formação de raios X. O aumento da mAs aumenta o fluxo de elétrons, sem aumentar sua energia, enquanto a kV aumenta a energia dos raios.

Curie: Unidade antiga de atividade que mede o número de desintegração por segundo em uma amostra de um material radioativo. Símbolo: Ci, sendo 1 Ci = $3{,}7.10^{10}$ dps. Na unidade internacional, o Curie foi substituído pelo Becquerel.

Curva sensitométrica: É um gráfico que desenha uma curva sigmoide e fornece a relação entre a exposição recebida por um filme e a densidade óptica por ela provocada. É formada por três regiões, sendo a inferior chamada véu de base, que recebe pouca luz, a parte média chamada de degraus de velocidade e a parte superior chamada de degraus de contraste. A curva característica do filme dá informações sobre o grau de exposição, a densidade óptica e o contraste da imagem e as condições de processamento do filme.

Decaimento radioativo: Processo no qual a atividade de um material radioativo decai. O tempo para que a atividade se reduza à metade é chamado tempo de meia-vida (T1/2). É a liberação da energia até que o átomo se torne estável. É o mesmo que desintegração ou transformação nuclear.

Definição da imagem: É o registro de ínfimas linhas estruturais do objeto que ficam registradas na imagem, seja analógica ou digital.

Densidade radiográfica ou ótica: É o grau de enegrecimento da imagem registrada no filme. Indica se a quantidade de radiação que atravessou a estrutura e alcançou o filme foi adequada. O valor numérico da densidade óptica varia de zero até próximo a 4 DO, sendo medida por um densitômetro. A faixa ideal é próxima a 1,30 DO.

Densitômetro: Instrumento que mede o grau de densidade óptica ou o grau de escurecimento do filme.

Desintegração: É a propriedade que certos núcleos atômicos instáveis possuem de emitir partículas ou radiações eletromagnéticas e se transformarem em outro núcleo menor e assim sucessivamente até se tornarem estáveis. Toda desintegração envolve a emissão de uma partícula beta ou alfa do núcleo com excesso de energia que se desintegra. Esta emissão só diminui o número atômico do elemento pai e a massa atômica, se emitir partículas alfa. Pode ser espontânea na natureza ou artificial com os radioisótopos.

Detrimento: É o dano total à saúde esperado para o indivíduo ou para um grupo de indivíduos e seus descendentes, como resultado da exposição às radiações ionizantes. Pode ter como consequência a indução de um câncer no indivíduo ou nos seus descendentes até a segunda geração.

Distância foco-filme (D-Fo-Fi): É a distância do ponto focal ou da fonte de raios X até o filme. Deve ser de 60 cm para mamografia de contato e 30 cm para ampliação. Quando menor que 60 cm, produz divergência do feixe com aumento da imagem e desfocamento do objeto. Necessita menor ponto focal para superar a distorção, que faz aumentar a dose e aquecer o filamento.

Distância foco-pele (D-Fo-ob): É a distância entre o ponto focal e o objeto. Deve ser a maior possível para reduzir a dose. Quando aproxima o foco do objeto, ocorre uma ampliação do tamanho da imagem e aumenta a dose, porque os raios são divergentes.

Distorção: É uma representação irreal do tamanho ou da forma das estruturas registradas no filme. Ocorre quanto o ponto focal não estiver verticalmente colocado acima do objeto. Se o objeto não estiver paralelo ao filme e faltar alinhamento entre o foco, o objeto e o filme, a sombra fica distorcida e a imagem pode ficar aumentada ou diminuída do seu tamanho normal e um objeto circular pode-se mostrar oval.

Dose absorvida: É a radiação natural ou artificial absorvida pelo organismo que expressa a energia depositada no corpo por volume de massa, que vai interagir com a matéria orgânica. Tem relação direta com o nível de exposição e indica a probabilidade de gerar efeitos biológicos. A unidade que quantifica a dose absorvida pelo Sistema Internacional (SI) é o Joule por quilograma, denominada Gray (Gy). O valor de 1 Gray é igual a 100 Rads.

Dose coletiva: É a expressão da dose efetiva total recebida por uma população ou um grupo de pessoas, definida como o produto do número de indivíduos expostos a uma fonte de radiação ionizante pelo valor médio da distribuição de dose efetiva destes indivíduos. A dose coletiva é expressa em Sievert-homem (Sv-homem).

Dose de entrada na pele (DEP): É a dose absorvida no centro do feixe incidente na superfície do paciente submetido a um procedimento radiológico.

Dose efetiva: É uma grandeza definida como o somatório das doses equivalentes nos diversos órgãos, causadas pela radiação externa e pela contaminação interna, levando em consideração a diferente sensibilidade de cada órgão ou tecido às radiações. A unidade de dose efetiva pelo SI é o Joule por quilograma, chamada Sievert. O valor de um Sievert é igual a 100 REM. Os fatores de ponderação dos tecidos, wT, são apresentados na publicação nº 60 da ICRP 1990.

Dose equivalente (HT): É a dose absorvida levando em conta o fator de destruição da radiação ou fator Q, que induz o dano biológico. O fator **Q** é um fator de qualidade que leva em conta o efeito biológico dos diferentes tipos de radiação. A **HT** é medida em Sievert (Sv). O Gray e o Sievert significam a mesma unidade, sendo a primeira usada para quantificar a dose absorvida e a segunda refere-se à dose equivalente, já corrigida com o fator de destruição do raio.

Dose limite de nível de registro: Valor da dose obtida na monitoração dos trabalhadores em locais de trabalho, que seja suficiente para justificar seu assentamento.

Dosimetria citogenética: Avaliação da dose absorvida por meio de contagem da frequência dos cromossomos discêntricos em cultura de linfócitos do indivíduo irradiado.

Dosímetro: É um detector de radiações produzido com material sensível à radiação que, quando colocado em um meio onde exista um campo de radiação, absorve estes raios e traduz a dose absorvida.

Dosímetro (monitor individual): É um dispositivo que deve ser colocado no avental do trabalhador com o objetivo de avaliar a dose efetiva recebida no corpo inteiro do paciente, recebida em determinado período.

Dosímetro-padrão ou de referência: É um dosímetro individual de leitura indireta, mantido fora do alcance das radiações produzidas no serviço. Traduz as radiações de fundo ou radiações cósmicas, sendo utilizado como parâmetro comparativo para a medida da dose equivalente.

Efeito anódico: É uma característica do equipamento que apresenta um fluxo não uniforme no campo de radiação, tendo maior intensidade de fótons na extremidade do catodo, ou seja, a intensidade do feixe é mais intensa junto à parede torácica do que no ápice da mama. É o mesmo que efeito Heel ou efeito talão.

Deve-se ao desenho angulado da face do anodo e à carga de elétrons ao se chocar com o anodo, porque há maior absorção parcial dos elétrons. Os elétrons precisam atravessar maior quantidade de material anódico antes de emitir os raios X, e muitos fótons são absorvidos, dando um campo não uniforme.

A diferença de intensidade é variável, chegando a 30-50% e diminui com o aumento do ponto focal e com a maior distância entre o foco e o filme.

Como a mamografia necessita ter um campo uniforme, deve ser minimizada angulando-se o anodo para uniformizar o campo de radiação. A quantidade de fótons recebida pela base deve ser a mesma recebida pelo ápice da mama.

Efeito *cut-off*: É a perda de radiações primárias pela absorção pelas lâminas verticais da grade antidispersiva. Ocorre devido à focalização inadequada do feixe de radiação ou quando as linhas de direção da grade são focalizadas acima ou abaixo desse ponto focal. Também o tubo deve estar paralelo à grade e a focalização do raio deve guardar relação com a distância, existindo um tipo de grade para cada distância.

Efeitos determinísticos: São aqueles efeitos para os quais existe um limiar de dose necessário para produzir um dano permanente. A gravidade aumenta com a dose. Uma pequena dose, mesmo provocando morte celular, repara o dano no organismo e passa despercebida. Sua ocorrência e gravidade aumentam com a dose. Exemplo: sempre que a dose absorvida pelo olho atinge 0,3 Sv, surge uma catarata.

Efeitos estocásticos: São aqueles efeitos para os quais não existe um limiar de dose para sua ocorrência, mas a probabilidade aumenta em função da dose. A gravidade do efeito independe da dose. O dano ocorre em única célula e pode provocar uma mutação, que não provoca a morte celular, nem altera a capacidade de reprodução. Tem efeito cumulativo e uma única radiação pode provocar um câncer.

Eficiência dos sistemas receptores: A eficiência mede o percentual de fótons captados pelo receptor de imagem. Os sistemas de alta eficiência produzem imagens de melhor qualidade com menor dose e com menos ruídos. O sistema tela-filme para mamografia tem uma eficiência de 50-70%, enquanto os receptores digitais com cintilador de iodeto de césio à base de silicone amorfo têm eficiência de 60-80%. Já os fotocondutores à base de silicone amorfo têm um rendimento de 95% de eficiência dos fótons, para uma espessura de 250 micrômetros.

Eletrovolt (eV): É a energia cinética adquirida por um elétron (ou outra partícula), quando acelerado por uma diferença de potencial de 1 volt. Unidade de energia igual à variação na energia de um elétron atravessando uma diferença de potencial de 1 volt no vácuo. 1

$eV = 1.602 \times 10^{-19}$ J. Seus múltiplos são o keV, o meV e o geV.

Emulsão: É uma fina camada de gelatina, que recobre o filme, impregnada de cristais (haleto) de prata, cuja função é adquirir a imagem latente, que após processada, dá origem a uma imagem real e visível.

Energia de ligação: É a energia que prende os elétrons ao núcleo. Ela é maior nos elétrons que estão nas camadas mais próximas do núcleo e nas camadas completas. Quanto mais próximo do núcleo estiver o elétron, maior será a energia de ligação. Como o núcleo tem carga positiva, exerce uma força de atração sobre os elétrons, que têm carga negativa e tendem a se chocarem entre si. É a energia de ligação que mantém os elétrons com carga negativa, circulando em torno do núcleo com carga positiva, sem se chocarem.

Equipamento de proteção individual (EPI): Dispositivo de uso individual, destinado a proteger a saúde e a integridade física do trabalhador, atendidas as peculiaridades de cada atividade profissional ou funcional. Pode ser um avental de chumbo, um protetor de tiroide ou de gônadas etc.

Especialista em física médica: Indivíduo com formação plena de nível superior, com conhecimento, treinamento e experiência comprovados em medicina, em física das radiações, em proteção radiológica e nas práticas com raios X diagnósticos. A habilitação deve ser emitida pela CNEN ou colegiados profissionais, cujos critérios de avaliação estejam homologados pelo Ministério da Saúde.

Estabilidade nuclear: São os nuclídeos estáveis que não emitem mais radiações. Apenas determinadas combinações de prótons e nêutrons resultam em núcleos estáveis. Quando há excesso de nêutrons, o núcleo fica com excesso de energia e instável. Este núcleo instável libera o excesso de energia em forma de partículas ou radiações eletromagnéticas, na tentativa de se tornar estável. Estes núcleos instáveis são radioativos e estes isótopos são conhecidos como radionuclídeos.

Excitação: Quando a energia não é suficiente para arrancar o elétron do átomo e apenas transferi-lo para uma camada mais externa. Não provoca a ionização e a grande parte (99%) da energia é transformada em calor e apenas 1% transforma-se em raios X.

Exposição: É a radiação emitida por toda e qualquer fonte de radiação artificial, como os raios X, o acelerador linear e outros, ou radiações emitidas por fontes radioativas naturais ou artificiais, como material radioativo, bomba de cobalto, acidentes e explosões nucleares.

Exposição: É o produto da intensidade de corrente (amperagem) ou a quantidade de radiações que atinge o filme, pelo tempo exposto. É representada pela equação **E = mA.S** ou intensidade de corrente na unidade do tempo. E = I.T. O termo exposição tem significado diferente nos diferentes contextos.

Exposição: É uma grandeza física definida por **X = DQ/Dm**, onde **DQ** é a soma das cargas elétricas de todos os íons de mesmo sinal (pósitrons ou megatrons) produzidos no ar quando todos os elétrons (positivos ou negativos) liberados pelos fótons em um volume elementar de massa **Dm** são completamente freados no ar; a unidade de medida pelo Sistema Internacional (**SI**) é Coulomb por quilograma (C/kg); o valor de 1 C/kg é igual a 3.976 Roentgen (R).

Exposição: Também chamada kerma no ar, expressa o nível de radiações X e gama no ambiente. É a quantidade de fótons por unidade de área, medida em Joules, que é Coulomb por quilograma (C/kg).

É um termo usado pela ICRP no sentido genérico para significar o fato de estar exposto a radiações ou material radioativo.

Exposição de referência: É uma exposição utilizando o simulador de mama ou *phantom*-mama, com 5 cm de espessura, ajustando o equipamento para 28 kV, com grade antidifusora, fotocélula colocada na posição 2, controle de densidade na posição normal ou zero, dispositivo de compressão em contato com o simulador. É utilizada para avaliação mensal e obrigatória da densidade óptica, contraste e resolução do filme.

Exposição direta: A radiografia sem tela intensificadora necessita de doses altas e não produz imagem de alto contraste. Apesar de oferecer boa nitidez, deve ser abolida da prática médica, já que aumenta de 50 a 100 vezes a exposição, se comparada com a exposição indireta com *écran*.

Pode ser usada em extremidades, em que a sensibilidade às radiações é menor e provoca menos dano biológico, desde que faça o processamento manual. O filme é menos sensível aos raios X, mesmo que contenha emulsão espessa e para expor o filme de forma adequada precisa de grande exposição com alta dose para o paciente. Apenas 2 a 5% dos fótons de raios X interagem com o filme e contribuem para a formação da imagem e aproximadamente 98% dos fótons são perdidos e apenas contribuem para aumentar a dose absorvida.

Exposição do filme: É a quantidade de raios X que atinge certa área do filme e provoca determinada densidade óptica.

Exposição do público: É toda exposição de pessoas às fontes de radiações ionizantes, que não seja decorrente de seu trabalho, não seja exposição médica nem exposição às radiações naturais. Em resumo, é toda exposição às radiações que não é médica ou ocupacional, excetuando as radiações cósmicas.

Exposição indireta: O conhecimento secular de que sais inorgânicos fluorescentes emitem luz e raios ultravioleta quando expostos às radiações levou Dupont, em 1972, a desenvolver uma tela intensificadora contendo material fluorescente à base de tungstato de cálcio (CaW04), que emite luz azul e absorve 40% dos fótons comumente usados em raios X convencionais. O brilho desta radiação é diretamente proporcional à energia dos raios X absorvida, que aumenta em função da intensidade de corrente (mAs). A absorção de um *quantum* de raios X resulta na emissão de centenas de quanta de luz do *écran*, já que ocorre uma intensificação do efeito. O fator intensificador depende do tipo de *écran*, tipo de filme usado, bem como de fatores como a voltagem do tubo.

Exposição médica: É a exposição às radiações ionizantes, com finalidade de diagnóstico ou tratamento médico-odontológico. Estão inclusos nesta categoria as exposições de acompanhantes ou familiares que confortam ou ajudam a conter os pacientes durante os exames radiológicos, bem como os indivíduos que voluntariamente se expõem às radiações com a finalidade de pesquisas médicas.

Exposição ocupacional: É a exposição recebida por um indivíduo em decorrência de seu trabalho, proveniente de fontes de radiações ionizantes em condições normais de operação.

Exposição ou radiação externa: É o processo em que o indivíduo fica exposto e recebe radiações sem o contato físico direto com a fonte. Ocorre em radiodiagnóstico, radioterapia, inclusive a braquiterapia, nas fontes fechadas e na exposição por vazamento da calota da ampola de raios X.

Exposição potencial: São incidentes suscetíveis de ocorrer com material radioativo em acidente ou manuseio inadequado do material radioativo.

Fantoma: Ou simulador é um objeto físico ou matemático utilizado para reproduzir as características de absorção e espalhamento das radiações de determinada parte do corpo humano perante um campo de radiação.

Fator de peso da radiação (WR): É o fator de qualidade dos raios, para quantificar a dose efetiva nos órgãos ou tecidos. Tem uso na proteção radiológica.

Fator de peso do tecido (WT): É o fator de dose equivalente no órgão e está associado à radiossensibilidade daquele órgão às radiações.

Feixe útil ou feixe primário: É a parte do feixe de radiação que sai do equipamento emissor pelo colimador, quer seja a janela, o cone ou o diafragma.

É o feixe que parte do feixe primário e que é útil na formação da imagem radiográfica.

Filtração total: Conjunto de todos os materiais interpostos no trajeto do feixe útil, entre o foco e o paciente. Tem a finalidade de modificar o espectro do feixe de radiação, absorvendo os fótons de baixa energia, que vão aumentar a dose. É uma filtragem permanente feita pelo somatório da filtração inerente e da filtração adicional, incluindo o espelho do sistema colimador.

Filtro: É um atenuador de radiações que absorve os raios de baixa energia, permitindo a passagem apenas dos raios mais penetrantes. Pode ser usado como padrão 2,5 mm de alumínio para kV superior a 70 keV em radiologia geral ou 0,3 mm de molibdênio e 0,2 mm de ródio para mamografia.

Fluência: É o resultado dos números de partículas incidentes por unidade de área sobre a qual incide. É medida em Joule por kg de massa, sendo mais utilizada na medição de nêutrons e representada por ¢.

Fonte de radioatividade: É uma fonte contendo material radioativo, seja natural ou artificial. É um processo espontâneo e permanente, que oferece perigo para a população.

Fonte geradora de raios X: É qualquer equipamento que emite ou é capaz de emitir radiação ionizante. Só emite radiações quando ligado à corrente elétrica É uma fonte de radiação, mas não é fonte radioativa porque só emite raios quando em atividade. As fontes de radiações são desprovidas de perigo, quando desligadas e não geram lixo atômico, ao contrário das fontes radioativas, que estão sempre emitindo radiações e ainda geram rejeitos atômicos.

Fonte radioativa não selada: É uma fonte em que o material radioativo não está encerrado de forma selada.

Fonte radioativa selada: É uma fonte radioativa fechada em cápsula selada ou totalmente ligada a material inativo envolvente, de tal forma que impeça sua dispersão em condições normais e severas de uso.

Fósforo: São sais inorgânicos fluorescentes ou fosforescentes que transformam as radiações em luz. O fósforo, quando irradiado, absorve os raios e emite luz, que vai sensibilizar o filme. O fósforo está contido no *écran* e intensifica os fótons em quase 100 vezes.

Fotômetro: É um dispositivo que mede a intensidade de luz emitida por uma superfície, no caso do negatoscópio. Contém uma lente que fica em contato direto com a fonte luminosa e quantifica em NITs (candela/m^2) a quantidade de fótons emitidos.

Gamacâmera: É um equipamento dotado de um cristal de iodeto de sódio e tálio, que absorve as radiações emitidas pelo paciente, produzindo luz, que é amplificada por válvulas fotomultiplicadoras, e se transforma em pulsos elétricos. Estes pulsos são processados por um computador e convertidos em imagens cintilográficas do corpo inteiro.

Grade antidispersora: São lâminas de chumbo, dispostas de formas lineares ou cruzadas, uniformemente espaçadas e entremeadas por material de baixa atenuação, como fibra de carbono, alumínio, cobre ou mesmo ar. Seu objetivo é absorver as radiações dispersas, antes que elas atinjam o filme. Estes fótons não ajudam na formação da imagem, aumentam a dose para o paciente e reduzem o contraste da imagem.

Gray (Gy): É a unidade do SI que mede a energia absorvida de radiação, ou seja, a energia depositada na matéria. É medida em Joules/quilograma.

Halo (sinal do): É um anel radiolucente de 1 mm, que envolve algumas massas circunscritas. Habitualmente é indicador de cisto mamário, mas pode estar presente no carcinoma papilar.

Índice de contraste: É a diferença entre a densidade no degrau mais perto de 0,2 DO e o degrau mais perto de 2 DO, excluído o véu de base.

Índice de velocidade: É a densidade óptica no degrau mais perto da DO 1, tendo como referência o degrau 11.

Indivíduo do público: É a exposição de pessoas às radiações, que não seja de forma ocupacional ou a exposição médica, inclusive de trabalhadores e estagiários, quando fora de seus postos de trabalho. Também o próprio paciente, quando na sala de espera, é considerado pessoa do público.

Instalação radiológica ou simplesmente instalação: Local onde está instalado o equipamento de raios X, seu painel de controle e demais componentes. Podem ser móveis quando instalados em veículos automotores.

Interação: São as formas de ação das radiações com a matéria, com produção de efeito fotoelétrico ou efeito Compton, que podem provocar ionização ou excitação, dependendo da energia da radiação. As partículas carregadas têm efeito ionizante direto, enquanto as partículas neutras dependem de efeitos fotoelétricos ou Compton para ionizar a matéria.

Íon: É um átomo ou um grupo de átomos ligados (molécula) com carga elétrica positiva se ganhou elétrons ou negativa se perdeu elétrons.

Ionização: É um processo no qual se adiciona ou se retira um elétron do átomo ou da molécula. Ocorre quando o fóton tem energia superior à energia de ligação suficiente para arrancar o elétron do átomo, deixando um íon positivo chamado cátion, que é o próprio átomo, e um íon negativo chamado ânion, que é o elétron, ou seja, deixa um par de íons.

Ionização: Processo pelo qual átomos ou moléculas eletricamente neutros perdem um elétron e se transformam em íons.

Irradiação: É a exposição de um objeto ou um corpo às radiações, o que pode ocorrer à distância, sem necessidade de contato. O corpo que recebe radiação, não está contaminado. A irradiação não contamina, mas a contaminação irradia.

ISO: Sigla em inglês de *International Standards Organization,* que define as normas de produção e padronização de produtos, como os filmes.

Isótopos: São átomos do mesmo elemento químico, consequentemente com mesmo número atômico, mas com diferentes números de nêutrons, ou seja, têm o mesmo "Z", mas tem massa diferente. São produzidos artificialmente em reatores nucleares e emitem raios gama usados em diagnóstico e radiações beta usadas em terapia. Quando o isótopo é radioativo, é chamado de radioisótopo.

Janela: Área quadrangular ou redonda com 5 cm de raio, feita de berílio (ou vidro para raios X gerais), com baixo coeficiente de atenuação dos raios, por onde sai o feixe primário ou o feixe útil, com o mínimo de absorção.

Joule: É a energia ou trabalho decorrente de uma força de um Newton a uma distância de 1 metro na direção da aplicação de tal força. Também pode ser definida como a energia ou a aplicação da força medida em Joules por quilograma (J/kg); é o volume de massa que recebeu aquela energia.

Kerma *(Kinetic Energy Imparted to the Medium)*: É a energia cinética diretamente transferida para os elétrons do meio, por unidade de massa. O kerma é uma grandeza de exposição usada para medir os fótons no ar, podendo ser usado para qualquer material. É a transferência da energia cinética dos fótons aos elétrons do meio ou a soma de todas as energias cinéticas dos elétrons liberados pelos fótons por volume de massa, medida em Gray (Joules/kg). O kerma é a soma de todas as cargas elétricas de todos os íons de mesma carga produzidos no ar e esta energia transferida é igual à dose absorvida.

KV ou keV: É a unidade de tensão elétrica, mil vezes maior que o volt.

KVp: A kVp é definida como a energia dos fótons de raios X que estão no pico ou a voltagem máxima aplicada ao tubo. Uma voltagem de 30 kV emite raios em um espectro de 1 a 30 kvP. Apenas uma pequena fração do feixe atinge o pico, ficando a maioria dos raios no feixe de energia intermediário.

Latitude do filme: É o intervalo de exposição em que o filme responde com a densidade óptica, compreendida na faixa útil para o diagnóstico ou aquela região que recebe exposição correta e mostra diferentes níveis de contraste no filme. A latitude depende do tipo de filme e das condições de processamento. A imagem digital tem uma latitude 8 vezes superior à mamografia analógica.

Lei de reciprocidade: A exposição é definida como o produto da intensidade do fluxo pelo tempo, onde E = I.T. A lei estabelece que quando um filme é exposto aos raios X, a resposta do filme é proporcional ao tempo de exposição, para uma dada amperagem. Se a intensidade aumentar, o tempo deve diminuir na mesma proporção e vice-versa. Isto é verdadeiro para a exposição direta, mas não vale para o sistema tela-filme. Se o fluxo for reduzido à metade, o tempo eleva mais que o dobro, para produzir a mesma exposição, já que o *écran* é menos eficiente para a exposição longa.

Luminância: É a quantidade de luz emitida por uma superfície, medida em NIT (candela/m^2), enquanto iluminância é a quantidade de luz que esta mesma superfície recebe, medida em Lux (lúmen/m^2). A luminância para mamografia deve estar acima de 3.000 NIT (o dobro do usado em radiologia geral), para demonstrar os finos detalhes na variação da densidade óptica em mamografia de alto contraste, especialmente nas porções mais escuras da radiografia.

Marcador ou traçador: É um fármaco que, ao ser marcado por um radionuclídeo, dá origem a um radiotraçador ou radiofármaco, que emite raios gama ou pósitrons. O marcador funciona como direcionador e deve ter afinidade pelo tecido que se quer estudar.

Material radioativo: Qualquer substância ou material contendo átomos que emite radiações ionizantes. O fenômeno da radioatividade pode ser espontâneo nos materiais radioativos, como o urânio, ou nos radioisótopos artificiais produzidos nos reatores nucleares, como no césio, cobalto ou outros radioisótopos.

Medicina nuclear: É uma especialidade vinculada à radiologia, que utiliza fármacos marcados com radioisótopos (radiofármacos) para avaliar o metabolismo e a fisiologia dos órgãos e sistemas. Pode ter finalidades diagnósticas ou terapêuticas das doenças, além de orientar a cirurgia radioguiada. É administrada uma substância química marcada com um radioisótopo emissor beta e/ou gama e pósitrons que apresentem afinidade pelo órgão ou pelo tecido que se deseja tratar ou investigar. Destacam-se as técnicas dinâmicas, as tomografias por emissão de gamas (SPECT) e as tomografias por emissão de pósitrons (PET).

Monitoração de área: Levantamento radiométrico para avaliar o nível de radiação nas áreas de instalação do equipamento de raios X. Os resultados devem ser expressos para determinar a carga de trabalho máximo semanal.

Monitoração individual: Avaliação da dose efetiva, para fins de controle da exposição ocupacional. Tem a função primária de avaliar a dose no indivíduo monitorado. A dosimetria é feita pelo dosímetro individual que colocado sobre o tórax traduz a dose recebida no corpo inteiro. Além de avaliar a dose no indivíduo monitorado, serve para detectar flutuações das condições de trabalho e para fornecer indicador de mau desempenho dos equipamentos.

Monitoração radiológica: É a medição da dose absorvida pelas pessoas expostas às radiações, para que a dose recebida não ultrapasse o limite permitido pela legislação. Podem ser monitoradas a área e as pessoas.

Nitidez de paralaxe: Borramento da imagem que ocorre no filme de emulsão dupla, devido ao fato de alguns raios ultrapassarem a emulsão e o filme e atingir a emulsão do lado oposto do filme, dando um desfocamento da imagem.

Nuclídeo: É um determinado átomo caracterizado por seu número atômico, número de massa e estado de energia. A existência do átomo nesse estado de energia deve ser suficiente para que ele seja observado.

Operador: Profissional treinado e autorizado a operar equipamentos de raios X.

Orbital: É a região onde há probabilidade de se encontrar o elétron ou o espaço em torno do núcleo onde os elétrons circulam. Cada camada ou nível representa uma órbita e acomoda um número definido elétrons. É um conceito proveniente da teoria quântica do átomo, que designa um espaço em torno do núcleo onde os elétrons circulam.

Painel de controle: Componente do equipamento de raios X onde está montado o botão disparador e demais dispositivos necessários de onde o operador seleciona os controles da técnica radiológica antes de iniciar uma exposição.

PMMA: Polimetil-meta-acrilato, comercializado como plexiglass, acrílico ou lucite.

Prática: Qualquer atividade humana que implique ou possa implicar em exposições de pessoas às radiações ionizantes.

Prática radiológica: Qualquer atividade humana que resulta em exposição às radiações.

Procedimento radiológico: Exame de radiodiagnóstico ou qualquer ato intervencionista que utiliza raios X diagnósticos.

Proteção radiológica: Conjunto de medidas que visa proteger o homem e seu meio ambiente contra possíveis efeitos indesejáveis causados pelas radiações ionizantes.

Proteção radiológica ou radioproteção: Conjunto de medidas firmado nos princípios básicos de radioproteção e que visa proteger o homem, seus descendentes e seu meio ambiente dos efeitos indesejáveis das radiações ionizantes.

RAD: É a unidade antiga de dose absorvida *(radiation absorved dose)* e traduz a energia específica depositada no organismo. Pode ser definido como a quantidade de energia que transfere ao organismo 0,001 Joule por kg (J/kg). Pelo SI, a unidade atual é o Gray, sendo 1 Rad= 10^{-2} Gy.

Radiação de fuga ou de vazamento: É a radiação que consegue atravessar o cabeçote, o sistema de colimação ou a blindagem em torno da fonte de radiação, em direções diferentes daquela do feixe útil. Não pertence ao feixe primário. A emissão de raios X faz-se dentro do tubo de forma isotrópica em todos os sentidos. No entanto, pequena quantidade de radiações foge pelo cabeçote, causando exposição ao paciente e ao operador.

Radiação ionizante ou radiação: Qualquer tipo de radiação em forma de partículas ou radiação eletromagnética, que, ao interagir com a matéria, pode ionizar de forma direta ou indireta seus átomos ou moléculas. Exemplos de radiação ionizante incluem as partículas alfa, beta, raios gama, raios X e nêutrons. À medida que a radiação ionizante atravessa a matéria, são produzidos íons ao longo de sua trajetória. Os íons produzidos neste processo permitem a detecção e a quantificação da radiação.

Radiação não ionizante: Radiação que não tem energia suficiente para ionizar um átomo. Apesar da controvérsia, a radiação não ionizante pode provocar danos biológicos. São exemplos o ultrassom, as ondas de radar, as ondas de rádio, as micro-ondas e a luz visível.

Radiações: São energias radiantes que se propagam no espaço sob forma de corpúsculos ou de radiação eletromagnética.

Radioatividade (RA): É a propriedade que possuem certos núcleos atômicos instáveis de sofrer transformações nucleares e emitir radiações ionizantes. Emitem partículas e radiações eletromagnéticas (ondas-EM), de forma espontânea ou induzida transformando-se em outro núcleo menor e assim sucessivamente até se tornar estável. Radioatividade e radiação são coisas diferentes. A radiação é uma forma de energia, enquanto radioatividade é uma característica de um nuclídeo instável de emitir radiação.

Radioatividade artificial: É produzida por bombardeio de nuclídeos estáveis, por fótons ou partículas aceleradas transformando-se em outros nuclídeos instáveis. É o caso dos radioisótopos usados em medicina nuclear como diagnóstico e terapia.

Radioatividade natural: É a propriedade que possuem os núcleos instáveis de emitir radiações de forma espontânea na natureza. Enquanto os núcleos estáveis permanecem inalterados, os não estáveis se decompõem de forma espontânea emitindo partículas, especialmente alfa e beta, à velocidade variável.

Radiodiagnóstico: Aplicação das radiações procedente de fontes radioativas ou fontes de radiação, para fazer diagnóstico das doenças.

Radioisótopos: Materiais radioativos produzidos artificialmente. Têm uso na indústria, na medicina, na agricultura e em pesquisas científicas. Em medicina são chamados de radiofármacos ou radiotraçadores.

Radioterapia: Especialidade médica que emprega as radiações ionizantes (gama e elétrons) para tratamentos médicos, especialmente as doenças malignas. As radiações são liberadas por fontes radioativas com feixe colimado, lançando partículas para destruir as células neoplásicas. Os raios gama são provenientes de fontes radioativas seladas e os elétrons são emitidos por aceleradores de partículas (linear).

Radiotraçador (RT): É um fármaco marcado com um radionuclídeo, que passa a emitir radiações (gama ou pósitrons). O fármaco é absorvido pelo tecido ou órgão e, por emitir radiações estuda-se sua captação e distribuição. As radiações são absorvidas por uma câmara de cintilação que forma uma imagem do corpo inteiro. O RT deve ser específico, estar ligado a um radionuclídeo de baixa energia, deve ser disponível e de baixo custo. O RT padrão é o ^{99}Tc.

Raios gama: São radiações eletromagnéticas emitidas por fonte radioativa.

Raios X: São radiações eletromagnéticas produzidas pela frenagem brusca de elétrons acelerados ou por desexcitação do átomo.

Raios X característicos: É a energia definida que caracteriza cada elemento químico.

Receptor de imagem: É o dispositivo que registra a imagem. Ele transforma os raios X que ultrapassaram o paciente em uma imagem visível. Pode ser analógico (sistema filme-*écran*) ou receptor de painel plano, se o sistema for digital. Também é receptor de estado sólido em TC.

Registro: Ato pelo qual o Ministério da Saúde autoriza a fabricação, a comercialização, o uso ou o consumo de produtos de interesse à saúde. Esta exigência aplica-se também a produtos importados.

Rejeito: Qualquer material resultante de atividades humanas cuja reutilização seja imprópria ou imprevisível. Engloba material descartável utilizado na área de saúde, que não pode ser reutilizado.

Rejeito radioativo: Qualquer material que contenha radionuclídeos em quantidades superiores aos limites de isenção estabelecidos na norma CNEN-NE-6.05, ou em outra que venha a substituí-la.

REM: É um equivalente de dose de radiação *(Roentgen Equivalente for Men)* que considera não só a dose absorvida, mas também avalia os efeitos biológicos por ela induzidos. A unidade atual é o Sievert (Sv), que é definido como o equivalente de dose de uma radiação igual a 1 Joule por quilograma (J/kg), sendo 1 Rem = 10^{-2} Sv.

Responsável legal (ou representante legal): Pessoa física responsável perante a justiça pela instituição onde está instalado o serviço de saúde. Geralmente é o diretor, mas na inexistência deste, a responsabilidade cabe ao proprietário do serviço.

Responsável técnico ou RT: Médico ou dentista que atende aos requisitos de qualificação profissional estabelecidos neste regulamento e que assina o termo de responsabilidade técnica perante a autoridade sanitária.

Restrição de dose: Restrição na dose individual relacionada com determinada fonte de radiação ionizante. É estabelecida pela autoridade sanitária e se aplica às exposições ocupacionais, ao público, aos voluntários que acompanham o paciente e às pesquisas biomédicas.

Retificação do circuito: É um sistema de circuito elétrico que deixa o tubo com um potencial constante e sempre positivo para evitar variação na voltagem que baixa o rendimento na produção dos raios X. O ideal é manter um potencial constante ou multipulso, que mantém a onda sempre positiva.

Roentgen (R): É a medida da quantidade de raios X ou gama no ambiente, ou unidade de carga elétrica por massa de ar. É a exposição que produz $2{,}58.10^{-4}$ C/kg no ar seco nas CNTP. Pelo Sistema Internacional, é medida em Coulomb/kg. Em 1956 foi criada a Rad (dose de radiação absorvida) para medir a energia absorvida, que era igual a 100 Erg/g. O Roentgen está em desuso e foi substituído pela unidade internacional, que é o Coulomb/kg (C/kg).

Serviço de radiodiagnóstico: É o estabelecimento ou parte dele onde se realizam procedimentos radiológicos médicos ou odontológicos.

Sievert (Sv): É uma grandeza que leva em conta a quantidade de radiação, o tipo de tecido e os efeitos biológicos por ela provocados. É a quantidade de energia por quilograma do tecido e mede os efeitos biológicos das radiações no organismo. Equivale à dose, mas mede o dano biológico. É o antigo REM, que equivale a dose de 1 Joule/kg e expressa o dano biológico das radiações no corpo. O Sievert é a mesma grandeza chamada Gray e ambas são medidas em Joules por quilograma, sendo o Gy quando a energia é depositada em qualquer tipo de material e Sv quando a energia é depositada no homem. O Sievert leva em conta os danos biológicos da exposição, enquanto o Gray leva em conta a dose absorvida pelo tecido.

Sievert-homem: É uma unidade de grandeza de dose coletiva. Ainda que o risco individual seja pequeno, se o número de pessoas for grande, o efeito coletivo pode ser grande. É o valor do Sievert individual de cada pessoa pelo número de pessoas expostas.

Símbolo internacional da radiação ionizante: Símbolo utilizado internacionalmente para indicar a presença de radiação ionizante. Deve ser acompanhado de um texto descrevendo "radiação ionizante".

Supervisor de proteção radiológica: Profissional de nível superior, com certificação de qualificação pela CNEN como supervisor de radioproteção nas áreas de saúde ou física médica, de acordo com a norma CNEN-NE-3.03, ou outras que venham a substituí-la. O SPR é responsável pelo cumprimento do plano de radioproteção do serviço de saúde.

Supervisor de proteção radiológica em radiodiagnóstico ou SPR: Indivíduo com formação plena de nível superior, com conhecimento, treinamento e experiência comprovada em física das radiações e proteção radiológica na área de radiodiagnóstico e que foi designado pelo titular e assina o termo de proteção radiológica de um serviço. Assume a tarefa de supervisionar as áreas críticas e visa proteger as pessoas dos efeitos das radiações.

Técnica radiológica: São os aspectos técnicos como posicionamento, seleção de regime de exposição (voltagem, amperagem e tempo), envolvendo a radiologia geral, tomografia computadorizada e técnica específica para órgãos ou sistema como mamografia e vascular.

Tempo de meia-vida (T1/2): Tempo necessário para que a metade dos nuclídeos radioativos presentes em uma amostra se desintegre. O tempo varia de frações de segundo a bilhões de anos, que é peculiar a cada isótopo. Assim, após o primeiro período de meia-vida, somente a metade dos átomos radioativos originais permanece radioativa. No segundo período, somente 1/4 e assim por diante.

Teste de aceitação do equipamento: Um conjunto de medidas e verificações realizadas após a montagem do equipamento na sala, para atestar a conformidade com as características do projeto e do desempenho declarado pelo fabricante e com os requisitos das normas da Vigilância Sanitária.

Teste de constância: Avaliação rotineira dos parâmetros técnicos e de desempenho de instrumentos e equipamentos da instalação.

Teste de desempenho: Um conjunto de medidas e verificações para atestar se o equipamento está de conformidade com os padrões de desempenho divulgados pelo fabricante.

Trabalhador ocupacionalmente exposto (ou simplesmente trabalhador): Pessoa que possa ser exposta à radiação ionizante em virtude de sua atividade com manuseio com fontes de radiações ou fontes radioativas.

Transferência linear de energia (LET): É um parâmetro que descreve a energia média depositada pelo fóton, pela unidade de percurso.

Unidade de calor: É a quantidade de calor transmitida ao anodo. É diretamente proporcional à voltagem e à corrente aplicadas ao tubo e com o tempo de exposição.

Velocidade do filme: É o inverso da exposição necessária para produzir uma densidade óptica de 1 DO acima do véu de base + velamento. É o mesmo que sensibilidade do filme. É quantificada em ISO *(Internacional Standards Organization)* e cada filme tem sua velocidade-padrão.

Vestimenta de proteção individual: Aventais, luvas, óculos e outras blindagens de contato utilizados para a proteção de pacientes, de acompanhantes autorizados ou de profissionais durante os procedimentos.

Voltagem kV: É a diferença de potencial entre o catodo e o anodo. Quanto maior for a voltagem, maior será a energia com que o elétron se desloca e maior será seu poder de penetração. É usado um múltiplo do volt, o quilovolt (kV).

Voltagem máxima: É o máximo de tensão que pode ser aplicada ao tubo.

BIBLIOGRAFIA

American College of Radiology. *Breast Imaging Reporting and Data System* (BI-RADS TM). 2nd ed. Reston, VA: ACR, 1995.

American College of Radiology. Committee on quality assurance. *Mammography quality control manual.* Reston, VA: ACR, 1994.

Barros VSM. *Controle de qualidade e dose em mamografia*. Monografia de mestrado. DEN – UFPE, 2002.

Bassett LW, Jackson PV, Jahan R *et al. Doenças da mama*. Rio de Janeiro: Revinter, 2000.

Bontrager KL. *Tratado de técnica radiológica e base anatômica*. Rio de Janeiro: Guanabara-Koogan, 2001.

Caldas FAA, Isa HLVR, Trippia AC *et al. Controle de qualidade e artefatos em mamografia*. Radiologia Brasileira, 2003.

Campos MC. *Sistema de gestão de dados e emissão de laudo em mamografia* (MammoData). Rio de Janeiro: UFRJ, 1998.

Chotas HG, Dobbins JT, Ravin CE. Principles of digital radiography with large-area, electronically readable detectors: a review of the basics. *Radiology* 1999;210(3):595-99.

Colégio Brasileiro de Radiologia. *Programa de certificação de qualidade em testes de controle de qualidade.* São Paulo: CBR, 2001.

Corrêa RS. Impacto de um programa de avaliação de qualidade dos serviços de mamografia do Distrito Federal, Brasília. *Radiol Bras* 2008;41(2):109-14.

Curso de formação radiológica e proteção em radiodiagnóstico. IRD/CNEN, 1999. Recife.

Dershaw DD. Evaluation of the breast undergoing lumpectomy and radiation therapy. *Radiol Clin North Am* 1995;33(6):1147-60.

Dronkers DJ, Yaffe MJ. *Practice of mammography.* Rio de Janeiro: Revinter, 2003.

Dronkers DJ. *Mamografia prática: patologia, técnicas e interpretação*. Rio de Janeiro: Revinter, 2003.

Eastman Kodak Company. *Kodak Service Bulletin nº 205*. New York: 1994.

European guidelines for quality assurance in mammography screening. 3rd ed. Commission of the European Communities (CEC). Luxemburg, 1996.

Faulkner K, Law J. A comparison of mammographic phantoms. *Brit Journ Radiol* 1994;67(794):174-80.

Feltre R. *Química*. 4 ed. São Paulo: Moderna, 1994.

Física Radiológica. Curso básico de licenciamento e fiscalização em radiodiagnóstico. Março de 2000. Recife.

Freitas AG, Kemp C, Louveira ML *et al.* Mamografia digital: perspectiva atual e aplicações futuras. Departamento de imagem da UNIFESP-SP – 2005. *Radiol Bras* 2006;39(4):287-96.

Fundamentos de Radiografia. Apostila e curso fornecido pela Kodak.

Fundamentos de Radiologia. Gradiographics 1998;18, curso fornecido pela Kodak.

Haus AG, Gray JE, Daly TR. Evaluation of mammographic wiewbox luminance, iluminance and color. *Med Phys* 1993;20(3):819-21.

Haus AG, Yaffe MJ. Screen-film and digital mammography. Image quality and radiation dose considerations. *Radiol Clin North Am* 2000 July;38(4):871-98.

Hendee W, Jull P. *Fundamentals of diagnostic imaging* – Transmission Imaging, Capítulo 5.

International Commission on Radiological Protection (ICRP). *Recommendations of international commission on radiological protection.* ICRP Publication 60. Ann ICRP, 1990.

Kock HA, Peixoto JE. Bases para um programa de detecção precoce do câncer de mama por meio da mamografia. *Radiol Brasileira* 1998;31:329-37.

Kopans DB. *Breast imaging.* 2nd ed. Philadelphia: Lippincott-Raven Plubllishers, 1998.

L Brateman. X-ray interactions in the AAPM/RSNA. Physics tutorial for residents. *Radiographics* 1999;19:1289-302.

Lewin JM, Hendrick RE, D'Orsi CJ *et al.* Comparison of full-field digital mammography with screen-film mammography for cancer detection: results of 4945 paired examinations. *Radiology* 2001;218:873.

Luna M. *Avaliação dos laudos mamográficos*. Tese de doutorado. Rio de Janeiro: UFRJ, 2001.

Mammography quality control manual. Commitee on quality assurance in mammografhy. American College of Radiology. Revised edition, 1994.

Mendelson EB, Tobin CE. *Imaging the breast after surgery and radiation therapy.* SRNA Categorical Course in Breast Imaging 1995.

Mendelson EB. Evaluacion postoperatoria de la mama. *Radiol Clin Nort Am* 1992;30(1):107-38.

Menezes C. Introdução ao raios X. In: Kelsey C. Imagem radiográfica. *HCPA* 2003;23:27.

Ministério da Saúde. Secretaria de Vigilância Sanitária. *Diretrizes de proteção radiológica em radiodiagnóstico médico e odontológico.* Portaria 453 de 1998.

Ministério de Saúde. *Treinamento em fiscalização de serviços de radiodiagnóstico para vigilância sanitária*. Projeto Saúde. IRD 1999.

Pasqualette HA, Kock HA, Pereira PMS *et al. Mamografia atual.* Rio de Janeiro: Revinter, 1988.

Peixoto JE. *Controle de qualidade em mamografia*. Tese de doutorado. UERJ, 1994.

Peixoto JE. Qualidade de imagem em mamografia em radiologia da mama. In: Duarte DL. *Radiologia da mama.* Rio de Janeiro: Medsi, 1994.

Peixoto JE. Radiologia da mama. Qualidade da imagem mamográfica. Rio de Janeiro: Medsi, 1993.

Pisano ED, Gatsonis CA, Yaffe MJ *et al.* American College of Radiology Imaging Network digital mammographic imaging screening trial: objectives and methodology. *Radiology* 2005 Aug.;236(2):404-12.

Programa de qualidade em mamografia. São Paulo: Boletim de CBR, nº 165-2001.

Programa para treinamento em mamografia. Colégio Brasileiro de Radiologia, 2004.

Radiologic Clinics of North America. 2000;1(6).

Revista do CONTER nº 6 Ano III, 2004.

Soares JCRC. *Princípios de física médica em radiodiagnóstico*. Colégio Brasileiro de Radiologia, 2002. vol I.

Tauhata L, Salati IPA, Di Prinzio R *et al. Fundamentos de radioproteção e dosimetria*. Rio de Janeiro: CNEN-IRD, 1999.

Sites

www.abnt.org.br

www.anvisa.gov.br/legis/resol/2003/rdc/33

www.cbr.org.br

www. fisicamedica.org

www.inca.gov.br, 2002

www.kodak.com/go/saude

www.sapra.com.br

www.imaginis.com/breasthealth/news/news6.03.03.asp (site da GE)

www.physics.nist.gov/PhysRefData/contents

Índice Remissivo

Os números em *itálico* referem-se às Figuras ou Tabelas.
Os números em **negrito** referem-se aos Quadros.

A

B

C

D

E

F

G

I

J

K

L

M

S

T

U

V